老年常见疾病的基础与临床研究

王玉春　刘灿君　主编

中国纺织出版社有限公司

图书在版编目（CIP）数据

老年常见疾病的基础与临床研究 / 王玉春，刘灿君主编. --北京：中国纺织出版社有限公司，2021.8
ISBN 978-7-5180-8769-3

Ⅰ. ①老… Ⅱ. ①王… ②刘… Ⅲ. ①老年病—常见病—诊疗 Ⅳ. ①R592

中国版本图书馆CIP数据核字（2021）第160454号

责任编辑：范红梅　　责任校对：高　涵　　责任印制：王艳丽

中国纺织出版社有限公司出版发行
地址：北京市朝阳区百子湾东里 A407 号楼　邮政编码：100124
销售电话：010—67004422　传真：010—87155801
http://www.c-textilep.com
中国纺织出版社天猫旗舰店
官方微博 http://weibo.com/2119887771
三河市宏盛印务有限公司印刷　各地新华书店经销
2021 年 8 月第 1 版第 1 次印刷
开本：787 × 1092　1/16　印张：31.5
字数：719 千字　定价：128.00 元

编委名单

主　编　王玉春　齐齐哈尔医学院药学院

刘灿君　齐齐哈尔医学院附属第三医院

副主编　张可爽　齐齐哈尔医学院基础医学院

宫学武　齐齐哈尔医学院附属第二医院

孙　贺　齐齐哈尔医学院基础医学院

编　者　董　铎　齐齐哈尔医学院附属第二医院

姜　微　齐齐哈尔医学院附属第一医院

陈宏月　齐齐哈尔医学院附属第一医院

邵　雷　齐齐哈尔医学院附属第二医院

车立群　齐齐哈尔医学院附属第三医院

前言

随着年龄的增长，人体各组织器官老化，免疫力下降，容易发生各种疾病，老年人口总患病率为80%，是总人口患病率的3.3倍，而且年龄越大，同期患各种疾病的概率越高。随着科学技术的进步、人们生活水平的提高及医疗卫生事业的不断发展，人类的平均寿命得到了明显的延长。据第七次全国人口普查主要数据显示，我国60岁及以上的人口已达2.64亿人，占总人口的18.70%，我国成为世界上唯一老龄人口过亿的国家。老龄化社会的加速到来，引起了各国政府和学术界的高度关注，为了适应人口老龄化带来的严峻挑战，服务于老年人群健康特殊需求的老年医学应运而生。

随着社会进入老龄化，我国老年人的身心健康日益受到重视，为了适应医学基础研究以及临床防治的需要，本书聚集多个学科的基础与临床专业人才，对老年常见疾病的特点、诊治与预防、老年营养、康复及护理等问题进行了系统的阐述。本书介绍了老年常见疾病的形态学特点、生理学特点、发病机制、病理性改变、临床表现、诊断及治疗等，有助于解决日常保健、教学科研及临床指导等方面遇到的问题。

本书由王玉春、刘灿君主编，王玉春编写第一篇第一章第五节，刘灿君编写第二篇第六章。张可爽编写第一篇第三章和第五章。宫学武编写第二篇第九章第一节和第二节。孙贺编写第一篇第一章第一节至第四节以及第二章和第四章。董铎编写第二篇第九章第三节至第六节。姜微编写第二篇第七章第七节以及第八章第四节。陈宏月编写第二篇第八章第一节至第三节。邵雷编写第二篇第十章。车立群编写第二篇第七章第一节至第六节。

由于编者水平有限且时间仓促，疏漏之处在所难免，殷切希望读者提出宝贵意见并批评指正。

编　者

2021年3月

目 录

第一篇 老年常见疾病的发病基础

第二篇 老年常见疾病的临床研究

第一篇

老年常见疾病的发病基础

第一章　心血管系统

随着年龄的增长，老年人的循环系统发生一系列形态结构与生理变化。尽管这些变化与人体对心脏的代谢要求是相适应的，但它在老年心血管疾病的发生与发展中起着重要作用。了解老年心血管系统老化的特点，有利于疾病的正确诊断和治疗。

第一节　心血管系统疾病的流行病学特征

近年来，心血管病危险因素研究的一大进展是关于危险因素在个体的聚集性。研究发现，心血管病危险因素很少单个存在，而是常与其他危险因素共同存在，其原因是某些生物学因素有着内在的代谢联系，如胰岛素抵抗综合征；也有某些环境因素同时作用于两种或几种危险因素，如膳食。另外，遗传因素促进了这种聚集性，多种危险因素聚集在一个个体会大幅增加发病的风险。因此，近年来在心血管病预防中强调每一项危险因素都应视为整个危险因素谱的一个组成成分，这也是从实践教训中得来的。例如，高血压的长期降压治疗对预防脑卒中发生可达到预期的效果（降低40%），但对冠心病发作的预防效果却低于预期效果的目标（仅降低14%）。采取健康教育手段，改变不良的生活方式和行为是心血管病预防策略的中心环节，也是全人群策略的体现。在对多种因素进行长期干预的措施中，最有效的手段就是教育群众自己改变不良的生活方式和行为。

近30年来，大多数国家心血管病的病死率都有不同程度的增加，在多数国家，心血管病是老年男性死亡的首要原因，在女性中则是仅次于肿瘤的第二位原因。心血管病主要包括风湿热、风湿性心脏病、原发性高血压、缺血性心脏病、脑血管疾病及动脉粥样硬化。近年来，风湿热、风湿性心脏病发病率已在减少，而其他的心血管病却在增加，2005年一项由中美科学家联合完成的流行病研究，对中国成人死亡原因给出了明确的科学答案，心脑血管疾病和癌症已成为主要死亡原因。该研究指出，控制高血压、戒烟、增加体力活动和改善营养是减少中国成年人过早死亡的重要卫生策略。这项研究覆盖全国17个省市的40岁以上的169 871名成年人，研究从1991年到2000年，历时10年，随访率达到94.3%，研究表明男性前5位死因分别是恶性肿瘤、心脏病、脑血管疾病、意外事故和传染病，女性前5位死因是心脏病、脑血管疾病、恶性肿瘤、肺炎以及传染病。研究人群中11.7%的死亡归因于高血压，而归因于吸烟、缺乏体力活动的分别为7.9%和6.8%。

心血管病是全球第一杀手，也已成为我国人群的第一杀手。近年来，心血管病的几大危险因素在我国各地呈现明显增长势态，随着高危人群的大量增加，心血管病对我国人民健康的威胁将进一步加大。最近的资料表明，我国高血压患病率为18.8%，高血压现症患者1.6亿。北京的一份老年人群高血压患病率调查表明，该地区老年高血压患病率、治疗率和控制率分别为60.5%、60.9%和23.4%，随着年龄的增长，男女两性高血压呈持续增加趋势，老年高血压患者合并至少一个其他心血管危险因素的比例为85.9%。作为社会健康问题，高血压是个复杂的概念，人群中的心血管病、脑血管病、肾脏疾病患的流行率越高，则防治高血压的重要性就越大。反之，人群中血压越高，则上述这些病的流行也越高，且代表公共卫生的负担越大，在心血管病和脑血管病流行病学的时间延续中，高血压的流行甚至更为重要。对个体来说，已有的血压情况对健康构成的危险因为有其他危险因素而被增大，例如肥胖、糖尿病、过量饮酒和左心室肥厚。毫无疑问，流行病学的研究对这些情况的确定也要在群体水平上。因为营养不当、吸烟、饮酒和缺少体力活动应定为社会的因素，事实上高血压影响人群与这些危险因素联系起来应强调其社会性。在老年人及女性中，血压升高对心血管病发病的风险并不低于成年男性。在20年以前，我国划分高血压与正常血压的界限值还随年龄增大而增高，国外也有类似的划分，当时的根据是血压随年龄增大而升高，因此认为对中年人来说，“较高”的血压在老年人可视为“正常”。正是通过流行病学研究，一方面发现世界各地均有些与世隔绝、钠摄入量很低的人群（例如中国西南的深山彝族，巴西小岛上的印第安人等），他们的血压并不随年龄增大而升高，因此说明血压随年龄增长而升高并非正常的生理现象；另一方面，在老年人中的前瞻性研究又证实，同样的血压升高幅度对老年人发生心血管病的危害比中年人还要大。相同血压水平发生心血管事件的危险比值在男女两性中是相似的，从而改变了高血压对老年人和女性的危险比中年男性更低的观点。

冠心病是目前世界范围内危害最大的心脏病，是目前中国成人心脏病住院和死亡的第一位原因，其发病率和病死率依然呈上升趋势。近年来的资料表明，在我国不仅冠心病住院人次逐年快速上升，住院平均费用也位于各种疾病之首。冠心病的基础病变是动脉粥样硬化。特别是易损斑块破裂导致的血小板聚集和血栓形成是急性冠心病事件（急性冠脉综合征、冠心病猝死）的主要原因。从北京地区1990—2000年统计来看，心肌梗死年增长4.33%，猝死增长4.66%，合计增长4.41%，表明近10年来冠心病发病率增长速度加快。国家卫健委年报资料表明，冠心病病死率城乡都有增长，城市由38.6/10万升高到71.3/10万，我国冠心病发病率和病死率有明显的地区差异，北方地区高于南方地区。比如冠心病发病率最高的山东省青岛市与最低的安徽省滁州市相差17.6倍。

最近几十年中，全球2型糖尿病患者数以惊人的速度迅速增长，2003年全球有近2亿的2型糖尿病患者，预计到2025年将增加至3亿，中国2型糖尿病的患病率已增长至5%。国家卫健委的调查结果显示，我国每天新增2型糖尿病约300例，每年大约增加120万例，在2003年我国约有2型糖尿病患者2 260万，由于受我国人口基数大、社会经济发展迅速、肥胖患者显著增加、人口老龄化等因素的影响，我国将成为世界上糖尿病患者最多的国家。由于血糖控制差导致2型糖尿病引起的病死率在增加，因此糖尿病的防治已经成为刻不容缓的任务。加强糖尿病防治，主要是严格控制血糖、血压血脂等代谢指标，减少并发症的发生，延长患者的生存寿命，改善患者的生活质量，糖尿病患者的血糖控制不理想，其他代谢指标也不令人满意，合并有高血压的糖尿病患者中仅有约2/5接受了降压治疗，其中86%患者血压控制不达标。1998—2003年，接受治疗的高血压患者比例提高了4%，但血压的控制达标率仍然没有明显改善，另外，只有大约60%的患者在1年内曾经检测过血脂，在检测过血脂的患者中，有大约一半的患者存在血脂紊乱，仅有1/4患者接受了调脂治疗。由于糖尿病可以引起冠心病、脑卒中、高血压、失明、截肢等严重后果，并且显著增加各种原因引起的死亡，因此降压、降糖、调脂、戒烟等控制各种心血管危险因素就成了迫切的手段。

心血管疾病是人们健康的第一杀手，随着各种危险因素的增加，心血管病的高危人群也在大量增加。高血压、冠心病、糖尿病等各病之间互为因果，要减少心血管病的发病率，必须从预防着手，干预高危因素，减少高危人群，从而降低心血管病的发病率和病死率。

第二节　心血管系统的形态学特征

一、心脏的形态特征

心脏是循环系统的动力中心，能自动地、节律地收缩和舒张，推动血液在血管中循环流动，保证机体各组织和器官的血液供应。

（一）心的位置和外形

心是血液循环的动力器官，是一个带有阀门的“泵”，是由纤维性支架和附着于其上的心肌所构成的中空性器官。在形态上，心近似一个倒置的、前后略扁的圆锥体，表面裹以心包。心的大小与个体的性别、年龄、身高和体重有关，大致与本人的拳头相当。我国成年男性心的重量为255～345 g，女性的略轻。

心位于胸腔中纵隔，约2/3在身体正中矢状面的左侧，1/3在右侧。心的前方对着胸骨体和第2～6肋软骨，大部分被肺和胸膜遮盖，小部分与胸骨体下部左半及左侧第4、第5肋软骨接触。因此，从胸前壁进行心内注射时，为了避免伤及肺或胸膜，应在靠近胸骨左缘的第4肋间隙处进针。心的后方平对第5～8胸椎，有食管和胸主动脉等相邻，临床常利用食管造影观察左心房的变化，如果左心房扩大，食管就会向后移位。心的上方连有出入心的大血管。心的下方是膈，膈上升可使心的位置上移。心的两侧胸膜腔与肺相邻。

心可分为一底、一尖、两面和三缘（图1-1）。

心底朝向右后上方，由心房构成。心底的下界是一条环形沟，称冠状沟，是心房与心室的表面分界；在心底后面，上、下腔静脉口的左侧有一浅沟，称房间沟，是左、右心房的表面分界。

心尖指向左下前方，由左心室构成，心尖的体表投影常在左侧第5肋间隙锁骨中线内侧1～2 cm处。在活体此处可触到心尖搏动。

心脏胸肋面朝向前上方。此面的右侧部为右心房和右心耳，中间部是右心室，左侧部为左心室和左心耳。左、右心室之间有前室间沟，它的上端起自冠状沟，下端是心尖切迹。膈面朝向下后方，与膈相对，由左、右心室构成。左、右心室之间有后室间沟，它与冠状沟和房间沟的相交处称房室交点，前端终于心尖切迹。

心有三缘。心的右缘由右心房构成，自上而下略向右凸，为一钝缘。左缘由左心耳和左心室构成，自左上斜向左下至心尖，为一钝缘。下缘介于膈面与胸肋面之间，由右心室和心尖构成，自右缘下端向左至心尖，为一锐缘。

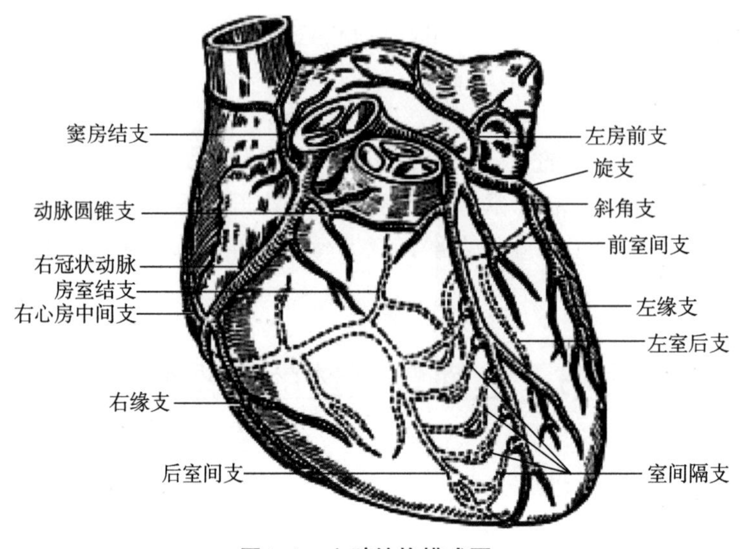

图1-1　心脏结构模式图

（二）心腔

在发育过程中，心沿其纵轴轻度向左旋转，这种旋转改变了心腔的位置，左半心位于右半心的左后方。右心房、右心室位于房、室间隔的右前方，右心室是最前方的心腔；左心房是最靠后的心腔，与食管、胸主动脉毗邻，左心室是最靠左侧的心腔。临床利用计算机断层扫描（CT）或磁共振成像（MRI）检查心时，均为从扫描层下面成像，应注意正确理解心腔的位置和临床应用。

1. *右心房*

右心房略呈三棱柱形，有3个壁：外侧壁向右前方膨出，左后壁是房间隔，左前壁有右房室口。右心房内腔分为两部分，前部为固有心房，后部为腔静脉窦，两部分之间在心表面以靠近心右缘表面的浅沟（即界沟）为界，在腔面以与界沟相对应的界嵴为界。界嵴是一束由上腔静脉口前方向下至下腔静脉口的肌隆起。

固有心房是胚胎时期的原始心房，固有心房前上部突出一个憩室状的盲囊，称右心耳，固有心房内面粗糙，在外侧壁处形成许多平行的肌束，称梳状肌，肌束之间心肌纤维极少，是右心房最薄弱部位，稍有损伤便会引起心房破裂，右心耳内面肌束交织成网状，是容易形成血栓的场所。

腔静脉窦由胚胎时期的静脉窦演化而成，内壁光滑，其前界是界嵴，腔静脉窦上端有上腔静脉口，下端有下腔静脉口，后者有一半月形的下腔静脉瓣，此瓣膜向内延伸至房间隔的卵圆窝前缘。卵圆窝是胎儿时期右心房通向左心房的卵圆孔的遗迹，下腔静脉瓣起引导血流的作用，出生后卵圆孔关闭，下腔静脉瓣也失去作用而退化，有人此瓣完全消失。在下腔静脉口与右房室口之间，有冠状窦口，心的静脉血绝大部分由此口流入右心房。右心房接受上、下腔静脉和冠状窦回流的静脉血，再经右房室口输送入右心室。

2. *右心室*

右心室略呈尖端向下的圆锥形，底朝右上，尖向左下，有入口和出口。右心室腔被一弓形的肌性隆起室上嵴分为流入道和流出道。

（1）右心室流入道。又称固有心腔（窦部），由右房室口至右心室尖，此部壁较厚，有4～5 mm。内面粗糙，形成许多交错排列的肌隆起，称肉柱，由室壁突入室腔的锥体状肌束，称乳头肌。按乳头肌起自室壁的位置分为3组：前乳头肌发自前壁，有1～2个，较大，其基底部与室间隔之间有1条肌束相连，称隔缘肉柱，内有心传导系纤维通过；后乳头肌发自后壁，有数个，比前乳头肌略小；隔侧乳头肌数目多而细小，位于室间隔右侧面。

右房室口呈卵圆形，在其周缘有由致密结缔组织构成的右房室口纤维环，三尖瓣附着于该环。三尖瓣有3个帆状的瓣膜，基底附着在房室口周缘的纤维环上，游离缘垂入心室腔，按其位置分别称为前尖、后尖和隔侧尖。相邻瓣膜之间有约0.5 cm宽的连合区（连合），连合区在纤维环缩小时折叠起来，使瓣膜互相靠拢。每个乳头肌尖端发出的腱索与2个瓣膜相连。当右心室收缩时，由于右房室口纤维环缩小以及血液推动，使三尖瓣紧闭，又由于乳头肌收缩和腱索牵拉，使瓣膜不致翻向右心房，从而防止血液反流到右心房。右房室口纤维环、三尖瓣、乳头肌和腱索在结构和功能上是一个整体，故称为三尖瓣复合体，是防止血液反流的装置，保证血液的单向流动。上述4种结构中任何一种受损，都可以导致三尖瓣关闭不全引起血液反流回右心房。

（2）右心室流出道。又称动脉圆锥，位于室上嵴和肺动脉口之间，腔面光滑无肉柱，是右心室最薄弱部分，当右心室负荷过大时，动脉圆锥首先呈现扩大。肺动脉口周缘有3个彼此相连的半环形纤维环称肺动脉口纤维环，环上附有3个半月形的瓣膜称肺动脉瓣，瓣膜游离缘朝向肺动脉干。每瓣游离缘中央有一增厚的半月瓣小结，肺动脉瓣与其相对的肺动脉壁之间的袋状空腔称肺动脉窦。当右心室舒张时，肺动脉干内的血流入肺动脉窦内，使肺动脉瓣紧密靠拢，肺动脉口关闭，防止血液反流入右心室。

3. *左心房*

左心房是4个心腔中最靠后的一个心腔，在右心室的左后上方，其后与食管和胸主动脉毗邻。左心房向前突出的部分为左心耳，其内肌性小梁交织成海绵状结构，当血流缓慢时易形成血栓。左心耳根部较细，与左房室口邻近，是二尖瓣手术常用的入路。除左心耳外，左心房的其余部分内壁光滑，两侧分别有左肺上、下静脉和右肺上、下静脉的开口，开口处无瓣膜，但心房肌可延伸到肺静脉根部1～2 cm，具有括约肌作用。左心房前下部有左房室口，向下通左心室。

4. *左心室*

左心室位于右心室的左后下方，室腔呈倒置的圆锥体状，锥底被左房室口和主动脉口所占据，锥体的尖即是心尖。左室壁厚度约为右室壁厚度的3倍，但心尖的端部很薄，约为2 mm，左心室也分为流入道和流出道，二者之间以二尖瓣的前尖作为分界标志。

（1）左心室流入道。又称窦部，入口为左房室口，口周缘有致密结缔组织环绕构成左房室口纤维环。两片帆状的瓣膜附着于此纤维环上，称二尖瓣。二尖瓣的瓣膜分为前尖和后尖，二者之间有深陷的切迹。前尖较大，呈半卵圆形，附着于纤维环的前内侧部，位于左房室口和主动脉口之间，是左心室流入道和流出道的分界标志。后尖呈半月形，附着于纤维环的后外侧部。前、后尖在两个切迹的对应处互相融合，分别称为前外侧连合和后内侧连合。左心室乳头肌有前、后两组。前乳头肌位于左心室前外侧壁中部，后乳头肌位于左心室后壁的后内侧部。每组都有1～3个大乳头。每一乳头肌通常发出数条腱索附着于二尖瓣。腱索断开或乳头肌坏死都可以造成二尖瓣脱垂而翻向左心房。流入道腔面也有肉柱，但较右心室细小。左心室入口也有与右心室入口相似的防止血液反流的装置，包括左房室口纤维环、二尖瓣、腱索和乳头肌，这四者在结构和功能上是一个整体，合称为二尖瓣复合体，当左心室舒张时，乳头肌松弛，被牵拉的腱索放松，瓣膜开放；左心房血液流入左心室。当左心室收缩时，由于左房室纤维环缩小和血流推动，使二尖瓣关闭；乳头肌收缩，腱索被拉紧，瓣膜不会翻向左心房。

（2）左心室流出道。是左心室的前内侧部分。此部的出口是主动脉口，在主动脉口下方腔壁光滑无肉柱，缺乏伸缩性，称主动脉前庭，主动脉口周围被致密结缔组织包绕构成主动脉口纤维环，该环上有3个半月形瓣膜附着，称主动脉瓣，分为左瓣、右瓣和后瓣。每个瓣膜的游离缘中部也有增厚的半月瓣小结。每个瓣膜相对的主动脉壁向外膨出，瓣膜与壁之间的腔隙称为主动脉窦，可分为左、右、后3个窦。主动脉左、右窦分别有左、右冠状动脉的开口。

（三）心壁

1. 心壁的分层

心壁从内到外由心内膜、心肌膜和心外膜三层构成（图1–2）。

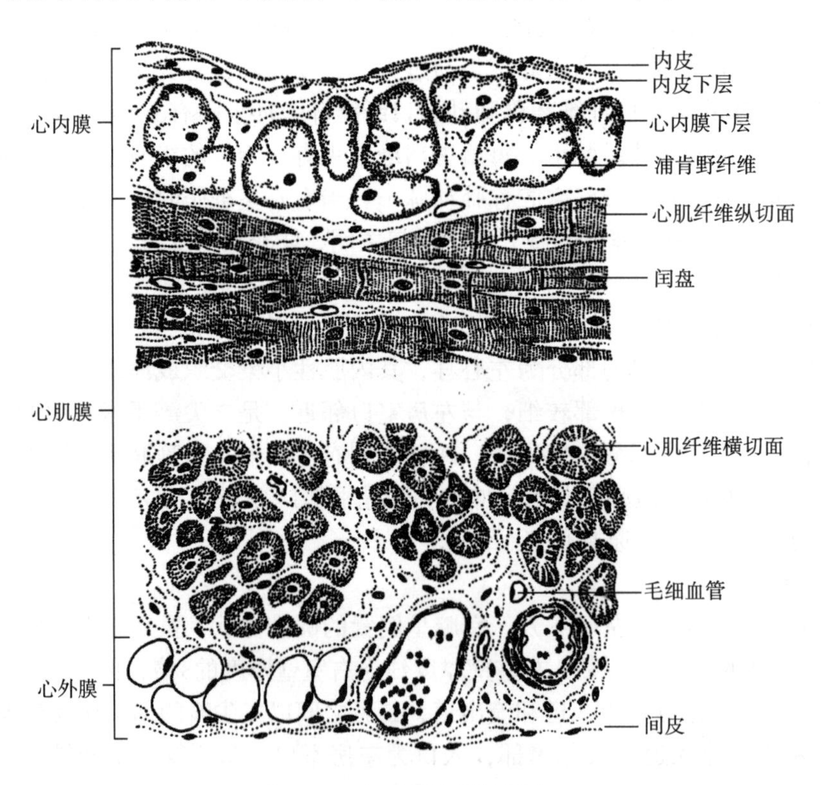

图1–2　心脏壁结构模式图

心内膜由内皮、内皮下层和心内膜下层构成。内皮薄而光滑，被覆于心腔的内面，和出入心腔的大血管内皮相连续。内皮下层由薄层细密的结缔组织组成，含少量平滑肌。心内膜下层靠近心肌膜处，为疏松结缔组织，含小血管和神经。在心室的心内膜下层内有浦肯野纤维。

心肌膜主要由心肌纤维构成，是心壁中最厚的一层。大致可分为内纵、中环、外斜三层，肌纤维间有丰富的毛细血管和少量结缔组织。心室的心肌膜厚于心房的心肌膜，左心室的心肌膜最厚。心房肌与心室肌不相连续，它们分别附着于心骨骼。心骨骼位于心房肌和心室肌之间，是由致密结缔组织组成的坚实的支架结构。心脏不仅是血液循环的动力器官，也是一个重要的内分泌器官。电镜下，可见部分心房肌纤维含有电子密度高的膜包颗粒，称心房特殊颗粒，内含心房钠尿肽，又称心钠素，具有很强的排钠、利尿、扩张血管和降低血压等作用，除右心房外，左心房、心室肌纤维内亦有心钠素存在。除心钠素外，心脏还能分泌脑钠素、抗心律失常肽、血管紧张素、肾素等各种生物活性物质。

心外膜即心包的脏层，其表面被覆间皮，间皮的深面是薄层结缔组织，内含血管、淋巴管、神经以及脂肪细胞。患心包炎时，心包脏壁两层可发生粘连，致心脏搏动受限。

心瓣膜位于房室口和动脉口处，包括二尖瓣、三尖瓣、主动脉瓣和肺动脉瓣，是心内膜向腔内折叠而成的薄片状结构。瓣膜表面为内皮，内部为致密结缔组织。心瓣膜的功能是阻止心房和心室收缩时血液逆流。风湿性心脏病患者，心脏瓣膜胶原纤维增生，瓣膜变硬变形，发生粘连，不能正常关闭和开放。

2. 心脏传导系统

由心壁内特殊的心肌纤维组成，其功能是产生和传导冲动，使心脏有节律地收缩和舒张。该系统包括窦房结、房室结、房室束（又称希氏束）及其左右束支，以及分布到心室乳头肌和心室壁的许多细支。窦房结位于上腔静脉与右心耳交界处的心外膜深面，其余部分均分布于心内膜下层。组成心脏传导系统的细胞有3种。

起搏细胞位于窦房结和房室结的中心部位，包埋在一团较致密的结缔组织中。细胞较小，呈梭形或多边形，胞质内细胞器较少，有少量肌原纤维，含糖原较多。起搏细胞是心肌兴奋的起搏点。移行细胞主要位于窦房结和房室结的周边及房室束内，起传导冲动的作用。其结构介于起搏细胞和心肌纤维之间，较心肌纤维细而短，胞质内含肌原纤维稍多。浦肯野纤维组成房室束及其分支，位于心室的心内膜下层。其结构较心肌纤维粗短，形状常不规则，细胞的中央有1～2个核，肌质比较多，含有丰富的线粒体和糖原，肌原纤维较少，分布在细胞的边缘。细胞之间有发达的闰盘。浦肯野纤维与心室肌纤维相连，将冲动快速传递到心室各处，引起心室肌兴奋，产生同步收缩。

（四）心的血管

心的动脉是发自升主动脉的一对冠状动脉，心的静脉血大部分经冠状窦回流入右心房，少部分通过小静脉直接注入右心房。

1. 心的动脉

心的血供来自左、右冠状动脉，约半数人还有一支细小的副冠状动脉，起自主动脉右窦，供应动脉圆锥。左、右冠状动脉存在许多吻合，但吻合支细小。因此，当一主支发生急性梗死时，侧支循环不能形成，导致心肌缺血坏死。

（1）右冠状动脉。起自主动脉右窦（前窦），由右心耳与肺动脉干之间进入冠状沟，绕至心的后面房室交点处分为2个终支，即后室间支和左室后支。

后室间支：沿后室间沟走行，分支分布于后室间沟两侧的心壁和室间隔的后1/3部。左室后支：在房室交点处，分支分布于左心室后壁。窦房结支：约60%起自右冠状动脉，沿右心房内侧至上腔静脉口，分布于窦房结。房室结支：约90%起自右冠状动脉，在房室交点处，分布于房室结；因此当急性心肌梗死伴有房室传导阻滞时，首先考虑右冠状动脉闭塞。右室前支：较粗大，分布于右心室前壁。右室后支：细小，分布于右心室后壁。右圆锥支：分布于动脉圆锥的上部，并与左圆锥支吻合。此支如单独起自主动脉窦即为副冠状动脉。

（2）左冠状动脉。起自主动脉左窦（左后窦），由左心耳与肺动脉干之间入冠状沟，然后分为前室间支和旋支。前室间支：可看作左冠状动脉主干的延续。它沿前室间沟下行至心尖切迹，多数绕至后面在后室间沟上行一小段。前室间支除了发出心室支至左右心室的前壁之外，还发出若干室间隔支供应室间隔的前2/3，此外，前室间支在肺动脉口处还发出左圆锥支并与右圆锥支吻合，称Vieussens环。旋支：沿冠状沟绕至左心室后面。沿途发出分支至左心室外侧壁和左心房，旋支的主要分支如下。①左室后支：主要分布于左心室后壁。②左缘支：行于心左缘，较恒定粗大，分支供应左心室侧壁。③窦房结支：约40%起于旋支的起始部，经左心耳内侧沿左心房前壁至上腔静脉口，分布于窦房结。

（3）冠状动脉的分布类型。左、右冠状动脉在心胸肋面分布比较恒定，但在心膈面的分布范围变异较大。依据左、右冠状动脉在膈面分布区的大小分为3型。右优势型：右冠状动脉分布于右心室膈面和左心室膈面的一部分或全部，此型占65.7%。均衡型：左冠状动脉的旋支和右冠状动脉分别分布于左、右心膈面，互不越过房室交点和后室间沟，此型占28.7%。左优势型：左冠状动脉的旋支除分布于左心室膈面外，还越过房室交点和后室间沟，分布于右心室隔面的一部分，此型占5.6%。

所谓优势动脉仅指其在心室膈面的分布范围，而非供血量的多少。冠状动脉的分布大多为右优势型，应掌握右冠状动脉、前室间支和旋支三大支的正常分布范围以及与心传导系的关系，有助于对心肌梗死诊断及病症的解释。如旋支闭塞，心肌梗死部位多发生在左心室侧壁或后壁，一般无房室传导阻滞症状。左优势型虽然出现率只有5.6%，但也不能忽略这一事实，一旦左优势型的患者出现左冠状动脉主干阻塞，或旋支与前室间支同时受累，可发生广泛性左室心肌梗死，心传导系均可受累，发生严重的心律失常。

2. 心的静脉

心的静脉血由3种途径回流至心。

（1）经冠状窦回流。冠状窦位于心后面的冠状沟内，左侧起点是心大静脉和左房斜静脉注入处，起始处有静脉瓣，右侧终端是冠状窦口。心的静脉血约有90%由冠状窦流入右心房。注入冠状窦的主要静脉如下。①心大静脉：在前室间沟内与前室间支伴行，向后上至冠状沟，再向左绕行至左心室膈面注入冠状窦左端。②心中静脉：与后室间支伴行，注入冠状窦右端。③心小静脉：在冠状沟内与右冠状动脉伴行，向左注入冠状窦右端。

（2）经心前静脉回流。心前静脉又称右室前静脉，为来自右心室前壁的2～3支小静脉，跨越冠状沟直接开口于右心房。

（3）经心最小静脉回流。心最小静脉数量较多，走行于心肌层内，起自心肌的毛细血管，直接开口于心腔。心最小静脉没有瓣膜，因此，心肌局部缺血时，心腔内的血液可由心最小静脉逆流入心肌，补充缺血部分的血供。

（五）心包

心包是一个纤维浆膜囊，包裹心及大血管根部，可分为纤维心包和浆膜心包。

1. 纤维心包

由结缔组织构成，包裹于浆膜心包壁层的外面，它向上移行于大血管的外膜，下方紧附于膈的中心腱，前方及两侧附着于纵隔胸膜、胸骨体下部左半及第4、第5肋软骨，后方与食管和胸主动脉的结缔组织相连接。

2. 浆膜心包

由浆膜构成，分为脏层和壁层。脏层形成心外膜；壁层附于纤维心包的内面。脏层和壁层在进出心的大血管根部互相移行。脏层和壁层之间的腔隙称心包腔，内含少量浆液，起润滑作用。

在心包腔内，脏、壁层转折处的腔隙称心包窦，位于升主动脉、肺动脉干后方与上腔静脉、左心房前方之间的腔隙称心包横窦。在左心房后方与心包后壁之间的腔隙称心包斜窦，其两侧界是左肺静脉、右肺静脉和下腔静脉。心包横窦和斜窦在心外科中有实用意义。此外，心包腔前下部即心包胸脚部与膈部转折处的间隙称心包前下窦，在直立时位置最低，心包积液常存于此窦中，是心包穿刺的安全部位。

（六）心的体表投影

以胸前壁的4个点及其连线作为心的投影。右上点：位于右侧第3肋软骨上缘，距胸骨右缘1.2 cm。左上点：位于左侧第2肋软骨下缘，距胸骨左缘1.2 cm。右下点：位于右侧第6胸肋关节处。左下点：位于第5肋间隙，距锁骨中线内侧1～2 cm，即心尖的投影位置。右上、下点的连线是心右缘，略向右凸，最凸处在第4肋间隙；左上、下点的连线是心左缘，略向左凸；左、右上点的连线是心上界；左、右下点的连线是心下缘。

二、血管壁的形态特征

除毛细血管以外，血管壁由内向外分为内膜、中膜和外膜。内膜是管壁的最内层，由内皮、内皮下层和内弹性膜组成，是三层中最薄的一层。内皮作为血管的内衬，形成光滑面，利于血液流动。近年来研究表明，内皮细胞还具有合成与分泌功能，参与血管通透性、凝血及免疫调节。内皮和基膜构成通透性屏障，液体、气体和大分子物质可选择性透过此屏障。内皮下层是位于内皮和内弹性膜之间的薄层结缔组织，内含少量胶原纤维、弹性纤维和平滑肌。多数血管的内皮下层深面有一层内弹性膜，由弹性蛋白构成，膜上有许多小孔。在血管横切面上，因血管壁收缩，内弹性膜常呈波浪状。为内膜与中膜的分界。中膜的厚度及成分因血管种类而异。大动脉中膜以弹性膜为主，中、小动脉和静脉的中膜主要由平滑肌纤维组成。动脉的中膜没有成纤维细胞，其内的胶原纤维、弹性纤维和基质由平滑肌细胞产生。弹性纤维可使扩张的血管回缩，胶原纤维起维持张力作用。外膜由疏松结缔组织构成，含有螺旋状或纵行的胶原纤维和弹性纤维、成纤维细胞等。有的动脉中膜和外膜交界处，可见外弹性膜。外膜中常含有营养管壁自身的小血管，称营养血管。

（一）动脉

根据管径大小、管壁的厚度和主要成分，一般将动脉分为大动脉、中动脉、小动脉和微动脉。大动脉包括主动脉、肺动脉、颈总动脉、锁骨下动脉等。

1. 大动脉

管壁富含弹性膜和弹性纤维，故又称弹性动脉，其结构特点是：内膜的内皮下层较厚，为疏松结缔组织，含有胶原纤维、弹性纤维和少量平滑肌纤维。内弹性膜因与中膜的弹性膜相移行，故内膜与中膜无明显分界。中膜很厚，主要由40～70层环行弹性膜构成。各层弹性膜由弹性纤维相连，弹性膜间有少量环行平滑肌纤维、胶原纤维和含硫酸软骨素的基质。弹性膜的层数和厚度随年龄和血压的增加而增加。外膜较薄，由结缔组织构成，外弹性膜不明显。外膜中有小的营养血管、神经束及脂肪细胞等。大动脉管壁富有弹性，当心室收缩射血时管壁扩张，心室舒张时管壁回缩，起着辅助泵的作用，在心室舒张期将血液继续向前推进。

2. 中动脉

除大动脉外，凡在解剖学中有名称的动脉多属中动脉。中动脉中膜的平滑肌丰富，故又名肌性动脉。其特点是：内膜是三层膜中最薄的一层。内皮下层薄，内弹性膜明显，为内膜和中膜的分界，在血管横切面上呈波浪状。中膜较厚，主要由10～40层环行排列的平滑肌纤维构成。肌纤维间有少量胶原纤维、弹性纤维和基质。外膜由疏松结缔组织构成，多数中动脉外膜与中膜交界处有外弹性膜。外膜中有小动脉、静脉、神经纤维等。中动脉中膜平滑肌发达，其收缩和舒张能改变管径的大小，调节分配到身体各部和各器官的血流量。

3. 小动脉

管径在0.3～1 mm，也属肌性动脉。较大的小动脉，内弹性膜明显，中膜平滑肌纤维可达8～10层，外膜厚度与中膜相近，结构与中动脉相似，但一般没有外弹性膜。

4. 微动脉

管径在0.3 mm以下的动脉称微动脉，内膜无内弹性膜，中膜由1～2层平滑肌纤维构成，外膜较薄。小动脉和微动脉管壁的平滑肌收缩，可使管径缩小，增加血流阻力，对血流量和血压的调节起重要作用，故小动脉和微动脉又称外周阻力血管。

（二）静脉

根据管径的大小，静脉分为大静脉、中静脉、小静脉和微静脉。中静脉、小静脉常与相应的动脉伴行，但其数量较动脉多，管径较粗。静脉管壁较薄，在切片中常塌陷变扁。静脉管壁的结构也分为内膜、中膜和外膜，但三层膜的分界不明显。微静脉管腔不规则，管径为50～200 μm，内膜仅一层内皮，中膜平滑肌或有或无，外膜薄。与毛细血管相连的微静脉称毛细血管后微静脉，其内皮细胞的间隙较大，故通透性大，具有物质交换功能；小静脉管径在0.2～1 mm，内皮外有1～4层平滑肌纤维，外膜逐渐变厚；中静脉管径2～9 mm，除大静脉以外，凡有解剖学名称的静脉都属中静脉，内膜薄，内弹性膜不明显。中膜明显薄于伴行的动脉，环行平滑肌纤维分布稀疏。外膜比中膜厚，由结缔组织组成，可含纵行平滑肌束；大静脉管径在10 mm以上，内膜较薄。中膜不发达，为几层排列疏松的环行平滑肌，有的甚至没有平滑肌。外膜较厚，结缔组织中常有较多的纵行平滑肌束。管径在2 mm以上的静脉壁上常有静脉瓣（venous valve）。瓣膜是由内膜突向腔内折叠而成的半月形结构。表面衬有内皮，中间为含弹性纤维的结缔组织。静脉瓣的游离缘朝向血流方向，可防止血液逆流。四肢静脉的瓣膜较多。

（三）毛细血管

毛细血管广泛分布于组织和细胞间，彼此吻合成网。代谢旺盛的组织和器官（如骨骼肌、心肌、肺、肝、肾等）毛细血管网丰富而稠密；代谢较低的组织和器官（如平滑肌、骨、肌腱等）毛细血管网则较稀疏。

1. 细血管的结构

毛细血管管径一般为6～8 μm。管壁主要由一层内皮细胞和基膜构成。在内皮与基膜之间散在分布一种扁平而有突起的周细胞，其突起紧贴在内皮细胞基底面。周细胞的功能尚不清楚，有学者认为其主要起机械性支持作用并有收缩功能，也有人认为，周细胞在血管生长和再生时，可分化为内皮细胞和成纤维细胞。

2. 毛细血管的分类

电镜下，根据内皮细胞和基膜的结构特点，将毛细血管分为三类。连续毛细血管特点是管壁有一层连续的内皮细胞，内皮细胞间有紧密连接，基膜完整，胞质内有许多吞饮小泡。有孔毛细血管特点是内皮细胞不含核的部分很薄，有许多贯穿胞质的内皮窗孔，直径60～80 nm，一般有厚4～6 nm的隔膜封闭，有的小孔上无隔膜。有孔毛细血管分布于胃肠黏膜、某些内分泌腺和肾血管球等处。血窦又称窦状毛细血管，管腔大，形状不规则，内皮细胞间有较大的间隙，基膜不连续，甚至没有。血窦主要分布于肝、脾、骨髓及某些内分泌腺，不同器官内血窦的结构常有较大差别。

3. 毛细血管与物质交换

毛细血管广泛分布于各器官和组织内，具有管壁薄、面积大、血流速度缓慢、通透性强等特点，是血液与周围组织进行物质交换的主要部位。体重60 kg的人，毛细血管总面积可达6 000 m^2。O_2、CO_2和一些脂溶性物质等，以简单扩散的方式透过内皮细胞；液体及一些大分子物质，如血浆蛋白、激素、抗体等通过吞饮小泡、内皮细胞的孔或内皮细胞之间的间隙，由毛细血管内皮的一侧运至另一侧。毛细血管除有物质交换功能外，在某些物质的合成与代谢和抗血栓形成中起着重要作用。毛细血管的通透性可受许多因素的影响，在生理或病理情况下都可有很大变化，如组胺、5-HT、酸性代谢产物局部堆积以及温度升高等，都可使毛细血管通透性增强。维生素C缺乏时，基膜和胶原纤维的形成受阻，从而引起毛细血管性出血。

4. 微循环

微循环是指从微动脉到微静脉之间的血液循环，是血液循环的基本功能单位。由于各组织和器官的功能不同，微循环的组成和排列方式各有特点，但一般都包括下述几部分。①微动脉：微动脉管壁环行平滑肌的舒缩，可调节微循环的血流量，起到“总闸门”的作用。②毛细血管前微动脉和中间微动脉：微动脉的分支称毛细血管前微动脉，后者进一步分支为中间微动脉，其管壁平滑肌稀疏。③真毛细血管：即通称的毛细血管，由中间微动脉分支形成，相互吻合成网，其行程迂曲，血流缓慢，是实现物质交换的主要部位。在真毛细血管的起点，有少许环行平滑肌组成的毛细血管前括约肌，是调节微循环的“分闸门”。④直捷通路：中间微动脉与微静脉直接相通的部分，为距离最短的毛细血管，管径略粗。它是经常开放的血液通路，其特点是直而短，血流速度快，流量大，血液与组织之间的物质交换较少。⑤动静脉吻合：微动脉发出的、直接与微静脉相通的血管。管壁较厚，有发达的纵行平滑肌层和丰富的血管运动神经末梢。动静脉吻合多处于收缩状态，当机体处于应激状态时开放，微动脉的血液经此直接流入微静脉。该血管主要分布于指、趾和唇等处的皮肤及某些器官，是调节局部组织血流量的重要结构。

第三节　老年人心血管系统的生理特征

一、老年心脏生理学变化

（一）窦房结功能减退

老年人窦房结自律性降低，表现在最大心率和固有心率（交感和副交感神经封闭后的心率）随增龄而降低，窦房结恢复时间随增龄而延长。窦房结自律性降低，削弱了对心脏其他节律点的控制，因而容易发生心律失常。老年人房性心律失常较常见，可能与心房扩大、心房肌纤维化及淀粉样变有关。窦房结的老化，也可使冲动在窦房结内传导速度延缓。随着年龄增长，静息心率轻度降低，而最大运动心率明显减慢，固有心率与静息心率之差（反映迷走神经张力）和固有心率与最大心率之差（反映交感神经张力）均随增龄而减少，提示老年人窦房结对迷走神经和交感神经的敏感性降低。老年人活动时心率增加较年轻人少，其恢复时间也延长。此外，心脏其他传导组织的老化可使冲动传导速度减慢，表现为P-R间期和QRS时间随增龄而轻度延长。

（二）收缩功能降低

老年人由于心肌ATP酶活性降低、心肌线粒体老化，收缩蛋白合成减少，以及心脏收缩和舒张时由于肌质网释放和摄取钙离子的速度缓慢，引起心室收缩力随增龄而降低（每年降低1%），表现为左室射血期缩短，射血前期延长。

（三）舒张功能受损

老年人心肌肥厚、心肌间质纤维化、淀粉样变、脂肪浸润及心包增厚等变化，使心肌紧张度增加，其顺应性降低，心室舒张不充分，导致舒张早期被动充盈速率减慢，老年人较中年人降低50%。但是，老年人通过加强左房收缩（常可听到第四心音），使舒张末期主动充盈代偿性增加46%，因此老年人峰充盈率降低和峰充盈时间较中青年人延长，提示舒张功能减退。左心房代偿性收缩是老年人左心房轻度增大的原因。如老年人发生心房纤颤时，因丧失心房收缩作用，心率增快时可引起心力衰竭。老年人静息时左心室充盈压（肺毛细血管楔压和左心房压）并不高，但运动时则升高。与中青年人相比，老年人运动时心率增加幅度较心排血量要小，遵循Frank-Starling效应，在较低心率时老年人是以增加心室充盈压来维持一定的排血量，这是克服心室顺应性降低来增加心排血量的重要方式，但心室充盈压升高又是引起老年人运动中发生呼吸困难的主要原因之一。

（四）泵血功能下降

老化对收缩和舒张功能的影响，最终表现为泵血功能减退。静息和运动时心搏量随增龄而降低，中年后每年减少0.7%。由于心搏量和心率降低，静息心排血量（心搏量×心率）也随增龄而下降（每年降低1%），中青年人静息心排血量约5 L/min，体力活动时最大心排血量高达25～30 L/min，而老年人最大心排血量仅为17～20 L/min。心排血量减少直接影响冠脉血流量，老年人冠脉最大流量较中青年人低35%。中年后心脏指数（心排血量/体表面积）每年降低0.8%。老年人因心室舒张容积缩小，静息射血分数（心搏量/心室舒张末期容积）并不降低，但运动时射血分数低于中青年人。由于老年人心搏量、心排血量、心脏指数及射血分数等降低，对外界适应能力减弱，在各种应激时容易发生心力衰竭和心肌缺血。

（五）血压的变化

由于老化使主动脉弹性储备作用降低，静息血压随增龄而升高，以收缩压明显，但到80～90岁后收缩压才稳定，60岁后舒张压有下降趋势，因而老年人表现为收缩压升高和脉压增大。老年人运动时收缩压升高比中青年人明显，且恢复时间延长，而舒张压无差异。体内调节血压的因素很多，主动脉弓和颈动脉窦压力感受器调节的压力反射是最主要的瞬间调节反射。当血压降低时，压力感受器发放冲动减少，反射性地抑制迷走神经，兴奋交感神经，通过增加心率，收缩动静脉，使血压回升。老年人由于主动脉弓和颈动脉易发生动脉粥样硬化，其压力感受器的敏感性降低，对突然体位变化，就失去立即的、精确的调节，使老年人容易发生直立性低血压，导致意识障碍或晕倒。持久的血压调节则以肾脏为主，涉及肾素-血管紧张素-醛固酮、加压素、心钠素等多因素的调节系统。老年人肾素-血管紧张素-醛固酮活性降低，这可能是血管紧张素转换酶抑制剂对老年高血压疗效差的原因。老年人血液循环中加压素升高，但其效应被肾小管对其反应性降低所抵消。心钠素通过排钠排水而发挥调节血容量作用，因老年人肾血流量和肾小球滤过率降低，排钠排水作用有限。老年人心钠素升高与肾脏对心钠素的反应性降低、清除减少和心房压力升高有关。

二、老年血管生理学变化

（一）大动脉弹性储备作用减弱

血管是一个可伸展的系统，可将来自心脏搏动的血流变为持恒的血流。这是因为主动脉和大动脉的内径大、管壁厚及富有弹性，当左心室射血时，1/3的血液流向外周动脉，而2/3的血液容纳于扩张的大动脉内，左心室舒张时，扩张的大动脉弹性回缩，推动其血液继续向前流动。因此，大动脉弹性储备作用既缓解了血压过大的波动，又保证了血液在血管中继续流动。由于主动脉和大动脉老化，其弹性减退，伸展性降低。大约20岁后，大动脉伸展率每增长10岁减少10%，因而老年人大动脉弹性储备作用降低。

尽管主动脉容积扩大在一定程度上代偿了弹性储备作用的减退，但其容积扩大的程度并不与弹性储备功能的明显减退相平行。因此，左心室射血时，主动脉不能相应扩张，使左心室收缩期压力几乎不变地传至主动脉内，造成收缩压升高，而舒张期主动脉又无明显弹性回缩，舒张压不升高，使脉压增大，故老年人常表现为单纯收缩期高血压或以收缩压升高为主的原发性高血压。

（二）血流重新分布

由于老年人外周动脉弹性减弱，其收缩压和舒张压均升高，引起各器官局部血流阻力增加，通过血流重新分布，以适应这种高阻力状态。老年人心排血量减少和外周血管阻力增加，各器官血流减少，但其减少程度不一，一般心脑血流减少相对较轻，而肝肾血流减少显著。

（三）静脉压降低

老年人因静脉壁张力、弹性减退和静脉血管床扩大，静脉压随增龄而降低（20～40岁组平均静脉压95±4.4 mmH_2O，41～60岁组为84±4.2 mmH_2O,61～70岁组为71±4.0 mmH_2O，71～80岁组为59±2.5 mmH_2O，81～90岁组为56±4.4 mmH_2O，91～100岁组为54±4.3 mmH_2O）。

（四）毛细血管代谢率下降

随着年龄增长，毛细血管基膜增厚，外膜纤维化，孔径缩小，脱饮现象减少，从而导致毛细血管代谢率下降。因此，毛细血管的老化是衰老的原因之一。在肺循环方面，除了呼吸器官增龄性变化外，肺血管的老化导致肺血氧合作用障碍，即所谓老年性缺氧。由于毛细血管老化和功能性毛细血管数目少，老年人容易出现肌肉疲劳。尽管上述因素导致组织供氧不足，但老年人可通过血流缓慢和氧离曲线右移等方式，增加组织对氧气的摄取，以保证组织的供氧，因而老年人动静脉氧差增大。

三、老年心血管生理指数的改变

心搏量随年龄增长而递减，如按30岁的心搏出量为100%，每年约以1%下降。Schock曾用染料稀释方法测定心搏出量：30岁为100%，40岁为90%，60岁为80%，70岁为75%，80岁为65%，90岁仅为42%。

冠脉流量与增龄呈负相关，如60岁时冠脉流量约相当30岁青年人的65%。心肌的收缩与舒张恢复时限均延长。外周阻力随增龄而增加。心肌细胞对O_2的利用率逐年下降。静息时左心室功效逐年下降。心脏储备力逐年下降。心脏对颈动脉压的敏感度随增龄而增加。

四、心脏老化的心电图改变

由于上述老年性心肌细胞的自律性、传导性等电生理特性的改变，正常老年人心电图也逐渐发生了一些不显著的、非特异性的变化。其主要变化有：①P波振幅降低，肢体导联P波甚至看不出，胸导联P波可见切迹，其中V1导联多呈左房负荷型，与心房内传导阻滞有关。②P-R间期轻度延长，由于房室交界处心肌传导系统的退行性变，可出现轻度房室传导阻滞，造成P-R间期轻度延长。③QRS电轴左偏（左心室增厚所致），QRS波群振幅降低，时间延长（变宽），可有切迹，与胸壁厚度增加和心室内传导功能下降等因素有关。④Q-T间期延长，但不超过青年人正常值上限。有报道老年人的Q-T间期随着增龄而延长。⑤老年人T波低平，T波在11、1导联几乎均直立，1导联呈多形性（直立、平坦、双向、倒置）。

第四节　心血管系统的病理特征

一、心脏的病理学特征

（一）心腔

心脏的几何形态随增龄而变化，表现为老年人心底与心尖的距离缩短。老年人左右心室容积在收缩期和舒张期均有轻度缩小，伴左房扩大20%。此外，20%老年人卵圆孔仍然处于一种潜在性开放状态，栓子穿过该孔发生栓塞的发生率较大，而且可引起梗死。

（二）心内膜与心瓣膜

由于心内膜与心瓣膜长期受到血流的冲击及以往的感染与免疫反应等因素的影响，其胶原纤维和弹力纤维随增龄而增生，一方面，使心内膜呈弥漫而不均匀的增厚，出现一层灰白色物质，使心室舒张功能左心受限；另一方面，使心瓣膜特别是游离缘增厚，瓣叶钙化及瓣环扩大和钙化，有时呈锯齿状，这些变化可导致轻度的瓣反流。这种增龄性瓣膜反流量少，一般不产生明显的血流动力学改变，见于大多数高龄健康老年人。二尖瓣环与房室束关系密切，二尖瓣环钙化可引起房室传导阻滞。

（三）心肌组织

通常多数脏器随增龄而呈萎缩性改变，但心脏则相反呈现肥大性改变，心脏重量增加，其形成原因主要是心肌细胞的体积增加而不是心肌细胞数目增多。有学者研究了从新生儿至109岁共7 112例尸检心脏，发现90岁以前随生理性血压升高而心脏重量增加，大约30岁后男性心脏每年增加1 g，女性心脏增加1.5 g，平均心脏重量分别为400 g和350 g；90岁以后，随着血压下降而心脏重量减轻。超声心动图检查提示70～79岁的健康老年人左室后壁厚度较20～29岁者增加25%，室间隔也随增龄而增厚，有时酷似肥厚型心肌病，而心外侧壁则无增龄性变化，即使年龄大于80岁，其厚度也没有超过正常上限。心肌细胞老化的典型表现是脂褐素（老化色素）沉积，位于细胞核的两极，一般从45岁开始逐年增多，可使衰老的心肌颜色变深呈棕色。现已证明脂褐素沉积是线粒体破坏所致，可引起细胞内蛋白质合成障碍，从而减少心肌细胞内收缩蛋白的补充。老年人心肌细胞由于糖原合成与分解异常，细胞质网中常出现嗜碱性变性物质。

老年心肌间质容易发生结缔组织增生、脂肪浸润及淀粉样变等改变。正常心脏结缔组织占20%～30%，随着年龄增长，心肌之间的胶原纤维和弹性纤维增生。脂肪浸润可发生于老年心脏任何部位，尤以右心房、右心室明显，几乎波及心脏全层；房中隔的脂肪浸润可累及传导系统，产生房室传导阻滞。在老年心脏中，淀粉样变发生率可高达40%～70%，百岁以上老年人几乎都有，主要累及心房肌层，心室肌层、传导系统和冠状动脉也可受累。灶性淀粉样变意义不大，广泛地沉积则可引起心房颤动、传导阻滞及心力衰竭。现已从心脏淀粉样物质中分离出一种不同于原发或继发性淀粉样变免疫特性的蛋白质（Asca蛋白），易与地高辛结合，可能是老年人对地高辛敏感性增加的原因之一。由于血流动力学影响，老年人冠状动脉迂曲和扩张。随着年龄增长，冠状动脉粥样硬化逐渐明显，平滑肌变性、脂质沉着、管腔变窄，个别小分枝可出现阻塞现象。70岁以上老年人心肌中的中动脉、小动脉或微动脉内膜肥厚，而且部分内膜经常向腔内突出形成“垫样损伤”，容易使血小板黏附在血管壁上形成血栓，可促使心肌梗死和不稳定型心绞痛的发生。

心脏传导系统随增龄而表现为细胞成分减少、纤维组织增多、脂肪浸润。40岁前窦房结起搏细胞占70%，以后逐渐减少，到70岁后起搏细胞减少到10%～30%。胶原纤维、网状纤维、弹力纤维随增龄而增加，占据窦房结的大部分。窦房结的老化妨碍了激动的形成和传导，是老年人产生病态窦房结综合征的重要原因。窦房结的细胞成分由50岁前的85%下降到70岁的50%，房室束的细胞成分由10～19岁的57%降低到70～79岁的43%，而纤维成分由50岁前的7%～8%增加到70岁的30%，脂肪组织在20岁左右出现，以后逐渐增多。

房室结的老化和房室瓣环钙化使房室束和左束支起始部扭曲，使老年人容易发生房室传导阻滞。心脏纤维支架包括中央纤维体、室间隔膜部及顶部、二尖瓣环、主动脉瓣环、主动脉瓣下心内膜等部位的结缔组织，其中任何一处发生纤维化或钙化，均可引起各类室内传导阻滞。室内传导系统与心脏纤维支架的纤维化、钙化及退行性变，引起心脏传导障碍，称为原发性传导束退化症。

（四）心外膜与心包

心包的弹性纤维随增龄而增生，使心包增厚与变硬，导致左室舒张期顺应性降低。心外膜下脂肪随增龄而增多，尤其是大血管根部、左心室及房室沟等部位，从而增加了心脏负担。

二、血管的病理学特征

（一）动脉

随着年龄增长，主动脉胶原纤维增生和弹性纤维减少、断裂或变性，使主动脉壁僵硬度增加。一方面表现为主动脉扩张性减退和主动脉脉搏波传递速度增快（由5岁时的41 m/s增至65岁的10.5 m/s）；另一方面表现在主动脉容积增大，管壁增厚，长度延长，屈曲和下垂及主动脉根部右移。80岁老年人主动脉容积较年轻人增加4倍。主动脉壁增厚以内膜增厚明显，40岁为0.25 mm，70岁后可超过0.5 mm，中膜也有轻度增厚。外周动脉随增龄而平滑肌减少，胶原纤维增生，弹性纤维减少，钙盐沉着及内膜增厚。由增龄引起的动脉老化与动脉粥样硬化既有区别又有联系。理论上，生理性动脉老化的特点是全层地弥漫性和连续性地进展，管腔扩大。动脉粥样硬化是以内膜病变为主，局灶性细胞、纤维增殖性肥厚，通常伴有脂质和钙盐沉着，如病情恶化则形成血栓、出血和溃疡等病变，其特点是主要病变在内膜，呈局灶性和阶段性进展，管腔变窄。但实际上两者往往难以严格区分，因为动脉的老化，特别是内膜改变，为动脉粥样硬化的形成提供了条件，动脉粥样硬化的发生又加速了血管的老化。

（二）静脉

静脉增龄性变化有管壁胶原纤维增生、弹性降低、管腔扩大、内膜增厚、静脉瓣萎缩或增厚，因此老年人容易发生静脉曲张。一般浅层静脉可有轻度硬化，极少有脂质沉着或钙化，深层静脉则不发生硬化。

（三）毛细血管

随着年龄的增长，毛细血管内皮细胞减少，基底膜增厚，弹性降低，脆性增加。单位面积内有功能的毛细血管数目减少。

第五节　心血管系统疾病的合理用药

现代医学研究表明，老年人由于组织器官的老化和生理功能的减退，药物在体内吸收、分布、代谢、排泄发生改变，从而影响药物疗效或增加不良反应；同时，老年患者往往患有多种疾病，需要多种药物联合治疗。因此，了解老年人药动学和药效学的特点，并根据这些特点正确掌握老年人的用药原则，坚持合理用药，是减少老年人药物不良反应发生的正确途径。老年药理学是针对老年机体生理生化和病理生理学的特点，研究其药动学、药效学、药物不良反应、老年人用药特点和用药原则以及抗衰老药理学等的一门药理学分支科学。其研究目的就是为了提高药物对老年人的治疗效果，减少药物的不良反应，为老年人合理用药、了解老年人机体活动规律、发展抗衰老药物、预防早衰、延年益寿等提供科学依据。因此，研究老年人药代/药效动力学具有重要的意义，在理论上有助于理解机体老化过程对药物作用的规律；在医疗实践中，则有助于认识老年疾病的治疗并指导老年人合理用药。

一、药动学特点

老年药动学是研究老年机体对药物处置的科学，也即研究药物在老年人体内的吸收、分布、代谢（生物转化）和排泄过程及药物浓度随时间变化规律的科学。药物进入机体至排出体外的过程，即药物在体内的转运和转化过程，称药物的体内过程或药物处置。其中药物在体内的吸收、分布和排泄称为药物在体内的转运，而药物在体内发生的化学改变则称为药物的转化或代谢。药物的吸收、分布、代谢和排泄直接影响着组织中的药物浓度和维持有效药物浓度的时间，而组织中药物的浓度决定药物作用的强弱，与药物的疗效和毒性大小有着密切的关系。

（一）生理特点

1. 神经系统变化

老年人神经系统的改变主要是由于脑血管硬化和脑萎缩所引起，表现为记忆力减退，性情固执，睡眠不深，易醒，步态不稳及手指颤抖等。老年人以脑血管硬化、脑血流阻力增加、血液循环减慢、脑血流量及脑供氧量降低为主。这些变化可使老年人大脑皮质的兴奋和抑制转换过程减慢，灵活性降低，对机体各器官、系统的调节能力减弱，对外界刺激反应如痛觉触觉、冷热感觉等迟钝，记忆力减退。神经细胞工作耐力差，易疲劳且疲劳的消除过程也比较缓慢。老年人由于大量神经细胞发生萎缩和死亡，神经细胞数目减少，细胞中的核糖核酸含量也减少，突触数量减少，神经纤维出现退行性改变。大脑的重量较一般成年人减轻20%～25%，大脑皮质和脑回萎缩，脑室扩大，脑膜增厚。脊髓细胞减少、退化，髓鞘变薄，周围神经细胞数目减少，传导速度减慢，深部腱反射减弱甚至消失。感觉迟钝，温、触、痛觉减退，自主神经功能减退，使老年人对环境改变的调节功能减弱。

2. 心血管系统变化

老年人心脏实质细胞减少，心肌纤维化而使心肌萎缩，结缔组织增生，脂肪沉积，心瓣膜退行性变和钙化，以二尖瓣、主动脉瓣及根部为著，心脏的传导系统可见退行性变，供应心脏血液的冠状动脉出现粥样硬化，导致心功能下降，心排血量降低，心肌收缩期延长，收缩力与顺应性减退，至各器官血流分布减少。另外，老年人主动脉和其他大动脉弹性减弱。动脉管壁硬化，管腔变窄，血流速度减慢，使冠状动脉、脑、肝、肾等主要脏器的血流减少；血管外周阻力增加，动脉血压升高，此外，老年人压力感受器敏感性下降，易发生直立性低血压。

3. 呼吸系统变化

老年人的呼吸系统功能也明显减退，出现肺泡扩大融合、肺泡间隔萎缩，肺组织弹性降低，加之胸廓前后径扩大活动受限，出现肺总量和肺活量减少。同时，老年人呼吸肌力量和弹性减弱，肋骨、肋间肌和膈肌构成的胸壁变硬，使胸廓在呼吸时活动度减小，肺的通气、换气功能均降低，使残气量增加，动脉血氧分压也降低。故老年人易疲劳思睡，呼吸短促咳嗽效力下降，痰不易咳出。

4. 消化系统变化

老年人消化功能减退，随着年龄增长，口腔内的牙根、牙龈均逐渐萎缩，牙齿松动易脱落。食管下端括约肌松弛变慢，食管排空时间延长，胃肠黏膜变薄，绒毛萎缩脱落，胃肠消化液分泌量减少，胃动力、平滑肌蠕动输送功能减弱，排空延迟，使胃肠消化速度、血流灌注能力降低。老年人由于肝细胞的再生功能减退，使得肝的老化比较明显，肝细胞萎缩，肝微粒体酶活性下降，肝的解毒能力和蛋白质合成能力降低，因此影响肝的摄取、转运、代谢和排泄功能。胰腺细胞退行性变，分泌的淀粉酶、蛋白酶、脂肪酶减少。胆囊壁与胆管增厚，其收缩和排泄胆汁的功能下降，可使胆汁变浓，容易诱发胆石症、胆囊炎等疾病，从而影响药物的吸收、分布、代谢和排泄，使某些药物代谢减慢，半衰期延长，药物浓度升高，药物的作用和不良反应增加。

5. 泌尿生殖系统变化

肾皮质变薄，间质纤维化，肾小球小管变性使肾小球滤过率减少，肾小管重吸收功能降低，处理酸碱平衡能力下降。膀胱萎缩会引起其容量减少，加上膀胱括约肌的萎缩，所以常有多尿及尿潴留。另外，老年男性因前列腺的增生肥大可引起尿频、排尿困难、急性尿闭或尿失禁。肾小管的分泌功能和肌酐清除率下降，水、钠调节能力下降，这些变化直接影响到药物在肾的排泄。老年女性的卵巢功能逐渐衰退直至完全消失，上皮萎缩变薄，上皮细胞内糖原含量减少。子宫颈萎缩变短，质地坚硬，间质中弹性纤维及平滑肌成分降低，易发生炎症与癌变的可能。因此老年人使用经肾排泄的药物时应根据其肾清除率调节剂量或给药间隔时间，部分药物应进行血药浓度监测。

6. 内分泌系统变化

最明显的激素变化为性激素。女性绝经后和老年男性性激素均显著降低。激素受体数量减少，机体对促甲状腺素、生长激素、糖皮质激素等敏感性降低，所以老年人对葡萄糖和胰岛素的耐受力均下降。

7. 免疫功能变化

老年人免疫功能降低，易患传染性疾病，尤其易患严重细菌感染性疾病，且常见多种细菌感染。

（二）药物代谢特点

一般来说，由于老年机体大多数组织器官发生组织结构与功能的变化，致使药物吸收、分布、代谢和排泄出现改变。老年人最大的药物代谢动力学改变在于药物的肝代谢和肾排泄减慢，从而使药物的半衰期延长，血药浓度升高甚至造成中毒反应，这是老年人药物中毒最重要的原因。此外，老年人血浆蛋白也明显低于青年人，使游离型药物浓度增加，从而增加了中毒风险。老年药动学改变的特点，总的来说是药物代谢动力学过程降低，绝大多数口服药物（被动转运吸收药物）吸收不变、主动转运吸收药物吸收减少，药物代谢能力减弱，药物排泄功能降低，药物消除半衰期延长，血药浓度增高等。

1. 药物的吸收

口服是一种常用的给药途径。药物进入体内之后以三种形式扩散：被动扩散（大多数药物是通过被动扩散而吸收的）、主动扩散和胞饮作用。后两者取决于细胞功能活性。药物吸收的速度与程度取决于下列几种因素：胃排空时间、小肠通过食物混合程度、肠道吸收的面积、血液循环状况等。影响老年人药物吸收的因素有以下几种：

（1）胃酸减少及pH升高的影响。老年人因胃黏膜萎缩，胃壁细胞功能减退、胃酸分泌减少，胃内容物pH升高，有些老年人胃液接近中性，女性的胃液胃酸变化尤为明显。药物的吸收通常为被动吸收，吸收量取决于药物的浓度梯度和油水分布系数，胃液pH升高，直接影响酸性和碱性药物的解离度、脂溶度，从而影响药物的吸收。另外，胃酸缺乏也会延迟固体药物的崩解。老年人胃酸分泌减少、胃内pH升高会使水解转化减少，血液中有效代谢产物浓度降低，造成生物利用度差，从而影响药效。

（2）胃排空缓慢的影响。无论是酸性还是碱性药物，主要在小肠内吸收。老年人的胃排空速度减慢，致使口服药物进入小肠的时间延迟，导致吸收速率和血药峰浓度下降，而吸收半衰期和血药浓度达峰时间推迟，影响药效的发挥，特别对于在小肠远端吸收的药物或肠溶片影响较大。

（3）胃肠活动程度和吸收面积的影响。胃肠平滑肌的肌张力和运动性随年龄增长而降低，因而老年人常发生肠功能紊乱。肠蠕动增快时可使药物在肠腔内的存留时间缩短，致使药物的吸收减少；吗啡及抗胆碱能药物可使肠蠕动减慢，从而增加药物的吸收。胃肠道吸收面积和吸收细胞亦可能减少，功能下降。

（4）胃肠及肝血流的影响。胃肠道和肝血流量随年龄增长而减少。胃肠道血流量减少可影响药物吸收速率，若伴有心功能不全，则对地高辛、奎尼丁、普鲁卡因胺和双氢克尿噻的吸收显著减少。但老年人口服普萘洛尔其血药浓度反较青年人高，这是因肝血流减少，首过效应减弱，造成消除减慢并非吸收增加。所谓首过效应（first pass effect），是指口服药物在进入体循环之前首先在胃肠道、肠黏膜细胞和肝被灭活代谢一部分（主要是在肝），导致进入体循环的实际药量减少。因此，应注意老年人服用普萘洛尔后，血药浓度升高引起的不良反应。

尽管上述因素均可影响老年人口服药物的吸收，但口服药的吸收多数系被动转运（简单扩散），不需酸的活化，也不消耗能量，故与青年人相比，老年人对此类药物吸收能力差的表现并不十分显著；对那些需要载体主动转运的药物，老年人吸收能力差的特点就比较明显。另外，老年人肠外给药（皮下、肌内注射）吸收减慢，此为老年人局部血液循环较差之故。

2. 药物的分布

药物分布是指药物随血液循环不断透出血管并转运到各器官组织的过程。药物分布不仅关系到药物的储存蓄积、消除速率，也影响药效和毒性。影响药物分布的因素很多，除药物本身的性质外，主要有机体组成成分、血浆蛋白结合率、组织器官的血液循环、体液pH和组织器官对药物的结合率等。而在这些因素中，最重要的因素是机体的组成成分和血浆蛋白结合率。老年药物分布的特点是：水溶性药物分布容积减小，脂溶性药物分布容积增大，与血浆蛋白结合率高的药物游离药物浓度升高、分布容积增大。

（1）机体组成成分的影响：机体的组成成分是影响药物分布的重要因素之一。老年人机体组成和体液成分发生多种变化，细胞内液减少，使机体总水量减少；老年人脂肪组织增加，非脂肪组织（骨骼肌、肝、肾、脑）成分逐渐减少。这样导致了各种药物因在机体脂肪和水中溶解度的不同而影响其组织分布。因此，水溶性药物如乙醇、吗啡、安替比林、对乙酰氨基酚（醋氨酚）等分布容积减小，血药浓度增加，老年人因分布容积减少易出现中毒症状。而脂溶性药物如地西泮、去甲安定、硝西泮（硝基安定）、利多卡因等在老年人组织中分布容积增大，药物作用持续较久，半衰期延长。

（2）血浆蛋白结合率的影响：药物和血浆蛋白结合率也是影响药物分布的重要因素之一。当药物进入血液循环后，在血浆中以两种形式存在：一种是具有药理活性可扩散并参与代谢排泄的游离型药物，另一种是与血浆白蛋白结合为暂时失去药理活性、不能被代谢排泄的结合型药物（因为结合型药物分子量增大，不能跨膜转运，不能分布到组织中去）。游离型药物与结合型药物处于动态平衡中，呈可逆性。由于游离型药物能跨膜转运到达靶器官，分布到组织中去发挥药理作用，因此，游离型药物的浓度与药物的分布和消除有关。当游离型药物被机体消除，浓度降低时，结合型药物可自结合部位解离出来变成游离型。老年人血浆白蛋白减少，因而使与蛋白结合率高的药物游离型增加，表观分布容积增加，药物作用增强，易引起不良反应。如与蛋白高结合率的抗凝血药华法林，若老年人使用常规成人剂量，可因血浆游离药物增多而增加出血的风险。

吗啡在老年人的血浆蛋白结合率较低，这是阿片类药物对老年人镇痛效果较好的原因之一。另外，老年人多需同时服用两种及以上的药物。由于不同药物对血浆蛋白结合存在着竞争性置换作用，共同竞争与蛋白结合，从而可改变其他游离型药物的作用强度和作用持续时间。

3. 药物代谢

药物代谢是指药物在老年人体内发生化学变化，又称生物转化。老年人的药物代谢能力减退。药物吸收后虽然也在肾、肺、胃肠、皮肤等处代谢，但肝是最主要的代谢器官。多数药物都经肝微粒体酶系统进行生物转化，还有少数经非微粒体酶代谢。通过生物转化使药物解毒、灭活，以利于排泄，老年人肝血流量减少，功能性肝细胞减少，肝的微粒体酶活性降低，使肝对药物进行生物转化的能力降低，因而许多药物的半衰期明显延长，且易造成某些主要经肝代谢的药物蓄积。由于老年人药物半衰期延长，药物消除率降低，多次或反复给药时，稳态血药浓度升高，故老年人应用主要经肝代谢的药物时，应减少用药剂量或延长间隔时间，以防药物毒性反应增加和蓄积中毒。此外，肝的氧化作用、羟基化作用和乙酰化作用也有所改变，提示老年人在应用经肝代谢的药物时应调整剂量。

药物排泄是药物在老年人体内经吸收、分布、代谢后，最后以原型药物或其代谢物的形式通过排泄器官或分泌器官排出体外的过程。老年人药物排泄能力下降。肾是大多数药物排泄的重要器官，胆汁排泄也较重要，某些药物也可从肺、乳腺、唾液或汗腺排出，挥发性药物及气体主要从呼吸道排出。老年人最大的药动学改变在于药物的排泄。与年龄相关的肾功能减退是老年人发生药物中毒最重要的原因。随着年龄增大，肾重量、肾单位数、肾小球细胞数和肾小管上皮细胞数均明显减少；肾组织的形态学也发生改变，可出现肾小球玻璃样变、动脉硬化及间质纤维化等。伴随肾的上述改变，肾血流量、肾小球滤过率、肾小管分泌和排泄功能均有所降低。这些因素均可使主要经肾排泄的许多药物清除率明显降低，血浆半衰期延长，血药浓度增高，并有蓄积中毒的危险。由于部分或全部以原型经肾排出的药物，其药物的总清除率在老年人中都与肾小球滤过率呈平行下降，所以剂量的个体差异应以肾小球滤过率为依据，临床上多采用内生肌酐清除率的方法进行评估，这是了解肾功能较为可靠的指标，对老年患者都应进行此项检查。总之，老年人肾功能减退，血浆半衰期延长，用药剂量应相应减少，给药间隔应适当延长，特别是以原型排泄、治疗指数范围窄的药物尤需引起注意。

4. 药物耐受性

老年人各种器官功能衰退，对药物的耐受性明显降低，女性比男性更明显，有时虽应用小剂量，也可出现超量反应。此外，对联合用药耐受性低。

二、药效学特点

药效学是研究药物对机体的作用及作用机制的科学。老年药效学改变是指机体效应器官对药物的反应随年龄而改变。随着增龄器官的组织结构的变化，必然会表现出与年轻人不同的药物反应性。老年人由于患有多种疾病、合用多种药物、体内重要器官和各系统功能增龄性降低、受体数目及亲和力等发生改变，而使药物反应性调节能力和敏感性改变。老年药效学改变的特点是：对大多数药物的敏感性增高、作用增强，仅对少数药物的敏感性降低，药物耐受性下降，药物不良反应发生率增加，用药依从性较差而影响药效。

（一）神经系统变化

老年人高级神经系统功能减退，脑细胞数逐渐减少，脑重量减轻，脑血管硬化，脑血流量和脑代谢均降低，因此，对中枢神经抑制药的药理学敏感性增高。对有镇静作用或镇静不良反应的药物，均可引起中枢的过度抑制。对吗啡的镇痛作用以及对氟烷、利多卡因、地西泮、硝西泮等敏感性增加。所以用药剂量应相应减少。巴比妥类在老年人可引起不同程度的精神症状，从轻度的烦躁不安到明显的精神病，此现象不仅见于长期用药者，也见于首次用药的老年人，因此老年患者不宜使用巴比妥类。

（二）心血管系统变化

老年人心排血量、心脏指数和动脉顺应性下降。心脏的起搏传导系统退行性病变及供应心脏血液的冠状动脉出现粥样硬化，易发生心律失常。老年人主动脉及小血管硬化，α、β肾上腺素受体功能下降，肾素、血管紧张素、醛固酮系统活性下降可直接或间接影响老年人对心血管药物的敏感性。老年人应用洋地黄类正性肌力药作用降低而毒性增高，治疗安全范围狭窄，极易中毒，这与老年人细胞内钾减少、肾功能下降、肝代谢能力下降、利尿后失钾、冠状动脉硬化、缺氧有关。老年人使用降压药物时易发生直立性低血压。

（三）内分泌系统的变化

老年人内分泌功能发生改变，各种激素的分泌产生变化，与此相适应的是各种激素受体数量的改变，从而导致对药物反应性的差别。胰岛素和降血糖药物可引起低血糖，药物过量、不按时进餐、进食量减少、合并其他用药等时更易发生。老年人对中枢神经系统低血糖非常敏感，选用降血糖药物时以短效的药物为宜。

三、合理用药

老年人的合理用药问题是一个系统工程，不仅需要明确药物的药理作用、适应证和用法用量，还要了解各种因素对老年患者所用药物的药效学、药动学的影响，建立血药浓度监护中心、医务人员自愿报告药物不良反应制度和病历与处方分析评价制度等，为老年人合理用药提供更多的理论指导依据。

（一）基本原则

老年人年老多病，常需服用多种药物，但因年老体衰，肝肾功能下降，对药物耐受性差，易造成药物蓄积中毒等不良反应。在给老年人用药时，药名、剂量要准确，服药方法要方便，尽量避免多药合用。因为老年人记忆力差，易漏服。医师要耐心细致地向患者和家属叮嘱准确用药的重要性和注意事项，严防差错和事故。因此，老年人用药时，应注意下述几条原则。

1. 选药原则

（1）明确用药指征：由于老年人生理衰老、病理变化及病情常复杂多变，若用药不当，反使病情恶化。所以，诊治老年人疾病，首先要抓住主要矛盾，避免不良反应。用药前必须了解患者病史及现用药情况，要仔细分析症状，然后做出正确诊断，明确用药指征，选择合理的药物。应尽量认清疾病的性质和严重程度，据此选择有针对性的药物，不要盲目对症治疗，妨碍对疾病的进一步检查和诊断。

（2）减少用药种类：老年人一般患有累及多系统或多器官的多种疾病。我国70岁以上的老年人中60%患有各种慢性病，患病时间长，应用药物种类多。用药种类越多，不良反应发生率越高。

老年人如果病情危重需要使用多种药物时，在病情稳定后应逐渐减药，用药应针对主要疾病，尽量减少用药品种，同一种药物有效时，不必用两种药物。避免使用老年人禁忌或慎用的药物，不可滥用滋补药及抗衰老药，中药和西药不能随意合用，注意饮食对药物疗效的影响，使用新药要慎重，选择药物前应询问用药史。

2. 剂量原则

（1）法定剂量：《中华人民共和国药典》规定，60岁以上老人用药剂量为成人的3/4，有些药物为成人剂量的1/2。

（2）小剂量用药：老年患者除维生素、微量元素和消化酶类等药物可以应用成年人剂量外，其他所有药物都应低于成年人剂量，这是改善老年人开始治疗和维持治疗的重要策略。对于大多数药物来说，小剂量原则主要体现在开始用药阶段，从小剂量开始，缓慢增量，以获得更大疗效和更小不良反应为目标，逐渐增加至个体的最合适剂量，以获得满意的疗效。

（3）个体化用药：患者对药物的反应有个体差异。掌握老年人药动学及药效学特点，熟悉老年人的一般情况（如营养状况、体力、精神状态等），在此基础上对患者的生理和病理生理状况做出正确判断，进而推测出患者药代动力学的可能变化，这是科学选用药物、制订个体化给药方案的基础。老年人对药物的反应存在较大的个体差异，应酌情选择剂量，对治疗指数较小的药物最好进行血药浓度监测，以实现剂量个体化。

3. 使用原则

（1）根据时间生物学和时间药理学的原理，选择最合适的给药方法及最佳的给药时间进行治疗以提高疗效和减少毒性反应。如降血压药选在早晨服用，因为存在血压晨峰现象，而血压上升前半小时是最佳服药时间。有些药物要求在空腹或半空腹时服用，如驱虫药、盐类泻药等。还有些药要求在饭前服，如某些降糖药、健胃药、收敛药、抗酸药、胃肠解痉药、利胆药等。老年心脏病患者凌晨4时对洋地黄的敏感性约是平时的40倍；凌晨4时也是糖尿病患者对胰岛素最敏感的时间。掌握这种规律可更好地发挥药物的治疗作用。

（2）停药应掌握的原则。需立即停药的情况包括：治疗感冒、肝炎等急性感染性疾病时，在症状及各种实验检查指标正常后即可立即停药，长期用药只能增加肝负担，引起不良反应。见效就停的药物还包括止痛药、退热药、催眠药等。需缓慢停药的情况：对骤然停药后常出现停药综合征或停药危象的药物应该选择不同的停药方法。β受体阻滞药必须逐渐减量，减量过程以2周为宜；使用糖皮质激素，必须逐渐减量停药，骤停可能会导致反跳现象。

（3）密切观察和预防药物的不良反应：安全指数较小的药物有条件的机构应当进行血药浓度监测，调整给药补量；对于不良反应较大的药物应定期生化监测，若肝、肾功能异常应立即停药，及时治疗。有条件的医院可建立药历，记录治疗方案、用法用量、服药时间和发药数量、患者服药后的反应、用药指导、需继续观察的项目等，药师根据这些信息评估用药后的效果、药物间的相互作用，协助医师对患者提供个体化的给药方案，更好地指导患者用药，以收到最好的治疗效果。

（4）重视老年人的依从性：用药的危害包括由于不必要的或不适当的用药和使用拮抗药物而引起继发疾病，它通常在患者不会用药和不了解用药目的的情况下发生。此外，老年人因记忆力减退、同时用药过多等原因经常出现漏服药物的情况，因此，医务人员要耐心地向老年患者解释处方中用药目的、剂量、服法和疗程，要叮嘱家属协助其按时按量服药，以提高用药依从性，防止漏服和误用药物。

（5）重视临床观察和护理：除了制订合理的药物治疗方案和进行血药浓度监测外，还应重视对老年患者的临床观察和随访，以便及时发现各种急、慢性不良反应，及时处理。在临床实践中，与药代动力学指标不平行的不良反应时有发生，因此，需要临床医师和临床药师认真观察与随访，这样做不仅可以提高疗效，减少患者痛苦，还可以发现新问题，积累更多的临床治疗经验。

（6）合理膳食提高疗效：老年糖尿病患者若饮食控制不好，则降血糖药物不能取得满意疗效；服用强心苷、抗高血压药则须控制食物中的盐分；利尿药与强心苷合用时要多选择含钾盐丰富的食物，因为利尿药导致的低血钾会加剧强心苷对心脏的毒性。所以用药期间合理膳食、改善营养状况能够更好地发挥药物的疗效。

（二）心血管药物合理应用

心血管疾病是老年人的常见病、多发病，心血管药物已成为老年人的常用药物，因此老年人合理应用心血管药物成为人们关注的焦点。由于老年人同时患有多种疾病，同时服用多种药物，使药物的相互作用变得复杂，增加了药物的不良反应。因此，老年人心血管药物合理应用具有重要的临床意义。

1. 钙拮抗药

钙拮抗药主要用于治疗高血压、心绞痛、心律失常、脑血管疾病等。钙拮抗药相对比较安全，一般不良反应有头痛、颜面潮红、眩晕、恶心等。严重不良反应有低血压、心动过缓和房室传导阻滞以及心功能抑制等。老年人对低血压的压力感受器反应不正常，周围静脉压力低，加之高血压影响交感神经功能，更易发生直立性低血压。钙拮抗药均具有广泛的首过效应，老年人对其清除能力减低；且老年人应用钙拮抗药的降压作用比年轻人强，可能是由于老年人对压力感受及交感反射的反应降低所致。钙拮抗药在肝氧化代谢为无活性或活性明显降低的物质，然后经肾排出。老年人肝血流量低，导致钙拮抗药肝清除率下降，服用相同剂量的药物，老年人的药物血浆浓度比青年人高。因此，老年人应使用较低剂量的钙拮抗药，应重视不良反应的监测，确保用药安全。

2. 利尿药

利尿药作为基础降压药，主要用于治疗轻、中度高血压，尤其是常用于治疗老年人高血压或并发心力衰竭的原发性高血压患者。通过其利尿和利钠的作用减少循环血容量，并减少血管壁中钠离子的含量而降低血管张力。常见的不良反应：电解质紊乱、直立性低血压或血压下降、血尿酸升高、痛风、糖耐量降低、脂质代谢紊乱、氮质血症等。噻嗪类利尿药及呋塞米均经肾排泄，其清除率在老年人中可能降低。老年人肾功能减退而可能使噻嗪类药物的疗效降低，不良反应则可能增加，易失钾、失水和发生低血压。由于利尿药易引起电解质及代谢方面的不良反应，可与血管紧张素转化酶抑制药、钙拮抗药或β受体阻断药配合使用。因此，老年人用利尿药时剂量应适宜，需定期测定血清电解质，以防出现危及生命的电解质失衡，注意直立性血压的改变。

3. β受体阻断药

用于治疗心律失常、心绞痛、心肌梗死、高血压等。在正规心力衰竭治疗方案中加入β受体阻断药可降低心力衰竭患者的病死率。老年人对多种β受体阻滞药包括普萘洛尔、阿替洛尔、索他洛尔、普拉洛尔的清除率减低，稳态血药浓度增高。普萘洛尔主要由肝清除，全身清除率的减少可能由于衰老所致的肝血流量减少所致。美托洛尔也经肝清除，其半衰期延长。纳多洛尔主要经肾排出，老年人因肾小球滤过率降低而导致其清除减少，半衰期延长。但相对来说β受体阻断药的安全范围还是比较大的。老年人的β受体的结合力减弱，导致β受体阻断药对β肾上腺素受体的阻断作用也相应减弱；相反，增龄对β受体影响较小。因此，β受体阻断药药动学变化受药效学变化的影响，实际应用中调整剂量应个体化。另外，在老年人β受体阻断药可与多种药物发生相互作用。

4. 血管紧张素转化酶抑制药（ACEI）和血管紧张素Ⅱ受体拮抗药（ARB）

ACEI是一类治疗高血压合并糖尿病，高血压并发心功能不全或高血压并发肾功能不全的患者的有效药物，具有不良反应少的特点。ACEI的不良反应主要有：首剂低血压、咳嗽、低血糖、肾功能损伤等。ACEI分为两类：一类可从肾、肝两种途径清除，如贝那普利、福辛普利；另一类ACEI仅从肾排泄。对老年肾功能不全患者，后一种ACEI要调整剂量。对伴高肾素状态（如心力衰竭、低血钠）的患者，开始用药时应该以较小的剂量，然后渐渐增加剂量，因为高肾素状态对药物具有高反应性，易导致血压过低。对于伴双侧肾动脉狭窄的患者，由于该种药降低了肾小球输出细动脉血管紧张素酶Ⅰ的活性，容易导致肾衰竭。ACEI常见不良反应为高血钾、咳嗽等。老年患者肝肾功能下降，易伴多种疾病，使用ACEI时易诱发肾功能减退，所以老年人使用时应密切监测肾功能。ARB包括缬沙坦、氯沙坦、伊贝沙坦、替米沙坦等，主要拮抗血管紧张素Ⅱ受体。干咳的发生率较ACEI低。

5. 强心药

强心类药物以强心苷最为常用，是老年人常用的药物，其毒性反应也较为常见。

一般老年人体质差，心肌对ATP酶活性降低。心力衰竭患者心肌中强心苷受体数目增多，对强心苷敏感性增强而易发生中毒，成年人典型的症状如恶心、呕吐、心动过缓等不一定会出现，而常见精神错乱、中毒性精神病、精神抑郁症等。地高辛是临床上治疗充血性心力衰竭的常用药物，其疗效确切，使用方便，但治疗窗窄，中毒反应严重。此药2/3经肾排泄，1/3经肝胆排出。而老年人肾小球滤过率减低，故所需的维持量比年轻人小，应视肾功能而定，肌酐清除率为主要用药参考指标。另外，奎尼丁、环孢素、伊曲康唑、钙制剂、维拉帕米、胺碘酮、地尔硫䓬、氨苯蝶啶、螺内酯、四环素、红霉素、普罗帕酮和澳丙胺太林（普鲁本辛）能够增加血清地高辛的浓度。

因此，老年人使用地高辛时，需监测地高辛血药浓度，以降低地高辛中毒的风险。

6. 抗心律失常药

老年人利多卡因的半衰期比年轻人长，此变化系继发于老年人的分布容积大、血清清除率无差别所致。老年人应用利多卡因可引起剂量相关的意识错乱、耳鸣、感觉异常、言语不清、震颤、癫痫发作、谵妄、呼吸抑制和低血压。建议老年人使用利多卡因时，采取低灌注速率，必要时监测血药浓度。老年心力衰竭患者或肝功能损害患者应用利多卡因常引起中枢神经系统的不良反应增加。另外，β受体阻断药或西咪替丁能抑制利多卡因的代谢，老年人同时应用时应减少利多卡因用量。普鲁卡因胺与丙吡胺均经肾排泄，故其剂量应减少。研究发现，老年人用普罗帕酮时，同剂量所得平均血药浓度比年轻人高，心电图与心传导异常发生率也较高，故老年人的剂量宜减少。胺碘酮为高脂溶性，胃肠道吸收少，主要在肝代谢，能在脂肪组织聚积，故清除缓慢。老年人由于肝代谢能力下降，脂肪组织增加，故药物分布容积较大，需小剂量使用。胺碘酮常见心血管不良反应：窦性心动过缓、房室传导阻滞及Q–T间期延长，偶见尖端扭转型室性心动过速。长期应用可见角膜褐色微粒沉着，少数发生甲状腺功能亢进症或减退症。个别患者出现间质性肺炎或肺纤维化。老年患者易伴心、肝、肾功能紊乱，需定期做肺部X线检查，监测甲状腺功能和肝功能。

7. 硝酸酯类药物

硝酸酯类药物多由肝代谢。老年人应用硝酸酯类药物后肝首剂效应减弱，应用硝酸酯类药物后可出现直立性低血压、晕厥和跌倒，偶可导致头痛和肾功能不全。预防硝酸酯类耐药性的措施：调整给药的次数和时间，小剂量、间断使用硝酸酯类药物，每天提供10～12 h的无药期；巯基供体类药物、β受体阻断药、他汀类、ACEI或ARB，以及肼屈嗪等药物可能对预防硝酸酯的耐药性有益；应严格控制用药剂量，长期大剂量使用可促使血管平滑肌巯基耗竭，加速耐药出现。

8. 抗凝药

华法林在相同血药浓度下，其抗凝血因子合成的作用在老年人和年轻人间有明显的差异。老年人对华法林更为敏感，临床为达到相同的抗凝效果，老年人所需的华法林剂量比年轻人少。另外，阿司匹林、头孢菌素类和青霉素增加服用华法林老年患者出血风险。别嘌醇、胺碘酮、阿司匹林、西咪替丁、环丙沙星、氯贝丁酯（氯贝特）、磺胺甲噁唑、双硫仑、红霉素、氟康唑、异烟肼、酮康唑、甲氟芬那酸、甲硝唑、咪康唑、诺氟沙星、保泰松、苯妥英、奎尼丁、磺吡酮（苯磺唑酮）、舒林酸、甲状腺素和复方磺胺甲噁唑（新诺明）等药物影响华法林的作用，可引起凝血酶原时间和出血风险增加。

总之，医药工作者应熟悉老年人用药特点，掌握老年人生理特点、药动学、药效学与病理生理学的相互关系，明确用药指征，遵循药物种类宜少勿多、个体化、小剂量、择时用药原则。在用药过程中，要密切观察患者对药物的不良反应，确保药物对老年人的安全性和有效性。

四、抗栓和抗凝血用药

老年人是罹患心血管疾病的主要人群，随着年龄的增高，65岁以上的患者发生血栓、栓塞事件的风险进一步增加，往往这些患者接受抗血栓、抗凝血治疗的获益程度也越大，但这些治疗引起出血的风险也随着年龄增高而显著增加，因此，正确评估治疗的获益/风险比是合理使用抗栓和抗凝血药物的关键问题之一。除年龄因素之外，其他的临床情况如认知功能的改变、精神性疾病、创伤、合并用药多、依从性差等均可能在很大程度上影响抗栓、抗凝血治疗的效果，并增加治疗的风险。因此，在老年心血管疾病患者，如何掌握抗栓和抗凝血治疗的适应证，最大限度地让患者从治疗中获益，并尽可能减少出血并发症的发生率，是目前临床普遍关注的问题。

（一）药动学和药效学改变对抗血栓和抗凝血治疗的影响

由于老年人机体大多数组织器官发生结构与功能的改变，致使对药物的吸收、分布、代谢、排泄过程发生改变，通过对老年人机体药物体内过程的认识，对提高用药的针对性和给药方案的合理性，提高药物疗效、减少不良反应等具有重要的意义。

1. 药物吸收

老年人胃黏膜萎缩，主细胞和壁细胞数量下降，故胃酸分泌量较青年人下降25%～35%，胃液pH升高，可能是水杨酸类药物如阿司匹林等弱酸性药物在胃中的脂溶性降低，解离增多。但由于阿司匹林的吸收是以在小肠近端的被动扩散为主，由于老年人胃肠蠕动减慢，药物在胃肠中的停留时间延长，从而与吸收表面接触的时间延长，因此，药物在胃肠道的吸收过程并不受明显影响。

老年人因心排血量下降使胃肠道和肝血流量减少40%～50%，因此，有可能在不同程度上影响口服抗凝血和抗血栓药物的吸收。此外，由于老年人皮下组织局部循环较差，当皮下注射抗凝药物时，吸收速率可能下降。

2. 药物分布

药物吸收后，需要分别到相应的组织器官发挥药理作用，由于老年人机体组成成分、组织器官的血液循环、pH、血浆蛋白结合率，以及器官与药物的亲和力等都有不同程度的改变，均可能影响药物在体内的分散过程，从而影响药物的疗效，并增加不良反应的发生率。

老年人机体细胞内水分减少，脂肪组织增加，这些改变可能影响抗栓、抗凝血药物在体内的分布。阿司匹林水溶性的产物水杨酸是其发挥作用的主要形式，在老年人由于体内水分减少，由于水杨酸的水溶性较大，在老年人体内的表观分布容积较年轻人降低，可能出现相对较高的血药浓度，其抗血小板作用可能增强。氯吡格雷的水溶性也较高，在老年人使用时，也可能出现类似的情况。而华法林在老年人的表观分布容积与年轻人没有明显差别。

老年人肝合成白蛋白的功能下降，血浆白蛋白水平降低，60～80岁时血浆白蛋白的平均水平为3.8 g/dL，而20～30岁的青年人平均为4.7 g/dL，当患者出现营养不良或有慢性肝肾疾病时，血浆白蛋白水平的下降会更为明显，从而使血浆蛋白结合率高的药物如阿司匹林、华法林等药物的游离型增加，表观分布容积下降，药物作用增强，药物引起出血的发生率相应增加。但一般来说，单独使用华法林时，只要用量不超过血浆蛋白最大结合量，血浆白蛋白水平的下降不足以引起血药浓度明显升高。但如果同时应用两种血浆蛋白结合率高的药物，如华法林与阿司匹林合用，由于药物在血浆蛋白结合位点的竞争，影响药物与血浆白蛋白的结合，使药物的游离型大幅增加，抗血栓和抗凝血作用显著增强，容易导致出血的并发症。如华法林的血浆蛋白结合率约为98%，当与其他药物发生血浆蛋白水平的相互作用时，只要使血浆蛋白结合率降低1%，其游离型的血浆水平增加1倍，抗凝作用会大幅增强。

3. 药物代谢

老年人肝重量逐渐降低，肝细胞数量也减少，70岁以上老人肝重量下降30%～40%。虽然肝对药物的代谢受很多因素的影响，但肝重量的降低和肝细胞数量的减少在很大程度上反映了肝代谢功能的下降。老年人肝血流量较年轻人减少40%～50%，也会使药物在肝内的清除速度下降。

此外，老年人肝微粒体药酶的活性降低，对大多数抗血栓、抗凝血药的代谢能力下降，消除半衰期呈不同程度的延长。老年人肝代谢药物能力的下降常常不能仅通过血液生化指标正常与否反映出来，转氨酶正常并不表明肝对药物的代谢能力正常。

老年人合并用药多，其他药物对肝药酶的诱导作用或竞争性抑制作用均可能影响抗血栓、抗凝血药物的代谢过程。例如，利福平诱导肝药酶使华法林的代谢速度加快，抗凝血作用减弱；贝特类药物竞争性抑制肝药酶，使华法林抗凝血作用增强。

4. 药物排泄

肾是大多数药物排泄的主要器官，由于老年人的肾脏重量较年轻人降低约20%，肾小球数量减少30%～50%，肾小球硬化是年轻人的10倍，而且心排血量的减少使肾血流量仅为年轻人的40%～50%，肾小球滤过率下降约35%，肾小管排泌与重吸收功能下降约40%。因此，在使用以肾排泄为主的抗凝药物如低分子肝素时，应该根据患者的肾小球滤过率调整药物的用量。由于老年人骨骼肌萎缩，内源性肌酐生成减少，即使肌酐清除率下降而血清肌酐水平仍然在正常范围，所以不能仅仅根据血清肌酐水平来判断肾功能的状态。推荐采用MDRD公式计算或测定内生肌酐清除率来评估肾小球滤过率。

5. 老年人药效学的改变对抗栓治疗的影响

从药效学的角度来说，由于老年人肝合成凝血因子的能力下降，血管的退行性改变、全身营养状况下降等，均可引起血管的止血功能下降，因此对抗凝血、抗血小板药物非常敏感。对年轻人来说一般的治疗剂量在老年人即可引起明显的凝血功能改变，甚至严重出血的发生。对于80岁以上的老人，这种生理性特点导致的药效学方面的改变可能更为突出。

总之，老年人药动学和药效学的变化使得抗栓和抗凝血药物在老年人的应用具有很多的不确定性，临床上不可能精确计算出老年人抗血栓、抗凝血药物疗效和不良反应发生率改变的程度。因此，只能在用药时采用谨慎的态度，根据临床指南的推荐，结合患者的具体情况，从小剂量开始给药，逐渐增加药物剂量，达到有效的抗栓和抗凝血效果。在治疗过程中，必须对患者进行密切的监测，当患者出现急性临床状况时，如严重感染、肝肾功能下降、休克、创伤、手术等情况下，应暂时减少药物的种类或剂量，或采用更安全的给药方式，或暂时停药，以减少严重出血并发症的发生率。

近年来，有学者提出应该将老年患者再进一步区分为60～75岁的老年患者（国内将60岁以上定义为老年）和75岁以上的高龄老年患者。后者生理性方面的变化致药动学参数的改变更为明显，药物不良反应的发生率会显著增高。而在绝大部分临床试验中，这些患者均被排除在入选标准之外，因此，大规模临床试验中有效性和安全性的指标并不能适用于这些患者。对这些高龄老年患者的抗栓和抗凝治疗，应认真评估效益/风险，谨慎用药。

（二）常用药物

老年人抗血栓、抗凝血治疗药物的种类与年轻人并无明显区别。由于老年人血栓栓塞性疾病的发生率较年轻人明显升高，使用这类药物的机会要大幅高于年轻人。因此，掌握不同抗栓、抗凝药物在老年人使用的特点，合理应用，有利于提高疗效，减少不良反应的发生。

1. 阿司匹林

阿司匹林主要作用于血小板的环氧化酶，使其乙酰化，从而减少具有强烈血小板活化作用的前列腺素-血栓素A2的合成，并对血栓素A2诱导的血小板聚集产生不可逆的抑制作用，暴露于阿司匹林的血小板整个生命周期的活化作用均受到抑制，此外对二磷酸腺苷（ADP）和肾上腺素诱导的Ⅱ相聚集也有抑制作用。大剂量时可抑制具有血管扩张作用、拮抗血栓素A2的前列腺素-前列环素的合成，因此在抗血小板治疗时，应避免采用大剂量。目前主要采用肠溶阿司匹林，口服后在小肠吸收，3.5 h左右血药浓度达峰值，在体内被迅速水解为水杨酸，与血浆蛋白结合率高，易于和双香豆素类抗凝药物竞争血浆蛋白结合位点而影响药物的蛋白结合率。水杨酸在肝脏代谢，大部分以结合的代谢物从肝排泄，小部分以原型从肾排泄。

2. 氯吡格雷

氯吡格雷主要抑制ADP诱导的血小板聚集，必须在体内经过生物转化后才能发挥抗血小板作用。氯吡格雷对血小板ADP受体的抑制作用是不可逆的，暴露于氯吡格雷的血小板整个生命周期的活化作用均受到抑制，血小板正常功能的恢复同血小板的更新速度一致。常规剂量75 mg/d，口服吸收迅速，给药1天后可以明显抑制ADP诱导的血小板聚集，每日1次重复给药抑制作用逐渐增强，3～7天作用达稳态。氯吡格雷在肝经细胞色素P450和3A4代谢成活性形式2-氧基-氯吡格雷，可以迅速、不可逆地与血小板结合，从而抑制血小板的活化。肾功能不全时，氯吡格雷的体内代谢过程不受显著影响。肝功能不全时，血药浓度较正常人明显升高，但其代谢产物的浓度、对ADP诱导的血小板聚集功能的影响，以及对出血时间的影响与正常人均相当。

3. 西洛他唑

西洛他唑可以抑制血小板磷酸二酯酶的活性，使cAMP浓度升高，抑制TXA2诱导的血小板聚集。由于药物对血管具有扩张作用，给药后可以增加肢体血流量，改善末梢血流状态，共同参与对血栓形成的抑制作用。给药剂量50～100 mg，每日2次，口服后在胃肠道迅速吸收，3 h后血药浓度达峰值，消除半衰期约为18 h。约60%经粪便排泄，40%经肾排泄。

4. 华法林

华法林为双香豆素类抗凝血药，为维生素K竞争性抑制药。此外，华法林还可以降低凝血酶诱导的血小板聚集反应。口服生物利用率为100%，药物与血浆蛋白结合率高达98%以上，肝代谢后的产物主要由肾排泄。华法林的抗凝血作用受很多因素影响。由于华法林与血浆蛋白结合率高，与其他高血浆蛋白结合率的药物（如阿司匹林、保泰松等）合用，后者竞争性抑制华法林与血浆蛋白的结合位点，使华法林游离型血浆浓度升高，抗凝血作用增强。此外，很多肝药酶的抑制药（如甲硝唑、别嘌醇、红霉素、贝特类、氯霉素等）竞争性抑制华法林在肝的代谢，使药物在体内呈不同程度的蓄积，抗凝作用增强，出血风险增加。某些肝药酶的诱导药（如巴比妥类、利福平、螺内酯、氯噻酮等）促进华法林在肝脏的代谢，使药物的曲线下面积降低，半衰期缩短，抗凝血作用下降。因此，老年患者在使用华法林时，由于合并用药较多，易于发生药物之间的相互作用，应告知患者可能影响华法林抗凝血作用的药物和食品，尽可能避免接触。同时应强调定期复查国际标准化比值（INR），监测华法林的抗凝血强度。

通常推荐的华法林的抗凝血强度控制在2.0～3.0 g，但对于老年患者，尤其是75岁以上的老年患者，目前对于华法林的有效、安全的抗凝范围仍有争议。临床应用的经验告诉我们，当INR ＞2.5时，出血的风险显著增加，而将INR维持在2.5 g以下（通常1.6～2.5 g），既可以有效减少血栓事件的发生，也能降低出血并发症的发生率。

5. 肝素

肝素通过对凝血酶（Ⅱa）和Ⅹa因子的抑制发挥抗凝血作用。普通肝素（肝素钠）分子量多在5～35 kD，而低分子肝素（LMWH）分子量多在2～8 kD。LMWH为分子量大小不同的混合物，其生物学特性主要由分子量分布决定，而非平均分子量决定，目前在临床使用的制剂平均分子量为3～5 kD。普通肝素对Ⅹa因子和Ⅱa因子的抑制比例为1∶1，LMWH对Ⅹa因子和Ⅱa因子的抑制比例为（2～4）∶1，目前，不同LMWH的主要区别在于分子量分布范围不同，决定了对Xa因子和Ⅱa因子的抑制比例略有差异。总体来说，尚无足够的证据表明这些LMWH在抗凝疗效和不良反应发生率方面有本质的差别，但不同的LMWH在临床试验证据方面还是存在差异的。目前在心血管病治疗领域常用的、具有明确临床研究证据的药物主要有依诺肝素、达肝素和那曲肝素。

LMWH主要经肾清除，用在肾功能明显降低的患者要慎重。对肥胖患者使用LMWH抗凝，推荐根据体重确定给药剂量；如果患者存在明显肾功能降低（肌配清除率低于30 mL/min），建议首先考虑选用UFH，同时用APTT监控抗凝强度；如果肾功能不全（肌酐清除率低于30 mL/min）时考虑使用LMWH，应以常规推荐剂量的半量给药。在老年患者，在使用LMWH前，建议常规测定肌酐清除率，以此调整用药剂量和疗程。

无论是LMWH还是UFH，精确的、对抗凝强度的实验室监控都很困难。对于预防剂量和常规治疗剂量下使用LMWH，主要根据说明书推荐的按千克体重给药，这种用药方法的临床疗效和安全性已经得到公认，不推荐常规监测LMWH的抗凝强度。只有在一些特殊情况下，才考虑监测治疗后的抗Ⅹa活性，来反映LMWH的抗凝强度，如严重肾衰竭患者，以防药物蓄积及药物过量；在难于确定LMWH剂量的情况下，如肾衰竭、肥胖、妊娠、新生儿、婴儿，可通过检测抗Ⅹa活性，提供剂量参考；有意外出血时，抗Ⅹa活性检测可提供鉴别线索。在测定LMWH的抗凝强度时，建议采用抗Ⅹa产色试验，在LMWH皮下注射后4～6 h取样评估抗Ⅹa活性。如果怀疑LMWH蓄积，如在肾衰竭的患者，可增加采样时点，包括在最后一剂LMWH使用后24 h采样以了解抗Ⅹa活性的谷底水平。对LMWH进行监测的主要困难在于：不同LMWH的抗凝血活性在同一血浆抗Xa浓度的基础上并没有可比性，这是因为不同LMWH制剂之间抗Ⅹa /抗Ⅱa的比例不同，其抗Ⅱa活性对抗凝血效果仍有贡献；市售的抗Ⅹa检测试剂可比性差，使抗Ⅹa活性监控LMWH的局限性更加复杂化；LMWH抗栓作用的确切机制尚未完全弄清楚，可能不单纯是抗Ⅹa和抗Ⅱa作用，可能还促进组织因子通路抑制物（TFPI）的释放等。

对普通肝素需要严密监测活化的部分凝血活酶时间（APTT）来决定抗凝血治疗的剂量，尤其在老年患者，从而保证最大的抗栓作用，避免因过度抗凝导致出血风险增加。APTT已被广泛应用于肝素抗凝血时剂量的监控，应将APTT目标值控制在正常对照的1.5～2.5倍。监测APTT的局限性主要在于：各实验室检测APTT所用的仪器和试剂有很大不同，实验室之间难实现标准化。抗凝血药、标本储存时间、分离血浆的条件以及实验中的凝块检出方法不同都影响检测结果。因此实验室应该对每批试剂做APTT实验校正，以确定UFH的治疗范围，保持治疗的前后一致并实现有关参数的标准化。在枸橼酸抗凝血时，随着储存时间延长，肝素活性会大量丧失，应在标本采集后1～2 h离心检测才可以避免活性的丧失。

6. Ⅹa因子抑制药

Ⅹa因子的抑制药包括磺达肝癸钠、利伐沙班等，与LMWH不同，没有抗Ⅱa的活性。其抗Ⅹa因子的活性是LMWH的数倍。磺达肝癸钠在老年人其清除半衰期为21 h（年轻人为17 h）。Ⅹa因子的抑制药与抗凝血酶Ⅲ结合后，使后者在结合部位的构象发生改变，增强其与Ⅹa因子形成共价复合物的能力，从而发挥对Ⅹa因子的抑制作用。Ⅹa因子的抑制药与抗凝血酶Ⅲ解离后，还可以和新的抗凝血酶Ⅲ分子结合，继续发挥抗凝血作用。

磺达肝癸钠皮下注射后生物利用度恒定，皮下注射2～8 mg或静脉注射2～20 mg可以产生预期的抗凝血作用；利伐沙班10～20 mg口服，也可以产生预期的治疗作用。因此Ⅹa因子抑制药可以采用固定剂量每日一次给药，而且不需要监测抗凝血强度，大幅简化了给药程序。由于磺达肝癸钠主要通过肾清除，因此在肾功能不全时可能在体内蓄积，出血的风险增大，在肌酐清除率低于30 mL/min的患者应慎用磺达肝癸钠；利伐沙班主要经肝脏代谢后，大部分由肾排泄，明显肝或肾功能不全时血药浓度明显升高，在肌酐清除率低于30 mL/min的患者同样应慎用利伐沙班。

针对急性冠脉综合征的临床研究证实，在预防心血管病事件方面磺达肝癸钠与依诺肝素具有相同的疗效，而磺达肝癸钠治疗组出血并发症的发生率降低了50%。针对高危心房颤动患者的ROCKET研究显示，与华法林相比，在符合方案人群（PP人群），利伐沙班使各种原因栓塞的主要疗效终点降低21%，但在意向治疗人群（ITT人群），利伐沙班与华法林疗效无显著差异，重要脏器出血和致命性出血的发生率较华法林治疗组显著降低。

（三）不良反应

1. 抗血小板治疗的不良反应

阿司匹林常见的不良反应为胃肠道反应，包括腹痛、纳差、恶心、消化道出血等。过敏反应极少见。小剂量阿司匹林能减少肾小管对尿酸的排泄，对易感者可能引起血尿酸水平增高。氯吡格雷长期治疗的安全性已经在包括了近2万例患者的临床试验中得到证实，其总体耐受性与阿司匹林相当，与年龄、性别和种族无关。接受氯吡格雷和阿司匹林治疗的患者，出血事件的总体发生率为9.3%，所致严重出血事件的发生率分别为1.4%和1.6%，胃肠道出血的发生率分别为2.0%和2.7%，因胃肠道出血需要住院治疗的比例分别为0.7%和1.1%。在CURE研究中，与安慰药+阿司匹林相比，氯吡格雷+阿司匹林导致威胁生命和致死性出血的发生率无显著区别，而与单用阿司匹林治疗相比，氯吡格雷+阿司匹林导致严重（分别为1.6%和1.0%）和少量出血（分别为5.1%和2.4%）的发生率均显著增高。氯吡格雷+阿司匹林导致严重出血事件的发生是剂量依赖性的，并随着治疗时间的延长出血的发生率逐渐降低。氯吡格雷和阿司匹林治疗引起严重血小板减少症的发生率约为0.2%和0.1%，引起粒细胞缺乏极为罕见。

西洛他唑治疗中偶见消化道出血、皮下出血、血尿等出血倾向，偶见皮疹、心悸、消化道症状等不良反应，罕见引起血小板减少。但西洛他唑与阿司匹林和（或）氯吡格雷合用时，出血并发症的发生率相应增加，使用时应非常谨慎，尤其在老年患者。对明显出血倾向的患者，应避免联合使用抗栓和抗凝药物。

值得提出的是，上述有关抗血小板药物临床应用不良反应发生情况的资料绝大多数来自75岁以下患者的临床研究，并且排除了合并症多、肝肾功能不全的患者，将这些数据应用于老年患者的临床实践中，应取谨慎态度。临床实践告诉我们，尤其在联合使用抗血小板药物时，具有较高的出血发生率，应定期复查粪便隐血、血常规；根除幽门螺杆菌感染，必要时与质子泵抑制药合用，减少消化道出血的发生率。但并不推荐通过监测血小板抑制率来指导抗血小板药物的使用。

2. 抗凝血药物的不良反应

华法林最主要的不良反应是用药过量引起不同程度的出血，少量出血表现为瘀斑、紫癜、牙龈出血、鼻出血等；严重出血可以表现为消化道大出血、咯血、深部组织的出血或血肿，需要输血治疗；威胁生命的出血相对少见，可以表现为颅内出血、心包积血等。在老年患者，当INR＞2.5时，出血的风险即开始增加，INR数值越高，出血的概率越大。尤其是对患者的伴随用药进行调整时，最容易发生药物之间的相互作用而影响华法林的抗凝血效果，所以应在伴随用药调整前后注意复查INR，华法林治疗后INR过高时的处理首先是暂时停药，进一步的处理视患者情况而定。如果患者无出血倾向，可以仅仅停药观察，不给予维生素K进行对抗治疗；如果患者仅有很轻的皮肤出血点、瘀斑、少量牙龈出血，可以给予维生素K 2～5 mg肌内注射；如果严重出血，应给予维生素K 10～20 mg肌内注射，尽快对抗华法林的作用。华法林罕见引起药物过敏，甚至皮肤坏死、微血管病或溶血性贫血。

对高龄老年患者采用长期华法林抗凝血治疗应慎重，尽管高龄老年患者血栓形成的风险明显增高，且抗凝血获益大于其出血风险，但抗凝血后出血的发生率也随年龄增高而显著增加。因此，给药前应充分评估抗凝效益/风险比，并取得患者和家属的知情同意，患者必须有条件定期测定INR（稳定后至少每月1次），必须能够掌握准确地给药剂量（或者家属协助），否则不建议采用华法林长期抗凝血。医师应该综合上述各项因素，在指南原则的指导下，选择个体化的抗凝血治疗方案。

普通肝素、LMWH或Ⅹa因子的抑制药引起出血不良反应的表现与华法林相似。肝素过量时可以用鱼精蛋白对抗。鱼精蛋白能迅速抵消UFH的抗凝血作用。UFH使用后15 min内，1 mg鱼精蛋白能中和80～100 U的UFH。静脉注射的肝素半衰期很短，使用较长时间后，中和时所需要的鱼精蛋白量要相应减少。鱼精蛋白不能完全中和LMWH抗凝血活性，采用鱼精蛋白中和LMWH时需要更大的给药剂量。重组Ⅶa已经被用于治疗LMWH使用过程中威胁生命的出血，但疗效尚不明确，国内也无使用。

五、不同类型血脂异常的用药

1. 高胆固醇血症

老年人在进行生活方式调整的同时，如果需要应用药物治疗，应首选他汀类。可根据患者的个体特点选择不同的他汀类药物并根据疗效调整剂量。具体方案详见“中国成人血脂异常防治指南”。

2. 高三酰甘油血症

消除诱因、进行生活方式的改变可有效降低TG，TG水平在1.70～2.26 mmol/L（150～199 mg/dL）者，主要采取非药物治疗措施，如调整饮食结构、减轻体重、增加体力活动。TG水平在2.26～5.5 mmol/L（200～499 mg/dL）者，可使用烟酸类或贝特类。TG 25.65 mmol/L（500 mg/dL）时，治疗首选贝特类或烟酸类。n-3多不饱和脂肪酸3～5 g可使TC下降25%～30%，贝特类或烟酸类与n-3多不饱和脂肪酸合用常可获得较好疗效，而很少发生药物不良反应。上述治疗仍不能获得满意疗效者，加用他汀类药物有助于降低TG水平。

3. 混合型血脂异常

混合型血脂异常的治疗是临床医师所面临的难题。在进行治疗性生活方式调整的基础上，首先应强调LDL-C达标，通常首选他汀类药物。所有他汀类药物以降低LDL-C为主，均可不同程度地降低TC，TG和升高HDL-C，在LDL-C达标后，应根据TG水平决定进一步治疗策略。如果＞2.26 mmol/L（200 mg/dL）应在治疗性生活方式调整的同时选用更强效的他汀类药物或加大他汀类药物用量或与烟酸/贝特类合用。瑞舒伐他汀、较大剂量辛伐他汀及阿托伐他汀对治疗混合型血脂异常有较好疗效。

贝特类降TC作用强于烟酸类药物，但烟酸增加HDL-C、降低LDL-C的作用强于贝特类。他汀/贝特类及他汀/烟酸类组合比单独使用他汀类药物治疗混合型血脂异常疗效更佳，但合并用药增加发生不良反应的危险。他汀类与贝特类、烟酸类药物合用，增加肝功能异常、肌炎、肌病及横纹肌溶解的危险。他汀类药物与n-3多不饱和脂肪酸（3～5 g/d）合用增加降脂疗效，可减少他汀类用量和不良反应。

4. 低HDL-C血症

戒烟、减轻体重、增加n-3不饱和脂肪酸摄入，进行规律的体力活动有助于升高HDL-C，应首先鼓励患者进行生活方式的调整，培养健康的生活习惯。烟酸、贝特或他汀类药物均可不同程度地升高HDL-C。

（王玉春，孙　贺）

第二章　内分泌系统

内分泌系统由内分泌腺（如甲状腺、甲状旁腺、肾上腺、垂体、松果体等）和分布于其他器官内的内分泌组织和细胞组成（图2-1），在内分泌腺中，腺细胞排列成索状、网状、团状或围成滤泡状，无输送分泌物的导管，有丰富的有孔或窦状毛细血管，内分泌组织分散存在于其他器官或组织之内，如胰岛、睾丸内的间质细胞、卵巢内的卵泡和黄体。另外，在呼吸道、消化道、泌尿生殖道、心血管和神经组织中还存在丰富的内分泌细胞。分布于其他器官中的内分泌细胞有的聚集成群，如胰腺中的胰岛细胞、卵巢黄体细胞、睾丸间质细胞等；有的分散存在，如消化道、呼吸道、肾等器官内散分布的内分泌细胞。

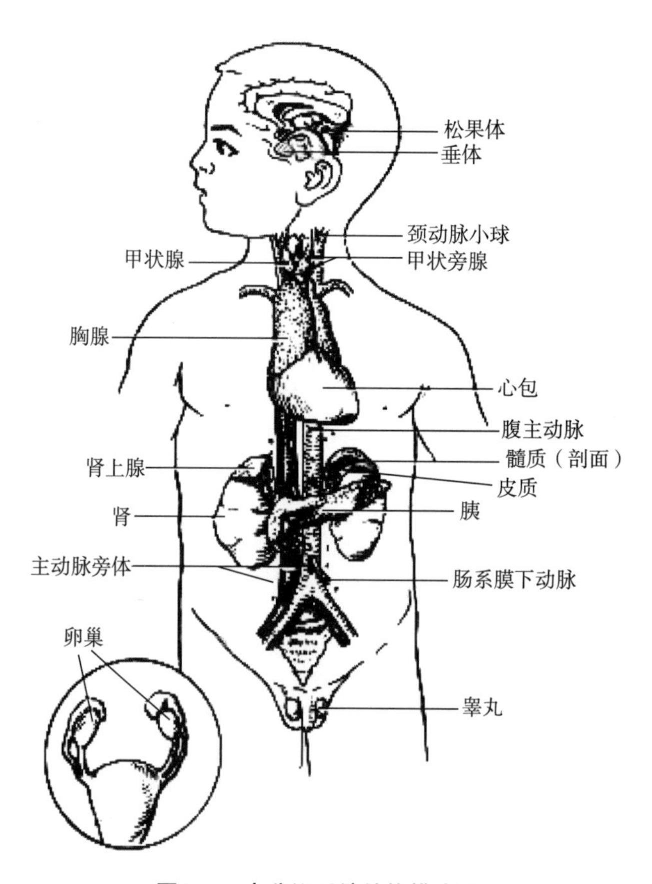

图2-1　内分泌系统结构模式图

内分泌细胞的分泌物称激素。大多数内分泌细胞分泌的激素通过血液循环作用于远隔的特定细胞。少部分内分泌细胞的激素可直接作用于邻近的细胞，称旁分泌。每种激素作用的特定器官或特定细胞，称为这种激素的靶器官或靶细胞。靶细胞具有与相应激素结合的受体，激素与受体结合后产生效应。

激素按其化学性质分为含氮激素（包括氨基酸衍生物、胺类、肽类和蛋白质类激素）和类固醇激素两大类。机体绝大部分内分泌细胞为含氮激素分泌细胞，其超微结构特点是：胞质中有密集的粗面内质网、较发达的高尔基复合体和数量不等的分泌颗粒。类固醇激素分泌细胞仅包括肾上腺皮质和性腺的内分泌细胞，其超微结构特点是：胞质内含有与合成类固醇激素有关的丰富的滑面内质网；线粒体较多，其嵴多呈管状；含较多脂滴，为激素合成的原料；无分泌颗粒，激素具脂溶性，通过胞膜直接扩散出细胞。

第一节　内分泌系统的形态学特征

一、内分泌系统的解剖结构

（一）垂体

垂体又称脑垂体，不成对，是促进生长和物质代谢的重要内分泌腺。它可分泌多种激素，并且影响其他许多内分泌腺（甲状腺、肾上腺、性腺等）的活动。

1. 位置和形态

垂体位于颅中窝蝶骨体上的垂体窝内。其前下方为蝶窦，两侧为海绵窦，上面被硬脑膜形成的环行鞍隔所覆盖，鞍隔中央有漏斗孔穿过，借漏斗（垂体柄）部与下丘脑相连。垂体呈横椭圆形，淡红色，前后径约1.0 cm，横径1.0～1.5 cm，高约0.6 cm。成年人垂体的重量为 0.4～0.8 g，女性略大于男性，妇女在妊娠时可高达1 g，经产妇可达1.5 g。新生儿垂体的重量约0.1 g。

2. 分部

垂体分为腺垂体和神经垂体两部分。腺垂体又分为远侧部、结节部和中间部，神经垂体分神经部、漏斗部和正中隆起。远侧部和结节部称垂体前叶，约占垂体体积的75%；中间部和神经部称垂体后叶。

3. 垂体的血管

垂体上动脉：起自颈内动脉前床突上部和大脑前、后动脉，分前、后两支，供应正中隆起、漏斗上部，前支发出1 支小梁动脉至漏斗下部。

垂体中动脉：起自于垂体上动脉或直接发自垂体下动脉，到达神经部后与垂体下动脉的分支吻合。

垂体下动脉起自颈内动脉海绵窦部，分内、外两支，主要供应垂体神经部。垂体上动脉和垂体下动脉在中间部和正中隆起处有毛细血管间的吻合。

垂体门脉系统：下丘脑对垂体前叶腺细胞的调节作用，是通过特殊的垂体门静脉系统进行的。垂体上动脉到达正中隆起后，经过反复分支形成初级毛细血管网，此毛细血管网汇集成12～20条垂体门静脉至垂体前叶，垂体门静脉在前叶再反复分支形成次级毛细血管网，最后汇集成静脉。垂体门静脉系统的初级毛细血管网可将下丘脑的神经分泌物质带到前叶，再经次级毛细血管网作用于前叶的腺细胞，从而调节前叶腺细胞的激素分泌。

静脉：垂体前叶的次级毛细血管汇集成小静脉，小静脉最终汇成垂体下静脉，后者注入海绵窦，神经部和中间部的静脉最终也汇入海绵窦。

4. 功能

垂体前叶能分泌生长激素、促甲状腺激素、促肾上腺皮质激素、催乳素、黑色素细胞刺激素、促性腺激素等，促进机体的生长发育和影响其他内分泌腺（如甲状腺、肾上腺和性腺等）的活动。神经垂体不具有内分泌功能，但能贮存和释放由下丘脑神经细胞产生的抗利尿激素（ADH）和催产素（OT）。

（二）甲状腺

1. 位置和形态

甲状腺位于颈前部，舌骨下肌群深面。它略呈“H”形，由左、右两个侧叶和甲状腺峡构成。甲状腺侧叶位于喉下部与气管上部的两侧，一般分为前、后缘，上、下端以及前外侧面与内侧面。上端可达甲状软骨中部，下端至第6气管软骨，后方平对第5～7颈椎。甲状腺峡多位于第2～4气管软骨环前方，有时自峡部向上伸出一个锥状叶（出现率50%），长短不一，长者可达舌骨水平。少数人甲状腺峡可缺如。

甲状腺柔软，呈棕红色，富含血管，其大小依年龄、性别和功能状态而不同，青春期和妊娠期略有增大。

2. 被膜

甲状腺表面覆有两层结缔组织被膜：内层称纤维囊（临床称真被膜），包裹腺组织并随血管、神经伸入腺实质，将腺组织分隔成许多大、小不等的小叶，外层称甲状腺鞘或假被膜（临床称外科囊），由颈深筋膜中层的气管前筋膜形成。二者之间形成的间隙为囊鞘间隙，内含静脉丛、神经、甲状旁腺和丰富的血管吻合。甲状腺两个侧叶内侧有增厚的纤维，连于环状软骨及第1、第2气管软骨环，称甲状腺侧韧带，又名甲状腺蒂或脚，有喉返神经及甲状腺下动脉穿过。故吞咽时，甲状腺可随喉上、下移动。

3. 毗邻

甲状腺的前面，由浅入深依次有皮肤、浅筋膜、颈深筋膜浅层（封套筋膜）、舌骨下肌群及气管前筋膜遮盖。左、右两侧叶的后内侧紧邻喉与气管、咽与食管及喉返神经，两侧叶的后缘与甲状旁腺相贴，两侧叶的后外面与颈动脉鞘及颈交感干相邻。颈动脉鞘内包裹有颈总动脉、颈内静脉和迷走神经，鞘后方有颈交感干。当甲状腺肿大时，如向后内侧压迫喉与气管，可出现呼吸与吞咽困难以及声音嘶哑，如向后外方压迫颈交感干时，可出现Horner综合征，即瞳孔缩小、上睑下垂、眼裂变窄及眼球内陷等。

4. 甲状腺的血管

动脉：甲状腺的动脉有2个来源；由颈外动脉发出的甲状腺上动脉；由甲状颈干发出的甲状腺下动脉，有时还有甲状腺最下动脉（10%），多发自头臂干。上述各动脉的分支彼此形成吻合。

静脉：在甲状腺的表面和器官的前面形成静脉丛，由丛发出甲状腺上、中、下静脉。甲状腺上静脉和中静脉汇入颈内静脉，甲状腺下静脉注入头臂静脉。

5. 功能

甲状腺分泌甲状腺素和降钙素。甲状腺素可调节机体基础代谢并影响生长和发育，降钙素有降低血钙作用，参与机体钙平衡调节。如果甲状腺合成释放过多的甲状腺激素，则导致甲状腺功能亢进，出现心动过速、多汗、消瘦等基础代谢异常的表现，还会出现突眼、眼睑水肿、视力减退等症状。甲状腺素分泌不足时，成人患黏液性水肿，患者的神经系统兴奋性和代谢率均低于正常，表现为表情淡漠、反应迟钝、皮肤变厚、毛发脱落、体温低；婴儿患呆小症，又称克汀病，表现为身材异常矮小、智力低下。

（三）甲状旁腺

1. 位置和形态

甲状旁腺呈扁椭圆形，棕黄色，大小如黄豆，通常每侧有上、下各1个，两侧共4个（2对）。通常位于甲状腺侧叶的后面。根据其位置可分为上甲状旁腺和下甲状旁腺。上甲状旁腺位置比较恒定，一般位于囊鞘间隙中，甲状腺侧叶后缘的中部（或稍高一些）；下甲状旁腺位置变异较大，多位于囊鞘间隙中甲状腺侧叶后缘近下端甲状腺下动脉处，甲状旁腺也可在囊鞘间隙外或埋入腺实质中。甲状腺上、下动脉的吻合支与甲状旁腺的位置关系很密切，因此吻合支可作为寻找甲状旁腺的标志。甲状旁腺的血供来源于甲状腺下动脉或甲状腺上、下动脉之间的吻合支。静脉血则回流入甲状腺静脉。甲状旁腺的神经由交感神经分布。

2. 功能

甲状旁腺分泌甲状旁腺激素，它与甲状腺分泌的降钙素之间保持着相互联系。甲状旁腺激素调节机体钙磷代谢，维持血钙平衡。如甲状腺手术时不慎误将甲状旁腺切除，则引起血钙下降，肢体的肌肉出现搐搦性痉挛（手足搐搦症），若甲状旁腺功能亢进，则可引起钙离子从骨移出入血液，导致骨质疏松，发生骨折。

（四）肾上腺

1. 位置和形态

肾上腺是人体重要的内分泌腺之一，呈黄色，前后扁平，左右各一，成人每个肾上腺约长5 cm，宽3 cm，前后径1 cm，重约5 g。左肾上腺近似半月形，右肾上腺呈三角形。它们分别位于左、右肾上极的上内方，包裹在肾前、后筋膜围成的肾旁间隙内。但肾上腺有独立的纤维囊和脂肪囊，故肾下垂时肾上腺不随之下降。肾上腺的前面有不太明显的肾上腺门，是血管、神经和淋巴管进出之处。肾上腺实质分为浅部的皮质和深部的髓质两部分。

2. 毗邻

右肾上腺前为下腔静脉，外侧为肝右叶后部，后上为右肾上极，内侧为右膈肌脚。左肾上腺内侧为左膈肌脚，后外为左肾上极，前面的毗邻较为复杂，80%的左肾上腺前面为胰、脾动脉、脾静脉，其余20% 为胃、网膜囊、脾。

3. 肾上腺的血管

动脉：肾上腺的动脉有3个来源，由腹主动脉发出的肾上腺中动脉；由膈下动脉发出的肾上腺上动脉；由肾动脉发出的肾上腺下动脉。这些动脉的分支互相吻合。

静脉：左侧汇入左肾静脉，右侧汇入下腔静脉。

4. 功能

肾上腺皮质由浅入深可分为球状带、束状带和网状带。球状带细胞分泌盐皮质激素（醛固酮），调节体内水、电解质代谢，束状带细胞分泌糖皮质激素（皮质醇），调节糖、蛋白质的代谢，网状带细胞分泌性激素（孕酮、雌激素和雄激素），影响性行为和副性特征。肾上腺髓质分泌肾上腺素和去甲肾上腺素，其作用与交感神经兴奋一致（心悸、多汗、面色苍白、高血压等）。

（五）松果体

1. 位置和形态

松果体又称松果腺，位于上丘脑的细连合后上方，以柄附于第三脑室顶的后部，第三脑室凸向柄内形成松果体隐窝。松果体是1个椭圆形小体，色灰红，长约0.8 cm，宽约0.5 cm，重约0.2 g。一般认为松果体随年龄而萎缩。在儿童期比较发达，于7岁左右开始退化，结缔组织增生，青春期后可有钙盐沉积，甚至钙化形成脑砂，可作为X线诊断颅内占位病变、口腔牙齿正畸的定位标志。松果体的血液供应来自大脑后动脉，静脉血则注入大脑内静脉和大脑大静脉，交感神经的颈上神经节节后纤维分布于松果体。

2. 功能

松果体主要发挥抑制性作用，可以直接抑制腺垂体分泌细胞的分泌，也可通过抑制下丘脑释放因子，间接地降低垂体前叶激素的合成与分泌。松果体细胞分泌的某些吲哚胺，如褪黑激素，能抑制人体性激素的释放，有防止儿童性早熟的作用。松果体病变引起分泌不足时，可出现性早熟或生殖器官过度发育。若分泌功能过盛，可导致青春期延迟。此外，松果体内还含有大量的5-羟色胺（5-HT）和去甲肾上腺素等多种活性物质，它们都表现出明显的昼夜节律改变。

二、内分泌系统的组织学结构

（一）甲状腺

甲状腺分左右两叶，中间以峡部相连，表面包有薄层结缔组织被膜。腺实质由大量甲状腺滤泡组成，滤泡间有少量疏松结缔组织和丰富的有孔毛细血管。

1. 甲状腺滤泡

甲状腺滤泡大小不等，直径0.02～0.9 mm，呈圆形或不规则形。滤泡由单层立方的滤泡上皮细胞围成，滤泡腔内充满均质状、嗜酸性的胶质。滤泡上皮细胞可因功能状态不同而有形态差异。在功能活跃时，细胞增高呈低柱状，腔内胶质减少；反之，细胞变矮呈扁平状，腔内胶质增多。胶质是滤泡上皮细胞的分泌物，即碘化的甲状腺球蛋白。

电镜下，滤泡上皮细胞胞质内有较丰富的粗面内质网和较多的线粒体，溶酶体散在于胞质内，高尔基复合体位于核上区。顶部胞质内有电子密度中等、体积很小的分泌颗粒，还有从滤泡腔摄入的低电子密度的胶质小泡。滤泡上皮基底面有完整的基膜。

滤泡上皮细胞合成和分泌甲状腺激素。甲状腺激素的形成经过合成、贮存、碘化、重吸收、分解和释放等过程。滤泡上皮细胞从血中摄取氨基酸，在粗面内质网合成甲状腺球蛋白的前体，继而在高尔基复合体加糖并浓缩形成分泌颗粒，再以胞吐方式排放到滤泡腔内贮存。滤泡上皮细胞能从血中摄取 I^-，后者经过氧化物酶的作用而活化，再进入滤泡腔与甲状腺球蛋白结合，形成碘化甲状腺球蛋白。

滤泡上皮细胞在腺垂体分泌的促甲状腺激素的作用下，胞吞滤泡腔内的碘化甲状腺球蛋白，成为胶质小泡。胶质小泡与溶酶体融合，小泡内的甲状腺球蛋白被水解酶分解，形成甲状腺激素，即占90%的四碘甲状腺原氨酸（T4），也称甲状腺素，以及占

10%的三碘甲状腺原氨酸（T3）。T3和T4于滤泡细胞基底部释放入血（图2-2）。

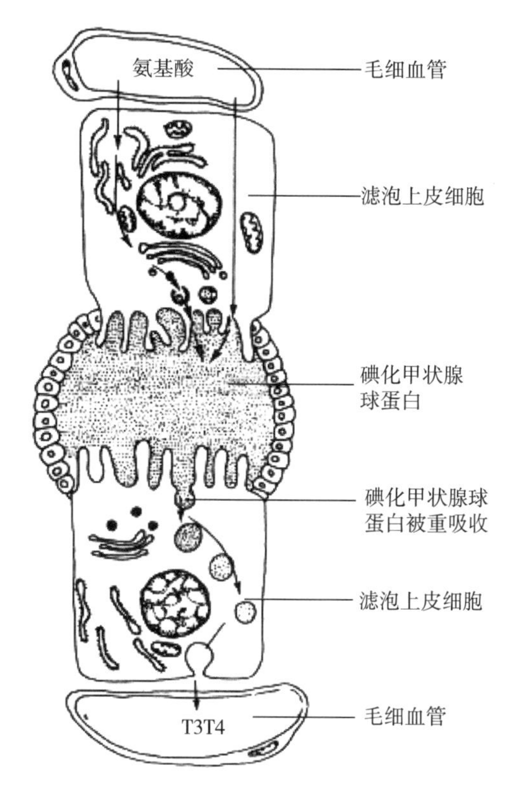

图2-2 甲状腺滤泡上皮细胞激素合成与分泌示意图

甲状腺激素能促进机体的新陈代谢，提高神经兴奋性，促进生长发育。甲状腺激素对婴幼儿的骨骼发育和中枢神经系统发育有显著影响。小儿甲状腺功能低下，不仅长骨生长停滞、身材矮小，而且脑发育障碍、智力低下，导致呆小症。成人甲状腺功能亢进时，出现明显的中枢神经系统兴奋性增高的表现，同时引起心血管、消化等系统功能的紊乱，即临床上常见的甲状腺功能亢进症，简称甲亢。

2. 滤泡旁细胞

滤泡旁细胞位于甲状腺滤泡之间和滤泡上皮细胞之间。细胞稍大，在HE染色切片中胞质着色较淡，于镀银染色切片可见其胞质内有黑色的嗜银分泌颗粒。电镜下，位于滤泡上皮中的滤泡旁细胞顶部被相邻的滤泡上皮细胞覆盖。滤泡旁细胞以胞吐方式释放分泌颗粒内的降钙素。降钙素能促进成骨细胞的活动，使骨盐沉着于类骨质，并抑制胃肠道和肾小管吸收Ca^{2+}，使血钙浓度降低。

（二）甲状旁腺

甲状旁腺有上下两对，分别位于甲状腺左、右两叶的背面。单个腺体呈扁椭圆形，腺表面包有薄层结缔组织被膜，实质内腺细胞排列成索团状，其间有丰富的有孔毛细血管、散在的脂肪细胞以及少量结缔组织。腺细胞分主细胞和嗜酸性细胞两种。

1. 主细胞

数量最多，呈多边形，核圆，居中，HE染色胞质着色浅。主细胞分泌甲状旁腺激素，主要作用于骨细胞和破骨细胞，使骨盐溶解，并能促进肠及肾小管吸收钙，从而使血钙升高。在甲状旁腺激素和降钙素的共同调节下，机体维持血钙的稳定。

2. 嗜酸性细胞

从青春期开始，甲状旁腺内出现嗜酸性细胞并随年龄增多。细胞单个或成群存在于主细胞之间。嗜酸性细胞比主细胞大，核较小，染色深，胞质呈强嗜酸性染色；电镜下，其胞质含丰富的线粒体。此细胞的功能不明。

（三）肾上腺

肾上腺表面包以结缔组织被膜，少量结缔组织伴随血管和神经伸入腺实质内。肾上腺实质由周边的皮质和中央的髓质两部分构成。

1. 皮质

皮质约占肾上腺体积的80%，由皮质细胞、血窦和少量结缔组织组成。根据皮质细胞的形态和排列特征，可将皮质分为三个带，即球状带、束状带和网状带，三者间无明显界限。

（1）球状带：位于被膜下方，较薄。细胞聚集成许多球团，细胞较小，呈锥形，核小染色深，胞质较少，含少量脂滴。球状带细胞分泌盐皮质激素，主要是醛固酮，能促进肾远曲小管和集合管重吸收Na^+及排出K^+，同时也刺激胃黏膜吸收Na^+，使血Na^+浓度升高，K^+浓度降低，维持血容量于正常水平。

（2）束状带：是皮质中最厚的部分。束状带细胞较大，呈多边形，排列成单行或双行的细胞索。胞核圆形，较大，着色浅。胞质内含大量脂滴，在HE染色切片，因脂滴被溶解，故胞质呈泡沫状或空泡状而染色浅。束状带细胞分泌糖皮质激素，主要为皮质醇。糖皮质激素可促使蛋白质及脂肪分解并转变成糖，还有抑制免疫应答及抗炎症等作用。

（3）网状带：位于皮质最内层，细胞索相互吻合成网。网状带细胞较小，核小，着色深，胞质呈嗜酸性，内含较多脂褐素和少量脂滴。网状带细胞主要分泌雄激素，也分泌少量雌激素和糖皮质激素。

肾上腺皮质细胞分泌的激素均属类固醇，都具有类固醇激素分泌细胞的超微结构特点，尤以束状带细胞最为典型。

2. 髓质

髓质主要由排列成索状或团状的髓质细胞组成，其间为血窦和少量结缔组织，髓质中央有中央静脉。髓质细胞呈多边形，核圆着色浅，胞质嗜碱性。如用含铬盐的固定液固定标本，胞质内可见黄褐色的嗜铬颗粒，因而髓质细胞又称嗜铬细胞。此外，髓质内还有少量交感神经节细胞，胞体较大，散在分布。

（四）垂体

垂体位于颅骨蝶鞍垂体窝内，为一椭圆形小体，重约0.5 g。垂体由腺垂体和神经垂体两部分组成，表面包以结缔组织被膜。神经垂体分为神经部和漏斗部两部分，漏斗与下丘脑相连，包括漏斗柄和正中隆起。腺垂体分为远侧部、中间部和结节部三部分。远侧部最大，中间部位于远侧部和神经部之间，结节部围在漏斗周围。在位置上，腺垂体居前，神经垂体居后。腺垂体的远侧部又称垂体前叶，神经垂体的神经部和腺垂体的中间部合称垂体后叶。

1. 腺垂体

（1）远侧部。腺细胞排列成团索状，其间有丰富的窦状毛细血管和少量结缔组织。在HE染色切片中，腺细胞分为嗜色细胞和嫌色细胞两类。嗜色细胞又分为嗜酸性细胞和嗜碱性细胞两种，均具有含氮类激素分泌细胞的超微结构特点。根据嗜色腺细胞所分泌的激素的不同，可进一步对它们进行分类，并按所分泌的激素进行命名。

1）嗜酸性细胞：数量较多，呈圆形或椭圆形，胞质呈嗜酸性。嗜酸性细胞分生长激素细胞和催乳激素细胞两种。

生长激素细胞数量较多，所分泌的生长激素能促进骨骼肌和内脏的生长及多种代谢过程，尤其是刺激骺软骨生长，使骨增长。在未成年时期，生长激素分泌不足可致垂体性侏儒症，分泌过多则引起巨人症；成人生长激素分泌过多会导致肢端肥大症。

催乳激素细胞在男女两性的垂体均有，但在女性较多，于分娩前期和哺乳期细胞功能旺盛。所分泌的催乳激素能促进乳腺发育和乳汁分泌。

2）嗜碱性细胞：数量较嗜酸性细胞少，呈椭圆形或多边形，胞质呈嗜碱性。嗜碱性细胞分促甲状腺激素细胞、促肾上腺皮质激素细胞和促性腺激素细胞3种。

促甲状腺激素细胞所分泌的促甲状腺激素能促进甲状腺激素的生成和释放。

促肾上腺皮质激素细胞所分泌的促肾上腺皮质激素主要促进肾上腺皮质束状带细胞分泌糖皮质激素。

促性腺激素细胞分泌卵泡刺激素和黄体生成素，在男性和女性均如此。应用免疫电镜技术，发现促性腺激素细胞有3种，即FSH细胞、LH细胞和两种激素共存的FSH/LH细胞。卵泡刺激素在女性促进卵泡发育，在男性则刺激生精小管的支持细胞合成雄激素结合蛋白，以促进精子的发生。黄体生成素在女性促进排卵和黄体形成，在男性则刺激睾丸间质细胞分泌雄激素，故又称间质细胞刺激素。

3）嫌色细胞：数量多，体积小，胞质少，着色浅，细胞界限不清。电镜下，嫌色细胞胞质内含少量分泌颗粒，因此这些细胞可能是脱颗粒的嗜色细胞，或是处于形成嗜色细胞的初期。

（2）中间部。为一纵行狭窄区域，仅占垂体体积的2%，由滤泡及其周围的嗜碱性细胞和嫌色细胞构成。滤泡由单层立方或柱状上皮细胞围成，大小不等，内含胶质，呈嗜酸性或嗜碱性，其功能不明。在低等脊椎动物，此部位的嗜碱性细胞分泌黑素细胞刺激素；在人类，产生MSH的细胞散在于腺垂体中。MSH可作用于皮肤黑素细胞，促进黑色素的合成和扩散，使皮肤颜色变深。

（3）结节部包围着神经垂体的漏斗，在漏斗的前方较厚，后方较薄或缺如。

此部含有丰富的纵行毛细血管，腺细胞纵向分布于这些血管之间，排列成条索状。腺细胞较小，主要是嫌色细胞，其间有少量嗜酸性和嗜碱性细胞。

2. 神经垂体

神经垂体与下丘脑存在密切的关系，二者实为一个整体，主要由无髓神经纤维和神经胶质细胞组成，含有较丰富的有孔毛细血管。下丘脑前区的视上核和室旁核，含有大型神经内分泌细胞，其轴突经漏斗终止于神经垂体的神经部，构成下丘脑神经垂体束，也是神经部无髓神经纤维的来源。神经部的胶质细胞又称垂体细胞，其形状和大小不一，具有支持和营养神经纤维的作用。

视上核和室旁核的神经内分泌细胞合成血管升压素和缩宫素。这些激素在神经内分泌细胞胞体内合成，形成许多分泌颗粒，后者经轴突被运输到神经部贮存，并释放入有孔毛细血管。在轴突沿途和终末，分泌颗粒常聚集成团，使轴突呈串珠状膨大，于光镜下呈现为大小不等的弱嗜酸性团块，称赫林体。血管升压素可使小动脉平滑肌收缩，血压升高，还可促进肾远曲小管和集合管重吸收水，使尿液浓缩。此激素分泌若减少，会导致尿崩症，患者每日排出大量稀释的尿液，故又称抗利尿激素。缩宫素可引起子宫平滑肌收缩，有助于孕妇分娩，还可促进乳腺分泌（图2–3）。

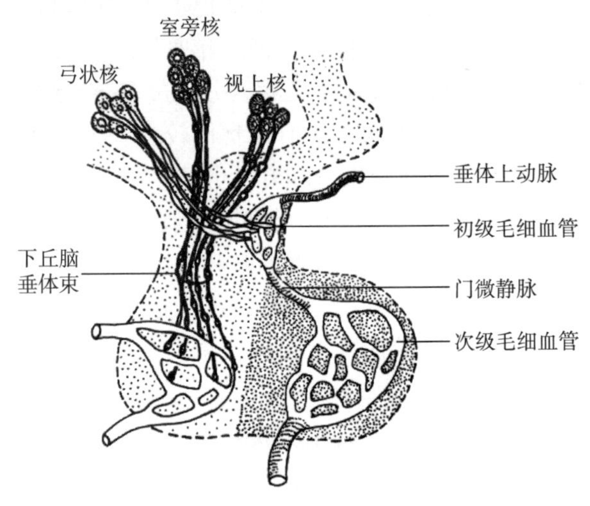

图2–3　垂体结构模式图

（五）松果体

松果体呈扁圆锥形，以细柄连于第三脑室顶。松果体表面包以软膜，软膜结缔组织伴随血管和无髓神经纤维伸入腺实质。腺实质主要由松果体细胞、神经胶质细胞和无髓神经纤维组成。无髓神经纤维可与松果体细胞形成突触。

松果体细胞与神经内分泌细胞类似。在HE染色切片中，胞体呈圆形或不规则形，核大，胞质少，弱嗜碱性。电镜下，松果体细胞具有含氮激素分泌细胞的超微结构特点。松果体细胞分泌褪黑素，褪黑素参与调节机体的昼夜节律、睡眠、情绪、性成熟等生理活动。在成人的松果体内常见脑砂，是松果体细胞分泌物钙化而成的同心圆结构，其意义不明。

第二节　内分泌系统的生理特征

一、内分泌与内分泌系统

内分泌系统由经典的内分泌腺与能产生激素的器官及组织共同构成，是发布信息整合机体功能的调节系统。内分泌系统可感受内、外环境的刺激，最终通过作为化学信使的激素产生调节效应。尽管激素原本含有“刺激”之意，但事实上，激素既产生兴奋性效应，也能产生抑制性效应，以适应多变的内、外环境。如血管升压素和心房钠尿肽都是直接调节肾脏泌尿功能的激素，前者促进肾脏重吸收水和Na^+，保留细胞外液量；而后者却产生相反的调节效应，与前者的作用相抗衡，共同维护循环血量的相对稳定。

内分泌系统通过激素发挥调节作用。激素主要来源于以下三个方面：①经典内分泌腺体，如垂体、甲状腺、甲状旁腺、胰岛、肾上腺、性腺等。②非内分泌腺器官的分泌，包括脑、心、肝、肾、胃肠道等器官的一些细胞，除自身所固有的特定功能外还兼有内分泌功能，如心肌细胞可生成心房钠尿肽等。③在一些组织器官中转化而生成的激素，如血管紧张素Ⅱ和1,25-二羟维生素D_3分别在肺和肾组织转化为具有生物活性的激素。

内分泌系统不仅独立地行使自己的职能，也与神经和免疫系统相互作用，构成复杂的神经-内分泌-免疫调节网络，共同发挥整体性调节功能以保持机体内环境稳定。这三个系统各司其职，又相互调节、优势互补，通过感受内、外环境的各种变化，全面加工、处理、储存信息，从而整合机体功能以确保机体生命活动的运行。

二、激素的化学性质

激素分子形式多样，种类复杂。激素的化学性质决定了其对靶细胞的作用方式。激素对机体整体功能的调节作用可归纳为以下几个方面：①维持机体稳态。激素参与调节水、电解质和酸碱平衡以及维持体温和血压相对稳定等过程，还直接参与应激等，与神经系统、免疫系统协调、互补，全面调整机体功能，适应环境变化。②调节新陈代谢。多数激素都参与调节组织细胞的物质中间代谢和能量代谢，维持机体的营养和能量平衡，为机体的各种生命活动奠定基础。③促进生长发育。促进全身组织细胞的生长、增殖和分化，参与细胞凋亡过程等，调节各系统器官的正常生长发育和功能活动。④调节生殖过程。促进生殖器官的正常发育成熟和生殖的全过程，维持生殖细胞的生成直到妊娠和哺乳过程，以保证个体生命的绵延和种系的繁衍。

根据激素的化学结构将其分为胺类、多肽或蛋白质类、脂类激素三大类。肽或蛋白质类激素和大多数胺类激素属于含氮类亲水性激素，它们与靶细胞膜受体结合，对靶细胞产生调节效应；类固醇激素和甲状腺激素等亲脂性激素可直接进入靶细胞内发挥作用。

（一）胺类激素

胺类激素多为氨基酸的衍生物。例如，属于儿茶酚胺的肾上腺素等由酪氨酸经酶修饰而成；甲状腺激素为由甲状腺球蛋白分子裂解而来的含碘酪氨酸缩合物；褪黑素是以色氨酸为原料合成。儿茶酚胺类激素在分泌前通常储存在胞内分泌颗粒中，而甲状腺激素则是以甲状腺胶质的形式大量储存在细胞外的甲状腺滤泡腔。儿茶酚胺类激素水溶性强，与靶细胞膜受体结合而发挥作用；甲状腺激素脂溶性强，与细胞内受体结合发挥作用。

（二）多肽或蛋白质类激素

多肽或蛋白质类激素包括从最小的三肽分子到由近200个氨基酸残基组成的多肽链。这类激素种类繁多，分布广泛。遵循蛋白质合成的一般规律，先合成激素前体分子，再经酶切加工而生成激素。这类激素往往经高尔基复合体进行糖基化等修饰后，包装储存在囊泡中。多肽或蛋白质类激素属于亲水激素，主要与靶细胞膜受体结合而发挥作用。

下丘脑、垂体、甲状旁腺、胰岛、胃肠道等部位分泌的激素大多属于此类。

（三）脂类激素

脂类激素指以脂质为原料合成的激素，主要为类固醇激素和脂肪酸衍生的生物活性廿烷酸类物质。

三、激素的作用机制

激素对靶细胞产生调节作用主要经历以下几个的环节：①受体识别。靶细胞受体从体液中众多化学物质中识辨出能与之结合的激素。②信号转导。激素与靶细胞的特异性受体结合后便启动细胞内信号转导系统。③细胞反应。激素诱导终末信号改变细胞固有功能，即产生调节效应。④效应终止。通过多种机制终止激素所诱导的细胞生物反应。

四、激素作用的一般特征

虽然各种激素对靶细胞的调节效应不尽相同，但可表现出一些共同的作用特征。

（一）相对特异性作用

激素作用的特异性主要取决于分布于靶细胞的相应受体。尽管多数激素均可通过血液循环广泛接触机体各部位的器官、腺体、组织和细胞，但各种激素只选择性作用于与其亲和力高的特定目标——靶，故分别称为该激素的靶器官、靶腺、靶组织和靶细胞，以及靶蛋白、靶基因等。

（二）信使作用

激素是一种信使物质或传讯分子，它携带某种特定含义的信号，仅起传递某种信息的作用。由内分泌细胞发布的调节信息以分泌激素这种方式递送给靶细胞，其作用旨在启动靶细胞固有的、内在的一系列生物效应，激素并不作为底物或产物直接参与细胞的物质与能量代谢反应过程。在发挥作用过程中，激素对其所作用的细胞，既不赋予新功能，也不提供额外能量。例如，生长激素促进细胞增殖与分化，甲状腺激素则增强多数细胞的能量与物质代谢，胰岛素降低血糖等，这些都是通过诱导靶细胞的固有功能而实现的。

（三）高效作用

在生理状态下，激素的血浓度很低，多在pmol/L～nmol/L的数量级。但信号转导环节具有生物放大效应。激素与受体结合后，引发细胞内的信号转导程序，经逐级放大后可产生效能极高的效应。因此，体液中激素含量虽低，但其作用十分强大，如1 mol肾上腺素通过cAMP-蛋白激酶A通路引起肝糖原分解，可生成108 mol葡萄糖，其生物效应约放大10 000万倍。生物放大效能也表现在激素的轴系调节系统，如在下丘脑-垂体-肾上腺皮质轴系的活动中，0.1 μg促肾上腺皮质激素释放激素可使腺垂体释放1 μg促肾上腺皮质激素，后者再引起肾上腺皮质分泌40 μg糖皮质激素，最终可产生约6 000 μg糖原储备的细胞效应。可见，一旦激素水平偏离生理范围，无论过多还是过少，势必影响机体一系列功能的正常进行。

（四）相互作用

内分泌腺体和分泌激素的细胞布于全身，各种激素又都以体液为媒介递送信息，所产生的效应总会相互影响。激素间的相互作用有以下几种形式：

1. 协同作用

协同作用是指多种激素联合作用对某一生理功能所产生的总效应大于各激素单独作用所产生效应的总和。例如，生长激素、肾上腺素、糖皮质激素和胰高血糖素都具有升高血糖的作用，它们共同作用时，在升高血糖的效应上远远超过了它们各自单独的作用，所以它们有着协同作用。

2. 拮抗作用

拮抗作用就是不同激素对某一生理功能产生相反的作用。例如，上述升糖激素的升血糖效应与胰岛素的降血糖效应相拮抗；甲状旁腺素的升血钙效应与降钙素的降血钙效应相拮抗。

3. 允许作用

允许作用是指某种激素对其他激素的支持作用。有些激素虽然本身不影响组织器官的某些功能，但它的存在却是其他激素作用的必要条件，这种支持性的作用称为允许作用。糖皮质激素是广泛发挥允许作用的一种激素，它的存在是其他许多激素呈现调节效应的基础，如糖皮质激素本身无缩血管作用，但它缺乏或不足时，儿茶酚胺类激素对心血管的作用就难以充分发挥，这可能是由于糖皮质激素可调节儿茶酚胺类受体的表达或者调节受体后的信号转导通路，而表现出对儿茶酚胺类激素作用的调节和支持。

4. 竞争作用

竞争作用是因为化学结构上类似的激素通过竞争结合同一受体。一些化学结构上类似的激素能竞争同一受体的结合位点。如盐皮质激素（醛固酮）与孕激素在结构上有相似性，盐皮质激素和孕激素都可结合盐皮质激素受体，但盐皮质激素与盐皮质激素受体的亲和力远高于孕激素，所以，盐皮质激素在较低浓度就可发挥作用。当孕激素的浓度较高时，可竞争结合盐皮质激素受体，而减弱盐皮质激素的作用。

五、激素分泌节律及其分泌的调控

激素是实现内分泌系统整合机体功能的基础，其分泌不仅有自然的节律性，同时也受到多种机制的严密调控，可因机体的需要适时启动、适量分泌和及时终止。内分泌系统调控激素合成与分泌的环节多而复杂，每一环节的变化都将会影响内分泌功能的正常发挥。

六、下丘脑-垂体及松果体内分泌

下丘脑与垂体位于大脑底部，两者在结构和功能上都有着密切联系。成人下丘脑平均重量仅4 g，不足全脑的1%，但它是极为重要的结构，与中枢神经系统其他脑区存在错综复杂的传入和传出联系。下丘脑的一些神经元具有内分泌功能，这些神经内分泌细胞在汇集和整合各种信息后，将神经活动的电信号转变为化学信号——即合成并分泌激素，因此它们具有神经元和内分泌细胞的双重特征，它们通过与垂体联系，将神经和体液调节系统进行整合，广泛参与机体功能的调节。此外，居于中枢部位的松果体所分泌的激素也参与机体的高级整合活动。

（一）下丘脑-腺垂体系统内分泌

下丘脑与腺垂体之间没有直接的神经结构联系，但存在独特的血管网络，即垂体门脉系统。这种血管网络可经局部血流直接实现下丘脑与腺垂体之间的双向沟通，而无须通过体循环。下丘脑的内侧基底部，包括正中隆起、弓状核、腹内侧核、视交叉上核、室周核和室旁核内侧等，都分布有神经内分泌细胞，这些神经元胞体较小，又称为小细胞神经元或神经内分泌小细胞。它们发出的轴突多终止于下丘脑基底部正中隆起，与垂体门脉中的初级毛细血管丛密切接触，其分泌物可直接释放到垂体门脉血液中，由此可见，垂体门脉系统是一个独特的神经-血液的接触面。这些小细胞神经元能产生多种调节腺垂体分泌的激素，故又将这些神经元胞体所在的下丘脑内侧基底部称为下丘脑的促垂体区，或称为小细胞神经分泌系统。

（二）下丘脑-神经垂体内分泌

神经垂体为下丘脑的延伸结构，并非腺组织，也不含腺细胞，因此不能合成激素。神经垂体的内分泌，实际是指下丘脑视上核和室旁核等部位大细胞神经元轴突延伸投射终止于神经垂体，形成下丘脑-垂体束。这些神经内分泌大细胞可合成血管升压素（vasopressin，VP）和缩宫素（oxytocin，OT）。VP和OT都是由六肽环和三肽侧链构成的九肽，两者区别只是第3与第8位的氨基酸残基不同。由于人VP肽链的第8位氨基酸为精氨酸，因此常被称为精氨酸血管升压素（arginine vasopressin，AVP）。VP和OT是由前激素原裂解而产生的。前VP和OT原，除了含有VP或者OT片段外，还含有神经垂体激素运载蛋白的片段。VP与OT分别同各自的运载蛋白一起被包装于神经分泌颗粒囊泡中，以轴浆运输的方式和2～3 mm/d的速度沿神经轴突（构成下丘脑-垂体束）运送至神经垂体。视上核和室旁核受到刺激后，神经元兴奋，神经冲动传至位于神经垂体的轴突末梢，使其去极化，引起Ca^{2+}内流，囊泡以出胞的方式将其中的VP或者OT与其运载蛋白一并释放入血。

VP和OT不仅存在于下丘脑-神经垂体系统内，也存在于下丘脑正中隆起与第三脑室附近的神经元轴突中。有研究提示上述神经垂体激素也可能影响腺垂体的分泌活动。

（三）松果体内分泌

松果体因形似松果而得名，也称松果腺。松果体主要合成和分泌激素的代表是褪黑素。褪黑素最早被发现可使青蛙皮肤褪色而得名。褪黑素的化学结构为5-甲氧基-N-乙酰色胺，是色氨酸的衍生物。松果体内含有丰富的色氨酸，可经羟化酶和脱羧酶的催化生成5-羟色胺，再经乙酰化和甲基化而生成褪黑素。人松果体细胞从青春期开始钙沉积，褪黑素的合成和分泌量也随年龄逐渐递减。1～3岁时约25 ng/dL，而67～84岁仅为3 ng/dL。褪黑素的分泌呈现典型的昼夜节律，昼低夜高，凌晨2点达到最高峰。

七、甲状腺内分泌

甲状腺是人体最大的内分泌腺，正常成年人的甲状腺重15～30 g，血液供应十分丰富。甲状腺由约3×10^6个直径平均约200 μm的滤泡所组成。甲状腺激素由滤泡上皮细胞合成，并以胶质形式储存于滤泡腔中。甲状腺是唯一能将生成的激素大量储存于细胞外的内分泌腺。甲状腺激素广泛调节机体的生长发育、新陈代谢等多种功能活动。在甲状腺滤泡之间和滤泡上皮细胞之间，还存在滤泡旁细胞（又称C细胞），能够分泌降钙素，主要参与机体钙、磷代谢和稳态的调节。

（一）甲状腺激素的合成与代谢

1. 甲状腺激素

甲状腺激素（thyroid hormone，TH）是酪氨酸的碘化物，包括四碘甲腺原氨酸（T4）或称甲状腺素，三碘甲腺原氨酸（T3）和极少量的逆三碘甲腺原氨酸（rT3），三者分别约占分泌总量的90%、9%和1%。T4的分泌量虽然最大，但T3的生物活性最强，约为T4的5倍，rT3不具有TH生物活性。

2. 甲状腺激素的合成与分泌

（1）甲状腺激素合成的条件。碘和甲状腺球蛋白（thyroglobulin，TG）是TH合成的必需原料。甲状腺过氧化物酶（thyroid peroxidase，TPO）是TH合成的关键酶。甲状腺滤泡上皮细胞是合成和分泌TH的功能单位，并受腺垂体促甲状腺激素（TSH）的调控。

（2）甲状腺激素的合成过程。甲状腺滤泡上皮细胞合成TH的过程可分为以下步骤：聚碘、碘的活化、酪氨酸的碘化与碘化酪氨酸的缩合。

（3）甲状腺激素的分泌。人体产生80～100 μg/d的T3（全部由甲状腺产生），20～30 μg/d的T3（由甲状腺产生的T4只有20%，其他80%的T3是由外周组织的T3转换而来）。TH合成后一般以胶质的形式储存于甲状腺的滤泡腔内，储备量可保证机体长达50～120天的代谢需求。因此，在临床应用抗甲状腺类药物治疗甲状腺功能亢进时，需要较长时间用药才能奏效。

（二）甲状腺功能的调节

甲状腺功能直接受腺垂体分泌的TSH调控，并形成下丘脑–腺垂体–甲状腺轴调节系统，维持血液中TH水平的相对稳定和甲状腺的正常功能。除此之外，还存在神经、免疫以及甲状腺自身调节机制等。

1. 下丘脑–腺垂体–甲状腺轴的调节

在下丘脑–腺垂体–甲状腺轴调节系统中，下丘脑释放的TRH通过垂体门脉系统刺激腺垂体的促甲状腺细胞分泌TSH，TSH刺激甲状腺腺体的增生以及TH的合成与分泌。而当血液中游离的TH达到一定水平时，又通过负反馈机制抑制TSH和TRH的分泌，如此形成TRH–TSH–TH分泌的自动控制环路。

2. 甲状腺功能的自身调节

甲状腺可根据血碘的水平，通过自身调节来改变碘的摄取与TH合成的能力。血碘开始升高时（1 mmol/L），可诱导碘的活化和TH合成；但当血碘升高到一定水平（10 mmol/L）后反而抑制碘的活化过程，使TH合成减少。这种过量碘抑制TH合成的效应称为碘阻滞效应。碘阻滞效应的机制尚不清楚，可能是由于高浓度碘能抑制甲状腺TPO的活性，使碘的活化和碘化酪氨酸的缩合等环节的活动减弱。碘阻滞效应是甲状腺固有的一种保护性反应，能够防止摄入大量碘产生的毒性作用，有利于甲状腺功能稳定在机体所需的范围内，还可用于临床上对甲状腺功能亢进危象患者的抢救。但是，当碘过量摄入持续一定时间后，碘阻滞效应又会消失，TH的合成再次增加，发生碘阻滞的脱逸现象，说明过量碘对甲状腺的抑制效应不能长久持续。

3. 甲状腺功能的神经调节

甲状腺的功能受交感和副交感神经纤维的双重支配。甲状腺内分布有交感神经和副交感神经纤维的末梢，而且滤泡细胞膜上也含有α和β肾上腺素受体和M胆碱能受体，电刺激交感神经和副交感神经可分别促进和抑制甲状腺激素的分泌。甲状腺功能的神经调节与下丘脑–腺垂体–甲状腺轴的调节作用相互协调。下丘脑–腺垂体–甲状腺轴的主要作用是维持各级激素效应的稳态；交感神经–甲状腺轴调节作用的意义则是在内、外环境发生急剧变化时能够确保应急情况下对高水平TH的需求；副交感神经–甲状腺轴可能在TH分泌过多时进行抗衡性调节。

4. 甲状腺功能的免疫调节

甲状腺功能还受免疫系统的调节。甲状腺滤泡细胞膜上存在许多免疫活性物质和细胞因子的受体，因而许多免疫活性物质可影响甲状腺的功能。多种甲状腺自身免疫性抗体的产生与一些自身免疫性甲状腺疾病的发生密切相关。甲状腺自身抗体主要有抗甲状腺球蛋白抗体（TGAb）、抗甲状腺过氧化物酶抗体（TPOAb）和促甲状腺素受体抗体（TRAb）。TRAb有刺激抗体（TSAb）和刺激阻断抗体（TSBAb），TSAb有致甲状腺毒症的功能，而TSBAb可以与TSH竞争TSH受体，抑制TSH的作用，引起甲减。近年来又发现一些新的甲状腺自身抗体如抗钠/碘同向转运体抗体（anti–NIS）、抗GP330 抗体、抗Gal抗体等。

（三）甲状旁腺、维生素D与甲状腺C细胞内分泌

甲状旁腺分泌的甲状旁腺激素、甲状腺C细胞分泌的降钙素（calionin，CT）以及由皮肤、肝和肾等器官联合作用生成的1,25–二羟维生素D，是共同调节机体钙、磷代谢稳态的三种基础激素，称为钙调节激素。此外，雌激素、生长激素、胰岛素和甲状腺激素等也参与钙、磷代谢的调节。这些激素主要通过作用于骨、肾和小肠等靶器官维持血钙和血磷的稳态，钙和磷是机体构建和多种功能活动所必需的基本元素。血钙稳态对骨代谢、神经元兴奋及兴奋传递、腺细胞分泌、血液凝固、心肌兴奋与收缩以及细胞的信号转导过程都有非常重要的作用。磷是体内许多重要化合物（如核苷酸、核酸、磷脂及多种辅酶）的重要组成成分，并参与体内糖、脂类、蛋白质、核酸等物质的代谢以及酸碱平衡的调节。

八、胰岛内分泌

胰岛为胰腺的内分泌部，是呈小岛状散在分布于外分泌腺泡之间的内分泌细胞团，细胞间有丰富的毛细血管，有利于胰岛细胞分泌的激素进入循环血液。成年人胰腺有（1～2）$\times 10^6$个胰岛，胰岛内分泌细胞按形态学特征及分泌的激素至少有5种：α（A）细胞分泌胰高血糖素，约占胰岛细胞总数的25%；β（B）细胞分泌胰岛素，占60%～70%；δ（D）细胞分泌生长抑素，约占10%；分泌血管活性肠肽的D1（H）细胞和分泌胰多肽的F（PP）细胞数则很少。

（一）胰岛素

1. 胰岛素的作用机制

（1）胰岛素。人胰岛素是含有51个氨基酸残基的蛋白质激素，分子量为5.8 kD。胰岛素由A和B两条多肽链经两个二硫键相连，如果二硫键断开，则胰岛素失去活性。在β细胞内，前胰岛素原在粗面内质网中水解为胰岛素原。胰岛素原是由86个氨基酸构成的肽链，由C肽将A、B多肽链连接。胰岛素原被运至高尔基复合体进一步加工，最后经剪

切形成胰岛素和C肽。C肽没有胰岛素的生物活性，但它的合成与释放和胰岛素同步，因此可通过测定血中C肽的含量间接反映胰岛β细胞的分泌功能。

正常成年人空腹基础血浆胰岛素浓度为5～20 mU/L（35～145 pmol/L），进餐后约1 h可上升至基础值的5～10倍。胰岛素在血液中以与血浆蛋白结合和游离两种形式存在，两者间保持动态平衡，只有游离的胰岛素具有生物活性。血中胰岛素半衰期只有5～8 min，主要经肝、肾及外周组织灭活。

（2）胰岛素受体。胰岛素受体属于酪氨酸激酶受体家族成员，几乎分布于哺乳动物所有细胞膜中。不同组织细胞胰岛素受体的数量存在差异，如在肝细胞和脂肪细胞可有（2～3）$\times 10^5$个受体，而在红细胞仅有40多个，这就决定了不同组织细胞对胰岛素敏感性的差异。胰岛素受体是由两个α亚单位和两个β亚单位以二硫键相连形成的四聚体跨膜蛋白。α亚单位位于细胞膜外，是与胰岛素结合的部位；β亚单位分为三个结构域：N末端的194个氨基酸残基为膜外结构域；中间的23个氨基酸残基组成跨膜结构域；C末端的膜内结构域具有酪氨酸激酶活性的片段。

2. 胰岛素的生物作用

胰岛素是促进物质合成代谢，维持血糖浓度稳定的关键激素，对于机体能源物质的储存及生长发育有重要意义。胰岛素作用的靶组织主要是肝、肌肉和脂肪组织。

胰岛素与靶细胞的受体结合后，按照引起效应的时间顺序，表现为即刻作用、快速作用和延缓作用。即刻作用发生在数秒钟内，通过转运蛋白的磷酸化，促进靶细胞葡萄糖、氨基酸以及K^+的内向转运；快速作用发生在数分钟内，通过调节相关酶的活性，促进糖原合成、糖酵解、蛋白质合成；延迟作用发生在数小时或数天后，通过调控多种基因的表达，促进脂肪、蛋白质合成及细胞生长。

（二）胰高血糖素

胰高血糖素是胰岛α细胞分泌的含29个氨基酸残基的多肽激素，分子量约3.5 kD，其中N末端第1～6位的氨基酸残基为其生物活性所必需。胰高血糖素在血清中的浓度为50～100 ng/L，主要在肝内降解，部分在肾内降解。

综上所述，胰岛素和胰高血糖素通过不同途径对血糖的稳态有重要的调节作用，机体多种因素调节这两种激素的分泌。

九、肾上腺内分泌

肾上腺位于肾脏的上方，是人体重要的内分泌腺，总重量为8～10 g，分为皮质和髓质两部分。肾上腺皮质分泌类固醇激素，其作用广泛，是维持生命活动所必需的激素。肾上腺髓质分泌儿茶酚胺类激素，与交感神经构成功能系统共同在机体应急反应中发挥作用。

（一）肾上腺皮质激素

肾上腺皮质由外向内依次分为球状带、束状带和网状带，由于各带区细胞所含酶系的不同，合成的肾上腺皮质激素也不相同。

球状带分泌以醛固酮为代表的盐皮质激素，束状带与网状带分泌以皮质醇为代表的糖皮质激素和极少量的雄激素，这些激素都属于类固醇激素。实验发现，切除双侧肾上腺的动物很快就死亡，若能及时补充肾上腺皮质激素则能维持生命。双侧肾上腺被切除的动物由于缺乏糖皮质激素，导致体内糖、蛋白质和脂肪代谢紊乱，严重降低了机体对伤害性刺激的耐受力；由于缺乏盐皮质激素，致使水盐代谢紊乱，循环血量严重不足，动脉血压降低，从而引起机体功能衰竭而死亡。可见肾上腺皮质激素是维持生命所必需的。

（二）肾上腺髓质激素

肾上腺髓质与交感神经节后神经元在胚胎发生上同源，既属于自主性神经系统又属于内分泌系统。因此，肾上腺髓质细胞在功能上相当于无轴突的交感神经节后神经元，分泌的激素主要为肾上腺素和去甲肾上腺素，还有少量的多巴胺。由于这些细胞内的颗粒嗜铬反应呈阳性，故常称为嗜铬细胞。肾上腺髓质嗜铬细胞分泌的肾上腺素和去甲肾上腺素量的比例为4：1。它们的结构中都有一个儿茶酚基（邻苯二酚基），因此都属于儿茶酚胺。血中的肾上腺素主要来自肾上腺髓质，去甲肾上腺素则来自肾上腺髓质和肾上腺素能神经纤维末梢。

十、功能系统器官内分泌

功能系统器官主要指直接发挥维持内环境稳态作用的循环、呼吸、营养和排泄等系统的器官及其组织。这些器官不仅是激素的靶器官，而且多兼有内分泌功能并在机体宏观活动的整合中发挥重要的调节作用。

心血管系统输送血液，同时具有活跃的内分泌功能。心脏是推动血液循环的动力器官——血泵，但心房肌细胞分泌的心房钠尿肽（ANP）等却产生与醛固酮等的生物效应相抗衡的效应，参与机体水平衡的调节。这一作用看似与血液循环无关，但的确是循环功能调节的一个侧面：当心脏感受到循环血量增加的扩张性刺激时，促进心肌细胞分泌ANP，通过增强肾排钠、排水活动，减少细胞外液量，从而维持血容量的稳态。除ANP外，心脏还能分泌同家族的BNP（脑钠尿肽）和CNP（C型钠尿肽）等，产生广泛的生物效应。血管是疏导血流的通道，无所不在的内皮细胞不仅生成缩血管的内皮素，也生成舒血管的NO和硫化氢（H_2S）。两者不仅参与局部功能性血流的调节，还具有抗组织增殖、抑制白细胞黏附血管壁等多种作用。

肝是机体的“化工厂”，在机体新陈代谢中具有举足轻重的地位，其功能可随机体需要受多种激素调控，同时也能合成IGF，与胰岛素、生长激素、甲状腺激素等共同促进全身组织细胞的生长；而广泛存在机体多部位的生长抑素则常伴随上述激素作用的出现，产生抑制性抗衡效应。胃肠黏膜分泌的数十种胃肠激素，脂肪组织特异产生的瘦素等参与机体营养平衡以及能量平衡的调节。肾通过排泄功能净化内环境，但在肾内合成的钙三醇参与钙磷代谢和骨代谢调节，维持血钙水平；肾合成的促红细胞生成素调节骨髓的红细胞系造血功能；肾脏球旁细胞分泌的肾素，启动RAS的链式反应参与心血管活动和循环血量的调节。作为呼吸器官的肺更是具有复杂的内分泌活动，可分泌和转化多种激素，并广泛参与激素的代谢。而且肺是前列腺素含量最高的器官，其多种细胞都能合成和分泌PC。松果体不仅参与整体生物节律调控，还分泌激素参与内分泌活动的平衡调节。性腺不仅能产生成熟的生殖细胞，其所合成和分泌的各种性激素还调节机体的成熟发育等过程；妊娠过程中胎盘分泌多种激素维持胎儿的生长发育。作为免疫系统器官的胸腺，不仅分泌多种肽类激素参与免疫调节，还与其他内分泌腺或系统之间保持功能联系。

总之，随着研究的不断深入，人们对内分泌系统功能的实质认识更加全面。更重要的是，这一方面的系列研究有助于揭示疾病的发生发展规律，为临床诊断、治疗开拓新的思路，为维护人类健康提供科学保障。

第三节　老年内分泌疾病的病理生理学改变

一、老年下丘脑和垂体功能的变化

人体生长、发育、衰老的不同阶段伴随神经–内分泌–免疫调节系统的相应变化，这是符合客观生理需要的。然而，随着年龄的增长，这些调节系统不能与个体的生理状态相适应，机体的物质代谢和脏器功能可发生减退，表现为各种病理变化，诸如甲状腺功能减退症、性腺功能减退症、糖尿病、骨质疏松症等，均与激素分泌缺乏有关。老化过程是一种由生理转向病态的过渡的特殊阶段，涉及内分泌系统的功能和形态学改变，例如，老年人的血浆激素的基础水平往往仍正常，但若进行兴奋试验时，可发现一些内分泌腺的储备功能减低或在应激状态下显示某一内分泌腺功能减退。诚然，老年人血浆激素水平的变化，还与其他因素（如并存的急性或慢性疾病、睡眠–清醒周期改变以及多种药物应用等）有关系。老年人也可表现内分泌腺功能亢进，如甲状腺功能亢进症。

（一）老年下丘脑功能的变化

下丘脑在内分泌系统中具有中枢性血流动力学的作用。在活体中检测其功能是困难的。一般下丘脑的功能大多是在兴奋或抑制试验下通过测定垂体激素的反应来确定，而实验室的一些参考值多是从年轻人中获得的，不适于75 岁以上的住院老人。而且系统疾病的干扰作用也必须考虑，因垂体的许多改变是与躯体疾病相关的。应用生长激素释放激素（GHRH）、促皮质激素释放激素（CRH）、促性腺激素释放激素（GnRH）、促甲状腺激素释放激素（TRH）所进行的联合试验，已被认定用于临床研究。在一项对老年男性的研究中，血清睾酮、游离T3和生长介素–C的水平较年轻人低，17β雌二醇和抑制素则与年轻人无差异，而所有的测定值均在实验室的正常范围之内。然而在用GHRH、CRH、GnRH、TRH静脉输入联合刺激后，老年组与青年组相比，只有生长激素（GH）和泌乳素（PRL）的释放在一个时间点上有差异。

（二）老年垂体前叶功能的变化

垂体前叶细胞分泌促甲状腺激素（TSH）、促肾上腺皮质激素（ACTH）、促性腺激素（FSH、LH）、生长激素（GH）、泌乳素（PRL）和黑素细胞刺激素（MSH），前三者作用于相应的靶腺，而后三者可直接作用于相应的器官和组织等。腺垂体分泌的这些激素又受下丘脑的相应释放激素（RH）或释放抑制激素（IH）以及神经生物胺所调控，而下脑丘神经元的活动又受到高级神经中枢的神经元网络所影响。老年人腺垂体缩小，可有纤维化、囊肿形态学改变，但免疫细胞化学检查未见TSH、ACTH、GH、PRL改变，而FSH及LH含量随年龄增长而增加。在下丘脑GHRH和GHRIH（生长抑素）调控下，GH呈脉冲式分泌，GH促进肝脏合成类胰岛素生长因子（IGF–1），从而促进细胞增殖、生长和加强合成代谢作用。IGF–1可反馈性抑制下丘脑GHRH及垂体GH的分泌，而促进GHRIH的分泌，从而抑制GH的过度分泌。下丘脑GHRH-GHRIH、垂体GH及肝脏IGF-1三者之间形成一闭合的反馈环。男性夜间平均血清GH峰值和IGF-1 随年龄增长而逐渐减低，下丘脑神经递质多巴胺和去甲肾上腺素作用减弱，GH分泌减少，而每天注射2次GHRH，持续2周，可恢复GH脉冲数和分泌幅度，从而使IGF-1达到青年人水平，促进合成代谢作用。老年健康人血清TSH增加，可能继发于自身免疫性甲状腺病的亚临床原发性甲减之故。应用hGH可使瘦体组织增加，脂肪组织减少，肌肉运动耐力增加，心排血量增加，骨转换增加，骨密度增加，肾功能增强，伴有血清IGF-1水平提高。hGH适用于营养不良、感染、大手术、应激等情况。老年人PRL值波动较大，可由多种因素所引起，例如原发性甲状腺功能减退症、慢性肝炎、肾功能减退、抗多巴胺药、抗高血压药、抗抑郁药等，伴随年龄增长PRL可增加，但无生物学意义。

（三）老年神经垂体的变化

老年人下丘脑室旁核表达加压素（AVP）的一些神经元的数目和活性显示出随增龄而增加的趋势。AVP在渗透压激发试验中表现出释放的敏感性增高，并且在健康老年人血中AVP的水平也明显增高。这种抗利尿作用的增强，可能是对老年肾脏水分丢失增加的一种代偿，但却可使老年人易患低钠血症和水中毒。

（四）老年下丘脑-垂体-肾上腺轴的变化

下丘脑-垂体-肾上腺（HPA）轴是维持人体正常应激的重要系统，也是与免疫功能联系最紧密的系统。针对啮齿类动物的研究发现，老年动物的HPA轴有如下倾向：①肾上腺皮质束状带的细胞增生。②下丘脑区的神经元丢失。③海马区的糖皮质激素受体减少。④循环中ACTH及皮质醇水平增加，且下丘脑释放的CRH增加。⑤投用地塞米松后内源性糖皮质激素分泌的抑制减低。⑥对慢性应激的反应减退。⑦P450细胞色素C及21-羟化酶的活性增加。

老年人基础血浆皮质醇水平正常，但总的皮质醇和盐皮质激素分泌率降低，血清ACTH值正常或轻度升高。昼夜皮质醇分泌节律完整，对各种兴奋试验如胰岛素低血糖、甲吡酮等呈正常反应，甚至反应增强；对地塞米松的抑制反馈作用反应减低，显然与海马回神经元糖皮质激素受体数量减少有关。老年期CRH-ACTH-皮质醇系统激活可导致骨质疏松、肌萎缩、糖耐量减退和免疫抑制等。

（五）老年下丘脑-垂体-甲状腺轴的变化

一组用TRH兴奋试验来评价老年人的下丘脑垂体-甲状腺轴变化的试验数据显示，投用TRH后，老龄组（60～92岁）的TSH峰值较年轻组（20～59岁）低，有统计学显著性差异。在高老年组（80～92岁）还表现出游离T3和TSH水平降低，游离T4水平增高的情况，提示随着增龄外周甲状腺激素的复杂变化，可能会使TSH反馈抑制的阈值重新设定。但基础状态的甲状腺激素水平似乎变化轻微。有学者认为，这些变化几乎没有临床意义。在基础代谢方面，有研究证实，随着年龄的增加，氧的利用和基础代谢率减低，然而当比较活细胞块时，每单位细胞块的氧利用并未随增龄而改变。血浆蛋白结合碘和循环中甲状腺激素水平也未表现出随增龄而减低。虽然^{131}I摄碘率在6 h时间点上表现有随增龄而减低的情况，但24 h的摄碘率则相差不明显。这可能是由于老年人的肾功能减退而引起放射性碘在体内清除减慢的结果，这给甲状腺浓聚碘提供了机会，长时间暴露于碘，代偿了摄碘率的减慢。有实验用放射性碘标记的甲状腺素证明，甲状腺素的转化率从20～80岁这60年间降低大约50%。然而在急性热病时甲状腺素的转化率老年人与青年人相似。这种甲状腺对应激的正常反应能力，提示与年龄相关的甲状腺素转化率的降低是由于周围需要的减少，而不是甲状腺功能的衰竭。

（六）老年下丘脑–垂体–性腺轴的变化

在下丘脑–垂体–性腺轴的增龄变化中，性腺的功能衰退可能是原发的改变。女性绝经期指生育年龄的终止和月经永远停止，伴有内分泌、躯体和心理改变，中国人自然绝经平均年龄为（49±3.7）岁，而美国妇女平均为51.3岁。现在女性寿限为75～80岁，因此，妇女有1/3生命时期是在绝经后度过的。当卵巢滤泡失去其周期性分泌功能后，老化过程急速发展，身体组成成分可发生改变，冠心病和骨质疏松发生率逐渐增加，组织退变萎缩。中年以后，决定绝经的日期主要依赖于残存的滤泡数量，往往在绝经后3年滤泡才完全消失，但一般在绝经前10年已有滤泡加速消失，如何延缓滤泡的加速消失，也是防止妇女衰老的可能环节。卵巢所分泌的各种激素（雌激素、孕激素、雄性激素）通过不同的受体机制，在不同的组织发挥不同的作用。现知雌激素受体存在于大脑、子宫、阴道、外阴、尿道、膀胱三角区、乳腺、骨、弹性动脉和肝脏等，说明雌激素缺乏时均可在这些部位发生功能性和器质性变化。围绝经期滤泡数量不断减少，雌二醇减少可使FSH增加10～15倍，LH增加3～4倍，于绝经后15年才见LH明显降低。绝经后雌激素由脂肪细胞将雄烯二酮转变而成，故雌激素水平与肥胖成正相关，雌激素缺乏可产生血管运动不稳定症状，如面部潮红出汗，随后畏寒微抖；可有焦虑、抑郁、疲乏、失眠、记忆减退；外阴枯萎、性交困难、尿道综合征（尿频、尿急、尿痛、尿失禁）等；长时期雌激素缺乏还可增加罹患骨质疏松和动脉粥样硬化等疾病的危险性。雌激素替代治疗可使冠心病、骨质疏松和骨折、脑血管意外等发生率减少一半左右，提高老年妇女的生活质量和自我良好感觉。但单独雌激素治疗可增加子宫内膜腺癌的发生率，为防止子宫内膜癌的发生，可每月给予孕激素至少10天。

老年男性虽生育能力降低，但仍可有性生活，阳萎发生率随年龄增加而增高，65岁时为20%，而75岁时达40%。性欲反拗期延长，阴茎勃起消退较快。老年男性的下丘脑–垂体–睾丸系统可发生改变。促性腺激素释放激素（GnRH）受雌激素所调节，而睾酮在下丘脑转变为雌激素才能影响GnRH的分泌。GnRH还受到PRL、NE、DA、β内啡肽、脑啡肽等所调节，Gn–RH促使垂体分泌LH及FSH，而LH可刺激睾丸间质细胞分泌睾酮。循环血睾酮与睾酮结合球白（TeBG）相连接，而起生物学作用的是游离睾酮（fT）和白蛋白结合睾酮。随着年龄增长，血清睾酮水平正常或降低，而游离睾酮水平有所下降。血清睾酮检查结果不一，除与检测方法不同外，还与社会经济情况不同、健康状况不一、烟酒药物等因素有关。一般认为，血清TeBG每年增加1.2%，fT每年降低1.2%，白蛋白结合睾酮每年降低1%，血清总睾酮每年降低0.4%。随年龄增长，睾丸间质细胞总数减少，睾酮最大分泌率降低。游离睾酮水平对骨矿物质密度起作用，尤其在腰椎和臀部。老年男性由于缺乏雄性激素可对骨密度、肌肉脂肪组织、造血功能、性功能和情绪等起不良反应；补充睾酮可增加瘦体组织量并减少尿羟脯氨酸排出量。老年人血清睾酮浓度下降，LH升高，说明睾丸间质细胞合成类固醇有缺陷；亦可有下丘脑–垂体本身缺陷而使睾酮水平降低，应用GnRH兴奋试验见FSH–LH反应降低；鸦片能和多巴胺能生物胺对FSH–LH分泌起调节作用。尽管如此，老年男性除非有明显的性功能减低，一般宜慎用睾酮制剂（包括同化类固醇）以免促使前列腺增生和癌肿的发展。

二、老年胰腺内分泌功能的变化

60岁以上的老年人其葡萄糖耐量异常的发生率大约为60%。原因可能为胰岛素抵抗、胰岛素受体和（或）受体后的作用缺陷以及胰岛细胞对葡萄糖的敏感性降低。老年人血中游离胰岛素及结合胰岛素的含量较高，拮抗胰岛素的物质增加，胰岛素的合成、结构及性质也可能有一些变化。一些研究显示，口服葡萄糖耐量的效应在服糖后2 h每增加10岁则增加0.33 mmol/L（6 mg/dL）。如75岁的老者，其服糖后2 h的平均血糖值较25岁的年轻人同期的平均血糖值约高1.66 mmol/L（30 mg/dL）。静脉葡萄糖耐量试验80 min时的血糖值也显示出每10岁增加0.33 mmol/L（6 mg/dL）的变化。可的松葡萄糖耐量试验的变化则每10岁增达1 mmol/L（18 mg/dL）。还有研究证实，空腹血糖随增龄也有变化，每增加10岁增高0.06～0.11 mmol/L（1～2 mg/dL）。

三、老年甲状旁腺的变化

甲状旁腺激素（PTH）的血浓度随增龄而增高约30%以上。老年的这种PTH增高可能为继发性甲状旁腺功能亢进的影响。这可能是由于随着年龄的增长，肾功能减退，1-α羟化酶活性降低，活性维生素D即1,25-$(OH)_2D_3$的合成减少，使肠道对钙的吸收减少，血钙降低，从而刺激PTH分泌所致。

四、老年肾素-血管紧张素-醛固酮系统的变化

肾上腺皮质球状带分泌的盐皮质激素-醛固酮的水平在老年人比年轻人为高，然而盐皮质激素作用的靶器官（肾脏）对醛固酮的反应性却随增龄而减退。钠的丢失也随增龄变得更为固定。这样，盐皮质激素活性增加的作用显然被靶器官的抵抗所抵消。但对抗利尿激素的反应似乎要好得多，机体清除自由水的能力优于保钠作用，所以，当遇到应激时，多数老年人出现低钠血症。

五、老年心房钠尿肽水平的变化

心房钠尿肽（心钠素）是心房分泌的一种利钠肽（一种潜在的利尿剂）。老年人血清中的心钠素水平增高，由此可使老年人患夜尿症。当人躺卧于床，中央血管的容量会突然增加而触发心钠素的释放，导致影响睡眠的夜尿症。老年人夜尿症主要不是由于每次排尿的尿量减少，而是因总尿量的昼夜比颠倒所致。

（孙　贺）

第三章　消化系统

消化系统由消化管和消化腺组成，其主要功能是对营养物质的消化与吸收，肝脏是体内物质代谢最重要的器官。此外，消化系统尚具有免疫功能，是机体免疫系统的重要组成部分，并能分泌多种激素参与某些生理活动的调节（图3-1）。

消化道为经口腔、咽喉、食管、胃、小肠、大肠终至直肠、肛门的连续性腔道，它让摄入的食物通过，并在其中完成消化、吸收与排泄。消化系统除消化道外还包括各种消化腺及与消化活动有关的神经、体液调节。消化系统的主要功能是消化食物、吸收营养和排泄废弃物，这是通过一系列复杂的生理生化活动完成的。这些功能是在长期进化过程中不断完善起来的，它在维持机体的正常生长发育及机体内环境的平衡和稳定中具有重要的意义。

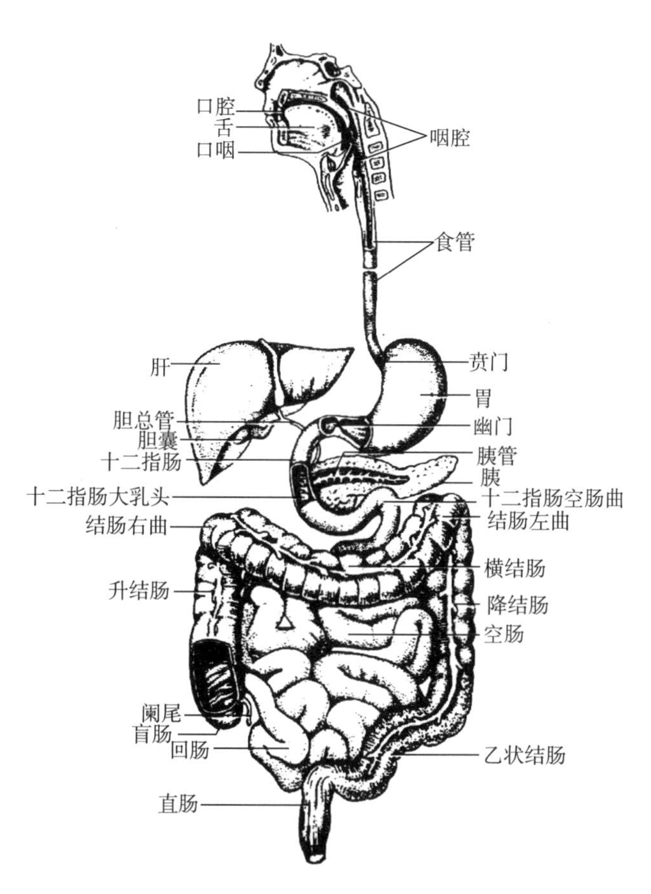

图3-1　消化系统结构模式图

第一节　消化系统的形态学特征

一、食管

食管为一扁平的纵行肌性管道，是消化管各段中最狭窄的部分。上端与位于第6颈椎水平的环状软骨下缘的咽部连接，下行经过后纵隔，穿过膈肌的食管裂孔到达相当于第10或第11胸椎水平的食管–胃连接处。成人食管全长约25 cm，从门齿到食管入口的距离为15 cm，到贲门约40 cm。食管左右径约3 cm，前后径约2 cm，食管穿过横膈到达胃贲门，其腹腔内部分长约1.5 cm。食管–胃连接处的右侧较平直，左侧则形成一锐角称切迹（incisura）或His角。食管的行程可分为颈部、胸部和腹部三段。颈段自食管上口至胸骨颈静脉切迹平面，长约5 cm。前方为气管后壁，后方为第7颈椎及第1、第2胸椎，两侧为喉返神经、颈动脉鞘和甲状腺。胸段自胸骨颈静脉切迹至膈的食管裂孔，长18～20 cm。先行于气管与脊柱之间，稍偏左，后沿脊柱前方下行，至第9胸椎平面，向左前斜跨胸主动脉前方，在第10胸椎水平穿过食管裂孔进入腹腔。腹段自食管裂孔至食管–胃连接处，长1～2 cm，其前方为肝左叶，右侧为肝尾叶，左侧为胃底，后方为横膈的右脚和主动脉。食管裂孔边缘由中弧形韧带和横膈脚构成一长5～6 cm的垂直通道，食管经横膈裂孔时需要通过该通道。

食管全长有三处生理性狭窄：第1个狭窄在咽与食管连接处，正对第6颈椎水平，距门齿15 cm；口径最小的1.3 cm。第2个狭窄在主动脉弓水平左支气管跨越食管前左方，在第4～5胸椎之间，距门齿约25 cm；第3个狭窄在食管穿过食管裂孔处，在第10胸椎水平，距门齿约40 cm。这些狭窄区是异物容易滞留的部位，也是肿瘤的好发部位。

食管壁厚约4 mm，具有消化管壁典型的四层结构，即黏膜层、黏膜下层、肌层和外膜。

1. 黏膜层

食管腔面有由黏膜和黏膜下层形成的纵行皱襞，食物通过时管腔扩大，皱襞消失。食管由黏膜、黏膜下层、肌层和外膜构成。

（1）上皮：镜下食管黏膜上皮为复层扁平鳞状上皮，上皮下有基底膜，基底细胞层厚度约占整个上皮厚度的15%。由固有膜形成的乳头向上伸入上皮，其深度相当于上皮厚度的65%，因此上皮的基底膜呈不规则的波浪状。反流性食管炎时基底细胞层增厚，可超过15%；固有膜乳头变长，可伸入至上皮的浅表1/3 或接近表面。食管–胃连接处的黏膜上皮由鳞状上皮突然转变成柱状上皮，无移形过程，呈形状不规则的锯齿状，称齿状线或Z线。

（2）固有层：位于基底膜之下，由疏松结缔组织组成，其中有血管、淋巴管、散在的淋巴细胞、单核细胞和极少见的浆细胞，偶尔可见淋巴细胞聚集成淋巴滤泡。食管上下端的固有膜内有黏液腺，导管直接开口于黏膜表面。

（3）黏膜肌层：延续于咽部的弹力纤维层，为一层沿食管纵向皱襞走行的平滑肌。食管上部的黏膜肌层由散在或不规则排列的平滑肌束构成。中下部的黏膜肌层由纵行和横行的平滑肌纤维构成一连续的带。

2. 黏膜下层

由疏松的纤维结缔组织构成，内有血管网、淋巴管网、黏膜下神经丛、淋巴滤泡和食管腺。食管的腺体分为食管固有腺和食管贲门腺，均为黏液腺，腺体排列与食管长径平行，为管泡状腺体。黏液性腺体有导管开口于黏膜表面。导管被覆复层柱状上皮，斜穿黏膜肌层、固有膜和鳞状上皮到达腔面。

3. 肌层

肌纤维的排列为内环行外纵行二层。通常认为食管上1/3 段为横纹肌，中1/3 段为横纹肌与平滑肌混合而成，下1/3 段为平滑肌。近年的研究表明，仅食管最上部的5%为横纹肌，下50%为平滑肌，其余部分由不同比例的横纹肌和平滑肌构成，构成比例因人而异。食管下段无特殊的括约肌结构，但生理上存在括约肌功能。食管-胃连接处内层平滑肌通过切迹与横向的中层肌纤维成直角交叉，构成Collare Helvetti肌性环，可能起到部分括约肌的作用。

4. 外膜

外膜位于最外层，为一层结缔组织构成纤维膜。食管无浆膜，这不仅有利于恶性肿瘤的扩散，也是术后易发生吻合口瘘的因素之一，给外科手术带来困难。

食管的血液供应来自不同的动脉，尽管这些动脉间有交通支，但不丰富，特别是主动脉弓以上的部位血液供应尤其差，因此食管手术后愈合能力较差。

二、胃

胃是消化管最膨大的部分，上以贲门与食管腹部相接，向右下以幽门接十二指肠上部。胃的上缘称为胃小弯，其最低点有明显的转角称角切迹。胃下缘称为胃大弯。胃的形状、大小和位置有个体差异。胃可分为四部分：贲门部、胃底、胃体和幽门部，其中幽门部又可分为靠近幽门的幽门管和管左侧膨大的幽门窦。

胃壁由内向外依次为黏膜、黏膜下组织、肌层和浆膜。胃空时黏膜和黏膜下组织褶皱成许多胃襞，充盈时暂时消失。成年胃黏膜的表面积约为800 cm^2 。肉眼观察可见皱襞及纵横交错的浅沟，后者将黏膜分为许多胃小区，整个黏膜表面遍布不规则的小孔称胃小凹。成年人约有350万个胃小凹，胃小凹为表面上皮向深部的漏斗状凹陷，每个胃小凹的基底有3～5条胃腺开口。有人根据三种胃腺的分布情况将胃黏膜分为三个区：①贲门腺区，为胃与食管连接处的宽1～4 cm的环状区，几乎全部由分泌黏液的细胞组成。②胃底腺区，占胃底与胃体的绝大部分，其面积约为胃黏膜的3/5～4/5。③幽门腺区，主要在角切迹以远的胃窦处，主要由类似于泌酸腺的黏液细胞和G细胞组成，后者是产生胃泌素的内分泌细胞。

胃黏膜表面主要由单层柱状表面黏液细胞组成，在胃腺峡部与腺上皮相连续，上皮中尚可见少量刷状细胞。表面黏液细胞的胞质顶部含大量黏原颗粒，在HE染色切片中黏原颗粒不着色，故细胞的核上区呈透明或空泡状，PAS染色黏原颗粒呈强阳性。颈黏液细胞主要分布于胃底腺颈部，颈黏液细胞和表面黏液细胞都被PAS反应着色，但颈黏液细胞对利新蓝的着色力更强。胃底腺主要由壁细胞、主细胞和内分泌细胞组成。

三、小肠

小肠上接胃的幽门，下与盲肠相连。人类小肠全长3～9 m，平均5～7 m。分为十二指肠、空肠和回肠三部分。

十二指肠上接幽门，下续空肠，是小肠中最粗最短、大部分位置固定的一段。全长约25 cm，呈“C”形环抱胰头。分为四部分。①冠部：甚短，相当于X线钡餐所见的球部，为十二指肠溃疡的好发部位。②降部：与冠部呈锐角下行，胆总管和胰管开口于此处。③横部：自降部向左平行，肠系膜上动、静脉在横部的末端前方下行。④升部：与空肠相接，系于十二指肠悬韧带。源于胃十二指肠动脉的胰十二指肠上动脉及源于肠系膜上动脉的胰十二指肠下动脉是十二指肠的主要血供。十二指肠的肠壁也分四层。与胃不同，十二指肠腔面隆起形成许多环形皱襞和绒毛，其上皮为单层柱状类型，有吸收细胞和杯状细胞两种。吸收细胞的数量多，约占90%。吸收细胞除具有吸收作用外，还分泌HCO_3^-，中和从胃排入的H^+。杯状细胞分散存在，它分泌黏液，具有润滑和保护黏膜的作用。在固有膜内有许多肠腺，为单管腺。肠腺主要由五种细胞组成：吸收细胞、杯状细胞、潘氏细胞、内分泌细胞和未分化细胞。十二指肠的功能性干细胞限于腺体的基底部，可能为未分化细胞。新生的细胞逐渐向肠腺的中部和上部迁移，分化形成肠腺的其他细胞。基底膜在此过程中不仅充当一种模板，细胞通过膜表面受体如整合素黏于基膜上，同时在决定细胞的表型中发挥着重要的作用。十二指肠肌层由内环、外纵两层平滑肌组成，内含肌间神经丛。

十二指肠和空肠以Treitz韧带为界。Treitz韧带以下小肠近2/5为空肠，远3/5 为回肠。两者外观无明显界线且均经肠系膜附着于腹后壁，故活动度大，游离在腹腔内。空肠袢大致在上部偏左，回肠袢在下部偏右，部分位于盆腔中。回肠末端形成回盲瓣突入盲肠，内有括约肌能防止盲肠液体反流，并保证营养物质在回肠内的吸收。

在回肠下段距回盲瓣1 m内，0.3%～3%的人有一长约5 cm的憩室称Meckel憩室，这是常见的先天性解剖异常。空回肠后方隔腹膜壁层与肾、输尿管、十二指肠下部、胰腺相邻并与胰腺紧贴，故急性胰腺炎时会波及相邻的空肠袢。小肠黏膜面有许多环形皱襞，空肠近段较多，远段逐渐减少，到回肠中段以远更为稀少。皱襞由黏膜和部分黏膜下层构成，以增加其吸收面积。

小肠壁由里向外为黏膜、黏膜下层、肌层和浆膜层。上皮连同固有膜向肠腔突出为绒毛，绒毛基底部间有隐窝及单管肠腺。固有膜内含有血管、淋巴管、神经、淋巴细胞、浆细胞、嗜银细胞、网状细胞和肥大细胞等而分别具有吸收、运输及免疫功能。黏膜下层由疏松的结缔组织构成，内含复杂的动脉网、静脉网和淋巴管网、更多的孤立和集合淋巴小结，神经节细胞和神经纤维形成的黏膜下神经丛（Meissner丛）。肌层由平滑肌组成，分为两层，即内层环行和外层纵行，两层之间有肌内神经丛。浆膜为薄层疏松的结缔组织，表面被覆单层扁平的间皮细胞。小肠黏膜有5 种上皮细胞即吸收细胞、杯状细胞、潘氏细胞、内分泌细胞、未分化细胞等。

1. 吸收细胞

又名柱状细胞、肠细胞，占上皮细胞总数90%，呈高柱状，核位基底部，胞质中度嗜碱，细胞肠腔面有刷状缘，由大小一致、平行排列的微绒毛构成，每个细胞有2 000个左右，使游离吸收面积增加30倍。从微绒毛的质膜向周围伸出许多有分支的细丝，在刷状缘交织成毡状丝层称为细胞衣，富含碳水化合物，故PAS染色呈强阳性。微绒毛下有一细胞器较少的区域称终网，绒毛核心中含有一束纵行的肌动蛋白微丝，从微绒毛顶端直达终网，与其微丝相联合。终网内微丝形如根须，其间含有非肌动蛋白微丝网，使相邻根须相互结合。终网下的胞质内有微管、溶酶体、光面和粗面内质网、核糖体、线粒体和高尔基体等。吸收细胞两侧壁上段与相邻细胞形成连接复合体包括紧密连接（闭镇小带）、中间连接（黏着小带）、桥粒（黏着斑），以维系上皮完整，构成通透屏障，保证刷状缘的选择性吸收。刷状缘是具有特殊功能的细胞膜，含有消化酶、肠激酶、碱性磷酸酶等多种酶类，具有高度的代谢活力。如含二糖酶、氨基肽酶将二糖消化成单糖，将肽消化成氨基酸。经微绒毛吸收的营养物质穿过终网进入细胞内管道，在内质网行生化改建，如光面内质网合成脂肪、粗面内质网合成蛋白质等，然后在高尔基体进一步改建，最后穿过侧壁和底部基底膜进入固有膜的淋巴管或毛细血管。

2. 杯状细胞

分散在吸收细胞之间，呈高脚杯状，顶部膨大，充盈大量黏原颗粒，基底较窄，有一深染的细胞核。细胞侧面与相邻细胞之间有连接复合体，游离面有少数短小微绒毛。细胞基部和侧面胞质内有粗面内质网和线粒体。在细胞核与黏原颗粒之间有高尔基体。杯状细胞合成与分泌黏蛋白，即高分子量的酸性糖蛋白，其蛋白质部分在粗面内质网合成，糖成分在高尔基体产生，两者结合在高尔基体的膜上吸收并分离。分泌时颗粒膜与细胞顶面质膜融合并开口排出黏蛋白。它与水结合成黏液在上皮细胞布成黏液层，具有润滑保护作用，还能阻止抗原、毒素和微生物的侵入。

3. 潘氏（Paneth）细胞

位于肠腺底部，呈锥状，近基部有圆形或卵圆形细胞核，细胞顶部含嗜酸性分泌颗粒。这些颗粒含有富于精氨酸的碱性蛋白、黏多糖及锌、钙等。基部胞质有粗面内质网，核上方有高尔基体，顶部胞质含分泌颗粒。此颗粒饥饿时聚集而进食后释放，故认为潘氏细胞能分泌消化酶，但迄今缺乏确凿证据。近年发现，人类潘氏细胞含溶菌酶、IgA和IgG；大鼠的潘氏细胞能吞并某些原虫和细菌，因此对调节肠道菌丛可能起一定作用。

4. 内分泌细胞

分别见于小肠上段或下段的绒毛上皮及肠腺，有的还见于十二指肠腺。内分泌细胞单个分散在其他上皮细胞之间，在肠腺的呈卵圆形或锥体形，在绒毛的近于柱状，细胞基底面贴附于基膜，细胞核圆形，细胞质分泌颗粒多集中在基部，颗粒的大小因细胞类型不同而有所区别。目前已知的内分泌细胞有：G细胞（产生胃泌素）、D细胞（分泌生长抑素）、I细胞（分泌胆囊收缩素）、S细胞（分泌促胶液素）、EC1细胞（含有P物质）、EC2细胞（分泌胃动素，但现在认为小肠的胃动素主要产自M细胞）、L细胞（产生肠高血糖素）、K细胞（分泌抑胃多肽）、D细胞（分泌血管活性肠肽）、N细胞（分泌神经降压素）、P细胞（产生铃糖素样肽）等。

5. 未分化细胞

具有高度的有丝分裂能力，在隐窝基底分裂增生，以排列方式向上逐步移行成为各种成熟的上皮细胞。近年来称其为干细胞，并对其定位、分化、周期等细胞动力学进行了深入研究。认为在肠腺纵切面的第1～第4或第5位的隐窝基底部的柱状细胞才是干细胞，能进行分裂但不能诱导分化，而向上移至第5位或以上时才接受诱导并开始分化；干细胞位于紧靠潘氏细胞区上方含有16~18个细胞的环带中，每个肠腺在稳定状态下有4～16个干细胞，但在辐射实验可多达32个。干细胞分裂分化成4种定向祖细胞，它们分别发育成吸收细胞、杯状细胞、内分泌细胞和潘氏细胞。前3种细胞边增生、边发育、边向肠腺上方迁移，约一天即出肠腺达绒毛根部，再移行至绒毛顶部，最后脱落到肠腔；潘氏细胞则留在肠腺底部。关于细胞周期时间，干细胞约为24 h，增殖区细胞约为12 h。干细胞受到辐射后有的很快死亡，有的G2期延长，有的周期缩短。干细胞的终生存在及其分裂分化，对肠上皮的生理更新和病理修复均有重要意义。

四、大肠的解剖结构

大肠全长1.5～1.7 m，由盲肠、结肠和直肠三部组成，外观有三大特征，即结肠带、肠脂垂和结肠袋，是X线阅片和手术时识别结肠的标记。

1. 盲肠

盲肠为大肠的起始部，长6～8 cm，通常位于右髂窝内，有时可见高位、低位或左位，其下端为盲囊，左内侧连接回肠，连接部称为回盲部，开口处有回盲瓣，起括约肌作用。盲肠的下后内侧附有阑尾，呈蚓状盲管，又称虫突，长2～20 cm。其开口处有半月形的瓣膜，称为阑盲瓣。阑尾的位置随盲肠的位置而异，通常有如下五种：盆位、盲肠后位、盲肠下位、回肠前位和回肠后位。

2. 结肠

结肠又分为升结肠、横结肠、降结肠和乙状结肠。

（1）升结肠：继起于盲肠，上行于右腰方肌、右肾之前外方，达肝右叶之下，在此形成结肠右曲（肝曲）后，移行于横结肠，全长15～18 cm。升结肠为腹膜间位器官，外侧为右结肠旁沟，连通膈下间隙和盆腔。结肠右曲位于右侧第9和第10肋软骨下面，其内侧邻接胆囊底和十二指肠降部。

（2）横结肠：由右季肋部结肠右曲开始，行向前下方，绕过胃大弯，转左后上方，达脾之下方，急转直下，形成结肠左曲（脾曲），而续降结肠。全长40～50 cm。横结肠完全盖有腹膜，为腹膜内位器官，借横结肠系膜附着于腹后壁。系膜的中间长而左右两侧较短，使横结肠的中部呈弓形下垂，直立位时，其最低位可达脐下。横结肠的前面有胃结肠韧带和大网膜附着，后面邻接十二指肠降部、胰腺、十二指肠空肠曲和部分小肠袢，上方与肝、胆、胃大弯和脾相邻。结肠左曲比右曲高而深，贴近腹后壁，呈锐角而固定，上有脾，后内侧为左肾。

（3）降结肠：起自结肠左曲，沿左肾外侧缘和腰方肌的前面垂直下降，至髂嵴移行为乙状结肠，全长约25 cm。降结肠为腹膜间位器官，前面有小肠袢和大网膜，后面与腹后壁及左肾外侧缘邻接。

（4）乙状结肠：在左髂嵴处接降结肠，至第3骶椎水平续直肠，全长25～40 cm。乙状结肠呈S形弯曲，第1弯曲在盆腔缘内，弯向上方，第2弯曲向下，位于骶骨前面。乙状结肠为腹膜内位器官，小儿乙状结肠系膜相对较长，易发生肠扭转。

3. 直肠为大肠的末段

于第3骶椎上缘续乙状结肠，终于肛门。直肠沿小骨盆后壁下行，矢状面上有两个弯曲，上部弯曲向前称骶曲，下部弯曲向后称会阴曲。根据与腹膜的关系，直肠上1/3段为腹膜间位，中1/3段为腹膜外位，而下1/3段则无腹膜。直肠前面紧邻的器官，男性为膀胱、前列腺和精囊腺等，在女性为子宫和阴道，临床上可通过肛诊探查前邻器官的病变。行程中，直肠穿过盆腔，并以盆膈为界分为上、下两部，即直肠骨盆部（简称直肠）和直肠肛门部（亦称肛管）。直肠上、下端较窄，下部膨大成直肠壶腹，在壶腹的上部管腔面可见三个半月状的横形皱，称直肠横（Houston瓣），上一个横在左侧，距肛门约13 cm，中间一个最大，在右侧，距肛门约11 cm，下一个在左侧，距肛门约8 cm。直肠横襞有支持粪块和防止直肠壶腹过度膨大的作用，镜检时要注意不要损伤这些横襞。直肠壶腹下部腔面可见5~10条纵行皱，称肛柱（Morgagni柱），肛柱下端借肛瓣相连接，形成齿状线，此为肛管与壶腹的分界标志，向下可见一约10 cm的环形隆起，称痔环，其下缘有一条呈波浪形的线称肛白线（Hilton's线），相当于肛门内、外括约肌皮下交界处，活体呈浅蓝色，触诊时可摸到一浅沟。

大肠各段肠管的组织结构相似，由内向外依次为黏膜层、黏膜下层、肌层和浆膜层。黏膜层由单层柱状上皮（其间有大量杯状细胞）、黏膜固有层和黏膜肌层组成，上皮表面无绒毛。黏膜下层为一层疏松结缔组织，内含大量神经丛、血管丛、淋巴网和一些腺体。肌层分为内环、外纵两层，在肛管上2/3环行肌增厚，形成肛门内括约肌，肛管下1/3为肛门外括约肌（随意肌）构成。

第二节　消化系统的生理特征

消化系统器官的生理与功能主要反映在消化道的运动功能、分泌功能和吸收功能。

一、消化系统的功能

（一）消化吸收

人体从外界摄入的营养物质，除水、无机盐和某些维生素外，绝大多数不能以其自然形式被吸收利用，必须经一系列加工处理分解为结构简单、易溶于水的小分子物质，此过程即称为消化。营养物质在消化管中的消化包括机械性和化学性两个密切相关的过程，前者由消化管的运动完成；后者是消化的主要过程，依赖消化液中所含消化酶的作用完成。营养物质经消化后，其可吸收成分遂通过消化管上皮而被摄入血液、淋巴液或黏膜下组织间隙（即吸收）。小肠是进行吸收的主要场所。

1. 糖的消化吸收

淀粉是食物中含量最多的一类碳水化合物，其中75%为支链淀粉，其余为直链淀粉。淀粉的消化开始于口腔（唾液中含有α淀粉酶，可催化其水解），但主要在小肠内进行。十二指肠内的胰淀粉酶可水解淀粉产生麦芽糖、麦芽三糖以及α糊精。这些产物与从食物中摄入的蔗糖、乳糖等进一步在位于小肠上皮细胞微绒毛上的刷状缘酶作用下水解生成单糖，包括葡萄糖（占80%）、果糖、半乳糖 。食物中的糖被消化成单糖后，在小肠上部吸收。其吸收过程为Na^+依赖的、载体介导的主动转运过程，最终使各种单糖由刷状缘的肠腔面转运入上皮细胞，并再通过细胞的底侧面扩散入血液循环。

2. 蛋白质的消化吸收

蛋白质消化始于胃内。在胃蛋白酶（主要由主细胞分泌）作用下，蛋白质水解可产生一些游离氨基酸，如苯丙氨酸、酪氨酸。但主要产生较短的多肽链即蛋白胨，故蛋白质在胃内消化并不完全，绝大部分需在小肠内进行。小肠中含有胰液的胰蛋白酶、糜蛋白酶和弹性蛋白酶（统称内肽酶），可以水解多肽链内的肽键；胰液的羧肽酶和刷状缘的氨肽酶则可分别从多肽链的羧基端和氨基端开始，切下一个氨基酸（又称外肽酶）。经上述酶作用后，多肽链即分解产生为游离氨基酸、二肽及三肽。所产生的各种氨基酸随后经耗能需Na^+的主动转动而吸收入血。肠黏膜上皮细胞膜上具有氨基酸载体系统，目前发现至少有4种能分别运载不同氨基酸。二肽和三肽亦可通过不同载体系统转运入上皮细胞，并在细胞内经二肽酶或三肽酶的作用，水解成游离氨基酸而吸收入血。

3. 脂类的消化吸收

脂肪（甘油三酯）进入胃内后，10%～30%可在舌脂酶（由舌后浆液腺分泌）和胃脂酶的作用下被消化。进入十二指肠后，可刺激胆汁分泌，由胆盐、卵磷脂、胆固醇构成的混合微胶粒随之排入十二指肠，并使脂滴发生乳化，乳化是脂肪消化的重要前提，可增大脂滴的表面积。脂滴表面的甘油三酯随后在胰脂酶作用下水解成游离脂肪酸和甘油一酯。此过程须有胰辅脂酶参与，该酶可将胰脂酶“锚”在脂滴表面且维持其活性。其他脂质消化酶（如磷脂酶A）则可消化磷脂，如卵磷脂为脂肪酸和溶血卵磷脂。

游离脂肪酸、甘油一酯及溶血卵磷脂因具有较大极性，更易进入混合微胶粒。当这些微胶粒被移至肠上皮细胞刷状缘时，其中的脂肪酸、甘油一酯及溶血卵磷脂便离开微胶粒，并主要通过被动弥散机制透过微绒毛膜进入上皮细胞内。目前有证据表明，微胶粒可能也可完整地转运入上皮细胞内，其中的脂质消化产物在细胞内才脱离微胶粒。这些脂质消化产物可在细胞内被再合成为甘油三酯和磷脂，并进一步形成乳糜微粒吸收入淋巴液。值得提出的是，短链脂肪酸、大部分中链脂肪酸及10%～15%的长链脂肪酸可由上皮细胞直接进入门静脉血；一部分未被消化的由短链脂肪酸形成的甘油三酯可以胞饮方式被吸收，直接进入门静脉。

4. 维生素的吸收

维生素是维持细胞正常功能所必需的一组有机化合物，迄今已发现13 种。根据其溶解特性，可分为水溶性和脂溶性两类。两者的吸收机制亦存在明显差别。

（1）水溶性维生素的吸收：此类维生素包括抗坏血酸和B族维生素，后者包括维生素B_1、维生素B_2、维生素B_6、维生素B_9和维生素B_{12}等。抗坏血酸的吸收主要在回肠进行，在生理状态下，为一依赖载体的主动转运过程；在肠腔内浓度高时，亦可通过单纯扩散而吸收。维生素B_1的吸收机制与抗坏血酸类似，也主要通过载体介导的主动转运被吸收。维生素B_9主要在小肠尤其在空肠上部吸收，在吸收前叶酸盐的多谷氨酸形式需酶解为单谷氨酸形式。维生素B_{12}的吸收需要内因子和胰蛋白酶参与，其中内因子由胃黏膜细胞分泌，能保护维生素B_{12}免受消化酶水解，并促进维生素B_{12}在回肠的吸收。

（2）脂溶性维生素的吸收：包括维生素A、维生素D、维生素E、维生素K 4种，均为非极性疏水的异戊二烯衍生物。其吸收与脂类吸收密切相关，吸收之前亦需进行乳化，并多经扩散方式得以吸收。吸收入肠上皮细胞后，其中70%以上掺入乳糜微粒，然后进入淋巴液回流至血液。

5. 水和电解质的吸收

水和电解质的吸收是肠的一项重要功能。人肠每天要处理5～10 L内源性分泌液（唾液、胃液、胆汁、胰液）以及食物中的液体，仅约150 mL随粪排出，其余均需在肠中吸收。小肠是水和电解质吸收的重要部位。

水和电解质吸收的机制各不相同。其中水吸收与渗透压梯度有关，该渗透压梯度是由于肠腔溶质（通常为NaCl）吸收而产生，可驱使水进入细胞间隙，进而流向组织液及邻近毛细血管。钠的吸收是消耗能量的逆电化学梯度进行的主动过程，而钾的吸收可能是被动性的，因为它从肠腔到血液的流动是随其在肠腔内浓度的增加而直线性地增加。钙在小肠和结肠均可逆电化学梯度主动性地吸收。铁吸收则可能通过扩散进行，但亦可逆浓度梯度吸收。

（二）内分泌功能

消化系统除能分泌唾液、腹液、胆汁、胃液、小肠液等各种消化液参与营养物质消化、吸收外，还能分泌多种生物活性多肽，即胃肠肽。现今发现的胃肠肽已达50余种，分别属10个家族成员，而且已知的内分泌细胞亦达16种之多。由于胃肠道黏膜面积巨大，故被称为体内最大且最复杂的内分泌器官。其所分泌的胃肠肽可通过经典的内分泌方式（分泌入血液循环后作用于远处靶器官或组织），或以旁分泌、神经分泌、自分泌及外分泌方式对胃肠分泌、运动、吸收以及肠道神经系统功能、内脏感觉和反射等起重要调节作用。

（三）免疫功能

消化系统除消化、吸收和内分泌功能外，还具有重要的免疫功能。其胃肠道黏膜内存在的淋巴组织或称肠道有相关淋巴组织形成肠道免疫系统的第一道防线，可阻止抗原性物质（如微生物抗原、食物性抗原）侵入肠壁；肠系膜淋巴结和肝脏则能进一步处理穿过肠壁而进入淋巴管和门脉血管的那些抗原，构成肠道免疫系统的第二道防线。

二、食管的生理功能

（一）吞咽

液体或固体食团从口腔进入胃的过程称为吞咽。根据食团在吞咽时所经过的解剖部位，可将吞咽过程分为三期。第一期（舌期）：由口腔到咽。食物靠颊肌和舌的作用被移到舌背部分，舌向后上举并触及硬腭，然后由颌舌骨肌收缩而产生的压力把食团推向软腭后方至咽部。第二期（咽期）：由咽到食管上端。由于食团刺激软腭部的感受器，产生一系列肌内的反射性收缩，结果引起以下三方面变化：软腭上举，咽后壁向前突出，封闭鼻咽通路；声带内收，舌向后和喉头上移并向前紧贴会厌，封闭咽与气管的通路，呼吸暂时停止；由于喉头上移，食管上口张开，食团被从咽挤入食管。第三期（食管期）：沿食管下行至胃。这是由食管肌肉的顺序收缩（蠕动）而实现的。吞咽是一种复杂的反射性动作。吞咽反射的传入神经包括软腭（第5、第9对脑神经）、咽后壁（第9对脑神经）和食管（第10对脑神经）等处的脑神经的传入纤维。吞咽反射的基本中枢在延髓，支配舌、喉、咽部肌肉动作的传出神经包含在第5、第9、第12对脑神经中；支配食管的传出神经为迷走神经。吞咽可以在大脑皮质活动的影响下随意地进行。它既有赖于高级中枢传出的冲动，又有赖于口咽部受刺激而引起的一系列复杂反射。正常成人通常平均每24 h吞咽约600次，其中有50 次发生在睡眠时，约200次发生在进食时。在喝饮料时吞咽频率可达每秒1次，而在无食团存在时，吞咽频率则明显降低。从吞咽开始至食物到达贲门所需的时间与食物的性状及人的体位有关，液体食物需3～4 s，糊状食物约需5 s，固体食物较慢，需6～8 s，一般不超过15 s。食团下移的时间直立位较水平位短。

（二）食管的运动与压力

食管的蠕动是一种向前推进的波形运动。在食团上端为一收缩波，下端为一舒张波，以此向前推动食团。正常食管有两类蠕动运动，即原发性蠕动和继发性蠕动。前者在吞咽时由吞咽反射引起，它始于咽食管连接处，是一种向前推进的运动。蠕动波可产生4～16 kPa（30～120 mmHg）的压力，将其前方的食团向下推进。它在食管上段移行速度快于食管下段。成人蠕动波经历全程约需10 s。继发性蠕动波是由食团刺激食管的壁内神经丛而产生的。它因食物扩张食管引起，在原发性蠕动后食管内容物未完全排空或胃内容物反流入食管时发生继发性蠕动，有助于清除食管腔内容物。

食管蠕动是一种反射活动。食管横纹肌由来自延髓疑核的迷走神经支配。食管平滑肌由来自延髓背侧运动核的迷走神经支配，其节前纤维的终末与肌间神经丛中的节细胞形成突触，由此丛发出的节后纤维调节食管蠕动，迷走胆碱能纤维兴奋使食管运动加强，交感肾上腺素能纤维对食管运动的作用尚不清楚。

食管生理学研究显示，食管中段内压约等于胸内压，而食管两端的内压则高于中段内压。食管下端虽无特殊的括约肌结构，但生理上存在括约肌的功能。食管壁的环形呈螺旋状结构与胃的内斜肌融合。这种螺旋状排列的肌纤维收缩可以关闭食管下端 。胃食管区是食管最重要和最复杂的区域，包括下食管括约肌（lower esophageal sphincter，LES）、胃食管连接和偶尔可见的下食管环。食管测压显示食管下端有一高压区，长2～4 cm，压力高于胃和食管内压，静止时压力为2.67 kPa，范围为1.33～3.47 kPa，此即LES。LES是一个功能性的括约肌，看不到括约肌结构。其功能是保持管腔关闭，防止胃内容物反流，吞咽时松弛使食物能下咽。当LES功能不全时，括约肌的屏障作用减弱，胃内容物反流，胃酸刺激食管下段而诱发食管炎。胃食管连接为一锯齿状线称Z线，其在生理、解剖、内镜或显微镜下均可辨认。

LES可因多种刺激发生反应而改变其紧张度。食管或胃的舒张可致括约肌松弛，胃内压升高则可致括约肌收缩。这些反应由迷走–迷走反射调节。LES的松弛受迷走神经抑制性节后纤维所调节。LES的基础紧张性可能属于纯肌源性的，该部位平滑肌在受到被动牵张时收缩以对抗牵张，这一反应无须神经参与，但神经和体液因素可影响基础紧张性。乙酰胆碱、胃泌素和胃动素可增加括均肌的紧张性，前列腺素E可使其减弱，而促胰液素、胆囊收缩素和胰高血糖素可抑制胃泌素的效应。

食管的主要功能是通过蠕动把食团输送到胃里，其不具有分泌和消化的功能。在正常情况下，食物从咽部到达胃的贲门所需时间是：固体食物6～9 s，液体约4 s。食管是输送饮食的管道，通过食管壁的平滑肌有节律地收缩，将食团从食管上部向胃部推进。在食管蠕动过程中，食管下端的括约肌松弛，使食团得以进入胃，随之，该括约肌关闭以防胃内容物反流至食管。食管除运送食物外，在其下段，即距胃贲门4～6 cm长的食管，还有防止胃内食物反流到食管的作用。这是因为，这一段食管内的压力一般比胃内压力高，起到了天然“阀门”的作用，当某些原因使抵抗反流的功能下降或消失时，胃内的胃酸就很容易反流到食管，重者可引起食管炎症、食管糜烂甚至食管溃疡。

三、胃的生理功能

胃可分泌胃液，胃液为一种无色透明的酸性液体，pH为0.9～1.5。正常成人每日分泌胃液量为1.5～2.5 L。胃液由胃腺分泌，后者分布于胃黏膜层内。贲门腺区和幽门腺区的黏液细胞分泌黏液，泌酸腺区（相当于胃底和胃体部黏膜）的壁细胞、主细胞和颈黏液细胞分别分泌盐酸、胃蛋白酶原和黏液。胃液包括这三种腺体和胃黏膜表面上皮的分泌。

（一）盐酸

1. 主要生理作用

胃的盐酸分泌量与胃黏膜泌酸细胞的数目呈正相关。盐酸能激活胃蛋白酶原并形成胃蛋白酶作用的适宜环境，促进食物中蛋白质变性，使之易于消化；有抑菌和杀菌作用；作用于十二指肠黏膜，促进促胰液素的分泌；有助于钙、铁的吸收。若盐酸分泌过多，则对胃和十二指肠黏膜有侵蚀作用，是溃疡病发病的原因之一。

2. 盐酸分泌机制

根据胃液及血浆中H^+和Cl^-浓度的测定发现，胃液中的H^+为150～170 mmol/L，而在血浆中仅为0.000 05 mmol/L，两者相差（3～4）×10^5倍。胃液中Cl^-浓度为170 mmol/L，而血浆中为108 mmol/L，两者相差1.7倍。由此说明H^+和Cl^-都是逆浓度梯度由壁细胞主动分泌的。壁细胞分泌盐酸的一个假说它认为水在小管膜水解，H^+分泌到管腔中，而OH^-被来自碳酸水解的H^+所中和。在碳酸酐酶的作用下进行水合作用形成的。已形成的HCO_3^-被排到静脉血中。醋唑磺胺是一种碳酸酐酶的抑制剂，也可抑制胃酸的分泌。胃酸分泌的能量来自腺苷三磷酸（ATP）。产生的HCO_3^-则在壁细胞的底侧膜与Cl^-交换进入血液，故餐后血和尿的pH往往升高而出现“餐后碱潮”，进入壁细胞内的Cl^-则通过分泌小管膜上特异的Cl^-通道进入小管腔，与H^+形成盐酸。

3. 壁细胞分泌盐酸的调节

（1）促进胃酸分泌的因素：胃酸分泌的主要调节递质为乙酰胆碱、组胺和胃泌素，这三种物质分别以不同的作用方式刺激胃酸分泌。乙酰胆碱从迷走神经末端以神经分泌方式释放，作用于壁细胞M受体；组胺以旁分泌方式从黏膜嗜铬细胞或肥大细胞释放到组织液中，作用于壁细胞H2受体；胃泌素从胃窦黏膜G细胞释放后经血液循环作用于壁细胞的胃泌素受体促进胃酸分泌。M受体阻断剂阿托品和H2受体阻断剂均可有效阻断基础或食物刺激的胃酸分泌及乙酰胆碱、组胺对酸分泌的兴奋作用，而H2受体阻断剂甲氢咪呱同时还能抑制胃泌素的泌酸效应。故以往认为组胺是乙酰胆碱和胃泌素刺激胃酸分泌的最后通路，最近研究认为此种观点是错误的。目前认为三种刺激物分别通过特异受体用于壁细胞刺激胃酸分泌。乙酰胆碱和胃泌素还可通过促进组胺的释放影响酸的分泌。

在大鼠等动物的胃黏膜中含有大量的嗜铬细胞，此种细胞中的组胺脱羧酶可催化组氨酸生成组胺；在人胃黏膜中，肥大细胞丰富，是组胺的主要来源。

（2）抑制胃酸分泌的因素：生长抑素（SS）抗体中和SS后可使促泌酸效应剂的作用加强，同时还可翻转小肠中脂肪的抑酸效应，因而认为SS是抑制胃酸分泌的主要因素。目前认为降钙素基因相关肽（calcitonin-gene-related peptide, CGRP）、CCK、VIP、抑胃肽等肽类的抑酸作用都是通过促进D细胞分泌来发挥抑制作用的；壁细胞的泌酸效应依赖着SS和组胺的平衡作用。

（二）胃蛋白酶原

根据电泳图的移动特性、pH最适宜点和免疫的反应性，人的胃液中有7种不同的胃蛋白酶原。主细胞将胃蛋白酶原储存于具有包囊的分泌颗粒中，当囊泡充盈时酶的合成过程受抑制，然而还没有完全被抑制，因为胃蛋白酶原处于稳定而静息时的分泌速率约相当于最大兴奋时速率的1/5。胃分泌的刺激（迷走神经、组胺、胃泌素等）均可促使预先生成的胃蛋白酶原颗粒释放到腺腔中，连续刺激时胃蛋白酶原继续以高而持久的速率在分泌。而且在这些情况下，酶原就不经颗粒阶段而离开细胞。当分泌的刺激物停止时，主细胞合成胃蛋白酶原直至颗粒被恢复为止。胃蛋白酶原在强酸环境中或在已有的胃蛋白酶的作用下，可迅速被激活形成具有活性的胃蛋白酶。在酸性环境中胃蛋白酶可以水解蛋白质，它主要作用于蛋白质及多肽分子中含酪氨酸和苯丙氨酸的肽键上，其产物主要是胨和多肽。

（三）内因子

内因子是壁细胞分泌的一种糖蛋白，与维生素B_{12}结合形成复合物，维生素B_{12}才能在小肠被吸收。内因子缺乏致维生素B_{12}吸收障碍可产生恶性贫血。正常情况下内因子基础分泌量远远超过维生素B_{12}吸收所需要的量。引起胃酸分泌的各种刺激如迷走神经兴奋、促胰液素、组胺等均可促进内因子的分泌。

（四）黏液

当用刺激剂作用于胃黏膜时随即有丰富的黏液流出。胃的黏液是由表面上皮细胞、黏液颈细胞以及贲门腺和幽门腺共同分泌的。它是一种大分子的糖蛋白，亚单位分为两部分，即糖基化区和非糖基化区，4个亚单位通过二硫键形成完整的分子。糖侧链与蛋白的丝氨酸或苏氨酸相连接，每条侧链最多可达19 个糖分子。非糖基化的部分主要参与二硫键的形成即亚单位的组合，它也是酶水解的主要位点。由于糖蛋白的结构特点，黏液具有较高的黏滞性和形成凝胶的特性，正常人黏液在胃黏膜表面形成一个约500 μm的凝胶层，它具有润滑作用，可减轻粗糙食物对胃黏膜的机械性损伤。

（五）碳酸氢盐

胃内HCO_3^-主要是由非泌酸细胞分泌的，十二指肠与胃的分泌机制可能有所不同，在十二指肠，HCO_3^-从组织间液的渗漏可能较多。基础状态下胃液中HCO_3^-浓度为10 mmol/L左右，其分泌速率约为H^+分泌速率的5%，进食时其分泌速率的增加通常与H^+分泌速率的变化相平行。黏液和HCO_3^-共同构筑了一道胃黏液屏障，能有效阻挡胃内H^+向胃黏膜上皮的逆向弥散，保护胃黏膜免受H^+的侵蚀。

（六）胃黏膜的自我保护

胃或十二指肠黏膜具有自我保护机制，可防御胃酸、胃蛋白酶、药物及食物中有害物质的侵蚀。其中黏液碳酸氢盐屏障、上皮细胞的更新与修复、胃黏膜的血流量及黏膜组织中酸碱平衡在防御机制中发挥着重要作用。

1. 黏液–碳酸氢盐屏障

黏液是由胃表面上皮和胃腺颈黏液细胞分泌的，主要成分为具有黏滞性和水不溶性的糖蛋白凝胶。正常生理情况下，覆盖于黏膜上皮细胞表面的黏液凝胶层处于分泌和降解的动态平衡中。作用于胃黏膜的炭末和二氧化钛不能通过黏液层并被黏液捕捉于其上，这些示踪物质的固定位置表明胃黏液是表面黏液细胞的机械屏障，起着保护胃黏膜的作用。人胃、十二指肠黏膜表面的接触角平均为70° 和62° ，具有很强的疏水作用，这也是其保护机制的组成成分之一。用pH测量电极测得在胃黏液凝胶层存在着一个pH梯度，黏液层靠近胃腔面一侧呈酸性（pH=2左右），靠近上皮细胞面的黏液则呈中性或稍偏碱性（pH=7左右）。所以由黏液和HCO_3^-共同构筑的这一道屏障能有效阻挡胃内H^+向胃黏膜上皮的逆向弥散，保护胃黏膜免受H^+的侵蚀；黏液层接近中性的pH环境使胃蛋白酶的活性丧失；由于黏液凝胶的润滑作用，胃黏膜可免受食物中坚硬物质的机械性损伤。

2. 胃上皮细胞的更新

（1）上皮细胞的更新。包括增生、迁移、分化、衰老、脱落等过程。近年来的研究把胃上皮细胞分为11类，并根据各自增生力的大小将其分为四大类：①不分化细胞，包括壁细胞及其前体细胞、内分泌细胞和小结相关上皮细胞。②增生力较低下细胞，包括主细胞及其前体细胞。③增生力低下细胞，包括表面黏液细胞和颈黏液细胞。④增生力较高细胞，包括未分化细胞、表面黏液细胞前体细胞和颈黏液细胞前体细胞。胃峡部增生力较高细胞是一种具有多分化潜能的干细胞，此干细胞向上迁移逐渐变为成熟的表面黏液细胞，向下迁移则逐渐替换衰老的胃腺细胞。人壁细胞寿命为2～3个月；主细胞的寿命为半年左右；颈黏液细胞的更新周期为1～2周；而表面黏液细胞2～3天更新1次。在慢性胃炎等疾病中可见到增生区带中上皮细胞增生动力学的异常，具有增生力的细胞可越过增生区带，但并不抑制细胞DNA的合成及复制，病变严重时可能导致癌症的发生。

（2）调节黏膜细胞增生的因素。饮食、营养摄取以及其他因素共同调节着小肠干细胞的增生，使其增生率发生改变，但胃腔中营养物质对胃黏膜上皮细胞增生不发挥主要作用。许多肽类物质调节着胃、十二指肠上皮细胞的增生，其中表皮生长因子是最重要的有丝分裂原，而胃泌素、蛙皮素、胆囊收缩素、胰高血糖素以及血管活性肠肽也发挥着重要的作用。EGF除具营养作用外，还有快速的抑酸分泌效应，可以阻止黏膜损伤后氢离子的弥散。黏膜损伤后，其通透性加大，EGF通过作用于胃肠上皮细胞侧膜上的EGF受体，发挥其较长时间的促进黏膜修复作用，加速黏膜完整性的恢复。

3. 胃上皮细胞的修复

胃、十二指肠黏膜表面经常受到酒精性饮料、阿司匹林和一些有害物质的侵蚀而造成表面上皮细胞广泛的不可逆的损伤和脱落，但在损伤后的短时间内胃上皮细胞可快速重建，恢复完整的连续性，此过程即为胃上皮细胞的修复功能。上皮细胞的修复在黏膜损伤后的几分钟或者数小时即可出现，但此时上皮细胞的增生及广泛的炎症尚未发生。上皮细胞连续性的再构建是通过活细胞在基底膜上的迁移完成的。上皮细胞的迁移速率为1～2 μm/min，细胞形态从柱状上皮转化为立方上皮。细胞形态学恢复伴随着细胞跨膜电位以及离子转运特性的恢复。

电镜下可见迁移的细胞中含有大量的微丝，它在细胞的移动过程中发挥着重要的作用，故细胞骨架微丝破坏剂细胞松弛素B，可阻碍上皮细胞沿基膜迁移而抑制损伤黏膜的修复。秋水仙碱将微管解聚后对黏膜的损伤再修复无影响，因此提示微管在上皮细胞的修复中无作用。细胞借助膜受体与另一细胞的黏附分子相结合，对黏膜细胞的迁移发挥着重要的作用，因为抗层黏连蛋白抗体可抑制上皮的修复。Ca^{+}不仅促进上皮细胞在上皮损伤周围面沿基底膜移行，而且可促进上皮细胞间连接复合物的形成。对功能性胃黏膜屏障的恢复具有重要的意义。损伤细胞质膜面的碱性渗出液可加速修复过程，因而在临床急性大出血后，黏膜组织的缺血、缺氧所造成的代谢性酸中毒是胃溃疡病因学的一个重要因素。细胞损伤后释出的纤维蛋白、细胞碎片及黏液共同形成的黏液样冠在修复过程中主要起保护和促进作用，使胃黏膜不再接触毒物的侵蚀。

四、肠道生理功能

（一）小肠的功能

小肠每日分泌大量的肠液，含有黏蛋白对肠道具有润滑作用，因呈弱碱性，可保护肠黏膜免受从胃液中来的酸性侵蚀。小肠液含有胆汁、胰腺酶、肠腺分泌的致活酶和肠上皮脱落所释放的种类众多的消化酶，肠上皮刷状缘和胞质中尚存有丰富的消化酶，可对进入肠上皮的营养物质进一步消化，因而小肠是食物消化和吸收最重要的部位。小肠尚是一个复杂的运动器官，对肠液与食物的混合以及使食糜以适当的速率在肠腔中推进起着非常重要的作用。

1. 小肠消化与吸收

（1）大部分水分、食物在十二指肠和空肠吸收，回肠主要吸收胆盐和维生素B_{12}。

蛋白质的消化与吸收蛋白质在肠腔中经膜蛋白分解酶（内肽酶：胰蛋白酶、胃蛋白酶和弹力蛋白酶；外肽酶：羧基肽酶和氨基肽酶）进行一系列的分解，1/3产物为氨基酸，2/3为寡肽，寡肽再由刷状缘的寡肽酶分解成氨基酸而最后经肠细胞基底侧的转运系统主动吸收入血，部分含有脯氨酸和轻脯氨酸的二肽可不经进一步水解而直接吸收入血，小肠壁的氨基酸转运系统包括中性氨基酸载体（主要转运蛋氨酸和亮氨酸）、碱性氨基酸载体（转运精氨酸和赖氨酸）、酸性氨基酸载体（转运门冬氨酸和谷氨酸）和亚氨基酸及甘氨酸载体（转运脯氨酸、轻脯氨酸和甘氨酸）等。

（2）糖类的消化与吸收肠腔中膜腺分泌的淀粉酶将淀粉水解成糊精、麦芽寡糖和麦芽糖等寡糖，再经小肠刷状缘上的糊精酶和麦芽糖酶分解成葡萄糖，刷状缘上还有燕糖酶和乳糖酶，分解燕糖为葡萄糖和果糖，分解乳糖为半乳糖和葡萄糖，上述分解后的单糖经过一种依赖于钠泵的载体主动转运入血。

（3）脂类的消化与吸收脂肪在肠内经胆盐乳化后，在胰脂肪酶的作用下分解为脂肪酸和甘油一酯，然后与胆固醇、胆盐一起，形成混合微胶粒，以扩散的方式穿过覆盖于黏膜表面的不流动水层而到达肠壁细胞的刷状缘。在微绒毛上，混合微胶粒逐渐释出甘油一酯、脂肪酸和胆固醇，这些消化产物能透过微绒毛的脂蛋白膜而进入细胞内，胆盐则留在肠腔内被重新利用，或在回肠内重吸收入门静脉，形成肠–肝循环。进入上皮内的脂肪酸和甘油一酯很快再合成甘油三酯，在滑面内质网合成乳糜微粒，经高尔基复合体分泌出去，进入中央乳糜管，而后进入血液循环。

食物中的各种磷脂，经磷脂酶水解后形成甘油、脂肪酸、磷酸盐及其他化合物，吸收入上皮细胞又重新合成磷脂，也以乳糜微粒的形式运载入乳糜管。肠道内的胆固醇只能以游离的形式被吸收，主要以上述乳糜微粒的形式经淋巴系统入血液循环。

（4）水和电解质的吸收：进入肠腔的水和电解质，90%在小肠被吸收。水分的吸收是一个被动扩散的过程，是随着电解质的主动转运而转运的。不同的电解质在各段肠管的吸收机制不尽一样。空肠吸收肠内容物中约50%的钠，主要是伴随葡萄糖的吸收而被动吸收后，大部分通过Na^+–H^+交换而主动吸收的。回肠吸收肠内容物中约25%的钠，主要通过Na^+–H^+和Cl^-–HCO_3^-交换机制进行的，是一个主动的过程。K^+的吸收是一个被动过程，大部分在空肠吸收。钙和铁必须以游离的形式才能被吸收，前者主要通过肠黏膜上的钙结合蛋白而主动转运，维生素D促进钙的吸收，进入胞质后在线粒体贮存，需要时可随时运出，在浆膜侧，通过Na^+–Ca^{2+}交换体系将钙运出。铁的吸收主要在十二指肠和近端空肠，受机体对铁的需要所调节。肠腔内Cl^-大部分在空肠内伴随钠的吸收而被动吸收的，在回肠以与HCO_3^-交换的形式而主动转运。HCO_3^-的转运是一个主动过程，可直接转运或通过分泌H^+而吸收。

2. 小肠运动

肠管的收缩运动有两种基本形式，即紧张性收缩和节律性收缩，前者主要是维持肠管的张力，使肠管保持一定的形状，后者是肠壁的一种固有运动，受基本电节律调节。根据与进食的关系，分为消化期运动和消化间期运动。

（二）大肠的功能

大肠继续吸收从小肠排入的部分水分和电解质，参与机体对水、电解质平衡的调节，形成和排出粪便。

1. 大肠的分泌、吸收和排泄

大肠黏膜含有大量的杯状细胞，能分泌黏液以保护肠黏膜和润滑粪便。结肠的水盐吸收主要在升结肠和横结肠进行，Na^+的吸收靠钠泵完成，受醛固酮的调节，Cl^-的吸收通过Cl^-–HCO_3^-交换机制进行，K^+和水分子通过被动扩散吸收。结肠内的菌群能产生维生素K和B族维生素复合物，细菌中的酶能分解食物残渣和植物纤维。糖及脂肪经细菌分解称为发酵，蛋白质经细菌分解称为腐败，分解的产物大部分不被吸收，随粪便排出，其中产生的气体和经吞入的大量气体以及由血液扩散来的气体大部分可被重吸收，CO_2经肺呼出，当肠的血液循环障碍致肠壁吸收气体功能降低或肠梗阻时，导致气体排出障碍，可出现腹胀。

2. 大肠的运动

结肠的慢波起源仍不很清楚，一般认为起源于环行肌，与小肠相比，其节律很不规整，在升结肠和降结肠存在高、低两种节律的电活动，高节律平均为每分钟10.9次，而低节律为每分钟4.2次。结肠的运动表现为以下几种形式：①袋状往返运动，这种运动波之间不协调一致，无推进作用，但有利于结肠水和电解质的吸收。②分节运动和多袋推进运动，这种运动使肠内容物缓慢下移。③蠕动，其推进效率高，以1～2 cm/min的速度稳定地向前推进。④集团运动：是结肠一种较为强烈的收缩运动，可使肠内容物推进达15 cm，迅速通过脾曲进入降结肠和乙状结肠，进食时的胃结肠反射可产生这种运动。结肠的运动同样受肠神经系统、外来神经和体液的调节，结肠的正常运动使粪便等废弃物得以正常排泄。

第三节 老年消化系统疾病的病理生理学改变

一、消化吸收功能障碍

引起消化吸收不良的病因很多，从发病机制出发可分为：肠腔内消化不良、肠黏膜消化吸收不良和营养物质移出障碍。

（一）肠腔内消化不良常见因素

1. 胰腺功能不足

肠腔内消化以胰酶最为重要，胰腺实质破坏（如胰腺炎）或导管阻塞都可使胰腺分泌不足，酶活性低下，从而使脂肪、蛋白消化发生障碍，出现脂肪泻和肉质泻。胃酸分泌亢进（如卓-艾综合征）使十二指肠与空肠的pH降低，肠腔内胰酶的活性也受抑制。

2. 胆盐代谢障碍

胆盐对脂肪的乳化、中性脂肪水解产物的转运和透入肠黏膜细胞均起重要作用。肠道胆盐不足将影响脂肪及脂溶性维生素的消化吸收。肝实质病变（如肝炎、肝硬化），肝内及肝外性淤胆，回肠切除或炎症使胆盐肝肠循环障碍，药物（如新霉素、碳酸钙、消胆胺）使胆盐沉淀，均可使胆盐不足而致消化吸收不良。

3. 胃大部切除

切除后约半数患者发生消化吸收不良。其原因可能是：①食物进入肠道太快，未能充分消化。②食物不经十二指肠，使促胰液素、胆囊收缩素-促胰酶素分泌不足，使腹液及胆汁生成减少。③迷走神经切除使胰、胆功能减退。④胃酸减少，中性或碱性的上段小肠内容物使细菌繁殖，引起胆盐去结合；胃切除使内因子缺乏，引起B族维生素吸收障碍。

4. 小肠内细菌过度繁殖

常引起脂肪、B族维生素吸收不良。这是因为：①肠内细菌使胆盐去结合生成游离胆汁酸，使脂肪不能很好地形成微胶粒。②游离胆汁酸可致散在性肠黏膜损伤，影响脂肪在细胞内的转运。③细菌代谢产物损伤肠黏膜，使消化酶的分泌减少。细菌过度繁殖常见于小肠多发性憩室及盲袢综合征。

5. 小肠运动障碍

见于小肠炎症、甲状腺功能亢进、类癌综合征及迷走神经切断术后，引起肠运动加速，使食糜通过太快，消化和吸收不充分，而糖尿病、硬皮病则使小肠运动过缓，影响小肠的净化作用，使小肠上段细菌过度生长，引起消化吸收不良。

（二）肠黏膜消化吸收不良常见原因

1. 黏膜上皮微绒毛病变

小肠黏膜上皮细胞微绒毛上有多糖酶，其底部有多种双糖酶，是淀粉消化生成的双糖消化的主要部位，双糖分解成单糖通过钠泵相联系的特殊载体系统被吸收。如果微绒毛表面缺乏双糖酶、载体或广泛的微绒毛破坏，均可造成膜消化吸收障碍。此可见于先天性乳糖酶缺乏症、先天性麦芽糖-燕糖吸收不良症。乳糖酶缺乏症患者在饮用乳汁或乳制品时即发生腹泻。此确诊需进行空肠黏膜活检并测定双糖酶活性（包括异麦芽糖酶、麦芽糖酶Ⅱ、麦芽糖酶Ⅲ、蔗糖酶和乳糖酶）。此外，肠激酶亦存在于微绒毛表面，在患腹内癌瘤进行放疗时，肠黏膜细胞增生受抑制，可引起获得性肠激酶缺乏症，临床表现为蛋白质消化不良与严重腹泻。

2. 小肠细胞病变

表现为先天性转运缺陷、葡萄糖-半乳糖吸收不良、胱氨酸尿症、B族维生素吸收缺陷。

3. 小肠浸润性病变

可由多种感染与非感染因子引起，如局限性肠炎、淋巴瘤、嗜酸性细胞肠炎、沙门氏菌感染、寄生虫感染（如钩虫病、梨形鞭毛虫病、姜片虫病、血吸虫病等）。由于小肠具有巨大的消化吸收的储备能力，因此病变比较广泛，使小肠黏膜的有效消化吸收面积大幅减少，或小肠切除、短路手术后也可出现消化吸收异常。

二、营养物质移出障碍

即肠道移出吸收相异常，主要包括：淋巴管阻塞性病变，如小肠淋巴管扩张症、局限性肠炎、小肠淋巴瘤等均直接或间接地存在淋巴循环障碍，并由于肠壁内小淋巴管内压增高，导致淋巴管扩张、破裂或影响肠黏膜细胞使其滑面内质网合成的乳糜微粒通过高尔基体进入乳糜管发生障碍，造成脂肪吸收障碍；心血管疾病引起血液回流受阻，如充血性心力衰竭、缩窄性心包炎、肠系膜血管闭塞症等均可使小肠血液循环障碍，直接影响肠壁吸收或间接影响淋巴循环。

三、分泌功能障碍

（一）消化道的黏液分泌及其障碍

消化道黏膜上皮都含有分泌细胞，一般都能分泌黏液，黏液中含有多种大分子物质如蛋白质、糖蛋白、黏多糖和血型物质等，其中糖蛋白是黏液的主要组成成分。黏液在消化道主要起润滑及保护屏障作用。特别是胃的黏液具有重要的生理作用。

胃的黏液主要由黏膜表层上皮细胞分泌，幽门腺、贲门腺和胃底腺的黏液细胞亦可分泌黏液。由黏膜表层上皮细胞分泌的黏液酸化形成乳白色为可见的黏液，又称不溶性黏液，黏稠度很大。一般认为表层上皮细胞分泌黏液是持续地、自发地进行的。当机械或化学刺激引起胃酸分泌时，它们的分泌也增加。由贲门腺、幽门腺、胃底腺黏液细胞所分泌的为可溶性黏液，它的主要成分为可溶性糖蛋白，空腹时胃液中不存在这种黏液。迷走神经兴奋或拟副交感药物刺激均能引起它的分泌。黏液受pH的影响，pH增高（pH 5）时黏稠度增加呈胶冻状，pH降低黏稠度和黏附性也降低。胃黏液在胃黏膜表面形成1～1.5 mm厚的黏液层。它除了一般的滑润及防护屏障作用外，胃黏液层可防止高浓度盐酸或其他有害物质腐蚀或损伤胃黏膜，胃黏液可中和胃酸和减弱胃蛋白酶的活性。如100 mL黏液可中和40 mL 0.1 mmol/L的盐酸。黏液屏障与黏膜屏障是两个不同的概念。黏液本身对小的离子（如H^+和Cl^-）的弥散不具有屏障作用。而胃黏膜可防止H^+迅速由胃腔侵入扩散并防止Na^+从黏膜迅速向胃腔弥散。正常情况下，胃黏膜屏障使黏膜内和胃腔之间维持着很大的离子浓度梯度。许多化合物可以破坏胃黏膜屏障，如高浓度（约300 mmol浓度）的盐酸、醋酸、胆酸、酒精、水杨酸、短链脂肪酸、溶血卵磷脂、

EDTA（可络合钙而损害上皮细胞之间的紧密连接）、尿素、乙酰唑胺、高渗葡萄糖、去污剂、某些局部麻醉剂等。所有这些物质在一定浓度并与胃黏膜接触一定时间后，都可使胃黏膜的通透性增加。当黏膜屏障被破坏后，Na^+进入胃腔，而H^+则由胃腔进入黏膜，引起胃液中Na^+浓度升高而H^+浓度降低。进入黏膜内的H^+又可进一步刺激胃酸和胃蛋白酶的分泌及组胺的释放，加重胃黏膜的损伤，产生胃黏膜肿胀出血等后果。

（二）胃液的分泌及其障碍

胃液是胃多种细胞分泌的混合液，含水量为91%～97%。正常人空腹24 h胃液分泌量为1.5～2.5 L，此为基础胃液分泌量。夜间12 h分泌量约400 mL，进食情况下胃液的分泌量可大幅增加，称消化期胃液分泌。一般进食后半小时左右达高峰，后开始回降，2 h左右基本上恢复到正常水平。

胃液中主要包括以下几种成分：①壁细胞分泌的盐酸及内因子。②主细胞分泌的胃蛋白酶原。③黏液细胞分泌的黏液蛋白（如上述）。④嗜银细胞或APUD细胞产生的激素。

胃液分泌障碍可表现为胃液分泌过多和减少。

1. 胃液分泌过多

一些精神刺激引起迷走神经兴奋性增高时，胃液分泌增多。十二指肠溃疡和慢性胃炎的早期常伴有胃液分泌增多。胰岛胃泌素瘤可大量分泌胃泌素导致胃液分泌过多。腹腔内脏器官的病变有时通过腹腔神经丛或肠壁神经丛的迷走–迷走反射也可致胃液分泌增多，如胆囊炎、阑尾炎、腹膜炎等。胃液分泌增多常伴有胃酸和胃蛋白酶的增多，从而促进消化性溃疡的发生和加重。胃酸过多可引起胃蠕动亢进和痉挛，产生疼痛；胃酸过多胃酸可反流入食管引起剑突后的烧灼感。有时胃酸过多还可引起胃排空延缓，出现反射性胃潴留和上腹饱胀感。

2. 胃液分泌减少

精神抑郁、悲痛 、恐惧和剧烈的痛刺激可抑制胃酸的分泌。疾病情况下如发热、脱水、营养不良、贫血等都可致胃液分泌减少，胃本身的病变（如急性胃炎、慢性萎缩性胃炎、胃癌等）由于胃腺的大量破坏和萎缩，胃液分泌可明显减少或缺失。部分胃溃疡患者胃液分泌也可减少。胃液分泌减少常伴有胃蛋白酶活性降低，导致蛋白质消化障碍。由于胃酸减少，十二指肠酸度降低，使幽门括约肌弛缓及关闭不全。消化不全的食物进入十二指肠增多，加重肠内消化负担，使肠蠕动加强，引起腹泻，大便内出现消化不全的食物。胃酸减少还可出现胃排空延缓、食物滞留胃内，胃酸减少使胃内细菌容易繁殖，导致食物腐败、发酵，产生大量气体及有毒物质，引起胃痛、饱胀、恶心、呕吐和食欲不振。

四、运动功能障碍

运动功能障碍可根据其发病机制分为以下几类。①肌源性病变：由缺血、缺氧、中毒等各种原因引起的消化道肌肉代谢障碍、变性坏死，导致运动障碍。②神经源性病变：支配胃肠道的神经损伤或功能障碍，包括肠内神经丛的病变，导致消化道运动功能障碍。③激素调控失调：由激素或体液因素的分泌、活性异常，导致运动障碍。④受体质量异常：由于受体的缺陷，量或质的改变导致运动功能障碍。

以上分类不适于临床应用，有些疾病所致的胃肠运动障碍是几种机制共同作用的结果。因此，一般多采取以解剖部位为主，结合病因发病学的方法，对消化道运动障碍进行如下分类。

1. 食管运动障碍

①失弛缓症。②弥漫性食管痉挛。③硬皮病。④糖尿病。⑤神经肌肉疾病（重症肌无力、肌紧张性营养不良、延髓灰白质炎、多发性硬化症等）。

2. 胃运动障碍

（1）胃排空加速：①倾倒综合征。②十二指肠溃疡。③卓-艾综合征。④呕吐。

（2）胃排空减慢：①糖尿病性胃病变。②迷走神经切断后的胃滞留。③特发性胃实麻痹。④胃节律不齐。⑤胃食管反流。⑥萎缩性胃炎与恶性贫血。⑦神经性呕吐。⑧神经肌肉性疾病。

3. 小肠运动障碍

（1）小肠排空加速：①短肠综合征。②激惹性肠病。③甲状腺功能亢进。④细菌毒素（霍乱）。⑤神经紧张。⑥胃切除。⑦类癌综合征。⑧胰霍乱。

（2）小肠排空减慢：①特发性便秘。②激惹性肠病。③溃疡性结肠炎。④乳糜泻。⑤肠道疾病。⑥自主神经疾病。

4. 大肠运动障碍

（1）大肠运动亢进：①单纯性腹泻。②激惹性肠病。

（2）大肠运动减弱：①单纯性便秘。②结肠憩室病。③巨结肠症。

五、病理生理改变

（一）胃食管反流病

正常情况下，食管廓清能力是依靠食管的推动性蠕动、唾液的中和作用、食团的重力和食管黏膜下分泌的碳酸氢盐等多种因素发挥其对反流物的清除作用，以缩短反流物和食管黏膜的接触时间。其中推进性蠕动最为重要。引起胃食管反流病的先决条件是胃内容物越过下食管括约肌（lower esophageal sphincter，LES）反流至食管内，而食管本身不能将反流物尽快清除，造成胃内容物在食管内的长时间滞留，胃内容物中酸是最主要的致病因素。胃食管反流病（GERD）抗反流屏障是指食管和胃交接的解剖结构，包括食管下括约肌（LES）、膈肌脚、膈食管韧带、食管与胃底间的锐角（His角）等，其各部分结构和功能上的缺陷均可造成胃食管反流，其中最主要的是LES的功能状态。抗反流屏障的损伤是GERD病理生理学最重要的方面。GERD发病的主要病理生理基础是食管胃运动动力障碍，包括食管体部的运动功能、LES功能及胃运动功能障碍。引起这些功能障碍的原因除了解剖结构的异常（如食管裂孔疝）外，某些疾病（如糖尿病）、药物（如钙拮抗药、地西泮、茶碱等）和食物（如高脂食物、巧克力、咖啡）、某些激素（如胆囊收缩素、促胰液素、胰高血糖素、血管活性肠肽等）都可能导致LES功能障碍，引起反流。

老年人是GERD的高发人群，老年人易患GERD的可能机制如下：

1. 唾液和碳酸氢盐的分泌减少

唾液和碳酸氢盐能够中和或稀释反流物。口干症的发病随着年龄的增加而增加，在65岁以上的老年患者中，近30%的患者患有口干症。可能的原因包括药物、慢性疾病以及头颈区域的放疗。

2. 食管运动功能减弱或发生障碍

正常的食管动力是对抗反流发生以及成功进行反流物清除的基础。不少研究关注老年人或老年GERD患者食管运动功能，发现老年人异常食管动力的发生率远高于年轻人，包括LES、上食管括约肌（upper esophageal sphincter，UES）压力下降、食管体部蠕动波幅下降、传导减慢等异常。老年GERD患者异常食管动力比例接近50%，而非老年GERD患者异常食管动力比例仅23%。

3. 食管裂孔疝

食管裂孔疝是GERD发病的重要原因之一，食管裂孔疝的存在和大小与GERD患者食管黏膜破损的严重程度呈部分相关。随着年龄的增加，食管裂孔疝变得越来越常见，在60 岁以上的老年人中其发生率可达60%。

4. GERD发生的风险因素

肥胖、肝脂肪变性及糖尿病为GERD发生的高危因素，体重指数（BMI）＞30的个体，患GERD风险增加约2倍；肝脂肪变性的严重度与RE的发病率以及严重度呈正相关；中心性肥胖以及食管裂孔疝与RE呈正相关。而老年人此类疾病的发生率明显高于年轻人。

（二）消化性溃疡

在导致各类胃炎的病因持续作用下，黏膜糜烂可进展为溃疡。消化性溃疡发病的机制是胃酸、胃蛋白酶的侵袭作用与黏膜的防御能力间失去平衡，胃酸和胃蛋白酶对黏膜产生自我消化。保持黏膜完整的因素主要有以下几点。①顶端屏障：主要由特殊的顶端细胞膜和胃黏膜细胞的紧密连接复合物组成。②前列腺素：胃、十二指肠黏膜合成多种前列腺素，其中以前列腺素E2（PGE2）和前列腺素I2（PGI2）最重要，可增加黏膜血流量，增加碳酸氢盐和黏液分泌。③黏液：黏液中多聚体糖蛋白是构成黏液黏滞性和凝胶性的主要成分。④碳酸氢盐（HCO_3^-）：HCO_3^-由胃上皮细胞分泌，刺激胃黏膜HCO_3^-分泌的因子有H^+浓度增加、PGE2、抗胆碱能药物、缩胆囊素等。⑤黏膜血流量：是保持黏膜完整的重要因素。⑥黏膜的修复和重建。

如果将黏膜屏障比喻为“屋顶”，胃酸、胃蛋白酶比喻为“酸雨”，漏“屋顶”遇上虽然不大的“酸雨”或过强的“酸雨”腐蚀了正常的“屋顶”都可能导致消化性溃疡发生。部分导致消化性溃疡发病的病因既可以损坏“屋顶”，又可增加“酸雨”。消化性溃疡与其常见病因的临床关联如下。

1. Hp感染

Hp感染是消化性溃疡的主要病因，致病机制Hp经口进入胃内，部分可被胃酸杀灭，部分则附着于胃窦部黏液层，依靠其鞭毛穿过黏液层，定居于黏液层与胃窦黏膜上皮细胞表面，一般不侵入胃腺和固有层内。一方面避免了胃酸的杀菌作用，另一方面难以被机体的免疫功能清除。其对胃黏膜炎症发展的转归取决于Hp毒株及毒力、宿主个体差异和胃内微生态环境等多因素的综合结果。

十二指肠球部溃疡患者的Hp感染率高达90%～100%，胃溃疡为80%～90%。同样，在Hp感染高的人群，消化性溃疡的患病率也较高。根除Hp可加速溃疡的愈合，显著降低消化性溃疡的复发。

Hp在消化性溃疡中的作用日益引起人们的关注。Hp是一种革兰阴性细菌，寄生于胃窦黏膜上皮与黏液层的界面上。流行病学资料显示，90%以上的十二指肠溃疡、75%以上的胃溃疡患者存在Hp感染，这种感染率随年龄增加而递增。经药物治疗痊愈的消化性溃疡患者若Hp阳性则极易复发。

Hp致病的基本过程目前认为是胃黏膜受Hp感染，在其毒性因子作用下，出现局部炎症反应及高胃泌素血症，生长抑素合成、分泌水平降低，胃蛋白酶及胃酸水平升高，造成胃、十二指肠黏膜损伤。

Hp的毒性因子有多种，主要包括4个方面。①Hp的螺旋性外形及其运动性：人们发现Hp的螺旋性外形及鞭毛使其具有较高的运动性，其运动能力越强Hp的毒性越强。② Hp的黏附性：目前已证实Hp有多种黏附素（如菌毛凝集素、60 ku的黏附素、19.6 ku毛样蛋白及甘露醇）不依赖性凝集素。相应多种Hp受体已被证实，如磷脂酰乙醇胺（主要存在于胃黏膜细胞、红细胞）、唾液神经节苷脂、副球蛋白、Ⅳ型胶原及黏液等。③Hp的酶：Hp可分泌多种高活性的酶，如尿素酶可与内源性尿素作用，产氨形成自身的保护层，活性越强，Hp毒性越强；过氧化氢酶可保护细菌免受中性粒细胞产生的过氧化氢的损伤，对抗活性自由基的作用；乙醇脱氢酶能使乙醇变成高毒性的乙醛，乙醛可与胃黏膜蛋白作用形成乙醛加合物，此加合物的形成及乙醛的脂质过氧化作用可能是胃黏膜损伤、溃疡形成的重要因素。④细胞毒素：空泡毒素A（Va A）是Hp uac A编码产生的一种使细胞空泡变性的毒素，现证实其分子由7个左右的95 ku的蛋白单体组成的700～900 ku蛋白聚合体，起毒性作用，与多种离子通道转运蛋白及壁细胞H^+、K^+–ATP酶分子具有同源性。

Hp还可产生多种炎症诱导介质，如血小板激活因子、白三烯、磷脂酶A2，均是炎症反应的强诱导物质。人们发现在Hp生长的培养基中以及十二指肠溃疡局部活检标本中均可发现这些诱导介质存在。其中Hp表达的磷脂酶A，可将细胞膜磷脂转为花生四烯酸，进一步转变为白三烯、前列腺素或血栓烷素，后者是一种趋化因子，能改变细胞膜的通透性。另外，磷脂A尚可代谢产生另一细胞毒性产物即溶血卵磷脂可直接引起组织损伤，也是血小板激活因子的前体。除上述作用外，可溶性Hp表面蛋白还可诱导活性超氧离子释放，IL–2 受体和HLA–DR表达、IL–1及TNF合成，以及直接或间接引起趋化因子产生，诱导中性粒细胞聚集。

Hp感染可产生高胃泌素血症。Hp感染阳性者24 h餐食刺激、蛙皮素刺激及胃泌素释放肽刺激的血清胃泌素水平明显高于Hp阴性患者。造成胃泌素血症的原因目前尚不明确，推测是由于胃泌素释放的负反馈机制受到了破坏。Hp感染，在其尿素酶作用下，局部氨水平上升，造成胃窦与细胞表面局部相对低酸环境，从而刺激其持续高水平分泌胃泌素。一些研究显示Hp感染而无溃疡形成者，其胃泌素水平虽然高，但胃酸分泌是正常的。十二指肠溃疡患者Hp根除后，胃泌素水平可明显降低，但胃酸分泌无明显变化，提示Hp与胃酸分泌间的关系可能尚存在另外机制的制约。Hp对胃蛋白酶原分泌有明显刺激作用，Hp感染者胃蛋白酶原PG Ⅰ和PG Ⅱ 明显升高，Hp清除可有意义地降低PG Ⅰ和PG Ⅱ水平。

2. 药物

长期服用NSAIDs、糖皮质激素、氯吡格雷、化疗药物、双磷酸盐、西罗莫司等药物的患者可以发生溃疡。NSAIDs是导致胃黏膜损伤最常用的药物，有10%～25%的患者可发生溃疡。常见非甾体抗炎药（non-steroidal anti-inflammatory drugs，NSAIDs）如阿司匹林、对乙酰氨基酚等非特异性环氧合酶（cyclooxygenase，COX）抑制剂。COX是花生四烯酸代谢的限速酶，有两种异构体：结构型COX-1和诱生型COX-2。COX-1 在组织细胞中微量恒定表达，有助于上皮细胞的修复。COX-2主要受炎症诱导表达，促进炎症介质的产生。非特异性COX抑制剂旨在抑制COX-2，从而减轻炎症反应，但因特异性差，同时也抑制了COX-1，导致维持黏膜正常再生的前列腺素E不足，黏膜修复障碍，出现糜烂和出血，多位于胃窦及球部，也可见于全胃。肠病灶溶剂型的NSAIDs虽可减轻对胃黏膜的局部损伤作用，但因NSAIDs致胃黏膜病变的主要机制是通过小肠吸收后对黏膜COX-1抑制，因此，肠溶剂型的NSAIDs依旧可以导致急性胃炎、消化性溃疡等。抗肿瘤化疗药物在抑制肿瘤生长时常对胃肠道黏膜产生细胞毒作用，导致严重的黏膜损伤，且合并细菌和病毒感染的概率增加。此外，口服铁剂、氯化钾及过量食用辣椒等刺激性食物也可致胃黏膜糜烂、溃疡的发生。

3. 黏膜抗消化能力降低

胃、十二指肠黏膜防御屏障功能的破坏是胃、十二指肠黏膜组织被胃酸与胃蛋白酶消化而形成溃疡的重要原因。正常胃和十二指肠黏膜通过胃黏膜分泌的黏液（黏液屏障）和黏膜上皮细胞的脂蛋白（黏膜屏障）保护黏膜不被胃液所消化。胃黏膜分泌的黏液形成黏液膜覆盖于黏膜表面，可以避免和减少胃酸和胃蛋白酶同胃黏膜的直接接触（胃酸和胃蛋白酶是从腺体通过腺体开口处陷窝以喷射的方式分泌到表面黏液层），碱性黏液还具有中和胃酸的作用，黏膜上皮细胞膜的脂蛋白可阻止胃酸中氢离子逆向弥散入胃黏膜内。当胃黏液分泌不足或黏膜上皮受损时，胃黏膜的屏障功能减弱，抗消化能力降低，胃液中的氢离子便可以逆向弥散入胃黏膜，一方面损伤黏膜中的毛细血管，促使黏膜中的肥大细胞释放组胺，引起局部血液循环障碍，黏膜组织受损伤；另一方面可触发胆碱能效应，促使胃蛋白酶原分泌，加强胃液的消化作用，导致溃疡形成。氢离子由胃腔进入胃黏膜的弥散能力在胃窦部为胃底的15 倍，而十二指肠又为胃窦的2～3倍，故溃疡好发于十二指肠和胃窦部可能与此有关。

4. 胃液的消化作用

长期大量研究表明，溃疡病的发病是胃和十二指肠局部黏膜组织被胃酸和胃蛋白酶消化的结果。十二指肠溃疡时可见分泌胃酸的壁细胞总数明显增多，造成胃酸分泌增加。空肠与回肠内为碱性环境，一般极少发生这种溃疡病。但做过胃空肠吻合术后，吻合处的空肠则可因胃液的消化作用而形成溃疡。这均说明胃液对胃壁组织的自我消化过程是溃疡病形成的原因。

5. 遗传易感性

部分消化性溃疡患者有该病的家族史，提示可能的遗传易感性。正常人的胃黏膜内，大约有10亿壁细胞，平均每小时分泌盐酸22 mmol，而十二指肠球部溃疡患者的壁细胞总数平均为19 亿，每小时分泌盐酸约42 mmol，比正常人高出1倍左右。但是，个体之间的壁细胞数量也有很大的差异，在十二指肠球部溃疡和正常人之间存在显著的重叠现象。

6. 胃排空障碍

十二指肠-胃反流可导致胃黏膜损伤；胃排空延迟及食糜停留过久可持续刺激胃窦G细胞，使之不断分泌促胃液素。应激、吸烟、长期精神紧张、进食无规律等是消化性溃疡发生的常见诱因。尽管胃溃疡和十二指肠球部溃疡同属于消化性溃疡，但胃溃疡在发病机制上以黏膜屏障功能降低为主要机制，十二指肠球部溃疡则以高胃酸分泌起主导作用。

（三）肠易激综合征

肠易激综合征（irritable bowel syndrome，IBS）是在世界范围内影响人类健康的一种主要疾病。我国调查资料显示，具有IBS症状者的比例与西方国家相似。一般人群中10%～22%的成人有与IBS相符的症状，女性稍占优。一般发生于青年，但老年的发病率也不低。值得注意的是，有IBS症状的成人实际上只有14%～50%会因此而求医。即使这样，仍占消化门诊患者的25%～50%。

1. 病因

IBS的病因未明，一般认为可能存在多种因素。目前受到广泛重视的有精神（心理）和食物两大因素，至少对IBS的临床表现有主要影响。

（1）精神因素。据报道，40%～50% IBS患者有心理障碍或精神异常的表现，包括个性改变、焦虑、抑郁、癔病、精神症状体化等。80%以上IBS患者的发作和加重与心理因素有明显的关系。临床上有半数以上的IBS患者存在失眠、多梦、易怒、易激动、头晕、头痛等精神症状。心理紧张（如焦虑、激动、抑郁、恐惧等）可引起自主神经功能紊乱，引起结肠运动及分泌功能失调，以致发生IBS。

对大多数IBS患者而言，应激可加重肠道的症状。有报道认为，IBS患者常有紧张的生活经历，包括心理疾病，如明显的抑郁；个性类型，如长期的生活焦虑和烦恼；环境因素，如婚姻、子女、双亲的问题，对工作和职业的担忧等。但有关应激和IBS之间的关系尚未明确证实。对此目前有两种观点，其一认为IBS是机体对各种应激的超常反应；其二认为精神因素并非直接病因，但可诱发和（或）加重症状，促使患者就医。

（2）饮食因素。食物因素不是IBS的病因，但部分IBS患者却对某些食物不耐受。若消化道症状完全是由于对某些食物成分（如乳糖）吸收不良所引起，则不属于IBS，如乳糖不耐受症。某些食物（如麦面类、谷类、奶制品、糖果）通常可促发或加重IBS症状，可能是由于对其耐受差或过敏，抑或是肠道菌群失调而影响食物的肠内代谢。另有一些食物易产气或可明显影响胃肠动力。纤维食物（包括可溶性和不可溶性纤维）可使肠腔扩张和蠕动增加，食物中纤维过少，可引起肠运动功能紊乱并与IBS有关。

（3）肠道菌群失调。正常人肠道以厌氧菌为主，其中粪杆菌、双歧杆菌、真杆菌为多，需氧菌则以肠杆菌占优势。食物种类可影响正常人肠道菌群中厌/需氧菌的比例。有研究显示，腹泻型IBS患者的粪培养中，厌氧菌明显低于正常人，而需氧菌计数则增高。

但菌群失调是IBS的病因抑或腹泻及抗生素应用的继发表现尚未确定。

2. 发病机制

有关IBS的发病机制尚不完全明了。IBS的症状如慢性腹痛、腹部不适或腹胀、腹泻或便秘由特定的外周机制引起，其中以中枢和外周疼痛过敏最为重要。尽管近年在IBS的病因和发病机制上学者们做了一系列研究，但其详细的病因和发病机制目前尚不完全明确。大量研究表明IBS可能涉及多种因素，包括内脏高敏感性、脑-肠轴功能失调、肠道动力异常、肠道细菌感染与菌群失调、遗传与免疫因素、精神心理因素等。肠道传输和直肠排空异常、肠道腔内刺激物或消化不良的碳水化合物、脂肪、胆汁酸过剩、肠腔内和黏膜的刺激物改变黏膜的通透性、肠道内分泌细胞的产物及对炎性反应或胆汁酸合成变化的遗传敏感性，引起免疫激活或炎性反应的产生。

（1）内脏高敏感与中枢神经系统过度警觉。内脏高敏感与IBS相关性早已提出，IBS时内脏的过敏症发生率为20%～90%。传入神经的敏感性，在肠的水平上自主神经系统（外周敏感性）和脊髓背角神经敏感性（中枢敏感性）、社会心理因素/精神疾病影响传入信号途径，它们相互作用导致严重的内脏痛。内脏高敏感是IBS病理生理学的标记，人和啮齿动物各种应激均可影响内脏敏感性。新近研究发现促皮质素释放因子（CRF）和肥大细胞在外周内脏敏感性中发挥主要作用，CRF受体拮抗剂可阻止过敏反应，肥大细胞稳定性可保持结肠上皮的屏障功能。

动物模型的研究指出，不同的生理应激、物理或免疫起源在IBS的病理生理学上发挥关键作用，特别是症状的开始应激实验模型，当动物接受急性和慢性应激时，发现触发和永存因子决定应激对内脏敏感性和脑-胃肠轴相互作用的影响。新近研究发现，重复用热刺激腿和直肠后，IBS患者内脏或皮肤内脏疼痛的敏感性增高，此种疼痛的敏感性增高可用氢溴酸右美沙芬（美沙芬）所阻止。有研究证明重复刺激引起内脏、躯体继发双向性痛觉敏感机制增加，且可被N-甲基-D-天门冬氨酸介导，因此它可能是将来IBS治疗的靶。

IBS时疼痛的中枢机制，用感觉实验和神经功能影像学证实，这些中枢性疼痛为广泛的痛觉过敏状态，其特征包括多灶性疼痛、疲劳、失眠、记忆困难、情绪障碍，与急性和外周性疼痛做比较，急性和外周性疼痛对非甾体类抗炎药和类罂粟碱有反应，而对中枢性疼痛止痛效果最好的为去甲肾上腺素再摄取抑制剂和抗惊厥药。

（2）结肠传输异常和排空障碍。IBS时表现慢性便秘或腹泻，此两者是IBS的主要临床特征之一。目前已知其发生机制与结肠传导异常和排空障碍有关。大约25%的便秘主导型IBS患者存在结肠传输缓慢，用肠道促分泌剂，如鲁比前列酮和利那洛肽或促动力剂（如伊托必利）治疗对于缓解便秘及相关IBS症状（如疼痛和胃胀气）有效。

直肠排空障碍（耻骨直肠肌痉挛、盆底失弛缓和会阴下降综合征）可引起便秘主导型IBS症状，即便秘、排便费力、排便不尽感、胃胀气和左侧腹痛，这些症状可于排便后缓解。治疗排空障碍可减轻便秘主导型IBS的症状。15%～45%腹泻主导型IBS患者伴有结肠传输加快，诊断时应排除几种可引起结肠传输增快而导致腹泻的疾病，如食物过敏或不耐受、糖酶缺乏、乳糜泻、麦麸不耐受、显微镜下结肠炎以及特发性胆汁酸吸收不良。

肠神经系统是一个复杂的网络，包括消化道黏膜、神经元的胞体和纤维、免疫系统和黏膜肥大细胞，它们之间相互作用，导致通路信使的分泌，如促神经生长因子可影响结肠动力和敏感性，在IBS时引起腹泻。研究还发现，胆汁酸的生物合成增加可使IBS患者引起腹泻，这是由于调节胆汁酸合成的基因变异，引起结肠传输加快所致。7α-羟基-4-胆甾烯-3-酮作为胆汁酸合成的产物代表，当它吸收不良时即可出现腹泻。

便秘主导型IBS肠道内细菌生态功能失调，反映肠发酵改变，硫酸还原增加和伴有其他细菌群的改变，影响胃肠生理学和导致IBS的发生。

（3）感染与IBS。根据新近的研究显示，感染增加IBS的病原学作用，包括低度炎性反应、胃肠细菌改变和胃肠免疫系统改变，它们在IBS的发病机制上发挥重要作用。因此，恢复肠道菌群改变可能是一个理想的治疗方法，提出了益生菌治疗IBS的理论依据。应激伴随细菌性结肠炎可增强结肠背根神经节（DRG）的疼痛信号，蛋白酶和应激可直接介导结肠DRG神经元引起腹痛。

急性胃肠炎患者随访观察后发现，肠道感染后6个月内的肠功能紊乱发生率为25%，即使在病原体已被清除及肠黏膜炎性反应消退后，患者仍有IBS症状。有报道志贺菌属可诱发IBS，而致病菌激活黏膜免疫是IBS的触发因素。肠道免疫激活后释放的炎性介质，可作用于肠道神经内分泌网络，引起IBS的肠道症状。IBS患者存在肠道菌群失调，主要是表现为双歧杆菌和乳酸菌数量减少，肠杆菌数量增多。双歧杆菌/肠杆菌之比>1表示肠道菌群组成正常，双歧杆菌/肠杆菌之比≤1表示肠道菌群失调，其比值越低提示菌群失调越严重。感染是IBS发生的新途径。沙门菌或弯曲菌感染的一个队列随访研究发现，近10%患者的肠道细菌感染于感染后10年出现感染后症状，如腹痛或腹泻等。

近年发现，IBS患者的小肠细菌过度生长（SIBO）发生率较高，为50%～78%，而且SIBO与大多数IBS症状相关。最新又提出细菌蛋白酶与IBS的相关性，细菌蛋白酶在IBS的发病中发挥决定性作用。

（4）基因/遗传与IBS。已有研究表明，有许多遗传因素或基因多态性/变异与IBS的发生紧密相关。动物模型显示，反复暴露于应激可引起肥大细胞降解、显微镜炎性反应和进而引起内脏高敏感性。Braak等选择了66例IBS患者，20例健康志愿者，对黏膜的显微镜炎性反应用免疫组化测定进行评价，结果与健康志愿者比较，IBS患者肥大细胞、T细胞和巨细胞减少、λ游离轻链阳性肥大细胞减少，但不是IgE和IgG阳性肥大细胞。

血清素转运基因（*SERT*或*SLC6A4*）多态性在IBS的胃肠功能障碍中可发挥作用。*SERT*多态性的发生率与高水平5-TH有关，且发现与IBS有重要关联，特别是有腹痛和腹泻的患者*SERT*是IBS发生机制的候选基因。Wang等从不同的5-羟色胺转运体启动子区基因多态性的患者，检查结肠炎黏膜的*SERT* mRNA和蛋白水平，发现L/L基因型腹泻主导型IBS比便秘主导型的IBS患者高，而S/S基因型在腹泻主导型IBS比便秘主导型IBS显著高。与L/S型和S/S型比较，L/L基因型主要是SERT蛋白产生增加。*SERT*基因型启动子区域多态性在结肠黏膜可影响*SERT* mRNA和蛋白水平，因此在IBS动力相关的症状发生上发挥关键性作用。

全基因组关联研究和荟萃分析，肯定了肠屏障的上皮完整性、先天免疫反应和自吞噬（自噬细胞）为炎症性肠病、IBS的相关危险因子。在IBS的基因变异上目前的了解还很有限。Camileri等首次提出在IBS上注意对潜在基因因子的干预，今后对IBS基因的探索与提高将是确立IBS发病机制的关键。

（5）食物及肠腔内成分与IBS。研究表明，许多食物与IBS的发病相关，包括热量、碳水化合物、蛋白和脂肪。IBS患者主张避免食用富含发酵低聚糖、二糖和单糖、多元醇的食物。IBS患者的饮食主张由低钙、镁、磷、B族维生素和维生素A组成。IBS患者有肠道激素异常，担负胃肠激素调控和调节胃肠动力和感觉，在IBS患者可解释胃肠动力异常和内脏的高敏感性。

在IBS患者中，疼痛与进食时间具有相关性。在腹泻主导型IBS患者出现重复的、大幅度的传送性结肠收缩波，且传输速度也加快。通常是在膳食中含有脂肪和可至少500 kcal热量的进餐时诱发。糖类（如乳糖、果糖及山梨糖醇）吸收不良可能出现类似于IBS的表现。腹泻主导型IBS患者粪中的短链脂肪酸（含有碳原子少于6个）增多，当淀粉在小肠内未被吸收，这为结肠中的细菌合成短链脂肪酸提供了底物。在大鼠中，短链脂肪酸刺激结肠的传输和运动，这种刺激作用是通过肠内分泌细胞向肠腔内释放5-羟色胺来实现的。另外，短链脂肪酸还启动结肠的大幅度传递性收缩波，迅速推进结肠内的内容物。

IBS时约25%患者对食物过敏，其粪中嗜酸性阳离子蛋白和类胰蛋白酶比无食物过敏患者显著增高。为了诊断食物过敏存在，现在提倡测定嗜酸性阳离子蛋白，认为是目前最精确的试验，敏感度65%，特异度91%接触食品可引起过敏性肠炎，食品或食品添加剂可引起皮肤炎，同样也可引起过敏性肠炎和导致IBS症状的发生。食物斑贴试验报告用于确定引起过敏的食品或添加剂。

（四）食管癌

食管癌（esophageal carcinoma）是老年人常见的消化道恶性肿瘤之一，是全球第八大常见恶性肿瘤。食管癌是全世界高发恶性肿瘤之一，危害严重。与欧美国家食管腺癌不同，我国人群90%以上食管癌为食管鳞癌，中国食管癌无论发病还是死亡人数均占全世界一半以上。发病率男性居各类恶性肿瘤第四位，女性为第七位，而病死率男女均居第四位。

1. 病因与发病机制

食管癌的病因不完全清楚，一般认为是多因素综合作用的结果。

（1）饮食因素和慢性食管刺激。如吸烟，饮酒，进食过快过烫、粗糙食物，喜酸菜等习惯，Barret食管（食管鳞状上皮被特殊类型的肠上皮取代）为食管腺癌的癌前病变，其食管腺癌的发生率明显高于正常人群。

（2）营养因素和微量元素。食管癌高发区多在贫困地区，自然条件差，饮食中缺乏维生素A、B族维生素、维生素C、维生素E等。流行病学调查显示食管癌高发区水和土壤中钼、硒、锰、铁、镍、锌等微量元素含量较低。

（3）亚硝胺类化合物。亚硝胺类化合物是已被公认的一种致癌物质。据报告食管癌高发区居民喜食霉变食物，其中含较多亚硝胺及其前体物质，后者可经霉菌作用或在胃内经胃酸作用而被还原为亚硝胺。霉菌不仅能还原硝酸盐为亚硝酸盐，而且能分解食物蛋白质增加二级胺含量，从而促进亚硝胺的合成。动物实验证明，亚硝胺能诱发动物食管癌，而阻断胺类的亚硝基化则可预防食管癌的发生。甲基苄基亚硝胺（NMBzA）是从食管癌高发区居民膳食中分离到的一种致动物食管癌的特异性亚硝胺。最近用NMBzA成功地诱发了人胎儿食管癌，为亚硝胺是人食管癌的致病因子提供了直接证据。

（4）真菌与病毒的致癌作用。各种霉变食物能产生致癌物质，黄曲霉素B与食管癌的发生有关。

（5）遗传因素。食管癌常表现为家族聚集现象，提示遗传因素可能在食管癌的发病机制中占有一定地位。

2. 病理分型

食管癌可分为早期和中晚期两大类。早期食管癌是指原位癌（上皮内癌）和早期浸润癌。后者癌组织侵入黏膜下层，但尚未侵及肌层。

（1）早期食管癌大体标本可分为四种类型。①隐伏型：在新鲜标本可见病变处黏膜色泽较正常深，表现为轻度充血斑或黏膜皱襞增粗，镜下均为原位癌。②糜烂型：病变处黏膜轻度糜烂，糜烂处色泽较深，稍下陷，其形状大小不一，呈地图状，与周围黏膜分界清楚。除个别病例有纤维素性假膜覆盖外，多数糜烂面较清洁，镜下原位癌和早期浸润癌各占一半。③斑块型：黏膜稍肿胀隆起，色较暗灰，食管黏膜皱襞增粗、紊乱与中断，黏膜表面粗糙，呈现粗细不等的颗粒与牛皮癣样表现。此型原位癌占1/3，早期浸润癌占2/3。④乳头型：肿瘤呈明显结节状隆起，呈乳头状或蕈伞状向食管腔内突出。表面黏膜大多光滑，偶有糜烂。镜下大多是早期浸润癌。

（2）中晚期食管癌大体分为以下几类。①髓质型：肿瘤多已侵犯食管壁的全层，致管壁明显增厚，累及食管周径之大部或全周，癌上下缘呈坡状隆起，表面常有深浅不一的溃疡，肿瘤切面灰白，如脑髓样。此型多见，恶性程度高。②蕈伞型：瘤体为卵圆形，呈蘑菇样向食管腔内突起，隆起边缘部分与周围食管黏膜境界清楚。瘤体表面多有浅溃疡，底凹凸不平，常覆盖一层褐色炎性渗出物。③溃疡型：瘤体表面有较深溃疡，形态大小不一，溃疡一般深入肌层，有的甚至侵入食管周围纤维组织。④缩窄型：瘤体形成明显的环形狭窄，累及食管全周，瘤体与正常组织分界不清，长度不超过5 cm，表面糜烂，近侧食管腔显著扩张。另有少数食管癌标本，呈息肉样突向食管腔内，故有学者认为，这是食管癌的另一种类型——腔内型。

（五）胃癌

1. 发病机制

胃癌的发生、发展是涉及多因素、多步骤、多基因参与的复杂过程，迄今其病因和发病机制尚未完全阐明。

（1）环境和饮食因素。胃癌的发病率与环境和饮食因素密切相关，其中比较重要的是生活习惯如饮食、吸烟、饮酒，职业因素也被认为与胃癌有关。

（2）感染因素。①幽门螺杆菌：目前普遍认为，幽门螺杆菌感染后引起胃黏膜急、慢性炎症反应，细胞增生与凋亡平衡失调，胃癌相关基因变异，氧化性损伤，亚硝酸盐和亚硝基化合物增加，人端粒酶RNA的表达及端粒酶活性增加，环加氧酶表达增加，从而促进胃癌的发生和发展。②EB病毒感染：EB病毒与人类许多恶性肿瘤的发生有关，同时可能参与胃肿瘤的发生和进展过程。1990年Burke首次报道了1例与EB病毒相关的胃癌。在约10%的胃癌和35%的残胃癌组织中发现了EB病毒。有研究显示，EB病毒与近贲门端胃癌的发生关系更为密切。③遗传因素：据统计胃癌患者家族中的发病率比对照组高2～3倍，显示有家族聚集性。有文献报道，胃癌人群中遗传易患性约10%，具有一定程度的家庭聚集性，胃癌家族聚集倾向仅次于结直肠癌和乳腺癌。其遗传学基础是人类基因组DNA序列的变异性，其中最常见的是单核苷酸多态性，近年来分子流行病学研究发现，一些相对常见的基因发生单核苷酸多态性可能成为胃癌发生的遗传易患标记。其他胃癌相关易患基因还有细胞因子，如白细胞介素1、白细胞介素10等。④癌前期变化：癌前期变化指某些具有较强的恶变倾向的病变，包括癌前期状态与癌前期病变。癌前期状态包括慢性萎缩性胃炎、胃息肉、手术后胃、巨大胃黏膜肥厚症、肠化生。癌前期病变又称异型增生。

2. 病理

（1）胃癌的发生部位。胃癌可发生于胃的任何部位，半数以上发生于胃窦部，大弯、小弯及前后壁均可受累，其次在贲门部、胃体部及累及全胃者相对较少。但在老年患者中，胃高位癌的比例明显增加。

（2）大体形态。

1）早期胃癌：早期胃癌是指癌组织局限于胃壁的黏膜层或黏膜下层，不论病变表面浸润范围的大小，有无淋巴结转移，均称早期胃癌。仅限于黏膜的癌称黏膜内癌；已侵至黏膜下层者称黏膜下层癌；癌灶在10 mm内的称小胃癌；在5 mm内称微小胃癌。近年国内张荫昌等又提出了“一点癌”的概念，即内镜及活检组织证实有癌细胞，但手术标本中不能找到癌灶组织，此被解释为因癌灶太小而在活检时已被夹除。

早期胃癌分类方法较多，但迄今被广泛采用于临床的是在1962年第八届日本内镜学会总会长田坂孝定提出的早期胃癌的概念和肉眼分类法。主要根据癌变与正常黏膜表面之间的凹凸程度划分的。

Ⅰ型（隆起型）：癌灶明显隆起，隆起的高度为胃黏膜高度的2倍以上，呈息肉结节状外观。肿物多大于1 cm，基底为广基或亚蒂。

Ⅱ型（表面型）：病变没有明显的隆起或贯疡形成。该型又分为三个亚型。

Ⅱa型（表面隆起型）：病变为局限的无蒂扁平隆起，但高度不到黏膜厚度的2倍。

Ⅱb型（表面平坦型）：既不隆起也不凹陷，病变与周围黏膜几乎同高。仅表现病变黏膜变红或变浅及表面粗糙不平。是早期胃癌最初的形态，故又称胃炎样早期胃癌。

Ⅱc型（表面凹陷型）：较周围黏膜稍有凹陷，浅糜烂或溃疡，其深度不超过黏膜层，是最常见的早期胃癌类型。

Ⅲ型（凹陷型）：病变较周围黏膜有明显的凹陷，其深度可达黏膜下层。

混合型：有以上两种形态共存于一个癌灶中者称为混合型。如Ⅱ＋Ⅱc型、Ⅱc＋Ⅲ型等。

2）进展型胃癌：胃癌一旦突破黏膜下层即为进展期胃癌。按Borrmann胃镜分类法，可分为：

BorrmannⅠ型（息肉样癌）：病变隆起于胃黏膜，边界清楚，表面有大小不等的结节，晚期表面可溃烂，周围黏膜常呈萎缩性改变，也可以是正常的胃黏膜。

Borrmann Ⅱ型（溃疡型癌）：癌溃疡一般较大，边缘呈厚壁，隆起，结节状，基底为灰白色或棕色的坏死物。

Borrmann Ⅲ型（溃疡浸润型癌）：在隆起浸润的肿块上发生溃疡。

Borrmann Ⅳ型（弥漫浸润型癌）：癌肿与周围健康组织之间无明显界限，癌还可见有黄白色结节、糜烂或溃疡。

两种或两种以上病变同时并存者为混合型。其中以Ⅲ型、Ⅱ型多见。

3. 转移途径

（1）直接浸润蔓延：浸润型胃癌可沿黏膜或浆膜直接向胃壁内、食管或十二指肠发展。癌肿一旦侵及浆膜，即容易向周围邻近器官或组织如肝、胰、脾、胆总管、横膈、横结肠、空肠、大网膜及腹壁等。癌细胞脱落时也可种植于腹腔、盆腔、直肠与膀胱陷窝、卵巢等。后者被称为Krukenberg瘤，但有报道该瘤有卵巢的包膜，所以认为非直接种植所致。

（2）淋巴转移：此为最早、最多见的转移途径，占胃癌转移的70%。癌细胞经常侵犯胃的黏膜和黏膜下淋巴丛，由此转移至局部和远处淋巴结。由于腹腔淋巴结与胸导管直接交通，故可远处转移至左锁骨上淋巴结（Virchow淋巴结），占10%左右，甚至也可转移至腋下淋巴结。

（3）血行转移：晚期癌细胞可经门静脉转移至肝脏，并经肝静脉转移至肺、脑、肾、骨骼和皮肤等处。有时肝转移为胃癌首发症候。

（六）大肠癌

1. 流行病学

大肠癌是中、老年人群中较常见的恶性疾病。约90%初次诊断结直肠癌患者超过50岁，中位数为69岁。结肠息肉可发展为恶性肿瘤，癌前息肉包括腺瘤及进展性腺瘤息肉（大于10 mm，具绒毛状的组织学特征或者具有高度异型增生），老年人群患病率较高，70～75岁较40～49 岁增高1倍以上。此外，年龄本身也为结肠息肉危险因素之一。一般老年患者罹患的腺瘤更大，位置更接近口侧（近端的腺瘤），也可导致该人群大肠恶性肿瘤发病率较高。另外，腺瘤复发、进展性腺瘤及锯齿状病变受年龄影响较小，而其他因素如息肉大小、数目及息肉的非完全性切除与腺瘤复发有关。此外，结直肠镜检肠道准备不足及缺乏充分检查也是进展性腺瘤复发的影响因素。总之，大肠癌发病率随年龄而增加，复发与年龄关系不明显，家族史与其复发密切相关。

2. 病因和发病机制

（1）饮食和生活方式。持续观察西方生活方式的人群，比如富含动物脂肪的高热量食物以及缺乏运动的生活方式，使其结肠癌和直肠癌发生率高。流行病学研究提示，吃肉、吸烟及饮酒是危险因素。逆关联因素包括进食蔬菜、长期服用非留体类抗炎药、刺激作用，但最近有人提出疑问。

（2）慢性炎症。慢性炎症性肠病是结肠腺癌和直肠腺癌发生的一个显著的病因学因素。患肠病8～10年后危险性增加，那些很早发病且病变广泛（全结肠炎）的患者发生癌的危险性最高。

（3）溃疡性结肠炎。这种病原不清的慢性紊乱发生于儿童和成人，发病高峰期在30岁之前。它被认为是癌前病变，患病时间长短及病变范围是主要的危险因素。

（七）原发性肝癌

原发性肝癌（primary liver cancer，PLC）主要包括肝细胞癌（HCC）、肝内胆管细胞癌（ICC）和肝细胞癌-肝内胆管细胞癌混合物型等不同病理类型。由于其中HCC占90%以上，故以下主要介绍HCC。PLC又称原发性肝细胞癌（primay hepatocellular carcinoma，PHC）或称肝细胞癌（hepatocellular cancer，HCC），是最常见的恶性肿瘤之一。

1. 流行病学

2012年全球新发肝癌患者78.25万（居癌症发病第6位），死亡患者74.55万（居癌症死亡第2位），其中42.5%发生在中国。在我国肝癌居三大癌症（胃、食管、肝癌）中的第3位，在农村仅次于胃癌，在城市则次于肺癌。全国每年约有130 000人死于肝癌。根据全国11个地区3 254例肝癌资料分析，本病可发生于2个月婴儿至80岁老人，平均患病年龄为43.7岁，最高发于40～49岁，且发病率有逐渐上升趋势。

2. 病因及发病机制

（1）病毒性肝炎与肝癌：病毒性肝炎与原发性肝癌的关系很早就为临床所注意到。目前比较明确的与肝癌有关系的病毒性肝炎有乙型、丙型和丁型三种。其中以乙型肝炎与肝癌关系最为密切，近年日本强调HBsAg阴性肝癌数增加与丙型肝炎有关，而俄罗斯则丁型甚多。我国肝癌患者中约90%有乙型肝炎病毒（HBV）感染背景。

（2）肝硬化与肝癌：世界范围内，大约70%的原发性肝癌发生于肝硬化基础上。英国报道肝癌患者合并肝硬化的发生率为68%～74%，日本约占70%。死于肝硬化的患者，尸检原发性肝癌的检出率为12%～25%。我国1949—1979年500例尸检肝癌的肝硬化合并率为84.6%。海军军医大学报道1 102例手术切除的肝癌中，合并肝硬化者占85.2%，且全部为肝细胞癌，胆管细胞癌均无肝硬化。并不是所有类型的肝硬化患者都具有同样的肝癌发生率。肝癌多发生于乙型肝炎、丙型肝炎的结节性肝硬化，而胆汁性、血吸虫性、酒精性、淤血性肝硬化较少合并肝癌。

（3）黄曲霉毒素与肝癌：黄曲霉毒素（AF）与肝癌的关系在动物实验中已得到证实。黄曲霉毒素中以AFB的肝毒性最高，在独猴、大鼠、小鼠、鸭等动物均可诱发肝癌。但迄今未发现在人类有直接致癌的证据。其与人类肝癌的关系主要来自流行病学的证据。在某些肝癌高发区，其作为主要食物的玉米、花生、大米中，有60%以上遭到AF污染。沿海地区的温湿气候是食物易于霉变的重要原因，黄曲霉毒素在霉变的花生、玉米等食物中有很高的含量。用酶联法检测食物中AFB的含量及人体黄曲霉毒素M（AFM）的排出量，发现与肝癌的病死率成正相关。

此外，寄生虫病特别是华支睾吸虫感染与胆管细胞癌的发生有关，也有发生肝细胞癌的报道。

（张可爽）

第四章　眼科学基础

第一节　眼的形态学特征

视器即眼，是人体重要的感觉器官，能感受光波的刺激并将光的刺滋转换为神经冲动，经由视觉传导通路传至大脑皮质视觉中枢而产生视觉。

视器由眼球和眼副器两部分组成。眼球具有屈光成像和将光刺激转换为神经冲动的功能。眼副器位于眼球周围，包括眼睑、结膜、泪器、眼球外肌、眶筋膜和眶脂体等，对眼球有保护、支持和运动等作用。

一、眼球

眼球是视器的主要部分，居眶内，借筋膜与眶壁相连。眼球前面有眼睑保护，后面由视神经连于视交叉。眼球周围附有泪腺和眼外肌等眼副器，并有眶脂体衬垫。眼球大致为球形（图4-1），前面的正中点称前极，后面的正中点称后极。通过前、后极的连线称眼轴。在眼球表面，与前、后极等距离的各点连接起来的环形连线称为中结线（赤道），由瞳孔的中央至视网膜中央凹的连线，与视线方向一致，称视轴。眼轴与视轴呈锐角交叉。

眼球由眼球壁和眼球内容物两部分构成。

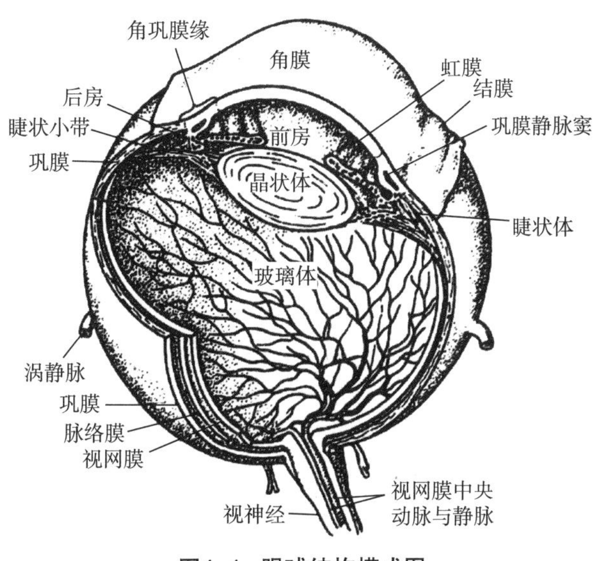

图4-1　眼球结构模式图

（一）眼球壁

眼球壁分为三层，由外向内依次为眼球纤维膜、眼球血管膜和视网膜（图4-2）。

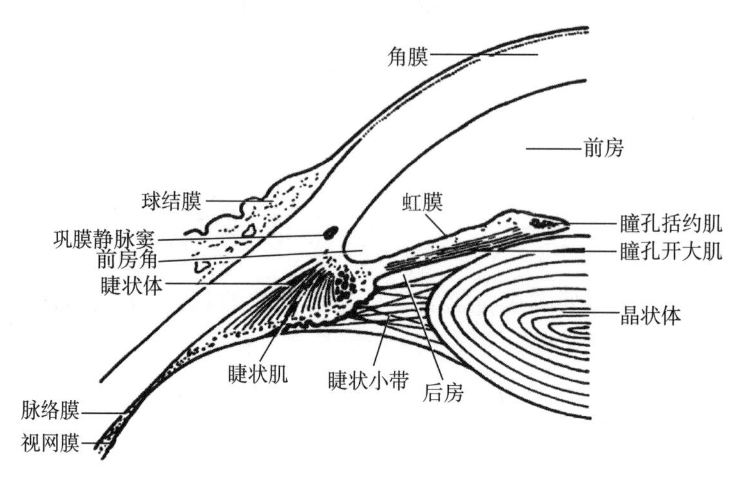

图4-2　眼球壁结构模式图

1. 眼球纤维膜

由强韧的纤维结缔组织组成，具有保护和支持作用，可分为角膜和巩膜两部分。

（1）角膜：角膜占眼球纤维膜的前1/6，无色透明，前凸后凹，有屈光作用，角膜炎会导致角膜浑浊，失去透明性，影响视觉。角膜无血管，营养物质主要来源于房水和角膜周围的毛细血管。角膜有丰富的感觉神经末梢，故角膜的感觉十分敏锐，受刺激后可发生角膜反射。

（2）巩膜：角膜之后的整个外膜部分均属巩膜，不透明，呈乳白色，不同状态下常可见有色素沉着，如黄疸等。在巩膜与角膜交界处，深部有一环形的巩膜静脉窦（亦称Schlemm管），是房水流出的主要通道，巩膜向后与视神经鞘相延续。巩膜在视神经穿出处最厚，愈向前愈薄，但在眼球外肌附着处再次增厚。

2. 眼球血管膜

眼球血管膜含丰富的血管、神经和色素，呈棕黑色，故又称色素膜。此膜自前向后可分为虹膜、睫状体和脉络膜三部分。

（1）虹膜：虹膜为眼球血管膜的最前部，呈圆盘状，中央的圆形小孔称为瞳孔，可随光距变化和光线强弱而缩小或扩大，类似于照相机的光圈。虹膜内有两种不同方向排列的平滑肌：环绕瞳孔呈环行排列的称瞳孔括约肌，受副交感神经支配；瞳孔周围呈放射状排列的称瞳孔开大肌，受交感神经支配，二者分别缩小和开大瞳孔。在弱光下或看远方时瞳孔开大，在强光下或看近距离物体时瞳孔缩小。在活体，透过角膜可见虹膜和瞳孔。虹膜的颜色有人种差异，黄种人的虹膜多为棕黑色。在同一人种，颜色的深浅也有个体差异，通常是由所含色素的多寡而定。

（2）睫状体：睫状体呈环形，位于巩膜与角膜移行处的内面，在眼球的矢状面上呈三角形，是眼球血管膜的最肥厚部分。其后部较平坦，称睫状环，前部有许多向内突出的皱襞，称睫状突。自睫状突发出睫状小带，或称晶状体悬韧带，连于晶状体的周缘。

睫状体内有平滑肌称睫状肌，受副交感神经支配，该肌的收缩与舒张，可使睫状小带松弛与紧张，从而调节晶状体的曲度。睫状体同时也是房水产生的主要部位。

（3）脉络膜：脉络膜富含血管和色素，约占眼球血管膜的后2/3，为柔软的薄膜，后方有视神经穿过，外面与巩膜疏松结合，其间有淋巴间隙；内面紧贴视网膜的色素层。其功能是输送营养物质并吸收眼内分散的光线以免扰乱视觉。

3. 视网膜

视网膜位于眼球血管膜的内面，根据部位可将视网膜外为虹膜部、睫状体部和脉络膜部。视网膜虹膜部和睫状体部分别贴附于虹膜和睫状体的内表面，无感光作用，合称为视网膜盲部。

视网膜脉络膜部贴附在脉络膜的内面，为视器的感光部分，又称为视网膜视部。视部以锯状缘与盲部为界，视部的后部最厚，愈向前愈薄。视部的后部亦称眼底，可用眼底镜观察，在视神经的起始处有乳白色圆形隆起，称视神经（或称视神经盘）。此处无感光细胞，故称生理盲点。视网膜中央动、静脉即由此穿行。在视神经盘源侧的稍下方约3.5 mm处有一淡黄色区域称黄斑，其中央有一凹陷称中央凹，此处无血管，是视网膜感光最敏锐的部位。

视网膜视部的组织结构可分为两层。外层为色素上皮层，由大量的单层色素上皮细胞组成。内层为神经层，含有多种神经细胞，两层之间有一潜在性间隙，容易分离，在固定标本上揭取视网膜时，常见色素上皮层保留在脉络膜上。某些病理情况导致的视网膜剥离症即此两层之间的分离。

视网膜视部内层主要由3层神经元构成。由外向内依次为感光细胞（视杆细胞和视锥细胞）、双极细胞和节细胞，视杆细胞负责昏暗光线下的视物，而视锥细胞则负责处理色彩和细节，视杆细胞在光线较暗时活动，有较高的光敏度，但不能做精细的空间分辨且不参与色觉。在较明亮的环境中以视锥细胞为主，它能提供色觉以及精细视觉。在视网膜黄斑部位的中央凹区，几乎只有视锥细胞，这一区域有很高的空间分辨能力（视锐度，也叫视力），它还有良好的色觉，对于视觉最为重要。中央凹以外区域两种细胞兼有，离中央凹越远，视杆细胞越多，视锥细胞则越少，双极细胞将来自感光细胞的神经冲动传导至内层的节细胞。节细胞的轴突向视神经盘处汇聚，穿过脉络膜和巩膜后构成视神经。视神经向后经视神经管入颅腔连于脑，光线进入眼球投射到视网膜上，视杆细胞和视锥细胞接受光的刺激，把刺激转变为神经冲动，经双极细胞传到节细胞，再经视神经传入脑，而产生视觉。

（二）眼球的内容物

眼球内容物包括房水、晶状体和玻璃体。这些结构透明而无血管分布，具有屈光作用。它们与角膜合称为眼的屈光系统。

1. 眼房和房水

（1）眼房：眼房是位于角膜和晶状体、睫状体之间的腔隙被虹膜分隔为较大的眼前房和较小的眼后房，二者借瞳孔相通。在眼前房内，虹膜和角膜交界处的环形腔隙称为虹膜角膜角，又称前房角，此角是房水循环的必经之路。

（2）房水：房水是澄清的液体，充满眼房内。房水由睫状体产生后自眼后房经瞳孔入眼前房，然后由虹膜角膜角入巩膜静脉窦，再经睫前静脉汇入眼静脉。房水除有屈光作用外，还具有滋养角膜和晶状体以及维持眼内压的作用。正常情况下，房水的产生与排出总是保持恒定的动态平衡，在循环障碍时，则充滞于眼房中，引起眼内压增高，可致视力受损，临床上称为青光眼。

2. 晶状体

晶状体紧靠虹膜后方，为睫状体所环绕并以睫状小带与睫状体相连；为一双凸透镜，后面较前面隆突，无色透明，具有弹性，不含血管和神经。晶状体外表包覆具有高度弹性的透明薄膜，称晶状体囊。晶状体的周围部较软，称晶状体皮质；其中央部较硬，称晶状体核。晶状体若因疾病或创伤而变浑浊，则称为白内障。

晶状体是眼球屈光系统的主要装置，类似变焦镜头。视近物时，睫状肌收缩，睫状环缩小，使睫状小带松弛，晶状体则由于本身的弹性回缩而变凸，特别是前面的曲度加大，屈光力加强，使物像能聚焦于视网膜上。视远物时，则与此相反。随着年龄的增长，晶状体逐渐失去弹性，睫状肌也逐渐萎缩，调节功能减退，从而出现老视。

3. 玻璃体

玻璃体是无色透明的胶状物质，表面覆有玻璃体囊，它充满于晶状体和视网膜之间，除有屈光作用外，尚有支撑视网膜的作用。若玻璃体发生浑浊，可影响视力。若支撑作用减弱，可导致视网膜剥离。

眼的屈光和调节是由眼的屈光系统——角膜、房水、晶状体和玻璃体共同完成的。其中以角膜和晶状体的屈光作用较强。外界物体发射或反射出来的光线，经过眼的屈光系统后，在视网膜上形成清晰的物像，这种视力称为正视。若眼轴较长或屈光系统的屈光度过大，则物像落在视网膜前，称近视；反之，若眼轴较短或屈光系统的屈光度过小，物像落在视网膜后，则称为远视；由于角膜表面曲度的改变而造成的屈光障碍，临床上称为散光。

二、眼副器

眼副器包括眼睑、结膜、泪器、眼外肌以及眶内的筋膜和脂肪等，对眼球起保护、运动和支持作用。

（一）眼睑

眼睑分为上睑和下睑，位于眼球前方，为保护眼球的屏障。上、下睑之间的裂缝称睑裂，睑裂两侧的上、下睑结合处分别称眼内眦和眼外眦。睑的游离缘称睑缘，睑前缘生有睫毛。睫毛根部有睫毛腺，此腺的急性炎症即称麦粒肿。

眼睑由浅入深分为5层：皮肤、皮下组织、肌层、睑板和睑结膜。眼睑的皮肤细薄，皮下组织疏松，故可因积水或出血而肿胀。肌层主要是眼轮匝肌的睑部，该肌收缩时可关闭睑裂。

睑板由致密结缔组织构成，呈半月形。上、下睑板的内、外侧端各合成水平走行的结缔组织带，附着于眶的内、外侧缘，分别称为睑内侧韧带和睑外侧韧带。睑板内有许多睑板腺，与睑缘垂直排列，并开口于睑缘。睑板腺分泌油样液体，有润滑睑缘、防止泪液外溢的作用。睑板腺被阻塞时，形成睑板腺囊肿，亦称霰粒肿。

（二）结膜

结膜是一层薄而透明的黏膜，覆盖在眼睑的后面和眼球的前面，富有血管。按其所在部位可分为3部分：睑结膜衬覆于上、下睑的内面，与睑板紧密相连，透明而光滑，其深面的血管与睑板腺清晰可见；球结膜覆盖于眼球的前面，在角膜缘处移行为角膜上皮，除在角膜缘处与巩膜紧密相连外，其他部分连接疏松易于移动，易发生结膜下水肿和结膜下出血；结膜穹位于睑结膜与球结膜的移行处，形成结膜上穹和结膜下穹，多皱襞便于眼球移动。结膜围成的囊状腔隙称结膜囊，通过睑裂与外界相通。

（三）泪器

泪器由泪腺和泪道组成。

1. 泪腺

泪腺位于眶上壁外侧部的泪腺窝内，有10～20条排泄小管开口于结膜上穹的外侧部。泪腺分泌的泪液借瞬眼活动涂于眼球的表面，多余的泪液流向内眦处的泪湖，经泪点入泪小管。泪液可湿润眼球表面，防止角膜干燥，冲洗微尘。此外泪液中含溶菌酶，有杀菌作用。

2. 泪道

泪道包括泪点、泪小管、泪囊和鼻泪管。

（1）泪点：上、下睑的内侧端各有一乳头状突起，其中央的小孔称为泪点，是泪小管的开口。泪点位置的畸形可导致溢泪症。

（2）泪小管：为连接泪点与泪囊的小管，在眼睑的皮下，分为上、下泪小管。它们在与睑缘垂直的方向分别向上、向下走行，继而几乎成直角转向内侧汇聚，共同开口于上部。

（3）泪囊：位于眼眶内侧壁的泪囊窝内，为一膜性囊。上部为盲端，下部移行于鼻泪管。泪囊前面有险内侧韧带和眼轮匝肌的肌纤维，眼轮匝肌有少量肌束跨过泪囊的深面。该肌收缩闭眼时，可同时牵拉扩大泪囊，囊内产生负压，促使泪液流入。

（4）鼻泪管：鼻泪管上部包埋于骨性鼻泪管中，与骨膜紧密结合，下部在鼻腔外侧壁黏膜深面，末端开口于下鼻道的外侧壁。

第二节　眼的生理特征

一、眼的折光系统及其调节

（一）眼的折光系统

由于视觉的感光细胞在眼球的视网膜上，因此外界物体能够在视网膜上形成真实而清晰的物像是视觉形成的首要步骤。外界物体在视网膜上形成物像是通过眼的折光系统完成的。人眼的折光系统是一个复杂的光学系统。入眼光线在到达视网膜之前，须先后通过角膜、房水、晶状体和玻璃体4种折射率不同的折光体（媒质），以及各折光体（主要是角膜和晶状体）的前、后表面所构成的多个屈光度不等的折射界面。根据光学原理，当光线从一种媒质进入另一种媒质时将发生折射，折射的程度取决于界面后对界面前两种不同媒质的折射率之比以及界面的曲率大小。由于角膜的折射率明显高于空气的折射率，而眼内4种折光体的折射率之间以及各折射界面的曲率之间均相差不大，故人眼光线的折射主要发生在角膜前表面。

根据人眼各折光体的光学参数，包括它们各自的折射率、各折光界面的曲率等，应用几何光学的一般原理，可画出光线在眼内的行进途径和成像情况，但十分复杂。为此，有人设计出一种与正常眼折光系统等效的简单模型，称为简化眼。这种假的模型由一个前后径为20 mm的单球面折光体所构成。入射光线仅在由空气进入球形界面时折射一次，折射率为1.333。折射界面的曲率半径为5 mm，即节点在折射界面后方5 mm处，后主焦点恰好位于该折光体的后极，相当于人眼视网膜的位置。

在处于安静状态、不做任何调节情况下的正常人眼，其折光系统的后主焦点恰好落在视网膜上，由远处物体各发光点发出的平行光线可在视网膜上形成清晰的像。简化眼和正常安静时的人眼一样，也正好能使平行光线聚焦于视网膜上。

（二）眼的调节

当眼在看远处物体（6 m以外）时，从物体上发出或反射的光线达到眼时，已基本上是平行光线，这些平行光线经过正常眼的折光系统后，不需做任何调节即可在视网膜上形成清晰的图像。通常将人眼不做任何调节时所能看清物体的最远距离称为远点。远点在理论上可在无限远处。但离眼太远的物体发出的光线过弱，由于这些光线在空间和眼内传播时被散射或被吸收，它们在到达视网膜时已不足以兴奋感光细胞；或由于被视物体太远而使它们在视网膜上形成的物像过小，以至于超出感光细胞分辨能力的下限。在这些情况下，眼将不能看清楚这些离眼太远的物体。

当眼看近物时，从物体上发出或反射的光线达到眼时，则呈现某种程度的辐散，光线通过眼的折光系统将成像在视网膜之后。由于光线到达视网膜时尚未聚焦，因而只能产生一个模糊的视觉形象。但是，正常眼在看近物时也非常清楚，这是因为眼在看近物时已进行了调节的缘故。

1. 眼的近反射

眼在注视6 m以内的近物或被视物体由远移近时，眼将发生一系列调节，其中最主要的是晶状体变凸，同时发生瞳孔缩小和视轴会聚，这一系列调节称为眼的近反射。

（1）晶状体变凸：当眼视远物时，睫状肌处于松弛状态，此时悬韧带保持一定的紧张度，晶状体受悬韧带的牵引，使其虹膜形状相对扁平；当眼视近物时，可反射性地引起睫状肌收缩，导致连接于晶状体囊的悬韧带松弛，晶状体因其自身的弹性而向前和向后凸出，尤以前凸更显著，使其前表面的曲率增加，折光能力增强，从而使物像前移而成像于视网膜上。

由于晶状体的弹性变形有一定限度，眼视近物的调节能力也因此有一定范围。晶状体的最大调节能力可用眼能看清物体的最近距离来表示，这个距离称为近点。近点距眼越近，说明晶状体的弹性越好，即眼的调节能力愈强。随着年龄的增长，晶状体的弹性逐渐减弱，导致眼的调节能力降低，近点逐渐远移。例如，10岁儿童的近点平均约为9 cm，20岁左右的成人约为11 cm，而60岁时可增大至83 cm。老年人由于晶状体弹性减小，硬度增加，导致眼的调节能力降低，这种现象称为老视。老视眼看远物可以与正常眼无异，但看近物时需要用适当焦度的凸透镜矫正，替代正常时晶状体的变凸调节才能使近物在视网膜形成清晰的成像。这是老视眼与远视眼都用凸透镜矫正的不同之处。

（2）瞳孔缩小：正常人眼的瞳孔直径可在1.5～8.0 mm变动。当视近物时，可反射性地引起双眼瞳孔缩小，称为瞳孔近反射或瞳孔调节反射。在上述晶状体变凸的反射中，由缩瞳核发出的副交感纤维也到达虹膜环行肌，使之收缩，引起瞳孔缩小。瞳孔缩小的意义是减少折光系统的球面像差（像呈边缘模糊的现象）和色像差（像的边缘呈色彩模糊现象），使视网膜成像更为清晰。

（3）视轴会聚：当双眼注视某一近物或被视物由远移近时，两眼视轴向鼻侧会聚的现象，称为视轴会聚或辐辏反射，其意义在于两眼同时看一近物时，物像仍可落在两眼视网膜的对称点上，以避免形成复视。视轴会聚的反射途径是：在上述晶状体变凸的反射中，当冲动到达动眼神经核后，经动眼神经的活动能使两眼内直肌收缩，结果引起视轴会聚。

2. 瞳孔对光反射

瞳孔对光反射是指瞳孔在强光照射时缩小而在光线变弱时散大的反射。这是眼的一种适应功能，与视近物无关，其意义在于调节进入眼内的光量，使视网膜不至于因光量过强而受到损害，也不会因光线过弱而影响视觉。瞳孔对光反射的效应是双侧性的，光照一侧眼的视网膜时，双侧眼的瞳孔均缩小，故又称互感性对光反射。反射的过程是：强（或弱）光照射视网膜时产生的冲动沿视神经传到中脑的顶盖前区更换神经元，然后到达双侧的动眼神经缩瞳核，再沿动眼神经中的副交感纤维传向睫状神经节，最后经睫状神经到达睫状体，使瞳孔缩小（或散大）。瞳孔对光反射的中枢位于中脑，因此临床上常将它用作判断麻醉深度和病情危重程度的一个指标。

（三）眼的折光异常

正常人眼无须做任何调节就可使平行光线聚焦于视网膜上，因而可看清远处的物体；经过调节的眼，只要物体离眼的距离不小于近点，也能看清6 m以内的物体，这种眼称为正视眼；若眼的折光能力异常或眼球的形态异常，使平行光线不能聚焦于安静未调节眼的视网膜上，则称为非正视眼，也称屈光不正，包括近视眼、远视眼和散光眼。

1. 近视

近视是指看远物不清楚，只有当物体距眼较近时才能被看清。其发生是由于眼球前后径过长或折光系统的折光能力过强所致。前者称为轴性近视，后者是屈光性近视。近视眼看远物时，因远物发出的平光线被聚焦在视网膜的前方，所以在视网膜上形成的像是模糊的。但在看近物时，由于近物发出的是辐散光线，故不需调节或只需作较小程度的调节，就能使光线聚焦在视网膜上成像。因此，近视眼的近点和远点都移近。近视眼可用凹透镜加以矫正。

2. 远视

远视的发生是由于眼球的前后径过短（轴性远视）或折光系统的折光能力过弱（屈光性远视），来自远物的平行光线聚焦在视网膜的后方，因而不能在视网膜上形成清晰的像。因此，远视眼的近点比正视眼远，在看远物时，需要经过眼的调节以增加折光能力才能看清物体。在看近物时，则需作更大程度的调节才能看清物体。由于远视眼不论看近物还是远物都需要进行调节，故易发生调节疲劳，尤其是进行近距离作业或长时间阅读时可因调节疲劳而产生头痛。远视眼用凸透镜矫正。

3. 散光

正常人眼的角膜表面呈正球面，球面各经线上的曲率都相等，因而到达角膜表面各个点上的平行光线经折射后均能聚焦于视网膜上。散光主要是由于角膜表面不同经线上的曲率不等所致。入射光线中，部分经曲率较大的角膜表面折射而聚焦于视网膜之前；部分经曲率正常的角膜表面折射而聚焦于视网膜上；还有部分经曲率较小的角膜表面折射而聚焦于视网膜之后。因此，平行光线经过角膜表面的不同经线入眼后不能聚焦于同一焦平面上。

（四）房水和眼内压

充盈于眼的前、后房中的透明液体称为房水。房水来源于血浆，具有营养角膜、晶状体及玻璃体的功能，并维持一定的眼内压，简称眼压。由于房水量的恒定及前、后房容积的相对恒定，因而眼压也保持相对稳定。眼压的正常值是10～21 mmHg，在昼夜24 h中是有波动的。正常情况下，双眼的眼压差异不大于5 mmHg，24 h眼压波动范围不超过8 mmHg。眼压的相对稳定对保持眼球特别是角膜的正常形状与折光能力具有重要意义。若眼球被刺破，会导致房水流失、眼压下降、眼球变形，引起角膜曲度改变。房水循环障碍时（如房水排出受阻）会造成眼压增高，眼压的病理性增高称为青光眼，这时除眼的折光系统出现异常外，还可引起头痛、恶心等全身症状，严重时可导致角膜浑浊、视力丧失。监测24 h动态眼压，有利于了解基线眼压水平和动态眼压曲线，对于青光眼的确诊和治疗具有重要的意义。

二、眼的感光换能系统

外界物体通过眼的折光系统成像于视网膜上的原理可归于物理学范畴，与物体在照相机底片上成像并无本质上的区别。视觉信息还要通过视觉系统（视网膜、视觉传导通路和大脑皮质）的处理才能转换成意识或心理学范畴的主观映像。视网膜在这一过程中的作用是感光换能和视觉信息的编码。

（一）视网膜的结构功能特点

视网膜通常是指具有感光功能的视部，是位于眼球壁最内层锯齿缘以后的部分，包括色素上皮层和神经层，其厚度仅0.1～0.5 mm，但结构十分复杂。视网膜在组织学上可分成10层结构。神经层内主要含有视杆细胞和视锥细胞两种感光细胞以及其他四种神经元，即双极细胞、神经节细胞、水平细胞和无长突细胞。

1. 色素上皮及其功能

色素上皮层位于视网膜最外层，它不属于神经组织。色素上皮细胞含有黑色素颗粒，具有防止强光对视觉影响和保护感光细胞的功能。当强光照射视网膜时，色素上皮细胞能伸出伪足样突起，包被视杆细胞外段，使其相互隔离；当入射光线较弱时，伪足样突起缩回到胞体，使视杆细胞外段暴露，从而能充分接受光刺激。色素上皮细胞在视网膜感光细胞的代谢中起重要作用，许多视网膜疾病都与色素上皮功能失调有关。此外，色素上皮还能为视网膜外层输送来自脉络膜的营养并吞噬感光细胞外段脱落的膜盘和代谢产物。

2. 感光细胞及其特征

人和动物视网膜中含有视杆细胞和视锥细胞两种感光细胞，它们都是特殊分化的神经上皮细胞，在形态上均可分为外段、内段和突触部（即突触终末）三部分。其中，外段是视色素集中的部位，在感光换能中起重要作用。视杆细胞的外段呈圆柱状，胞质很少，绝大部分空间被重叠成层而排列整齐的圆盘状结构所占据，这些圆盘状结构称为膜盘；视锥细胞的外段呈圆锥状，胞内也有类似的膜盘结构。膜盘是一些由脂质双分子层构成的膜性扁平囊状物，膜盘膜中镶嵌着蛋白质，这些蛋白质绝大部分是一些能够在光的作用下产生光化学反应的视色素，它们是产生视觉的物质基础。

视杆细胞外段内有许多膜盘，膜盘膜上镶嵌着大量视紫红质，视紫红质是结合有视黄醛分子的跨膜蛋白质，为7次跨膜的蛋白质分子，它所结合的视黄醛分子位于膜盘膜的中心附近，其长轴与膜平面平行。视杆细胞只有一种视色素，称为视紫红质。每个人的视杆细胞外段中有近千个膜盘，而每个膜盘中约含有100万个视紫红质分子。因此，单个视杆细胞就可以对入射光线发生反应。此外，视杆细胞对光的反应慢，有利于更多的光反应得以总和，这样就提高了单个视杆细胞对光的敏感度，使视网膜能察觉出单个光量子的强度。与视杆细胞不同，人和绝大多数哺乳动物的视锥细胞都含有三种不同的视色素，统称为视锥色素，分别存在于三种不同的视锥细胞中。它们不仅是产生光感，也是产生色觉的物质基础。

两种感光细胞在视网膜中的分布很不均匀。在黄斑中央凹的中心只有视锥细胞，且密度最高；向周边视锥细胞的分布逐渐减少，在视网膜的周边部主要是视杆细胞。视网膜由黄斑向鼻侧约3 mm处有一直径约1.5 mm的淡红色圆盘状结构，称为视神经盘，这是视网膜上视神经纤维汇集穿出眼球的部位，是视神经的始端。因为该处无感光细胞分布，所以无光感受作用，成为视野中的盲点。正常时，由于用双眼视物，一侧眼视野中的盲点可被对侧眼的视野所补偿，因此人们并不会感觉到视野中有盲点存在。

3. 视网膜细胞的联系

两种感光细胞都通过其突触终末与双极细胞形成化学性突触联系；双极细胞再和神经节细胞发生突触联系，神经节细胞发出的轴突构成视神经。已知视杆细胞与双极细胞和神经节细胞之间的联系存在会聚现象；而视锥细胞与双极细胞和神经节细胞之间的会聚程度却少得多。在中央凹处常可见到一个视锥细胞仅与一个双极细胞联系，而该双极细胞也只同一个神经节细胞联系，呈现一对一的“单线联系”方式，这是视网膜中央凹具有高度视敏度的结构基础。

在视网膜中，除了上述细胞间的纵向联系外，还存在横向联系。例如，在感光细胞和双极细胞之间有水平细胞，在双极细胞和神经节细胞之间有无长突细胞。这些细胞的突起在两层细胞间横向延伸，在水平方向起联络作用；有些无长突细胞还可直接向神经节细胞传递信号。

近年来还发现，视网膜中除了通常的化学性突触外，还有缝隙连接。通过这些连接，细胞间在电学上互相耦合起来。在感光细胞终足之间，以及在水平细胞之间和无长突细胞之间，都有这种缝隙连接存在。

（二）视网膜的感光换能系统

在人和大多数脊椎动物的视网膜中存在两种感光换能系统，即视杆系统和视锥系统。视杆系统又称晚光觉或暗视觉系统，由视杆细胞和与它们相联系的双极细胞以及神经节细胞等组成。它们对光的敏感度较高，能在昏暗环境中感受弱光刺激而引起暗视觉，但无色觉，对被视物细节的分辨能力较低。视锥系统又称昼光觉或明视觉系统，由视锥细胞和与它们相联系的双极细胞以及神经节细胞等组成。它们对光的敏感性较低，只有在强光条件下才能被激活，但视物时可辨别颜色，且对被视物体的细节具有较高的分辨能力。某些只在白昼活动的动物，如鸡、鸽、松鼠等，其光感受器以视锥细胞为主，故为“夜盲”；而另一些在夜间活动的动物，如猫头鹰等，其视网膜中只有视杆细胞，故夜光觉敏锐。

第三节　老年人眼的退化表现

中老年人眼睛的退化可分为眼前部器官的退化、眼后部视网膜的退化。

主要表现为眼球的突度减小，眼睑下垂，眼裂变窄，瞳孔缩小，角膜周围出现半月状或齿轮状实质浑浊，称为老年环；视力减退，视野变窄；晶状体老化，失去弹性，调节能力减弱，出现“花眼”。有的人晶状体浑浊，从而导致白内障；暗适应明显减退，急速进入昏暗环境时，不能即刻判断所在的位置和方向，是瞳孔放大迟缓、视网膜部分功能减弱之故；对黄色感受增强，对蓝色和绿色分辨能力降低。

眼前部器官受到光照和自由基的损伤，使中老年人眼睛易疲劳，白内障，青光眼，玻璃体浑浊，出现飞蚊症等。

眼后部器官受太阳光中短波光蓝光的损伤，以及自身产生的自由基损伤，伤害眼底视网膜的视觉细胞，使视力退化。另外，眼底有丰富的微循环，一旦产生眼底微动脉硬化，对视力的影响较大。

（孙　贺）

第五章　女性生殖系统

第一节　女性生殖系统的形态学特征

女性生殖系统包括内生殖器和外生殖器。内生殖器由生殖腺（卵巢）、输送管道（输卵管、子宫和阴道）和附属腺（前庭大腺）组成。外生殖器即女阴。卵巢是产生卵子和分泌雌性激素的器官。卵子成熟后排出经输卵管腹腔口进入输卵管，在管内受精迁徙至子宫，植入内膜，发育成为胎儿。分娩时，胎儿由子宫口经阴道娩出。

一、卵巢

卵巢是位于盆腔卵巢窝内的成对生殖腺，位置相当于髂内、外动脉夹角处的骨盆外侧壁。胚胎早期，卵巢沿着腹后壁逐渐下移至盆腔；出生时，位于小骨盆入口以上的髂窝下部；在儿童早期，到达卵巢窝。卵巢呈扁卵圆形，略呈灰红色，分内、外侧面，前、后缘和上、下端。内侧面朝向盆腔，与小肠相邻。外侧面贴着骨盆侧壁的卵巢窝。上端与输卵管末端相接触称为输卵管端，下端借卵巢固有韧带连于子宫称为子宫端 ，前缘借卵巢系膜连于阔韧带称为卵巢系膜缘，后缘游离称为独立缘。前缘中部有血管、神经等出入，称为卵巢门。

成年女子的卵巢约为4 cm × 2 cm × 3 cm，重5～6 g。幼女的卵巢较小，表面光滑。性成熟期卵巢最大，由于多次排卵，卵巢表面凹凸不平。更年期的卵巢缩小约为2.0 cm × 1.5 cm × 0.5 cm，到绝经期卵巢缩至1.5 cm × 0.75 cm × 0.5 cm。

卵巢在盆腔内的位置主要靠韧带来维持。卵巢悬韧带又被称为骨盆漏斗韧带，是起自小骨盆侧缘，向内下至卵巢输卵管端的腹膜皱襞，内含有卵巢血管、淋巴管、神经丛、结缔组织和平滑肌纤维，是寻找卵巢血管的标志。卵巢固有韧带由结缔组织和平滑肌纤维构成，表面盖以腹膜，自卵巢下端连至输卵管与子宫结合处的后下方。此外，子宫阔韧带的后层覆盖卵巢和卵巢固有韧带，也起到固定卵巢的作用。

二、输卵管

输卵管（uterine tube）是输送卵子的肌性管道，左右各一，长为10～14 cm；从卵巢上端连于子宫底的两侧，位于子宫阔韧带上缘内。输卵管由内侧向外侧分为四部。

（一）子宫部

子宫部位于子宫壁内的一段，直径最细，约1 mm，以输卵管子宫口通子宫腔。

（二）峡部

峡部短而直，壁厚腔窄，血管分布少；输卵管结扎术多在此部施行。

（三）壶腹部

壶腹部粗而长，壁薄腔大，腔面上有皱襞，血供丰富，行程弯曲，约占输卵管全长的2/3，向外移行为漏斗部。卵子多在此受精，若受精卵未能移入子宫而在输卵管内发育，即成为宫外孕。

（四）漏斗部

漏斗部为输卵管末端的膨大部分。向后下弯曲覆盖在卵巢后缘和内侧面。漏斗末端中央有输卵管腹腔口，开口于腹膜腔。卵巢排出的卵子由此进入输卵管。输卵管腹腔口的边缘有许多细长的突起，称为输卵管伞，盖在卵巢的表面；其中一条较长，内面沟也较深，称为卵巢伞。

三、子宫

子宫壁厚、腔小，是孕育胚胎、胎儿和产生月经的肌性器官。

（一）子宫形态

成人未孕子宫前后稍扁，呈倒置的梨形，长7～9 cm，最宽径4 cm，厚2～3 cm。分为底、体、颈三部分。子宫底为输卵管子宫口水平以上隆凸部分；下端狭窄呈圆柱状为子宫颈 ，在成人长2.5～3.0 cm，为肿瘤的好发部位；底与颈之间为子宫体。子宫颈分为突入阴道的子宫颈阴道部和阴道以上的子宫颈阴道上部两部分。子宫颈上端与子宫体相接较狭窄称为子宫峡，长约1 cm。在妊娠期间，子宫峡逐渐伸展变长，形成子宫下段；妊娠末期，可延长至7～11 cm，峡壁逐渐变薄。产科常在此处进行剖宫术，可避免进入腹膜腔，减少感染的机会。

子宫内腔分为两部：上部在子宫体内，称为子宫腔；下部在子宫颈内，称为子宫颈管，子宫腔呈前后扁的倒三角形，上两端通输卵管，尖端向下续为子宫颈管。子宫颈管呈梭形，下口通阴道，称为子宫口。未产妇的子宫口多为圆形；已产妇子宫口为横裂状，前、后缘分别称为前唇和后唇。后唇较长，位置也较高。成人未孕时，从子宫口到子宫底距离6～7 cm，子宫腔长约4 cm，最宽处2.5～3.5 cm。

（二）子宫壁的结构

子宫壁分为三层，外层为浆膜，是腹膜的脏层；中层为强厚的肌层，由平滑肌组成；内层为黏膜，即子宫内膜，随着月经周期而发生增生、脱落的周期变化。

（三）子宫的位置

子宫位于小骨盆中央，在膀胱与直肠之间；下端接阴道，两侧有输卵管和卵巢（二者合称子宫附件）。未妊娠时，子宫底位于小骨盆入口平面以下，朝向前上方；子宫颈的下端在坐骨棘平面的稍上方。直立时，子宫体伏于膀胱上面。当膀胱空虚时，成年人子宫呈轻度前倾前屈位，前倾即整个子宫向前倾斜，子宫长轴与阴道长轴之间形成一个向前开放的钝角，略大于90° 。前屈是指子宫体与子宫颈不在一条直线上，两者间形成一个向前开放的钝角，约170° 。子宫有较大的活动性，膀胱和直肠的充盈程度都可影响子宫的位置。

（四）子宫的固定装置

子宫主要靠韧带、盆膈和尿生殖膈的托持以及周围结缔组织的牵拉等作用维持正常位置。如果这些固定装置薄弱或受损，可导致子宫位置异常，形成不同程度的子宫脱垂，子宫口低于坐骨棘平面，严重者子宫颈可脱出阴道。了宫韧带有：

（1）子宫阔韧带：覆盖子宫前、后面的腹膜自子宫侧缘向两侧延伸至盆侧壁和盆底，形成双层腹膜皱襞，称为子宫阔韧带，略呈冠状位。子宫阔韧带可限制子宫向两侧移动。阔韧带上缘游离，包裹输卵管；上缘外侧1/3为卵巢悬韧带。阔韧带的前叶覆盖子宫圆韧带，后叶覆盖卵巢和卵巢固有韧带。前、后叶之间的疏松结缔组织内含有血管、神经和淋巴管等。子宫阔韧带根据附着部位不同，可分为上方的输卵管系膜，后方的卵巢系膜和下方的子宫系膜三部分。

（2）子宫圆韧带：由平滑肌和结缔组织构成的圆索，起于子宫体前面的上外侧，输卵管子宫口的下方。在阔韧带前叶的覆盖下向前外侧弯行，穿经腹股沟管，散为纤维止于阴阜和大阴唇前端的皮下。主要功能是维持子宫前倾。

（3）子宫主韧带：也称为子宫旁组织，由结缔组织和平滑肌构成；位于阔韧带的基部，从子宫颈两侧缘延伸至盆侧壁，较强韧。子宫主韧带是维持子宫颈正常位置，防止子宫脱垂的重要结构。

（4）子宫骶韧带：由平滑肌和结缔组织构成的扁索状韧带，从子宫颈后面的上外侧，向后弯行绕过直肠的两侧，止于第2、第3骶椎前面的筋膜。表面覆盖以腹膜形成弧形的直肠子宫襞，此韧带向后上牵引子宫颈，协同子宫圆韧带维持子宫的前倾前屈位（图5-1）。

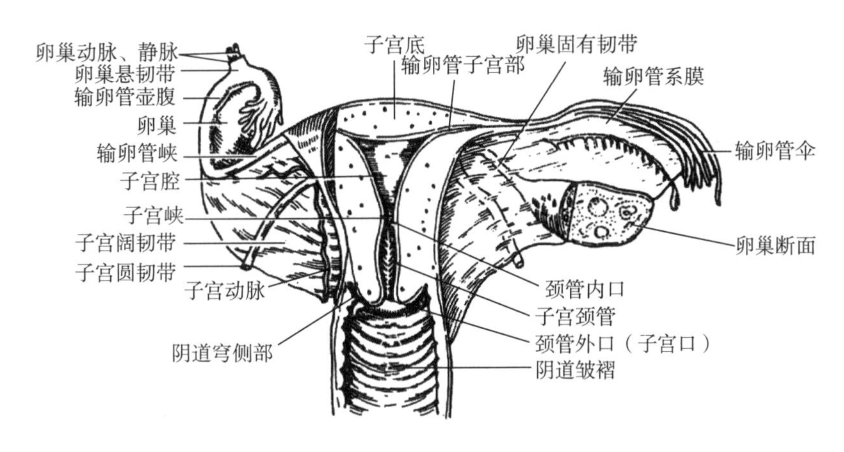

图5-1　子宫结构模式图

（五）子宫的年龄变化

新生儿子宫高出小骨盆上口，输卵管和卵巢位于髂窝内，子宫颈较子宫体长。性成熟前期，子宫迅速发育，壁增厚。性成熟期，子宫颈和子宫体长度几乎相等。经产妇的子宫各径、内腔都增大，重量可增加1倍。绝经期后，子宫萎缩变小，壁也变薄。宫体和宫颈的比例因年龄而不同：婴儿1：2，成人2：1，老人1：1。

四、阴道

阴道是连接子宫和外生殖器的肌性管道，由黏膜、肌层和外膜组成，富伸展性；是性交器官，也是月经排出和胎儿娩出的管道。阴道有前、后壁和两个侧壁，前后壁常处于相贴状态。阴道的下部较窄，以阴道口开口于阴道前庭。处女阴道口周围附有黏膜皱襞称处女膜，呈环形、半月形、伞状或筛状；处女膜破裂后，阴道口周围留有处女膜痕。阴道的上端宽阔，环绕子宫颈阴道部形成环形凹陷，称为阴道穹，分为前部、后部和两个侧部。阴道穹以后部最深，与后上方腹膜腔的直肠子宫陷凹紧密相邻，仅隔阴道壁和一层腹膜。临床上，可经阴道后穹引流直肠子宫陷凹内的积液进行诊治，具有重要的临床意义。

阴道位于小骨盆中央，前邻膀胱和尿道，后邻直肠，阴道下部穿经尿生殖膈。膈内的尿道阴道括约肌和肛提肌的内侧肌纤维束对阴道有闭合括约作用。

五、前庭大腺

前庭大腺或称Bartholin腺，位于大阴唇后部、前庭球后端深面，状如豌豆，被球海绵体肌覆盖。前庭大腺导管向内侧开口于阴道前庭，分泌液有润滑阴道的作用；如因炎症导管阻塞，可形成囊肿。

六、乳房

乳房是由皮肤特殊分化的器官，为人类和哺乳动物特有的结构。人类仅有胸前的一对乳房。女性乳房在青春期开始发育生长，妊娠和哺乳期有分泌活动，该分泌功能与女性激素相关，妊娠末期乳腺开始分泌少量乳汁，胎儿娩出后，乳汁量随婴儿长大而增多，哺乳停止后乳房内腺体逐渐萎缩、变小。小儿和男性的乳房不发达。

1. 形态

女性一生中乳房的大小和形态变化较大。成年未孕女性的乳房呈半球形或悬垂形，紧张而富有弹性，重150～200 g。其大小、形态个体差异较大，主要因所含纤维组织和脂肪的多少不同所致。在妊娠期和哺乳期，由于激素影响使腺体组织增殖、发育，乳房胀大呈球形。停止哺乳后，激素迅速撤退，腺体组织和结缔组织逐渐分解、减少，乳腺萎缩，乳房变小，乳房开始下垂。更年期后，由于性激素的分泌急剧减少，致乳腺小叶萎缩，脂肪消退，乳房体积显著缩小，松弛下垂。乳房表面中央有乳头，通常位于第4肋间隙或第5肋与锁骨中线相交处。乳头表面有许多小窝，内有输乳孔。乳头周围有颜色较深的环形皮肤区，称为乳晕。乳晕表面有许多小隆起的乳晕腺，可分泌脂性物质以滑润乳头，防止皮肤较薄的乳头和乳晕受损伤而感染。妊娠和哺乳期的乳头、乳晕有色素沉着而颜色变深。

2. 位置

乳房位于胸大肌和胸肌筋膜的表面，向上起自第2～3肋，向下至第6～7肋，内侧至胸骨旁线，外侧可到达腋中线。乳房与胸肌筋膜之间的间隙，称为乳房后间隙，内有疏松结缔组织和淋巴管，但无大血管，使乳房可轻度移动，同时有利于隆乳术时将假体植入。乳腺癌时，乳房可被固定在胸大肌上。

3. 结构

乳房由皮肤、脂肪组织、纤维组织和乳腺构成。乳腺被结缔组织分隔成15～20个乳腺叶，每个乳腺叶又分为若干个乳腺小叶。每个乳腺叶有一排泄管，称为输乳管。输乳管在靠近乳头处膨大为输乳管窦，其末端变细，开口于乳头。乳腺叶和输乳管均以乳头为中心呈放射状排列，故乳房脓肿切开引流时宜做放射状切口，以免损伤输乳管，乳房后间隙脓肿宜在乳房下缘做一弧形切口引流。

胸壁浅筋膜不仅形成乳腺的包囊，而且还发出许多小的纤维束，向深面连于胸肌筋膜，在浅层连于皮肤，对乳房起支持和固定作用，称为乳房悬韧带或Cooper韧带，乳腺癌时癌细胞侵及纤维组织，乳房悬韧带缩短，牵引皮肤内陷，使皮肤表面呈“酒窝征”；当乳腺癌肿蔓延累及浅淋巴管时，可导致所收集范围内的淋巴回流受阻，引起皮肤淋巴水肿，使乳房局部皮肤呈橘皮样改变。

七、会阴

会阴有狭义和广义的区分。狭义会阴即临床常称的会阴，指外生殖器与肛门之间的区域，在女性也称产科会阴。长2～3 cm，女性较男性的短，其深部有重要的会阴中心键。产科分娩时保护会阴或作会阴切口，即指保护或切开此处的软组织结构。广义会阴指盆膈以下封闭骨盆下口的全部软组织，呈菱形，其境界与骨盆下口一致，前为耻骨联合下缘及耻骨弓状韧带，两侧为耻骨弓、坐骨结节及骶结节韧带，后为尾骨尖。通过两侧坐骨结节的连线，将会阴分为前方的三角区尿生殖区和后方的三角区肛门区，尿生殖区在男性有尿道通过，在女性有尿道和阴道通过；肛门区有肛管通过。

（一）会阴的肌

1. 肛门区的肌

（1）肛提肌：为成对存在的扁阔肌，起自耻骨后面和坐骨棘及张于两者之间的肛提肌腱弓，向下内，止于会阴中心腱和尾骨等，两侧肛提肌前部留有三角形的裂隙，称为盆膈裂孔。

（2）尾骨肌：位于肛提肌后方，起于坐骨棘，止于骶、尾骨的两侧缘。

（3）肛门外括约肌：环绕肛门的骨骼肌，分为皮下部、浅部和深部。肛提肌和尾骨肌封闭骨盆下口的大部分，有承托盆腔脏器及固定骶、尾骨的作用。

2. 尿生殖区的肌

尿生殖区的肌位于肛提肌前部的下方，封闭盆膈裂孔，分为浅、深两层。

（1）浅层肌。①会阴浅横肌：一对狭窄的小肌，起自坐骨结节，止于会阴中心腱。②坐骨海绵体肌：在男性，起自坐骨结节，止于并覆盖阴茎脚表面，收缩时压迫阴茎海绵体根部，使阴茎勃起；在女性，此肌覆盖于阴蒂脚表面，收缩使阴蒂勃起。③球海绵体肌：在男性，起自会阴中心腱和正中缝，围绕尿道球和尿道海绵体后部，止于阴茎背面的筋膜；收缩时使尿道缩短变细，协助排尿和射精，参与阴茎勃起。在女性，覆盖于前庭球表面，称阴道括约肌，缩小阴道口。

会阴中心腱位于外生殖器与肛门之间，即狭义会阴深面的腱性结构，呈楔形，尖朝上，底向下，深30～40 mm，会阴部的许多肌附着于此，有加强盆底的作用。在女性，会阴中心腱较大，有韧性和弹性，对阴道后壁有支持作用，分娩时要加以保护。

（2）深层肌。①会阴深横肌：在会阴浅横肌的深部，肌束张于两侧坐骨支之间，肌纤维在中线上互相交织，部分纤维止于会阴中心腱，收缩稳定会阴中心腱。②尿道括约肌：位于会阴深横肌前方，环形围绕尿道膜部，是尿道的随意括约肌。在女性，此肌围绕尿道和阴道，称尿道阴道括约肌，可缩紧尿道和阴道。

（二）会阴的筋膜

1. 浅筋膜

肛区的浅筋膜为富含脂肪的结缔组织，充填在坐骨结节与肛门之间的坐骨肛门窝。尿生殖区的浅筋膜分浅、深两层。浅层称脂肪膜，含脂肪，向前与腹前壁浅筋膜浅层延续；深层呈膜状，称为会阴浅筋膜，向前与腹前壁浅筋膜深层延续，在男性与阴囊肉膜及浅阴茎筋膜相续。

2. 深筋膜

肛区的深筋膜覆盖于坐骨肛门窝的各壁。衬于肛提肌和尾骨肌下面的筋膜称为盆膈下筋膜；覆盖于肛提肌和尾骨肌上面的筋膜称为盆膈上筋膜，为盆壁筋膜的一部分。盆膈上、下筋膜及其间的肛提肌和尾骨肌共同组成盆膈。

尿生殖区的深筋膜分为两层，分别覆盖在会阴深横肌和尿道括约肌的下面和上面，称为尿生殖膈下筋膜和尿生殖膈上筋膜；两侧附于耻骨下支和坐骨支，前缘和后缘两层愈合。尿生殖膈上、下筋膜及其间的会阴深横肌和尿道括约肌共同组成尿生殖膈，封闭盆膈裂孔。

会阴浅筋膜与尿生殖膈下筋膜之间围成会阴浅隙，内有尿生殖三角浅层肌，男性有阴茎根，女性有阴蒂脚、前庭球和前庭大腺等。尿生殖膈上、下筋膜之间的间隙叫会阴深隙，有会阴深横肌、尿道括约肌、尿道膜部和尿道球腺等结构。

第二节　女性生殖系统的生理特征

女性生殖功能主要是卵巢产生卵子和分泌女性激素，输卵管、子宫、阴道分别在精子与卵子的输送，精子的获能、受精、妊娠和分娩中发挥重要作用。

一、卵巢的功能及其调节

卵泡是卵巢的基本结构和功能单位（图5-2），具有产生卵子及内分泌的功能。卵巢功能异常可致女性生殖相关疾病，如卵巢囊肿、多囊卵巢综合征和卵巢早衰等。

（一）卵巢的生卵作用

1. 卵泡的生长发育

（1）卵泡的分类及结构和功能特点：卵泡由卵母细胞和围绕在周围的卵泡细胞构成。根据不同生长阶段的结构功能特点，将其分为以下类型。

1）原始卵泡：直径约5 μm，由初级卵母细胞和单层梭形颗粒细胞构成，其外有基底膜。这一时期的卵泡处于生长静止状态，不同卵泡停留在这一阶段时间长短不一。原始卵泡数在胎龄5个月时达到最多，约700万个，此后会陆续发生退化闭锁，到出生时减少到200万个，性成熟时仅剩下约40万个。卵泡池中原始卵泡的数量代表了卵巢储备。如果因为某种原因使原始卵泡被过度激活可能导致卵巢储备的耗竭。

2）初级卵泡：卵母细胞略有增大，周围的前颗粒细胞发育为立方状颗粒细胞，并由单层进一步变为多层。卵母细胞分泌一些糖蛋白在其周围形成透明带。卵泡外的基质细胞分化为泡膜细胞。在卵母细胞和颗粒细胞间有缝隙连接，有助于彼此间物质和信号传递。

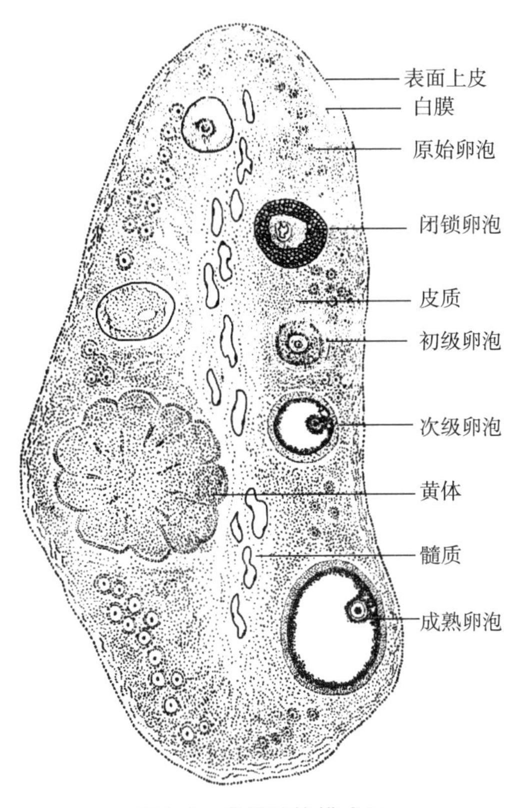

图5-2 卵巢结构模式图

3）次级卵泡：颗粒细胞进一步增殖，表达FSH受体及雌激素合成必需的芳香化酶，并开始分泌卵泡液，在颗粒细胞间先形成一些不规则窦腔，然后逐渐融合成一个完整卵泡腔，这时的卵泡又称为窦状卵泡。出现窦腔之前的所有卵泡又统称窦前卵泡。泡膜层分为内、外两层，内泡膜细胞层表达LH受体，参与卵泡激素合成。早期窦状卵泡产生抗米勒管激素（anti-Mullerian hormon，AMH）对原始卵泡的激活有负调控作用，其血中浓度与早期窦卵泡数成正比，异常减少表明进入生长阶段的卵泡减少，预示着原始卵巢储备减少，临床上将AMH作为判断卵巢储备和生殖潜能的一个重要指标。

4）成熟卵泡：卵泡直径达15～25 mm以上。卵泡液将卵细胞连同部分颗粒细胞推向一侧形成卵丘，紧贴卵母细胞透明带的颗粒细胞呈放射状排列，称为放射冠。颗粒细胞表达的芳香化酶的量和活性进一步增加，合成分泌的雌激素也最多。临床上常根据B超显示的卵泡大小及血中雌激素水平判断卵泡成熟程度。

（2）卵泡的生长及调控：从原始卵泡生长发育到成熟卵泡要经历一个漫长的过程。根据卵泡在不同时期生长发育的特点，将其分为三个阶段：

1）FSH非依赖的缓慢生长：从原始卵泡开始的窦前卵泡生长非常缓慢，至少需要十几年，这一阶段的卵泡生长完全不依赖垂体促性腺激素。从胎儿时期到绝经前任何时期都可能发动这一阶段的卵泡生长，其始动因素可能与卵巢内的一些旁分泌因子有关。

2）FSH反应性生长：青春期后，在垂体FSH基础分泌量作用下陆续有卵泡对FSH作出反应加快生长速度，经过75～85天成为直径2～5 mm的小窦状卵泡。这一阶段的卵泡生长需要一定量FSH支持，但与月经周期中FSH水平波动无关。

3）FSH高度依赖的快速生长：青春期后，在每个月经周期的黄体期向卵泡期转化时，由于垂体FSH分泌增加，一群10～20个小窦状卵泡进入FSH高度依赖的快速生长，此为周期性募集。但在被募集的卵泡中，一般仅有一个成为优势卵泡，最后成熟并排卵，此为优势卵泡的选择。如果选择机制异常，可能导致多胎妊娠，而多囊卵巢综合征（polycystic ovary syndrome，PCOS）的一个重要病理特征则是虽有较多卵泡被募集，但都不能成熟排卵。

关于卵泡选择机制，目前公认的是FSH阈值学说，FSH阈值指卵泡生长发育所需的FSH的最小血中浓度，反映卵泡对FSH的敏感性。即使是同时被募集的卵泡其生长轨迹，表达的FSH受体量也有所不同，因而对FSH的敏感性也不尽一致，这是优势卵泡选择前提条件。卵泡期开始的时候，血中FSH水平升高，能达到被募集的一群卵泡继续生长所需的FSH阈值。随着卵泡的生长，雌激素合成分泌增加，加上卵泡颗粒细胞产生的抑制素对腺垂体的负反馈调节作用，使其FSH分泌有所减少。这时的FSH血中浓度一般仅能满足一个发育最快，其FSH阈值最低的卵泡继续生长的需要，其他卵泡因得不到足够的FSH的支持而发生闭锁。选择的过程一般发生在月经周期的5～7天。

按照上述原理，在临床上人工诱导排卵时通过调整所给予的FSH起始剂量，维持量及时间来控制卵泡发育成熟的数量，达到促单个或多个卵泡成熟的目的。甾体激素类口服避孕药则是通过外源给予的雌、孕激素，加强负反馈作用抑制垂体FSH分泌，干扰卵泡选择，从而到达避孕目的。

2. 排卵

排卵是指成熟卵泡的卵泡壁破裂，卵母细胞与放射冠一起随同卵泡液排出卵泡。排卵由月经周期中的LH峰触发。排出的卵细胞与放射冠一起被输卵管伞摄取入输卵管中，可在其中存活10多个小时。LH触发排卵的机制尚不清楚，可能由于LH促进颗粒细胞和泡膜细胞释放一些炎性因子和蛋白水解酶，促使血浆进一步渗透入卵泡腔中使之进一步肿胀，同时卵泡壁的胶原蛋白及细胞外基质被降解，卵泡壁变薄而破裂排出。临床上对于排卵障碍的患者常在卵泡成熟后采用具有LH作用的HCG促排卵。

3. 黄体的形成和及退化

卵泡排卵后剩余的颗粒细胞和泡膜细胞在LH的作用下发生黄素化，分化为黄体细胞，形成一个新的暂时性内分泌结构——黄体。每个月经周期形成的黄体一般可以维持（14±2）天，主要功能是分泌孕激素，同时也分泌雌激素，促使子宫内膜形态及功能变化适应早期胚胎发育及着床需要。如排出的卵子受精，则黄体在滋养层细胞分泌的HCG的作用下继续发育成为妊娠黄体，直到孕3月时胎盘形成接替黄体的内分泌功能。如卵子没有受精，黄体在2周后开始退化，最后由称为白体的结缔组织瘢痕取代。临床上对黄体功能不健全的患者可用HCG促黄体发育，或直接补充孕激素防治早期流产。

4. 卵泡闭锁

妇女一生中仅有400～500个卵泡能最后发育成熟排卵。自胚胎时期开始就不断有卵泡在发育的各个阶段退化，这一过程叫卵泡闭锁。卵泡闭锁是由于细胞凋亡所致。

（二）卵巢的内分泌功能

排卵前的卵泡主要分泌雌激素，包括雌酮和雌二醇，两者可相互转化，雌二醇的活性最强。排卵后的黄体分泌雌激素和孕激素，孕激素主要是黄体酮，除雌激素和孕激素外，卵巢也合成分泌少量雄激素和抑制素等其他激素。

1. 卵巢性激素的合成、代谢和降解

卵泡雌激素合成由泡膜细胞和颗粒细胞共同完成。按照双重细胞学说，首先是内泡膜细胞在LH作用下以胆固醇为原料合成孕烯醇酮，孕烯醇酮再分别经△4和△5途径转化为雄激素，包括雄烯二酮和睾酮，这一过程在不同大小的卵泡中均能进行。只有发育到一定程度的卵泡的颗粒细胞才在FSH作用下表达雌激素合成必需的芳香化酶，该酶能将由泡膜细胞扩散而来的雄激素分别转变为雌酮和雌二醇分泌进入血液或卵泡液。随着卵泡的生长，合成雌激素的量逐渐增加，而雄激素减少。排卵后，由卵巢黄体细胞分泌大量孕酮，同时也分泌较多的雌激素。

血中雌激素和孕激素主要与性激素结合蛋白或人血白蛋白结合运输，少量以游离形式存在。结合的激素很容易释放出来进入靶组织发挥作用。雌激素、孕激素主要在肝脏代谢失活，以葡萄糖醛酸盐或硫酸盐的形式由尿排出，小部分经粪便排出。

2. 雌激素、孕激素的作用

雌激素、孕激素发挥作用的方式有两种，一种是进入靶细胞，与胞内受体结合发挥基因组效应；另一种是作用于细胞膜上的受体或特异位点，通过跨膜信号转导发挥快速效应。雌激素、孕激素对于女性生殖器官的结构和功能的调节具有协同作用，一般来说，雌激素是孕激素作用的基础，但在某些方面又互为拮抗，从而保证生殖系统正常功能活动。

（1）雌激素的作用：雌激素对女性生殖系统的结构和功能具有重要的调节作用。对机体其他系统的功能也有广泛的影响。

1）对生殖器官的作用：促进子宫发育，子宫内膜增生，使内膜具有对胚胎的接受性；使排卵期宫颈口松弛，子宫颈分泌大量清亮、稀薄的黏液，有利于精子穿过进入宫腔；促进子宫平滑肌细胞增生肥大，收缩力增强，对缩宫素的敏感性增加；促进输卵管上皮中纤毛细胞和分泌细胞的增生，促进输卵管的收缩和纤毛摆动，有利于精子在其中的运行；促进阴道上皮增生和角化，使阴道分泌物呈酸性，增强对感染的抵抗力；与FSH协同促进卵泡发育；促进外生殖器的发育。

2）对乳腺和副性征的作用：刺激乳腺导管和结缔组织增生，促进脂肪组织在乳腺的聚集，形成女性乳房特有的外部形态；促进其他女性第二性征的形成，如全身脂肪和毛发的分布、女性体态、音调增高等。

3）对骨骼生长发育的影响：刺激成骨细胞的活动，加速骨的生长，促进骨中钙、磷的沉积，因此，女性进入青春期后，身体高度增长速度加快，但又因其促进长骨骨骺的愈合而致女性往往较男性更早停止生长。绝经期后，由于雌激素水平的降低，骨骼中的钙容易流失，因而一些妇女容易发生骨质疏松、骨折。

4）对心血管系统的影响：提高血中高密度脂蛋白含量，降低低密度脂蛋白含量，改善血脂成分，防止动脉硬化，因而对心血管具有保护作用。

5）对中枢神经系统的影响：对腺垂体FSH和LH的分泌有负反馈或正反馈两种作用。雌激素的中枢作用还表现为促进神经细胞的生长、分化、再生、突触形成以及调节许多神经肽和递质的合成、释放与代谢，雌激素缺乏可能与阿尔茨海默病的发病有关。

6）其他作用：雌激素对蛋白质和脂肪代谢以及水盐平衡也有一定作用。高浓度的雌激素可使体液向组织间隙转移，导致钠、水潴留。

（2）孕激素的作用：孕激素常常在雌激素作用的基础上影响靶组织的结构和功能活动。

1）对生殖器官的作用：抑制子宫内膜细胞增殖，促进子宫内膜上皮的分泌功能及内膜基质细胞的蜕膜化，有利于早期胚胎的发育和着床；使子宫肌兴奋性降低，抑制其收缩，防止妊娠期胚胎排出；使宫颈黏液分泌减少且变稠，阻止精子通过；促进输卵管上皮分泌黏性液体，为受精卵及卵裂球提供营养；抑制阴道上皮增生，使其角化程度降低。

2）对乳腺的作用：在雌激素作用的基础上进一步促进乳腺小叶及腺泡发育，在妊娠后为泌乳做准备。

3）抑制排卵：负反馈抑制腺垂体FSH和LH的分泌，妊娠期间的女性由于血中高浓度的孕激素，使卵泡的发育和排卵都受到抑制，不会发生二次受孕。

4）产热作用：孕激素可增强能量代谢，也可作用于下丘脑体温调节中枢，使体温调定点水平提高，因而排卵后孕激素分泌增加可使基础体温升高0.2～0.5℃，临床上将基础体温的双相变化作为判断排卵的标志之一。

5）其他作用：促进钠、水排泄。另外，孕激素能使血管和消化道肌张力下降。因此，妊娠期妇女因体内孕激素水平高，易发生静脉曲张、痔疮、便秘、输卵管积液等。

二、月经周期及调控

（一）月经及月经周期的概念

育龄妇女卵巢的卵泡生长、排卵和黄体形成及伴随雌激素、孕激素分泌具有明显的周期性特征，由此引起子宫内膜周期性剥脱、出血的现象称为月经，将以月经为特征的这种周期性变化称为月经周期，一般指两次月经第一天之间的时间。女子的第一次月经称为初潮，多出现在12～15岁，这与遗传、环境及营养等因素有关。月经一般一个月出现一次，月经周期的长度因人而异，一般为21～35天，平均28天。

（二）月经周期的分期

根据月经周期中卵巢及子宫的形态和功能变化，将月经周期分为以下几个时期。

1. 卵泡期

卵泡期又称增生期，一般为月经周期的第1天到第14天，与周期性募集的卵泡快速生长时期相对应。由于该期卵泡快速生长及外泌的雌激素逐渐增加，因月经损伤的子宫内膜开始修复，生长增厚，由最初的0.5 mm增加至8～10 mm；子宫腺体增多，间质中向内膜供血的螺旋动脉也变长、扩大、弯曲。临床上常根据B超检查所显示的子宫内膜厚度及是否出现“三线征”判断内膜增生情况。这时宫颈分泌黏液逐渐增加，尤其是接近排卵时外泌大量稀薄、透明的黏液，拉丝度可达10 cm以上，精子容易穿过其中的孔隙。

2. 黄体期

黄体期又称分泌期，一般为月经周期的第15天到第28天。排卵后形成的黄体分泌大量孕激素和雌激素，子宫内膜厚度还有一定增加，同时分泌功能增强，表现为内膜腺体变得更为弯曲，分泌大量黏液，在腺上皮细胞的基底部出现包含有糖原的小泡。螺旋动脉更加增长弯曲。内膜基质变得水肿，其中梭形的间质细胞增大变圆，发生蜕膜化改变。这些变化都有利于进入宫腔的早期胚胎的存活和植入。月经周期的第16天到第19天为着床窗口期，这时的内膜具备对囊胚的接受性，因此，在实施体外受精胚胎移植时，胚胎的移植必须在这段时间实施。黄体期的宫颈分泌黏液量逐渐减少，质地变黏稠而浑浊，拉丝度差，易断裂。

月经周期中的黄体期的时间长度相对稳定，而卵泡期的长短变化较大，因而临床上常将月经来潮前的第14天推算为排卵日。

3. 月经期

月经期是月经周期开始的几天，与增生期的早期有所重叠。如果排卵后没有发生受精、着床，则黄体萎缩退化，导致血中雌激素、孕激素水平突然降低，螺旋小动脉痉挛性收缩，因而内膜靠腔面2/3的功能层组织出现缺血、变性、坏死，最后剥脱，血管破裂，出血。从子宫内膜开始剥脱出血到结束，正常情况下一般持续3～5天。一次月经的出血量因人而异，少至20 mL，多至100 mL，平均约50 mL，月经血色暗红，因其中含有坏死内膜组织释放的纤溶酶，因而不凝固，但如果出血量过多，纤溶酶不足以使纤维蛋白溶解，则月经血中可出现血凝块。月经时子宫肌层收缩有助于月经血从子宫腔排出，可致腹部稍有不适。如果经血排出不畅，引发较明显的腹痛，即为痛经。

月经周期中，除上述变化外，阴道黏膜、乳房受月经周期中雌激素、孕激素的影响也会相应的发生周期性变化。

（三）月经周期的调控

1. 下丘脑垂体-卵巢轴的功能联系

月经周期是下丘脑、垂体和卵巢三者相互作用的结果，青春期前的下丘脑-垂体-卵巢轴的活动都处在一个很低的水平。进入青春期后，下丘脑GnRH神经元发育成熟，开始脉冲式释放GnRH。正常的GnRH脉冲式释放可上调腺垂体促性腺激素细胞GnRH受体，并促进其分泌FSH和LH，进而影响卵巢的功能活动，形成女性特有的周期性活动。这种周期性活动开始可能不太规律，以后逐渐呈现规律的月节律。如果因为一些原因导致分泌GnRH神经元的过早激活则可能导致一些女孩提前出现月经及性成熟的改变。如果持续给予GnRH或其类似物，则对垂体促性腺激素细胞上的GnRH受体产生下调作用，反而抑制促性腺激素分泌，临床上常根据不同的目的分别采用脉冲式或连续给予GnRH或GnRH类似物。

卵巢分泌的雌激素、孕激素以及抑制素又对下丘脑和垂体进行反馈调节。雌激素、孕激素除排卵前短时间内对下丘脑及腺垂体进行正反馈调节外，主要进行负反馈调节。抑制素则主要选择性抑制性FSH合成与分泌。

2. 月经周期各期的内分泌调控

月经周期的不同阶段，下丘脑-垂体-卵巢轴的功能活动有所不同。

卵泡期的早期，由于前次月经周期的黄体退化，孕激素及雌激素的分泌量下降，解除了对下丘脑和腺垂体的抑制，腺垂体分泌FSH及LH增加，尤以FSH增加更为明显。一群卵泡被周期性募集进入快速生长阶段，合成分泌雌激素增加，子宫内膜增生。当雌激素增加到一定程度（大约在月经周期第6天），则分别对下丘脑及腺垂体进行负反馈调解，卵巢产生的抑制素也选择性地抑制腺垂体FSH分泌，使血中FSH量有所减少，大多数卵泡得不到足够的FSH的支持而半途退化闭锁，只有一个优势卵泡得以继续发育。

月经周期的中期，随优势卵泡成熟，体内雌激素水平进一步增加，此时血中高浓度的雌激素对下丘脑及腺垂体都产生正反馈调节作用，触发下丘脑GnRH大量释放，刺激腺垂体分泌的LH和FSH大幅增加达峰值，尤以LH峰更为明显。一般在LH峰值出现后16～24 h排卵。临床上如需要实施人工授精（通过人工的方法将精子置于女性生殖道内），应根据LH峰或人工给予HCG后的排卵时间及卵子存活的时间选择适当的手术时机。

排卵后的黄体期，雌激素分泌先有一过性下降，随着LH作用下黄体发育，分泌孕激素、雌激素增加，尤以孕激素增加更为明显。一般在排卵后7～8天形成雌激素的第二个高峰及孕激素分泌峰。大量孕激素的作用使子宫内膜发生分泌期改变。同时，由于增加的雌激素、孕激素对下丘脑和腺垂体的负反馈调节作用，腺垂体LH和FSH的分泌一直处于较低水平。如果排卵后卵子没有受精，在排卵后第9～10天黄体开始退化，雌激素、孕激素分泌量减少。对腺垂体的负反馈作用减弱，FSH和LH分泌又开始增加，于是进入下一个月经周期。

青春期后下丘脑、垂体和卵巢任一环节功能异常都可能导致卵巢卵泡生长、排卵和黄体功能的异常，进而影响月经周期并可能导致不孕。临床上需借助于一些实验室检查分析病变部位。

3. 其他内分泌激素对月经周期的影响

其他一些内分泌激素，如泌乳素、甲状腺素和胰岛素也参与调节卵巢的功能活动，这些激素外泌异常也会影响到月经周期及月经。

第三节　老年妇科疾病的病理生理学改变

女性生育期持续约30年，一般情况下，40～50岁女性的卵巢功能开始衰退。从卵巢功能开始衰退至完全丧失后一年的时期称为围绝经期（曾称更年期），该期的时间长短因人而异。在这一时期卵巢对FSH和LH的反应性下降，卵泡常停滞在不同发育阶段不能排卵，雌激素分泌减少，子宫内膜不再呈现规律的周期性变化。此后，卵巢功能进一步衰退，卵巢中的卵泡几乎完全耗竭，生殖功能也随之完全丧失则进入绝经期。

妇女绝经的年龄与遗传因素有关，但也受到环境因素的影响，吸烟、环境雌激素、感染、盆腔肿痛等都可能导致卵泡池的耗竭而提前绝经。一般40岁以前出现的绝经即为卵巢早衰。

处于围绝经期的妇女因雌激素分泌水平下降，可能出现以自主神经功能紊乱为主的一系列症候群，此为围绝经期综合征，围绝经期是女性的自然生理过程，大多数妇女可通过神经内分泌的自我调节适应这种变化，不出现自觉症状或仅有轻微症状，但也有少数妇女不能很快适应这种变化，症状比较明显，必要时可在专科医师的指导下适当补充雌激素以缓解症状。

一、围绝经期

1994年世界卫生组织将围绝经期（perimenopause）定义为始于卵巢功能开始衰退直

至绝经后一年内的一段时期。卵巢功能开始衰退一般始于40岁以后，该期以无排卵月经失调为主要症状，可伴有阵发性潮热、出汗等，历时短至1～2年，长至十余年；若长时间无排卵，子宫内膜长期暴露于雌激素作用，而无孕激素保护，故此时期妇女为子宫内膜癌的高发人群。至卵巢功能完全衰竭时，则月经永久性停止，称绝经。中国妇女的平均绝经年龄为50岁，绝经后卵巢内卵泡近耗竭，卵泡发育及卵巢分泌雌激素停止，此期因体内雌激素水平的急剧下降，血管舒缩症状加重，并可出现神经精神症状；表现为潮热出汗、情绪不稳定、不安、抑郁或烦躁、失眠等。

二、绝经后期及老年期

绝经后期是指绝经1年后的生命时期，绝经后期的早期虽然卵巢内卵泡耗竭，卵巢分泌雌激素的功能停止，但卵巢内间质细胞尚有分泌雄激素功能，此期经雄激素外周转化的雌削成为循环中的主要雌激素。肥胖者雌激素转化率高于消瘦者，由于绝经后体内雌激素明显下降，特别是循环中雌二醇降低，出现低雌激素相关症状及疾病，如心血管疾病、骨矿含量丢失等。但由于雌酮升高，以及其对子宫内膜的持续刺激作用，该期仍可能发生子宫内膜瘤。妇女60岁以后卵巢间质的内分泌功能逐渐衰退，生殖器官进一步萎缩，此时骨质疏松症甚至骨折发生率增加。

（张可爽）

第二篇

老年常见疾病的临床研究

第六章　心血管系统疾病

第一节　高血压

高血压是导致老年心脏病、脑血管病、肾脏病发生和死亡的最主要的危险因素，是全球人类最常见的慢性病。其严重影响着我国老年人的健康、长寿等生活质量，是老年人最常见的疾病之一。

一、临床表现

（一）收缩期高血压

研究显示收缩压、舒张压及脉压随年龄变化，收缩压随年龄增长逐渐升高，而舒张压多于50～60岁开始下降，脉压逐渐增大。

（二）血压波动大

老年高血压患者在24 h之内常见血压不稳定、波动大。要求医师不能以1次血压测量结果来判定血压是否正常，每日至少常规测量2次血压。如果发现患者有不适感，应随时监测血压。

（三）易发生直立性低血压

测量患者平卧10 min血压和站立3 min后血压，站立后血压值低于平卧位，收缩压相差＞20 mmHg（1 mmHg=0.133 kPa）和（或）舒张压相差＞10 mmHg，诊断为直立性低血压。直立性低血压主要表现为头晕目眩、站立不稳、视物模糊、软弱无力等，严重时会发生大小便失禁、出汗甚至晕厥。老年人直立性低血压发生率较高，并随年龄、神经功能障碍、代谢紊乱的增加而增多。1/3老年高血压患者可能发生直立性低血压。多见于体位突然发生变化以后，血压突然下降。此外，老年人对血容量不足的耐受性较差，任何导致失水过多的急性病、口服液体不足以及长期卧床的患者，都容易引起直立性低血压。药物引起直立性低血压较常见，应高度重视。容易引起直立性低血压的药物包括以下4类。

1. 抗高血压药物

可使血管紧张度降低，血管扩张和血压下降。尤其在联合用药时，如钙通道阻滞药（CCB）+利尿药等。

2. 镇静药物

以氯丙嗪多见。氯丙嗪除具有镇静作用外，还有抗肾上腺素作用，使血管扩张，血压下降；另外还能使小静脉扩张，回心血量减少。

3. 抗肾上腺素药物

如妥拉唑林、酚妥拉明等，作用在血管的α肾上腺素受体上，阻断去甲肾上腺素收缩血管的作用。

4. 血管扩张药物

如硝酸甘油等，能直接松弛血管平滑肌。

（四）晨峰高血压现象

老年晨峰高血压是指血压从深夜的低谷水平逐渐上升，在凌晨清醒后的一段时间内迅速达到较高水平，这一现象称为晨峰高血压或血压晨浪，老年高血压患者，特别是老年单纯收缩期高血压患者晨峰高血压现象比较常见。晨峰高血压幅度计算方法各异，常用的方法为06：00～10：00血压最高值和夜间血压均值之差，若收缩压晨峰值55 mmHg，即为异常升高，有的患者可达70～80 mmHg。

（五）并发症多

老年高血压并发症多且严重，包括动脉硬化、脑卒中、冠心病、心肌肥厚、心律失常、心力衰竭等。长期持久血压升高可致肾小球入球动脉硬化，肾小球纤维化、萎缩，最终导致肾衰竭。此外，对老年白大衣高血压和假性高血压现象目前尚无一致意见，但应当给予关注。

二、诊断

（一）老年高血压的诊断

1. 诊断标准

老年高血压是指在年龄＞60岁的老年人群中，血压持续或3次非同日血压测量收缩压＞140 mmHg或舒张压＞90 mmHg；若收缩压＞140 mmHg及舒张压＜90 mmHg，则诊断为老年单纯收缩期高血压。

2. 注意事项

（1）应结合家庭自测血压和24 h动态血压监测（ABPM）进行诊断。家庭自测血压对于常规的老年高血压患者的评估是有益的，24 h ABPM对老年人群中的假性高血压、晨峰高血压及血压波动性等的评估是必须的、有效的，与诊室血压相比，家庭血压或24 h ABPM对预测老年高血压的预后方面意义较大。《中国高血压防治指南（2021）》中推荐，家庭自测血压正常上限参考值为135/85 mmHg，动态血压的正常值为24 h平均值＜130/80 mmHg，平均值＜135/85 mmHg，夜间平均值＜125/75 mmHg。

（2）继发性高血压的鉴别。老年患者中内分泌性高血压，如原发性醛固酮增多症、Cushing综合征或甲亢性高血压等，应进行鉴别。对于突发、波动性血压增高的老年患者，应考虑是否可能患有嗜铬细胞瘤，可通过血、尿儿茶酚胺检测及腹部超声或CT检查明确诊断。老年患者中肾实质性高血压和动脉硬化导致的肾血管性高血压较多，应进行以下检查除外这些疾病：①怀疑为肾实质性高血压时，应在初诊时对所有高血压患者进行尿常规检查。②疑有多囊肾时，同时做腹部超声检查。③测尿蛋白、红细胞和白细胞及血肌酐浓度等，了解肾小球及肾小管功能。④疑为肾血管性高血压时，进行腹部血管杂音听诊。⑤检测血浆肾素活性及肾功能。⑥测定肾体积。⑦肾动脉超声检查、增强螺旋CT、磁共振血管造影、数字减影血管造影等检查也有助于诊断。

（二）老年高血压患者的危险因素和靶器官损害及临床疾病

高龄本身就是心血管病危险因素之一，因此，老年高血压患者多属高危及极高危患者。同时，在危险因素、靶器官损害及合并的临床疾病方面，老年高血压患者具有与中青年患者不同的特点。

1. 危险因素

老年人收缩压随年龄的增长而上升，而舒张压在60岁后则缓慢下降，脉压增大；研究已表明，老年高血压患者脉压与严重的靶器官损害显著相关。同时，老年患者中代谢综合征的患病率高（最高可达30%～40%），而高血压与高胆固醇血症同时存在时，动脉粥样硬化更易发生和发展。

2. 亚临床靶器官损害的临床疾病

（1）心脏老年高血压患者中，常见到舒张性心力衰竭，大多数舒张性心力衰竭患者（88%）患有高血压，血压控制不良是诱发舒张性心力衰竭的最常见因素，心房颤动、心房扑动等心律失常的出现也加重舒张性心力衰竭的发生。同时，心房颤动在老年患者中较常见，我国学者研究显示，年龄＞80岁的人群心房颤动患病率达7.5%，高血压导致的左心室肥厚和左心房增大都是心房颤动发生的独立危险因素。

（2）血管的损害以大动脉僵硬度增加为主要表现，与增高的脉压相关。老年患者的动脉硬化常表现为多支血管动脉硬化并存（颈动脉、股动脉、肾动脉内膜中层厚度增加或有斑块）。在我国，年龄＞50岁的心血管病高危人群中，下肢动脉疾病发病率为25.4%。目前，颈动脉超声技术常用于检测血管损伤及更准确地危险分层，颈–股动脉脉搏波传导速度＞12 m/s已被用于评估中年高血压患者的主动脉功能异常，踝臂指数＜0.9也提示周围血管损害。

（3）老年高血压患者的肾血流、肾小球滤过率（eGFR）和肾小管功能随着年龄增加而降低，早期血肌酐可能相对正常，但eGFR或肌酐清除率有下降趋势。微量白蛋白尿异常较为常见。中晚期肾功能不全的发生率明显增加且大于年轻人。

（4）脑卒中常见于血压控制不佳的老年高血压患者，通过CT及MRI检查发现腔膜性脑梗死以及脑血管异常的患者＞65%，此人群中左心房增大及心房颤动多见。头颅CT、MRI检查是诊断脑卒中的标准方法，通过MRI进行的无创脑血管显像可用于老年高血压患者的危险分层。MRI检测出的小的无症状脑梗死、微小出血及脑白质损伤的患病率随着增龄及高血压值增加而增加，并与脑卒中、认知功能障碍、痴呆风险的增加相关，老年认知功能障碍者少部分与高血压有关，故对老年高血压患者可进行认知评估。

三、治疗

治疗应考虑心血管病的危险因素、靶器官损害、合并心血管或非心血管疾病等综合因素，积极而平稳地进行降压治疗，通过降压控制危险因素及逆转靶器官损害，最大限度地降低心血管疾病发病和死亡的总危险。老血压的目标值，JNC7和ESC/ESH 2007指南指出，所有年龄患者的血压目标值都＜140/90 mmHg。ESC/ESH 2007指南还指出，如果患者能耐受，还可以降得更低；糖尿病、高危/极高危以及脑卒中、冠心病、肾损害等血压应＜130/80 mmHg，大量随机临床试验表明，对年龄＞60岁的高血压患者（无论是收缩/舒张期高血压或单纯收缩期高血压），降压治疗均能显著降低心、脑血管发病率和病死率，使老年患者获益。据多个单纯收缩期高血压临床试验的综合分析，降压治疗可使脑卒中事件下降33%，冠心病事件下降23%，一项荟萃分析表明，治疗年龄＞80岁高血压患者，可以降低致死和非致死脑卒中以及心血管事件，但全因病死率无下降。而近年来的HYVET研究年龄＞80岁、160 mmHg＜收缩压＜200 mmHg、舒张压110 mmHg的老年患者通过有效的治疗，使血压控制在150/80 mmHg以内，结果显示，治疗组和安慰剂组比较，主要终点-致死、非致死性脑卒中及各种原因死亡均降低具有显著意义，在SHEP试验中，血压降至＜150 mmHg时对脑卒中的预防效果是最强的。Framingham研究中，对＞65岁有心血管并发症的老年人进行了18年的随访研究，发现收缩压在140～150 mmHg的患者组心血管风险最小，提示可能是老年人的合适血压水平。老年患者舒张压应降到什么水平尚不清楚。SHEP研究认为舒张压＜60 mmHg时，预后不良风险增加；Framingham研究观察到J形曲线；INVEST研究同样显示了高血压冠心病患者降压治疗有J形曲线，舒张压＜60 mmHg，则心血管事件增加，这是因为舒张压降得过低，会影响冠状动脉血流灌注。但Syst Eur研究未能证实舒张压降至55 mmHg有害，故究竟舒张压降至什么程度为好还需进一步研究。2007年ESC/ESH指南指出，舒张压不应低于60 mmHg。日本2004年版的高血压治疗指南中指出，考虑到生理功能的变化和并发症发生率，老年人可分为低龄老年（年龄＞65岁）、中龄老年（年酸＞75岁）和高龄老年（年龄＞85岁）。对高龄老年患者，需要充分考虑降压治疗对心血管并发症和心脑肾血流灌注的影响，设定的初始降压治疗目标可略高，但最终目标血压应＜140/90 mmHg。中国高血压防治指南（2021）中老年人高血压治疗目标为收缩压＜150 mmHg，如能耐受还可以进一步降低。主要由于老年人血压降低的难度大，特别是考虑到了老年患者的主要器官灌注需要，因此要采用逐渐达标治疗的步骤。老年人降压治疗应当遵循个体化原则，平稳、缓慢，药物的起始剂量要小，逐渐增加剂量，需考虑到老年人易出现的不良反应，特别是直立性低血压，故需监测不同体位血压，尤其是立位血压，同时需观察有无其他的不良反应。

第二节　冠状动脉粥样硬化性心脏病

粥样硬化性心脏病指冠状动脉粥样硬化使血管腔狭窄或阻塞，或因冠状动脉痉挛导致心肌缺血缺氧或坏死而引起的心脏病，统称冠状动脉性心脏病，简称冠心病，亦称缺血性心脏病。冠心病是严重威胁老年人健康的疾病，是导致器官病变的最常见类型。本病出现症状或致残、致死后果多发生在60岁以上的老年人，男性发病早于女性。在欧美发达国家本病常见，美国约有700万人患本病，每年约50余万人死于本病，占人口死亡数的1/3～1/2，占心脏病死亡数的50%～75%。在我国，本病近年来呈迅速增长趋势。

一、临床表现

老年冠心病患者有长期的冠状动脉粥样硬化病史；病变多、严重且累及多支；有长期的心肌缺血或陈旧性心肌梗死，心肌病变广泛并可伴有不同程度的心功能不全。患者可表现为慢性稳定型心绞痛或以急性冠心病症候群为第一个临床表现，其中包括不稳定心绞痛、急性心肌梗死及冠心病猝死。急性冠心病症候群的特点是发病急，事先无预兆，病程不稳定，有相当大的死亡危险。老年患者常伴有其他慢性疾病如高血压、糖尿病及阻塞性肺气肿等。老年患者存在多器官功能退行性变也很普遍，如心脏瓣膜退行性变，心、肾、肝功能减退等。在原有严重冠脉病变的基础上，体内任何微小变化均可导致处于边缘状态心肌氧供需平衡的失衡，有可能促使急性冠心病症候群的发生。

1. 疼痛部位不典型

典型心绞痛部位常位于胸骨及其附近区域。老年患者疼痛部位不典型发生率（35.4%）明显高于中青年（11%）。疼痛部位可以在牙部与上腹部之间的任何部位，如咽喉部、下颌、下颈椎、上胸椎、肩（尤其是左肩）、背部、上腹部及上肢等部位疼痛，易误为其他疾病。

2. 疼痛程度较轻

老年人由于痛觉减退，其心绞痛程度常比中青年人轻，有时难以区别是真正心绞痛还是给其他原因所致的胸痛。

3. 非疼痛症状多

患者对心肌缺血的感觉可以是胸痛，也可以是疼痛以外的症状，如气促、呼吸困难、疲倦、胸闷、咽喉部发紧、颈部紧缩感、左上肢酸胀、呃逆、胃灼热、出汗等症状。这些非疼痛症状在老年患者发生率明显高于中青年人，多与心力衰竭和糖尿病自主神经病变有关。心肌缺血可引起左室舒张、收缩功能减退，表现为呼吸困难和疲倦，称为绞痛等同症状，如同心绞痛一样，也是提示心肌缺血的征象，而由缺血所致的心律失常、晕厥和猝死则不能视为绞痛等同症状。因此，诊断心绞痛时，不能只注意胸部症状，对于反复出现一过性非痛症状均应考虑本病的可能，并仔细观察发作时心电图和对硝酸甘油的反应。

4. 冠心病病史长，并存疾病多

老年患者有5年以上冠心病史明显多于中青年人，同时常伴有糖尿病、慢性阻塞性肺病、原发性高血压等慢性疾病，往往导致表现不典型和诊断困难。需与以下疾病鉴别：食管疾病、胆绞痛、肋软骨炎、颈椎骨关节病、急性心肌梗死、急性心包炎、肺梗死。

二、分类

由于病理解剖和病理生理变化的不同，本病有不同的临床表型。目前我国按1980年全国第一届内科会议标准冠心病分五类：心绞痛、心肌梗死、无症状性冠心病、猝死型冠心病和缺血性心肌病（心力衰竭型和心律失常型冠心病）。近年临床医学家趋于将本病分为急性冠脉综合征（ACS）和慢性冠脉病（CAD或称慢性缺血综合征CIS）两大类。前者包括不稳定型心绞痛（UA）、非ST段抬高型心肌梗死（NSTEMI）和ST段抬高型心肌梗死（STEMI），也有将冠心病猝死也包括在内；后者包括稳定型心绞痛、冠脉正常的心绞痛（如X综合征）、无症状性心肌缺血和缺血性心力衰竭（缺血性心肌病）。

（一）稳定型心绞痛

稳定型心绞痛也称稳定型劳力性心绞痛，是在冠状动脉固定性严重狭窄的基础上，由于心肌负荷的增加引起心肌急剧的、暂时的缺血与缺氧的临床综合征。其特点为阵发性的前胸压榨性疼痛或憋闷感觉，主要位于胸骨后部，可放射至心前区和左上肢尺侧，常发生于劳力负荷增加时，持续数分钟，休息或用硝酸酯制剂后消失。本症患者男性多于女性，劳累、情绪激动、饱食、受寒、急性循环衰竭等为常见的诱因。

1. 临床表现

（1）症状。心绞痛以发作性胸痛为主要临床表现，疼痛的特点如下。①部位：主要在胸骨体中段或上段之后可波及心前区，有手掌大小范围，甚至横贯前胸，界限不是很清楚。常放射至左肩、左臂内侧达环指和小指，或至颈、咽或下颌部。②性质：胸痛常为压迫、发闷或紧缩性，也可有烧灼感，但不像针刺或刀扎样锐性痛，偶伴濒死的恐惧感觉。有些患者仅觉胸闷不适不认为有痛。发作时，患者往往被迫停止正在进行的活动，直至症状缓解。③诱因：发作常由体力劳动或情绪激动（如愤怒、焦急、过度兴奋等）所诱发，饱食、寒冷、吸烟、心动过速、休克等亦可诱发。疼痛多发生于劳力或激动的当时，而不是在一天劳累之后。典型的心绞痛常在相似的条件下重复发生，但有时同样的劳力只在早晨而不在下午引起心绞痛，提示与晨间交感神经兴奋性增高等昼夜节律变化有关。④持续时间：疼痛出现后常逐步加重，然后在3～5 min内渐消失，可数天或数星期发作一次，亦可一日内多次发作。⑤缓解方式：一般在停止原来诱发症状的活动后即可缓解；舌下含用硝酸甘油也能在几分钟内使之缓解。

（2）体征。平时一般无异常体征。心绞痛发作时常见心率增快、血压升高、表情焦虑、皮肤冷或出汗，有时出现第四或第三心音奔马律。可有暂时性心尖部收缩期杂音，是乳头肌缺血以致功能失调引起二尖瓣关闭不全所致。

2. 实验室和其他检查

因心绞痛发作时间短暂，以下大多数检查均应在发作间期进行，可直接或间接反映心肌缺血。

（1）心脏X线检查。可无异常发现，如已伴发缺血性心肌病可见心影增大、肺充血等。

（2）心电图检查。心电图检查是发现心肌缺血、诊断心绞痛最常用的检查方法。静息时心电图约半数患者在正常范围，也可能有陈旧性心肌梗死的改变或非特异性ST段和T波异常，有时出现房室或束支传导阻滞或室性、房性期前收缩等心律失常，心绞痛发作时，绝大多数患者心电图可出现暂时性心肌缺血引起的ST段移位。因心内膜下心肌更容易缺血，故常见反映心内膜下心肌缺血的ST段压低（≥0.1 mV），发作缓解后恢复。有时出现T波倒置。在平时有T波持续倒置的患者，发作时可变为直立（假性正常化），T波改变虽然对反映心肌缺血的特异性不如ST段，但如与平时心电图比较有明显差别，也有助于诊断。

运动负荷试验：运动可增加心脏负荷以激发心肌缺血。运动方式主要为分级活动平板或踏车，其运动强度可逐步分期升级，以前者较为常用，让受检查者迎着转动的平板就地踏步。目前国内外常用的是以达到按年龄预计可达到的最大心率（HRmax）或亚极量心率（85%～90%的最大心率）为负荷目标，前者称为极量运动试验，后者称为亚极量运动试验。运动中出现典型心绞痛，心电图改变主要以ST段水平型或下斜型压低＞0.1 mV（J点后60～80 ms）持续2 min为运动试验阳性标准。运动中出现心绞痛、步态不稳，出现室性心动过速（接连3个以上室性期前收缩）或血压下降时，应立即停止运动。心肌梗死急性期，有不稳定型心绞痛、明显心力衰竭、严重心律失常或急性疾病者禁做运动试验。本试验有一定比例的假阳性和假阴性，单纯运动心电图阳性或阴性结果不能作为诊断或排除冠心病的依据。

心电图连续动态监测常用方法是让患者在正常活动状态下，携带慢速转动的记录装置，以双极胸导联（现已可同步12导联）连续记录并自动分析24 h心电图（又称Holter心电监测），然后在荧光屏上快速回放并可进行人机对话选段记录，最后打印出综合报告。可从中发现心电图ST-T改变和各种心律失常，出现时间可与患者的活动和症状相对照。胸痛发作时相应时间的缺血性ST-T改变有助于确定心绞痛的诊断。

（3）放射性核素检查。T1-心肌显像或兼做负荷试验，T1（铊）随冠状血流很快被正常心肌细胞所摄取。静息时铊显像所示灌注缺损主要见于心肌梗死后瘢痕部位。在冠状动脉供血不足时，则明显的灌注缺损仅见于运动后心肌缺血区。不能运动的患者可作双嘧达莫试验，静脉注射双嘧达莫使正常或较正常的冠状动脉扩张，引起“冠状动脉窃血”，使狭窄冠脉供血区局部心肌缺血更为明显，可取得与运动试验相似的效果。近年还用腺苷或多巴酚丁胺做负荷试验。变异型心绞痛发作时心肌急性缺血区常显示特别明显的灌注缺损。

放射性核素心腔造影应用：^{99m}Tc进行体内红细胞标记，可得到心腔内血池显影。通过对心动周期中不同时相的显影图像分析，可测定左心室射血分数及显示心肌缺血区室壁局部运动障碍。

3. 防治

主要在预防动脉粥样硬化的发生和治疗已存在的动脉粥样硬化。针对心绞痛的治疗原则是改善冠状动脉的血供和降低心肌的耗氧，同时治疗动脉粥样硬化。长期服用阿司匹林75～100 mg/d和给予有效的降血脂治疗可促使粥样斑块稳定，减少血栓形成，降低不稳定型心绞痛和心肌梗死的发生率。

（1）发作时的治疗。①发作时立刻休息，一般患者在停止活动后症状即可消除。②药物治疗较重的发作，可使用作用较快的硝酸酯制剂。这类药物除扩张冠状动脉，降低阻力，增加冠状循环的血流量外，还通过对周围血管的扩张作用，减少静脉回流心脏的血量，降低心室容量、心腔内压、心排血量和血压，减低心脏前后负荷和心肌的需氧，从而缓解心绞痛。

（2）缓解期的治疗。宜尽量避免各种已明确的足以引起发作的因素。调节饮食，特别是一次进食不应过饱；禁绝烟酒。调整日常生活与工作量；减轻精神负担；保持适当的体力活动，但以不致发生疼痛症状为度；一般不需卧床休息。

（3）介入治疗。

（4）外科手术治疗。主要是在体外循环下施行主动脉-冠状动脉旁路移植手术，取患者自身的大隐静脉作为旁路移植材料，一端吻合在主动脉，另一端吻合在有病变的冠状动脉段的远端；或游离内乳动脉与病变冠状动脉远端吻合，引主动脉的血流以改善病变冠状动脉所供血心肌的血流供应。

（5）运动锻炼疗法。谨慎安排进度，适宜的运动锻炼有助于促进侧支循环的形成，提高体力活动的耐受量而改善症状。

（二）不稳定型心绞痛

心肌缺血所引起的缺血性胸痛尚有各种不同的表现类型，但其中除变异型心绞痛具有短暂ST段抬高的特异的心电图变化而仍为临床所保留外，其他如恶化型心绞痛、卧位型心绞痛、静息心绞痛、梗死后心绞痛、混合性心绞痛等，目前已趋向于统称之为不稳定型心绞痛。这不仅是基于对不稳定的粥样斑块的深入认识，也表明了这类心绞痛患者临床上的不稳定性，有进展至心肌梗死的高度危险性，必须予以足够的重视。

1. 临床表现

胸痛的部位、性质与稳定型心绞痛相似，但具有以下特点之一：①原为稳定型心绞痛，在1个月内疼痛发作的频率增加，程度加重、时限延长、诱发因素变化，硝酸类药物缓解作用减弱。②1个月之内新发生的心绞痛，并因较轻的负荷所诱发。③休息状态下发作心绞痛或较轻微活动即可诱发，发作时表现有ST段抬高的变异型心绞痛也属此类。④此外，由于贫血、感染、甲亢、心律失常等原因诱发的心绞痛称之为继发性不稳定型心绞痛。

2. 防治

不稳定型心绞痛病情发展常难以预料，应使患者处于医师的监控之下，疼痛发作频繁或持续不缓解及高危组的患者应立即住院。

（1）一般处理。卧床休息1～3天，床边24 h心电监测。有呼吸困难、发绀者应给氧吸入，维持血氧饱和度达到90%以上，烦躁不安、剧烈疼痛者可给以吗啡5～10 mg，皮下注射。如有必要应重复检测心肌坏死标记物。

（2）缓解疼痛。本型心绞痛单次含化或喷雾吸入硝酸酯类制剂往往不能缓解症状，一般建议每隔5 min一次，共用3次，后再用硝酸甘油或硝酸异山梨酯持续静脉滴注或微泵输注，以10 pg/min开始，每3～5 min增加10 μg/min，直至症状缓解或出现血压下降。

（3）抗凝。阿司匹林、氯吡格雷和肝素（包括低分子量肝素）是UA中的重要治疗措施，其目的在于防止血栓形成，阻止病情向心肌梗死方向发展。

（4）其他。对于个别病情极严重者，保守治疗效果不佳，心绞痛发作时ST段压低＞1 mm，持续时间＞20 min，或血肌钙蛋白升高者，在有条件的医院可行急诊冠脉造影，考虑PCI治疗。

（三）心肌梗死

心肌梗死（MI）是心肌缺血性坏死。为在冠状动脉病变的基础上，发生冠状动脉血供急剧减少或中断，使相应的心肌严重而持久地急性缺血导致心肌坏死。

急性心肌梗死（AMI）临床表现有持久的胸骨后剧烈疼痛、发热、白细胞计数和血清心肌坏死标记物增高以及心电图进行性改变；可发生心律失常、休克或心力衰竭，属急性冠脉综合征（ACS）的严重类型。

1. 临床表现

临床表现与梗死的大小、部位、侧支循环情况密切有关。患者在发病前数日有乏力，胸部不适，活动时心悸、气急、烦躁、心绞痛等前驱症状，其中以新发生心绞痛或原有心绞痛加重为最突出。心绞痛发作较以往频繁、程度较剧、持续较久、硝酸甘油疗效差、诱发因素不明显。同时心电图示ST段一时性明显抬高或压低，T波倒置或增高即前述不稳定型心绞痛情况，如及时住院处理，可使部分患者避免发生MI。

（1）症状。疼痛是最先出现的症状，多发生于清晨，疼痛部位和性质与心绞痛相同，但诱因多不明显且常发生于安静时，程度较重，持续时间较长，可达数小时或更长，休息和含用硝酸甘油片多不能缓解。患者常烦躁不安、出汗、恐惧、胸闷或有濒死感。少数患者无疼痛，一开始即表现为休克或急性心力衰竭；部分患者疼痛放射至下颌、颈部、背部上方，被误认为骨关节痛。

全身症状有发热、心动过速、白细胞增高和红细胞沉降率增快等，由坏死物质被吸收所引起。一般在疼痛发生后24～48 h出现，程度与梗死范围常呈正相关，体温一般在38℃左右，很少达到39℃，持续约1周。

胃肠道症状疼痛剧烈时常伴有频繁的恶心、呕吐和上腹胀痛，与迷走神经受坏死心肌刺激和心排血量降低组织灌注不足等有关。肠胀气亦不少见。重症者可发生呃逆。

心律失常见于75%～95%的患者，多发生在起病1～2天，而以24 h内最多见，可伴乏力、头晕、晕厥等症状，各种心律失常中以室性心律失常最多。

低血压和休克疼痛期中血压下降常见，未必是休克。如疼痛缓解而收缩压仍低于80 mmHg，有烦躁不安、面色苍白、皮肤湿冷、脉细而快、大汗淋漓、尿量减少（<20 mL/h）、神志迟钝甚至晕厥者，则为休克表现。休克多在起病后数小时至数日内发生，见于约20%的患者，主要是心源性，为心肌广泛（40%以上）坏死，心排血量急剧下降所致，神经反射引起的周围血管扩张属次要，有些患者尚有血容量不足的因素。

心力衰竭主要是急性左心衰竭，可在起病最初几天内发生，或在疼痛、休克好转阶段出现，为梗死后心脏舒缩力显著减弱或不协调所致，发生率为32%～48%。出现呼吸困难咳嗽、发绀、烦躁等症状，严重者可发生肺水肿，随后可有颈静脉怒张、肝大、水肿等右心衰竭表现。右心室MI者可一开始即出现右心衰竭表现，伴血压下降。

（2）体征。心脏体征心脏浊音界可正常也可轻度至中度增大；心率多增快，少数也可减慢；心尖区第一心音减弱；可出现第四心音（心房性）奔马律，少数有第三心音（心室性）奔马律；10%～20%患者在起病第2～3天出现心包摩擦音，为反应性纤维性心包炎所致；心尖区可出现粗糙的收缩期杂音或伴收缩中晚期喀喇音，为二尖瓣乳头肌功能失调或断裂所致；可有各种心律失常。

血压除极早期血压可增高外，几乎所有患者都有血压降低。起病前有高血压者，血压可降至正常，且可能不再恢复到起病前的水平。其他可有与心律失常、休克或心力衰竭相关的其他体征。

2. 实验室和其他检查

（1）心电图。心电图常有进行性的改变。对MI的诊断、定位、定范围、估计病情演变和预后都有帮助。特征性改变ST段抬高性MI者其心电图表现特点为：ST段抬高呈弓背向上型，在面向坏死区周围心肌损伤区的导联上出现；宽而深的Q波（病理性Q波），在面向透壁心肌坏死区的导联上出现；T波倒置，在面向损伤区周围心肌缺血区的导联上出现。在背向MI区的导联则出现相反的改变，即R波增高、ST段压低和T波直立并增高。

非ST段抬高性MI者心电图有两种类型：①无病理性Q波，有普遍性ST段压低≥0.1 mV，但aVR导联（有时还有V1导联）ST段抬高，或有对称性T波倒置为心内膜下MI所致。②无病理性Q波，也无ST段变化，仅有T波倒置改变。

动态性改变ST段抬高性MI：起病数小时内，可尚无异常或出现异常高大两肢不对称的T波，为超急性期改变。数小时后，ST段明显抬高，弓背向上，与直立的T波连接，形成单相曲线。数小时至2日内出现病理性Q波，同时R波减低，为急性期改变。Q波在3～4天内稳定不变，以后70%～80%永久存在。数周至数月后，T波呈V形倒置，两肢对称，波谷尖锐，为慢性期改变。T波倒置可永久存在，也可在数月至数年内逐渐恢复。

（2）放射性核素检查。静脉注射这种放射性核素进行“冷点”扫描或照相；均可显示MI的部位和范围。前者主要用于急性期，后者用于慢性期或陈旧性MI，目前临床上已很少应用。目前多用单光子发射计算机化体层显像（SPECT）来检查，新的方法正电子发射体层显像（PET）可观察心肌的代谢变化，判断心肌的死活可能效果更好。

（3）超声心动图。二维和M型超声心动图也有助于了解心室壁的运动和左心室功能，诊断室壁瘤和乳头肌功能失调等。

（4）实验室检查。起病24～48 h后，白细胞可增至（10～20）$\times 10^9$/L，中性粒细胞增多，嗜酸性粒细胞减少或消失；红细胞沉降率增快；C反应蛋白（CRP）增高均可持续1～3周。起病数小时至2日内血中游离脂肪酸增高。

3. *治疗*

对ST段抬高的AMI，强调及早发现、及早住院，并加强住院前的就地处理。治疗原则是尽快恢复心肌的血液灌注，到达医院后30 min内开始溶栓或90 min内开始介入治疗，以挽救濒死的心肌、防止梗死扩大或缩小心肌缺血范围，保护和维持心脏功能，及时处理严重心律失常、泵衰竭和各种并发症，防止猝死，使患者不但能渡过急性期，且康复后还能保持尽可能多的有功能的心肌。

（1）监护和一般治疗。休息急性期卧床休息，保持环境安静。减少探视，防止不良刺激，解除焦虑。

（2）解除疼痛。选用下列药物尽快解除疼痛：①哌替啶50～100 mg肌内注射或吗啡5～10 mg皮下注射，必要时1～2 h后再注射一次，以后每4～6 h可重复应用，注意防止对呼吸功能的抑制。②痛较轻者可用可待因或罂粟碱0.03～0.06 g肌内注射或口服。③或再试用硝酸甘油0.3 mg或硝酸异山梨酯5～10 mg舌下含用或静脉滴注。

（3）再灌注心肌。起病3～6 h最多在12 h内，使闭塞的冠状动脉再通，心肌得到再灌注，濒临坏死的心肌可能得以存活或使坏死范围缩小，减轻梗死后心肌重塑，预后改善，是一种积极的治疗措施。

介入治疗：具备施行介入治疗条件的医院在患者抵达急诊室明确诊断之后，对需施行直接PCI者，边给予常规治疗和做术前准备，边将患者送到心导管室。

溶栓疗法：无条件施行介入治疗或因患者就诊延误、转送患者到可施行介入治疗的单位将会错过再灌注时机，如无禁忌证应立即行本法治疗。

紧急主动脉-冠状动脉旁路移植术：介入治疗失败或溶栓治疗无效有手术指征者，宜争取6～8 h内施行主动脉-冠状动脉旁路移植术。

再灌注损伤：急性缺血心肌再灌注时，可出现再灌注损伤，常表现为再灌注性心律失常。各种快速、缓慢性心律失常均可出现，应做好相应的抢救准备。但出现严重心律失常的情况少见，最常见的为一过性非阵发性室性心动过速，对此不必行特殊处理。

（4）消除心律失常。发生心室颤动或持续多形性室性心动过速时，尽快采用非同步直流电除颤或同步直流电复律。单形性室性心动过速药物疗效不满意时也应及早用同步直流电复律。一旦发现室性期前收缩或室性心动过速，立即用利多卡因50～100 mg静脉注射，每5～10 min重复1次，至期前收缩消失或总量已达300 mg，继以1～3 mg/min的速度静脉滴注维持。如室性心律失常反复可用胺碘酮治疗。对缓慢性心律失常可用阿托品

0.5～1 mg肌内或静脉注射。经静脉心内膜右心室起搏治疗，待传导阻滞消失后撤除。室上性快速心律失常选用维拉帕米、美托洛尔、洋地黄制剂或胺碘酮等药物治疗不能控制时，可考虑用同步直流电复律治疗。

（5）控制休克。补充血容量估计有血容量不足，或中心静脉压和肺动脉楔压低者，用右旋糖酐或5%～10%葡萄糖液静脉滴注，输液后如中心静脉压上升＞18 cmH_2O，肺小动脉楔压＞15～18 mmHg，则应停止。右心室梗死时，中心静脉压的升高则未必是补充血容量的禁忌。

应用升压药补充血容量后血压仍不升，而肺小动脉楔压和心排血量正常时，提示周围血管张力不足，可用多巴胺或去甲肾上腺素，亦可选用多巴酚丁胺静脉滴注。

（6）治疗心力衰竭。主要是治疗急性左心衰竭，以应用吗啡（或哌替啶）和利尿剂为主，亦可选用血管扩张剂减轻左心室的负荷，或用多巴酚丁胺10 pg/（kg·min）静脉滴注或用短效血管紧张素转换酶抑制剂从小剂量开始等治疗。洋地黄制剂可能引起室性心律失常，宜慎用。

第三节 心力衰竭

心力衰竭（心衰）是一组复杂的临床症状群，是各种心血管疾病终末阶段，是由任何原因的初始心肌损伤（如心肌梗死、心肌病、血流动力学负荷过重、炎症等）引起心肌结构和功能的变化，最终导致心室泵血和（或）充盈功能低下。心衰是一种进展性的病变，一旦起始，即使没有新的心肌损害，临床亦处于不稳定阶段，仍可通过心肌重构不断发展。在2003年美国心脏病学院年会上，Brauuwal教授将心衰称作心脏病最后的大战场，并预计心衰的患病率将继续增高。老年心衰患病率很高，占全部心衰病例的75%。65～74岁和75岁以上组心衰患病率比45～64岁组分别高4倍和10倍，提示心衰患病率随增龄而升高。老年心衰预后差，5年存活率与恶性肿瘤相仿。

一、临床表现

心力衰竭的临床表现取决于多种因素，如患者的年龄、心功能受损程度、病变发展速度及心室的受累状况等。

（一）左心衰竭

主要表现为肺循环淤血和心排血量降低所致的临床综合征。

1. 症状

（1）呼吸困难。是左心衰竭较早出现的主要症状。劳力性呼吸困难最先仅发生在重体力活动时，休息时可自行缓解。夜间阵发性呼吸困难常在夜间发作，患者突然醒来，感到严重的窒息感和恐怖感，并迅速坐起，需30 min或更长时间后方能缓解。通常伴有两肺哮鸣音，称为心源性哮喘。其发生的可能机制与卧床后间质液体重吸收和回心血量增加、睡眠时迷走神经张力增高，使小支气管痉挛及卧位时膈肌抬高，肺活量减少等因素有关。卧位时很快出现呼吸困难，常在卧位1～2 min出现，须用枕头抬高头部。卧位时回心血量增加，左心衰竭使左室舒张末期压力增高，从而肺静脉和肺毛细血管压进一步升高，引起间质性肺水肿，降低肺顺应性，增加呼吸阻力而加重呼吸困难。急性肺水肿是心源性哮喘的进一步发展。

（2）咳嗽、咳痰和咯血。咳嗽是较早发生的症状，常发生在夜间、坐位或立位时咳嗽可减轻或停止。痰通常为浆液性，呈白色泡沫状，有时痰内带血丝，如肺毛细血管压很高或有肺水肿时，血浆外渗进入肺泡，可有粉红色泡沫样痰。

（3）体力下降、乏力和虚弱。它们是几乎所有心衰患者都有的症状，最常见原因是肺淤血后发生呼吸困难，以及运动后心排血量不能正常增加，心排血量降低导致组织器官灌注不足。老年人可出现意识模糊、记忆力减退、焦虑、失眠、幻觉等精神症状，动脉压一般正常，但脉压减小。

（4）泌尿系统症状。左心衰竭血流再分配时，早期出现夜尿增多。严重左心衰竭时心排血量重度下降，肾血流减少而出现少尿或血尿素氮、肌酐升高并有肾功不全的相应表现。

2. 体征

（1）一般体征。活动后呼吸困难，重症出现发绀、黄疸、颧部潮红、脉压减小、动脉收缩压下降、脉快。外周血管收缩，表现为四肢末梢苍白、发冷及指趾皮肤发皱、窦性心动过速、心律失常等交感神经系统活性增高伴随征象。

（2）心脏体征。一般以左心室增大为主。在急性病变，如急性心肌梗死、突发的心动过速、瓣膜或腱索断裂时还未及心脏扩大已发生衰竭；可闻及舒张早期奔马律（S，奔马律），P亢进；心尖部可闻及收缩期杂音，交替脉最常见于高血压、主动脉瓣膜狭窄、动脉粥样硬化及扩张型心肌病。

（3）肺部体征。肺底湿性啰音是左心衰竭时肺部的体征。阵发性呼吸困难者，两肺有较多湿啰音，并可闻及哮鸣音及干性啰音。发生肺水肿时，双肺布满湿啰音及哮鸣音。

（二）右心衰竭

主要表现为体循环淤血为主的临床综合征。

1. 症状

（1）胃肠道症状。长期胃肠道淤血，可引起食欲不振、腹胀、恶心、呕吐、便秘及上腹隐痛症状。

（2）肾脏症状。肾脏淤血引起肾功能减退，白天尿少，夜尿增多。可有少量蛋白尿、少数透明或颗粒管型和红细胞。血尿素氮可升高。

（3）肝区症状。肝脏淤血肿大，肝包膜被扩张，右上腹饱胀不适，肝区疼痛，重者可发生剧痛而误诊为急腹症等疾病。长期肝淤血的慢性心力衰竭，可发生心源性肝硬化。

（4）呼吸困难。单纯右心衰竭时通常不存在肺淤血，气喘没有左心衰竭明显。也左心衰竭基础上或二尖瓣狭窄发生右心衰竭时，因肺淤血减轻，故呼吸困难较左心衰竭时减轻。但开始即为右心衰竭有不同程度的呼吸困难。

2. 体征

（1）心脏体征。单纯右心衰竭患者，可有右心室和（或）右心房肥大。当右心室肥厚显著时，可在胸骨下部左缘有收缩期强而有力的搏动。剑突下常可见明显搏动，也为右室增大的表现。可闻及右室舒张期奔马律。右心室显著扩大引起相对性三尖瓣关闭不全，在三尖瓣听诊区可闻及收缩期吹风样杂音。若有相对性三尖瓣狭窄时可在三尖瓣听诊区听到舒张早期杂音。

（2）肝颈静脉反流征。轻度心力衰竭患者休息时颈静脉压可以正常，但按压右上腹时上升至异常水平，称肝颈静脉反流征。颈外静脉充盈较肝大或皮下水肿出现早，故为右心衰竭的早期征象，有助于与其他原因引起的肝大相区别。

（3）淤血性肝大和压痛。常发生在皮下水肿出现之前，是右心衰竭最重要和较早出现的体征之一。右心衰竭在短时间迅速加重，肝脏急剧增大，肝包膜迅速被牵张，疼痛明显，并出现黄疸，转氨酶升高。长期慢性右心衰竭患者易发生心源性肝硬化，肝脏质地较硬，压痛不明显。

（4）水肿。发生于颈静脉充盈及肝大之后，是右心衰竭的典型体征。首先出现在足、踝、胫骨前较明显，向上延及全身，发展缓慢。早期白天出现水肿，睡前水肿程度最重，睡后消失。晚期可出现全身性、对称性凹陷性水肿。当伴有营养不良或肝功能损害、人血白蛋白过低时，出现颜面水肿，常预示预后不良。

（5）胸腔积液和腹水。主要与体静脉和肺静脉压同时升高及胸腹膜毛细血管通透性增加有关。一般以双侧胸腔积液多见，常以右侧胸腔积液量较多。如为单侧，多见于右侧。腹水多发生在病程晚期，多与心源性肝硬化有关。

（6）其他。发绀多为周围性或呈混合性，即中心性与周围性发绀并存；严重而持久的右心衰竭可有心包积液、脉压降低或奇脉等。

（三）全心衰竭

全心衰竭多见于心脏病晚期，病情危重。同时具有左、右心衰竭的临床表现。

二、诊断

（一）诊断要点

1. 寻找心衰早期征象

左心衰竭的早期表现有一般活动后气短、平卧气短而高枕缓解夜间干咳而坐位缓解、夜间阵发性呼吸困难、睡眠中气短憋醒、交替脉、第二心音逆分裂、奔马律、肺底部呼吸音减弱、心房终末电势（ptfV1）阳性及胸片示中上肺静脉纹理增粗等。右心衰竭的早期征象有颈静脉搏动增强、颈静脉压随吸气而升高（Kussmaul征阳性）、左叶肝大、尿少及体重增加等。

2. 重视心衰不典型表现

有心衰的典型表现容易诊断，但老年心衰经常表现不典型，故诊断中特别重视心衰的不典型表现。若有提示心衰的征象，应及时做心电图、胸片、超声、核素心室造影等检查。

（二）明确心衰分型

1. 根据功能障碍

分为收缩性心衰（SHF）、舒张性心衰（DHF）、射血分数正常的左心室功能不全（HFPSF）及无症状左心室功能不全。收缩性心衰和舒张性心衰的药物治疗有原则上不同，诊断时必须明确是SHF或DHF，还是HFPSF或无症状左心室功能不全。

（1）SHF。收缩性心衰其特点是左心室腔扩大、左心室收缩末期容积增大和射血分数（LVEF）降低$<40\%$，通常有基础心脏病病史。

（2）DHF/HFPSF。DHF指具有心衰的症状和（或）体征，LVEF相对正常且舒张功能异常的一种临床综合征。基于大样本人群的研究报道，如Framingham研究、CHS研究和Olmsted County研究均提示至少有一半老年心衰患者，其射血分数正常。在90岁以上的心衰患者中，大约有2/3患者的LVEF＞50%。DHF/HFPSF的主要危险因素有长期高血压、老年、女性、肥胖、糖尿病和冠心病等，其特点是心肌肥厚、心室腔大小和LVEF正常，峰充盈率和峰充盈时间异常。

（3）无症状左心室功能不全。无临床“充血”症状，但已有左心室功能障碍，射血分数降低。通常可有第三心音或短的二尖瓣反流性杂音，胸部X线片显示心脏比例增大和（或）肺淤血。

2. 根据发病急缓

分为急性心力衰竭（AHF）和慢性心力衰竭（CHF）。

（1）急性心力衰竭。临床上以急性左心衰竭最为常见，急性右心衰竭则较少见。急性左心衰竭指急性发作或加重的左心功能异常所致的心肌收缩力明显降低、心脏负荷加重，造成急性心排血量骤降、肺循环压力突然升高、周围循环阻力增加，引起肺循环充血而出现急性肺淤血、肺水肿并可伴组织器官灌注不足和心源性休克的临床综合征。急性右心衰竭是指某些原因使右心室心肌收缩力急剧下降或右心室的前后负荷突然加重，从而引起右心排血量急剧减低的临床综合征。

常见的临床表现是急性左心衰竭所致的静息时呼吸困难，严重时可出现急性肺水肿和心源性休克。而急性右心衰竭主要表现为呼吸困难、低血压、颈静脉怒张等。急性右心衰竭的诊断需根据病因，最常见有右心室梗死伴急性右心衰竭；急性大块肺栓塞伴急性右心衰竭；右心瓣膜病伴急性右心衰竭。

（2）慢性心力衰竭。临床上以反复发作、迁延不愈，左心衰竭和全心衰竭最为常见。2009年ACC/AHA指南指出：慢性心力衰竭即便在心肌无新的损伤情况下也可出现，为自我进展性疾病。

（三）辅助检查

1. 实验室检查

常规实验室检查有助于对心力衰竭的诱因、诊断与鉴别诊断提供依据，指导治疗。①血常规：贫血为心力衰竭加重因素，WBC增加及核左移提示感染，为心力衰竭常见诱因。②尿常规及肾功能：有助于与肾脏疾病所致的呼吸困难和肾病性水肿的鉴别。③水电解质紊乱及酸碱平衡的检测：低钾、低钠血症及代谢性酸中毒等是难治性心力衰竭的诱因。④肝功能：有助于与门脉性肝硬化所致的非心源性水肿的鉴别。

2. 心电图检查

心力衰竭本身无特异性心电图变化，但有助于心脏基本病变的诊断可提示：心房肥大、心室肥大、心肌劳损、心肌缺血，从而有助于各类心脏病的诊断，确定心肌梗死的部位，对心律失常作出正确诊断，为治疗提供依据。ptfV1是反映左心功能减退的指标，若ptfV1 ＜-0.03 mm/s，提示左房负荷过重或有早期左心衰竭。

3. 超声心动图

采用M型、二维或彩色多普勒超声技术测定左室收缩功能和舒张功能及心脏结构，并推算出左室容量及心搏量（SV）和射血分数（EF），LVEF降低＜40%提示左心收缩功能不全，E/A比值＜1，提示舒张功能不全。

4. X线检查

左心衰竭X线表现为心脏扩大，心影增大的程度取决于原发的心血管疾病，并根据房室增大的特点，可作为诊断左心衰竭原发疾病的辅助依据。肺淤血的程度可判断左心衰竭的严重程度。左心衰竭X线显示肺静脉扩张、肺门阴影扩大且模糊、肺野模糊、肺纹理增强、两肺上野静脉影显著、下野血管变细，呈血液再分配现象。当肺静脉压>25～30 mmHg（3.3～4 kPa）时产生间质性肺水肿，显示Kerley B线，肺门影增大，可呈蝴蝶状，严重者可见胸腔积液。右心衰竭继发于左心衰竭者，X线显示心脏向两侧扩大；单纯右心衰竭，可见右房及右室扩大，肺野清晰。

5. 心脏核素检查

核素检查包括核素心室造影和核素心肌灌注显像，前者可准确评价左、右心室容量、LVET及室壁运动；后者可诊断心肌缺血和心肌梗死。但是，在评价瓣膜功能、心室肥厚方面无价值。该检查费用相对较高，对心室容积的测定重复性一般，而且患者接受射线的辐射，这些因素限制了核素显像在临床的应用。

6. 有创性血流动力学监测

多采用Swan-Canz漂浮导管和温度稀释法进行心脏血管内压力和心排血功能的测定，用于评估心泵功能、泵衰竭分型及指导临床用药。

三、治疗

20年来，心衰治疗的概念已有根本性的转变，心衰治疗模式从改善血流动力学观点进展到生物学调整的观点，从短期的药理学措施改善症状转变为长期的、修复性策略。

（一）治疗目标

心衰治疗的短期治疗目标是改善症状、提高生活质量，更重要的是针对心肌重构的机制，防止和延缓心肌重构的发展，从而降低心衰的病死率和住院率。对于老年人，治疗目标是缓解症状，改善功能及提高生活质量，获得自理能力，预防急性心衰发作及病情恶化，延长生存时间。

（二）一般治疗

1. 去除诱发因素

需预防、识别与治疗能引起或加重心衰的特殊事件，特别是感染。在呼吸道疾病流行或冬春季节，可给予流感疫苗预防感染，对呼吸道症状者，应积极控制感染。同时就注意及时控制血压、纠正急性心肌缺血和心律失常、纠正贫血、调整酸碱平衡电解质紊乱、改善肾功能等。

2. 监测体重

每日测定体重以早期发现液体潴留非常重要。如在3天内体重突然增加2 kg以上，应考虑已有钠、水潴留，可增加利尿剂剂量。

3. 改善生活方式

（1）限钠。普遍认为钠的不适当摄入是引起心衰加重的常见原因，每日盐的摄入量控制在2～3 g，中、重度心衰控制在<2 g。

（2）限水。大部分患者可将水摄入量限制在1.5～2.0 L/d，严重低钠血症（血钠<130 mmol/L）者，液体摄入量应<2.0 L/d，肺淤血、体循环淤血及水肿明显者应严

格限制饮水量和静脉输液速度，保持每天水出入量负平衡约500 mL/d，如淤血、水肿明显消退，逐渐过渡到出入水量大体平衡。

（3）营养和饮食。少量多餐，宜低脂饮食，保证足够蛋白质及钾的摄入。

（4）休息和适度运动。重度心衰者需卧床休息，多做床上被动运动以预防深静脉血栓形成。临床症状改善后，应尽早进行有氧低阻力训练，可显著提高健康相关生活质量，降低患者再住院率和病死率。较重者可床边围椅小坐，能耐受者可步行每日多次，每次5～10 min。

（5）氧气治疗。氧气最适用于老年心衰患者，老年人轻度心衰即可有明显的低氧血症，应积极吸氧（2～4 L/min），当指端血氧饱和度<90%时，应尽早采用，使患者血氧饱和度≥95%。鼻导管吸氧：低氧流量（1～2 L/min）开始，低氧血症重，动脉血气分析未见CO_2潴留，可采用高流量给氧6～8 L/min。酒精吸氧可使肺泡内的泡沫表面张力降低而破裂，改善肺泡的通气，用于肺水肿患者。面罩吸氧：适用于伴呼吸性碱中毒患者。必要时还可采用无创性或气管插管呼吸机辅助通气治疗。

（6）心理和精神治疗。压抑和孤独在心衰的恶化中有其重要的作用，也是心衰患者死亡的主要预后因素。情感干预可改善心功能状态，必要时可考虑用抗抑郁药物。

（7）适当镇静。老年心衰患者、烦躁不安者可用少量地西泮，避免用巴比妥类（加重定向力障碍）。失眠可用水合氯醛或地西泮。

（三）药物治疗

1. 急性左心衰竭的药物治疗

（1）镇静剂。主要应用吗啡：用法为2.5～5.0 mg静脉缓慢注射，亦可皮下或肌内注射。伴CO_2潴留者不宜用，可产生呼吸抑制而加重CO_2猪留。伴明显和持续低血压、休克、意识障碍、COPD等患者禁忌使用，吗啡可抑制呼吸中枢诱发或加重潮式呼吸。老年患者慎用或减量使用。也可应用哌替啶50～100 mg肌内注射。

（2）支气管解痉剂。一般应用氨茶碱0.125～0.250 g以葡萄糖水稀释后静脉推注（10 min），4～6 h后可重复一次。也可应用二羟丙茶碱0.25～0.50 g静脉滴注，速度为25～50 mg/h。此类药物不宜用于冠心病、急性心肌梗死或不稳定型心绞痛所致的急性心衰，不可用于伴心动过速或心律失常的患者。

（3）利尿剂。首选呋塞米，静脉注射20～40 mg，继以静脉滴注5～40 mg/h，其总剂量在起初6 h不超过80 mg，起初24 h不超过200 mg。也可应用托塞米10～20 mg或依那尼酸25～50 mg静脉注射。噻嗪类利尿剂、保钾利尿剂仅作为袢利尿剂的辅助或替代药物，或在需要时联合用药。氢氯噻嗪25～50 mg、每日2次，或螺内酯20～40 mg/d，注意事项：伴低血压（收缩压<90 mmHg）、严重低钾血症或酸中毒患者不宜应用。大剂量和较长时间的应用可发生低血容量和低钾血症、低钠血症。应用过程中应检测尿量，并根据尿量和症状的改善状况调整剂量。

（4）血管扩张药物。收缩压水平是评估此类药是否适宜的重要指标。收缩压>110 mmHg的急性心衰患者通常可以安全使用；收缩压在90～110 mmHg的患者应谨慎使用；而收缩压<90 mmHg的患者则禁忌使用。舒张压在60 mmHg以上，通常冠状动脉血流可维持正常。此类药物在缓解肺淤血和肺水肿的同时不会影响心排血量，也不会增加心肌耗氧量。

药物主要选用硝酸酯类、硝普钠、重组人BNP（hBNP）、乌拉地尔、酚妥拉明，但钙拮抗剂不推荐用于急性心衰的治疗。

（5）正性肌力药物。此类药物适用于低心排血量综合征，如伴症状性低血压或CO降低伴有循环淤血的患者，可缓解组织低灌注所致的症状，保证重要脏器的血液供应。血压较低和对血管扩张药物及利尿剂不耐受或反应不佳的患者尤其有效。常用药物有洋地黄类、多巴胺、多巴酚丁胺和磷酸二酯酶抑制剂。

2. 急性右心衰竭的药物治疗

（1）右心室梗死伴急性右心衰竭的治疗。扩溶治疗：如存在心源性休克，在监测中心静脉压的基础上首要的治疗是大量补液，可应用706代血浆、低分子右旋糖酐或生理盐水20 mL/min静脉滴注，直至PCWP上升为15～18 mmHg，血压回升和低灌注症状改善。24 h补液量为3500～5000 mL。对于充分扩容而血压仍低者，可给予多巴胺或多巴酚丁胺。如在补液过程中出现左心衰竭，应立即停止补液。

（2）急性大块肺栓塞所致急性右心衰竭的治疗。主要是针对急性肺栓塞治疗，充分止痛，及时溶栓治疗，内科治疗无效的危重患者，若经肺动脉造影证实肺总动脉或较大分支内栓塞，可做介入治疗。

（3）右心瓣膜病所致右心衰竭的治疗。右心衰竭的治疗主要应用利尿剂，以减轻水肿。肺源性心脏病合并急性右心衰竭可视为一种特殊类型的急性右心衰竭。

3. 慢性心力衰竭的药物治疗

慢性心力衰竭的常规治疗包括联合使用三大类药物，即利尿剂、ACEI（或）ARB和β受体阻滞剂。为进改善症状、控制心率等，地高辛应是第四个联用的药物。

（1）利尿剂。利尿剂可通过抑制肾小管特定部位钠或氯的重吸收，遏制心衰时的钠潴留，减少静脉回流和降低前负荷，从而减轻肺淤血，提高运动耐量。但单一利尿剂治疗不能保持长期的临床稳定，至今尚无利尿剂治疗心衰的长期临床试验，试图用ACEI替代利尿剂的试验皆导致肺和外周淤血。临床观察证实，对有液体潴留的心衰患者，利尿剂是唯一能充分控制心衰患者液体潴留的药物，是标准治疗中必不可少的组成部分。

（2）血管紧张素转换酶抑制剂（ACEI）。ACEI降低心衰患者病死率的第一类药物，也是循证医学证据最多的药物。ACEI一直被公认是心衰治疗的基石，也广泛用于治疗老年患者。

（3）血管紧张素Ⅱ受体拮抗剂（ARB）。ARB在理论上可阻断所有经ACE途径或非ACE途径（如糜酶）生成的AngⅡ与血管紧张素Ⅱ 1型受体（AT1）结合，从而阻断或改善因AT1过度兴奋导致的诸多不良作用，如血管收缩、水钠潴留、组织增生、胶原沉积、促进细胞坏死和凋亡等，而这些都是在心衰发生发展中起作用的因素。ARB还可能通过加强AngⅡ与血管紧张素Ⅱ 2型受体（AT2）结合发挥有益效应。ARB对缓激肽的代谢无影响，故一般不引起咳嗽，但也不能通过提高血清缓激肽浓度发挥可能的有利作用。新近的CHARM替代试验中，对不能耐受ACEI的2 028例心衰患者换用坎地沙坦治疗，使主要终点心血管病死亡或心衰恶化住院率降低23%。

（4）β受体阻滞剂。慢性心衰时，肾上腺素受体通路的持续、过度激活对心脏有害。人体衰竭心脏去甲肾上腺素的浓度已足以产生心肌细胞的损伤，且慢性肾上腺素能系统的激活介导心肌重构，而β1受体信号转导的致病性明显大于β2、α1受体。这是应用β受体阻滞剂治疗慢性心衰的根本基础。β受体阻滞剂是一种很强的负性肌力药，以往一直被禁用于心衰的治疗。临床试验亦表明，该药治疗初期对心功能有明显抑制作用，LVEF降低；但长期治疗（＞3个月时），则一致改善心功能，LVEF增加；治疗4～12个月，能降低心室肌重和容量、改善心室形状，提示心肌重构延缓或逆转。β受体阻滞剂之所以能从心衰的禁忌药转而成为心衰常规治疗的一部分，就是因为走出了“短期”“药理学”治疗的误区，发挥了长期治疗的“生物学”效应，是药物产生生物学效的典型范例。包括80岁患者在内的大量随机研究均显示，β受体阻滞剂能够改善老年患者临床症状、左心室功能、心室重塑。

（5）地高辛。长期以来，洋地黄对心衰的治疗均归因于正性肌力作用，即洋地黄通过抑制衰竭心肌细胞膜Na^+/K^+-ATP酶，使细胞内Na^+水平升高，促进Na^+-Ca^{2+}交换，提高细胞内Ca^{2+}水平，从而发挥正性肌力作用。然而，洋地黄的有益作用可能部分是与非心肌组织Na^+/K^+-ATP酶的抑制有关。副交感传入神经的Na^+/K^+-ATP酶受抑制，提高了位于左室、左房与右房入口处、主动脉弓和颈动脉窦压力感受器的敏感性，抑制性传入冲动的数量增加，进而使中枢神经系统下达的交感兴奋性减弱。此外，肾脏的Na^+/K^+-ATP酶受抑制，可减少肾小管对钠的重吸收，增加钠向远曲小管的转移，导致肾脏分泌肾素减少。这些研究结果引出了一个假说，即洋地黄并非只是正性肌力药物，而是通过降低神经内分泌系统的活性起到一定的治疗心衰作用。

（6）醛固酮受体拮抗剂。醛固酮有独立于AngⅡ和相加于Ang Ⅱ对心肌重构的不良作用，特别是对心肌细胞外基质。人体衰竭心脏中，心室醛固酮生成及活化增加，且与心衰严重程度成正比。虽然短期使用ACEI或ARB均可以降低循环中醛固酮水平，但长期应用时，循环醛固酮水平却不能保持稳定、持续的降低，即出现“醛固酮逃逸现象”。因此，如能在ACEI基础上加用醛固酮受体拮抗剂，进一步抑制醛固酮的有害作用，可有更大的益处。

4. 舒张性心衰（DHF）/射血分数正常的左心室功能不全（HFPEF）的药物治疗

与SHF和急、慢性心力衰竭相反，DHF/HFPEF几乎没有临床试验指导，目前DHF的治疗多为经验性治疗。

（四）非药物治疗

1. 主动脉内球囊反搏术（IABP）

临床研究表明，这是一种有效改善心肌灌注同时又降低心肌耗氧量和增加CO的治疗手段。IABP主要适用于急性心肌梗死或严重心肌缺血并发心源性休克，且不能由药物治疗纠正者和心肌缺血伴顽固性肺水肿者。

IABP的禁忌证：存在严重的外周血管疾病、主动脉瘤、主动脉瓣关闭不全、活动性出血或其他抗凝禁忌证以及严重血小板缺乏者。

2. 机械通气

急性心衰者行机械通气的指征：①出现心跳呼吸骤停而进行心肺复苏时。②合并Ⅰ型或Ⅱ型呼吸衰竭。机械通气的方式有无创呼吸机辅助通气：这是一种无须气管插管、经口或鼻面罩给患者供氧，由患者自主呼吸触发的机械通气治疗。

3. 血液净化治疗

此法不仅可维持水、电解质和酸碱平衡，稳定内环境，还可清除尿毒症毒素（肌酐、尿素、尿酸等）、细胞因子、炎症介质以及心脏抑制因子等。治疗中的物质交换可通过血液滤过（超滤）、血液透析、连续血液净化和血液灌流等完成。

4. 心室机械辅助装置

急性心衰经常规药物治疗无明显改善时，有条件的可应用此种技术。此类装置有：体外模式人工肺氧合器（ECMO）、心室辅助泵（如可置入式电动左心辅助泵、全人工心脏）。在积极纠治基础心脏病的前提下，短期辅助心脏功能，可作为心脏移植或心肺移植的过渡。

5. CRT治疗

NYHA Ⅲ–Ⅳ级伴低LVEF的心衰患者，其中约1/3有QRS时间延长＞120 ms。这种心室传导异常的心电图表现，常被用于确定心衰患者存在心室收缩不同步。心衰患者的左右心室及左心室内收缩不同步时，可致心室充盈减少、左室收缩力或压力上升速度降低、时间延长，加重二尖瓣反流及室壁逆向运动，使心室排血效率下降。心室收缩不同步还会导致心衰患者病死率增加。CRT治疗可恢复正常的左右心室及心室内的同步激动，减轻二尖瓣反流，从而增加心排血量。

6.植入型心律转复除颤器（ICD）

MERITHF试验中NYHA分级不同患者死因分析表明，中度心衰患者一半以上死于心律失常导致的猝死。因此，ICD对预防心衰患者的猝死非常重要。推荐应用于全部曾有致命性快速心律失常而预后较好的心衰患者。主要适用于心衰伴低LVEF者，曾有心脏停搏、心室颤动（室颤）或伴有血流动力学不稳定的室速和缺血性心脏病，心肌梗死后至少40天，LVEF＜30%，长期优化药物治疗后NYHA Ⅱ～Ⅲ级，合理预期生存期超过1年且功能良好。对于NYHA Ⅲ～Ⅳ级，LVEF＜35%且QRS＞120 ms的症状性心衰，可置入CRT，以改善发病率和病死率。

第四节 心律失常

心律失常在老年心血管疾病诊疗中占有重要地位。与中青年患者比较，老年心律失常有以下特点：①发生率高，用动态心电图检测＞60岁的老年人，发现房性期前收缩检出率高达96%、室性期前收缩为67.1%、窦性心动过速为19.7%、室上性心动过速为15%、心房颤动为8.5%、窦性心动过缓及窦性静止占6.5%。②绝大多数是器质性心脏病所致，而且同一患者的心律失常可由多种病因引起。③感染、电解质紊乱、药物、应激等因素是引起心律失常的重要诱因。④老年人肝肾功能减退，容易发生抗心律失常药物的毒副作用。⑤预后较差，由于老年人多有不同程度的心、脑、肾功能衰退，或早已存在显著的重要器官供血不足尤其是脑动脉硬化，任何类型的心律失常都会激惹出心、脑严重症状群。因此，对老年人的心律失常必须给予足够的重视。

一、病态窦房结综合征

病态窦房结综合征（SSS，简称病窦综合征）是由窦房结病变导致功能减退，产生多种心律失常的综合表现。患者可在不同时间出现一种以上的心律失常。病窦综合征经常同时合并心房自律性异常。部分患者同时有房室传导功能障碍。由于窦房结细胞随增龄而减少，病窦发生率随增龄而升高，<60岁为0.33%，>60岁为1.7%、>70岁为2%。高发年龄位于60～70岁。

1. 病因

众多病变过程，如淀粉样变性、甲状腺功能减退、某些感染（布氏杆菌病、伤寒）、纤维化与脂肪浸润、硬化与退行性变等，均可损害窦房结，导致窦房结起搏与窦房传导功能障碍；窦房结周围神经和心房肌的病变，窦房结动脉供血减少也是SSS的病因。迷走神经张力增高，某些抗心律失常药物抑制窦房结功能，也可导致窦房结功能障碍。以往认为冠心病是本病的最常见病因。近来认为老年窦房结及其周围组织退行性病变是本病最常见原因（>50%），其次是冠心病（<25%）。

2. 临床特点

患者出现与心动过缓有关的心、脑等脏器供血不足的症状，如发作性头晕、黑矇、乏力等，严重者可发生晕厥。如有心动过速发作，则可出现心悸、心绞痛等症状。本病是在持续缓慢心率的基础上，间有短暂的快速性心律失常发作。与中青年人比较，老年患者有以下特点：①双结病变多见：窦房结病变引起显著的窦性心动过缓、窦房阻滞及窦性静止，在此基础上如交界性逸搏出现较迟（22 s）或交界性逸搏心律缓慢（小于每分钟35次 ）或伴房室传导阻滞（AVB）者，说明病变同时累及窦房结和房室结，称为双结病变。老年人双结病变明显多于中青年人，提示老年患者病变广泛、病情严重。②慢-快综合征常见：老年患者在持续缓慢心率的基础上，较易出现短暂的快速心律失常（室上性心动过速、心房扑动、心房颤动），说明有心房病变。如伴有房室或束支阻滞，提示整个传导系统病变。③心、脑、肾缺血表现较突出：心率小于每分钟40次，常有脏器供血不足的表现，轻者乏力、头昏、眼花、失眠、记忆力减退、反应迟钝，重者发生阿-斯综合征。

3. 心电图及心电生理检查

心电图主要表现包括：①持续而显著的窦性心动过缓（每分钟50次以下），且并非由于药物引起。②窦性停搏与窦房传导阻滞。③窦房传导阻滞与房室传导阻滞同时并存。④心动过缓-心动过速综合征，这是指心动过缓与房性快速性心律失常（心房扑动、心房颤动或房性心动过速）交替发作。

病窦综合征的其他心电图改变为：①在没有应用抗心律失常药物下，心房颤动的心室率缓慢，或其发作前后有窦性心动过缓和（或）第一度房室传导阻滞。②房室交界区性逸搏心律等。

根据心电图的典型表现，以及临床症状与心电图改变存在明确的相关性，便可确定诊断。为确定症状与心电图改变的关系，可做单次或多次动态心电图或事件记录器检查，如在晕厥等症状发作的同时记录到显著的心动过缓，即可提供有力佐证。

对于可疑为病窦综合征的患者，经上述检查仍未能确定诊断的，下列试验将有助诊断：

（1）固有心率（IHR）测定。其原理是应用药物完全阻断自主神经系统对心脏的支配后，测定窦房结产生冲动的频率。方法是以普萘洛尔（0.2 mg/kg）静脉注射后10 min，再以阿托品（0.04 mg/kg）静脉注射，然后检测心率。固有心率正常值可参照以下公式计算：118.1-（0.57×年龄）。病窦综合征患者的固有心率低于正常值。

（2）窦房结恢复时间与窦房传导时间测定。可应用心内电生理检查技术或食管心房电刺激方法。

4. 治疗

若患者无心动过缓有关的症状，不必治疗，仅定期随诊观察。对于有症状的病窦综合征患者，应接受起搏器治疗。心动过缓–心动过速综合征患者发作心动过速，单独应用抗心律失常药物治疗，可能加重心动过缓。应用起搏治疗后，患者仍有心动过速发作，可同时应用抗心律失常药物。

老年患者本病治疗困难，因为对缓慢心率缺乏有效而无不良反应的药物，使用防治快速心律失常药物又加重心率缓慢，且快速心率转为缓慢心率时心跳停顿时间较长。因此，治疗本病应注意三点。①任何提高心率的药物只能作急症处理，不宜久用。②以症状作为选择治疗方案的依据。如有不明原因的黑矇、晕厥等缺血症状，应安装人工心脏起搏器。老年人安装VVI型起搏器易发生起搏综合征，如将起搏频率调慢，尽量保持患者自己的窦性心律，能减少其发生。③安装起搏器前应避免使用抑制窦房结的药物（维拉帕米、β受体阻滞剂等）。

二、心房颤动

心房颤动简称房颤，是一种十分常见的心律失常。据统计，我国30岁以上人群，房颤患病率为0.77%并随年龄的增长而增加，男性高于女性。75岁以下的人群房颤发生率为2%，＞75岁的人群为5%。在房颤病例中，老年患者房颤占15%～20%，其中阵发性为33%，持续性为67%。因此，房颤是老年人最常见的心律失常之一。

1. 病因

（1）房颤的发作呈阵发性或持续性。房颤可见于正常人，可在情绪激动、手术后、运动或大量饮酒时发生。心脏与肺部疾病患者发生急性缺氧、高碳酸血症、代谢或血流动力学紊乱时也可出现房颤。房颤常发生于原有心血管疾病者，常见于风湿性心脏病、冠心病、高血压心脏病、甲状腺功能亢进、缩窄性心包炎、心肌病、感染性心内膜炎以及慢性肺源性心脏病。

（2）房颤发生在无心脏病变的中青年，称为孤立性房颤。

（3）老年房颤患者中部分是心动过缓–心动过速综合征的心动过速期表现。以往将无原因可查的老年房颤猜测是冠心病所致，过高估计了冠心病在老年房颤中发病的作用。有人报道123例老年冠心病房颤中，能肯定为冠心病所致仅占36.6%，其余均为臆测的。近来强调心房纤维化和脂肪浸润是老年房颤的重要原因。一组604例老年房颤中，55%的患者有二尖瓣钙化，其中20%（67例）有左房扩大，提示老年人房颤不仅与左房大有关，而且与二尖瓣钙化有关。因此，心房退行性改变是老年人房颤的主要原因。老年房颤的其他重要病因有冠心病、慢性阻塞性肺病、病窦等疾病。风心病是年轻患者的主要原因，老年人则明显降低，甲亢伴房颤主要见于老年人，而且多以房颤作为唯一表现。在老年阵发性房颤中，激动、劳累、失眠、发热、缺氧、电解质紊乱等因素是重要诱因。

2. 临床特点

（1）房颤症状的轻重受心室率快慢的影响。心室率超过每分钟150次，患者可发生心绞痛与充血性心力衰竭。心室率不快时，患者可无症状。房颤时心房有效收缩消失，心排血量比窦性心律时减少达25%或更多。

（2）房颤并发体循环栓塞的危险性很大。栓子来自左心房，多在左心耳部，因血流淤滞、心房失去收缩力所致。据统计，非瓣膜性心脏病者合并房颤，发生脑卒中的机会较无房颤者高出5～7倍。二尖瓣狭窄或二尖瓣脱垂合并房颤时，脑栓塞的发生率更高。对于孤立性房颤是否增加脑卒中的发生率，尚无一致见解，心脏听诊第一心音强度变化不定，心律极不规则。当心室率快时可发生脉短绌，原因是许多心室搏动过弱以致未能开启主动脉瓣，或因动脉血压波太小，未能传导至外周动脉。颈静脉搏动a波消失。

一旦房颤患者的心室律变得规则，应考虑以下的可能性：①恢复窦性心律。②转变为房性心动过速。③转变为心房扑动（固定的房室传导比率）。④发生房室交界区性心动过速或室性心动过速。如心室律变为慢而规则（每分钟30～60次），提示可能出现完全性房室传导阻滞。心电图检查有助于确立诊断。房颤患者并发房室交界区性与室性心动过速或完全性房室传导阻滞，最常见原因为洋地黄中毒。

房颤的主要危害有三：①心房泵血作用消失，心室充盈不足，心排血量减少30%，表现为低排血量症状。②心室率快，舒张期缩短，冠脉供血不足，表现为心绞痛等心肌缺血症状。③房颤持续3天以上，心房内可有血栓形成，血栓脱落导致肺栓塞和体循环栓塞（10%～30%）。老年器质性心脏病、持续性房颤、f波波幅大、左房大及纤维蛋白原升高是促使血栓形成的危险因素。与中青年患者比较，缓慢型房颤在老年人多见（1/3～1/2）。这是因为老年患者同时伴有双结病变，房颤时心室率不快，因无症状常在体检中才发现。房颤间歇期表现为窦性心动过缓。快速型房颤患者多有心悸、晕厥等症状。

3. 诊断要点

心电图对房颤诊断有确诊价值，心电图表现包括：①P波消失，代之以小而不规则的基线波动，形态与振幅均变化不定，称为f波；频率每分钟350～600次。②心室率极不规则，房颤未接受药物治疗、房室传导正常者，心室率通常在每分钟100～160次，药物（儿茶酚胺类等）、运动、发热、甲状腺功能亢进等均可缩短房室结不应期，使心室率加速；相反，洋地黄延长房室结不应期，减慢心室率。③QRS波群形态通常正常，当心室率过快，发生室内差异性传导，QRS波群增宽变形。

临床检查可有提示房颤的征象，心电图有确诊价值，心脏超声对明确病因、了解预后有帮助。

4. 治疗

老年人缓慢型房颤多无症状，除病因治疗外，无须其他处理。

（1）急性心房颤动。初次发作的房颤且在24～48 h以内，称为急性房颤。通常，发作可在短时间内自行终止。对于症状显著者，应迅速给予治疗。

最初治疗的目标是减慢快速的心室率。静脉注射β受体阻滞剂或钙通道阻滞剂，洋地黄仍可选用，但已不作为首选用药，使安静时心率保持在每分钟60～80次，轻微运动后不超过每分钟100次。必要时，洋地黄与β受体阻滞剂或钙通道阻滞剂合用。心力衰竭与低血压者忌用β受体阻滞剂与维拉帕米，预激综合征合并房颤禁用洋地黄、β受体阻滞剂与钙通道阻滞剂。经以上处理后，房颤常在24～48 h内自行转复，仍未能恢复窦性心律者，可应用药物或电击复律。如患者发作开始时已呈现急性心力衰竭或血压下降明显，宜紧急施行电复律IA（奎尼丁、普鲁卡因胺）、IC（普罗帕酮）或Ⅲ类（胺碘酮）抗心律失常药物均可能转复房颤，成功率60%左右。奎尼丁可诱发致命性室性心律失常，增加病死率，目前已很少应用。IC类药也可致室性心律失常，严重器质性心脏病患者不宜使用。胺碘酮致心律失常发生率最低。药物复律无效时，可改用电复律。

（2）慢性心房颤动。根据慢性房颤发生的持续状况，可分为阵发性、持续性与永久性三类。阵发性房颤常能自行终止，急性发作的处理如上所述。当发作频繁或伴随明显症状，可应用口服普罗帕酮、莫雷西嗪或胺碘酮，减少发作的次数与持续时间。

持续性房颤不能自动转复为窦性心律。复律治疗成功与否与房颤持续时间的长短、左房大小和年龄有关。如选择复律，普罗帕酮、莫雷西嗪、索他洛尔与胺碘酮可供选用。复律后复发机会仍很高，上述药物也可用作预防复发。选用电复律治疗，应在电复律前几天给予抗心律失常药，预防复律后房颤复发，部分患者也可能在电复律前用药中已恢复窦性心律。

低剂量胺碘酮（200 mg/d）的疗效与患者的耐受性均较好。近来的研究表明，持续性房颤选择减慢心室率，同时注意血栓栓塞的预防，其预后与经复律后维持窦律者并无显著差别，并且更为简便易行，尤其适用于老年患者。

慢性房颤经复律与维持窦性心律治疗无效者，称为永久性房颤。此时，治疗目的应为控制房颤过快的心室率，可选用β受体阻滞剂、钙通道阻滞剂或地高辛。但应注意这些药物的禁忌证。

（3）房颤属于快–慢综合征，上述药物均应慎用，安装人工心脏起搏器后可常规使用。

（4）预防栓塞并发症。慢性房颤患者有较高的栓塞发生率。过去有栓塞病史、瓣膜病、高血压、糖尿病、老年患者、左心房扩大、冠心病等使发生栓塞的危险性更大。存在以上任何一种情况，均应接受长期抗凝治疗。口服华法林，使凝血酶原时间国际标准化比值（INR）维持在2.0～3.0，能安全而有效预防脑卒中发生。不适宜应用华法林的患者以及无以上危险因素的患者，可改用阿司匹林（每日100～300 mg）。施行长期抗凝治疗应考虑个体的不同状况，严密监测药物可能有潜在出血的危险。房颤持续不超过2天，复律前无须做抗凝治疗，否则应在复律前接受3周华法林治疗，待心律转复后继续治疗3～4周。紧急复律治疗可选用静脉注射肝素或皮下注射低分子量肝素抗凝。

（5）老年患者一般不采用除颤复律，因为除颤成功后复发的可能性大，心室率不快且能耐受，加之老年人常伴有窦房结病变（复律后不能由窦房结取代而继以更为不利的心律，如需除颤复律，在复律前后应备有临时起搏器）。

（6）老年也应慎重进行药物复律，因为老年人多有不同程度的窦房结功能不全，任何抗心律失常的药物都会进一步加重窦房结的抑制。另外，老年房颤经转复正常心律后，长期用药维持也不易，不仅房颤可因为多种诱因易于复发，更因老年肝肾功能衰减容易诱发药物中毒。慢性房颤患者须抗凝治疗，预防血栓栓塞的发生。

房颤发作频繁、心室率很快、药物治疗无效者，可施行房室结阻断消融术，并同时安置心室按需或双腔起搏器。其他治疗方法包括射频消融、外科手术、植入式心房除颤器等。近年来有关房颤消融的方法，标测定位技术及相关器械的性能均有了较大的进展。房颤消融的适应证有扩大趋势，但其成功率仍不理想，复发率也偏高。目前国际权威指南中仍将消融疗法列为房颤的二线治疗，不推荐作为首选治疗方法。房颤时心室率较慢，患者耐受良好者，除预防栓塞并发症外，通常无须特殊治疗。

三、室性心律失常

1. 室性期前收缩

室性期前收缩，这是一种最常见的心律失常。

（1）病因。正常人与各种心脏病患者均可发生室性期前收缩。正常人发生室性期前收缩的机会随年龄的增长而增加。心肌炎、缺血、缺氧、麻醉和手术均可使心肌受到机械、电、化学性刺激而发生室性期前收缩。洋地黄、奎尼丁、三环类抗抑郁药中毒发生严重心律失常之前常先有室性期前收缩出现。电解质紊乱（低钾、低镁等）、精神不安、过量烟、酒、咖啡也能诱发室性期前收缩。室性期前收缩常见于高血压、冠心病、心肌病、风湿性心脏病与二尖瓣脱垂患者。

（2）临床表现。室性期前收缩常无与之直接相关的症状；每一患者是否有症状或症状的轻重程度与期前收缩的频发程度不直接相关。患者可感到心悸，类似电梯快速升降的失重感或代偿间歇后有力的心脏搏动。听诊时，室性期前收缩后出现较长的停歇，室性期前收缩之第二心音强度减弱，仅能听到第一心音。桡动脉搏动减弱或消失。颈静脉可见正常或巨大的a波。

（3）治疗。首先应对患者室性期前收缩的类型、症状及其原有心脏病变作全面的了解；然后根据不同的临床状况决定是否给予治疗，采取何种方法治疗以及确定治疗的终点。①无器质性心脏病：室性期前收缩不会增加此类患者发生心脏性死亡的危险性，如无明显症状，不必使用药物治疗。如患者症状明显，治疗以消除症状为目的。②急性心肌缺血：在急性心肌梗死发病开始的24 h内，患者有很高的原发性心室颤动的发生率。过去认为，急性心肌梗死发生室性期前收缩是出现致命性室性心律失常的先兆，特别是在出现以下情况时：频发性室性期前收缩（每分钟超过5次）；多源（形）性室性期前收缩；成对或连续出现的室性期前收缩；室性期前收缩落在前一个心搏的T波上（R–on–T）。因而提出，所有患者均应预防性应用抗心律失常药物，首选药物为静脉注射利多卡因。③慢性心脏病变：心肌梗死后或心肌病患者常伴有室性期前收缩。研究表明，应用ⅠA类抗心律失常药物治疗心肌梗死后室性期前收缩，尽管药物能有效减少室性期前收缩，总病死率和猝死的风险反而增加。原因是这些抗心律失常药物本身具有致心律失常作用。因此，应当避免应用Ⅰ类药物治疗心肌梗死后室性期前收缩。β受体阻滞剂对室性期前收缩的疗效不显著，但能降低心肌梗死后猝死发生率、再梗死率和总病死率。

2. 室性心动过速

（1）病因。老年人室速不多见，但危险性大，属于致命性心律失常。常见于AMI、室壁瘤、心力衰竭、电解质紊乱及药物中毒等情况。室速常发生于各种器质性心脏病患者。最常见为冠心病，特别是曾有心肌梗死的患者。其次是心肌病、心力衰竭、二尖瓣脱垂、心瓣膜病等，其他病因包括代谢障碍、电解质紊乱、长Q–T间期综合征等。室性心动过速偶可发生在无器质性心脏病者。

（2）临床表现。室性心动过速的临床症状轻重视发作时心室率、持续时间、基础心脏病变和心功能状况不同而异。非持续性室性心动过速（发作时间短于30s，能自行终止）的患者通常无症状。持续性室性心动过速（发作时间超过30s，需药物或电复律始能终止）常伴有明显血流动力学障碍与心肌缺血。临床症状包括低血压、少尿、晕厥、气促、心绞痛等。听诊心律轻度不规则，第一、第二心音分裂，收缩期血压可随心搏变化。如发生完全性房室分离，第一心音强度经常变化，颈静脉间歇出现巨大a波。当心室搏动逆传并持续夺获心房，心房与心室几乎同时发生收缩，颈静脉呈现规律而巨大的a波。

（3）心电图检查。室性心动过速的心电图特征为：①3个或以上的室性期前收缩连续出现。②QRS波群形态畸形，时限超过0.12秒；ST–T波方向与QRS波群主波方向相反。③心室率通常为每分钟100～250次；心律规则，但亦可略不规则。④心房独立活动与QRS波群无固定关系，形成室房分离；偶尔个别或所有心室激动逆传夺获心房。⑤通常发作突然开始。⑥心室夺获与室性融合波：室速发作时少数室上性冲动可下传心室，产生心室夺获，表现为在P波之后，提前发生一次正常的QRS波群。室性融合波的QRS波群形态介于窦性与异位心室搏动之间，其意义为部分夺获心室。心室夺获与室性融合波的存在对确立室性心动过速诊断提供重要依据。按室性心动过速发作时QRS波群的形态，可将室性心动过速区分为单形性室性心动过速和多形性室性心动过速。QRS波群方向呈交替变换者称双向性室性心动过速。

室性心动过速与室上性心动过速伴有室内差异性传导的心电图表现十分相似，两者的临床意义与处理截然不同，因此应注意鉴别。

下列心电图表现支持室上性心动过速伴有室内差异性传导的诊断：①每次心动过速均由期前发生的P波开始。②P波与QRS波群相关，通常呈1∶1房室比例。③刺激迷走神经可减慢或终止心动过速。心动过速在未应用药物治疗前，QRS时限超过0.20s、宽窄不一，心律明显不规则，心率超过每分钟200次，应怀疑为预激综合征合并心房颤动。

下列心电图表现提示为室性心动过速：①室性融合波。②心室夺获。③室房分离。④全部心前区导联QRS波群主波方向呈同向性，即全部向上或向下。

（4）治疗。首先应决定哪些患者应给予治疗。目前除了β受体阻滞剂、胺碘酮以外，尚未能证实其他抗心律失常药物能降低心脏性猝死的发生率。而且，抗心律失常药物本身也会导致或加重原有的心律失常。目前对于室性心动过速的治疗，一般遵循的原则是：有器质性心脏病或有明确诱因应首先给以针对性治疗；无器质性心脏病患者发生非持续性短暂室性心动过速，如无症状或血流动力学影响，处理的原则与室性期前收缩相同；持续性室性心动过速发作，无论有无器质性心脏病，应给予治疗。

终止室性心动过速发作：室性心动过速患者如无显著的血流动力学障碍，首先给予静脉注射利多卡因或普鲁卡因胺，同时静脉持续滴注。静脉注射普罗帕酮亦十分有效，但不宜用于心肌梗死或心力衰竭的患者，其他药物治疗无效时，可选用胺碘酮静脉注射或改用直流电复律。如患者已发生低血压、休克、心绞痛、充血性心力衰竭或脑血流灌注不足等症状，应迅速施行电复律。洋地黄中毒引起的室速，不宜用电复律，应给予药物治疗。

预防复发：应努力寻找和治疗诱发及使室性心动过速持续的可逆性病变，例如缺血、低血压及低血钾等。治疗充血性心力衰竭有助于减少室速发作。窦性心动过缓或房室传导阻滞时，心室率过于缓慢，也有利于室性心律失常的发生，可给予阿托品治疗或应用人工心脏起搏。在药物预防效果大致相同的情况下，应选择其潜在不良反应较少者。QT间期延长的患者优先选用ⅠB类药物如美西律（慢心律），β受体阻滞剂也可考虑。β受体阻滞剂能降低心肌梗死后猝死发生率，其作用可能主要通过降低交感神经活性与改善心肌缺血实现。分析结果表明，胺碘酮显著减少心肌梗死后或充血性心力衰竭患者的心律失常或猝死的发生率。药物长期治疗应密切注意各种不良反应。单一药物治疗无效时，可联合应用作用机制不同的药物，各自药量均可减少。不应使用单一药物大剂量治疗，以免增加药物的不良反应。

抗心律失常药物亦可与埋藏式心室起搏装置合用，治疗复发性室性心动过速。植入式心脏复律除颤器、外科手术亦已成功应用于选择性病例。对于无器质性心脏病的特发性单源性室性心动过速导管射频消融根除发作疗效甚佳。对某些冠心病合并室性心动过速的患者，单独的冠脉旁路移植手术不能保证达到根除室性心动过速发作的目的。

3. 房室传导阻滞（AVB）

房室传导阻滞又称房室阻滞，是指房室交界区脱离了生理不应期后，心房冲动传导延迟或不能传导至心室。房室阻滞可以发生在房室结、希氏束以及束支等不同的部位。由于传导系统老化及其供血不足，老年人传导障碍发生率随增龄而升高，其中以房室结和三个束支最易受累。

（1）病因特点。①AMI：下后壁梗死多为高位阻滞（房室结），呈一过性，QRS正常，心室率为每分钟40～50次，并发症少、病死率低（20%）。前壁梗死常为低位梗死（希氏束和束支），呈永久性，QRS增宽、心室率小于每分钟40次，并发症多，病死率高（85%）。②药物：常见于洋地黄、维拉帕米、β受体阻滞剂等药物，如P-R>0.25 s应禁用此类药物。③感染性心肌炎。④原发性传导束退化症（50%）：是慢性AVB最常见原因。⑤冠心病（20%～30%）：AMI有AVB，以后持续存在，AMI愈合后可引起慢性AVB慢性冠脉供血不足并AVB常位于交界区以下，多为束支阻滞，先出现一支阻滞，后出现另一支阻滞，再发展为完全性AVB。⑥钙化性AVB（5%～10%）：主动脉瓣环和二尖瓣前环最易发生钙化，这些钙化性团块损伤希氏束贯穿支主干而引起AVB，常见于钙化性心瓣膜病和其他原因所致的主动脉瓣狭窄。⑦心肌病（10%）：原发性扩张性心肌病常有传导系统的广泛损害，以束支系统明显，其发生率较高。肥厚型心肌病主要是增厚的室间隔压迫左束支所致。⑧心肌淀粉样变性：常累及整个心脏，房室结和结间束更明显。⑨传导系统的退行性变：可使其传导速度减慢，健康老年人P-R可延长至0.22 s，故老年人P-R>0.22 s才能诊断AVB一度。由于老年人对AVB二度以上所致的心动过缓耐受力差，重者可发生阿-斯综合征，轻者有头晕、黑矇、气短、精神症状、乏力、心绞痛，约有1/3患者伴心衰和肾功能不全。如阻滞位于希氏束分叉近端，心室率大于每分钟40次，且无频发室早和心衰，一般不会发生阿-斯综合征。治疗目的是提高心室率，预防阿-斯综合征。一度、二度Ⅰ型AVB不需治疗，定期随访。二度Ⅰ型及Ⅲ度AVB可用阿托品和异丙肾上腺素，但效果不佳，唯一有效措施是安装永久性人工心脏起搏器，不受年龄的限制。

（2）临床表现。一度房室阻滞患者通常无症状。二度房室阻滞可引起心搏脱漏，可有心悸症状，也可无症状。三度房室阻滞的症状取决于心室率的快慢与伴随病变，症状包括疲倦、乏力、头晕、晕厥、心绞痛、心力衰竭，如合并室性心律失常、患者可感到心悸不适。当二度、三度房室阻滞突然进展为完全性房室阻滞，因心室率过慢导致脑缺血，患者可出现暂时性意识丧失，甚至抽搐，称为阿–斯综合征，严重者可致猝死。一度房室阻滞听诊时，因PR间期延长，第一心音强度减弱。二度Ⅰ型房室阻滞的第一心音强度逐渐减弱并有心搏脱漏。二度Ⅱ型房室阻滞亦有间歇性心搏脱漏，但第一心音强度恒定。三度房室阻滞的第一心音强度经常变化。第二心音可呈正常或反常分裂。间或听到响亮亢进的第一心音。凡遇心房与心室收缩同时发生，颈静脉出现巨大的a波（大炮波）。

（3）治疗。应针对不同的病因进行治疗。一度房室阻滞与二度Ⅰ型房室阻滞心室率不太慢者，无须特殊治疗。二度Ⅱ型与三度房室阻滞如心室率显著缓慢，伴有明显症状或血流动力学障碍，甚至阿–斯综合征发作者，应给予起搏治疗。阿托品（0.5～2.0 mg，静脉注射）可提高房室阻滞的心率，适用于阻滞位于房室结的患者。异丙肾上腺素（1～4 μg/min，静脉滴注）适用于任何部位的房室传导阻滞，但应用于急性心肌梗死时应十分慎重，因可能导致严重室性心律失常。以上药物使用超过数天，往往效果不佳且易发生严重的不良反应，仅适用于无心脏起搏条件的应急情况。因此，对于症状明显、心室率缓慢者，应及早给予临时性或永久性心脏起搏治疗。

四、心室扑动和心室颤动

心室扑动和心室颤动常同时存在或互为转化，单纯的心室扑动不常见。心脏发生心室扑动和心室颤动是最严重的心律失常，是临床工作中最常见的危及生命的心律失常。在大多数心脏性死亡的患者中，心室扑动和心室颤动是最终引起死亡的心律失常，目前所用的抗心律失常药物并不能完全预防心室扑动和心室颤动的发生，因此，心室扑动和心室颤动得到了极大的关注。

1. 临床表现

心室扑动和心室颤动常发生于急性缺血时，尤其是心肌梗死后48 h内，是快速导致患者死亡的心律失常，而且心室扑动和心室颤动极少能自行终止，因此应尽快做出诊断，使患者得到及时治疗。

发生心室扑动和心室颤动后，心脏失去了规则的收缩，其结果是患者意识丧失、抽搐、呼吸停止，若心室扑动和心室颤动不能及时终止，结果是导致患者死亡。通常心室扑动和心室颤动发生突然，无先兆症状。体查发现：意识丧失，不能闻及心音，不能打及脉搏，不能测出血压，并出现发绀和瞳孔散大。心电图上，心室扑动和心室颤动是无法区别QRS波、ST段和T波，尽管心房仍在收缩，但心电图上无法辨别P波。

2. 治疗

（1）电复律。心室扑动和心室颤动急诊处理是体外直流非同步电复律治疗。到目前为止，电复律仍然是最有效的复律方法。心室扑动和心室颤动最初时的波形通常是波幅和频率都很高，随后波幅逐渐降低，直至约15 min后完全停止电活动。引起这一改变原因是心脏储备能量的耗竭，因此应及早进行电复律。心室扑动和心室颤动发生后，电复律的成功率每分钟下降5%～10%。电复律的能量一般采用200～300 W/s，若能在心室扑动和心室颤动发生后立即给予电复律，低能量电复律可能起效。电复律后若心脏恢复收缩，低心排血量状态能维持一段时间，数分钟或数小时后，心排血量将恢复。电复律的目的是用最小的能量，达到除颤的结果，过大的能量可能损伤心肌和致心律失常：拳击胸前区，对于心室扑动和心室颤动是不利的，并不能有效终止心室扑动和心室颤动，仅仅可用于在不能及时得到电复律的场所。

（2）成功复律后的处理。①有效的抗心律失常药物必须继续使用，利多卡因维持量为1～4 mg/min，胺碘酮维持量为0.5 mg/min，溴苄胺维持量为1～2 mg/min。②纠正任何血流动力学不稳的状况。③必要时加用缩血管药物。④检查有无并发症发生，如吸入性肺炎，与心肺复苏有关的损伤。

心室扑动和心室颤动治疗的目的是恢复正常的心电活动和心排血量。心脏无排血量所形成的全身缺血时间越长，复律的成功率和生存率越低。药物治疗包括拟交感药物、抗心律失常药物、阿托品和电解质。近来美国心脏病学会提出了胺碘酮的应用，效果可能优于利多卡因，但这一观点还存在争论。

五、老年缓慢心律失常

症状性和非症状性缓慢型心律失常在老年人很常见，诊治需要仔细进行病史采集、体格检查和辅助检查。心脏退行性病变、缺血性心脏病、心肌病等可导致心脏激动起源异常或激动传导异常，从而引起缓慢型心律失常，严重时可危及生命。心脏激动起源异常可包括窦性心动过缓、窦性停搏、窦房传出阻滞和病态窦房结综合征，后者合并快速型房性心律失常；激动传导异常即房室结或希-浦系统传导阻滞。心脏起搏器置入术于皮下埋藏脉冲发生器，其脉冲通过电极导线刺激心脏引起收缩，已成为治疗缓慢性心律失常的有效手段。严格掌握永久起搏器置入的适应证，根据病情选择最佳起搏模式，严密跟踪随访，实现生理性起搏，以期进一步改善预后。

1. 临床表现

“心动过缓”用于描述任何缓慢的心脏节律（通常指低于每分钟60次），其通常由心脏激动起源异常或激动传导异常引起。除了运动员因训练而获得较慢心率外，人的平均心率随年龄增长而减慢，但更有意义的是很多病理性原因，如心脏的退行性改变、缺血性心脏病、心肌炎、心肌病等，而药物毒性、迷走张力过高、甲状腺功能减低、低体温、颅内肿瘤、脑膜炎、颅内压增高这些心脏以外的因素往往是可逆或可控的。

具体的表现可为窦性心动过缓、窦性停搏、窦房传出阻滞和病态窦房结综合征；房室结或希-浦系统传导阻滞。

心动过缓本身的症状可包括头晕、乏力、黑朦、先兆晕厥、晕厥、心悸等，详细的病史采集除了可以让人警惕心动过缓的存在及严重程度，同时还可以明确心动过缓与症状的相关性，这对于指导治疗至关重要。尽管心律失常的诊断依靠心电图乃至心电生理检查即可确立，但病史中可以发现心动过缓发生的潜在原因，有助于除外心脏以外的可逆性因素。病态窦房结综合征的患者可能以心动过速症状为主诉，病史中缓慢型心律失常的线索可提醒慎重给予药物治疗。

2. 辅助检查

（1）心脏听诊。除了提供心跳频率及节律的信息外，第一心音强度变化提示可能为完全性房室传导阻滞，甚至可闻及大炮音，同时外周血管，如颈静脉可见巨大的A波，也会引起外周动脉收缩压变化。而第一心音反常分裂则可见于左束支传导阻滞。

（2）心电图检查。是缓慢型心律失常诊断中最重要的一环。识别P波及QRS波群，注意各自的形态、频率、节律及相互关系，可确定心脏激动起源异常或是激动传导异常，这对于指导确诊后选择不同模式的起搏器至关重要。长时间的动态心电图（Holter）检查有助于发现发作性的心动过缓，明确症状与心动过缓的关系，尤其是晕厥患者；同时可发现心肌缺血等潜在的病因；还可用于起搏器术后评价起搏器工作状态。对于非频发但却严重的晕厥，普通的24 h乃至48 h动态心电图也难以捕捉到发作，于患者皮下置入记录装置的置入型Holter（埋藏式循环式记录器）也已应用于临床，已有报道证明其有效地提供了晕厥的病因诊断，其后相应的治疗效果满意，成为晕厥鉴别诊断的有力工具。

第五节　动脉粥样硬化

动脉粥样硬化是一组称为动脉硬化的血管病中最常见、最重要的一种。各种动脉硬化的共同特点是动脉管壁增厚变硬、失去弹性和管腔缩小。动脉粥样硬化的病理过程构成了一种严重威胁人类健康的疾病，是一种进行性的过程，病程可从儿童开始到成年的中后期才出现临床症状，老年人心血管疾病的主要发病机制是动脉粥样硬化。

一、动脉粥样硬化与稳定型心绞痛

稳定型心绞痛，也称稳定型劳力性心绞痛，是在冠状动脉固定性严重狭窄的基础上，由于心肌负荷的增加引起心肌急剧的、暂时的缺血与缺氧的临床综合征。其特点为阵发性的前胸压榨性、紧缩性疼痛或憋闷感觉，有压迫感，主要位于胸骨后部，可放射至心前区和左上肢尺侧，常发生于劳力负荷增加、情绪激动等，持续数分钟，休息或含服用硝酸甘油1～2 min缓解。可伴有面色苍白、出冷汗、血压升高、心率加快。

多数患者年龄在40岁以上，一般男性患者要多于女性，情绪激动、劳累、受寒、饱餐、急性循环衰竭等为常见的诱因。

1. 临床表现

（1）症状。以发作性胸痛为主要临床表现，疼痛特点如下所述。①部位：主要在胸骨中上段，可波及心前区，可放射至左肩、左臂内侧达环指和小指或颈、咽、下颌等部。②性质：压迫、发闷、紧缩等钝痛不适感，有可能会有烧灼感。③持续时间：历时较短，多为3～5 min，很少超过15 min。④诱因：多由体力劳动、情绪诱发，包括激动导致心动过速、寒冷、饱食、吸烟等均可诱发，疼痛多是在劳累、情绪激动时发生，而在劳累或情绪激动后一般是不会发生的。⑤缓解方式：去除诱因，休息或舌下含服硝酸甘油（1～3 min，偶至15 min）后可迅速缓解。

（2）体征。平时一般无异常体征，部分患者心绞痛发作时由于交感神经兴奋性增高，可表现为血压增高、心率加快等症，有时亦可出现第三或第四心音奔马律。

2. 实验室及其他检查

（1）实验室检查。包括血糖、血脂等危险因素的检测，心肌坏死标志物（肌钙蛋白I、肌钙蛋白T、肌酸激酶CK及其同工酶CK-MB），血常规，甲状腺功能等。

（2）心电图检查。①心绞痛发作时的心电图：阳性改变为ST段下降≥0.1 mV，T波倒置或ST段抬高。其他还包括静息时心电图、心电图负荷试验、连续动态检测心电图等。②静息心电图：约半数的心绞痛患者在正常范围内，部分患者可有陈旧性心肌梗死的改变或非特异性的ST段下移及T波倒置，也可出现各种心律失常。③心电图运动负荷试验：无发作时心电图和静息心电图无改变的患者，可考虑做心电图运动负荷试验以激发心肌缺血性改变。通常使用分级踏板或蹬车运动等负荷试验诱发心肌缺血。心电图改变主要以ST段下移≥0.1 mV（J点后60～80 ms）持续2 min试验作为阳性标准。有下列情况者禁忌做心电图运动负荷试验：心肌梗死急性期、明显心力衰竭、不稳定型心绞痛、严重心律失常、ST段下移超过0.15 mV或其他急性疾病者。④心电图连续监测：连续记录24 h心电图（动态心电图），可发现ST-T改变和各种心律失常，心电图中显示缺血性“ST-T”改变而无心绞痛发作者称为无痛性心肌缺血。

（3）冠脉造影。该项检查有创，但目前仍是诊断冠心病的金标准。可以清楚地显示左、右冠状动脉及其主要分支的结构，可以发现病变的部位、病变的类型及病变的程度等，并可据此指导进一步治疗所采取的措施。结合左心室造影，可以对新功能进行评价。冠状动脉造影的主要指征为：①可疑有心绞痛而应用无创检查不能确诊的患者。②应用积极的药物治疗后心绞痛仍较重，为了明确动脉病变情况以考虑介入性治疗或旁路移植手术的患者。③中危、高危组的不稳定型心绞痛患者。

（4）多层螺旋CT冠状动脉成像（CTA）。该项检查有较高的阴性预测价值，用于判断冠状动脉管腔狭窄程度和管壁钙化程度，若尚未出现狭窄，可不进行有创性的检查，但仍然存在着一定的限度。①超声心动图：用于心力衰竭、瓣膜病等的检查。②放射性核素检查：放射性核素检查少用，包括核素心肌显像及负荷试验、放射性核素心腔造影、正电子发射断层心肌显像（PFT）。③其他检查：胸部X线片有助于鉴别诊断，磁共振显像、冠脉造影、冠脉内超声显像冠脉内血管镜检查等有助于治疗及预后的判断。

3. 诊新及鉴别诊断

（1）诊断。根据以下几点：①典型的心绞痛发作特点。②实验室检查。③冠心病的易患因素。其中冠脉造影为其诊断的金标准。

加拿大心血管学会（CCS）将稳定型心绞痛的严重程度分为四级。

Ⅰ级：一般的体力活动不受限制，仅在持久、强快的体力活动时受限。

Ⅱ级：一般的体力活动受到轻度限制，饭后、寒冷、精神应激，一般情况下在平地上行走至少200 m，或者登上一层楼或更多时受限。

Ⅲ级：一般体力活动明显受限，一般情况下在平地上行走200 m或者登上层楼，即可诱发心绞痛。

Ⅳ级：体力活动较轻或者休息时即可引发心绞痛。

（2）鉴别诊断。①不稳定型心绞痛：与稳定型心绞痛症状相似，但胸痛发生的频率、持续时间、严重程度均较后者增加，诱发的体力活动阈值较后者降低，也有患者在休息时感到胸痛。休息或舌下含服硝酸甘油只能暂时性地缓解疼痛，甚至不能完全缓解症状。亦有患者表现不典型。②急性心肌梗死：冠状动脉急性、持续性缺血缺氧引起的心肌坏死。疼痛的部位与心绞痛相似，属于胸骨后疼痛，但性质更为剧烈、持续时间更长，常无明显诱因，含服硝酸脂类药物不能完全缓解，心电图ST段明显抬高，并出现病理性坏死Q波，血清心肌坏死标志物明显升高。③肋间神经痛：肋间神经痛是指一根或多根肋间神经支配区的一种经常性症状，但部位并不一定仅限胸前，多为阵发性或连续持续性质，身体转动及咳嗽、呼吸时可加重，手臂上举时有牵拉性疼痛，常容易鉴别。④心脏神经症：患者主诉胸痛，但多为短暂的刺痛或者持久的隐隐疼痛，症状多发生在疲劳之后，轻度的体力活动可以感觉舒适，有时亦可耐受较重的体力活动，含服硝酸甘油无效或者在十多分钟后起效，常伴有神经衰弱、心悸、疲乏等症状。⑤其他疾病引起的心绞痛：风湿热或其他原因引起的冠状动脉炎、严重的主动脉瓣狭窄或关闭不全先天性的冠状动脉畸形、肥厚型心肌病、梅毒性主动脉炎引起的冠状动脉口狭窄或阻塞等及其他系统的疾病，如消化性溃疡、食管病变、肠道病变、颈椎病等。

4. 治疗

心绞痛的预防主要为预防动脉粥样硬化的发生，治疗已经存在的动脉粥样硬化，治疗原则为改善冠状动脉的供血，降低心肌耗氧量，控制危险因素，改善症状，提高生活质量，治疗冠状动脉粥样硬化，防治心肌梗死的发生，提高生存率。

（1）心绞痛发作时的治疗。发作时卧床休息、心电监测等。药物主要为硝酸酯类药物，其药理作用主要有两方面，一方面扩张冠脉，降低循环阻力，增加心内膜下的血液供应；另一方面扩张外周血管，改变血液动力学，减少室壁张力，从而降低心室负荷，减少心肌耗氧量，缓解症状。①硝酸甘油：舌下含服，0.5 mg，1～2 min即可起效，但作用时间短，约半小时，注意第一次含服硝酸甘油时可能发生直立性低血压。②硝酸异山梨酯：舌下含服，5～10 mg，2～5 min起效，可用于预防复发，作用时间长，2～3 h。

（2）心绞痛缓解期的治疗。避免诱发因素，戒烟，戒酒，注意被动吸烟，适当运动，控制体重，改善生活方式，注意饮食起居，减轻精神压力等。药物治疗：①改善心肌缺血，减轻症状：β受体拮抗剂：阻断心脏的β1受体，减慢心率，心肌收缩力减弱，心肌的耗氧量下降，血压降低。一般建议从小剂量开始用药，逐渐增大剂量，以改善症状，禁忌心率过少，至少不低于每分钟50次为宜。常用药物有美托洛尔、比索洛尔等。禁忌证：支气管痉挛性疾病、严重的心动过缓、严重的周围血管病、二度以及二度以上房室传导阻滞、重度急性心力衰竭。②硝酸脂类：可减少心肌需氧量，改善心肌血流灌注。发作频繁时及血压高时可以使用。常用药物包括硝酸甘油、硝酸异山梨酯等。③钙通道阻滞剂：本类药物抑制钙离子进入细胞内，降低心脏负担和心肌代谢阻滞Ca^{2+}经钙通道内流。因而心肌收缩力相应减弱，心脏做功减少，心肌耗氧降低；此外，由于扩张血管和降低血压也使心脏回流减少，解除冠状动脉痉挛，改善心内膜下心肌的供血；由于其能够影响血小板聚集而还降低血黏度，从而改善组织血液供应。也适用于高血压并伴有冠脉痉挛的患者。常用药物有维拉帕米、地尔硫革、硝苯地平等。④其他：如曲美他嗪可抑制游离脂肪酸氧化，加强心肌葡萄糖的代谢提高氧的利用率，改善心肌缺血。

（3）预防心肌梗死，改善预后。①阿司匹林：属于氧化酶环抑制剂，通过抑制环氧化酶和血栓烷的合成达到防止血栓形成的作用，小剂量阿司匹林能抑制血小板聚集，预防血管内血栓形成。阿司匹林敏感者或剂量过大时易出现头痛、眩晕、恶心、呕吐、耳鸣、视力减退、胃肠道出血或阿司匹林过敏等症状，一旦出现应立即停药，静脉滴注碳酸氢钠碱化尿液，加速水杨酸盐排泄。阿司匹林也可用于治疗不稳定型心绞痛。有研究证实了慢性稳定型心绞痛患者服用阿司匹林可降低心肌梗死、心血管性死亡、脑空中的风险。不能耐受阿司匹林的患者，可改用其他药物作为代治疗。②氯吡格雷：属于噻吩并吡啶类血小板聚集抑制药，血小板二磷酸腺苷（adenosine diphosphate，ADP）受体拮抗剂，通过直接抑制ADP与其受体结合并抑制ADP介导的血小板糖蛋白Ⅱ b/Ⅲ a受体的激活而起作用。有效地减少ADP介导的血小板激活和聚集。该品还可通过阻断活化血小板释放的ADP引起的血小板激活而进一步抑制血小板聚集，但不抑制磷酸二酯酶活性。该药起效迅速，顿服300 mg后2 h即能达到有效血药浓度。常用的维持剂量为一次75 mg，每日一次。③β受体拮抗剂：β受体阻滞剂有预防心肌梗死、降低病死率和抗心肌缺血、抗心绞痛的多重效益，国内外指南都非常明确地指出，只要无禁忌证，β受体阻滞剂应作为稳定型心绞痛的初始治疗药物。该类药物的作用特点是阻止肾上腺素和去甲肾上腺素与受体结合，减慢心率，减弱心肌收缩力，并降低外周血管阻力，从而减少心肌耗氧量，缓解心绞痛。常见的不良反应有疲乏、肢体冷感、激动不安、胃肠不适等，还可能影响糖、脂代谢。有严重心动过缓、高度房室传导阻滞、窦房结功能异常、哮喘、气管阻塞病史患者禁用β受体阻滞剂。慢性阻塞性肺疾病者、运动员或糖耐量异常者慎用，外周血管疾病、抑郁是应用β受体阻滞剂的相对禁忌证。但慢性阻塞性肺病、下肢血管疾病并不绝对，长期应用者突然停药可发生反跳现象，即原有症状加重或出现新的表现，较常见有血压反跳性升高、头痛、心绞痛、焦虑、室性心律失常、心肌梗死，甚至致死，称为撤药综合征。④他汀类调脂药：他汀类调脂药主要竞争性抑制体内胆固醇合成过程中限速酶（HMG-CoA还原酶）活性，从而阻断胆固醇的合成，适合所有冠心病患者服用，其上调细胞表面的LDL受体，加速LDL的分解代谢。适应证：高胆固醇血症和以胆固醇升高为主的混合型高脂血症。他汀类是目前临床上最重要、应用最广的调脂药。主要制剂为：洛伐他汀、辛伐他汀、普伐他汀、氟伐他汀、阿托伐他汀、瑞舒伐他汀。除阿托伐他汀可在任何时间服用外，其他制剂均为每晚睡前服用。为达到更好的降脂效果，在他汀类治疗基础上，可加用依替米贝。他汀类药物可降低TC、LDL-C水平，升高HDL-C水平，延缓斑块的进展，抗炎等。⑤ACEI，ARB：稳定型心绞痛患者合并高血压、糖尿病、左心功能不全及心肌梗死后左心室收缩功能不全、心力衰竭等建议服用ACEI，对ACEI不能耐受的患者可服用ARB。血管重建治疗：稳定型心绞痛患者很少使用。其主要包括冠状动脉旁路移植手术（CABG）和经皮冠状动脉介入的治疗（PCI），PCI或CAGB的选择需要根据患者手术的耐受程度、冠状动脉的病变程度和患者及家属的意愿进行综合判断。

二、动脉粥样硬化与急性ST段抬高型心肌梗死

心肌梗死（MI）是心肌缺血坏死，其为在冠状动脉病变的基础上，发生冠状动脉血供急剧减少或中断，使相应的心肌严重而持久地急性缺血缺氧引起的心肌坏死。急性心肌梗死（AMI）临床表现为剧烈而持久的胸骨后疼痛，并发可发生心律失常、休克或心力衰竭，发热，白细胞计数和血清心肌坏死标志物增高，血清心肌酶活性增高和心电图进行性改变。

1. 临床表现

其临床表现有先兆性的心绞痛、疼痛、恶心、呕吐、精神病、晕厥、消化不良等。

（1）先兆。以原有的稳定型心绞痛变为不稳定型心绞痛或新发的心绞痛最常见，比如疼痛加剧，持续时间长，药物治疗无效等症状。

（2）症状。①疼痛：为最先出现、最突出的症状，多于清晨发生，与心绞痛相似，但多无明显诱因，较心绞痛程度重，时间长，大于半小时，常持续数小时甚至更长，休息或含服硝酸甘油多不能缓解。少数患者无疼痛症状，在最开始就表现为急性心力衰竭或休克。②全身性症状：可有坏死物质吸收热、白细胞增高、红细胞沉降率（简称血沉）加快等，多在疼痛后24～48 h出现，体温一般在38℃左右。剧烈疼痛时可伴有由迷走神经受坏死心肌刺激等引起的恶心、呕吐、上腹部胀痛等胃肠道症状。③心律失常：发生在24 h以内的最多见，室性心律失常最多，尤多见室性期前收缩，另外束支传导阻滞及房室传导阻滞也较常见，心房扑动及室上性心动过速较少发生。④心力衰竭：主要为急性左心衰竭，表现为呼吸困难、恶心、头晕、心慌、发绀、躁动不安等症，严重者可出现急性肺水肿，而后继发水肿、急性休克、肝脏肿大等右心衰竭的表现。⑤低血压和休克：低血压是疼痛期中常见的症状，部分患者可发生休克，且多为心源性休克，还可为疼痛性休克、低血容量性休克。

（3）体征。血压降低，但极早期可出现血压增高；心率加快，少数也可减慢，心尖区第一心音减弱，可闻及粗糙的收缩期杂音或伴收缩中晚期喀喇音。

2. 实验室及其他检查

（1）心电图检查。特征性改变为：①心肌损伤区：ST段呈弓背向上型抬高。②心肌坏死区：病理性Q波（宽大畸形的Q波）。③心肌缺血区：T波倒置。

ST段抬高性心肌梗死的心电图定位诊断：前间隔–V1、V2、V3，广泛前壁–V1、V2、V3、V4、V5，下壁–Ⅱ、Ⅲ、aVF，高侧壁–Ⅰ、aVL。动态性改变如下。①急性期改变：在数小时内，出现高大T波，此波可能是正常波或出现不对称的异常波。数小时后，ST段呈弓背向上性明显抬高，逐渐出现坏死Q波。②亚急性期改变：几天至两周左右，ST段逐渐回到基线状态T波呈平坦或倒置状。③长期改变：数周至数月，T波倒置，可永久存在，也可数月至数年内逐渐恢复。

（2）实验室检查。①血常规。发病24～48 h后白细胞增高，C–反应蛋白增高，中性粒细胞数目增多，红细胞沉降率增大，嗜酸粒细胞数目减少，可持续1～3周。②血清心肌坏死标志物。肌红蛋白：出现的最早，但特异性差，不能定量，2 h内升高，12 h内达高峰，24～48 h内恢复正常。肌钙蛋白：是诊断心肌梗死的敏感指标，但不能判断是否有新的梗死。cTnl：3～6 h开始释放，10～24 h达到高峰，5～7天恢复正常。cTnT：3～4 h开始释放，24～48 h达到高峰，10～15天恢复正常。肌酸激酶同工酶：CK–MB对急性心肌梗死早期（4 h）的诊断有重要价值，4 h内升高，16～24 h达高峰，3～4天降至正常水平。

（3）其他检查。超声心动图、放射性核素等。

3. 治疗

治疗原则是尽快恢复心肌的血液灌注，挽救濒死的心肌，缩小心肌的缺血范围，防止梗死范围的扩大，及时处理严重的心律失常及各种并发症，保护和维持心脏的功能，防止猝死，提高生存率及日后的生存质量。

（1）一般治疗。①休息：急性期要卧床休息，防止不良的刺激，保持安静。②建立静脉通路。③监测：监测患者的血压、心率、脉搏、呼吸、心电图、肺毛细血管楔压和静脉压、心功能等，保持除颤器等随时处于备用状态。④吸氧：对于有呼吸困难、血氧饱和度低的患者，开始要间断或持续鼻管面罩给氧，保持呼吸畅通。⑤护理：注意根据病情适当床上肢体活动或下床走动，同时保持大便的畅通及身体的洁净。

（2）解除疼痛。心肌再灌注治疗开通梗死的相关血管、恢复缺血心肌的血液供应是最好的解除疼痛的方法，但是在治疗前可选择药物镇痛，如吗啡（2～4 mg静脉注射）或哌替啶（50～100 mg肌内注射），使用时注意呼吸的抑制作用及低血压等。

（3）再灌注心肌治疗。①经皮冠状动脉介入治疗（PCI）：其包括直接PCI、补救性PCI和溶栓治疗再通者的PCI，其中直接PCI的效果最佳，有条件的患者首选，急重症的患者首选。最新的指南推荐，如果是有经验的团队在首次医疗接触后120 min内实施，与溶栓治疗相比较，建议优先选用直接PCI。②溶栓治疗：没有条件实施介入治疗，或者因患者的就诊延误、转送患者到可以实施介入治疗的单位将会导致错过最佳治疗时机，并且没有禁忌证时应该立即（接诊患者后30 min内）行溶栓治疗。③紧急冠状动脉旁路移植术CABG实施介入治疗或溶栓治疗失败无效且有手术指征的患者，应在6～8 h内实施紧急CABG，但病死率会过于实施择期CABG的患者。④药物治疗。硝酸酯类：大多数患者有应用硝酸酯类药物的指征，但对于明显低血压的患者、下壁梗死、可疑右心室梗死的患者不适合应用此类药物。常用药物如硝酸甘油、硝酸异山梨酯等。抗血小板药：各种类型的急性冠状动脉综合征均需要联合应用抗血小板药物，常用药物如口服的阿司匹林、ADP受体拮抗剂（氯吡格雷），静脉给药的GP Ⅱb/Ⅰa受体拮抗剂（阿昔单抗）。抗凝血酶药：抗凝药物可抑制纤维蛋白原转变为纤维蛋白，常用药物如肝素、低分子肝素。β受体拮抗剂：无下列情况者，在起病24 h内应该尽早常规应用此类药物，如β受体拮抗剂的禁忌证（重度急性心力衰竭、二度及二度以上房室传导阻滞、严重的心动过缓、支气管痉挛性疾病、严重的周围血管征等）、低心排血量、心源性休克的危险性增高。常用药物一般首选心脏的选择性药物，如美托洛尔、阿替洛尔等。从小剂量开始服用，逐渐加量，至最适病情的用量，停药时也需要逐渐减量。ACEI或ARB：ACEI有助于改善心肌的重塑，降低病死率。若不存在禁忌证则均需要选用该类药物，对于不能耐受ACEI的患者可采用ARB治疗。调脂类药物：他汀类调脂药可以降低TC、LDL-C水平，抗炎，延缓斑块的进展。常用药物：普伐他汀、辛伐他汀、阿托伐他汀等。注意随时监测肝脏的损害及肌病。⑤抗心律失常和传导障碍治疗。心室颤动或者持续多形性室性心动过速，尽早非同步直流电除颤或同步直流电复律。室性期前收缩或者室性心动过速：立即使用静脉注射利多卡因，如果室性心律失常反复发生可以使用胺碘酮。室上性心律失常：可以使用维拉帕米、地尔硫䓬、美托洛尔、胺碘酮、洋地黄制剂等，当不能缓解时可以采用同步直流电复律。缓慢性心律失常：阿托品。二度及二度以上房室传导阻滞且有血流动力学障碍：可选用人工心脏起搏器。⑥抗心力衰竭治疗冠心病中的抗心力衰竭治疗主要是针对急性左心衰竭。镇静：吗啡或哌替啶；吸氧：急性肺水肿伴有严重低氧血症的患者可行机械通气；强心：洋地黄制剂在发病24 h内应避免使用，以免引起室性心律失常；利尿：氢氯噻嗪等；扩血管：静脉滴注硝酸甘油；ACEI类：尽早口服有利于延缓及控制病情的发展。⑦抗休克治疗。补充血容量：对于血容量不足引起休克的患者，常用药物为右旋糖酐40、5%～10%葡萄糖注射液等。应用升压药：对于严重低血压患者，可采用多巴胺、去甲肾上腺素或多巴酚丁胺等。应用血管扩张剂：经上述处理血压仍未升高而PCWP增高，CI低或周围血管显著收缩以致四肢厥冷并有发绀的患者，可采用硝普钠、硝酸甘油等。主动脉内球囊反搏：对于心源性休克经药物难以恢复时，在主动脉内球囊反搏术的支持下，做选择性冠脉造影，而后实施PCI或CABG。其他：包括纠正酸中毒，保护肾功能，避免脑缺血等。⑧右心室心肌梗死的治疗：治疗方法与左心室梗死有所不同。右心室心肌梗死引起右心衰竭伴低血压而无左心衰竭时，应扩张血容量，直到低血压得到纠正或PCWP达15～18 mmHg。若大量输液后（1～2 L）血压仍未得到纠正，可使用正性肌力药，如多巴酚丁胺。注意不要应用利尿药。对伴有房室传导阻滞的患者可采用临时起搏器治疗。⑨非ST段抬高性心肌梗死的处理：该类患者不应采用溶栓治疗，而应根据具体病情的严重程度采用以抗凝抗血小板及PCI治疗为主的方法。

三、动脉粥样硬化与高血压

高血压常与其他心血管危险因素共存，是重要的心血管疾病危险因素。高血压是指在未使用降压药物的情况下就诊时收缩压≥140 mmHg和（或）舒张压≥90 mmHg。在不同人群和不同地区中进行的许多流行病学研究提示高血压与冠心病和脑卒中的发病率密切相关，高血压患者的冠状动脉粥样硬化患病率相比正常血压者要高出4倍。在相似影响因素下如年龄、性别、工作压力等的情况下，有高血压者比没有高血压者发生冠状动脉粥样硬化的概率高，目前高血压导致动脉粥样硬化的具体机制仍不是很清晰，可能有以下几个成分：①高血压可通过对内皮的损伤和（或）内皮细胞功能的障碍，使内膜对脂质的通透性增长，而导致动脉粥样硬化。②高血压时会增加血流对血管壁的冲击作用，从而导致机械压力增强而导致动脉粥样硬化。③儿茶酚胺、肾素和血管紧张素等物质不仅能导致高血压，也可改变动脉壁代谢，导致血管内皮损伤，从而造成中膜平滑肌细胞迁入内膜、单核细胞和血小板黏附、脂蛋白渗入内膜增多等变化，进一步促进血管向动脉粥样硬化改变。④血压能直接影响动脉内膜结缔组织代谢，由于持续的高动脉压可促使大动脉内膜对血浆脂蛋白的通透性增加，加上脂质代谢紊乱，如高胆固醇血症等因素而促进动脉粥样硬化的发生。因此，高血压和动脉粥样硬化症经常相伴而生，互相影响。

1. 临床表现

根据病程进展和临床特点多将高血压分为缓进型（良性）高血压和急进型（恶性）高血压。前者多见，后者则少见，仅占1%～5%，属于高血压危重症。

（1）缓进型高血压。①一般症状：高血压大多数起病缓慢，缺乏典型的临床表现，早期血压常常在精神紧张、情绪激动或者是劳累时才会升高，而经过休息则能恢复正常。此时多数患者无症状或仅有轻度的头部不适，许多患者在体检或因他病就诊时才诊出高血压。随着病情的发展血压逐步升高，常表现为头晕、头痛、颈项不适、耳鸣、失眠、健忘、乏力、易激动等，典型的高血压头痛在血压恢复正常后即可消失。②靶器官损害症状。脑：该病后期常可并发急性脑血管病，脑血管合并症是我国高血压最常见的合并症。包括脑出血、脑血栓形成、短暂性脑缺血发作、腔隙性脑梗死、高血压危象和高血压脑病等。心脏：高血压可以加重心脏后负荷，导致心肌肥厚、扩张。早期由于代偿，心功能正常，但是随着病情发展则可出现心力衰竭、冠心病等并发症。肾脏：长期高血压可导致肾小动脉硬化。出现多尿、夜尿增多等症状提示肾浓缩功能减退。当肾功能进步减退时可出现尿量减少、蛋白尿、血尿、管型尿等症状，严重者可发生肾功能不全甚至是尿毒症。眼：炎症血管受累时，出现视力进行性减退。

（2）急进型高血压。急进型高血压又称恶性高血压，多发生在中、青年，表现为血压突然升高，收缩压常高于180 mmHg，舒张压持续在130～140 mmHg甚至更高。与缓进型高血压相比，症状更加明显，病情更加严重，发展更加迅速，以视网膜和肾功能损伤为特点。心、脑、肾损害在发病数月开始出现，并迅速恶化，最终多以尿毒症、急性脑血管或心力衰竭死亡。

2. 实验室及其他检查

（1）尿常规。病程早期多正常，随着病情的进展可有少量蛋白、红细胞、透明管型等，肾功能明显损害时，尿比重固定在1.010。

（2）肾功能。早期肾功能检查可无异常，当肾实质严重损害时可见血肌酐、尿素氮升高，内生肌酐清除率降低，浓缩稀释功能减退。

（3）血脂。可伴有血清总胆固醇、三酰甘油及低密度脂蛋白增高，高密度脂蛋白降低。

（4）血糖、葡萄糖耐量试验及血浆胰岛素测定。部分患者可见空腹血糖升高，餐后2 h血糖及胰岛素升高。

（5）眼底检查。眼底检查可了解高血压患者的视网膜病变程度，病变可分为四级：Ⅰ级，小动脉轻度的狭窄、硬化、痉挛和变细（银丝样）；Ⅱ级，小动脉出现中度狭窄、硬化，出现动脉交织压迫综合征，静脉梗阻；Ⅲ级，Ⅱ级基础上视网膜出现火焰样或点状出血及絮状渗出；Ⅳ级，在Ⅲ级眼底各种改变下并伴有视盘水肿。早期眼底可正常或有Ⅰ级改变，中期有Ⅰ～Ⅱ级改变，后期呈Ⅲ～Ⅳ级变化。

（6）X线检查。X线检查可见主动脉弓迂曲延长，升主动脉、降主动脉可扩张。心胸比率大于0.5时，提示左心室肥厚和扩张。左心衰竭时可有肺淤血征象。

（7）心电图。心电图可见左心室肥大或兼劳损，同时也可见室性期前收缩、房性期前收缩、心房颤动等心律失常表现。

（8）超声心动图。超声心动图是目前诊断左心室肥厚最敏感、可靠的诊断方法，左心室肥厚检出率为31.6%。高血压时左心室肥厚大多是对称性的，但有1/3左右的患者室间隔肥厚更为明显。同时，超声心动图还能通过计算左心室重量来判断左心室是否肥大。

（9）动态血压监测（ABPM）。动态血压监测是由仪器自动定时测量血压，每间隔15～30 min自动测量，连续24 h或者更长。正常人昼夜变化的动态血压呈现为双峰-谷的曲线，即清晨起床活动后血压升高，夜间血压最低，在上午6～10时及下午4～8时各有一高峰，而夜间血压明显降低。目前认为，动态血压的正常参考范围为：24 h动态血压＜130/80 mmlHg，白日动态血压＜135/85 mmHg，夜间动态血压＜120/70 mmHg。动态血压监测可用于诊断“白大衣性高血压”；了解其血压变异性和血压昼夜节律，判断高血压的严重程度；帮助鉴别诊断；指导降压治疗和评价降压药物疗效等。

3. 治疗

目标和原则：该病的治疗目标是有效地降低血压至正常范围，以防止靶器官损害，最大限度地减少或延迟并发症，降低病死率和病残率。对于轻度的高血压患者可以考虑选用中医药疗法，对于中、重度患者应以西药治疗为主。对于单纯服用西药血压控制不理想的患者，需要加用中药配合治疗。中西医结合疗法一方面可以更好地控制血压，另一方面还能有效地预防靶器官损害，改善症状，提高生活质量。

血压控制目标值：目前主张血压控制目标值应＜140/90 mmHg；中、青年患者血压应降至130/85 mmHg；合并糖尿病、慢性肾盂肾炎、心力衰竭或病情稳定的冠心病患者应使血压降至130/80 mmHg；老年人降压的第一目标是控制血压＜150/90 mmHg，如果能耐受可控制在＜140/90 mmHg。自测血压较门诊血压低5～10 mmHg。

四、大血管动脉粥样硬化与糖尿病

糖尿病并发大血管动脉粥样硬化是临床常见疾病，且主要为冠状动脉发生粥样硬化。糖尿病病程是心血管病死亡的独立危险因素，病程越长，危险越大；为进一步了解糖尿病患者冠脉病变情况，患者群中尸检病理分析，用冠脉整体评分和高级别狭窄两个指标，发现无临床冠心病的糖尿病患者几乎3/4病例有严重的动脉粥样硬化，过半数有多支血管病变，无糖尿病者，女性较男性冠心病少见，但患糖尿病后这个优势丧失。在无临床冠心病的糖尿病患者，冠心病整体负担和严重的冠状动脉粥样硬化出现概率类似于那些有临床冠心病的非糖尿病患者。

1. 临床表现

糖尿病性心脏病的临床表现除了有冠心病的表现外，还具有如下特点。

（1）安静状态下心动过速。糖尿病早期多累及迷走神经，交感神经则处于相对兴奋状态。休息状态下心率大于每分钟90次。此种心率不易受呼吸、药物、身体当时状态等条件影响，有时心率可达每分钟130次，则进一步提示可能为迷走神经损伤。

（2）直立性低血压。由于体位的改变，如从直立突然转为平卧位，或长时间站立发生的低血压。通常认为，站立后收缩期较平卧位时下降20 mmHg或舒张期下降10 mmHg，称直立性低血压。其主要机制可能是神经损伤、感染、传染、营养不良、用药等所致。当正常人从平卧位至站立由于地心引力的影响，有500～800 mL血液滞留于下肢，因此有效血液循环将减少10%，回心血量与每搏量也将减少，血压倾向于下降，但由于自主神经调节交感神经受刺激而释放儿茶酚胺，使心率于2 s内迅速加快、外周血管迅速收缩，使血液维持正常。但在糖尿病神经病变者传入神经、传出神经或中枢神经损害时血浆去甲肾上腺素浓度很低，有时仅及正常值的1/3以下，站立时则不能上升，以至失去此代偿机制而发生直立性低血压，尤其当交感神经损伤时则儿茶酚胺分泌更少而未能调节。此直立性低血压属糖尿病神经病变中晚期表现。尤其在口服降压药、利尿剂、三环类抗抑郁药、血管扩张剂等后更易发生。

（3）无痛性急性心肌梗死。糖尿病患者发生急性心肌梗死者多于非糖尿病患者，由于自主神经损害所致急性心肌梗死症状常不典型，有30%～40%为无痛性心肌梗死，患者仅表现为恶心、呕吐、心律失常、疲乏等，重则会发生心源性休克，充血性心力衰竭，由于症状不明显，容易发生漏诊和误诊，但病死率却高达25%～58%，因此应引起注意。

（4）猝死。糖尿病心脏病者在临床上表现出心律失常或心源性休克，由于心脏自主神经病变和功能紊乱，患者仅感短暂胸闷、心悸，迅速发展至严重休克或猝死。

2. 实验室及其他检查

对于糖尿病患者来说，有效地诊断和治疗冠心病非常重要。如何应用各种实验室检查，对有症状的已诊断或可疑冠心病的糖尿病患者，准确诊断和危险因素分层特别重要，尽管高危患者经常需要心导管或心血管造影，但非侵入性心脏实验也有重要价值。

（1）血管自主神经功能检查。

（2）24 h动态心电图。一般监测ST段（包括ST段太高和下移），对于无症状者不能用作常规筛查试验。

（3）运动心电图。通过运动得到的数据对于冠心病伴有其他并发症的诊断及药物使用评价有非常重要的意义。对于冠心病患者来说，主要通过对运动血压、心率及发生不适状态下的运动量及最大运动耐量进行分析。

（4）二维超声心动图和多普勒血流显像。临床上无明显心脏病证据的糖尿病患者中常可发现心功能异常。

（5）超高速64层CT断层扫描。

（6）单光子发射型计算机断层扫描。

3. 治疗

尽早筛查并发现高危人群，尤其在糖耐量损害及餐后高血糖者，要定期随访，进行治疗性生活方式干预。针对糖尿病综合管理遵循五个要点，即糖尿病的“五驾马车”：糖尿病教育、饮食营养治疗、运动治疗、病情监测、药物治疗。其中以营养与运动为基础，并要维持终身治疗。认真控制危险因素，对糖尿病动脉粥样硬化引发的心脏病变等慢性并发症的防治起到积极意义。

抑制或清除糖基化终末产物。糖尿病并发症控制研究显示：只有控制血糖才是解决高血糖和伴有并发性疾病的重要方法。因此，如何得到一种能够减少形成血糖过程中的关键因子，即蛋白糖化产物形成或转化为高活性的糖基化终末产物（AGE）的药物就显得极为重要。研究发现维生素C、维生素E、抗AGE受体的抗体、普罗布考等抗氧化剂有阻断蛋白糖化及清洁作用。氨基胍（AG）是一类能阻断AGE形成的药物。

五、动脉粥样硬化与肾病

肾动脉粥样硬化（RAS）系全身性动脉粥样硬化（AS）的一部分。1999年Scoble提出动脉粥样硬化性肾病（ARD）的诊断名词，当AS相关性肾动脉的狭窄率大于50%或70%时称为动脉粥样硬化性肾动脉狭窄（ARAS）。肾动脉开口处或其主干腔内的粥样斑块可导致肾动脉狭窄，形成顽固性高血压。当单侧肾动脉狭窄时可以引起肾血管性高血压，且进一步由于狭窄侧肾脏灌注压的减少，肾脏组织长期遭受缺血缺氧而引起肾脏缺血性损伤，且该损伤可以累及双侧肾脏动脉粥样硬化性肾动脉狭窄，多发生于50～70岁患者，其中男性患病率约为女性的2倍，其中无症状的ARAS人群发病率为6%，因其他AS行血管造影术的人群中ARAS的患病率为28%～50%。且40%～50%的ARAS患者呈进行性狭窄，引起的肾血管性高血压及缺血性肾病导致肾衰竭最终发展为终末期肾病，患者的生存率随动脉粥样硬化的进展而显著下降，有研究表明ARAS患者与健康人相比，四年随访存活率分别为65%和86%。

1. 临床表现

（1）高血压。ARAS患者中45%～93%患者患有高血压，亦有部分未患有高血压者。虽然高血压是ARAS的主要临床特征，但在解剖学上肾动脉狭窄的程度与高血压并无明显线性关系。ARAS患者的高血压具有如下几个特点：①大多数无高血压家族史。②高血压病程较短，但进展迅速，或病史较长，突然恶化。③可有显著持续性高血压，且以舒张压大幅度增高更为显著。④ARAS程度越重舒张压越高。⑤多种降压药物联合应用仍难以控制。⑥应用血管紧张素转化酸抑制剂（ACEI）后血压降至正常，但出现急性血肌酐升高。⑦高血压视网膜病变和（或）腹部明显血管杂音。

（2）肾小管浓缩功能障碍。ARAS可致肾脏血流灌注减少，且肾小管对缺血、缺氧最为敏感，出现夜尿增多，尿中少量蛋白、葡萄糖、氨基酸等肾小管功能障碍的表现。

（3）胆固醇结晶栓塞。ARAS患者若发生粥样斑块脱落，则会引起肾脏及其他血管床的栓塞。粥样斑块的脱落可以是自发的，也可以继发于造影操作或血管手术之后。临床主要表现为肾功能减退和高血压恶化，此外，尚可有急性胰腺炎、手足发绀、腹痛、视网膜栓塞等。病变部位的皮肤活检可以协助诊断。

（4）肾功能减退。ARAS达50%时肾脏灌注压就会降低，达70%时肾脏血流量会减少，肾小球滤过率下降，肾实质因缺血而造成肾功能不全。出现缺血性肾病患者，肾功能呈进行性减退，严重者发展至终末期肾病。肾功能不全表现为如下几点：①尿常规发生轻微性改变，出现较少的尿蛋白，有形成分较少。②肾功能呈进行性退变，且肾小管的损害较先发生。③对血管紧张素转化酶抑制剂或血管紧张素Ⅱ受体拮抗剂敏感。

（5）反复发作肺水肿或不能解释的充血性心力衰竭。ARAS患者晚期由于容量过多可以引起反复发作的肺水肿或不能解释的充血性心力衰竭。有研究结果表明，氮质血症患者的肺水肿发生率约为23%。且肺水肿的发生率与肾衰竭、高血压的严重程度无明显相关性。

（6）其他动脉粥样硬化性血管疾病。ARAS患者可同时合并有冠状动脉、脑动脉、颈内动脉、四肢动脉及视网膜动脉等的粥样硬化，出现心绞痛、脑梗死、头晕、四肢疼痛、视力下降等相应的临床表现。体征如下。

①血管杂音：在ARAS患者中大约有50%者上腹部正中或脐部两侧各2～3 cm处可闻及粗糙响亮的收缩期杂音或收缩期和舒张期连续性的杂音。当血管严重狭窄或闭塞时，听诊无血管杂音。杂音强弱与肾动脉狭窄程度无明显相关性，没有杂音时不能排除肾动脉狭窄，听到杂音也并非就是肾动脉狭窄。②其他动脉粥样硬化的体征：合并其他动脉粥样硬化时可以发现相关体征。

2. 实验室及其他检查

（1）尿常规。RVH时常出现微量或少量蛋白尿，少见大量蛋白尿。经外科手术、腔内血管成形术或血管紧张素转化酶抑制剂治疗后，尿蛋白可以完全消失。IRD时可以有少量镜下血尿，尿比重降低，尿中出现葡萄糖、氨基酸等。

（2）血常规。ARAS时部分患者因肾缺血致促红细胞生成素合成增多，表现为红细胞增多症。晚期肾功能损害较重时，促红细胞生成素合成减少，则可出现不同程度的贫血。

（3）肾功能。ARAS早期肾功能正常，随病程进展可以表现为不同程度肾功能损害。因肾素-血管紧张素-醛固酮系统活性增加，可出现血清钾浓度降低。

3. 治疗

常规治疗。ARAS的常规治疗方案分两方面：一方面是对全身性AS的治疗，主要是生活方式的改善、血压的控制、脂质代谢紊乱的纠正及其他相关疾病的治疗，以防治非肾脏血流量性改变引起的肾功能减退。另一方面是解除肾动脉狭窄重建肾脏血管，恢复肾脏血流量及肾脏的功能，包括介入治疗及外科手术治疗等多种方法。在治疗过程中应该注意以下几点：①并不是所有的ARAS都可以引起高血压。②长期高血压及AS可以引起肾动脉发生狭窄。③原发性高血压和RVH可以并存。④ IRD是种进展性疾病。⑤对ARAS的治疗既要重视控制血压，也要注意保护肾功能。

一般治疗。由于ARAS患者存在动脉粥样硬化，且多数ARAS患者存在高血压。因此，改善生活方式（如低盐低脂饮食），适当运动、戒烟、戒酒、控制体重等尤为重要。

药物治疗。①钙通道阻滞剂：钙通道阻滞剂是公认的治疗ARAS的首选用药，不仅适用于治疗RVH还适用于合并肾功能不全的IRD患者。②利尿剂：对于双侧RAS引起的RVH患者，主要原因是水钠潴留，血容量增多，此时应用利尿剂可以降低血压。③β受体阻滞剂：β受体阻滞剂可通过抑制交感神经活性阻滞肾小球球旁细胞β受体、减少肾素分泌等多途径降压。但β受体阻滞剂单独用于降压疗效欠佳，需联合其他药物协助降压。④α1受体阻滞剂：α1受体阻滞剂能够选择性地阻断血管平滑肌突触后膜α1受体，达到降压的同时不引起反射性心率增加，且GFR无显著变化，血浆肾素水平也不升高，故可用于单侧或双侧RAS患者。⑤血管紧张素转化酶抑制剂/血管紧张素Ⅱ受体拮抗剂：血管紧张素转化酶抑制剂/血管紧张素Ⅱ受体拮抗剂通过抑制肾素-血管紧张素-醛固酮系统，降低血管紧张素Ⅰ的收缩血管作用以降压。⑥扩血管药：扩张血管药可与β受体阻滞剂、利尿剂等合用，对肾功能无明显影响，但由于其可能进一步减少肾脏血流灌注，因此对RVH患者应慎用。⑦他汀类药物：动脉粥样硬化患者应积极改善血脂水平，他汀类药物通过抑制羟甲基戊二酰辅酶A还原酶发挥降低血脂的作用，为降脂治疗的首选药物。此外，他汀类药物尚可改善内皮功能、延缓动脉粥样硬化进程、改善胰岛素抵抗等。⑧抗血小板制剂：抗血小板治疗可以预防动脉粥样硬化血栓形成、减少心脑血管事件的发生并减少介入治疗后的血管再狭窄。抗血小板制剂主要包括阿司匹林、氯吡格雷、阿昔单抗等。常用治疗方案为阿司匹林与氯吡格雷联合使用。

介入治疗。肾动脉狭窄的介入治疗应追求两个主要目标：一是控制因长期高血压导致的心、脑、肾及周围动脉等靶器官的损害；二是维持和改善肾脏的基本生理功能。目前常用的介入治疗方法主要有经皮腔内肾动脉成形术和支架植入术。

外科手术治疗。ARAS的外科手术治疗能取得显著疗效，且外科手术术式有很多种，常见的有肾动脉内膜切除术、动脉狭窄段切除吻合术、脾肾动脉吻合术及肾部分切除术和肾切除术。

（刘灿君）

第七章　内分泌系统疾病

第一节　糖尿病

一、病因和发病情况

临床糖尿病患者基本可分为两类，即病因尚未阐明的原发性糖尿病和病因清楚的继发性糖尿病。原发性糖尿病占绝大多数，继发性糖尿病占极少数，大都继发于造成胰岛组织广泛损害的疾病（如胰腺炎、胰切除术后等），或继发于分泌拮抗胰岛素作用的激素，如生长激素、糖皮质激素等过多的疾病（如肢端肥大症、皮质醇增多症等）。原发性糖尿病主要包括两型：胰岛素依赖性糖尿病（IDDM），又称1型糖尿病；非胰岛素依赖性糖尿病（NIDDM），又称2型糖尿病。前者主要由于胰岛β细胞的破坏，通常引起胰岛素绝对缺乏；后者主要为胰岛素抵抗和胰岛素分泌缺陷。

糖尿病是一组由遗传和环境因素相互作用所致的临床综合征。因胰岛素分泌绝对或相对不足以及靶组织细胞对胰岛素敏感性降低，引起糖、蛋白质、脂肪、水和电解质等一系列代谢紊乱。近年来，糖尿病的患病率迅速地增加。随之，许多糖尿病工作者认为原糖尿病的诊断标准与分型需进行适当的修订。1996年12月，在英国召开的WHO糖尿病及其并发症诊断标准及分型咨询委员会会议对1980年及1985年的诊断标准和分型提出了些修改意见。美国糖尿病协会（ADA）参考这些修改意见，并于1997年6月正式公布了新的ADA糖尿病诊断标准及分型的建议。主要是将诊断糖尿病患者空腹血糖标准从7.8 mmo/L改为7.0 mmo/L，餐后2 h的诊断标准未变，并对糖尿病分型进行了补充与修订。1999年WHO糖尿病及其并发症诊断标准及分型咨询委员会认可ADA提出的更新糖尿病分型和诊断标准的建议。

胰岛素抵抗和胰岛β细胞胰岛素分泌功能（以下简称β细胞功能）受损是发生糖尿病的两个最重要的病理生理学因素，二者在糖尿病发病过程中哪一个是始动因素尚不十分明了。一般认为在不同的患者，在疾病的不同阶段这两种因素的重要性有所差别。在大多数2型糖尿病者胰岛素抵抗是始动因素，在β细胞能分泌足够的胰岛素进行代偿时，血糖水平尚可维持正常，一旦代偿性的胰岛素分泌不能与胰岛素抵抗相抗衡，血糖就不可避免地升高，有些学者认为任何高血糖都是胰岛素缺乏（相对缺乏或绝对缺乏）是完全正确的。但在1型糖尿病和少数2型糖尿病者胰岛素缺乏——即β细胞功能受损是疾病的始动因素，胰岛素缺乏引起的高血糖又成为继发胰岛素抵抗的原因。在既有胰岛素缺乏又有胰岛素抵抗背景的人群则胰岛素缺乏与胰岛素抵抗相对较严重者更容易发生糖尿病，且病情恶化更快，血糖水平更高。胰岛素抵抗和β细胞功能在糖尿病病理过程中如此错综复杂的关系使人们不得不寻找可靠的方法，来定量地评估这两因素在不同人群分布的状况。实际上两种因素的评估都比较困难，但相对而言对胰岛素抵抗的评估方法已普遍地为人们所接受。

评估胰岛素抵抗的金标准是高胰岛素正常血糖钳技术测定的胰岛素介导的葡萄糖代谢率。这种测定相对准确、特异、可重复性较好。但这一技术也有缺点，最大的缺点是昂贵、费时、不可能在大样本特别是人群研究中使用。另外它还可能高估糖尿患者群的胰岛素敏感性，因为在给糖尿病患者同时输注胰岛素和葡萄糖时，有时难以将血糖维持在60～90 mg/dL水平。血糖高于此限就会刺激内源性胰岛素分泌，从而高估外源性胰岛素介导的葡萄糖代谢量。另一个公认的胰岛素敏感性评估方法是微小模型数学公式，由于每人需取血数10次也难以普遍应用。由于上述两种方法过于复杂，人们不得不寻求一些简单的方法。这些方法有20 余种，但最常用的为空腹血浆胰岛素、胰岛素耐量试验及仅涉及空腹血糖和空腹胰岛素的稳态模型。

（一）1型糖尿病的病因

1型糖尿病 （T1DM）是由于胰岛素分泌绝对不足或无分泌而引起的内分泌代谢疾病，以糖类、蛋白质及脂肪代谢为主，易出现酮症酸中毒，后期伴有血管病变，累及肾、眼、耳、神经等组织、器官，需用胰岛素替代治疗。

T1DM多发于儿童及少年，但40岁以后发生的T1DM并非偶见。世界各国T1DM发生率差异较大：我国20岁以下青少年中T1DM的患者为5/10万，北欧某些国家的发生率较高，如芬兰儿童T1DM是我国的30倍。

T1DM可能是遗传与环境因素相互作用引起特异性自身免疫性反应破坏胰岛β细胞所致。

1. 环境因素

环境因素包括感染、毒物和饮食因素等，其中病毒感染最为重要，秋冬季T1DM发生率高，可能与病毒感染机会多有关。

柯萨奇病毒的感染与T1DM的发生关系密切：在2/3发病的T1DM儿童检测到抗柯萨奇病毒β的免疫球蛋白M（IGM），而正常儿童检测率仅为12%。在酮症酸中毒糖尿病患者分离出柯萨奇病毒4。柯萨奇病毒感染后相当数量的患者为急性或慢性胰岛炎伴胰岛细胞损伤。

从病理组织学、流行病学调查、动物实验等研究证实，胰腺炎病毒、风疹病毒、巨细胞病毒等亦与T1DM发病有关。如巨细胞病毒在美国和澳大利亚，20%遭受风疹病毒感染者患T1DM；如携带DRD的儿童感染风疹病毒，T1DM的发生率增至40%。

病毒感染后可直接损伤胰岛细胞致T1DM，也可因病毒感染后产生细胞因子，后者损伤B细胞。Banm等提出TDM发病的分子模拟学说。分子模拟学认为，当病毒与宿主蛋白质的抗原决定簇类似但又不完全相同时，不仅能激发交叉免疫反应，还能改变免疫耐受性，甚至导致自身免疫性疾病。最近证实，柯萨奇病毒的B2-C蛋白与谷氨酸脱羧酶（GAD）有部分片段氨基酸序列相似，故认为某些病毒感染后所致T1DM可能通过上述分子模拟学说机制致自身免疫反应。

2. 自身免疫

T1DM是具有一定的遗传基础，在多种环境因子（如病毒、细菌、药物等）触发下发生的自身免疫性疾病。体液免疫和细胞免疫均参与其病理过程。新诊断的T1DM患者血浆中存在着高滴度的自身抗体，如GAD抗体、胰岛细胞抗体、胰岛素抗体等，这些抗体虽然并非T1DM的致病原因，但却是胰岛β细胞损伤和自身免疫的标志。胰岛细胞抗体（ICAs）：ICAs是针对胰岛细胞的胞质成分的抗体，是T1DM胰岛细胞破坏的标志。正常人群阳性者仅为0.5%，而在60%～90%新发患者TDM血浆中ICA阳性。胰岛的唾液糖脂可能是产生ICAs的抗原。链脲霉素或病毒所致的T1DM病理所示仅损害β细胞。虽然在某些患者ICAs仅特异性地与β细胞起作用，但ICA常可与胰岛4种细胞（α、β、δ和PP）起作用。一般认为，仅能与β细胞起作用的抗体对预测T1DM的价值低于那些对几种胰岛细胞均起作用的抗体。大部分TDM患者的ICAs在发病2年后消失，ICA持续阳性超过2～3年者，仅占T1DM的10%。这些患者常伴有以下情况：其他内分泌自身免疫疾病；伴有其他自身抗体阳性（甲状腺、胃自身抗体）；自身免疫性疾病家族史；HLA-DR3/B8；女性多见。ICA滴度的持续高水平通常与β细胞的损伤有关，ICA的水平与C肽水平呈下降相关。ICA在T1DM诊断的特异性高达96%以上。T1DM可伴有其他内分泌疾病，其原因尚未明，可能与ICAs与共同抗原决定簇交叉反应有关。

谷氨酸脱羧酶是抑制性神经递质（γ氨基丁酸）GABA的限速酶。此酶除中枢神经组织，尚表达于诸如胰岛细胞等外周组织细胞。最近研究显示GAD有两种异构体，即Mr65×103和Mr67×103蛋白质，两者染色体定位分别为2q31和10q11.23。两者的序列差异主要在N端。目前认为T1DM中Mr65×103抗体更常见，约80%新诊断的T1DM血清中GAD阳性且水平较稳定，病程10年以上仍存在高滴度GAD抗体。GAD抗体可在产生T1DM以前产生，故GAD抗体的测定可能替代ICA而视为最主要的T1DM筛选预测指标。高滴度的GAD抗体转变成T1DM的速率较低滴度者为慢，可能是因为高滴度GAD抗体激发了免疫系统，但相对而言，并不激发细胞免疫系统。一般认为细胞免疫紊乱与胰岛β细胞的损伤关系更大。

胰岛素自身抗体（IAA）：在5岁以前发生的T1DM IAA阳性率达50%，IAA滴度随增年而降，研究显示T1DM在胰岛素治疗以前，胰岛素原抗体阳性率达34%，IAA阳性率为27%。近年随着检测手段的改进，新产生的T1DM IAA阳性率可达50%，尤其是携带HLA-DR4者阳性率更高。ICA阳性的T1DM亲属若IAA也为阳性，则T1DM的发生率明显升高。IAA水平与T1DM发生的速度呈相关性，高滴度IAA者发病较快。最近研究显示在T1DM前期，即可表达上述3种抗体之一，也可表达3种抗体。新发病的T1DM者表达1种抗体约占98%，表达2种抗体的发生率为80%，表达3种抗体的占35%。因此认为多种自身抗体联合筛查对T1DM有较高的预测价值。3种抗体均阳性的T1DM一级亲属发生T1DM的危险性接近100%。

胰岛细胞瘤相关蛋白-2（IA-2）、其类似物IA-2B是继GAD被克隆的两种胰岛细胞自身抗原，两者均为Ⅰ型跨膜糖蛋白，各含979和986个氨基酸残基，两者的染色体定位分别为2q35 和7q36。IA-2和IA-2B高度同源。IA-2、IA-2B主要表达于胰岛α、β、δ细胞，胰腺α、β细胞肿瘤，垂体，脑组织，肾上腺髓质等神经内分泌组织中。

在新发生的T1DM中IA-2Ab阳性率高，而在T2DM中阳性发生率仅为2%，故利于T1DM的诊断。T2DM者IA-2Ab阳性可能提示自身免疫性胰岛炎的存在，即可能会发展为成人隐性自身免疫性糖尿病（LABA）。

IA-2B可诱导特异性免疫耐受，阻断DM前期个体的免疫损伤过程，从而预防临床

T1DM的发生。

3. 细胞免疫

细胞免疫在T1DM发病机制中的作用较体液免疫更为重要。其特征表现为$CD4^+$和$CD8^+$T淋巴细胞、B淋巴细胞、巨噬细胞和树突状细胞浸润的胰岛炎；选择性的胰岛β细胞损伤；致胰岛素分泌下降或缺乏。T淋巴细胞在T1DM的病理过程中起重要作用。

CD4-TH细胞经T细胞依赖性抗原的刺激和适当的抗原递呈细胞作用后，分化为TH1和TH2细胞。TH1细胞主要分泌白介素-2（IL-2）、γ-干扰素（IFN-γ）、肿瘤坏死因子-β（TNF-β）。TH2主要分泌IL-4、IL-5、IL-10 等细胞因子。TH1细胞分泌的IL-2、IFN- γ 等可辅助CD8+ T细胞活化、克隆增殖为细胞毒T细胞活化单核巨噬细胞。IFN- γ 可抑制TH2细胞增殖，Tm细胞则通过分泌IL-4、IL-10等细胞因子抑制TH1细胞的增殖，刺激细胞生长，分泌增殖为分泌抗体的浆细胞，如记忆B细胞。TH1和TH2细胞两类细胞的相互作用对维持免疫平衡起重要作用。研究结果显示，T1DM的发生由TH1/TH2自身反应性T细胞之间平衡情况所决定，即TH1细胞促进T1DM的发生而TH2则起保护作用。TH1产生的细胞因子对胰岛细胞具有直接损伤作用。TNF-β、IFN- γ 、IL-1直接损伤胰岛B细胞，抑制胰岛素分泌，T1DM鼠体内存在大量的自身反应性TH1细胞。

共刺激分子是T细胞激活的第二信号：抗原递呈细胞（APC）将外源性抗原（如致病菌颗粒抗原）吞噬并消化成免疫性肽，或者与MHC Ⅱ类分子结合，呈现于细胞表面。MHC Ⅱ-肽复合物被提呈给辅助T细胞（TH）并激活TH细胞，后者产生淋巴因子。另外抗原递呈细胞还将内源性肽与MHC Ⅰ类分子结合，呈现于组织表面激活细胞毒性T淋巴细胞（Tc细胞、$CD8^+$细胞）。

B7-1和B7-2与T1DM B7-1和B7-2是CD28/CTLA-4的主要配体分子。B7-1和B7-2具有不同的功能，应用B7-1和B7-2单抗研究对STZ处理C57BC/KSJ小鼠的影响，B7-2单抗抑制T细胞的增殖，进而抑制胰岛炎和糖尿病的进程，而B7-1单抗促进高血糖和胰岛炎的进一步加剧。提示B7-2促进而B7-1则抑制T1DM的免疫病理发生发展。在早期胰岛炎的巨噬细胞表达B7-1和B7-2，但随着疾病的发展，B7-2分子高度表达，B7-1相对减少。B7配体的密度影响TH0细胞转化为TH1，高密度B7配体促进TH0细胞转化为TH1细胞。T1DM病理过程可能与B7-1/B7-2的比值下降有关。

CD28及其配体共同刺激在诱导和维持T1DM的免疫反应中起重要作用。以小剂量STZ诱导C57BC/KSJ小鼠$CD28^+$小鼠发生高血糖及大多数胰岛发生炎性损伤。而$CD28^-$小鼠则无高血糖发生及无炎性改变。故认为CD28分子是抗原诱导 细胞增殖和分泌细胞因子所必需的。CD28在TH0细胞向TH1和TH2亚群早期分化和发育中起决定性作用。CD28分子与其配体B7-2结合相互作用，尤其是当B7-2分子表达高水平时，CD28与B7-2的结合要增加。促进TH1细胞增殖和分化，同时抑制TH2细胞的增殖和分化。CD28信号还能影响抗凋亡期BC1-XL，阻断激活T细胞的激活诱导凋亡的发生。

CTLA-4的作用几乎与CD28作用相反：CTLA-4可将细胞表型从TH1转化成TH2。CTLA-4与B7亲和力极强。通过与CD28分子竞争B7分子，使CD28-B7 共刺激信号中止，因而终止T细胞的活化。尤其当CTLA-4表达增多时，CTLA-4与B7作用占优势，T细胞的激活受抑制，另外发现糖尿病小鼠缺乏CTLA-4的表达，缺乏T细胞终止信号，因而T细胞处于激活状态，分泌大量细胞因子，导致胰岛β细胞损伤。

CD28/CTLA-4-B37是T细胞活化的重要共刺激通路，在T1DM的发生、发展中起重要作用。其中CD28 与抗原递呈细胞上的配体B7-2、B7-1结合后，传递有效的共刺激信号。若阻断它们的相互作用，可诱导免疫耐受。西罗莫司、他克莫司和达利单抗应用于胰岛细胞的移植中获得了成功。应用B7-2单抗阻断CD28/B7通路，而阻止免疫反应，或通过加强B7-CDLA-4作用来抑制自身免疫，活化T细胞，均可望成为治疗T1DM的新方法。

白介素-12（IL-12）包含P40和P35两种亚型。近年发现IL-12刺激T细胞和NK细胞产生干扰素γ，后者影响TH1细胞的发生、成熟；因此认为IL-12是T1DM致病过程的关键细胞因子。

（二）2 型糖尿病的病因

2型糖尿病（T2DM）是一组由于胰岛素依赖性组织（主要是肝与骨骼肌等外周组织）对胰岛素生物学效应减弱（胰岛素抵抗）以及胰岛β细胞缺陷而形成的以空腹以及餐后高血糖为主要特征的代谢异常综合征。这一类疾病病因错综复杂，既有遗传又有环境等多重因素参与，其间各个有关的基因之间以及它们与环境因素之间相互作用互为因果，形成一类多重因素复杂病。从发病学方面讲，DM是一类极具异质性疾病，各种致病因子在各个患者所发生的相互效应各不相同。

1. 临床流行病学研究

20世纪30 年代的研究已表明本病有明显的遗传倾向，首先发现本病有明显的家族聚集性，可见之于各个民族。T2DM的一级亲患病率远较非T2DM患者的亲属高，其中患者的同胞的患病率也高于患者的子女。其一级亲患的累积发病率随年龄而上升。

2. 分子遗传学研究

虽然已对T2DM候选基因进行了大量的研究，但由于98%以上的普通型T2DM的极大异质性，以及与之有关的各种表型相关的遗传因素及环境因素的极大差别，所以迄今为止对大多数普通型T2DM的遗传基因的了解仍然不够充分。虽然已明确青年人成年型糖尿病（MODY），以及胰岛素基因、胰岛素受体基因、线粒体基因点突变以及胰岛素转录因子-1（ITF-1）数个突变（可引起“晚发的T2DM” ）等单基因突变糖尿病的分子遗传学实质，但这些人仅占T2DM中2%的单基因突变病，目前已从普通型T2DM范畴中分类出来，有别于绝大多数的普通型T2DM。人类基因组计划研究策略与应用技术的进步，有望对普通型T2DM患者基因缺陷有进一步认识。

3. 节俭基因型假说

Neel在1962年提出“节俭基因型假说”，以期对美洲Pima印第安人、澳大利亚土著人以及太平洋岛屿原岛民的肥胖病和T2DM高患病率做出解释。他提出，进化过程中所选择的“节俭”基因有利于食物充足时促进脂肪堆积和能量储存，以供经常发生的天灾饥荒时食物短缺时耗用。这种“基因”的保留是进化进程中一种适应性选择，但一旦食物来源充足与结构变化，同时体力消耗减少时，这种基因的人群可因而导致肥胖和T2DM。目前虽尚未阐明这种基因型的分子生物学本质，但普遍认为这是一类基因型的组合。

4. 环境致病性

环境因素是T2DM等复杂病的另一类致病因子，如果说遗传易感性是内因，那么环境致病性则是外因，后者可以促使及（或）加速T2DM的显现。已知下述各因素是T2DM的主要环境致病因子：年龄、营养因素、中心性肥胖、体力活动缺乏、宫内发育不良以及吸烟与饮酒等。

5. 年龄

外周组织对胰岛素的敏感性随年龄增加而减弱，同时β细胞功能缺陷也随之加重。所以T2DM的累积发病率随年龄增加而增加。40 岁以上患病率显著上升。我国DM流行病学资料表明，人群年龄与DM患病率显著相关：25～34岁人群患病率为0.3%，35～44岁为1.41%，45～54 岁为3.71%，55～61 岁则为7.11%。

6. 营养因素

长期以来人们普遍关注饮食结构与总热量摄入与T2DM的相关性。现有研究表明，高热量摄入无疑对于体重的增加有密切的关联，超重或肥胖则是T2DM的一个重要危险因子。食物结构也是极其重要的。最近有研究表明，脂肪（即使是植物油）过多摄入，必然引起血浆脂肪酸的升高，后者可加重胰岛素抵抗与β细胞的损害。而膳食纤维与非精加工的糖类在一定程度上可以延缓餐后糖的吸收，对于缓和餐后的血糖水平有利。

7. 肥胖

肥胖常是T2DM的伴随和前导因素。一项Pima印第安人纵向研究表明，T2DM患病率随着BMI的增加而近乎线性地增加，患病率也与肥胖病的病期有关，两者呈正相关。并非所有肥胖者必然会发生T2DM，目前已知，肥胖患者是否发生T2DM决定于胰岛素抵抗的程度和β细胞的功能。

8. 体力活动缺乏

众多研究已表明，体力活动不足可促使T2DM的发展。但大多数研究报告关于体力活动量测定甚不精确。由于糖尿病本身也限制了体力活动，故交叉研究难以判断因果关系。但迄今已有数个报告表明，体力活动不足可以促进T2DM的发展。

9. 全球化生活方式

全球化指当今全球文化交流日益广泛，传统节俭、劳动的生活方式被现代化（实为西方化）所替代。全球化的结果使一些遗传易感的及（或）对健康生活方式尚未熟识的民族容易罹患DM。这些地区随社会发展T2DM患病率增高快速。居留海外的中国人、日本人、印度人T2DM患病率远远高于本土的本民族居民，其他居留在西方生活方式的国家的原传统生活的移民，面临着相同的高发病危险性。

10. 子宫内胎儿发育不良与节俭表型假说

Hates和Barker在1992年总结英国的一项研究结果，即婴儿出生时体重和成年后葡萄糖耐量减退以及其他代谢症候群表现呈负相关，认为葡萄糖耐量减弱，IGT或T2DM以及代谢综合征与出生时低体重（即子宫内胎儿营养不良）有关，与成年体重以及社会经济地位无关。他们的解释是胎儿婴儿时期长期营养不良使胰内分泌组织和其他组织受损，这种损害永久性的导致β细胞等组织发育不良。

11. 应激

很多应激因素，如低氧、低血压、心肌梗死、创伤、手术、烧伤、寒冷、败血症可以通过不同的传入信号到大脑，通过下丘脑自主神经中枢引致交感兴奋，升糖激素（肾上腺素、胰高血糖素、可的松、生长激素）分泌等，导致肝糖生成增加，外周组织葡萄糖利用减弱和胰岛素分泌反应减弱，造成应激性高血糖。但也有一些应激（如运动）既可使血糖升高，又可使血糖降低。所以应激对于血糖水平的影响取决于葡萄糖转换率。长期的情绪紧张和快速的生活节奏可以通过上述机制引发应激性高血糖，或与其他危险因子一同促进T2DM的显现。流行病学资料表明，情绪应激较多的居民T2DM患病率较高；实验研究证明，应激常伴随胰岛素抵抗，应激消失后胰岛素抵抗可持续一周以上。

12. 其他

已知一些化学品或药物可使胰岛β细胞功能减退或者加重胰岛素抵抗从而促发T2DM。如喷他咪、四氧嘧啶、灭鼠优（即n-3 吡啶甲基N'-P-硝基苯脲，PNU，一种杀鼠药）、链佐星（链佐霉素）等可引起β细胞损害；糖皮质激素、长效生长激素类似物等可加重胰岛素抵抗；吸烟可损害血管内皮细胞，酗酒可引起脂代谢紊乱而加重胰岛素抵抗等。

二、T2DM与T2DM发病机制

早在20世纪70年代已经明确T2DM高血糖水平使β细胞代偿地分泌胰岛素，如伴随胰岛素抵抗则更可高过正常人。如果以外源性胰岛素输注使血糖下降，而停用外源性胰岛素后就可见到T2DM患者的内源胰岛素分泌低于体重匹配的对照正常人。正常人胰岛素分泌是每间隔10～15 min脉冲式分泌伴周期波动的，这是因为β细胞有内在的分泌律动器，应用放射免疫技术测定的血清免疫反应性胰岛素（IRI）包括了3种胰岛素成分，即胰岛素原（PI）、裂解胰岛素以及（活性）胰岛素（I）。故IRI的测定水平在不同的T2DM患者以及他们与正常人之间有着不同含义。因为空腹IRI中T2DM患者PI可占30%，正常人仅占15%，故患者的胰岛素水平比IRI测定值要低得多。

T2DM患者β细胞的缺陷是遗传因素与非遗传因素以及它们之间的复杂的相互作用造成的。大多数普通T2DM发病年龄常在40岁以上，这类晚发的T2DM的遗传十分复杂，遗传因素常与非遗传因素交互作用，大多数T2DM存在β细胞功能不全，影响胰岛素分泌及作用的基因缺陷是T2DM重要的一个发病机制，前者与胰岛素抵抗以及饮食、体力活动水平等共同参与T2DM的发生。这种复杂性使一些确定单基因突变疾病（如MODY、GLUT2、线粒体、GCK等基因突变引起的单基因糖尿病）有关基因行之有效的技术显得“力不从心”。

从已知MODY相关基因研究中已可看到其受累基因的异质性，这提示更为常见的普通晚发型T2DM相关基因必然有更大程度基因异质性。MODY一些相关基因对β细胞造成的缺陷相当显著以致环境因素对其发病影响甚微，也许仅仅到达一定年龄即可发病。大量研究已经表明MODY等单基因突变与常见的普通晚发T2DM并无联系。目前一些资深专家认为，引发晚发T2DM的β细胞基因缺陷在调节胰岛素分泌方面的重要性很大程度上次于引发MODY的基因的重要性，而且仅在胰岛素抵抗或环境因素共同参与时发生作用。换言之，细胞基因的缺陷对于引发T2DM虽然重要，但其致病性尚不足以单独引起T2DM。

应用敏感的双单抗IRMA技术测定T2DM患者基础胰岛素原和P：I比值均显著增高，如β细胞受损明显总的分泌有所减退时，则在短暂强烈的葡萄糖刺激下P与I两者分泌量相差不很显著。现已证明生理性血糖可正性调节胰岛素基因转录、翻译、mRNA的表达以及胰岛素储存和胰岛素胞吐，但一定量的高血糖则使胰岛素贮存减少或胰岛素胞吐受抑，此时葡萄糖调节的敏感性即告丧失，如能及时良好控制血糖水平，这种葡萄糖正性调节失敏可以逆转；但如长期过高血糖负荷，则终于引起不可逆转胰岛素基因转录的反常性负调节，使胰岛素分泌下降，文献上称此种障碍为葡萄糖的毒性作用。

β细胞的功能缺陷，即β细胞对葡萄糖所介导的胰岛素分泌反应异常，从遗传特征上来讲是相关基因所决定的；从发病学角度讲则与持续高血糖水平密切相关。亦即β细胞有关基因缺陷者，β细胞的分泌反应有着潜在的或轻度的异常，后者与已经存在的不同程度的胰岛素抵抗一同造成的高血糖状态可使β细胞功能缺陷进一步加重。胰岛素原内肽酶与胰岛素原外肽酶是主要的胰岛素原转换酶，这是加工胰岛素原成为胰岛素的酶系。内肽酶（PC3，PC2）为Ca^{2+}依赖性β颗粒特异蛋白酶，其最适pH为5.5，最适游离Ca^{2+}浓度为1～10 mmol/L，此最适环境仅在β颗粒内具备，因其质膜具有Ca^{2+}运转蛋白与质子泵ATP酶。内肽酶可使胰岛素原Arg31，Arg32或Lys64，Arg65沿双碱基序列上发生内切，随即形成两个末端为COOH的碱性氨基酸，后两者迅即被外肽酶–羧基肽酶H（CPH）切去，形成胰岛素与C肽。PC3，PC2活性受葡萄糖正性调节，短期（＜2 h）葡萄糖刺激下，PC3合成在翻译水平上增加并与胰岛素原水平保持一致，但PC和CPH并不受葡萄糖调节，故胰岛素原合成增加则加重了β细胞内胰岛素原转换机制的负担。β细胞功能缺陷主要在于胰岛素原转换的异常或β细胞有关调节的障碍。

T2DM患者尸检研究表明，病变的胰岛体积较小，β细胞比正常人少40%～60%，但α细胞、δ细胞和PP细胞则无改变。虽然β细胞缩小的具体机制不明，但在20世纪80年代已有研究表明，90%以上T2DM患者胰岛形态改变可表现为胰岛纤维化和淀粉样沉积物，现已明确后者是β细胞分泌的另一种多肽即胰岛淀粉样多肽（IAPP）或称胰淀素，这是37个氨基酸多肽，与降钙素基因相关肽（CGRP）有46%同源性。IAPP与胰岛素一同贮存于分泌颗粒中。人IAPP本身虽有很强的纤维形成倾向，但T2DM患者IAPP形成纤维的确切机制尚未明确。大量胰淀素纤维束状平行包绕内皮细胞基膜和β细胞膜，在细胞内也形成淀粉样丝状物，β细胞则发生严重退行性病变，β细胞功能可因机械性破坏和胰淀素团块形成壁障，也可因原因不明的细胞毒机制而明显受损。IAPP沉积的发生率随年龄增加而增高，这与老年人IGT和T2DM患病率增加有关。IAPP的形成与持续沉积与APOE和蛋白聚糖的参与以及高血糖刺激IAPP基因启动子的某些成分相关。T2DM患者对口服降糖药物继发失效部分地也与胰岛淀粉样蛋白沉着有关。最近认为，IAPP的形成对T2DM患者β细胞衰竭的发展是一个重要的中心环节。

人及动物有关研究都表明肥胖型T2DM与葡萄糖刺激胰岛素分泌障碍有关，其机制与游离脂肪酸（FFA）水平异常升高的作用有关，并为学术界所关注。因为目前认为：①肥胖型T2DM患者多伴有血浆FFA水平升高，血糖与FFA升高的时序先后，因T2DM起病隐匿，常难判断。Zucker糖尿病肥胖大鼠（ZDF大鼠）是肥胖型T2DM的良好动物模型。ZDF大鼠通常在第9周出现高血糖并逐渐恶化，而FFA升高通常在第7周即高血糖2 周前出现。两者具有时序先后性。②β细胞在体外高浓度FFA培养液中温育或体内以高浓度FFA灌注胰腺的实验提示，FFA对β细胞功能的影响是双时相的：在短期内，表现为基础高胰岛素分泌及对GSIS增强；长时间培养，则表现为基础高胰岛素分泌和GSIS障碍。后者恰为肥胖型T2DM患者胰岛素分泌的特征。

目前关于FFA与葡萄糖的串话（相互制约，eross talk）对胰岛素合成与分泌的影响已有深入了解。

GSIS是体内最主要的刺激胰岛素分泌的方式。研究表明，葡萄糖必须在β细胞内代谢方能刺激胰岛素的释放。葡萄糖在细胞内代谢产生一系列信号，改变ATP/ADP比，关闭ATP敏感的K^+通道，开放Ca^{2+}离子通道，促使Ca^{2+}离子内流，从而促进胰岛素的分泌。许多学者认为，FFA在β细胞内氧化代谢水平的增高，抑制了葡萄糖的氧化代谢，从而引起了GSIS障碍。

葡萄糖的氧化和FFA的β氧化是细胞内供能的主要方式，两者在β细胞内相互抑制，形成一种相互制约的动态平衡。葡萄糖在细胞内代谢生成丙酮酸，从丙酮酸开始通路分为两部分：一为乙酰CoA/K^+ ATP通路，丙酮酸进入线粒体进行三羧酸循环，产生高能磷酸键，增加ATP/ADP之比，细胞去极化，细胞内Ca^{2+}增高；另一为丙二酰CoA通路，细胞内柠檬酸的堆积可活化乙酰CoA羧化酶（ACC），催化合成丙二酰CoA，使其细胞内水平升高，而后者是调控FFA进入线粒体β氧化的关键酶-肉毒碱酯酰转移酶-1（CPT-1）的抑制剂，丙二酰CoA水平升高可抑制CPT-1 的活性，抑制β氧化，增加细胞内酯酰CoA的水平。也就是说，β细胞内葡萄糖代谢旺盛，可以通过丙二酰CoA通路抑制FFA的β氧化，提高细胞内酯酰CoA水平。另外，FAβ氧化加强时，可使丙酮酸脱氢酶（PDH）受激活而抑制葡萄糖的氧化。此种相互制约的动态平衡受细胞内外葡萄糖、FFA及cAMP水平影响。葡萄糖和FFA相互制约的不同状态可能产生一系列不同的信号物质；当FFA氧化占优势时，可能由β氧化本身产生一种信号可激活特异性蛋白激酶（如PDH激酶、ACC激酶），或是因抑制葡萄糖氧化而抑制了由葡萄糖氧化产生的抑制性信号，调控代谢方向。

细胞内外FFA水平升高引起的葡萄糖和FFA相互作用的动态平衡，可通过一系列信号传递，调控胰岛素的合成和释放，这可能是肥胖所伴随的高FFA引起的胰岛素分泌障碍的原因。

细胞凋亡的机制十分复杂，近年来认为是一多介质、多途径参与基因调控的过程。最终细胞走向修复存活或凋亡取决于各介质及各途径间的相互平衡。神经酰胺是凋亡过程中的一种脂肪酸类信使。其前体为膜上的鞘磷脂，经神经鞘磷脂酶分解产生。在Ca^{2+}作用下，神经酰胺可活化多种激酶，使细胞停止在G0/G1期，同时活化的各种Ca^{2+}依赖性酶可进一步激活核酸内切酶、蛋白酶、谷氨酰胺转移酶，引起一系列凋亡特征性改变，最终导致细胞凋亡。

β细胞内三酰甘油堆积对细胞内信号传递及凋亡基因调控的影响目前尚未阐明，它是否为细胞内独立的刺激信号，或是通过影响葡萄糖和FFA的相互制约而发挥作用（因为细胞内堆积的三酰甘油可酯解形成FFA，而促进FFA的β氧化），均有待于进一步研究阐明。

内脏脂肪组织对脂肪分解的刺激特别敏感，而胰岛素抗脂肪分解的效应减弱，所以内脏脂肪产生FFA比皮下脂肪更多，现已明确内脏脂肪所产生的FFA进入静脉后的1/2首先到达肝脏，而且明显地使体循环FFA水平增高，后者与上述β细胞的损害以及周围组织胰岛素抵抗密切相关。

T2DM时组织胰岛素抵抗是葡萄糖不耐受的重要成因。与胰岛素受体基因缺陷而致极度胰岛素抵抗（临床表现为DM和黑棘皮病）不同，绝大多数常见的普通型T2DM的肝和周围组织胰岛素抵抗的原因尚未完全阐明，现有资料表明这是一种涉及遗传与非遗传因素的多重综合征，临床上常表现为T2DM、肥胖、高血压、血脂蛋白紊乱和冠心病。“胰岛素抵抗综合征”含义中的胰岛素抵抗是遗传（多基因）与遗传因素（环境因素）共同促发的。高血压、肥胖病、脂蛋白紊乱血症与糖尿病4种临床表现不同的疾病存在着共同的胰岛素介导的细胞摄取葡萄糖的能力缺陷为基础的胰岛素抵抗。

普通型T2DM患者胰岛素抵抗的主要特征是细胞内糖原合成障碍，这是一种复杂的异质性的常染色体基因组缺陷，此种缺陷在不同的种族、同一种族中不同的个体累及的基因不一程度各异，故其临床表型在很大程度上受非遗传因素影响。

关于普通型T2DM胰岛素抵抗的分子遗传学研究至今仍未有突破的实质性进展。有关胰岛素受体胞内、胞外部位的基因突变已有不少报道，但与大多数普通型T2DM患者均无关联。也有些人虽是上述基因突变者，但其糖耐量却是正常的；此外也有许多与受体后胰岛素作用异常有关的候选基因发现，其中IRS-1基因和糖原合成基因编码蛋白的直接测序，未发现它们与T2DM有显著的相关。最近，发现染色体4上有未明基因，与尚未发病的Pima印第安人糖尿病家族成员有密切关联，但此基因是否与其他族群的T2DM有关联尚待明确。

中心性肥胖，即内脏型肥胖和（或）高脂肪饮食与高FFA水平有关。研究表明，高FFA血症是内脏型肥胖引发胰岛素抵抗的重要致病因素之一。人体和动物实验已证实，FFA抑制基础状态和胰岛素刺激的组织对葡萄糖的利用，降低外周组织和肝脏对胰岛素的敏感性。FFA引发肝脏胰岛素抵抗与FFA抑制胰岛素刺激的胰岛素受体和IRS-1的酪氨酸磷酸化，在多部位抑制胰岛素信号传递有关。

FFA抑制外周组织葡萄糖的利用不同时相出现不同效应，其强弱与浓度有关。FFA水平升高1～2 h可出现葡萄糖氧化受抑，4 h后呈现肌糖原合成的抑制。肥胖T2DM患者，FFA水平常在500 μmo/L以上，以肌糖原合成抑制为主。

肿瘤坏死因子α（TNFα）转换酶（TACE）是使TNFα前体转变为TNF的酶。文献报道，内脏型肥胖者腹内脂肪组织中TACE水平增高，因此体内TNFα活性增强。TNFα可抑制脂肪细胞的胰岛素受体β链和IRS-1的胰岛素刺激的酪氨酸磷酸化，下调脂肪细胞的GLUT4，故TNFα活性增高可导致胰岛素抵抗与高胰岛素血症，后者进一步促进脂肪合成，加重肥胖；但TNFα本身又可在多方面限制脂肪细胞进一步成熟与形成堆积脂肪。

抵抗素是脂肪细胞产生的一种多肽，可诱导TNFαmRNA与瘦素mRNA转录以及加强脂肪分解，使FFA水平升高，已证实抵抗素与胰岛素抵抗密切相关，使用其相应拮抗剂或抗体可使之减少，改善胰岛素抵抗。

高血糖与体力运动不足可通过肌糖原合成级联反应的减弱与GLUT4的转位抑制及（或）表达减少；高血糖进一步刺激β细胞分泌引起高胰岛素血症，后者可使胰岛素受体数及受体后反应过程降调节等均可进一步加重胰岛素抵抗，形成恶性循环。

1. T2DM的胰岛素抵抗表现

肝脏生成增加：肝脏可从门静脉和肝动脉摄取葡萄糖以及经糖原异生而生成葡萄糖并释放入肝静脉。肝对葡萄糖摄取并不依赖于胰岛素，大部分血液循环的葡萄糖为肌肉所利用。故更大部分肝糖原是由戊糖氨基酸和3碳基质（如乳酸、丙酮酸）间接经由糖原异生而形成，不是直接来自葡萄糖。现已明确T2DM患者肝脏对食物中葡萄糖的摄取与正常人无异，然而肝糖的输出（HGO），IGT患者虽可正常，但T2DM患者不论肥胖型或非肥胖型则是异常的。其程度与FPG升高正相关，说明HGO是FPG水平的关键因素。

HGO增加的机制是多方面的：①由于胰岛素对葡萄糖的效应的减弱以致患者的胰岛素水平不能有效地抑制肝细胞糖原分解释放葡萄糖。②研究表明，2/3基础HGO是胰高糖素依赖的，胰高糖素水平增高必然会引起HGO增加，高胰高糖素血病的机制目前已知的有：T2DM患者胰岛α细胞对葡萄糖的抑制效应具有抵抗性；同时患者胰岛素对于胰高糖素分泌的抑制（β细胞分泌的胰岛素的旁分泌功能）效应也减弱。③正常胰岛素的释放是脉冲式的而不是持续式，分泌脉冲时相约10 min。脉冲型分泌的胰岛素对HGO的抑制比持续式分泌的胰岛素更强。T2DM患者β细胞分泌胰岛素不是脉冲型。④T2DM患者内外周组织输送入肝的糖原异生底物增加，实验表明后者与HGO增加相一致；T2DM患者FFA水平增加，脂肪酸氧化增加更促进肝糖原异生（Cori循环加强）。

T2DM患者胰岛素效应的减少是由于以下两方面的异常：①细胞胰岛素受体数减少。②周围胰岛素作用缺陷引起了葡萄糖利用率大幅下降，此种缺陷即是结合后（细胞内）缺陷。

2. 胰岛素抵抗与2型糖尿病的形成

就人群总体而言，胰岛素抵抗十分常见，通常随年龄增加人体对胰岛素敏感性降低，此外，饥饿和应激也可伴随出现胰岛素抵抗。但是在某一特定年龄组（如青年、中年、老年）胰岛素敏感性的范围十分宽广。为了代偿这种胰岛素介导的葡萄糖代谢的缺陷，高胰岛素水平因而形成。从糖代谢意义上说这是一种适应性过程，可是这是一种适应不良的过程，对大多数人来说也许没有严重后果，即高胰岛素血症本身并无临床症状。可是对某些有特定的另一种基因缺陷人群来说，胰岛素抵抗可引起多种临床症候群：T2DM、高血压、肥胖病、血脂蛋白紊乱以及心脑血管硬化性疾病。

在T2DM患者普遍存在中等至重度的胰岛素抵抗，这可以用胰岛素夹技术在葡萄糖耐量损害之前观察到。胰岛素抵抗必定会造成代偿性胰岛素分泌增加。口服葡萄糖后出现显著的胰岛素分泌本身就意味着胰岛素作用的损害。而高胰岛素水平时葡萄糖耐量可并无异常。胰岛素抵抗的加重以及环境因子的共同参与可加重原发的（基因）β细胞缺陷。此时不仅胰岛素成分构成比例异常，而且分泌量也有所下降。胰岛素分泌常有明显减少。现已明确，大多数T2DM患者FPG增高之前存在高胰岛素血症，但明显的空腹高血糖和葡萄糖耐量减弱直至β细胞不再有效代偿地分泌时才会表现出来，与此同时胰岛素分泌也同时下降。那些并无β细胞基因缺陷的胰岛素抵抗患者，高胰岛素血症的后果会是肥胖、高血压、血脂蛋白紊乱血症等（胰岛素抵抗综合征不同表型）。

3. T2DM的异质性

基因或遗传的β细胞缺陷是一种隐性原发病变，而程度较重的胰岛素抵抗也有其遗传背景。β细胞与胰岛素抵抗的遗传性缺陷程度各有轻重，在某一名患者两方面参与的因素及其程度各不相同，加上环境因子的参与也各不相同，就此形成的T2DM患者临床表型十分复杂，其异质性程度很大。

从β细胞缺陷的角度或从胰岛素抵抗严重程度可把T2DM大致上分成两大异质型：

①原发型β细胞缺陷伴正常胰岛素敏感性型。②重度胰岛素抵抗和相对的胰岛素不足型，此类患者其胰岛素相对不足，主要是由于β细胞缺少足够的储备能力。上述两大类型的比例取决于不同人种、种群以及环境因素。临床上可以见到胰岛素敏感的T2DM患者不伴代谢综合征，因而心血管并发症就少得多，这可在胰岛素敏感的美国黑人和亚洲人中见到。

高血糖损伤胰岛β细胞的分子机制：高血糖对胰岛β细胞的影响，胰岛β细胞是一群高度分化的细胞，其分泌产生的胰岛素是调节体内三大物质代谢，尤其是糖代谢的主要物质。葡萄糖是胰岛素作用的底物，也是调节胰岛素分泌的主要因素。无论是整体实验，还是胰岛β细胞体外培养试验，都证实β细胞对血液（或培养液）中的糖浓度有着极其灵敏的反应。血糖升高依其作用的时间长短会对胰岛β细胞产生不同的影响。生理状态下，当葡萄糖持续刺激时，胰岛素的分泌可分为3 个阶段。1～5 min内胰岛素的分泌很快达到原来的10 倍，此为快速分泌相，主要来源于β细胞的储存部分，其持续时间较短，5～10 min便下降50%；15 min以后，出现胰岛素分泌的第二次高峰，2～3 h达最大值，并持续很长时间，分泌量也远大于第一相，此为慢速分泌相，这主要是激活了β细胞内胰岛素合成的酶系统的结果。当血糖降至正常水平时，胰岛素的分泌也迅速回到基础水平。这种短暂的高血糖只反映在胰岛素分泌量的增加，不会改变胰岛β细胞的形态结构。病理状态下（糖尿病状态下），机体处在一种长期而持续的高血糖状态下，β细胞对此的反应与在生理状态下大不相同，除了胰岛素分泌量的改变外，β细胞的形态结构也会发生改变。糖尿病的早期，β细胞处于代偿期，为了维持血糖于正常水平，β细胞增生肥大，分泌大量的胰岛素，此时的形态学表现为：胰小岛体积增大，β细胞增生肥大，细胞内的高尔基复合体和粗面内质网增大，代谢活跃，显微镜下可见大量囊胞，糖尿病发展到晚期，此时的β细胞已经失代偿、胰岛素分泌量减少，β细胞发生衰竭。胰小岛萎缩、纤维化，β细胞也发生空泡化、萎缩、退化。

三、T2DM与T2DM高血糖损伤β细胞的分子机制

无论是1型糖尿病还是2型糖尿病，其最主要的代谢紊乱是高血糖。糖尿病患者这种长期而持续的高血糖对机体许多组织来说是一种“中毒状态”，它可广泛地引起全身微血管、大血管、肌肉、脂肪、胰岛β细胞等组织结构和功能方面的改变，从而导致一系列的并发症。广义的葡萄糖毒性系指这种长期的高血糖对全身众多组织细胞的损伤作用。而狭义的葡萄糖毒性作用，专指对胰岛β细胞特异的损伤作用。越来越多的临床和基础研究表明，长期的高血糖可导致β细胞的功能损害，使其分泌胰岛素的能力下降，其确切的作用机制目前还不清楚。

（一）长期高血糖损伤 β细胞的分子机制

长期高血糖损伤的胰岛β细胞作用可以表现在胰岛素分泌的各个环节，导致β细胞分泌胰岛素的能力下降。另外，长期高血糖对β细胞的代谢、生长、分化及凋亡也会产生不同的影响。长期高血糖损害β细胞的胰岛素生物合成葡萄糖是β细胞合成胰岛素最强有力的刺激因子，而在长期高血糖情况下，葡萄糖不但不能刺激β细胞合成胰岛素，反而抑制β细胞合成胰岛素。其发生机制可能与以下几点有关。

（1）长期高血糖通过影响转录因子胰腺十二指肠同源异型盒，胰岛素启动子元件

3B结合蛋白以及CCAAT/增强子结合蛋白的活性，使胰岛素基因表达受到抑制，胰岛素mRNA水平下降，胰岛素生物合成减少。

（2）长期高血糖通过影响β细胞的生长和分化，使β细胞合成胰岛素的能力下降 C-Myc是一类具有螺旋-环-螺旋-亮氨酸拉链的原癌基因的转录因子，它可以刺激细胞的生长和抑制细胞的分化。Jonas等发现，长期高血糖情况下C-Myc基因的表达上调，引起β细胞肥大和分化不良，导致β细胞合成胰岛素的能力下降或丧失。

（3）长期高血糖直接抑制β细胞合成胰岛素，有研究报道，长期高血糖除了通过PDX-1 等转录因子间接影响β细胞的胰岛素合成外，高浓度的葡萄糖还可以直接抑制胰岛素的合成，其具体的作用机制还不清楚。可能与高血糖直接抑制胰岛素基因启动子的活性以及抑制前胰岛素原转变为胰岛素有关。

（二）长期高血糖损害 β 细胞的胰岛素分泌功能

在生理状态下，葡萄糖被β细胞膜上的葡萄糖转运蛋白2（GluT-2）转运到β细胞内，随后被葡萄糖激酶（GK）磷酸化为6-磷酸葡萄糖，后者通过糖酵解途径进一步代谢产生ATP，使细胞内ATP浓度升高，ATP作用于β细胞膜上的ATP敏感的钾通道（KATP），使其关闭，β细胞去极化，导致L型钙通道开放，胞外钙离子内流，胞内钙离子浓度升高，触发β细胞的胞吐作用，胰岛素释放。葡萄糖刺激后胰岛素的释放主要与上述过程中的葡萄糖转运体、糖酵解有关的酶以及各种离子通道的活性有关。进食等情况引起的血糖升高，可以导致上述各种物质活性的上升，引起胰岛素释放，从而维持血糖于正常水平。在糖尿病患者长期高血糖的情况下，葡萄糖不但不能升高与胰岛素释放有关各种物质的活性，反而抑制它们的表达及活性。

在葡萄糖刺激胰岛素释放的过程中GluT-2和GK起了至关重要的作用。有人将此二者合称为β细胞的“葡萄糖感受器”，并由此提出了2型糖尿病发病的“葡萄糖调定点”学说，认为GluT-2和（或）GK的功能缺陷可导致β细胞对胞外葡萄糖敏感性降低，这样就需要更高的葡萄糖浓度才能引起同等量的胰岛素分泌，即β细胞胰岛素释放的“调定点”提高了，于是需要在更高的葡萄糖浓度下才能达成葡萄糖浓度-胰岛素分泌的平衡。该学说可以解释一些现象，但到目前为止还未得到学术界的公认。

长期高血糖除了抑制GluT-2和GK的活性外，还能够抑制参与糖酵解途径的线粒体磷酸甘油脱氢酶、丙酮酸羧激酶等其他一些酶的基因表达，最终导致β细胞内这些酶含量的下降，影响胰岛素的释放。此外，长期高血糖还可以下调一些参与胰岛素释放的离子通道/泵的mRNA水平。这些离子通道/泵包括：KATP通道的成孔亚单位、电压依赖式钙通道α亚单位的神经内分泌异形体、肌内质网Ca^{2+}-ATP酶异形体等。综合以上所述，我们不难发现，长期高血糖可以抑制参与胰岛素释放整个过程中的诸多物质，抑制β细胞释放胰岛素，对β细胞产生毒性作用。

（三）长期高血糖通过己糖胺生物合成旁路途径致β细胞功能失调

在正常生理情况下，有2%～3%的葡萄糖经己糖胺生物合成旁路代谢。在这个过程中，葡萄糖首先磷酸化为6-磷酸葡萄糖，在异构酶的作用下转变为6-磷酸果糖，在谷氨酰胺-6-磷酸果糖-氨基转移酶（HBP途径的限速酶）的作用下，6-磷酸果糖与谷氨酰胺反应生成葡萄糖胺。长期高血糖情况下，葡萄糖进入己糖胺生物合成旁路途径的流量大大增加，导致细胞内葡萄糖胺的含量升高。有研究表明葡萄糖胺可以加重2型糖尿病患者肝脏、肌肉 、脂肪等外周组织的胰岛素抵抗。

（四）糖基化介导的氧化应激产物对β细胞产生毒性作用

长期高血糖情况下，6-磷酸葡萄糖、果糖等还原性糖的生成增加，而这些还原性糖能够加速体内多种蛋白质的糖基化反应。体内诸多组织中含有AGEs受体，像肝脏、肾脏、肺脏等组织，胰岛β细胞上亦含有AGEs受体。AGEs与其受体结合后发生氧化反应，从而产生多种氧化应激产物。由于β细胞比其他组织细胞中抗氧化的酶含量少得多，因此长期高血糖情况下糖基化介导的ROS更易对β细胞产生破坏作用，长期高血糖情况下糖基化介导的ROS确实在β细胞葡萄糖毒性中起重要作用。

（五）长期高血糖加速β 细胞的凋亡

关于糖尿病患者由早期的胰岛代偿性增生肥大发展到晚期的萎缩变小，这一变化是如何发生的，至今人们还未能完全了解。但有一点是可以肯定的：长期的高血糖加速了β细胞的凋亡，当凋亡的速率大于再生的速率时，胰岛就会萎缩变小。体外研究也表明，长期高血糖可以增加β细胞的凋亡，使有效β细胞的数量减少，从而导致高血糖刺激后β细胞不能分泌足够量的胰岛素来维持血糖于正常范围。其具体的作用机制至今尚不明确，可能与长期高血糖影响参与凋亡的基因表达有关。

糖尿病发病的主要机制是胰岛素抵抗和胰岛β细胞功能缺陷。而高血糖对β细胞的损伤作用是导致β细胞功能缺陷的重要因素，大量的研究也显示，良好的血糖控制可以逆转β细胞的功能损伤，甚至可以使β细胞的功能得到不同程度的改善。因此，阐明β细胞损伤的分子作用机制，对糖尿病的发病机制和开发、研制治疗糖尿病的新药将具有重要的基础和临床意义。相信随着医学科学的发展，尤其是诸如DNA微阵列杂交技术和蛋白质芯片等分子生物学技术的广泛应用，高血糖损伤β细胞的分子机制会越来越明了。

四、糖尿病慢性并发症发病机制

糖尿病各种慢性并发症的发病机制是十分复杂的多种因子作用的过程。糖尿病患者各种器官的病变均有共同的病理生理表现，即血管腔进行性狭窄，引起有关脏器血供障碍。这种管腔狭窄大致上是3个病理过程的累积效应。①高碘酸-Schiff（PAS）-阳性糖化血浆蛋白的异常漏出，并引起血管管腔进行性收缩。②所有类型的病变血管都有细胞外基质的增加。许多组织的基底膜增厚，如视网膜毛细血管、神经供血血管；肾小球系膜基质扩张和动脉硬化斑块中胶原增加。③内皮细胞、系膜和动脉平滑肌细胞体积增加和增生。这些改变的发生、发展与高血糖有着平行关系，DCCT研究也证实了长期以来从一系列动力和临床研究中作出的推断，即代谢的控制已被证实对上述并发症有预防的作用。当然，除高血糖外其他一些内在因素也有重要的影响，如组织器官对于高血糖损害的易感性也取决于基因的多态性以及与糖尿病代谢紊乱密切相关的多种生化、分子与细胞生物学机制的激活程度等因素，此外高血压对于糖尿病肾病、高血压、高血脂和吸烟对于大血管疾病的发展都有重要影响。

（一）多元醇旁路的激活

多元醇通路是指一族醛糖还原酶所进行的一系列酶反应。此族还原酶以许多糖衍生的羧基化合物作为底物通过NADPH还原底物为各个对应的多元醇。如葡萄糖被糖化为山梨醇，半乳糖转化为半乳糖醇。此通路第一反应步骤是各限速反应，是由醛糖还原酶所控制的，此酶存在于神经、视网膜、晶状体、肾小球和血管壁等非胰岛素依赖性组织。在这些组织中细胞内葡萄糖浓度与高血糖平行而升高。因为正常细胞中醛糖还原酶米氏常数比葡萄糖和其他底物浓度高得多，所以正常时此一通路相对地无活性。但高血糖时细胞内葡萄糖和葡萄糖衍生底物如甲基乙二醛及其还原产物——乙酸水平增加，经多元醇通路代谢即可大为增加。醛糖还原酶的功能之一即为对反应性很强的甲基乙二醛和乙酸解除其毒性。甲基乙二醇是已知的醛糖还原酶最好底物（即Km最低）。此酶对糖化蛋白质的作用比对葡萄糖的作用也快得多。

（二）多元醇产物和氧化还原电位改变

在许多组织中，山梨醇形成后即被以NAD作为辅酶的脱氢酶氧化为果糖。山梨醇本身并不容易地弥漫透过细胞膜，可在某些细胞中积累乃至引起细胞渗透性损害和肿胀，如晶状体在发展成糖尿病性白内障时即是如此。但在外周神经组织中，山梨醇可能浓度不够高不能造成渗透性损害，但山梨醇通路代谢增加的其他后果又可引起相应危害，如吡啶核苷酸氧化还原状态改变，即细胞内因山梨醇被NAD氧化而引起的NADH/NAD+之比增加是有危害性的，NADH/NAD+比增加使细胞内3-磷酸甘油乙醛脱氢酶抑制而高反应性的糖类糖基化水平增加，加快二羟丙酮还原为3-磷酸甘油，后者即为激活蛋白激酶C的二乙酸甘油的前体。

（三）蛋白激酶C（PKC）激活

高血糖也引起血管细胞糖酵解中间代谢产物三磷酸甘油醛（GAP）的增多，后者经酰化而合成二酰甘油（DAG），可使蛋白激酶C（PKC）（特别是血管细胞的β11异构体）激活。PKC广泛存在于人体的组织细胞中，是重要的蛋白激酶，可使细胞内多种蛋白质磷酸化，构成细胞内重要的信息网络系统，调整细胞内一系列生理生化过程。

PKC各亚型有其特定的分布，除了脑和肝包含有所有各型PKCs外，大多数组织仅表达某数种亚型PKCs，其特异底物以及辅酶也不一。不同类型组织表达不同的PKCs反映了这一激酶家族的多方面的功能特性，但其个别亚型的特异功能至今尚未完全阐明。PKC的激活可对血管组织产生一系列不良效应，引起血管的结构与功能改变，与糖尿病慢性并发症密切有关。

PKC通路参与血管一系列功能的调节（包括舒缩反应、通透性、基膜更新、内皮细胞生长、增殖、新生血管形成和血液流变学和血凝机制），以上各种功能异常正是糖尿病血管并发症的重要基础和生化机制。糖尿病血管病变中PKC活性明显升高并有一定组织特异性，这是因为PKC在血管组织中的分布是亚型特异的，应用高选择性PKC亚型抑制剂，可使糖尿病大鼠异常的视网膜血液流变学、GFR和肾血浆流量得以显著改善。PKC活性可抑制NO合成酶的活性，导致NO降低；同时PKC抑制由NO介导的cGMP生成，引起糖尿病微血管动力学改变。此外，血液流变学的异常，也部分地与PKC活性有关，在大鼠DN早期，特异性PKC抑制剂可使肾血流量和GFR改善；PKC也可调节血小板功能，刺激v-W因子的分泌，增加Al-1含量和活性，促进了糖尿病患者高凝、低活性纤溶和高血黏度的发生和发展。

（四）蛋白质非酶糖化

早期糖化产物（EGP）过度生成是高血糖引起的又一个急性可逆性变化。EGP是正常的细胞内外形成的物质，是葡萄糖由亲核非酶过程急速地结合于蛋白质氨基上，形成

Schiff碱基，在数小时内Schiff碱即可与血糖浓度成比例地达到平衡，随后Schiff碱基可缓慢地经化学重排形成稳定的产物，即1-氨基-1-脱氧D-酮糖（ADK），后者即为EGP，这也是葡萄糖和蛋白质非酶糖化结合反应的第一步。过多EGP对一些与糖尿病并发症有关的功能有不利影响，致动脉硬化的LDL摄取增加，同时自由基中介的损害增加。而且糖化蛋白可以自身氧化而产生自由基引起蛋白交联，降解其他形式的分子损害。决定体内EGP程度的两个主要决定因素是体内葡萄糖浓度和组织细胞处于高血糖的时间。当葡萄糖浓度升高时EGP形成速率和平衡水平按质量作用效应成比例地增加。

上述可逆性生化异常一定程度上在糖尿病慢性微血管早期功能变化的发病机制中起着重要作用，但这些变化不能释释糖尿病并发症的主要特征，即所谓“高血糖记忆效应”，后者系指一旦出现高血糖则在血糖正常后高血糖引致的微血管改变与大血管病变仍然持续或进展。现已明确这是一种慢性不可逆的改变。

（五）氧化应激水平升高

氧化应激的增强是糖尿病慢性并发症发病机制的重要部分，主要是由反应氧产物介导，ROS包括过氧化氢（H_2O_2）、超氧阴离子、羟基等含非配对电子的氧自由基物质（原子、原子团或分子）。高糖可快速诱导细胞内ROS生成，在体外高糖培养的环境下，15 min即可发现ROS生成增加，然后逐渐上升，24 h ROS生成增加250%，16 h过氧化脂质增加330%。高糖诱导的ROS合成增加的途径尚未完全阐明，而ROS介导的损伤可能参与其中：细胞内持续葡萄糖高代谢使由线粒体电子传递链进行的还原当量增加，诱导ROS生成增加，而ROS增加不仅可导致细胞功能的紊乱，还可诱导线粒体DNA的突变。一旦线粒体DNA的突变出现，即使以后糖水平恢复至正常，细胞内ROS的水平仍高，可导致细胞的持续性损伤。

以上所述的4种糖尿病慢性并发症的发病机制，彼此之间密切相关，相互作用，协同促进代谢紊乱所导致的血管病变的加剧。

醛糖还原酶是多元醇通路中的关键酶，其活性可由一氧化氮修饰其活性位点的丝氨酸残基而可逆性下调；高糖诱导的ROS水平升高降低了NO水平，从而活化了醛糖还原酶；反之，多元醇通路活跃所致的大量还原当量又诱导了氧化应激增加，两者相互促进，效应协同放大。同时，多元醇通路活跃时所致的NADH/NAD+增加，也可增加自身合成的DAG，通过抑制磷酸丙酮氧化，从而活化PKC。

PKC的活化是参与产生ROS以及脂质过氧化的主要机制；反过来，ROS也活化PKC。ROS一方面可通过直接或间接途径活化磷脂酶A2生成DAG，从而活化PKC；另一方面可通过抑制三磷酸甘油醛脱氢酶活性来增加自身合成；同时，PKC的活性也在一定程度上因ROS对其含巯基半胱氨酸分子的调节作用而受影响。因此，在高糖状况下，ROS和PKC之间作用密切。实验已经表明，抗氧化剂可抑制鼠系膜细胞PKC的活化。

AGE与ROS间的关系也很密切：AGE的形成过程本身有ROS的合成；同时ROS可抑制糖酵解过程中磷酸丙酮的水平，增加α-磷酸甘油的生成，而磷酸丙酮的水平增加即提供了AGE的前体——甲基乙二醛。

（六）缺乏运动与胰岛素抵抗

肥胖和缺乏运动是造成胰岛素抵抗的主要因素。已证实通过规律的运动（而非依赖体重的下降）能增强胰岛素敏感性，多数研究涉及运动对骨骼肌的作用。有证据表明骨骼肌通过锻炼可改变胰岛素信号元素的表达，特别是葡萄糖转运体。2型糖尿病有胰岛素抵抗的后代通过为期6周的训练，肌肉组织葡萄糖的摄取和糖原的合成皆增加，而胰岛素敏感性相应增强。运动除了对葡萄糖转运体的作用外，也能增加骨骼肌的血流量及到达靶组织的胰岛素水平使代谢状态得以改善。另一独立于胰岛素作用的是通过运动而释放到局部的缓激肽以刺激葡萄糖的摄取。运动不仅作用于骨骼肌，亦能使肝脏的胰岛素抵抗得到改善。耐力训练可大幅减少肝糖的合成。在轻度运动时，骨骼肌主要运用来自血浆的FFA以提供能量；中度运动时通过利用骨骼肌自身的三酰甘油供能；当运动加剧时，糖原成了主要的能源。运动能提高骨骼肌胰岛素敏感性纤维的比例，同时增加脂肪氧化酶的活性，这些改变有利于脂肪作为能源的利用。运动能增加组织对儿茶酚胺的敏感性，特别是白色脂肪组织，从而加强脂肪分解。

五、糖尿病诊断与分型

（一）糖尿病的诊断标准

世界卫生组织（WHO）的糖尿病诊断标准（1985年修订）如下：

（1）如有糖尿病症状，若随机血糖≥11.1 mmol/L和（或）空腹血糖（FPG）≥7.8 mmol/L，可诊断为糖尿病。如随机血糖<7.8 mmol/L及FPG<5.6 mmol/L，可排除糖尿病。

（2）如结果可疑（血糖值在上述两者之间，应进行口腹75 g葡萄糖耐量试验（OGTT）。若2 h血糖≥11.1 mmol/L，可诊断糖尿病；如2 h血糖<7.8 mmol/L，可排除糖尿病；7.8 mmo/L≤2 h血糖<11.1 mmol/L为葡萄糖耐量减退（IGT）。

（3）如无糖尿病症状，除上述两项标准外，尚需另加一项标准以确定诊断，即口服葡萄糖后1 h血糖≥11.1 mmol/L，或另一次OGTT 2 h血糖≥11.1 mmol/L，或另一次FPG≥7.8 mmol/L。

妊娠期糖尿病的诊断标准与上述相同。

（二）新诊断标准的特点

新标准（ADA）与目前普遍采用的WHO标准（1985年修订）相比，在以OGTT为标准衡时两者完全一样，而以空腹血糖为标准来诊断时，新标准以FPG≥7.0 mmol/L替代了原来的≥7.8 mmol/L；在血糖正常值的标准中，也有细微差别，即以FPG<6.1 mmol/L替代了原来的<5.6 mmol/L。

（三）诊断标准的意义

WHO于1980年提出并于1985年修订的糖尿病诊断标准FPG≥7.8 mmol/L和（或）PG 2 h≥11.1 mmol/L已广泛应用了十多年，在诊断糖尿病的工作中发挥了很大的指导作用。但在实际工作中，不少研究工作者发现，该标准中的两项FPG与PG 2 h在糖尿病的诊断上缺乏良好的一致性，按WHO的标准糖尿病诊断如果仅以空腹血糖>140 mg/dL（7.8 mmol/L）为诊断标准，则很多患者FPG<140 mg/dL（7.8 mmol/L），且无明显的糖尿病症状，就不会去做OGTT，其实他们的PG 2 h早已≥200 mmol/L（11.1 mmo/L），这部分患者就会漏诊。另外，有研究发现10%～20%的患者在FPG达到7.8 mmol/L之前，就已并发糖尿病的微血管病变，如肾、视网膜病变等。这些研究表明，FPG≥7.8 mmol/L不是一个灵敏的指标，应予以修订。而PG 2h的诊断标准已被大

多数研究者证明行之有效，且在预测糖尿病的并发症上，如糖尿病视网膜病变、糖尿病肾病、神经病变等有很高的价值。迄今为止的临床研究及流行病学调查显示PG 2 h≥200 mmol/L（11.1 mmo/L）是一良好的标准，不必修改。

（四）糖尿病分型

传统的分型法是以临床表现或治疗需要及发病机制为基础制订的，最先于1979年由美国国家糖尿病资料组（NDDG）提出，并被WHO接受，近10年来也为各国糖尿病工作者广泛运用。它把糖尿病分为两型：一类患者消瘦，青少年起病，发病较急，需胰岛素治疗赖以存活（防止酮症酸中毒）的称为胰岛素依赖型（IDDM，1型）；另一类体重正常或肥胖患者，起病较缓，中老年较多，口服降糖药有效，不需要依赖胰岛素治疗称非胰岛素依赖型（NIDDM，2型）。1985年WHO对原有分型进行修订并正式发表。

在2型糖尿病患者中，有一部分人对磺脲类口服降糖药的效果不够满意，需用胰岛素治疗以较好地控制血糖，此类患者空腹胰岛素及C肽水平较一般2型糖尿病患者为低进试餐后（馒头餐）胰岛素、C肽升高的反应也较低，但β细胞功能减退的程度尚不及1型糖尿病患者严重，此类患者可称为“胰岛素需要型”糖尿病，与不需胰岛素的2型糖尿病患者比较，需要胰岛素者的起病要早数年，病程要长数年且体重不超重。此类患者中可包括病程较久，β细胞功能衰退的2型糖尿病及起病较迟、β细胞功能破坏的进程较缓慢的1型糖尿病。

因为胰岛素抗体（IA）、胰岛细胞抗体（ICA）、谷氨酸脱羧酶抗体（GAD）等自身抗体测定的问世，人们发现1型糖尿病患者的自身抗体大多呈阳性。而需要终身用胰岛素治疗的原诊断2型糖尿病患者自身抗体也大多呈阳性。有人提出用免疫机制来分类，并获得越来越多的糖尿病工作者的支持。

（五）新分型分类方法的特点

取消胰岛素依赖型糖尿病（IDDM）和非胰岛素依赖型糖尿病（NIDDM）的医学词语保留1型和2型糖尿病的词语，用阿拉伯数字替代原来的罗马数字。

1. 1型糖尿病

主要是指胰岛β细胞破坏或功能缺失所致的糖尿病，近年来描述的自身免疫过程导致的胰岛β细胞破坏（有缓发的和急性发病的，属此类型），1型糖尿病包括原因和发病机制不明的（特发的）。但这型不包括那些已阐明特殊病因所致的胰岛β细胞破坏或衰竭（如囊性纤维变性）。

（1）免疫介导性糖尿病。近年来，随着胰岛β细胞免疫损伤标志的胰岛β细胞自身抗体测定的逐渐普及，糖尿病工作者发现，85%～90%的初发糖尿病患者，血中可检出胰岛细胞抗体（CA）、胰岛素自身抗体（IAA）、谷氨酸脱羧酶抗体（GAD65），酪氨酸磷酸酶IA2和IA2β自身抗体的一种或多种。故目前不再按临床表现或治疗需要来分型，而是根据病因和（或）发病机制来分型，即按免疫机制来分型。由于自身抗体破坏了β细胞，故β细胞分泌胰岛素的功能受损。此型糖尿病β细胞破坏程度及速率有以下3种情况。

快速：在青少年阶段就因β细胞数大量破坏，胰岛素绝对缺乏而发病，一开始临床表现为酮症酸中毒。这种类型以往通常诊断为胰岛素依赖型（IDDM）。

缓发：开始时β细胞破坏速度并不快，临床表现为空腹血糖轻度增高，当遇到感染或其他诱因时可产生大量的抗体，迅速破坏β细胞，表现为产生严重高血糖或酮症酸中毒。

有时这个过程发生在成人或大于40岁的中老年人身上，称为晚发性1型糖尿病。

隐匿性：有些患者，尤其成人可维持残存的β细胞功能多年，开始阶段用口服降糖药有效，由于自身抗体的持续存在，细胞逐渐被破坏，胰岛素分泌逐渐减少，最终变为依赖胰岛素才能生存。这类患者存在3个特点：①起病晚，成人方出现。②起病方式缓慢，有较长阶段，至少半年呈非胰岛素依赖状态。③存在自身抗体，属自身免疫性质，故为1型糖尿病。Foumi等把这类归为“成人隐匿性自身免疫性糖尿病”以区别于一般认识的多在儿童或青少年急性起病，迅速呈胰岛素依赖状态的1型糖尿病。

LADA与晚发性1型糖尿病都属于自身免疫介导性糖尿病，两者的区别是LADA的酮症酸中毒发生和胰岛素依赖出现晚，有一较长时期的非胰岛素依赖阶段，至少超过半年，平均2年，在此阶段易误诊为2型糖尿病，误认为是磺脲类口服降糖药继发失效，以及因胰岛素β细胞分泌功能不足而需胰岛素治疗的2型糖尿病。目前认为最具诊断价值的是血清胰岛细胞自身抗体的测定。

（2）特发性糖尿病。有的1型糖尿病患者胰岛素持久性缺乏，易发生酮症酸中毒，但没有自身免疫证据，病因不明，与HLA无关，可遗传。此种糖尿病患者很少，多见于亚非地区。

2. 2型糖尿病

为最常见的糖尿病类型，其发病与遗传因素及环境因素（多食、肥胖、体力活动少）有关，而与自身免疫无关。2型糖尿病中一部分患者以胰岛素抵抗为主，患者多肥胖，血中胰岛素高，存在胰岛素抵抗胰岛素敏感性下降。这类患者用口服降糖药多可奏效，患者早期症状不明显，患者常在明确诊断之前就可发生大血管和微血管并发症。患者的胰岛素分泌增高以补偿其胰岛素抵抗，但相对患者的高血糖而言，胰岛素分泌仍呈相对不足状态。胰岛素抵抗可随着增龄、肥胖、缺少体育活动而加剧。

另一部分患者以胰岛素分泌缺陷为主，临床上需要补充外源性胰岛素。此类患者在病理上显示β细胞功能的损伤，如果治疗不及时，高血糖所致的毒性作用可致β细胞的功能进一步损伤，相反，若治疗及时，如使用胰岛素后，相当部分患者损伤的β细胞可得到修复。

2型糖尿病不同种族患病率不同，与遗传密切相关，本型为多基因遗传，虽然有关候选基因的研究已获不少进展，并用基因组扫描技术初步确定了一些相关基因位点，但其确切的遗传机制尚未阐明。

3. 其他特殊类型的糖尿病

一些糖尿病与β细胞的单基因缺陷有关，常于25岁前发病，呈常染色体显性遗传，如MODY。现已确定4种类型，MODY1为第20号染色体长臂HNF—4a基因突变。MODY2为第7号染色体短臂上葡萄糖激酶（GCK）基因突变，此亚型最多见，占整个MODY型中的50%。MODY3为第12号染色体短臂肝细胞核因子HNF-1a基因突变。MODY4则与胰岛素启动子基因突变有关。另外还有一种以线粒体DNA点突变为特征，最常见的突变位点是tRNA上亮氨酸基因3243部位A被G取代，临床表现为糖尿病伴耳聋。

（1）胰岛素作用：遗传缺陷主要是由于胰岛素受体基因突变所致，患者呈极度胰岛素抵抗，表现为高胰岛素血症、高血糖，直至严重糖尿病。

（2）内分泌疾病、胰腺疾病、药物感染遗传性疾病均可引起糖尿病。其作用机制可能为某些激素分泌过量，对抗胰岛素的外周作用（如内分泌疾病或感染应激）；抑制胰岛素的分泌（如苯妥英钠、噻嗪类利尿剂等药物）；胰岛素受体有先天性缺陷（如某些遗传综合征伴发糖尿病）。其他还有免疫介导性糖尿病的少见形式，如僵体综合征，这是神经系统自身免疫性疾病，GAD抗体测定发现滴度很高，约1/3的患者诱发糖尿病。再如抗胰岛素受体的抗体，能封闭胰岛素受体。使之不能与胰岛素正常结合而发挥作用，导致糖尿病等。

4. 妊娠糖尿病（GDM）

GDM指在妊娠期间发生或首次发现的任何程度葡萄糖耐量减退引起的高血糖。妊娠结束6周后，患者应重新分型。一般对GDM的筛选时间选在孕24～28周。

5. 其他

糖耐量减退（IGT）和空腹血糖异常（IFG）不作为一种分型，而被看作是糖尿病发展过程中的一个阶段，也可认为是发生糖尿病和心血管疾病的危险因子。

总之，ADA提出的糖尿病病因学分类分型法，是人们对糖尿病认识逐步加深的产物比原先普遍采用的WHO1985年修订分类分型法更符合糖尿病的一般规律，也更能解释实际工作中碰到的糖尿病的各种类型。WHO糖尿病及其并发症诊断标准及其咨询委员会已认同ADA的新诊断标准和分型，世界范围内大部分国家已参照ADA的新诊断标准和分型。当然，随着糖尿病研究的发展，对糖尿病认识也会更深入，糖尿病分类分型法也将更趋完善。

（六）糖尿病临床表现

1. 糖尿病的发病方式

（1）IDDM（1型）。有急性起病和缓慢发病两个亚型，但多起病急骤，病情较重，多饮、多食、多尿等症状明显，常以酮症酸中毒为首发症状就诊。可发于任何年龄，常发于儿童和青少年。

（2）NIDDM（2 型）。起病隐匿，病程缓慢，“三多一少”症状轻微或缺如。常在一般查体时发现血糖升高或在治疗并发症时确诊，多在发病数年（4～8年）后才确诊。因此，对NIDDM早发现、早治疗对控制病情发展意义重大。

2. 典型糖尿病者的临床表现与体征

糖尿病典型的临床表现为“三多一少”，即多饮、多食、多尿和体重减轻的代谢紊乱综合征，在各型DM自然病程中均可见到。此外，尿糖局部刺激可引起外阴瘙痒，失水后皮肤干燥可致全身瘙痒。高血糖引起眼房水和晶状体渗透压的改变而引起屈光改变导致视力模糊。能量代谢障碍形成负氮平衡、失水、电解质紊乱以及酮体生成等因素，患者可有疲乏无力，性欲减退，月经失调。中老年患者因骨蛋白合成下降，导致或加重骨质疏松，表现为腰腿酸痛。本病早期，多无明显体征。失水、营养障碍及继发感染、心脑血管、神经、肾脏等并发症时，可有相应体征。少数患者可见皮肤黄色瘤，皮肤胡萝卜素沉着及肝大等体征。

3. 糖尿病并发症的临床表现与体征

（1）糖尿病急性并发症。

1）感染：是DM较常见的急性并发症，可涉及多个器官系统，发生率约为46.8%，其中以呼吸道感染发病率最高，其次为泌尿系感染。皮肤感染、肝胆系统感染及口腔感染均多见。老年患者感染率高，病情严重。常见呼吸道感染有肺炎、感冒、支气管炎、肺结核等，泌尿系感染多为膀胱炎和肾盂肾炎，多为革兰阳性菌感染。皮肤感染多为皮肤化脓性感染，肝胆系统感染多表现为慢性胆囊炎和胆石症。其表现为非DM者表现相同，但病情较重，不易控制。

2）酮症酸中毒（DKA）：是DM一种最常见的严重急性并发症，在胰岛素应用于临床前是DM死亡的主要原因。任何加重胰岛素绝对或相对不足的因素均可诱发。最常见的诱因是感染，其次为饮食失控、治疗失当或手术等。临床表现：一是早期原有的“三多一少”症状在短期内加剧，并伴乏力倦怠。继之出现消化系统、神经系统及呼吸系统症状。二是消化道症状有食欲减退，恶心呕吐、腹痛、肠胀气等。三是精神症状早期表现为头痛、头晕、烦躁，继之出现表情淡漠、嗜睡、精神萎靡，后期生理反射迟钝或消失，肌张力下降，痉挛，最后可陷入昏迷。四是呼吸系统症状表现为呼吸加深加快，呼气可闻及烂苹果味。五是最后可见严重脱水和循环衰竭，皮肤黏膜干燥，弹性下降，舌红而干，眼球下陷，尿少或无尿，血压下降，四肢发凉，体温过低，心率加快，最后发生严重休克。

3）高渗性昏迷：即DM高渗性非酮症昏迷，是DM一种少见而严重的急性并发症，病死率高，好发于中、老年人。应激、失水、药物、摄入高糖等使血糖显著升高的因素均可诱发。临床表现：一是前驱期可持续数天至数周不等。原DM症状加重，烦渴多饮，多尿或食欲缺乏，恶心呕吐，倦怠乏力。二是典型期可见多种严重表现。严重脱水症状：体重明显下降，皮肤干燥无弹性，眼球凹陷、唇舌干裂，血压下降，心率加快，甚至少尿、无尿。进行性意识障碍：初期定向障碍，意识淡漠，反应迟钝或躁动不安，1～2周后逐渐处于昏睡昏迷状态。中枢神经系统受累：可出现不同程度的抽搐、失语、偏瘫、眼球震颤和斜视、反射亢进或消失，或有癫痫样发作，或伴前庭功能障碍等。由于血液高渗、高黏可致脑血栓等。

（2）糖尿病的慢性并发症。

1）心血管并发症：是糖尿病最重要的并发症之一，是造成DM死亡的主要原因。包括DM基础上发生心脏微血管病变、大血管病变、心肌病变和心脏自主神经功能紊乱等病变等，并常伴发动脉粥样硬化引发冠心病心肌梗死。多见的一是DM心肌病：表现为乏力倦怠、心脏轻度扩大、心慌气短、心绞痛甚至心衰、休克、猝死。二是DM伴发冠心病：与非DM患者（心绞痛、心肌梗死、心律失常、心衰）相似，但其症状不典型，并与DM控制程度相应，更易发心肌梗死，病死率高，起病早、进展快、病情重，无痛性心肌梗死和心绞痛发生率高。三是DM心率变异性改变：心脏自主神经功能紊乱所致，表现为静息时心率加快，可大于每分钟90次，心律较固定。四是直立性低血压、头晕、乏力、心悸，晕厥等，可能与微血管病变，导致神经营养、代谢障碍有关。

2）高脂血症：DM患者由于糖代谢紊乱而导致脂代谢紊乱，因此，高脂血症在DM人群中发病率较高，是DM发生大血管病变的重要原因，是DM动脉粥样硬化的首要因素，以高三酰甘油血症最常见，其次可见低密度脂蛋白及极低密度脂蛋白增高，而高密度脂蛋白常降低。

3）肾病（DN）：是DM常见的慢性微血管并发症之一，是DM重要的死亡原因。临床表现一是蛋白尿和肾病综合征的表现：蛋白尿是DN的特征，早期为选择性蛋白尿，尿中仅有微量白蛋白，随着肾小球基底膜滤孔的增大，出现非选择性临床蛋白尿。从而引起蛋白尿、低蛋白血症、胆固醇血症和水肿等典型肾病综合征的表现。二是高血压：不是DN必有的临床表现，但严重DN多并发高血压，高血压又可加速DN的恶化。三是肾功能不全：氮质血症和尿毒症是DN发展的最终后果。肾功能不全时可出现尿毒症性心包炎及尿毒症神经病变等症状。四是视网膜病：DN常与DM视网膜病变并存，严重的DN则均有视网膜病变。

4）眼病：DM在眼部的并发症可累及眼各部分组织，常见的有DM性视网膜病变，DM性白内障、DM青光眼以及视神经、黄斑、玻璃体病变等，均是DM致盲的原因。早期可无自觉症状，随着病变的发展可出现不同程度的视力障碍，最后可致失明。

5）神经病变：是DM最常见的并发症之一，主要由于代谢异常致山梨醇增多，肌醇缺乏等因素以及微血管病变造成神经组织结构和功能出现异常变化。病变部位以周围神经为最常见，亦可损害中枢神经。

周围神经病变：通常为对称性，下肢严重，病变进展缓慢。一是多发性周围性神经病变和多发性单神经病变，前者常见四肢远端对称性“手套、袜套”状感觉障碍伴麻木有针刺样、烧灼样感觉异常。早期痛觉过敏，后期感觉减退消失。后者常见运动障碍，肌张力减弱，肌力减退，肌痛，肌萎缩和瘫痪，感觉障碍多不明显，膝腱反射减退。二是自主神经病变：常见瞳孔改变（光反射消失，瞳孔缩小而不规则），无汗、多汗或少汗，直立性低血压，胃排空延缓、腹泻（饭后、夜间多发）或便秘，尿潴留或尿失禁，阳萎、持续性心动过速等。三是脑神经，常涉及动眼神经，多急性起病，伴眶后剧痛、眼肌麻痹等。

中枢神经病变：增加脑卒中的危险和癫痫发病，影响脑血流及代谢可导致脑缺氧。加速脑动脉硬化、脑萎缩的发生。

（七）实验室与其他检查

1. 尿糖测定

尿糖阳性是诊断DM的重要依据，也是指导治疗的指标之一。正常人每天尿中可含30～90 mg的微量葡萄糖，目前定性实验不能测出。当血糖浓度超过肾糖阈（8.9～10.0 mmol/L），常规定性测定即为阳性。但当并发肾小球硬化症时，肾糖阈升高，则尿糖不能如实反映血糖水平，应以血糖测定为准。测定方法有每日4次尿糖定性检查（3次餐前和睡前30 min）和24 h尿糖定量。

2. 血糖测定

血糖升高是诊断DM的主要依据。测量时可取静脉血和毛细血管血，前者国内多采用葡萄糖氧化法测定，正常值：3.9～6.0 mmol/L；后者由于快速血糖仪应用的简便快捷，已广泛应用于临床和DM患者的自我监测，正常值：3.9～5.8 mmol/L。应同时监测空腹及餐后2 h血糖。血糖是判定病情和疗效的主要指标。此外尚应排除生理性血糖增高和其他应激情况的血糖暂时性升高。

3. 口服葡萄糖耐量试验（OGTT）及胰岛素释放试验

OGTT用于可疑DM不能确诊者，即血糖高于正常范围而又未达到诊断DM标准者。试验通常在清晨7～9时进行，取空腹血标本后，口服葡萄糖75 g，取30 min、60 min、90 min和120 min血标本，测定血糖以检查人体血糖调节功能，正常人服糖后30～60 min

血糖浓度达高峰，1.5～2 h下降至正常水平。DM患者可有高峰延迟或短时间不能恢复正常。若患者有胃肠功能紊乱，影响吸收，可做静脉葡萄糖耐量试验（IGTT）。

胰岛素释放试验反映胰岛B细胞的储备功能。正常人空腹血浆胰岛素为5～20 U/L，饭后可升高5～10倍，分泌高峰在饭后30～60 min。在做OGTT同时，每次采血测定胰岛素水平。IDDM呈低平曲线，NIDDM呈高峰延迟。测定前注射过胰岛素的患者，应对血标本做相应处理，以除去内源性胰岛素抗体。

4. C–肽测定

C–肽和胰岛素以等分子数从胰岛β细胞生成及释放，且C–肽的清除率及肝对其摄取率均比胰岛素低，周围血中C–肽与胰岛素的克分子比是相对恒定的，为5：1～10：1，并不受外源胰岛素的影响，故比胰岛素更准确地反映了胰岛β细胞的功能。用放射免疫法分别测定空腹及葡萄糖负荷后1 h、2 h、3 h血清C–肽的含量。正常值：正常人空腹为1.0 ± 0.23 μg葡萄糖负荷后60 min达高峰，浓度可达3.0 μg/L。正常人24 h尿排出C–肽为36 ± 4 μg。

5. HbA1C及果糖胺测定

HbA1C是血红蛋白与葡萄糖非酶化结合而成，在整个RBC生命期内缓慢形成，其量与血糖浓度成正相关且不可逆。因此，HbA1C能稳定的反映2～3个月内血糖的平均水平是反映病情控制程度的较好指标，正常值占总血红蛋白的（7.0 ± 0.9）%。

果糖胺是人血浆白蛋白及其他蛋白质与葡萄糖发生非酶催化的糖基化反应而形成的，又称糖化血清蛋白，其临床意义同HbA1C，但由于人血白蛋白半衰期短，故其反映2～3 周内血糖情况，正常值：9 ± 0.25 mmol/L。

（八）诊断与鉴别诊断

（1）WHO糖尿病诊断标准：符合下列一项者可诊断为糖尿病。①有DM的典型症状之一，并任意时间血糖≥11.1 mmol/L和（或）空腹血糖≥7.8 mmol/L。②有DM症状，FBG＞5.5 mmol/L或任意血糖＞7.8 mmol/L，但未达到前条标准者，需行OGTT。摄入葡萄糖后2 h血糖≥11.1 mmol/L者为DM。③没有任何DM症状，OGTT 2 h血糖和1 h血糖同时≥11.1 mmol/L者。

（2）IDDM与NIDDM的诊断与鉴别诊断。①IDDM：一是多发病急，病情重，病变发展较迅速，可发生于任何年龄，典型者发于20岁以下青少年及儿童。二是多有明显“三多一少”症状，有酮症倾向。三是胰岛素严重缺乏或缺如，胰岛素释放试验曲线低平。终生或最终依赖胰岛素以维持生命，对胰岛素多敏感。四是多伴HLA–DR3或DR4阳性，有胰岛细胞自身抗体存在，部分病例有遗传倾向。②NIDDM：一是起病隐匿，发展缓慢，病情较轻，可发于任何年龄，主要发生于40岁以上中老年。二是“三多一少”症状不明显，有潜在慢性并发症、无酮症倾向，但一定诱因下也可发生。三是约60%患者为肥胖型，存在胰岛素抵抗。体内胰岛素可低于正常或高于正常，一般不需依赖胰岛素治疗，胰岛素释放试验高峰延迟。四是胰岛细胞自身抗体阳性，有明显遗传倾向，呈显著异质性。

（九）治疗

1. 口服降糖药治疗

目前临床用于治疗糖尿病的口服降糖药，主要有磺脲类、双胍类和α–糖苷酶抑制药三大类。

（1）磺脲类口服降糖药（SU类）。

1）作用机制：此类药物最主要的作用机制是刺激胰岛β细胞分泌胰岛素，其降血糖作用有赖于尚存在相当数量有功能的胰岛β细胞组织。SU类药物通过增强B细胞膜上特异受体对葡萄糖的敏感性，使K^+通道关闭，K^+流动停止，细胞膜去极化，Ca^{2+}进入细胞内，抑制磷酸二酯酶活性，促进细胞内cAMP和三磷酸肌醇水平提高，从而促使胰岛素早期分泌。此外，SU类降糖药还有增加胰岛素受体敏感性，阻止肝糖原分解，减少肝糖原异生，促进胰岛β细胞增生，抑制胰升糖素及生长激素分泌的作用，并能改善脂代谢，减少血管并发症的发生。

2）适应证：主要适用于NIDDM患者。胰岛β细胞尚存在较好的储备功能，无高胰岛素血症；非肥胖的NIDDM患者经饮食、运动等基本疗法后空腹及餐后2 h血糖、糖基化血红蛋白水平尚未达标者；NIDDM患者空腹血糖≥11.1 mmol/L，且无明显肝、肾功能不全，周围血象正常者。

3）SU种类、特点及用法。

第一代SU有甲苯磺丁脲、氯磺丙脲等。

甲苯磺丁脲：作用较弱但疗效肯定，且副作用较少，口服吸收较快，2～4 h血浆浓度可达高峰，其药效可维持6～12 h，24 h内90%经肾脏排泄，在体内大部分在肝内代谢，肝肾功能不佳者禁用。国产制剂500 mg/片，500～3 000 mg/d，分3 次于餐前半小时服用。

氯磺丙脲：口服吸收较快，口服10 h后达血浆浓度可达高峰，药效可维持22～65 h，主要以原形从肾脏排出，肾功能不良和老年患者忌用，因易在体内蓄积而致严重低血糖。国产和进口片剂分别为100 mg/片和250 mg/片两种，100～250 mg每日1次于早餐前半小时服用。

第二代SU有格列本脲、格列齐特、格列吡嗪、格列波脲以及格列喹酮等。

格列本脲（优降糖）：降糖作用最强，不良反应，口服吸收快，口服后15～20 min开始起效，最强作用时间2～5 h，持续作用时间可达24 h，其代谢产物经胆汁、肾脏各排泄50%。对老年患者及肝肾功能不全者，易引起严重低血糖。国产优降糖2.5 mg/片，2.5～15 mg/d，分2 次于餐前半小时服用。

格列齐特（达美康）：降糖作用中等而温和，口服后迅速被胃肠道吸收，服药2～6 h血浆浓度达高峰，作用时间可达24 h。主要在肝脏代谢成无活性物质，大部分在肾脏排泄（70%），极少部分在胃肠道排泄。本药还有防止血栓形成、防治糖尿病微血管病的作用，这是其他SU类所不具备的。主要不良反应有低血糖症，对肝肾功能不全、活动量太大，进食过少者易发生。80 mg/片，80～320 mg/d，分2次餐前口服。

格列吡嗪（美吡达）：降糖作用仅次于优降糖而较安全。是口服吸收最快的药物，服后30 min起效，1～3 h达最强降糖效果，作用可持续24 h，并于24 h内经肾脏排泄97%，且其代谢产物无生物活性，故不会出现持续性低血糖。尤适于中老年患者，或餐后血糖较高者，不良反应少见。5 mg/片，5～30 mg/d，分2～3次于餐前半小时口服。

格列波脲（克糖利）：降糖作用稍弱于达美康，口服后2～4 h血药浓度达高峰，作用可持续24 h，几乎全部在肝脏代谢为无活性物质，由肾脏排泄。本药尚有抑制胰高血糖素分泌及降脂作用。适用于老年糖尿患者，使用较安全。25 mg/片，25～100 mg/d，分3 次口服。

格列喹酮（糖适平）：口服吸收迅速、完全，服药1～3 h血药浓度达高峰，持续作用于8 h。代谢产物无活性，95%经胆汁排泄，5%经位肾脏排泄。适于老年人及伴轻、中度肾功不全者。不良反应少。30 mg/片，30～240 mg/d，分3 次餐前口服。

4）不良反应及注意事项：一是磺脲类药物的主要不良反应是低血糖反应，与剂量过大，饮食不配合，使用长效制剂或同时应用增强磺脲类降糖作用的药物有关。尤其多见于肝、肾功能不全和老年患者，并有可能在停药后低血糖仍反复发作。可见烦躁、头痛、出汗等肾上腺素样症状，严重者可造成昏迷甚至死亡。因此应用时，要注意各药物的作用时间，作用强弱以及患者的饮食活动情况及有无肝肾损害。选药时应因人而异，从小剂量开始，宜餐前半小时口服。最好不要同时服用与本类药物有相互作用的药物。氯磺丙脲发生低血糖的机会最多，其次是优降糖。二是其他少见的不良反应。有胃肠道反应，如恶心、呕吐，消化不良以及肝功能异常、胆汁淤积、白细胞减少、溶血性贫血、再生障碍性贫血、皮肤过敏等。一旦出现，应立即停药，并积极给予相应治疗。

注意事项：磺脲类药物不应同时应用；服用时宜从小剂量开始，每4～7天调整1次，逐渐增加剂量；宜餐前半小时服用；SU类失效时，可加用双胍类或与胰岛素联合应用；对诱发低血糖的因素，应采取防治措施；SU可通过胎盘而作用于胎儿，孕妇慎用。

（2）双胍类口服降糖药。

1）作用机制：此类药物降糖机制主要是胰外作用，主要通过抑制或延缓葡萄糖在胃肠的吸收，抑制肝脏葡萄糖异生，增加外周组织对葡萄糖的无氧酵解；通过增加靶细胞中胰岛素受体的数目及受体与胰岛素的亲和力，提高胰岛素的敏感性，改善周围组织对胰岛的抵抗等作用改善糖代谢。此外，双胍类药物还有降低胆固醇、三酰甘油、极低密度脂蛋白及升高高密度脂蛋白的作用。

2）适应证：主要适应于肥胖或超重的NIDDM患者；NIDDM患者经饮食、运动及SU类治疗后，血糖仍不能满意控制者或SU失效及过敏者，可加双胍类；使用胰岛素治疗的患者，为减少胰岛素用量、增加降糖效果，使病情不稳定的患者病情趋于稳定，可加用双胍类降糖药。

3）常用双胍类种类、特点及用法。苯乙双胍（降糖灵）：口服后吸收较快，2～3 h达血高峰，持续作用4～7 h，1/3 在肝脏代谢，其余2/3 以原形从尿中排泄。本药因胃肠反应重，可引起血乳酸增高，国外已停止使用。使用时应注意日用量不超过75 mg，肝肾功能不良或伴有慢性心肺功能不全及老年患者禁用。25 mg/片，75 mg/d，分3 次于饭后服用，服用期间定期检查尿酮体。

二甲双胍（美迪康、立克糖、降糖片、迪化糖锭、格华止、盐酸二甲双胍）：是目前国内外应用较广泛的药物，口服吸收快，2 h达血药浓度高峰，持续作用时间5～6 h，几乎全部以原形由肾脏排出。因此，肾功能损害者禁用，老年患者慎用。不良反应少见。250 mg/片、500 mg/片，500～1500 mg/d，分2～3次饭后服用。

4）不良反应及注意事项：常见的不良反应是胃肠道反应，表现为口干苦、金属味、恶心、呕吐、食欲下降、腹泻、上腹不适等。降糖灵胃肠反应的发生率可在65%，二甲双胍胃肠道反应少见且轻微；由于此类药物可促进无氧糖酵解，产生乳酸，在肝肾功能不良，心肺功能障碍及老年患者易诱发乳酸性酸中毒，一旦发生，病死率很高。对有上述情况的患者当禁用或慎用，并注意小剂量应用。偶有过敏反应、血管炎、贫血等。

注意事项：宜从小剂量开始应用，并根据血糖水平逐渐调整应用剂量，二甲双胍＜1 500 mg/d，降糖灵＜75 mg/d，宜于餐后半小时服用，严格掌握适应证，肝肾功能不全，心肺功能障碍及老年患者忌用或慎用。

（3）α-糖苷酶抑制药。α-糖苷酶抑制药是一类新型的口服降糖药，目前临床广泛应用的是阿卡波糖。

1）作用机制：主要通过延缓肠道糖类的吸收而达到降糖目的。此类药物可以通过竞争性的抑制小肠刷状缘上的α-葡萄糖苷酶活性，减慢双糖和淀粉类多糖转变为葡萄糖，从而延缓糖类的消化和吸收，降低餐后血糖。此外还可降低餐后高胰岛素血症，降低胆固醇、三酰甘油、极低密度脂蛋白，对糖尿病血管并发症有防治作用。

2）适应证：NIDDM患者餐后血糖较高者，可选阿卡波糖，也可与SU类联合应用；IDDM患者加用阿卡波糖不仅可减轻餐后高血糖，减少胰岛素用量，又可减少食物吸收后低血糖症的发生。

3）常用种类、特点及用法：阿卡波糖为不溶性药物，口服后吸收很少（1%～2%），口服2 h血药浓度达高峰，$t_{1/2}$为8 h，以原形由粪便排出。50 mg/片，100～300 mg/d，分3次随餐同服。

4）不良反应及注意事项：主要不良反应为胃肠道症状，表现为腹胀、上腹灼痛、腹泻或便秘。其他不良反应还有低血糖、血清转氨酶升高及头痛、眩晕、乏力、皮肤瘙痒等。

注意事项：使用时应注意有溃疡病或肠道炎症者忌用；18岁以下青年及儿童、孕妇及哺乳期妇女忌用；有严重肝肾功能损害及造血功能障碍者不可使用；避免与降低本药降糖效应的药物同用（如抗酸药、肠道吸附剂、消化酶制品等）；宜从小剂量开始，在吃饭时，将本品与第一口食物一起嚼服，每日最大剂量不宜超过600 mg。

（4）口服降糖药的合理选用及治疗过程中的剂量调整。

1）首次确诊的患者口服降糖药的选择：①患者首次确诊为NIDDM患者后若无症状或症状轻微，宜先进行饮食和运动治疗，若有明显症状可即予以SU类药物治疗并配合饮食运动治疗。②非肥胖的NIDDM患者，予饮食及运动治疗1个月后，空腹血糖（FBG）仍大于11.1 mmol/L可予SU治疗。③肥胖型的NIDDM患者，饮食及运动治疗1个月后，若FBG仍大于11.1 mmol/L，可予双胍类降糖药治疗，经治2 周FBG仍不下降者，可加用SU。若饮食、运动治疗1个月后，FBG仍大于16.7 mmol/L，应先用SU治疗，用药7～10天，若FBG下降不明显，即加服双胍类药物。④若患者FBG接近正常，而以餐后血糖升高为主，可在饮食 、运动治疗基础上加用 α-糖苷酶抑制药。

2）治疗过程中口服降糖药的调整：一般认为调整更换或联合应用口服降糖药的指标，一是空腹血糖（FBG）＜11.1 mmol/L；二是餐后2 h血糖（PBG）＜11.1 mmol/L。治疗中首先要求FBG＜11.1 mmol/L达到此目标后，就设法使PBG＜11.1 mmol/L，若一种口服药已达最大量仍不能达到上述两个指标，就应用两种口服药联合使用，若已达上述指标，就应设法进一步调整药物、饮食及运动量，使血糖降至正常或接近正常。

口服降糖药的选用应因人而异，个体差异较大。用药均应从小剂量开始并密切观察血糖变化，调整药量，每次不超过1片，寻找最合适的药物及最小维持剂量。老年患者（>65 岁）、肾功能减退患者，一般不用双胍类药物，严重肝肾功能受损者，不应用口服降糖药。轻、中度肾功能受损者可服用格列喹酮。SU原发性、继发性失效者，可加用双胍类或加用胰岛素。

2. 胰岛素治疗

（1）适应证：①IDDM。②糖尿病酮症酸中毒，高渗性昏迷或乳酸性酸中毒等急性并发症时。③糖尿病伴有严重心、肝、肾、脑、眼等急性或慢性并发症，以及重要器官病变时。④NIDDM患者经饮食、运动治疗及服用足量口服降糖药仍未获得良好控制者。⑤糖尿病患者在伴有各种严重感染、手术、创伤、心肌梗死、脑血管意外等各种应激时。⑥妊娠和分娩。⑦营养不良，显著消瘦或合并结核、肿瘤等消耗性疾病者。⑧各种继发性糖尿病。

（2）胰岛素的类型和特点：临床上主要根据各种胰岛素的作用时间，将其分为短效、中效、长效三大类。

1）短效胰岛素：包括正规胰岛素、结晶锌胰岛素和无定形胰岛素锌悬液。注射后吸收快，作用迅速，维持时间短，除可供皮下和肌内注射外，是唯一可供静脉给药的胰岛素制剂。皮下注射后0.5～1 h起效，高峰作用时间是2～4 h，药效持续5～7 h。静脉注射吸收时间更快，作用时间更短，适于急症抢救和手术治疗。

2）中效胰岛素：即中性鱼精蛋白锌胰岛素，只能供皮下注射，注射后1～2 h开始起效，高峰作用时间为6～12 h，药效可持续24 h。

3）长效胰岛素：又称鱼精蛋白锌胰岛素。只能用于皮下注射，注射后4～8 h开始发挥作用，高峰作用时间18～24 h，药效持续时间36 h。应用长效胰岛素主要是提供胰岛素的基础需要量，常与普通胰岛素混合使用。

此外，根据胰岛素来源分为动物胰岛素、人胰岛素和人胰岛素类似物；根据胰岛素的纯度，分为重结晶胰岛素、单峰胰岛素和高纯胰岛素（又称单组分胰岛素）。其中动物胰岛素均具有一定的免疫原性，如果应用猪胰岛素减效时，可换用人胰岛素。不纯胰岛素抗原性极强，极易刺激人体产生胰岛素抗体。

（3）胰岛素制剂的选择原则：选择胰岛素制剂时，要根据患者的具体病情、血糖水平并结合不同胰岛素制剂的特点综合考虑。一般原则如下：①急需胰岛素治疗者，应选用短效类，如糖尿病酮症酸中毒，非酮症高渗性昏迷，乳酸性酸中毒、严重感染、大手术前后等。②IDDM及NIDDM重症或NIDDM口服降糖药治疗无效时可先用短效胰岛素，待血糖稳定后，可据需要量选用中效、长效或中长效与短效的混合制剂。③IDM中血糖波动过大不易控制者宜选用短效胰岛素。④为降低糖尿病患者对胰岛素的免疫反应及胰岛素抵抗，应尽量选用纯度较高的胰岛素或人胰岛素。⑤注射时间：短效胰岛素一般餐前15～30 min注射，短效与长效胰岛素混合注射宜在餐前40 min注射；中效或长效胰岛素单独使用时需在餐前1 h注射。

（4）胰岛素治疗的初始剂量：胰岛素用量需因人因病情个体化，初始剂量宜小，以后根据治疗反应逐渐加量。IDDM型患者初始剂量可按0.4～0.5 U/（kg·d）给予，治疗2～3天后根据血糖监测结果再做调整。NIDDM患者推荐起始剂量0.4 U/kg，老年或虚弱患者初始剂量应减至0.2～0.3 U/（kg·d）。除按体重估计初始剂量外还可按空腹血糖水平估算：FBG＞13.8 mmol/L，胰岛素可用28～32 U/d；FBG在11.1～13.8 mmol/L时，胰岛素可用20 U/d；FBG在8.3～11.1 mmol/L时，胰岛素可用12 U/d。另外还可根据尿糖定性结果，每个“＋”给4 U胰岛素及24 h尿糖定量结果，每2 g尿糖给1 U胰岛素等方法估算。但是，无论哪种估算法都必须做进一步调整，以至达到最满意的效果。

（5）胰岛素剂量的调整：应根据空腹及餐后血糖，四次、四段尿糖及尿量，每3～5天调整1次胰岛素用量，每次胰岛素量增减一般为原用量的10%～20%，若原有的血糖不算高，则只增减1～2 U。每次增减胰岛素要注意几小时内血糖、尿糖的变化情况。

餐前血糖调节的具体方法是FBG在2.8～3.9 mmol/L时，在原用量基础上，减少1～2 U，并可适当延缓胰岛素注射时间；FBG在3.9～7.2 mmol/L时，可维持原剂量；当血糖在7.2～13.9 mmol/L时，则应增加胰岛素2～4 U，延缓30～40 min注射；FBG在13.9 mmol/L以上者，增加胰岛素4～6 U，推迟注射后40～60 min进餐。1天胰岛素总量的分配为：早餐前用量最大、晚餐前次之、午餐前最少。

（6）胰岛素与口服降糖药的联合使用：磺脲类、双胍类以及α-糖苷酶抑制药都有不同程度加强胰岛素的作用，因此，在IDDM与NIDDM治疗中都可与胰岛素联合使用。IDDM中可用双胍类及阿卡波糖与胰岛素联合使用。不仅可以减少胰岛素用量，而且可以协助减少血糖波动。NIDDM中3种口服降糖药均可与胰岛素联合使用，产生协同作用，在一定程度上减少了胰岛素及口服药用量。

3. 糖尿病急性并发症的处理

（1）酮症酸中毒（DKA）：一经确诊，应立即进行救治。治疗的成败很大程度上取决于前4～8 h内处理是否得当。对于单纯酮症者，需密切观察病情，按血糖、尿糖测定结果，调整胰岛素剂量，给予适量补液，并持续至酮症消失。而对危重患者，特别是伴有休克及意识障碍者，要积极抢救。

1）补液：是抢救DKA首要关键的措施。因为患者常有重度失水，可达体重10%以上，使组织微循环有效灌注不足，胰岛素不能充分发挥其生物效应。若单纯注射胰岛素可进一步使细胞外液移至细胞内，组织灌注更显不足。

补液种类：常用生理盐水，若休克可给予一定量的胶体液，并采用其他抗休克措施。当血糖降至13.9 mmol/L左右时可改输5%葡萄糖注射液，并按每3～4 g葡萄糖加1 U胰岛素加入速效胰岛素。

补液量：一般约为体重的10%，如心功能正常，开始补液速度要快，原则上在2 h内输入1～2 L，尽快补充血容量，改善周围循环和肾功能。以后则根据血压、心率、尿量、末梢循环情况及必要时根据中心静压，决定输液量和速度。第一个24 h输液总量约4～5 L，严重失水者可达6～8 L。对年老或心功能不全的患者，应在中心静脉压监测下补液。

2）胰岛素治疗：是DKA治疗的主要措施。采用小剂量胰岛素疗法，即胰岛素用量按每小时每千克体重0.1 U的剂量给药，比大剂量疗法较少引起脑水肿、低血糖、低血钾等。成人通常用4～6 U/h，一般不超过10 U/h，可持续静脉滴注或间歇静脉注射及间歇肌内注射，使血糖以每小时3.9～6.1 mmol/L的速度下降。若开始治疗2 h血糖无明显下降，提示有胰岛素抵抗，胰岛素剂量应加倍。当血糖降至13.9 mmol/L时，可用5%葡萄糖注射液继续静脉滴注，每3～5 g葡萄糖加1 U胰岛素，直至尿酮体消失，患者能进流质饮食，改胰岛素常规皮下注射。

3）纠正电解质及酸碱平衡失调：轻症DKA胰岛素治疗及补液后，酸中毒和钠丧失可逐渐得到纠正，不必补减。但严重酸中毒可使外周血管扩张，降低心肌收缩力，导致低体温和低血压，并降低胰岛素敏感性，当血pH低至7.1～7.0时，可抑制呼吸中枢和中枢神经，诱发心律失常，应给予相应治疗。但补充碳酸氢钠过多过快可加重昏迷，诱发和加重脑水肿，故补碱应慎重，只有当pH＜7.1及CO_2CP＜8.9 mmol/L时才补碱。常5%碳酸氢钠注射液100～200 mL，用注射用水稀释成1.25%溶液后静脉滴注。当pH恢复到7.1以上时停止补碱。DKA患者均有不同程度缺钾，治疗前血钾低于正常水平或正常且尿量在40 mL/ h以上者，开始治疗时即应补钾，头2～4 h通过静脉输液每小时补钾13～20 mmol/L。治疗时血钾水平高或尿量＜30 mL/h者，宜暂缓补钾，但治疗过程中，需监测血钾水平。

4）祛除诱因防治并发症：应积极控制感染等诱因，抢救休克，防止心衰、肾功能衰竭及脑水肿等并发症。

（2）高渗性昏迷：本症病情危重，并发症多，病死率高，故强调早期诊断和治疗。治疗与酮症酸中毒大致相同。

1）补液：本症患者脱水严重，补液总量可按患者体重的10%～12%估计，一般可补充液体8～12 L。因输液量较多，一般需开通两条静脉通路。多主张先用生理盐水1～2 L后再根据血钾及血浆渗透压测定结果做出决定。如有休克宜先输生理盐水和胶体溶液，尽快纠正休克。如无休克或休克已纠正，在输入生理盐水后血浆渗透压＞350 mmol/L及血钠＞155 mmol/L时，可考虑输0.45%氯化钠低渗液。在中心静脉压监护下调整输液速度。当血浆渗透压降至330 mmol/L时改用等渗溶液。输液速度先快后慢，第一个24 h可补给失水总量的一半。

2）胰岛素治疗：本症患者一般对胰岛素较敏感，对胰岛素需要量比DKA少。目前多采用小剂量胰岛素疗法，同DKA治疗。

3）补钾：高血糖造成的渗透性利尿，往往使大量电解质丢失，尤其是钾的丢失。因此，要注意补钾，可参阅DKA治疗。

（3）其他：积极治疗诱发病和各种并发症。

4. 综合治疗方案

在饮食、运动、情绪治疗的基础上，西医着重控制血糖，以阻止和延缓并发症和发生。中医辨证施治，针对气血阴阳盛衰、寒热消长及气机和痰瘀状况着重于调节机体整体功能，祛除病因，改善症状，治疗并发症，协同作用提高治疗效果，提高糖尿病患者的生活质量，减少致残、致死率。

（十）糖尿病的预防

随着糖尿病发病率的逐年提高，糖尿病已成为危害人类健康的第三大疾病。因此，必须发动全社会的支持，提高全民对糖尿病危害性的认识，加强糖尿病教育、预防和保健，争取早诊断、早治疗，开展控制糖尿病于发病前期的研究。并提倡合理饮食，避免高脂肪餐，不吸烟，少吃盐，经常参加体育运动，防止肥胖，保持心情平和，并定期进行健康检查。《儒门事亲》有："不减滋味，不戒嗜欲，不节喜怒，则病已而复作。能从此三者，消渴亦不足忧矣。"说明良好的生活习惯有助于糖尿病的防治。

（十一）糖尿病并发症的防治

糖尿病并发症是引起糖尿病致残和死亡的主要原因。随着胰岛素的广泛应用，医疗水平的不断提高，DM急性并发症的病死率已大幅降低，而慢性并发症已成为致残致死的主要原因。因此，阻止和延缓并发症在DM防治中尤为重要。防治DM并发症应努力做到：早期诊断，早期治疗，持久而良好地控制血糖。

第二节　甲状腺疾病

一、甲状腺肿

（一）发病机制

甲状腺的功能主要是分泌甲状腺激素，即甲状腺素（T3）与三碘甲状腺原氨酸（T4），甲状腺的功能是由垂体前叶分泌的促甲状腺激素 （TSH）所调节。TSH分泌减少时，甲状腺萎缩，血流减少，功能降低；而TSH分泌增多时，甲状腺增生肥大，血流增加，功能亢进。TSH又受到下丘脑分泌的促甲状腺素释放激素（TRH）所控制，在正常情况下，下丘脑-垂体-甲状腺处于动态平衡状态，因此，血中T3、T4浓度得以保持在正常范围内，甲状腺的大小也得以维护正常。当某些因素扰乱或破坏其正常的平衡状态，促使垂体前叶分泌过多的TSH，常可引起甲状腺肿。

碘是甲状腺激素形成的主要原料。缺碘时，甲状腺细胞不能合成足量的甲状腺激素，血中甲状腺激素浓度下降，对垂体分泌TSH的反馈抑制作用减弱，TSH分泌增加，促使甲状腺增生肥大。由于缺碘常呈地区性分布，缺碘地区居民甲状腺肿发病率高，故称为地方性甲状腺肿。在这些患者中血清TSH浓度不一定增高，可能由于缺碘时甲状腺对TSH的反应性增强所致。在长期缺碘情况下，由于TSH的不断刺激，甲状腺经过反复或持续增生，可呈不均匀性增大和结节样变。形成多结节性甲状腺肿。在多结节甲状腺肿的基础上，又可出现甲状腺功能亢进或甲状腺癌。

某些物质对甲状腺激素的合成有不同程度的抑制作用，若过量服用这些物质，可阻碍甲状腺激素的合成，因而血中甲状腺激素下降，TSH分泌增多，从而引起甲状腺肿，这些物质称为致甲状腺肿物质。常见者有硫氰酸盐、过氯酸盐等，其作用为抑制甲状腺的摄碘功能。硫脲类药物能抑制甲状腺内碘的有机结合与碘化酪氨酸的耦联，因而能抑制甲状腺激素的合成，常用以治疗甲状腺功能亢进；若服用过量，可引起甲状腺肿。大量服用碘也可抑制甲状腺内碘的有机结合和引起甲状腺肿。其他如保泰松、对氨基水杨酸、雷锁辛、钴、锂等在不同程度上影响甲状腺激素的合成，均有致甲状腺肿的作用。某些食物也能导致甲状腺肿，木薯中含氰酸糖苷，食后转为硫氰酸盐，抑制甲状腺摄取碘的功能。十字花科植物（如芜菁甘蓝等）也含有致甲状腺肿物质，如大量食用，可引起甲状腺肿。

先天性甲状腺激素合成障碍可导致甲状腺肿。在甲状腺激素生物合成过程中，可能由于某些酶的缺乏，在甲状腺摄取碘，碘与酪氨酸的结合，碘化酪氨酸的耦联，碘化酪氨酸的脱碘与碘的再利用等方面发生障碍，因而影响甲状腺激素的合成，导致TSH分泌增加，引起甲状腺肿。

甲状腺自身免疫性疾病是甲状腺肿的常见原因。甲状腺肿是Graves病的主要表现之一，可能由于该病患者的血清中存在着与TSH作用相似的免疫球蛋白，称为TSH受体抗体，可与甲状腺滤泡细胞膜上的TSH受体相结合，兴奋腺苷环化酶，使环磷酸腺苷增多，从而使甲状腺功能亢进，甲状腺呈弥漫性肿大。慢性淋巴性甲状腺炎也可引起弥漫性甲状腺肿大，一方面，可能由于甲状腺自身免疫反应所致，另一方面，由于甲状腺碘的有机化合发生障碍，影响甲状腺激素的生物合成，因而引起TSH分泌增多，导致甲状腺肿。

个别情况下，垂体瘤分泌过多TSH，可引起甲状腺肿与甲状腺功能亢进。有时，葡萄胎、睾丸绒毛膜上皮细胞癌等也可分泌类似TSH的物质，促使甲状腺肿大与功能亢进。

甲状腺肿也可由各种炎症所引起。亚急性甲状腺炎可引起甲状腺轻度肿大，常出现结节，伴有局部疼痛，可能是由于病毒感染所引起。急性甲状腺化脓性感染，多为链球菌、葡萄球菌所致，甲状腺肿大常伴有局部急性炎症的表现。慢性纤维性甲状腺炎也可引起甲状腺肿，主要病变为甲状腺广泛纤维化，并与周围组织紧密粘连，病因不明，可能与特发性腹膜后纤维化等原因不明的纤维化疾病属同一类疾病。

甲状腺肿瘤是甲状腺肿大的原因之一，包括甲状腺腺瘤与甲状腺癌，两者均可引起甲状腺单个或多个结节，在临床上必须加以仔细鉴别。

（二）病因

根据以上所述，导致甲状腺肿的原因如下。

（1）生理性甲状腺肿：见于青春发育期、妊娠或哺乳期。

（2）Graves病。

（3）地方性甲状腺肿。

（4）甲状腺炎：慢性淋巴细胞性甲状腺炎，慢性纤维性甲状腺炎，亚急性甲状腺炎，急性甲状腺炎。

（5）甲状腺肿瘤：甲状腺腺瘤，甲状腺癌。

（6）先天性甲状腺激素合成障碍。

（7）致甲状腺肿物质引起的甲状腺肿：包括硫氰酸盐、过氯酸盐、硫脲类药物、碘、保泰松、对氨基水杨酸、雷锁辛、钴、锂等。

（三）诊断方法

确定甲状腺肿的诊断方法主要靠望诊与触诊。检查时让患者面取端坐位，头部稍向后仰，颈部放松。此时肿大的甲状腺腺体与形状即可显现；如让患者做吞咽动作，可见甲状腺随吞咽而向上移动。触诊时，医师可站在患者背后，将两手拇指放在患者颈后，用其他手指从颈前部正中气管处开始触诊。先检查峡部，然后左、右两叶，同时让患者做吞咽动作，吞咽时甲状腺随喉向上移动。检查者也可站在患者对面用手指进行触诊。检查时也应注意，巨大甲状腺肿、甲状腺癌、慢性纤维甲状腺炎等可与甲状腺周围组织发生粘连而固定，吞咽时甲状腺不随之移动。

在检查甲状腺肿时，应注意其肿大的程度与性质，为弥漫性还是结节性，两侧是否对称，质地如何，表面是否光滑。如有结节，为单个还是多个，有无压痛，与周围组织有无粘连，是否压迫气管或引起气管移位。应注意锥体叶的大小，凡引起弥漫性甲状腺肿的疾病（如Graves病、慢性淋巴细胞性甲状腺炎等）均可引起锥体叶的肿大。如在甲状腺部位能扪及震颤或听到血管杂音，提示甲状腺血液供应增加，往往表示甲状腺功能亢进。

确定有无甲状腺肿大一般并无困难，但必须与颈部其他包块鉴别。①颈前脂肪堆：有时脂肪堆位于颈前甲状腺部位，易与甲状腺相混淆，但其质地较软，吞咽时不随之移动，此种脂肪堆多见于肥胖者，或有在颈部“刮痧”的习惯者。②甲状旁腺腺瘤：甲状旁腺位于甲状腺后方，甲状旁腺腺瘤一般较小，不易扪及，但较大的腺瘤可使甲状腺向前突起，检查时也可随吞咽移动，仅根据局部体征，不易与甲状腺肿区别，须结合甲状旁腺功能亢进的其他表现加以鉴别。

确定为甲状腺肿后，尚需进一步明确甲状腺的功能状态。甲状腺功能检查对鉴别甲状腺肿的病因至为重要。甲状腺功能可为亢进、正常或减退。判断甲状腺的功能状态，临床表现固然是很重要的依据，但实验室检查常为确定诊断所必需。一般可测定甲状腺摄碘率，血清总T4与游离T4，或游离T4指数。如疑为甲状腺功能减退，须同时测定血清TSH；如疑为甲状腺功能亢进（甲亢），同时测定血清T3，以便除外T3型甲亢。为了明确甲状腺功能改变是否为甲状腺自主性病变，可做TRH兴奋试验或T3抑制试验。血清甲状腺抗体检查系测定甲状腺球蛋白抗体与甲状腺微粒体抗体，如有增高，对自身免疫性甲状腺病（Graves病与慢性淋巴细胞性甲状腺炎）诊断有帮助。血清TSH受体抗体测定阳性有助于Graves病的诊断。

其他实验室检查如甲状腺放射性核素扫描可协助甲状腺肿的鉴别诊断。通过这项检查，可区别颈部包块是在甲状腺内还是在甲状腺外。如在甲状腺内，根据其显影密度与周围甲状腺组织的比较，可鉴别甲状腺结节的性质，反映结节局部的功能状态，一般可分为“热结节”“温结节”“凉结节”与“冷结节”。也可用以估计甲状腺肿大的程度，并可作异位甲状腺的检查，如舌下甲状腺、胸骨后甲状腺或转移至淋巴结、肺、骨骼等部位的甲状腺癌。

胸部X线检查可帮助发现位于胸腔的异位甲状腺，其阴影常位于前纵隔。结节性甲状腺肿或甲状腺髓样癌，颈部X线片可发现有钙化影。

（四）鉴别诊断

1. 生理性甲状腺肿

常发生于青春发育期、妊娠期或哺乳期，可能由于机体对甲状腺激素需要量增多所致。妊娠时肾脏碘清除率增加，致母体相对缺碘。甲状腺呈轻度或中度肿大，表面光滑，质地柔软，甲状腺摄碘率增高，其他甲状腺功能检查正常。临床上无甲状腺功能亢进或减退的表现，不经治疗，常能自行恢复，诊断不难。但须除外其他原因所致的甲状腺肿，尤其是早期地方性甲状腺肿、早期慢性淋巴细胞性甲状腺炎等。

2. Graves病

本病大多数患者均有不同程度的甲状腺肿，以中等程度肿大为多见，一般呈弥漫性，两侧对称，有时一侧可稍大，随吞咽移动。表面光滑，有时可呈小叶状，质地较软，也可为中等，局部可扪到震颤与听到血管杂音。本病常伴有甲状腺功能亢进的表现如神经过敏，体重减轻，明显乏力，肌肉萎缩，月经减少或闭经，大便次数增多等。眼征为本病的特征之一，常与甲状腺功能亢进同时发生，其表现为凝视、上睑收缩，当患者向下看时，上睑的下垂落后于眼球。面容呈“惊恐状”，可出现不同程度的眼球突出，眼睑不能完全闭合，可有结膜炎、眶周水肿，可并发角膜溃疡、视神经炎、视神经萎缩，以至失明。由于眼外肌受累，可出现斜视或复视。胫前黏液性水肿也为本病的特征之一，但较少见，可与甲状腺功能亢进同时发生，但常于甲状腺功能亢进治疗后出现；病变皮肤与正常皮肤界限清楚，常增厚，高出正常皮肤，呈棕红色，色素加深，有时有轻度瘙痒感。实验室检查：血清总T4与游离T4增高，甲状腺摄碘率增加，高峰值提前，T3抑制试验显示甲状腺摄碘功能不能被抑制。

典型的Graves病病例仅凭其临床症状与体征，即可诊断，但对不典型的患者，常需实验室检查协助诊断。本病须与结节性甲状腺功能亢进症作鉴别。地方性甲状腺肿患者甲状腺摄碘率也增高，但被T3所抑制，一般无甲状腺功能亢进的表现，无眼征，甲状腺无血管杂音，可以与Graves病所致甲亢相鉴别。

垂体瘤分泌TSH也可引起甲状腺肿与甲状腺功能亢进，部分患者同时有突眼，甲状腺摄碘率增高，不能被T3所抑制，血清总T4增高，临床表现酷Graves病，但血清TSH高于正常，而Graves病患者血清TSH常不能被测得。分泌TSH的垂体瘤常引起蝶鞍扩大，部分患者有视野缺损，可与Graves病鉴别。个别情况下，葡萄胎或睾丸绒毛膜上皮细胞癌也可分泌类似TSH的物质，引起甲状腺肿与甲状腺功能亢进，原发病得到有效治疗后，甲状腺功能亢进的症状随之消失。

3. 甲状腺炎

本病颇为常见，多见于中年妇女，主要症状为甲状腺肿，呈弥漫性，轮廓清楚，锥体叶也常肿大，表面光滑，质韧如橡皮。早期患者代谢率正常，但也可出现代谢亢进的症状。随着病情的发展，甲状腺储备功能降低，可逐渐出现甲状腺功能减退的表现。有时部分甲状腺出现致密的纤维化病变，致使局部出现质地较硬的结节，并可发生压迫症状，临床上可误诊为癌肿。本病如发生在少年或儿童，可因甲状腺功能减退而影响生长发育。少数患者也可出现突眼，类似Graves病，但一般无甲状腺功能亢进的症状。本病可与下列疾病合并存在：恶性贫血、干燥综合征、慢性活动性肝炎、系统性红斑狼疮、Graves病、原发性慢性肾上腺皮质功能减退症（自身免疫性疾病）等。本病可有家族史。实验室检查：血清甲状腺球蛋白抗体与微粒体抗体常明显增高，甲状腺摄碘率正常，也可降低或增高，但可被T3所抑制，此点可与Graves病作鉴别；血清总T4正常，血浆蛋白结合碘（PBI）可增高，提示甲状腺分泌碘蛋白；血丙种球蛋白增高，红细胞沉降率加速。

根据临床表现与实验室检查，特别是甲状腺球蛋白抗体、微粒体抗体明显增高，本病的诊断不难确定，个别不典型病例需做活体组织检查加以证实诊断。本病应与地方性甲状腺肿鉴别。慢性淋巴细胞性甲状腺炎伴有结节形成时应与甲状腺癌作鉴别，后者结节较硬，在短期内明显增大，可转移至附近淋巴结，常与周围组织固定，并可压迫喉返神经引起声音嘶哑，甲状腺扫描常显“冷结节”，个别病例须做甲状腺活体组织检查以资鉴别。

（1）亚急性甲状腺炎。本病多见于女性，起病较急，但也可缓慢起病，多在上呼吸道感染后发病。主要症状是甲状腺部位疼痛，于转头或吞咽时加重，向下颌、耳或枕骨部放射，伴有发热、乏力、心悸、神经过敏等症状。甲状腺可出现一侧肿大，质地中等，常有明显压痛，数日或数周后消失，然后又可在另一侧起病。甲状腺摄碘率常明显降低，血清总T4正常或升高，血清PBI常不成比例地升高，提示甲状腺释放碘蛋白。红细胞沉降率显著增高，白细胞计数正常。本病可于数周后消失，甲状腺功能一般不受影响。

亚急性甲状腺炎应与甲状腺腺瘤并发瘤内急性出血相鉴别，后者全身症状一般不明显，红细胞沉降率不增高，放射性核素扫描显示肿瘤外甲状腺组织功能正常。慢性淋巴细胞性甲状腺炎有时起病较急，也偶有甲状腺局部疼痛与压痛，但甲状腺常呈弥漫性肿大，甲状腺摄碘率不明显降低，一般无发热等全身症状。急性甲状腺炎常伴有化脓性病灶，甲状腺邻近部位常有明显感染，白细胞计数增高，发热更为显著，甲状腺摄碘率一般正常，可与本病鉴别。

（2）慢性纤维性甲状腺炎。本病罕见，病因不明，主要病变为甲状腺与邻近组织广泛纤维化，多见于中年妇女。起病缓慢，主要表现为由于气管、食管、喉返神经等受压而出现的呼吸困难、吞咽困难、声音嘶哑等症状。甲状腺可呈中等度肿大，两侧常不对称，质地坚硬如石，但无局部淋巴结肿大，与周围组织广泛粘连，吞咽时不随之移动，但与颈部皮肤不发生粘连。全身症状一般不明显，偶可出现甲状腺功能减退的表现，甲状腺摄碘率正常或偏低。本病与甲状腺癌很难区别，常需做甲状腺活体组织以资鉴别，往往因误诊为甲状腺癌，于手术时才得到确诊。

（3）急性甲状腺炎。本病罕见，系由化脓性细菌所引起，甲状腺肿大，边缘模糊，局部有显著疼痛与压痛，皮肤红肿、发热，甲状腺邻近部位有感染灶，如颈部蜂窝织炎等，常伴有吞咽困难以及发热、乏力等全身症状，白细胞计数增高。

4. 甲状腺肿瘤

甲状腺腺瘤生长缓慢，可多年不出现症状。主要表现为颈部包块，常为患者或他人偶然发现，多为单个，也可为多个，呈圆形或椭圆形，质地较周围组织为韧，无压痛。由于大多数甲状腺瘤为滤泡细胞型，而其滤泡细胞一般已高度分化，具有甲状腺组织的功能，因此，甲状腺放射性核素扫描时常呈“温结节”。但随着病情的发展，结节逐渐长大，其功能也逐渐亢进，分泌过多的甲状腺激素，抑制垂体TSH分泌，因而腺瘤以外的甲状腺组织萎缩，功能减退，甲状腺放射性核素扫描呈“热结节”，患者可出现甲状腺功能亢进的表现，但一般无突眼，此点与Graves病不同。如腺瘤内突然出血，出现急性疼痛与甲状腺结节急剧增大，出血后腺瘤细胞功能消失，甲状腺扫描呈“冷结节”。甲状腺腺瘤有时可自行缓解，癌变少见。

甲状腺癌早期常无自觉症状，多为患者自己或他人偶然发现颈前部有一包块，逐渐长大。至后期，可出现局部压迫症状，包括吞咽困难、声音嘶哑或呼吸困难，也可转移至局部淋巴结或肺、骨骼等处，甲状腺功能一般正常，个别情况下也可出现甲状腺功能亢进。甲状腺包块常不对称，早期随吞咽移动，如已侵及气管或邻近组织则固定不动。包块质地坚硬，但有时肿瘤生长迅速，也可发现质地柔软。

常见的甲状腺癌有乳头癌、滤泡状癌与髓样癌。甲状腺乳头状癌：最为常见，可见于各种年龄，但以儿童与青年为多见，约占成人甲状腺癌的一半，儿童甲状腺癌的70%。女性患者约3倍于男性。甲状腺乳头状癌发展极为缓慢，可存在十几年或几十年，常局限于甲状腺，也可转移至局部淋巴结。至老年，甲状腺乳头状癌迅速长大，侵及邻近组织或转移至肺部，患者常因癌肿局部蔓延或肺部转移而死亡。

甲状腺滤泡状癌：多见于40岁以上患者，约占甲状腺癌的25%，多见于女性，生长缓慢，但易发生远处转移，尤易转移至肺及骨骼，肿瘤细胞偶可合成过多甲状腺激素而产生甲状腺功能亢进的症状，患者常死于远处转移。

甲状腺髓样癌：起源于甲状腺滤泡旁细胞（也称C细胞），因能分泌降钙素，从而使血降钙素增高。本病发展缓慢，与甲状腺乳头状癌相类似。近年来由于开展了血降钙素的放射免疫测定，本病得以早期诊断。甲状腺髓样癌可伴发嗜铬细胞癌、甲状旁腺功能亢进、黏膜神经瘤等，可有家族史。甲状腺髓样癌细胞还可以分泌血清素、前列腺素、促肾上腺皮质激素等，引起面部潮红、腹泻、皮质醇增多症等。

总之，凡是甲状腺出现结节，尤其是单个结节，必须考虑甲状腺癌的可能性。如结节质地坚硬，最近迅速长大，与邻近组织固定，不随吞咽移动，出现邻近器官的压迫症状，局部淋巴结肿大，甲状腺扫描显示“冷结节”等，提示甲状腺癌的可能性很大，必要时可作甲状腺活体组织检查。

5. 致甲状腺肿物质所产生的甲状腺肿

甲状腺肿常可由于服用过多致甲状腺肿物质所引起，最常见者为用硫脲类药物治疗甲状腺功能亢进时，如用药过量，常可引起甲状腺肿与甲状腺功能减退。硫脲类药物能通过胎盘，也能随乳汁排出，因而在妊娠或哺乳期妇女服用上述药物，可引起婴儿甲状腺肿与甲状腺功能减退。其他药物如对氨基水杨酸、保泰松、钴、锂、硫氰酸盐或局部应用雷锁辛等均可引起类似的表现。慢性呼吸道感染患者长期服用碘化钾（祛痰剂），日本北海道居民食用大量含碘的海藻类食物者也可引起甲状腺肿，但一般不引起甲状腺功能减退。

致甲状腺肿物质所引起的甲状腺肿常有服用某些药物或食物的历史，停服后，甲状腺肿与甲状腺功能减退随之消失。

二、单纯甲状腺肿

（一）概述

甲状腺肿在临床上是一个常见的体征，为多种因素所引起，可能是生理性的，也可为病理性的，对每一甲状腺肿患者，必需加以详细分析与鉴别，以免造成漏诊或误诊，同时也需与颈部其他包块作鉴别。必需指出，甲状腺肿不一定表示甲状腺功能亢进；反之，甲状腺不肿大，也不能排除其功能亢进。

（二）病理变化

甲状腺肿是指由于增生和胶质储存伴甲状腺激素异常的分泌而产生的甲状腺肿大。根据有无甲状腺功能亢进，可将其分为弥漫性非毒性甲状腺肿和弥漫性毒性甲状腺肿两类。

1. 弥漫性非毒性甲状腺肿

弥漫性非毒性甲状腺肿亦称单纯性甲状腺肿，常由于缺碘致甲状腺素分泌不足，TSH分泌增多，甲状腺滤泡上皮增生，滤泡内胶质堆积而使甲状腺肿大。本病常呈地域性分布，又称地方性甲状腺肿，也可为散发性。本病主要表现为甲状腺肿大，一般无症状，部分患者后期可出现吞咽和呼吸困难，少数患者可伴甲状腺功能亢进或低下等症状。

根据非毒性甲状腺肿的发生、发展过程和病变特点，将其分为3个时期。增生期又称弥漫性增生性甲状腺肿。肉眼观，甲状腺弥漫性对称性中度增大，一般不超过150 g（正常20～40 g），表面光滑；光镜下，滤泡上皮增生呈立方或低柱状，伴小滤泡形成，胶质较少，间质充血。甲状腺功能无明显改变。胶质贮积期又称弥漫性胶性甲状腺肿。因长期持续缺碘，胶质大量贮积。肉眼观，甲状腺弥漫性对称性显著增大，重200～300 g，表面光滑，切面呈淡或棕褐色，半透明胶冻状；光镜下见滤泡大小不等，大部分滤泡上皮复旧变扁平，滤泡腔高度扩大，腔内大量胶质贮积，但仍可见小滤泡的部分上皮增生，乳头形成。结节期又称结节性甲状腺肿，本病后期滤泡上皮局灶性增生、复旧或萎缩不一致，分布不均，形成结节。肉眼观，甲状腺呈不对称结节状增大，结节大小不等，有的结节境界清楚，常无完整包膜，切面内常见出血、坏死、囊性变、钙化和瘢痕形成；光镜下，部分滤泡上皮呈柱状或乳头样增生，小滤泡形成；部分上皮复旧或萎缩，胶质贮积；间质纤维组织增生、间隔包绕形成大小不一的结节状病灶。

2. 弥漫性毒性甲状腺肿

弥漫性毒性甲状腺肿，是指血中甲状腺素过多，作用于全身各组织所引起的临床综合征，临床上统称为甲状腺功能亢进症（简称甲亢），由于约有1/3患者眼球突出，故又称为突眼性甲状腺肿。临床上主要表现为甲状腺肿大，基础代谢率和神经兴奋性升高，如心悸、多汗、烦热、脉搏快、手震颤、多食、消瘦、乏力、突眼等；血T3、T4高，吸碘率高。本病多见于女性，以20～40 岁最多见。

病理变化：肉眼观，病变甲状腺弥漫性对称性增大，一般为正常的2～4倍，表面光滑，血管充血，质较软，切面灰红呈分叶状，胶质少，无结节，质实如肌肉样。光镜下：①滤泡上皮增生呈高柱状，有的呈乳头样增生，并有小滤泡形成。②滤泡腔内胶质稀薄，滤泡周边胶质出现许多大小不一的上皮细胞的吸收空泡。③间质血管丰富、充血，淋巴组织增生。免疫荧光：滤泡基底膜上有IgC沉着。手术前须经碘治疗，治疗后甲状腺病变有所减轻，甲状腺体积缩小、质变实，光镜下见上皮细胞变矮、增生减轻，胶质增多变浓，吸收空泡减少，间质血管减少，淋巴细胞也减少。

除甲状腺病变外，全身可有淋巴组织增生、胸腺和脾脏增大，心脏肥大，心肌、肝细胞可有变性、坏死及纤维化。眼球外突的原因是眼球外肌水肿，球后纤维脂肪组织增生、淋巴细胞浸润和黏液水肿。

三、结节性甲状腺肿

甲状腺结节是甲状腺最常见的一种病症。多种甲状腺疾病都可能表现为甲状腺结节，包括甲状腺的退行性、炎性、自身免疫性、损伤性及新生物性等多种病变。因此，正确认识甲状腺结节的性质，特别是区分其为良性和恶性病变极为重要。

（一）分类、病理和临床表现

甲状腺结节分良性和恶性病变两大类。良性病变占绝大多数，恶性者不足1%。根据不同的病因，甲状腺结节可分为：

1. 结节性甲状腺肿

在甲状腺结节中最为常见，多发于中年女性患者。一般是由于体内甲状腺激素不足，大多为相对性不足，而致垂体TSH分泌增加。在TSH的长期刺激下，甲状腺不断或反复增生，并伴有各种退行性改变，最终形成结节。形态学上表现为甲状腺弥漫性肿大，腺组织增生，滤泡中充满半透明的黄褐色胶质。常可见到结节内有陈旧性或新鲜出血、囊性变及钙化等不同程度的退行性变。结节大小可从数毫米至数厘米不等。临床上主要表现为弥漫性甲状腺肿大，在此基础上见到或扪及大小不等的多个结节。少数患者仅能扪及单个结节，但往往在甲状腺显像或手术中发现多个小结节。本病甲状腺功能测定大多正常，故亦称单纯性结节性甲状腺肿。

2. 炎性结节

分为感染性和非感染性（即自身免疫性）两类。前者包括急性化脓性和亚急性甲状腺炎，临床上均可表现有甲状腺结节，其疼痛性是最显著的特点，具有鉴别诊断的价值。自身免疫性甲状腺炎最常见的是慢性淋巴细胞性甲状腺炎，常可见到甲状腺多个或单个结节，质韧、无压痛。由结核、梅毒等引起的甲状腺结节均罕见。

3. 甲状腺功能自主性结节

即Plummer病，可以是单个或多个结节。通常发生于已有多年的单纯性结节性甲状腺肿患者，多在40～50岁以上发病，女性患者多见。甲状腺结节的形态学表现为甲状腺滤泡上皮增生，形成大的滤泡。结节周围的腺体组织多有萎缩。核素显像显示为热结节，而周围组织吸^{131}I功能常被抑制。临床上表现为甲亢，其症状往往较轻，少有甲状腺疾病眼征。不论单结节或多结节毒性甲状腺肿，于甲状腺功能测定时，T3的增高多比T4明显，或仅有T3增高而表现为T3型甲亢。

4. 甲状腺囊肿

绝大多数是由甲状腺腺瘤、结节内出血或退行性变而形成。少数为甲状舌管囊肿或第四鳃裂残余所致。

5. 甲状腺的新生物

包括甲状腺良性和恶性肿瘤及转移癌。

（二）诊断

甲状腺结节的诊断关键在于鉴别结节的性质，判断在多大程度上有恶性的可能。正确的诊断有赖于详细的病史、体格检查和主要辅助检查。一般来说，甲状腺单结节中癌肿的发生率较多结节者为高，且单结节在儿童、老年和男性患者中癌肿的发生机会增多。对于质地坚硬、形态不整、边界模糊、不易活动以及短期内快速增大的甲状腺结节应警惕恶性的可能。下述检查有助于结节的诊断和鉴别诊断：①放射性核素^{131}I和^{99m}Tc：用于甲状腺的动态或静态显像，能够确定甲状腺及其结节的形态、大小和功能状态。按照结节摄取^{131}I的能力分为热结节、温结节和冷结节。一般认为单发的冷结节恶性可能性较大，其癌肿的发生率约20%。温结节发生癌肿的机会较少。而热结节极少可能是恶性。②甲状腺：B型超声检查可以确定为实性、囊性或囊实性混合病变。单个实性结节的恶性机会较多，囊实性混合结节同样有恶性的可能，而纯粹囊性结节极少为恶性。③颈部X线检查：如见有细点状或砂粒样钙化，可能为甲状腺乳头状癌的砂样体或甲状腺髓样癌。大的不规则钙化可见于退行性变的结节性甲状腺肿或甲状腺癌。气管如见有浸润或变形，多提示为恶性病变。④甲状腺细针吸取细胞学检查：对于结节的鉴别诊断极有价值，但难于鉴别甲状腺滤泡型腺瘤和滤泡型腺癌。⑤甲状腺功能测定：在毒性结节者显示功能亢进，亚急性甲状腺炎早期也多显示亢进，慢性淋巴细胞性甲状腺炎多数可为正常或减低，其余甲状腺结节者大多正常。⑥其他：甲状腺恶性肿瘤多有血清甲状腺球蛋白水平的显著升高。血清降钙素水平升高是甲状腺髓样癌的一种特征性表现。抗甲状腺抗体的测定有助于慢性淋巴细胞性甲状腺炎的诊断。

（三）治疗

依据甲状腺结节的不同性质，采取相应的手术或非手术治疗。后者主要是指甲状腺激素抑制疗法，即用甲状腺制剂抑制垂体TSH的分泌，从而使依赖于TSH的甲状腺结节得以控制、缩小甚或消退。一般开始治疗量为左旋甲状腺素（L–T4）每日100～150 μg（或甲状腺素片60～90 mg），每月增加25～50 g，直至有效量。治疗期间保持血清T在正常范围的上限，血清TSH的基础值测不出，且对TRH的反应减低或几无反应。甲状腺激素抑制疗法主要用于结节性甲状腺肿和部分良性腺瘤，还用于尚不明性质的甲状腺结节的诊断性治疗。治疗有效者可见甲状腺结节不同程度的缩小甚至消失；无效者甲状腺结节无改变或继续增长。对有效者可长期治疗，或可停止治疗并密切观察，若见结节再度长大，可再行治疗。对于治疗无效者可行甲状腺针吸或活体组织检查，以进一步明确诊断。对于在治疗中结节继续长大者应考虑手术治疗。

甲状腺结节的手术指征：①所扪及的结节高度怀疑为恶性者。②有头颈部放射性照射史。③有癌肿转移表现者。④结节在近期增长快而无结节出血者。⑤甲状腺激素抑制治疗中结节仍在增长者。⑥局部有压迫、堵塞或浸润症状者。⑦针吸或活检证实为恶性者。⑧颈部X线检查显示砂样钙化。⑨血清降钙素水平升高。⑩儿童、老年或男性患者单个实性或囊实性结节。⑪影响美容。

在甲状腺结节的手术治疗中，均应争取做冷冻切片检查以决定手术范围。如为良性结节或腺瘤，可行结节剔除或单叶甲状腺切除术。如为甲状腺腺瘤或胶样结节，为防止结节再度生长，术后应长期或间断甲状腺激素抑制治疗。如为甲状腺癌，则应行甲状腺全切除术，术后行甲状腺激素替代治疗。

四、高钙血症

血清钙超过2.75 mmol/L者为高钙血症。常见病因有甲状旁腺功能亢进症、恶性肿瘤、维生素D过量等。轻度高钙血症多无症状，随着血钙的升高可出现乏力、食欲减退、恶心、呕吐等，当血钙升高达3.5～5 mmol/L时，可出现高钙危象，应视为内科急诊。

（一）发病机制

正常人血清钙维持在一个相对狭窄的生理范围，主要因为钙和磷在细胞外液、细胞内液、骨骼、肠腔和肾小管液5个部分中不断地转运和交换而处于相对平衡的状态。甲状旁腺激素（PTH）、降钙素（CT）和胆固化醇（VD_3）在其间起着重要的调节作用。PTH主要作用于破骨细胞，促进骨吸收，使骨钙释放至细胞外液，从而使血钙浓度增高；PTH可使肾小管对钙的重吸收增加，尿钙排出减少，磷清除加强，尿磷排泄增多；同时，PTH激活肾脏α–羟化酶活性，使25-(OH)D_3转变为1,25-$(OH)_2D_3$，后者促进肠钙吸收。CT与PTH作用相反，作用在抑制破骨细胞活性，减少骨吸收；CT抑制肾近曲小管对钙的吸收，增加肾小管对钙的排泄；降低肾脏α–羟化酶活性，从而抑制1, 25-$(OH)_2D_3$的形成，因而使血钙降低。维生素D_3必须经过肝脏25羟化和肾脏1α–羟化过程，生成1,25-$(OH)_2D_3$，此系维生素D在体内的高度活性形式，其作用是促进肠钙吸收；与PTH起协同作用，增加骨吸收；此外，可增加肾近曲小管对钙磷的重吸收。通过PTH、CT与维生素D_3三者相互协同或相互拮抗的生理作用，使血钙浓度得以保持在正常范围。

高钙血症的发生机制可概括为4类：①各种因素导致骨吸收增加，包括PTH及PTH样物质、破骨细胞激活因子等的作用。②肾脏排出钙减少或肾小管重吸收钙增多，如肾功能不全及噻嗪类利尿药的作用。③维生素D过量或机体对维生素D过度敏感。④骨代谢活动增加，如甲状腺功能亢进时骨的转换增加。

PTH分泌过多见于甲状旁腺功能亢进症。由于甲状旁腺腺瘤、增生或癌分泌过多的PTH，通过对骨与肾脏的作用，导致高钙血症与低磷血症。此外，肾功能不全、骨软化症等所致低钙血症可刺激甲状旁腺，使其增生肥大，形成继发性甲状旁腺功能亢进，部分增生组织可转变为腺瘤，自主地分泌过多PTH，形成三发性甲状旁腺功能亢进症。接受慢性锂盐治疗者有8%出现高钙血症，患者血清PTH是增高的，可能由于锂盐引起真性甲状旁腺功能亢进状态有关。

恶性肿瘤：侵犯骨质如乳腺癌等，可导致骨羟磷灰石结晶溶解，促使骨矿吸收增加而引起高钙血症；骨髓瘤、恶性淋巴瘤、淋巴细胞性白血病等的肿瘤细胞可分泌破骨细胞激活因子、白细胞介素1及淋巴因子等也常导致骨吸收；肺鳞癌、肾细胞癌以及胰腺和卵巢等恶性肿瘤可分泌PTH或PTH类似物质，以及前列腺素等溶骨作用物质，促使血钙升高、当应用维生素D治疗佝偻病或甲状旁腺功能减退症时，如剂量过大，可促使肠钙大量吸收，促进骨吸收，同时增加肾小管钙、磷重吸收，可引起高钙血症。结节病、儿童特发性高钙血症等可能对维生素D过度敏感，因而易引起血钙增高。大剂量维生素A有促进骨吸收的作用，亦可引起高钙血症。

噻嗪类利尿药可增加肾小管对钙的重吸收，引起血钙升高，停药后可恢复正常。家族性低尿钙性高钙血症是一种常染色体显性遗传病，系由于肾小管对钙的重吸收增加所致。

艾滋病（AIDS）有时也可伴有高钙血症，机制不明，有人发现患者$1,25\text{-}(OH)_2D_3$水平增高；另有人报道AIDS患者常伴有巨细胞病毒感染，该病毒可引起破骨细胞活性增加而使骨吸收增加。

此外，高血钙所产生的各种病理生理改变可进一步加重高钙血症，形成恶性循环。

（二）病因

1. PTH增高

①原发性甲状旁腺功能亢进症，包括甲状旁腺单个腺瘤及多发性内分泌腺瘤Ⅰ型及Ⅱ型。②三发性甲状旁腺功能亢进症。③慢性锂盐治疗。

2. 恶性肿瘤

①骨转移肿瘤，如乳腺癌等。②造血系统恶性肿瘤，如多发性骨髓瘤、恶性淋巴瘤及淋巴细胞性白血病等。③不伴骨转移的肺鳞癌、肾细胞癌等。

3. 维生素D过多或作用增强

维生素D治疗佝偻病或甲状旁腺功能减退症等的剂量过大。结节病、婴儿特发性高钙血症系对维生素D过度敏感所致。

4. 肾小管对钙重吸收增加

应用噻嗪类利尿剂，家族性低尿钙性高钙血症。

5. 其他

①甲状腺功能亢进症。②肾上腺皮质功能减退症。③废用性。④维生素A中毒。⑤艾滋病。

（三）诊断方法

1. 病史

应了解有无反复发作肾绞痛、血尿、全身骨痛、病理性骨折等提示原发性甲状旁腺功能亢进症的病史；有无噻嗪类利尿剂、维生素A、维生素D、慢性锂盐治疗等药物治疗史；有无高钙血症的家族史，或在早年发病者应提示为家族性低尿钙性高钙血症、多发性内分泌腺瘤Ⅰ型或Ⅱ型；对恶性肿瘤患者要注意有无与高钙血症有关的症状，如记忆力减退、情绪低落、表情淡漠、恶心呕吐、便秘、腹胀及多尿等。

2. 体格检查

除原发疾病的体征外，应注意有无情绪不稳、忧郁、腱反射增强、痛觉和震颤觉减弱、肢体近端肌群无力、步态不稳。慢性高钙血症常可引起肾功能受损，应注意有无高血压、贫血、皮肤瘙痒、水肿等。由于严重脱水，少数高钙血症患者可出现不明原因高热、心动过速、心脏传导阻滞等。

3. 实验室检查

（1）血清钙测定。血清钙可有一定波动，应多次测定较为可靠，如多次测定在2.65 mmol/L，已属偏高，如超过2.75 mmol/L，高钙血症可以肯定。但应注意校正人血白蛋白对血清总钙的影响，人血白蛋白每增高或降低10 g/L，血清钙相应增高或下降0.2 mmol/L，血清离子钙则不受此影响。

（2）血清磷测定。原发性甲状旁腺功能亢进症患者的血磷降低，异位甲状旁腺功能亢进症低血磷者甚少见，伴有肾功能不全时血磷可升高。

（3）血清碱性磷酸酶（ALP）。在原发性甲状旁腺功能亢进症患者，ALP常有不同程度的增高。

（4）血氯测定。原发性甲状旁腺功能亢进症血氯升高，其血氯/血磷比值增加，常大于33，其他原因所致的高钙血症的这一比值小于30，具有鉴别诊断意义。

（5）血清PTH测定。90%原发性甲状旁腺功能亢进症患者的血清PTH和血钙均明显增高，部分癌肿所致高钙血症者血清PTH也可升高，结节病、维生素D中毒者其PTH降低。

（6）尿cAMP测定。PTH激活肾小管腺苷环化酶，使尿cAMP增加。原发性甲状旁腺功能亢进症和某些恶性肿瘤的尿cAMP升高；局部溶骨性高钙血症和家族性低尿钙性高钙血症则尿cAMP正常或降低。

4. X线检查及骨活体组织检查

甲状旁腺功能亢进症患者的X线片常显示骨脱钙、多发性尿路结石及肾钙盐沉着、指骨骨膜下骨吸收、颅骨斑点状脱钙、牙槽骨板吸收和骨囊肿形成。恶性肿瘤可见骨转移灶，多个圆形边缘清楚如钻凿骨质缺损，提示多发性骨髓瘤，骨活检可进一步确定诊断。

5. 皮质醇抑制试验

口服皮质醇100 mg/d或泼尼松（强的松）30 mg/d，连续10天，原发性甲状旁腺功能亢进症其血钙不下降，而结节病、多发性骨髓瘤、维生素D中毒等的血清钙可明显下降，具有鉴别诊断意义。

6. 心电图检查

高钙血症患者QT间期缩短，T波低平，P–Q间期延长。

（四）鉴别诊断

1. 原发性甲状旁腺功能亢进症

本病起病缓慢，早期可无自觉症状，至骨骼脱钙及肾结石形成才会产生明显的临床症状。主要表现为骨痛、多发病理性骨折，牙齿脱落以及屡发肾结石等。骨骼X线片早期为普遍脱钙，晚期为纤维性囊性骨炎，指骨骨膜下骨皮质吸收及牙槽硬骨板消失是本病的一特点。血清钙常升高，伴低血磷及高尿磷，并可出现血清ALP升高、血氯增高、尿钙与尿cAMP增高。血清PTH升高为诊断本病的直接依据，但需与继发性甲状旁腺功能亢进症和恶性肿瘤所致的高钙血症鉴别。维生素D缺乏性佝偻病、软骨病等伴发一定程度的继发性甲状旁腺功能亢进，但其血钙、磷降低，尿钙排出减少有助于鉴别。恶性肿瘤所致高钙血症有其肿瘤本身的症状，切除肿瘤高钙血症可缓解。若干与甲状旁腺无关的但以高钙血症为其特征的病种，如维生素D中毒、结节病、甲亢等，皮质醇抑制试验可鉴别。

此外，尚需从甲状旁腺腺瘤患者中发现家族性多发性腺瘤，患者的直系亲属和同胞兄弟姐妹应进行血清钙、磷检查，患者本人也应查垂体、甲状腺、胰腺、肾上腺，特别注意溃疡病、阵发性高血压、低血糖等方面的症状。

2. 恶性肿瘤所致高钙血症

引起高钙血症的恶性肿瘤以肺癌及乳腺癌占绝大多数，其次为恶性淋巴瘤、多发性骨髓瘤等。一般起病急，病程发展快，常伴有原发肿瘤的临床表现，血清钙可显著升高，甚至出现高钙危象，表现为多尿、厌食、恶心、呕吐，因而出现脱水、酸中毒及氮质血症等。肺癌、肾癌可产生PTH或类似PTH的多肽，但转移性钙化及尿路结石少见；切除肿瘤之后血钙和PTH可恢复正常。血液系统的恶性肿瘤通过血常规、骨髓检查及淋巴结活检诊断不难。

3. 三发性甲状旁腺功能亢进症

由于慢性肾功能不全、维生素D缺乏等导致血钙降低，刺激甲状旁腺增生，部分组织可形成腺瘤，导致自主性分泌过多PTH，即所谓三发性甲状旁腺功能亢进症。其临床表现与原发性甲状旁腺功能亢进症相似，但有肾病病史或维生素D缺乏史可与之鉴别。

4. 维生素D中毒

有长期或大量使用维生素D的历史，因大量维生素D在体内蓄积，使肠钙吸收过度，表现为血钙升高，进而尿钙增加，久之形成肾结石、肾钙化，晚期可导致尿毒症。由于血钙升高，PTH分泌受抑制，故血清PTH降低，肾小管对磷的重吸收增加，血磷升高。由于血钙、磷均升高，可引起肾外软组织的钙化灶。X线片显示肾结石、肾钙化、软组织钙化灶。结合病史，诊断不难。

5. 结节病

为原因不明的多系统肉芽肿病，常累及肺及肺门淋巴结、皮肤、眼等组织与器官。胸内结节病早期常无明显症状，多在常规X线检查中发现。约1/2患者血清球蛋白增高、白蛋白减少；常伴有血钙及尿钙升高，甚至导致肾结石、肾功能障碍。由于高血钙而使PTH分泌受抑制，血清PTH常降低，可与甲状旁腺功能亢进症鉴别。淋巴结及肝活检可肯定诊断。

6. 甲状腺功能亢进症

10%～15%甲亢患者有高钙血症，但一般较轻，血钙浓度仅正常偏高，随甲亢治疗而血清T3、T4下降，血钙可恢复正常。

7. 肾上腺皮质功能减退症

大多发生于肾上腺切除或应用大剂量肾上腺皮质激素而突然停药的患者，有肾上腺皮质激素不足的症状和体征，可出现短暂的高钙血症，通过补液和糖皮质激素替代治疗可迅速纠正。

五、低钙血症

血清钙低于2.2 mmol/L者称低钙血症。由于40%的血清钙与血浆白蛋白结合，因此各种原因所致的低蛋白血症均可见血钙降低，应和真正的低钙血症鉴别。引起低钙血症的常见原因为甲状旁腺功能减退症、维生素D缺乏、镁缺乏、肾功能不全等。低钙血症的临床表现有较大的个体差异，部分可无症状，取决于离子钙下降的速度和程度，下降愈快，程度愈重，临床症状愈明显，常以神经肌肉应激性增高为主要表现。

（一）发病机制

低钙血症大多是由于PTH分泌不足和（或）1,25-$(OH)_2D_3$减少；CT分泌增多理论上可引起低钙血症，但甲状腺髓样癌患者分泌降钙素增多而血清钙常正常。

PTH不足可导致骨吸收障碍，骨钙动员入血液循环减少；同时，肾小管对钙的重吸收降低，磷清除下降，因而产生低钙血症与高磷血症；PTH不足还可使肾脏α-羟化酶活性受抑制1,25-$(OH)D_3$ 转变为1,25-$(OH)_2D_3$障碍，导致肠钙吸收减少，引起低钙血症。PTH分泌不足见于甲状旁腺功能减退症，包括特发性与继发性甲状旁腺功能减退症两类，前者属X染色体性联隐性遗传或自身免疫反应所致，后者常见于甲状腺手术时误将甲状旁腺切除或损伤所致，也可因甲状旁腺手术而引起，偶尔因颈部放射治疗或其他原因进行颈部手术而损伤甲状旁腺。

此外，PTH受体有缺陷时，PTH作用于组织受阻，PTH不能发挥作用，同样可引起血钙降低、血磷增高，产生与甲状旁腺功能减退症相似的表现，但甲状旁腺本身无病变，称为假性甲状旁腺功能减退症。

严重镁缺乏可引起低钙血症。因为缺镁时PTH释放受阻；同时也可降低终末器官对PTH的反应。

当维生素D缺乏或靶器官对维生素D不敏感时，肠钙吸收均可减少；维生素D对PTH动员骨钙起协同作用，当维生素D缺乏时，PTH动员骨钙作用减弱，而且肾小管对钙的重吸收作用减弱，因而导致低钙血症。维生素D缺乏常由于食物中维生素D摄入不足或缺乏光照所致；某些消化道疾病可导致维生素D吸收障碍，或因肝、肾疾患所致1,25-$(OH)_2D_3$形成不足，均可引起低钙血症。而低钙血症刺激甲状旁腺，使PTH代偿性分泌增加，又可使血钙恢复正常。由于PTH可使尿磷排出增多，故常伴有低磷血症。但严重维生素D缺乏时，这种代偿机制便不足以维持正常血钙水平，因而仍可导致低钙血症。

维生素D依赖性佝偻病Ⅰ型是一种常染色体隐性遗传病，主要由于肾脏1α-羟化酶缺乏，1,25-(OH)D_3不能转变为1,25-$(OH)_2D_3$所致。而维生素D依赖性佝偻病Ⅱ型是因终末靶器官对1,25-$(OH)_2D_3$反应不敏感，存在对维生素D的抵抗性。

抗癫痫药能诱发肝微粒体混合氧化酶系统，从而加速维生素D及其代谢产物的灭活与排泄；苯妥英钠可直接阻碍肠钙的吸收，此作用与维生素D的作用无关。此外，抗癫痫药还可抑制胶原的合成以及对抗PTH和1,25-$(OH)_2D_3$的骨吸收作用等，从而引起低钙血症和骨软化症。目前临床已废弃的苯丁酰脲引起低钙血症最严重，依次为扑米酮（扑痫酮）、苯妥英钠、苯巴比妥。联合两种以上抗癫痫药治疗较单一种药更易引起低钙血症。

慢性肾功能不全时常有低钙血症。主要由于尿磷排出减少，血磷升高，磷从肠道排出增加并与钙结合，限制了钙的吸收；同时，尿毒症患者常有厌食、呕吐等，钙摄入量不足，可进一步加重钙的负平衡；再因肾功能不全时使1,25-$(OH)_2D_3$的生成发生碍，肠钙吸收减少。凡此均促使血钙降低。

由于钙在骨和软组织沉积增多亦可引起低钙血症。各种原因所致的高磷血症可导致血钙降低，因为高血磷可促使钙离子向骨及软组织沉积。甲状旁腺腺瘤自发坏死或手术切除后，PTH突然降低，使骨的形成急剧增加，可造成低钙血症，常伴有低磷血症及低镁血症；用维生素D治疗佝偻病或骨软化症的早期，同样可出现低钙血症，即所谓“骨饥饿”状态。急性胰腺炎时，由于胰腺坏死，释放出脂肪酸与钙离子结合成钙皂而沉积于软组织，导致低钙血症。

（二）病因

1. PTH缺乏或作用受阻

甲状旁腺功能减退症。①继发性较为常见。甲状腺手术时误将甲状旁腺切除或损伤所致者最多见；甲亢接受放射性碘治疗后或因恶性肿瘤侵及甲状旁腺所致者较少见。有时原发性甲状旁腺功能亢进症行甲状旁腺切除后也可引起。②特发性较少见。系自身免疫性疾病，可单独由于缺乏甲状旁腺或/和胸腺不发育同时存在，称为Di-George综合征；也可同时合并甲状腺和肾上腺皮质功能减退、糖尿病，如多发性内分泌腺功能减退症、假性甲状旁腺功能减退症、低镁血症。

2. 维生素D缺乏或代谢异常

①维生素D缺乏。摄入不足、肠道吸收不良、缺乏光照及多次妊娠、长期哺乳等。②维生素D代谢障碍。肝病［1,25-(OH)D_3生成减少］，肾病［1,25-$(OH)_2D_3$生成减少］，维生素D依赖性佝偻病Ⅰ型（肾脏1α-羟化酶缺乏），应用抗癫痫药（扑米酮、苯妥英钠、苯巴比妥、卡马西平等）。③维生素D抵抗。维生素D依赖性佝偻病Ⅱ型，终末靶器官对1,25-$(OH)_2D_3$不敏感。

3. 慢性肾功能不全

①肾脏排磷减少。②肾脏合成的钙三醇（活性维生素D_3）减少，使肠道吸收钙的能力下降。③活性维生素D_3［1,25-$(OH)_2D_3$］生成减少。④厌食和低蛋白饮食等。

4. 血清钙的转移

①严重急性高磷血症，包括急性肾功能衰竭、肿瘤溶解及横纹肌溶解等。②急性胰

腺炎。③甲状旁腺腺瘤自发坏死或手术切除后，或维生素D治疗佝偻病早期。

5. 其他

药物如鱼精蛋白、肝素以及胰高血糖素，反复输入含枸橼酸钠的血液等均可导致低钙血症。

（三）诊断方法

1. 病史

应询问有无反复手足搐搦发作史，有无感觉异常、肌肉痉挛、性格改变等症状；应了解有无甲状腺或甲状旁腺手术史，如有胃和小肠切除以及肾手术史，可致维生素D吸收及活化障碍；应了解营养史、日光照射条件，在成人应了解妊娠、哺乳及生活习惯史等；有无药物治疗史，如长期采用抗癫痫、抗肿瘤药物；应询问有关家族史，特发性甲状旁腺功能减退症可有家族史，甲状旁腺功能亢进症母亲所生的新生儿可出现甲状旁腺功能减退表现等。

2. 体格检查

应注意有无皮肤干燥、指甲脆弱、毛发粗而干易脱落以及白内障等慢性低钙血症所引起的体征。维生素D缺乏所引起者常伴有生长发育障碍，婴幼儿表现为佝偻病，成人表现为骨软化症。有无手足搐搦发作，表现为手、足与面部肌肉痉挛，随即出现对侧拇指内收，掌指关节屈曲，指间关节伸直，腕、肘关节屈曲，成鹰爪状。如无手足搐搦发作，可观察Chvostek征和Trousseau征是否阳性。

3. 实验室检查

（1）血清钙测定。血清钙以3种形式存在，即离子钙占50%、蛋白结合钙占40%、复合钙占10%。在评价血清钙时，必需校正白蛋白浓度对血清钙的影响。当人血白蛋白从正常40 g/L下降时，每下降10 g/L其血清钙相应下降0.2 mmol/L。血清离子钙是血清钙中具有生物活性的部分，低钙血症的症状、体征主要是由于离子钙降低所致，故直接测定离子钙可准确反映低钙血症的状态。当血清pH为7.4时，正常血清离子钙水平为1.18～1.3 mmol/L。

（2）血清磷测定。正常范围为0.87～1.45 mmol/L。如低钙血症伴血磷升高，提示甲状旁腺功能减退或肾功能不全；低钙血症伴血磷降低则提示维生素D缺乏或肠道吸收不良。

（3）血清PTH测定。若能排除低镁血症，凡低钙血症伴有血清PTH明显降低或不能测得者，提示原发性甲状旁腺功能减退症，低钙血症伴有血清PTH升高者，提示假性甲状旁腺功能减退症、维生素D缺乏或肾功能不全。

（4）血清镁测定。正常范围为0.8～1.3 mmol/L。严重低镁血症（血清镁低于0.4 mmol/L）患者可出现低钙血症与手足搐搦，其血清PTH可降低或测不出。

（5）血清维生素D及其代谢产物测定。直接测定维生素D及其活性代谢产物2,5-$(OH)D_3$、1,25-$(OH)_2D_3$对佝偻病、骨软化症的诊断有重要意义。

（6）尿钙、尿磷测定。佝偻病、骨软化症患者尿钙减少，严重者尿钙不能测出。尿磷变化与磷摄入量关系密切，继发性甲状旁腺功能亢进症患者尿磷显著增加。

（7）其他。根据病情需要，可测定血清碱性磷酸酶、肾功能、尿羟脯氨酸、尿CAMP等。

4. X线检查

掌骨特别是第4、第5掌骨缩短为假性甲状旁腺功能减退症的特征，此外，本病可见皮下钙化。头颅片可发现基底神经节钙化。骨膜下骨吸收常提示存在甲状旁腺功能亢进症。

5. 其他检查

心电图检查可发现ST段延长，Q–T间期也相应延长。脑电图常呈弥漫性慢波。

（四）鉴别诊断

1. 原发性甲状旁腺功能减退症

本病常有反复手足搐搦发作，伴有外胚层器官营养性损害，如秃发、牙釉质剥落、皮肤干燥粗糙、指甲出现纵嵴等，Chvostek征与Trousseau征阳性。实验室检查见血钙降低、血磷升高。若能排除肾功能不全，诊断基本可成立。进一步测定血清PTH如见明显下降或不能测出，而血清镁正常，则可确诊。手术后甲状旁腺功能减退常于甲状腺或甲状旁腺手术后发生。先天性甲状旁腺不发育于出生后即出现甲状旁腺功能减退的表现。Di–George综合征伴有胸腺的不发育及先天性心血管缺陷，多在幼儿期死亡。自身免疫有关甲状旁腺功能减退症可单独由于缺乏甲状旁腺激素，其症状隐潜者易被忽略，误诊为神经官能症或癫痫，需多次做血、尿钙检查，及时发现血钙过低性搐搦；部分病例伴有Addison病、甲状腺功能减退、糖尿病等，称多发性内分泌腺功能减退症，在患者及部分家属中可检出血清甲状旁腺抗体及其他抗体。

原发性甲状旁腺功能减退症尚需与假性甲状旁腺功能减退症、低镁血症及其他原因引起的低钙血症鉴别。

2. 假性甲状旁腺功能减退症

本病是由于PTH受体或受体后缺陷而使PTH的作用受阻，因而血钙降低、血磷升高，临床上有与甲状旁腺功能减退症相似的表现，但血清PTH正常或增高，注射外源性PTH后，对尿磷和尿cCAMP均无反应，借此可以与原发性甲状旁腺功能减退症鉴别。本病常伴有发育异常，如智力发育迟缓，体态矮胖，脸圆，掌骨（跖骨）缩短，特别是第4、第5掌骨缩短最为典型。易与其他低钙血症鉴别。

3. 严重低镁血症

常伴有低钙血症，表现为肌肉震颤、手足搐搦、反射亢进、Chvostek征及Trousseau征阳性，血清PTH常降低或测不出，应与原发性甲状旁腺功能减退症鉴别。本症从病史中可了解有引起镁缺乏的因素，如长期腹泻、吸收不良、长期多尿等；血清镁测定常低于0.4 mmol/L，尿镁常低于1.5 mmol/L，有利于本病的诊断。当疑为本症时，可试给10%硫酸镁20～30 mL于5%葡萄糖溶液500 mL中静脉滴注1～2 h，症状好转者有助于本症的诊断。

4.维生素D缺乏性佝偻病及骨软化症

患者常有营养缺乏史、缺乏光照，或消化道吸收不良及肝、肾功能不良，或由于多次妊娠、长期哺乳而大量消耗母体的钙储备所致。成人以骨痛及骨骼改变较为多见。婴幼儿早期症状为多汗、夜惊、睡眠不安等，但无特异性，如伴有典型的骨骼改变，诊断不难。X线片显示干骺端模糊，钙化预备带消失呈毛刷样，并可增宽呈杯口状改变，脊柱与骨盆可出现畸形，少数病例由于继发性甲状旁腺功能亢进可引起指骨骨膜下骨质吸收。疾病后期，骨盆可有假性骨折。血清钙可正常或偏低，血磷明显降低，碱性磷酸酶增高，尿钙极低，尿磷可增高，可出现氨基酸尿，血清25-(OH)D_3及1,25-$(OH)_2D_3$常明显降低。与其他原因所致的低钙血症鉴别不难。

5. 维生素D依赖性佝偻病Ⅰ型

本病是一种常染色体隐性遗传性疾病。临床特征与维生素D缺乏性佝偻病相同，但其血清25-(OH)D_3正常，而1,25-$(OH)_2D_3$显著降低，维生素D剂量须用常用量的100～1 000倍才可治愈本病，而1,25-$(OH)_2D_3$则仅需生理剂量即可治愈本病。

6. 维生素D依赖性佝偻病Ⅱ型

其临床表现与Ⅰ型相似，包括低钙血症、低磷血症、继发性甲状旁腺功能亢进及佝偻病。但血浆1,25-$(OH)_2D_3$升高，至少3倍于正常水平，常伴有严重秃发，有时出现早年全秃，较Ⅰ型需用更大剂量的维生素D或其代谢产物治疗才能奏效。

7. 抗癫痫所致低钙血症

长期服用抗癫痫药者可引起低钙血症、高碱性磷酸酶血症、骨矿含量（BMC）降低以及骨软化症。多见于男性儿童，尤其是伴有维生素D摄入不足、缺乏光照、缺少体力活动以及联合使用抗癫痫药者，其临床表现与维生素D缺乏性佝偻病或骨软化症相似。病史中长期采用抗癫痫药有助于诊断。

8.慢性肾功能不全

常由于慢性肾小球性肾炎等病变引起，常伴有低钙血症、高磷血症，血肌酐与尿素氮明显升高，且有代谢性酸中毒、贫血等诊断不难。

六、非毒性甲状腺肿

非毒性甲状腺肿，是指除甲状腺中毒症（甲状腺功能亢进）以外的各种病因导致的甲状腺肿大。常见有甲状腺分泌不足，TSH刺激引起甲状腺肿大。

（一）病因

纵观其病因，可分为三大类：①致甲状腺肿食物及药物，该类患者甲状腺功能多正常。②甲状腺素分泌不足，常见的如碘缺乏，各种甲状腺炎，T3、T4 遗传性合成障碍，T4受体缺乏。③良性及恶性肿瘤。

食物及药物引起该类甲肿较少见。一些植物性食物，如卷心菜、大豆及某些植物的种子和根内的甲状腺肿物质，产生氰化物的木薯等均可引起。碳酸锂及含碘药物亦可引起甲肿，停药后病变可逆转。

正常成人每日需碘150～300 mg。摄入不足，可致甲肿。最为常见的为地方性甲状腺肿，在流行地区，每日尿碘排出量不足50 mg，严重缺碘地区可降至20 μg/d以下。其发病机制为碘摄入少，激素合成减少，TSH分泌增多，引起甲状腺细胞增生。

沿海地区居民因摄取碘过多可引起地方性甲肿。长期大量的服用含碘药物（如含碘止咳药），在易感者可引起甲状腺肿及甲减。停服碘剂后病变可以逆转。

青春期、妊娠期间的甲肿，包括口服避孕药引起者。此类患者中，不少人原有桥本甲状腺炎，这可能是引起甲状腺肿的主要原因。该病较常见，尤其在女性中多见。由于甲状腺激素合成及分泌障碍而导致甲肿。

甲状腺炎引起的甲肿以桥本甲状腺炎为最常见，由于激素合成及分泌障碍。急性及亚急性甲状腺炎则是由于病毒感染引起的急性炎症使甲状腺肿大。

先天性甲状腺激素合成障碍引起甲肿，可引起克汀病并发甲肿，部分缺乏则可引起甲减并发甲肿。其原因有：①碘转运障碍。②过氧化物酶缺乏使无机碘的氧化及甲状腺球蛋白的有机碘化均发生障碍。③碘化酪氨酸不能缩合成T3及T4。④碘化酪氨酸的脱碘酶缺乏，使碘不能在甲状腺内保存。⑤甲状腺内无活性的碘化蛋白生成过多。⑥甲状腺球蛋白合成障碍或合成异常的甲状腺球蛋白。以上因素均可使甲状腺激素减少，引起TSH分泌增多，使甲状腺肿大。

此外，甲状腺肿大还包括两种。一种为遗传性T4受体缺乏引起甲肿；另一种为甲状腺瘤及腺癌均可引起甲状腺肿大，部分表现为非毒性。

（二）发病机制

激素合成障碍使血中激素水平降低，又使TSH分泌增多，以刺激甲状腺分泌更多的激素，结果使甲状腺细胞增生，甲状腺肿大。早期多为甲状腺弥漫性增生，继之局部增生、坏死、出血，最后又出现新的局部增生。因此弥漫性非毒性甲状腺肿可逐渐发展成为非毒性多结节性甲状腺肿。

（三）临床表现

甲状腺肿大呈弥漫性肿大或为多结节性，质地多数较软，部分质地较硬。甲状腺一般逐渐增大。病程长的多发性结节性甲状腺肿可以很大，向下可伸展为胸骨下甲肿。患者有颈部压迫感，尤其头部向上或向下转动时更为明显。患者可有吞咽困难，但声音嘶哑少见。多数甲状腺功能正常，少数可有甲减。甲肿是对甲减的一种代偿。

（四）实验室检查

血清TSH正常，FT4I（游离T4指数）正常或偏低。这可能系患者处于新的平衡状态，故TSH不高，FT4I可正常。激素合成障碍的患者，由于甲状腺分泌了非激素的有机碘化物，使血清PBI（血清蛋白结合碘）显著升高，PBI与血清T4比例失常。

（五）特殊检查

（1）甲状腺扫描。显示不均匀的扫描图像，局部可有热结节与冷结节。碘摄取可被T3抑制。

（2）B超。可见一个或多个结节中有囊性变，这可能与局部有过坏死或出血有关。

（六）鉴别诊断

（1）毒性甲状腺肿。本病除甲状腺肿大外，尚有甲状腺激素过高引起的中毒症状。血清T3、T4升高。

（2）甲状腺癌。甲状腺肿大，质地较硬，表面有结节。活体组织检查可资鉴别。

（七）治疗

除甲状腺腺瘤外，主要使用甲状腺激素治疗。首先使血清TSH下降到正常水平，以后给予维持治疗3～6个月或更长。左旋甲状腺素用量为0.15～0.2 μg/d，或甲状腺片90～120 mg/d，上述剂量可抑制垂体分泌TSH，使甲状腺肿逐渐缩小，并纠正甲状腺功能减退症。病久者，因可能有甲状腺局部坏死、出血或瘢痕组织形成，故在甲状腺激素治疗后不会缩小。但在患者服用甲状腺激素期间，甲状腺肿不会再增大。

除甲状腺瘤可考虑手术外，非毒性甲状腺肿一般不采用甲状腺切除的方法。除非有压迫症状或甲状腺已伸展至胸骨后。对胸骨后甲肿必须切除，因用甲状腺激素治疗效果多不显著。

（八）病程及预后

患者须经常服用甲状腺激素治疗，禁用碘剂，因碘剂可引起甲状腺毒症。在未用甲状腺素治疗情况下使用碘剂，可引起甲减症。

偶见单个或多个甲状腺结节增生肥大，转变为毒性结节性甲状腺肿。非毒性甲状腺肿，常有家族史，应对家庭其他成员进行检查，以其早发现，多数预后尚好。

第三节　甲状旁腺疾病

系甲状旁腺分泌PTH过多或过少而引起的钙、磷和骨代谢紊乱及一系列临床表现。本病分为两类：甲状旁腺功能亢进（简称甲旁亢）和甲状旁腺功能减退（简称甲旁减）。甲旁亢是由于PTH分泌过多引起的钙磷代谢失常的疾病，患者可有骨痛、骨折和骨畸形等，并可有泌尿系结石或肾钙化。主要生化改变为高钙血症和低磷血症。甲旁减是PTH产生减少或靶器官对PTH不反应而引起的代谢异常，后者命名为假性甲旁减。临床上有手足搐搦、癫痫发作等。主要生化改变为低钙血症和高磷血症。

一、甲状旁腺功能亢进症

甲状旁腺功能亢进症可分为原发性、继发性、三发性和假性4种。原发性甲状旁腺功能亢进症（以下简称甲旁亢）是由于甲状旁腺本身病变引起的甲状旁腺素（PTH）合成和分泌过多。继发性甲状旁腺功能亢进症是由于各种原因所致的低钙血症，刺激甲状旁腺，使之增生肥大，分泌过多的PTH，见于肾功能不全，骨软化症及小肠吸收不良等。三发性甲状旁腺功能亢进症是在继发性甲状旁腺功能亢进症的基础上，由于腺体受到持久而强烈的刺激，部分增生组织转变为腺瘤，自主地分泌过多的PTH，见于肾脏移植后。假性甲状旁腺功能亢进症是由于某些器官如肺、肾、卵巢等的恶性肿瘤，分泌类似甲状旁腺素的多肽物质（如甲状旁腺素相关肽）或溶骨性因子，致血钙增高。

本节主要介绍原发性甲状旁腺功能亢进症，它是甲状旁腺分泌过多的PTH引起的钙、磷和骨代谢紊乱的一种全身性疾病。早期往往无明显临床症状或为一些非特异性症状，难以及时做出诊断。晚期则有典型的临床表现，如骨骼病变、泌尿系结石等。主要的生化特点是高钙血症和低磷血症。

（一）发病率

以前认为甲旁亢是一种少见病，但在欧美国家采用血钙筛查大量的门诊和住院患者后，发现其患病率0.1%～1%，且甲旁亢的年发生率约0.3/1 000。而且随着年龄的增长其发病率明显增加，在小于15岁的青少年中很少见。50岁以后两性发病率均显著增加，尤其更年期后女性，其发病率比男性高2～4倍。

（二）临床表现

甲旁亢早期往往无症状或呈非特异性症状，如乏力、易疲劳、纳差、恶心、四肢酸痛，晚期则有典型的临床表现，如骨痛、肾结石等。主要表现为下述三个方面：代谢性骨病；肾结石、肾钙化；高钙血症。三者可单独出现或合并存在。

1. 代谢性骨病

主要表现广泛的骨关节疼痛，伴明显压痛。多由下肢和腰部开始，逐渐发展至全身，以致活动受限，卧床不起，翻身亦困难。重者有骨畸形如胸廓塌陷变窄、椎体变形、骨盆畸形、四肢弯曲和身材变矮。有纤维囊性骨炎，明显者病变骨常呈局限性膨隆并有压痛，常为多发性，好发于掌骨体中央的髓质骨，也可见于颌骨、肋骨、骨盆、锁骨外1/3端及长骨等处。有些患者可出现“棕色瘤”，好发于下颌骨、长骨和肋骨的骨小梁处；病理上显示在骨基质和基质细胞的基础上，可见许多大的多核破骨细胞；易误诊为巨细胞癌，受累处常易发生病理性骨折；骨折常为多发性，骨折端缺少骨膜反应。甲旁亢特征性的骨骼改变是骨膜下骨吸收，骨皮质外缘呈不规则、锯齿状样改变，严重者可出现骨皮质吸收形成的缺损，多发于指趾骨，以中指桡侧更为明显和常见，反映破骨细胞对骨皮质的溶解吸收。软骨下也有类似的表现，称为软骨下骨吸收，见于耻骨联合、骶髂关节和锁骨两端，牙周膜下牙槽骨硬板消失。头颅骨可有虫蚀样骨吸收。患者可有普遍性的骨质疏松或骨量减少，可见骨小梁变得粗糙，主要由于破骨细胞将较小的骨小梁吸收所致。病程长，甲状旁腺肿瘤体积大，发病后仍处于生长发育的儿童或妊娠哺乳者，骨病变更为严重。骨髓被纤维结缔组织填充而出现继发性贫血和白细胞减少。目前欧美国家的甲旁亢患者的骨骼病变，仅有骨量减少或骨质疏松，而纤维囊性骨炎已十分少见。

2. 泌尿系症状

长期高钙血症和高钙尿症可影响肾小管的浓缩功能，同时尿钙和磷排出增多，因此患者常有烦渴、多饮、多尿。可反复发生肾脏或输尿管结石，表现为肾绞痛或输尿管痉挛的症状；血尿、蛋白尿或尿中泥沙样结石等，结石多为磷酸钙结石；也可发生肾钙盐沉着症。容易并发尿路感染。晚期则发生肾功能不全和尿毒症。

3. 高钙血症

血钙增高所引起的症状可影响多个系统。①中枢神经系统：淡漠、消沉、性格改变，智力和记忆力下降，烦躁易激动、抑郁，嗅觉缺失，嗜睡甚至昏迷。偶有幻觉、狂躁等精神病表现。②神经肌肉系统：易疲劳，四肢肌肉软弱，近端尤甚，重者发生肌肉萎缩，但无感觉的异常，可伴有肌电图异常。这种肌肉软弱和萎缩在甲旁亢手术治疗后可获纠正。③胃肠道系统：高血钙致神经肌肉激惹性降低，胃肠道平滑肌张力降低，胃肠蠕动缓慢，引起食欲不振、腹胀、便秘，重者有恶心、呕吐。高血钙可刺激胃泌素分泌，胃酸增多，10%～24%患者有溃疡病。钙离子易沉着于有碱性胰液的胰管和胰腺内，激活胰蛋白酶原和胰蛋白酶，5%～10%患者有急性或慢性胰腺炎发作。一般胰腺炎时血钙降低，如患者血钙正常或增高，应追查有无甲旁亢存在。④泌尿系统：可有口渴、多饮、多尿，时间长可有脱水。⑤心血管系统：严重的高钙血症可有心动过速，心电图有左室高电压及Q–T间期缩短。在上海瑞金医院分析的55例高钙血症中，发现血钙浓度与临床表现有一定的相关性。一般血钙在2.87 mmol/L以下，除乏力外，多无其他高钙血症的表现；而中度高钙血症（2.87～3.5 mmol/L）则可有乏力，口渴、多饮、多尿，偶有厌食，可有脱水；而一旦出现恶心、呕吐、便秘，应警惕高钙危象的发生。若有淡漠、嗜睡或心动过速，ECG有左室高电压，Q–T间期缩短，则预示患者已处于高钙危象状态，一般血钙多在3.5 mmol/L以上，必须立即抢救。

4. 甲旁亢临床症状的演变

早期临床描述的甲旁亢多有明显的骨病变，伴有或不伴有泌尿系统的结石，并认为该病是一种少见病，有很高的致残、致死率。20 世纪70 年代以后，随着生化自动分析仪的出现，血钙、血磷测定在临床上广泛应用，大多数患者在诊断时多无明显的症状和体征，而且发现该病并不少见。

轻型甲旁亢的骨病变非常轻微，X线检查时可无变化，仅在骨组织学检查时发现被激活的新骨重建率增加，由于在每一个骨的重建部位骨形成所花的时间比骨吸收要长，因此，骨重建率的增加不可避免地在骨重建部位留下多余的空间，在骨上出现许多小孔。由于在骨吸收时，成骨细胞激活的程度和效率不同，骨矿体积可以不变、减少或增加。骨形成和骨吸收的平衡因受累骨的部位和甲旁亢的严重程度不同而变化。一般在骨皮质的骨膜下，骨的净吸收的增加是主要的，而骨盐沉积的净增加则发生在骨小梁处。

在轻型甲旁亢患者中，虽然骨密度可减少10%～20%，但放射学检查一般无骨质稀少的表现，尤其在皮质骨的部位。然而，在无症状的甲旁亢患者中，脊椎骨的骨小梁和网状骨的体积却是正常或增高的。这可解释为什么在这些患者中脊椎骨折是不常见的，而皮质骨骨密度的减少则可能与甲旁亢易发生腕、前臂和其他附件骨骨折有关。甲旁亢患者在皮质骨如桡骨外1/3 处骨密度下降，而在腰椎的骨密度反而升高，提示原发性甲旁亢可能对减少绝经后妇女的骨质丢失有一定的帮助。

（三）实验室检查

正常人血清总钙值为2.2～2.65 mmol/L。甲旁亢时血清总钙值呈现持续性增高或波动性增高，少数患者血清钙正常，因此需连续多次测定较为可靠，在怀疑甲旁亢的患者中，不能仅凭一次血钙正常即排除诊断。在多次血钙值正常的可疑患者中，应注意血磷和尿钙的变化，以及是否合并有低蛋白血症，维生素D缺乏、骨软化症、肾功能不全、胰腺炎等。血钙正常的甲旁亢患者在服用维生素D以后，血钙迅速增高，有助于诊断。但对于某些早期的甲旁亢患者，可能PTH呈间歇性分泌增多，血总钙值呈波动性增高，血清中仅有游离钙浓度增高。对这类患者要多次测定血清总钙浓度并结合其他指标进行综合分析。

正常人血清磷为0.97～1.45 mmol/L，儿童为1.29～2.10 mmol/L。低磷血症为本病的特点之一。但在甲旁亢患者中，血磷在1.33 mmol/L以上者很少。患甲旁亢时，近端肾小管排酸能力受损，造成轻度高氯性酸中毒。

血清碱性磷酸酶（AKP）来自成骨细胞，由肝胆汁排泄，正常值为1.5～4.0勃氏单位（Bodansky），＜15金氏单位（King-Armstrong）或34～86U/L，儿童的骨骼生长发育活跃，其正常值较成人高2～3 倍。有骨病变的甲旁亢患者碱性磷酸酶升高。为排除肝脏疾病引起的AKP增高，可借热稳定指数（HSI）来鉴别。HSI=加热后AKP活性/加热前AKP活性，若HSI＜0.15提示骨病变，＞0.28 提示肝病变，因为来自骨的AKP活性不稳定，易被加热灭活。

目前测定血甲状旁腺素（PTH）的方法根据其抗体的类型可分为测定血中氨基端、中间段和羧基端PTH浓度的放射免疫分析法和完整PTH浓度的免疫放射分析法。由于羧基端PTH是无生物学活性的，因此现多测血中完整PTH或中间段PTH的浓度。约90%甲旁亢患者的血清中PTH超过正常高限，余10%在正常高限，但对同一标本的血钙值而言相对过高；在非甲旁亢引起的高钙血症患者中，PTH值甚低或不能检出。但继发性甲旁亢时血PTH浓度也可升高，如将血PTH结合血钙值一起分析，有利于鉴别原发性和继发性甲旁亢，前者血钙浓度增高或正常高限，后者血钙浓度降低或正常低限，再结合尿钙和肾功能及骨骼的特征性改变等，一般不难对两者做出鉴别。

由于高血钙，使钙从肾脏滤过增加，引起高尿钙，但PTH能促进肾小管对钙的重吸收，因此高尿钙程度较其他原因高钙血症所致的高尿钙轻。甲旁亢患者中有高尿钙，甲旁亢患者中尿磷对低血磷而言相对增多，如按绝对值来看，则多在正常范围（尿磷正常值0.7～1.5 g/24 h）。尿中cCAMP 40%～50%来源于肾小管细胞，在没有生长激素，抗利尿激素异常增多的条件下，是反映PTH对肾小管靶细胞作用的产物。由于甲旁亢患者骨吸收和骨转换增加，因此甲旁亢时尿羟脯氨酸排量增多。

钙负荷PTH抑制试验：对血PTH正常或稍高的可疑病例，给钙40 mg/（kg・h）静脉滴注2 h，定时取血测血钙和PTH，正常人随着血钙浓度上升，血PTH被抑制，甚至测不到，而甲旁亢患者血PTH浓度不下降，或虽有所下降但都高于最小可测值。

糖皮质激素抑制试验：轻症或不典型的病例，通过上述手段不能确诊者可进行。氢化可的松（皮质醇）50～100 mg/d或泼尼松（强的松）30 mg/d（分次服），连续10天。甲旁亢患者血清钙不下降，而其他原因引起的高钙血症如类癌、结节病、多发性骨髓瘤和维生素D中毒等患者可见血钙降低。

X线检查示普遍性骨质疏松、脱钙，常为全身性，以胸腰椎、扁骨、掌骨和肋骨最显著，表现为密度减低，骨小梁稀少，皮质变薄呈不均匀层板状，或骨小梁粗糙呈网状结构。这是由于骨小梁被吸收后，为纤维组织代替，并有不规则新骨形成所致。头颅X线呈颗粒状，少数见局限性透亮区，指趾骨有骨膜下骨吸收，皮质外缘呈花边样改变，以中指桡侧更为明显和常见，代表破骨细胞对骨皮质的溶解吸收，具有诊断价值。软骨下也有类似的表现，称为软骨下骨吸收，见于耻骨联合、骶髂关节和锁骨的两端。牙周膜下牙槽骨硬板消失。纤维囊性骨炎在骨局部形成大小不等的透亮区，以长骨骨干多见，也可见于骨盆、肋骨、锁骨和掌骨等部位。囊肿部位或承重部位好发生病理性骨折，常为多发性，骨折端缺少骨膜反应。部分甲旁亢患者可并发骨软化，X线表现有假骨折，耻骨上支和下支最常见，也可发生于锁骨、掌骨、肋骨、股骨和腓骨等部位。骨盆变形，椎体呈双凹变形。儿童患者见尺桡骨干骺端增宽，边缘不齐呈毛刷状改变。腹部平片可见肾、输尿管或膀胱结石、肾钙化等。

（四）诊断

原发性甲旁亢的诊断分为两个步骤。第一定性诊断，第二病变甲旁腺的定位诊断。凡具有骨骼病变，泌尿系结石或高钙血症的临床表现，单独存在或2～3 个征象共存时，血钙和碱性磷酸酶浓度增高，血磷值降低，尿钙排量增多则支持甲旁亢的诊断。有条件时测血PTH浓度，有利于早期诊断。骨X线有骨吸收增加的特征性表现，因此典型的甲旁亢临床诊断不难。轻型早期病例需反复多次测定血钙，有时需测血游离钙、PTH、钙负荷甲状旁腺功能抑制试验和骨密度，并结合甲状旁腺的增大或肿瘤来做出诊断。

手术前甲状旁腺定位对外科医师很重要，而且对疑难病例的诊断也有帮助。少数患者可在颈部触摸到肿块。颈部B超可发现直径1 cm以上的甲状旁腺，诊断准确率70% 以上；颈部和纵隔CT扫描，可发现直径1 cm以上的肿物，诊断符合率很高。在上海交通大学医学院附属瑞金医院收治的24 例甲旁亢中，14 例做了颈部B超检查，18 例做了颈部CT检查，均发现有肿瘤的存在，最小分辨肿瘤大小为0.7 cm × 0.6 cm。选择性甲状腺静脉取血测PTH浓度定位诊断符合率达70%～90%。但该项目为创伤性检查，目前少用，已被B超和CT所代替，但该手段在发现异位甲状旁腺瘤中有一定的意义。放射性核素检查在原发性甲旁亢的定位诊断中也有一定的价值。

（五）鉴别诊断

应与下列疾病相鉴别。

1. 多发性骨髓瘤

局部或全身骨痛，骨质破坏，高钙血症，球蛋白和特异的免疫球蛋白增高、红细胞沉降率增快，尿中本-周（Bence-Jones）蛋白阳性，骨髓可见癌细胞。血碱性磷酸酶正常或轻度增高，血PTH正常或降低。

2. 恶性肿瘤

①其他部位的恶性肿瘤发生溶骨性骨转移。骨骼受损部位很少在肘和膝以下，血磷正常，血PTH正常或降低，临床上有原发性肿瘤的特征性表现，有肿瘤转移造成骨破坏的X线征象。②假性甲旁亢（包括异源性PTH综合征）：非甲状旁腺的肿瘤能分泌某些细胞因子如甲状旁腺素相关肽等，使血钙升高，一般病情进展快，症状严重。原发性肿瘤切除后，血钙恢复正常；肿瘤复发时，高钙血症重新出现。

3. 结节病

有高钙血症、低磷血症和碱性磷酸酶升高，尿钙排量增多，生化改变与甲旁亢颇相似。但骨无普遍性脱钙；血PTH值正常或降低。糖皮质激素抑制试验有鉴别意义。

4. 维生素D中毒

有明显的病史可资鉴别。糖皮质激素抑制试验可助鉴别。一般停药后1～3 个月血钙多恢复正常。

5. 家族性低尿钙高钙血症

家族性低尿钙高钙血症（familial hypocalciuric hypercalcemia，FHH）较少见。它是由甲状旁腺、肾等组织细胞膜上钙离子感受器基因失活性突变所引起的一种常染色体显性遗传性疾病。该基因突变使钙离子感受器的功能部分或完全丧失，从而使甲状旁腺细胞内钙的调控点上移，使得抑制PTH分泌所需的血钙浓度高于正常水平。同时肾小管髓袢降支细胞膜上钙离子感受器功能的异常，使得PTH非依赖性的钙的重吸收增加，从而使尿钙减少。

家族性低尿钙高钙血症在出生时即可有高钙血症，但患者多无症状；有时会出现胰腺炎或软骨钙质沉着症。血钙通常在3 mmol/L以下，和甲旁亢一样，多有低磷血症。血镁多在正常高限或轻度升高。尿钙多是低的。PTH正常或轻度升高。

若到成年时才发现高钙血症，则与轻度原发性甲旁亢的鉴别困难。而两者的鉴别又非常重要，因为原发性甲旁亢手术可以治愈；而在家族性低尿钙高钙血症的患者中，除非将甲状旁腺全部切除，造成永久性的甲旁减，否则手术切除甲状旁腺后多数复发。因此FHH是不需手术治疗的。目前尚无可靠的血、尿指标将FHH与甲旁亢完全区别开来，但尿钙与尿肌酐清除率的比值在二者的鉴别中有重要的意义。若患者的亲属中有人婴幼儿既有高钙血症，则支持本病的诊断。相反，若患者以前的血钙正常，且明显低于目前的测定值，则应考虑其他原因引起的高钙血症。

（六）治疗

有症状或有并发症的原发性甲旁亢首选手术治疗。多数为腺瘤，大多为一个，少数为二个或二个以上。有少数患者4个甲状旁腺均增生肥大。因此在手术中无论肿瘤或增生，均应探查所有的甲状旁腺，如为腺瘤，做腺瘤摘除；如为增生，则主张切除3个腺体，另一个切除1/2腺体；也可采用4个腺体全部切除，然后取小部分做甲状旁腺自体移植，埋藏在肌肉中。如为腺癌，则宜做根治手术。

甲状旁腺病变切除后国内病例发生低钙血症甚常见，国外报道少见。轻者手足唇和面部发麻，重则手足搐搦。一般术前骨骼病变严重和血清碱性磷酸酶升高明显者，则术后会有严重的低钙血症，可降至≤1.75 mmol/L以下。低钙血症多数为暂时性的。低钙血症的症状可开始于手术后24 h内血钙最低值出现在术后4～20天。大部分患者在术后1～2个月之内血钙可恢复至2 mmol/L以上。血磷浓度于术后近期进一步降低，尿磷排量迅速明显减少，甚至达零。一般于低钙血症症状出现时，立即口服乳酸钙或葡萄糖酸钙，相当于元素钙1～2 g。手足搐搦明显者可以静脉推注10%葡萄糖酸钙10～20 mL，缓慢推入。难治顽固性低钙血症可以葡萄糖酸钙溶液于5%或10%葡萄糖液内静脉点滴，元素钙可按0.5 mg/（kg·h）给予，常可缓解症状和体征，钙量补充是否足够，据神经肌肉应激性和血钙值两方面加以判定。同时补充维生素D制剂，可予维生素D_2或维生素D_3每日1万～2 万国际单位，好转后酌情减量。有条件者可服罗钙全$1,25\text{-}(OH)_2D_3$或$1\text{-}\alpha\text{-}(OH)D_3$，每日0.5～1 μg，在48～96 h内可使血钙达到或接近正常。当并发有肾功能损害时，应优先采用此类药物，奏效迅速且半衰期短，不易在体内积聚。如低血钙显著且难以纠正，应考虑并发低镁血症（血清镁＜1.0 mmol/L）的可能，镁80～120 mmol/L静脉点滴8～12 h，或20%硫酸镁分次肌肉注射，如低钙血症部分由于低镁所致，当补充镁后，通常在24～48 h血钙恢复正常。

（七）预后

手术切除病变的甲状旁腺组织1～2 周后，骨痛开始减轻，6～12 个月后明显改善。骨组织明显修复需1～2年或更久。如手术前活动受限者，多数术后0.5～2年可以正常活动并恢复工作。手术成功切除则高钙血症纠正，不再形成新的泌尿系结石，但已形成的结石不会消失，已造成的肾功能损害和高血压也不易恢复。

二、甲状旁腺功能减退症

甲状旁腺功能减退症系指甲状旁腺激素（PTH）分泌缺少和（或）PTH结构不正常，或靶器官对PTH反应缺陷而使其生物效应减退所引起的一组疾病。临床表现以神经肌肉兴奋性增高和低血钙、高血磷为主要特征。

（一）病因

本病可由多种原因引起，临床较常见的有手术后甲状旁腺功能减退症和特发性甲状旁腺功能减退症。

1. 手术后甲状旁腺功能减退症

可发生于颈前部各种手术后，包括甲状腺切除、异常甲状旁腺切除及颈部恶性病变切除术后；偶可因颈部放射治疗所致。由于甲状腺手术误将甲状旁腺切除或损伤导致永久性甲状旁腺功能减退的发生率为0.2%～1%。

2. 特发性甲状旁腺功能减退症

部分此型患者的病因已明确。

（1）Di–George综合征。表现为先天性胸腺和甲状旁腺萎缩，有时伴心脏发育不全。临床表现为甲旁减合并免疫功能低下，可合并颅面部畸形，如眼距宽，两耳不对称，小下巴，短人中；心脏可有法洛四联症等畸形。该综合征多是散发的，目前研究发现，锌指状蛋白–74基因的杂合子状态丢失，可能是引起该病的原因。

（2）家族性甲旁减Ⅰ型：常染色体隐性遗传，1 岁左右即可发病，症状较轻，不合并其他异常。部分家族性甲旁减可并发淋巴水肿、听力障碍以及肾和心脏的异常等。

（3）家族性甲旁减Ⅱ型：常染色体隐性遗传，常在30岁之前发病，病情较重。在患者或其外表正常的亲属中，可检出血液循环中存在抗甲状旁腺抗体，或抗肾上腺、抗性腺、抗胃壁细胞或抗甲状腺细胞抗体。本病由于T淋巴细胞功能缺陷，临床上除甲状旁腺功能低下外，或先或后出现白色念珠菌感染及肾上腺皮质功能低下；部分患者并发性腺功能低下，偶有恶性贫血、1型糖尿病及甲状腺功能低下。该综合征被称为自身免疫性多发性内分泌腺缺乏并发白色念珠菌病综合征，也称少年家族性内分泌腺病综合征。甲状旁腺萎缩，伴淋巴细胞浸润。该病为单基因隐性遗传。

（4）散发性甲旁减：无家族史，发病较晚，血清中无自身免疫性抗体。该型病因不明。

3. 甲状旁腺浸润性病变

非常少见，因4个甲状旁腺同时受累的机会很小。如癌转移、血色病、结节病及地中海贫血等。

4. 功能性甲旁减

（1）镁缺乏。PTH的释放及其对靶细胞的作用需要镁离子的参与，故严重的低镁血症可引起功能性甲状旁腺功能减退。补镁治疗后，血清PTH升高，血钙浓度渐恢复正常。镁缺乏多为继发性，如慢性酒精中毒、吸收不良、使用氨基糖苷类抗生素致镁在肾脏的清除率增加，以及胃肠外高营养等。因胃肠选择性镁吸收缺陷而致原发性低镁血症者罕见，可能为X染色体隐性遗传病。

（2）新生儿一过性甲旁减。可由于母亲患甲状旁腺功能亢进，胎儿的甲状旁腺受到母亲血中高钙的抑制，出生后甲状旁腺功能未能恢复正常或尚未发育成熟所致。

（3）慢性呼吸性碱中毒。患者有低磷血症及血游离钙浓度下降，肾脏对钙的重吸收减少；但血PTH依然正常。这提示患者的PTH分泌受损，而且肾脏对PTH不敏感。

（4）钙离子感受器基因的激活性突变。该病为常染色体显性遗传，有低钙血症，但血中PTH浓度不下降。该基因的激活性突变放大了钙离子感受器的信号转导途径，使甲状旁腺对钙离子的敏感性增加，因此甲状旁腺感受到的血清钙浓度比实际血清钙浓度高，即将低血钙误认为正常血钙。

5. PTH基因异常

目前已发现因TH基因信号肽部位及某一内含子部位基因突变，使PTH不能成熟或使之剪切异常，致PTH无生物活性，引起甲旁减。该型患者血中PTH正常或升高。给予外源性PTH后，可纠正患者的低钙血症、高磷血症及手足搐搦。

6. 靶器官对PTH反应缺陷

该型又称假性甲状旁腺功能减退症，是一种形式多样的综合征，与遗传缺陷关系密切。此类患者较少见。一般患者血液循环中PTH浓度正常或升高，且具有正常的生理活性；但由于体内某种缺陷，靶细胞对PTH不反应或敏感性降低，以致发生血磷高，血钙低等甲旁减的生化及临床特征。有些患者伴多种内分泌激素抵抗或感觉器官功能异常。多数患者伴发特征性的Albright遗传性骨营养不良（AHO）的躯体畸形：表现为身材矮胖、脸圆、颈短、盾牌样胸、短指、趾畸形；短指、趾畸形最常影响第4、第5指趾，可累及单侧手或足，也可双侧受累。大拇指末节短而宽，其指甲横径大于长径，称为Murder拇指。目前根据其临床表现及发病机制不同分为4型：

（1）假性甲状旁腺功能减退症ⅠA型：是常染色体显性遗传。该型是由于信号转导途径中兴奋性G蛋白α亚基基因突变，使其不能激活腺苷酸环化酶，产生第二信使cAMP。因此患者除了对PTH抵抗外，还可伴有因对通过Gsα起作用的多种激素如LH，FSH，TSH，ACTH的抵抗所产生的各种靶腺功能减低的临床表现。静脉注入活性PTH后，不引起尿cAMP排出增加和高血磷下降的反应。患者有典型的AHO的外貌；少数患者可伴嗅觉、听觉和味觉等功能减退，其原因不明。

（2）假性甲旁减ⅠB型：常染色体显性遗传，偶有散发病例，没有AHO的躯体畸形，机体除了对PTH不敏感外，对其他多种肽类激素的反应正常，无Gsα基因的突变。由于静脉注入可自由渗入细胞内的丁二酰cAMP后，可使高磷血症和低钙血症得以纠正，因此认为该型患者可能由PTH的受体缺陷所致。但对17例患者的PTH受体基因的检测，尚未能发现引起受体功能改变的突变。而且在部分该型患者中发现肾脏对PTH抵抗而骨对PTH依然敏感；因此推测不同组织内调节PTH受体表达的方式可能不同，或者不同的细胞可能会表达因不同剪切方式所产生的PTH受体异形体，从而导致不同组织对PTH的反应性不同。由于患者肾脏对PTH抵抗而骨仍敏感，因此患者可有因低血钙高血磷刺激的PTH过多引起的骨质疏松或纤维性囊性骨炎等甲旁亢样骨病变，患者血碱性磷酸酶可增高、尿羟脯氨酸排出增加。

（3）假性甲旁减ⅠC型：临床表现与ⅠA型完全相同，也为常染色体显性遗传，但无Gsα基因的突变。目前对其分子发病机制尚不清楚。

（4）假性甲旁减Ⅱ型。少见，无明显家族遗传史，Gsα基因无突变，不伴AHO畸形；除了对PTH不敏感外，对其他多种肽类激素反应正常。尿cAMP排出量正常或稍高，PTH静脉注入试验有显著的尿cAMP排量增加，但尿磷酸盐排出不增多；可能因细胞内对cAMP不反应或其后的信号转导障碍所致。

（二）临床表现

1. 神经肌肉表现

手足搐搦为低钙血症（血清钙低于2.0 mmol/L时）常见的表现，见于72%～100%的本病患者。可因寒冷、情绪波动、深呼吸等而诱发。首先出现口周、肢端麻木、刺痛，手足与面部肌肉痉挛，继之出现手足搐搦，典型的表现为双侧拇指内收，掌指关节屈曲，指间关节伸展，腕、肘关节屈曲，形成助产士手。同时，双足也呈强直性伸展，膝关节与髋关节屈曲。

有些轻症患者或久病患者表现为隐性搐搦。①Chvostek征；即叩击耳垂前约2 cm（癫弓下）或癫弓与口角之间的面神经，如出现口角唇肌抽动为Ⅰ级（可见于25%患者）；加上鼻翼抽动为Ⅱ级；再加上眼轮匝肌抽动和眼睑跳动为Ⅲ级；如该侧面神经支配的所有肌肉均收缩为Ⅳ级。②Trousseau征：束血压计袖带，充气并使血压维持在收缩压以上，持续2 min，如持续上述助产士手样搐搦等表现，且将气囊放气后5～10 min内缓解，则判定为阳性。此时，患者能有意识地控制住搐搦发作者为Ⅰ级（可见于40%的正常人）；搐搦能被检查者用手按压制止，但不能为患者主动克制者为Ⅱ级；搐搦发生在充气1 min后且不能被检查者制止为Ⅲ级；搐搦发生在1 min之内且不能被检查者制止为Ⅳ级。

2. 癫病

其发生率仅次于手足搐搦。可表现为典型癫痫大、小发作；也可局限性发作。少数以癫痫为首发或唯一表现而易导致误诊，其发生机制未明，可能与低血钙时脑组织发生病理性水潴留或激发了原有致瘤因素有关。脑电图异常的特点是各导联基础节律持续广泛的慢波化，并有突发性高电位慢波，过度换气时慢波成分增加等。本症给予有效治疗，低血钙得到纠正后，癫痫可基本控制。否则，提示可能原有癫痫病。

3. 异位钙化

约2/3 的患者出现颅内基底节钙化。特发性甲旁减最多见，假性甲旁减及术后甲旁减也可出现。脑CT呈以基底节为中心的双侧对称性、多发性、多形性脑钙化的特点。除苍白球外，可广泛分布于壳核、尾状核、小脑齿状核、丘脑、内囊及脑皮质、白质等处。基底节钙化和低血钙一起，可引起锥体束外系症状，患者有震颤性麻痹、口吃、肌张力增高、舞蹈动作及共济失调等。低钙血症纠正后，上述症状减轻或消失，若异位钙化出现在骨或关节周围，则形成骨赘，引起关节强直、疼痛等。

4. 颅内压增高及视神经乳头水肿

少数患者可有颅内压增高，视乳头水肿，易误诊为脑瘤，但无肿瘤引起的眼及脑的定位性症状和体征，且低血钙纠正后几周或更长期后，视乳头水肿消失，可能因血钙低，血管渗透性增加引起。

5. 精神异常表现

本病精神异常发生率约占25%，多见于特发性甲旁减。轻者表现为易激动、烦躁、恐惧、失眠，重者出现妄想、幻觉、人格改变、谵妄或痴呆。有人将其精神异常分为智力缺陷（儿童患者常有智力发育迟缓）、脑器质性症候群、功能性精神病、假性神经官能症及未定型5种类型。其发生可能与钙磷代谢异常影响神经递质释放，树突电位改变，轴突冲动传导减慢有关。

6. 外胚层组织营养变性的表现

本病常有皮肤粗糙、脱屑、色素沉着；毛发稀少而脱落；指趾甲脆而萎缩甚至脱落；晶状体白内障；起病于儿童者，牙齿钙化不全，齿釉发育障碍，有黄点、横纹、小孔等病变。此外，指甲及口角可并发白色念珠菌感染，严重者可扩散到口腔及肠道。

7. 其他

PTH分泌减少或缺如，使其对心肌细胞的正性肌力作用减弱；同时血钙浓度下降致细胞外液的钙离子内流减少，造成兴奋一收缩偶联障碍。长期低钙血症心肌收缩力严重受损，当血清钙浓度降至1.8 mmol/L时，可致甲状旁腺功能减退性心脏病、充血性心力衰竭。低血钙可影响心肌细胞的电生理，心电图显示心动过速、房性或室性心律失常、Q–T间期延长、T波低平或倒置。少数病程长又未经治疗的常因低血钙引起肠道吸收不良、脂肪痢等，但经有效治疗后可逆转。

（三）实验室检查

在PTH合成或分泌不足的甲旁减患者中，血PTH浓度很低或测不出，一般不作为诊断的必要条件；但血PTH的测定，在鉴别原发性和假性甲旁减中有重要意义。患者血清钙多在2.0 mmol/L以下，严重者可降至1.0 mmol/L。按血钙水平将本病分为5级：Ⅰ级和Ⅱ级患者的血钙分别为无低血钙和间断出现低血钙；Ⅲ、Ⅳ、Ⅴ级患者的血钙浓度分别为2.12 mmol/L，1.88 mmol/L，1.63 mmol/L以下。血清无机磷高于正常上限（成人1.45 mmol/L，儿童1.78 mmol/L），不典型的早期病例血磷可以正常。24 h尿钙、磷排出减少。部分患者并发低镁血症。

Ellsworth–Howard试验：静脉注射外源性PTH后，测注射前后尿cAMP及尿磷，不同原因引起的甲旁减的反应不同，可资鉴别。

X线检查：骨骼密度正常或增加，软组织可有钙化，基底节和（或）脑钙化。

（四）诊断和鉴别诊断

本病有手足搐搦反复发作史；Chvostek征及Trousseau征阳性；实验室检查血清钙低，血磷高；在排除肾功能不全后，则基本可作出临床诊断。根据病史、特殊的体征（如AHO畸形）及机体对外源性PTH的反应，可对甲旁减的病因进行鉴别。

严重低镁血症（血镁浓度低于0.4 mmol/L）患者，也可出现低钙血症和手足搐搦，血PTH可降低或测不出。但缺镁纠正后，低钙血症迅速恢复，血清PTH也随之增加。

手足搐搦也可由其他原因所致低钙血症引起，如代谢性或呼吸性碱中毒、维生素D缺乏、慢性腹泻等，应加以鉴别。

部分甲旁减可有癫痫样发作，但癫痫发作停止后，检查Chvostek及Trousseau征，必要时查血钙、磷。但如果甲旁减患者长期服苯妥英钠，血磷也可低或正常，鉴别时应注意。

（五）治疗

本病用PTH替代治疗较为理想，但用于临床尚有困难。目前主要采用维生素D及补充钙剂，使血钙接近正常，血磷下降，防止手足搐搦及异位钙化。

由于PTH缺乏，血磷高，致25-(OH)D_3-1-α-羟化酶活性降低，25-(OH)D_3转化为1,25-$(OH)_2D_3$ 减少，因此，患者对维生素D的需要量较大，在治疗过程中容易引起高钙血症，应定期复查血钙。一般维生素D的剂量应从小剂量开始，最好选用半衰期短的剂型。这样一旦出现维生素D过量时，停药后恢复较快。

补充钙剂：每日需补元素钙1～2 g。1 g元素钙相当于乳酸钙7.7 g（3～6 g，3/d）；葡萄糖酸钙10.79 g（4～8 g，3/d）；碳酸钙2.5 g（每片含元素钙250 mg，4～8 片/d）；氯化钙4.0 g（30%的溶液，2～4 g，3/d），钙天力1.0 g（0.3～0.4 g，3/d）。病情轻者不需加用维生素D，经补钙及限磷治疗后，血清钙可保持正常，症状得到控制。严重的搐搦或惊厥发作需紧急处理，此时可用10%葡萄糖酸钙溶液10～20 mL（每10 mL中含元素钙90 mg）缓慢（不超过10 mL/min）静脉注射，也可用元素钙20 mg/kg体重，4～8 h

以上缓慢静脉滴注，直到症状缓解或血清钙达1.75 mmol/L以上。

限磷：血磷高，降低25-(OH)维生素D-1-α-羟化酶活性，故需限制食物中磷的摄入量（如牛乳制品及肉类）。口服氢氧化铝凝胶虽可降低血磷，但长期摄入铝盐不仅影响磷的吸收，而且干扰磷化物的代谢，使掺入磷脂和核酸中的磷减少。在摄入过量的铝化物时，可致血清中三磷酸腺苷降低，后者影响PTH活性，导致本病加重或难以控制。此外，铝化物可经肠道吸收，而活性维生素D代谢物刺激肠铝的吸收；二者合用，有引起铝过多或慢性铝中毒的危险。因此，采用大剂量维生素D治疗本病的同时，为了降低血磷应慎用或不常规使用传统的铝化物治疗。

纠正低镁血症：本病继发低血镁后，进而抑制PTH释放，加重低血钙。因此，在补充钙剂和应用维生素D的同时，尤其在病程长、低血钙难以纠正者，予以补镁，有助于提高疗效。可给予10%硫酸镁10～20 mL缓慢静注，或每4 h肌内注射50%硫酸镁2 mL，直到血清镁浓度恢复至正常范围。

术后甲旁减如同时伴有甲状腺功能减退，应补充甲状腺激素。甲状旁腺移植治疗有一定的效果，如何使植入的甲状旁腺长期存活并且有分泌PTH的功能，尚待更多的研究。伴有多种腺体功能低下的患者，使治疗更加复杂和困难。应针对具体病例给予相应的替代治疗。如伴肾上腺皮质功能减退应补充皮质醇；但皮质醇与维生素D有明显的拮抗作用，还可增加尿钙排泄，减少肠钙的吸收，加重低钙血症。因此，治疗时应注意调节药物的剂量。

采用维生素D及钙剂治疗时，开始治疗或剂量调节阶段应每月测血钙一次，长期维持治疗者每3 个月测血钙一次，维持血钙在2.0～2.25 mmol/L，避免维生素D的毒性反应。

由于PTH缺乏，肾小管钙的重吸收减少，因此，甲旁减的患者在正常血钙的浓度范围内，尿钙的排出较正常人多，而高尿钙易致肾结石。故长期维生素D及钙剂维持治疗时，应不定期监测24 h尿钙，每日尿钙排出量控制在6 mg/kg体重以下，最多不超过300 mg/d。噻嗪类利尿剂有增加肾小管钙重吸收作用，必要时可与高钙、低磷饮食联合应用。

（六）预后

暂时性甲旁减预后良好。手术后及特发性甲旁减经治疗，血钙恢复后，临床症状可获缓解，但需长期坚持服药，不应随意中断治疗。对需要广泛切除甲状旁腺或甲状腺的患者，自身甲状旁腺移植有助于降低永久性甲旁减的发生率，并发皮肤黏膜念珠菌病感染或有先天性异常者则难以治愈或恢复。

第四节　高尿酸血症

高尿酸血症是由于嘌呤代谢障碍，尿酸增高伴组织损伤的一组疾病，可以是遗传性或后天获得。约80%的高尿酸血症者可终生无症状，称为无症状高尿酸血症。少部分可发展成临床痛风。临床特点是：高尿酸血症、急性关节炎反复发作、痛风石形成、慢性关节炎和关节畸形，以及在病程后期出现尿酸结石和痛风性肾实质性病变。

一、发病机制

痛风的直接原因是高尿酸血症。当体液pH为7.4时血中的尿酸的溶解度0.38 mmol/L，超过此值将因为过饱和而出现尿酸盐结晶析出，痛风的关节病变、肾脏损伤以及痛风石都与尿酸盐的沉积有关。尿酸是人类嘌呤分解的最终产物。人体尿酸的来源有两个：从含有核蛋白的食物中核苷酸分解而来属外源性，约占体内尿酸的20%；由体内氨基酸、磷酸核糖及其他小分子化合物合成和核酸分解代谢而来为内源性，约占80%。嘌呤经过一系列代谢变化，最终形成的产物叫尿酸，在正常情况下，体内产生的尿酸，2/3由肾脏排出，余下的1/3 从肠道排出。体内尿酸是不断地生成和排泄的，因此它在血液中维持一定的浓度。正常人每升血中所含的尿酸，男性为0.42 mmol以下，女性则不超过0.357 mmol。在嘌呤的合成与分解过程中，代谢发生紊乱，使尿酸的合成增加或排出减少，结果均可引起高尿酸血症。当血尿酸浓度过高时，尿酸即以钠盐的形式沉积在关节、软组织、软骨和肾脏中，引起组织的异物炎症反应，成了引起痛风的祸根。高尿酸血症的发生内源性代谢紊乱更为重要。低嘌呤饮食5天后24 h尿尿酸超过600 mg为尿酸产生过多。

高尿酸血症和痛风可分为原发性和继发性两种，成因均为尿酸产生过多或肾脏排泄过少。

1. 原发性

病因不明，包括：①特发性。占原发性痛风的99%，多见于40 岁以上的男性和绝经期妇女，部分有家族史，为常染色体多基因遗传。②特异性酶缺陷。少见，起病年龄较早，属X性联遗传。主要为嘌呤合成途径中相关的酶如次黄–嘌呤鸟嘌呤磷酸核糖转移酶（HGPRT）缺陷或核酸核糖焦磷酸合成酶活性增高引起嘌呤生成增多所致。

2. 继发性

继发于其他疾病，包括遗传性疾病（如糖原累积病 Ⅰ 型、Lesch–Nyhan综合征）、获得性疾病（如血液病、肾脏疾病）或药物（利尿剂、水杨酸制剂、化疗药）。

二、临床表现

痛风分为无症状、急性、间歇和慢性期。原发痛风好发于40～50 岁的男性。多有长达数年的无症状高尿酸血症期，以后出现痛风急性关节炎的急性发作。首次发作后，经数周或更长的间歇期，出现第二次发作，久之出现关节畸形、痛风石和肾脏受损。

痛风的发生原因很多，这里只介绍原发性痛风：

1. 无症状性高尿酸血症期

仅有尿酸持续或波动性增高。从尿酸增高到症状出现时间可长达数年至几十年，有些终生不出现症状。但随着年龄的增大，一般最终5%～12%的高尿酸血症发展为痛风。

2. 急性痛风关节炎

典型的首次发作常在夜间突然发病因足痛而惊醒。疼痛高峰在24～48 h，如刀割或咬噬状。关节周围及软组织出现明显红肿热痛、局部不能忍受被单覆盖或周围震动。初为单关节炎，以拇指、大脚趾多见，其次顺序为足背、跟、膝、腕、指、肘等关节。偶有双侧同时或先后发作。关节红肿热剧痛和活动受限，可有发热、白细胞增高、红细胞沉降率增快（容易被误诊为蜂窝组织炎或丹毒）。一般在3天或几周后可自然缓解。此时受累关节局部皮肤可出现脱屑和瘙痒，为本病特有的症候。开始痛风与炎症发作间歇可达数月或数年，但以后发作越来越频繁，症状越来越重，侵犯的关节也越多。受寒、劳累、饮酒、食物过敏或吃高嘌呤食物，感染、创伤和手术为常见诱因。

3. 间歇期痛风

两次痛风发作的间歇期称为临界间痛风。多数患者第二次发作是在6个月至2年之内。发作次数逐渐增加，常为未治疗的患者，呈是多关节性，在多关节发作者中约80%累及下肢关节，但同时累及两足者罕见。在此期间通常无症状，关节检查也无异常发现。

在痛风患者的发病过程中，会出现一种紧硬如石垢结节，称为“痛风石”，又名痛风结节。这种尿酸钠结晶沉积于软组织，引起慢性炎症及纤维组织增生形成的结节肿。痛风石最常见于耳轮，亦多见于手趾的第一跖趾关节、指、腕、肘及膝关节等处，少数患者可出现在鼻软骨、舌、声带、眼睑 、主动脉、心瓣膜和心肌。

在关节附近的骨骼中侵入骨质，形成骨骼畸形或使骨质遭受损毁。这种痛风结节也可在关节附近的滑囊膜、腱鞘与软骨内发现。痛风石大小不一，小的如芝麻，大的如鸡蛋。一般认为，血尿酸在0.54 mmol/L以上时，50%有痛风石。多见于起病后的某个时期，平均为10年。总之，血尿酸浓度越高，病程越长，发生痛风石的机会越多。痛风石逐渐增大后，其外表皮肤可能变薄溃破，形成瘘管，排出白色粉笔屑样的尿酸盐结晶物，经久不愈。由于尿酸有抑制细菌的作用，继发感染少见。发生在手足肌腱附近的结石，常影响关节活动，有时需手术治疗。近年来，由于痛风患者得到早期诊断 、及时治疗，且降低血中尿酸的有效药物逐渐增多，应用渐广，所以痛风石的出现已见减少。

三、实验室检查

1. 血尿酸测定

国内男性（261.8 ± 59.5） μmol/L，女性 （202.3 ± 53.4） μmol/L。未经治疗的患者血尿酸水平大多数升高。

2. 尿液尿酸测定

正常人低嘌呤饮食5天后24 h尿尿酸在600 mg以下。

3. X线检查

早期急性关节炎仅有软组织肿胀。反复发作后可有软骨、骨组织的破坏，骨质如凿孔样或虫噬样改变，严重者可形成骨折。

4. 滑液

在光学或偏振光显微镜下尿酸结晶在白细胞内或游离，呈针状有弱折光现象，为痛风的特异性诊断依据。

四、诊断依据

（1）典型的关节炎发作表现、诱发因素、家族病史、发病年龄以及泌尿道尿酸结石史。

（2）实验室：血尿酸增高及/或关节腔穿刺发现白细胞内有尿酸盐结晶。

（3）慢性关节炎期：痛风石活检或穿刺取内容物作尿酸盐检查。

（4）急性发作期：服秋水仙碱治疗后症状迅速缓解。

（5）X线检查：受累关节在骨软骨缘临近的骨质，可有圆形或不整齐的穿凿样透亮缺损，系由尿酸盐侵蚀骨质所致。

（6）急性关节炎关节腔穿刺：滑囊液可发现白细胞内有双折光现象的针形尿酸盐结晶。此检查在旋光显微镜下阳性率高。

五、治疗原则

防治要求达到以下目的：终止急性发作，防止复发；纠正高尿酸血症；防止尿酸结晶形成和肾功能损害。

1. 急性期处理

绝对卧床、抬高患肢。早期用药治疗：秋水仙碱，首次剂量0.5～1 mg，以后每小时0.5 mg，直至疼痛缓解或出现胃肠道症状后停用。缓解后用0.5 mg，每日1～2次维持。胃肠反应严重者可用秋水仙碱2 mg加生理盐水20 mL，静脉缓慢注入，不少于10 min；4～6 h可重复使用，24 h剂量不超过5 mg。定期检查白细胞，以防白细胞减少。消炎痛：25～50 mg/次，每日2～3次。保泰松：200 mg，以后每4～6 h服100 mg，直至症状缓解。糖皮质激素：泼尼松10 mg，每日3～4 次。

2. 发作间歇和慢性期治疗

排尿酸药：丙磺舒，0.25 g起，每日2次，两周内递增至0.5 g，每日2～3次，如血尿酸显著增高，可1～2 周调整剂量一次，在原来每日剂量中增加0.5 g，直至血尿酸降至理想水平。抑制尿酸合成药：别嘌呤醇，剂量100 mg，每日2～4次，每日最大剂量600 mg，维持量为每日100 mg。近来有人主张别嘌呤醇可以每日一次用药，效果与分次用药相同。

3. 用药原则

发作痛风时使用秋水仙碱治疗，可取得良好效果，必要时用消炎痛、糖皮质激素等。发作期间要控制高嘌呤类饮食，服用别嘌呤醇以降低血尿酸含量，需长期服用。

4. 辅助检查

凡中年人发生关节疼痛，夜间发作，反复发作者，应检查血尿酸及红细胞沉降率。亦可作滑膜囊液旋光显微镜检查及痛风结石活检以明确诊断。

5. 疗效评价

（1）治愈：症状控制，血尿酸恢复正常。

（2）好转：症状控制，但血尿酸未恢复正常。

（3）无效：症状控制不理想，血尿酸亦未能恢复正常。

六、饮食治疗

1. 急性痛风症饮食治疗

（1）限制嘌呤：患者应长期控制嘌呤摄入。急性期应选用低嘌呤饮食，需选含嘌呤低的食物，禁用含嘌呤高食物，如动物内脏、沙丁鱼、凤尾鱼、鲭鱼、小虾、扁豆、黄豆、浓肉汤及菌藻类等。

（2）限制热能：痛风症与肥胖、糖尿病、高血压及血脂症等关系密切。痛风症患者糖耐量减退者占7%～14%，高甘油三酯血症者达75%～84%。因痛风症患者多伴有肥胖、高血压和糖尿病等。故应降低体重、热能，体重最好能低于理强体重10%～15%；热能根据病情而定，一般为6.3～7.5 kJ（1 500～1 800 kcal）。切忌减重过快，应循序渐进；减重过快促进脂肪分解，易诱发痛风症急性发作。

（3）蛋白质和脂肪：适量供给，标准体重时蛋白质可按0.8～1.0 g供给，全天在40～65 g，以植物蛋白为主。动物蛋白可选用牛奶、鸡蛋，因牛奶、鸡蛋无细胞结构，不含核蛋白，可在蛋白质供给量允许范围内选用。尽量不用肉类、禽类、鱼类等，如一定用，可将瘦肉、禽肉等少量，经煮沸弃汤后食用。脂肪可减少尿酸正常排泄，应适当限制，控制在50 g/d左右。

（4）维生素和矿物质：供给充足B族维生素和维生素C。多供给蔬菜、水果等成碱性食物。蔬菜1 000 g/d，水果200～300 g/d；在碱性时能提高尿酸盐溶解度，有利于尿酸排出。再则蔬菜和水果富含维生素C，能促进组织内尿酸盐溶解。痛风症患者易患高血压和高脂血症等，应限制钠盐，通常每天2～5 g。

（5）水分：多喝水，食用含水分多的水果和食品，液体量维持在2 000 mL/d以上，最好能达到3 000 mL/d，以保证尿量，促进尿酸的排出；肾功能不全时水分宜适量。

（6）禁用刺激性食品：禁用强烈香料及调味品，如酒和辛辣调味品。过去曾禁用咖啡、茶叶和可可，因分别含有咖啡因、茶碱和可可碱。但咖啡因、茶叶碱和可可碱在体内代谢中并不产生尿酸盐，也不在痛风石里沉积，故可适量选用。

2. 慢性痛风症饮食治疗

给予平衡饮食，适当放宽嘌呤摄入的限制，但仍禁食含嘌呤较多的食物，限量选用含嘌呤在75 mg%以内的食物，选食含嘌呤量少的食物。坚持减肥，维持理想体重；瘦肉煮沸去汤后与鸡蛋、牛奶交换使用；限制脂肪摄入，防止过度饥饿；平时养成多饮水的习惯，少用食盐和酱油。

按嘌呤含量的食品分类。

（1）嘌呤含量很少或不含嘌呤食品：谷类食品有精白米、富强粉、玉米、精白面包、馒头、面条、通心粉、苏打饼干。蔬菜类有卷心菜、胡萝卜、芹菜、黄瓜、茄子、甘蓝、莴苣、刀豆、番瓜、倭瓜、西葫芦、西红柿、萝卜、厚皮菜、芜菁甘蓝、山芋、土豆、泡菜、咸菜、甘蓝菜、龙眼卷心菜。蛋类。乳类有各种鲜奶、炼乳、奶酪、酸奶、麦乳精。各种水果、干果类及糖果。各种饮料包括汽水、茶、巧克力、咖啡、可可等。各类油脂。其他如花生酱、洋菜冻、果酱等。

（2）嘌呤含量较少的食品（每100 g嘌呤含量<75 mg）：芦笋、菜花、四季豆、青豆、豌豆、菜豆、菠菜、蘑菇、麦片、青鱼、鲜鱼、鲑鱼、金枪鱼、白鱼、龙虾、蟹、牡蛎、鸡、火腿、羊肉、牛肉汤、麦麸、面包等。

（3）嘌呤含量较高的食品（每100 g食品嘌呤含量为75～150 mg）：扁豆、鲤鱼、鳕鱼、大比目鱼、鲈鱼、梭鱼、鳙鱼、贝壳类水产品、熏火腿、猪肉、牛肉、牛舌、小牛肉、鸡汤、鸭、鹅、鸽子、鹌鹑、野鸡、兔肉、羊肉、鹿肉、肉汤、肝、火鸡、鳗及鳝鱼。

（4）嘌呤含量特高的食品（每100 g食品嘌呤含量为150～1 000 mg）：胰脏（825 mg）、凤尾鱼（363 mg）、沙丁鱼（295 mg）、牛肝（233 mg）、脑

（195 mg）、肉汁（160～400 mg）。

第五节 痛风

痛风为嘌呤代谢紊乱和（或）尿酸排泄障碍所致血尿酸水平升高的一组异质性疾病。血中尿酸水平持续升高（男性>416 μmol/L）为高尿酸血症，是由于原发性或继发性嘌呤代谢障碍造成的。并非所有的高尿酸血症都引起痛风，当出现持续的血尿酸水平升高（≥476 μmol/L），尿酸盐可析出结晶，并在关节的软骨、滑膜、肌腱、肾脏等处沉积而引起痛风。临床上以单个关节或多个关节发作性红、肿、痛、热以及功能障碍的急性关节炎、肾绞痛、血尿、肾功能损害为特征。可分原发性和继发性两大类。原发性者病因除少数由于酶缺陷引起外，大多未阐明，常伴高脂血症、肥胖、糖尿病、高血压、动脉硬化和冠心病等遗传性疾病。继发性者可由肾脏病、血液病及药物等多种原因引起。

痛风由于临床表现错综复杂，误诊率高。痛风发病存在明显的性别差异，男性多于女性，多见于中老年男性，女性仅占5 %，患病率为0.13%～0.37%。痛风男性多于中年发病，女性多于老年发病，多在绝经期后，这是由于雌激素具有促进尿酸排泄的作用，所以女性痛风罕见于生育年龄。痛风患者中10%～25%有家族遗传史，其近亲中15%～25%有高尿酸血症。认为是常染色体显性遗传，由女性携带基因，男性发病，仅有1%～2%患者明确是由次黄嘌呤磷酸核糖转移酶（HGRPT）部分或完全缺乏，而对大多数的遗传方式尚不清楚。

痛风是由于嘌呤代谢紊乱造成血尿酸水平过高和（或）尿酸排泄减少而导致尿酸盐沉积的疾病。尿酸是人类嘌呤代谢的终产物，高尿酸血症是痛风的重要生化基础。已证明血尿酸水平与以后痛风发生概率和首次发作的年龄之间均有直接关系。本病10%～25%的患者有阳性家族史，部分患者具有长期大量饮酒，进食高嘌呤、高蛋白饮食的历史。痛风和遗传体质及日常生活等多种因素有关，而其中重要的一项就是饮食习惯。古代西欧的王室、贵族是痛风患者最多的群体，随着西方经济的发展，痛风逐渐从王室贵族走向平民百姓，成为一种常见病，而且目前的发病率仍在增长。中国人的饮食习惯历来以糖类为主，以往的经济条件也不允许国人享用过多的高蛋白饮食，所以痛风的发病率一向较低。但是这种情况已经发生变化，痛风发病率、患者绝对发病数有了相当大的增长。但高尿酸血症不一定出现痛风的表现，当血尿酸长期在体内堆积，在一些诱发因素的作用下可出现痛风的发作。痛风常见的诱发因素为：酗酒、过度疲劳、走路过多引起的关节疲劳、关节受伤、寒冷、摄入大量高嘌呤食物。以下主要讨论原发性痛风及高尿酸血症。

痛风性关节炎为痛风最主要的症状。嘌呤代谢障碍，导致血尿酸增高，超过溶解度的尿酸盐可析出针状结晶，并沉积在温度较低的远侧端肢体（如足趾）和酸度较高的组织（如运动后的肌肉、关节腔）、关节的滑囊膜和关节软骨、肾脏和皮下软组织。关节腔中的尿酸盐结晶被吞噬细胞、白细胞吞噬后，可破坏细胞的溶酶体等细胞器，释放出蛋白水解酶、激肽、组胺、趋化因子等物质，引起局部血管扩张和渗透性增加、血浆渗出、白细胞集聚等炎症反应。炎症细胞释放白介素（IL21，IL26）、肿瘤坏死因子

（TNF）等细胞因子，激活环氧化酶22（COX22）合成前列腺素类，更使炎症范围进一步扩大，组织被溶解侵蚀，表现为急性痛风性关节炎。多次复发可造成骨质穿凿状破坏，结缔组织增生，形成骨性肿大、活动障碍、畸形和局部骨质疏松。病程长久者可因尿酸盐结晶在肾脏形成结石，出现肾绞痛，血尿。尿酸盐结晶在肾间质沉积及阻塞肾集合管而形成痛风肾，并可出现蛋白尿、高血压、肾功能不全。

一、病因

根据尿酸代谢的病因学，痛风可分为原发性和继发性。

（一）原发性

多数原发性痛风及高尿酸血症患者可能为多基因遗传，但确切的分子缺陷部位尚不清楚，部分患者可能与以下缺陷有关：

1. 尿酸生成过多

主要为嘌呤核苷酸代谢酶的异常和（或）缺陷，引起嘌呤合成增加而导致尿酸水平升高。①磷酸核糖焦磷酸（PRPP）合成酶活性异常升高，使PRPP水平增高，导致最终产物尿酸水平升高。②PRPP酰胺转移酶活性升高，引起次黄嘌呤核苷酸生成过多，最后产物——尿酸增高。③PRPP酰胺转移酶结构异常，对腺嘌呤核苷酸的反馈减弱，引起次黄嘌呤核苷酸生成过多，导致尿酸水平升高。④次黄嘌呤–鸟嘌呤磷酸核糖转移酶（HGPRT）缺陷，使嘌呤的补救合成途径减弱，引起嘌呤代谢的负反馈减弱，导致尿酸水平升高。⑤黄嘌呤氧化酶活性升高，加速了次黄嘌呤和黄嘌呤转变为尿酸。

2. 肾脏对尿酸排泄减少

多数原发性痛风及高尿酸血症患者的发生可能与肾脏的尿酸排泄能力降低有关。其肾小球对尿酸的滤出减少，肾小管分泌尿酸减少和（或）重吸收增加。

（二）继发性

（1）由于核酸大量分解引起的尿酸产生过多，如骨髓增生症、恶性淋巴瘤、多发性骨髓瘤、白血病、恶性肿瘤放疗或化疗。

（2）肾脏疾病导致尿酸排泄障碍，由于各种疾病引起的慢性肾功能不全（如糖尿病肾病、高血压、多囊肾、慢性肾小球肾炎、铅中毒性肾病等），影响肾小管尿酸排泄的疾病（如甲状腺功能减退症、甲状旁腺功能亢进、糖尿病酮症酸中毒或乳酸性酸中毒），影响肾小管尿酸排泄的药物（如噻嗪类利尿药、呋喃苯胺酸、阿司匹林、烟酸、乙胺丁醇）。

（3）伴嘌呤合成增加的疾病，如糖原累积病Ⅰ型（葡萄糖–6磷酸酶缺乏）。

二、临床表现

本病多见于男性，常伴有肥胖、高脂血症、高血压、糖尿病。如为女性，多在经绝期后发病。

（一）无症状高尿酸血症

血清尿酸盐浓度随年龄而升高，且有性别差异，男性在发育年龄后即可发生高尿酸血症，而女性往往发生于绝经期后。不少高尿酸血症者可以持续终生不发生症状，称为无症状高尿酸血症，只有发生关节炎时，才称为痛风。血清尿酸盐浓度越高，时间越长，则发生痛风和尿路结石的机会越多，痛风的发病年龄以40 岁左右达高峰。

（二）急性关节炎期（痛风发作）

突然发作的单个关节红、肿、痛、热和功能障碍，多见于足趾的第一跖趾关节，即拇趾的跖趾关节，其次为踝、足跟、腕、指关节等，是原发性最常见的首发症状。本期发病特点是好发于下肢关节，典型发作是起病急骤，患者可以在上床睡觉时还很健康，但到半夜因脚痛而惊醒，数小时内症状发展至高峰，关节及周围软组织出现明显红肿热痛，痛甚剧烈，甚至于不能忍受被褥的覆盖。大关节受累时可有关节渗液，并可伴有头痛发热，白细胞增高等全身症状。多数患者发病前无前驱症状，但部分患者发病前有疲乏，周身不适及关节局部刺痛等先兆。以春秋季多发，常在夜间发作，多数7～10天缓解后再无症状，直到下次发作。关节局部扭伤、穿紧鞋走路及外科手术、饱餐饮酒、过度疲劳、受冷受湿、感染都可能是诱发因素。

（三）痛风石及慢性关节炎

慢性关节炎期，关节炎反复发作，未治疗或治疗不彻底者，可表现为多个关节受累，关节不灵活，由于长期僵硬，活动受限，引起关节变形。如果急性关节炎频发，则出现以尿酸盐为中心的肉芽组织（痛风结节）。而未经治疗的患者，病情发展严重时，尿酸盐在关节腔沉积增多，炎症反复发作进入侵性阶段，尿酸盐结晶会在软组织中沉积，在皮下形成痛风石肿块即所谓痛风结石，小如芝麻，大如鸡蛋或更大，常发生于耳轮、前臂伸面、跖趾、手指、肘部等处。此外，尿酸盐在关节的软骨，滑膜、肌腱等处也可沉积而形成痛风石。

（四）肾脏病变

临床所见历时较久的痛风患者约1/3 有肾脏损害。可因尿酸盐结晶在肾脏形成结石，出现肾绞痛、血尿；在肾间质沉积及阻塞肾集合管而形成痛风肾，最初可见间质性肾炎改变，并可出现蛋白尿、高血压、肾功能不全。

（1）痛风性肾病：尿酸盐结晶沉积于肾组织引起间质性肾炎。早期可仅有蛋白尿和显微镜血尿，且呈间隙出现，故易被遗漏。随着病情的进展，蛋白尿转为持续性，肾功能尤其是浓缩功能受损，出现夜尿增多、尿比重偏低等现象。病情进一步发展，终于由慢性氮质血症发展到尿毒症症群。

（2）急性肾功能衰竭：由于大量尿酸盐结晶广泛阻塞肾小管管腔，导致尿流梗阻且产生急性肾功能衰竭症状。此时给予积极治疗，如多饮水、使用碱性药物降低血尿酸等，病情常可挽回。

（3）尿路结石：原发性痛风20%～25%并发酸性尿路结石，部分患者肾结石的症状早于关节炎的发作。继发性高酸血症者尿路结石发生率更高。细小泥沙样结石可随尿液排出而无症状。

三、实验室检查

对高度疑似痛风的患者，应做较全面的实验检查，包括血、尿常规，血尿酸，肝、肾功能及类风湿因子等。检测的目的之一是了解患者的健康状况，是否因其他疾病导致继发性痛风。目的之二是分析实验室的各项指标，鉴别其中是否有符合或排除痛风的指征。如大多数痛风患者血尿酸明显升高，类风湿因子一般是阴性，而类风湿关节炎则相反，血尿酸正常或偶有偏高，类风湿因子多量阳性。

（一）血清尿酸盐测定

血尿酸水平增高，男性患者和绝经期后的妇女血尿酸水平＞417 μmol/L，绝经期前的妇女血尿酸＞357 μmol/L。因尿酸水平可有波动，应反复测定以免漏诊。

（二）尿酸测定

对诊断急性关节炎帮助不大，因有半数以上患者小便尿酸排出正常，但通过尿滴检查了解尿酸排泄情况，对选择药物及鉴别尿路结石是否由于尿酸增高引起有所帮助。尿尿酸值的改变与饮食的结构有密切关系，正常人在低嘌呤饮食情况下，24 h尿尿酸＜3.57 mmol（600 mg）。若血尿酸明显升高，而24 h尿尿酸＜3.57 mmol（600 mg），提示肾脏排尿酸的能力低下；反之，若尿酸＞4.76～5.95 mmol（800～1000 mg），常提示体内尿酸生成过多，并易发生泌尿道结石。

四、影像学检查

（一）关节滑囊液检查

滑囊液检查可发现尿酸盐结晶。急性期如踝、膝等较大关节肿胀时，可抽取滑囊液进行旋光显微镜检查，白细胞内若见双折光的针形尿酸钠结晶对本病具有诊断意义。

（二）X线检查

X线摄片对痛风的诊断具有很重要的参考价值，因此，必须为患者的双手、双足及其他肿痛关节摄片。痛风初期患者一般不会发生骨侵蚀，X线摄片下仅见软组织肿胀。痛风发病多年后，因尿酸盐在骨内沉积，X线检查可发现在关节软骨及邻近的骨质有圆形或不整齐的穿凿样透光缺损，在某些患者X线摄片可见骨旁痛风结石影像，可作为痛风识别的指征。

五、诊断与鉴别诊断

（一）诊断

如仅有血尿酸持续升高而无临床症状，可诊断为高尿酸血症。中老年以上，特别是男性，常有家族史及代谢综合征表现，突然出现第一跖趾、踝等单个关节剧烈红、肿、痛、热等急性关节炎的表现或尿酸性结石肾绞痛发作，应考虑痛风。

以下检查可确定诊断：

（1）血尿酸水平升高。

（2）关节滑囊液检查发现尿酸盐结晶。

（3）痛风石活检或穿刺取内容物检查，证实为尿酸盐结晶。

（4）对反复发作致慢性关节炎的患者，受累关节的X线检查、关节腔镜检查有助于诊断。

（5）此外，急性痛风性关节炎还可以采取服用秋水仙碱的方法鉴别。由于秋水仙碱对急性痛风有独特的疗效，而对其他关节炎效果较差，急性患者服药后48 h以内如有明显效果，基本上可诊断为急性痛风。因秋水仙碱治疗能迅速缓解症状，故临床具有特征性诊断价值。

总之，对临床症状不典型的疑似患者，要通过多方面的综合分析，才能做出较为正确的诊断结论。在明确痛风和高尿酸血症后，还应进一步确定是原发性还是继发性。

（二）鉴别诊断

非典型病例需与下列疾病鉴别：急性关节炎期需与风湿性关节炎、类风湿关节炎、创伤关节炎、化脓性关节炎鉴别。慢性关节炎期需与类风湿关节炎、银屑病性关节炎、假性痛风、骨肿瘤鉴别。

1. 化脓性关节炎与创伤性关节炎

常为单个关节受累，也可具有明显的红、肿、痛、热的特点，易与痛风性关节炎混淆，但化脓性关节炎常有局部淋巴结肿大，血尿酸水平多在正常范围内，关节滑囊液检查有助于鉴别。创伤性关节炎一般有关节的创伤史。

2. 类风湿关节炎

多见于青年女性，常为多个关节受累，有对称倾向，好发于手、足远端小关节，腕、膝、脊柱等关节，易引起关节僵硬畸形，血尿酸水平正常，类风湿因子多为阳性。X线片可见关节间隙变窄，或关节面融合、骨质疏松等表现。

3. 类固醇结晶性关节炎

常见于女性，受累关节多为类固醇封闭注射的关节。血尿酸水平正常，关节滑囊液检查可发现类固醇结晶，X线片也可见关节组织钙化，秋水仙碱治疗无效。

4. 老年人假性痛风

老年人多见，为关节软骨钙化所致，以膝关节最常受累。血尿酸水平正常，秋水仙碱治疗多无效，关节滑囊液检查有焦磷酸钙结晶及磷灰石结晶。X线片可显示关节软骨钙化。

六、防治

痛风的药物治疗应分期进行，急性期以缓解和消除症状为主。间歇期的治疗目的是维持血尿酸水平于正常范围，初发者饮食控制无效时，应进行降尿酸治疗，力争减少急性发作。慢性期仍以降低血尿酸水平为主要目的，同时对慢性关节炎及可能并发的肾脏病变进行治疗，必要时需处理痛风石，以提高生活质量。

对于无症状高尿酸血症的处理，至今意见不一，多数倾向于应加强医疗监护，对血尿酸在470～535 μmol/L以下者，无痛风家族史者，不需药物治疗，以避免急性发作为主，反之应使用降尿酸药物。对血尿酸经常超过正常，经饮食治疗仍不能令人满意，尤其有明显家族史者，即使无明显的临床表现，也应给予别嘌醇治疗。如果伴发高血压、糖尿病、高脂血症、心脑血管病等，应在治疗上述疾病的同时，适当降低血尿酸。

（一）急性发作期治疗

1. 治疗目的

①迅速终止发作，防止复发。②纠正高尿酸血症，使尿酸保持在正常范围。此期不应使用降尿酸药物，以免延长发作或引起转移性痛风。③防止尿酸结石形成与肾功能损害。

2. 处理原则

①应尽早使用抗炎药物，直到炎症完全消退，过早停药或进行关节活动可致复发。一般应在关节疼痛完全缓解72 h后始可恢复活动。②抬高患肢，充足饮水。③禁用影响

排尿酸的药物（如噻嗪类利尿药，氨苯蝶啶、烟酸、乙胺丁醇、吡嗪酰胺、左旋多巴等）。④排尿酸药物和抑制尿酸生成的药物可延长急性发作过程，故在本阶段不用。

3. 药物治疗

应迅速给予下述药物治疗：在急性发作的第一时间使用秋水仙碱，常能收到迅速、有效、彻底地终止发作的效果（该药也用于预防发作及诊断性治疗），应为首选。具体用法：秋水仙碱首剂0.5～1 mg，口服，以后每小时0.5 mg直至疼痛缓解，或出现胃肠道反应不能耐受时，减量为0.5 mg/次，每日1～3次。能使多数患者在24～8 h内急性症状缓解，总量不超过5 mg。

（二）发作间歇期的治疗

急性期控制后，需使用排尿酸药物或抑制尿酸生成的药物，使血尿酸维持在正常范围，预防急性期的发作及防止痛风石的形成。

1. 一般处理

防止超重、肥胖，严格戒酒。饮食方面应少食果糖（防止腺嘌呤核苷酸分解），糖类应占总热量的50%～60%。避免进食高嘌呤食物（如动物内脏、脑、凤尾鱼、沙丁鱼、鱼卵、牡蛎、贝壳类等）。严格控制高嘌呤食物的摄入量，每天限在150 mL左右。低嘌呤饮食的效果优于排尿酸药物的应用。控制蛋白质食物的含量，蛋白质摄入量限制在1 g/（kg·d），若有肾功能不全，应限制在0.6～0.8 g/（kg·d）。尿酸来自体内细胞的正常分解并经肾排出，蛋白摄入过多，尿酸随之增高。多食利尿作用的水果、蔬菜，如西瓜、冬瓜等有利于尿酸的排泄。碱化尿液：尿酸易在酸性条件下沉积而产生泌尿道结石，碱性可提高尿酸的溶解度。尿pH在6.0以下时，给予碱化尿液的药物，加碳酸氢钠3～6 g/d，分3 次服。多饮水，使每日尿量在2 L以上。

2. 药物治疗

主要是促进排尿酸和抑制尿酸生成。

（1）排尿酸药：适用于肾功能良好的患者。降尿酸药物可根据生化分型来选用。一般认为，尿酸排泄减少型占大多数，如肾功能正常或轻度受损，又无尿酸盐肾病及泌尿系结石，可选用此类药物，以阻止肾小管对尿酸盐的重吸收，增加尿酸排出。如肌酐清除率＜80 mL/min时，疗效开始降低，达30 mL/min时无效。已有尿酸结石形成，或尿中尿酸＞5.4 mmol/24 h（900 mg/24 h），不宜使用此类药物。正常人24 h尿液尿酸为3.57 mmol（600 mg）以下。苯溴马隆等促尿酸排泄药的应用，可避免大量排泄的尿酸盐在肾组织及泌尿道沉积。毒性较低，作用时间长，剂量25～100 mg/d，一次口服，最大剂量可用至200 mg/d。丙磺舒开始剂量0.25 g/次，每日1～2 次，口服，然后在2周内逐渐增至0.5 g/次，每日2～4 次。最大剂量3 g/d。其主要不良反应是过敏性皮炎，胃肠道反应，白细胞减少。在用排尿酸药物的过程中，应多饮水，每日保持尿量在2L以上，同时应注意碱化尿液（使尿pH保持在6.5左右），防止尿酸排出过程中形成尿路结石。

（2）抑制尿酸生成药：别嘌醇用于尿酸产生过多及并发肾脏病变。其主要作用机制为抑制黄嘌呤氧化酶使尿酸生成减少，适用于对排尿酸药物无效、过敏，或不适宜用排尿酸药物的患者，如肾功能不全，肾结石的患者。此药尚有使痛风结石溶解的作用。一般用量100 mg/次，每日1～3 次，每周增加100 mg，根据血尿酸水平调整，最大剂量可用至300 mg/d。如无禁忌而病情需要，亦可与排尿酸药合用，可使血尿酸浓度较快降至正常范围，尤适用于痛风石严重而肾功能良好的患者。其主要不良反应有胃肠不适、皮疹、发热、急性表皮坏死、骨髓抑制、白细胞减少及肝功能损害。应定期监测药物可能出现的副作用，对于用别嘌醇后出现瘙痒性皮肤反应，特别是不能用其他降尿酸药者，可试用缓慢口服脱敏疗法。

（3）间歇期降尿酸药物的选用方案：一是有关节炎急性发作史，而无痛风石及肾结石、肾功能正常，血尿酸增高及24 h尿液尿酸<4.165 mmol（700 mg）者选用排尿酸药，如丙磺舒或苯溴马隆。定期查血尿酸并调整剂量至血尿酸<387 μmol/L后维持治疗。如剂量已达足量仍无效者，改用别嘌醇。二是有关节炎急性发作史及伴发肾结石，肾功能不全，或可见痛风石、血尿酸增高及24 h尿尿酸>4.165 mmol（700 mg）者先用别嘌醇，初始剂量为100 mg/次，每日1～2次，定期调整剂量至血尿酸<387 μmol/L，维持有效治疗剂量，大多数病例使用300 mg/dL即可。肾功能不全（减量使用）者事实上，尿酸排泄减少与尿酸产生过多同时存在的混合型并不少见，如服药已达最大耐受剂量，血尿酸明显升高，痛风石形成或单用一类药物疗效不佳时，可两类药物联合治疗并用排尿酸药。两类降尿酸药物均应从小剂量开始，渐增至治疗量，见效后改用维持量长期使用。因此，应教育患者长期随诊，定期检测血尿酸及相关生化指标，以便及时调整用药，控制病情进展。切不可一次血尿酸化验正常即自行停药。

（三）慢性痛风性关节炎的治疗

关节炎反复发作而控制不佳者，在用降血尿酸药物的同时，可加用小剂量秋水仙碱，0.5 mg/次，每日1次，或加用吲哚美辛25 mg/次，每日2次，如无不良反应，可长期应用。其他辅助疗法如物理疗法，对反复发炎的关节行红外线、矿泉浴、沙泥疗法及推拿按摩疗法等。此外，多数痛风患者晚期出现痛风石，痛风石可破坏骨质，压迫血管，肌腱引起功能障碍，压迫皮肤引起皮肤溃破、坏死等，均需手术治疗。如伴有关节中较大痛风石，较大肾结石，无法挽救的坏死趾、指等均可进行手术治疗，手术前后口服秋水仙碱0.5 mg/次，每日2次，或吲哚美辛25 mg/次，每日2～3次。

七、预后

近年来，随着经济的发展，人民生活水平的提高，高蛋白、高嘌呤食品的摄入增加，饮食结构发生了改变。痛风的发病率日益提高，呈逐年上升的趋势，在老年疾病中占据了一定的比例，成为当今世界中老年的常见病。而且，痛风的存在还可导致冠心病、糖尿病、高血压等的恶化，所以它对人类的健康已构成潜在的威胁。现代医学对本病尚无根治方法，秋水仙碱、非甾体消炎药、别嘌醇等药虽可减轻症状，降低血尿酸，但有胃肠道不适、影响肾功能等不良反应。中医药治痛风成为当今的一个重要课题，如选择中西医结合治疗，不仅可减少西药用量，同时可以抑制其不良反应。中西医结合治疗方法多种多样，临床疗效不断得到提高。一般早、中期按风寒湿热，肝肾不足和气血亏损辨证施治，在内服中药的同时，可以根据病情的需要结合外用中药、理疗、体疗及功能锻炼等综合措施，服药期间避免进食高嘌呤食物，如动物肝脏、骨髓、海味、河蟹等，多食蔬菜、水果、牛奶、鸡蛋，宜多饮水以利尿酸排出，避免过度劳累、饮酒、受凉及关节损伤等诱发因素。至于痛风患者长期尿酸超饱和使尿酸盐形成结晶沉积于组织中形成的痛风石，药物治疗的同时应采用必要的手术治疗，减轻疼痛，减少尿酸盐对骨髓的进一步损害，减少体内尿酸盐总量，有效控制急性关节炎发作，有利于痛风患者康复。

第六节　骨质疏松与骨折

骨质疏松症是一种全身代谢性骨骼疾病，指一切超过衰老引起的生理范围的骨丢失，是以骨量减少、骨的微细结构破坏为特征，导致骨脆性增加，容易发生骨折。近年来，更多学者认为骨强度十分重要，骨质疏松症是以低骨强度、骨折危险性增加为特点的骨骼疾病。骨强度从根本上反映了骨密度和骨质量的完整性。骨质疏松症时仅有少量狭窄的骨小梁断面（正常时骨松质密度和平均骨小梁宽度分别为24.7%和148 μm；骨质疏松症时则分别为11.2%和99 μm），造血骨髓广泛地为脂肪髓所取代。

骨质疏松可分为三大类，第一类为原发性骨质疏松症，它是随着年龄的增长，在衰老过程中骨本身生理性、退行性病变而致骨量减少，不伴引起骨矿减少的原发性疾病，起病缓慢，病程长，好发于51～75岁的绝经后妇女和70岁以上的男性老年人，原发性骨质疏松症是由于绝经或老龄引起的骨骼退行性变，占95%，分为Ⅰ型和Ⅱ型。第二类为继发性骨质疏松症，继发性骨质疏松症是由于某些疾病、药物、营养和活动异常造成的，占5%。特发性骨质疏松症发生于既往身体健康、青春发育前的儿童，发病年龄2～16 岁，特发性骨质疏松症的诊断必须排除各种原因引起的继发性骨质疏松症，患者症状在青春期后可自行缓解。第三类为特发性骨质疏松症，多见于8～14岁的青少年或成人，多伴有遗传家族史，女性多于男性，妇女妊娠及哺乳期间所发生的骨质疏松也属此范围，本节重点讨论老年人原发性骨质疏松症。

老年人骨质疏松症在西方国家极为普遍，美国每年有16 万人会发生本病，随着健康制度的完善和人口寿命的延长，以及老年型社会的到来，本病越来越引起人们的重视。有资料表明，气候较冷地区比气候较暖地区发病率高。由于骨质疏松引起的骨折，以髋骨骨折、椎骨骨折及柯莱斯骨折最为多见，在所有影响骨折的因素中，年龄因素极为重要。在未来60年，世界范围内的髋骨骨折人数将达到6万人。骨质疏松性骨折还受性别、地区、种族、雌激素及营养饮食等其他因素影响。

一、病因

骨质疏松症及骨折是骨密度降低和骨微细结构破坏的双重结果。骨密度低于同年龄的平均值由低骨峰值或过多骨丢失造成，伴有微细结构的破坏。

骨量的堆积90%于20岁以前完成，其余10%发生于以后的10～15年。25～39岁为一生中骨量最高的时期，这种最高的骨量称骨峰值。骨峰值70%～80%由遗传决定，20%～30%由环境决定。前者是骨质疏松症的易患因素，后者包括儿童期低钙摄入，出生和成年时低体重活动少、发育延迟、不健康的生活方式和不良习惯等。

（一）激素

1. 性激素

绝经后雌酮（estrone，E1）和雌二醇（estradiol，E2）均明显减少，雌激素和雄激素对骨骼生长、促进骨峰值的获得和防止成人后的骨丢失均有重要意义。

2. 降钙素（calcitonin，CT）

直接作用于破骨细胞受体，使细胞内钙离子转入线粒体，抑制破骨细胞活性，抑制大单核细胞转化为破骨细胞，减少骨吸收。绝经后妇女CT值较绝经前降低，骨质疏松症患者CT储备功能降低。

3. 甲状旁腺素（parathyroid hormone，PTH）

对成骨细胞和破骨细胞均有刺激作用即可增加骨形成，也能促进骨吸收。PTH还可活化肾脏1α羟化酶，使1,25-$(OH)_2D_3$增加。随年龄增长，PTH增高，可能与肾功能减退致1,25-$(OH)_2D_3$合成减少、血钙值降低，刺激PTH分泌增多有关。

4. 1,25–双羟维生素D

肠道钙的吸收依赖于1,25–$(OH)_2D_3$存在。生理量1,25–$(OH)_2D_3$直接刺激成骨细胞，对骨形成和骨矿化有促进作用，高浓度1,25–$(OH)_2D_3$可增加破骨细胞的数量和活性，促进骨吸收。血中1,25–$(OH)_2D_3$随年龄增加而逐渐降低，与老年人光照少、肾功能减退、肾1α-羟化酶活性降低有关。

5.皮质醇（corticostcroid，CS）

抑制成骨细胞功能，抑制肠钙吸收和促进尿钙排出，抑制垂体分泌促性腺激素，致使骨吸收增加。

（二）细胞因子

雌激素缺乏和老龄等因素影响下，激素和免疫平衡发生紊乱，影响骨微环境中细胞因子网络的平衡，偶联出现障碍，破骨多于成骨。

（三）营养因素

1. 钙

有多项研究表明摄入钙剂对增加骨量防骨丢失或骨折均有作用。

2. 蛋白质

高蛋白饮食使肾小管钙重吸收率降低，尿钙排出增加。

3. 维生素C

参与骨代谢的重要物质，对酶系统有促进作用，利于钙吸收和向骨骼中沉积。

4. 维生素K

参与骨钙素中谷氨酸的羧基化，促进骨钙沉积，促进成骨。

（四）运动和制动

运动可以提高雌酮和雌激素水平，使钙的利用和吸收增加，还可增加骨皮质血流。但过量运动导致青春期延迟、身体脂肪丢失和严重雌激素缺乏，骨量丢失，易发生骨质疏松症。绝对卧床11～61天即可见到骨量减少，活动后可恢复，但需更长时间。卧床后尿钙排出增加可达3倍左右。长期卧床骨密度（BMD）可减少40%，受累的肢体和脊柱BMD减少可持续多年。

（五）生活习惯和其他

1. 酗酒

酒精中毒致肝硬化，影响25-（OH）D在肝脏的合成，影响钙吸收。另外，酒精直接作用于成骨细胞抑制骨形成。

2. 嗜烟

嗜烟者均见中轴骨和肢体骨骨折危险性增加。嗜烟导致低体重、肠道钙吸收减少、过早停经、增加氧自由基浓度，引起骨吸收、骨量丢失，增加骨折风险。

3. 咖啡因

摄入过多致尿钙和内源性粪钙丢失。

（六）遗传因素和种族

肌肉力量和骨的几何形态等均与遗传有关。研究提示骨量的60%～85%、髋骨形态的70%～85%、骨代谢的50%～75%、骨折数的25%～35%由遗传决定。髋骨、腕骨骨折的调查发现美国白人最多，黑人、亚洲人仅为美国白人的一半，可能与种族间骨的几何学不同有关。

（七）年龄因素

人在35岁以后骨母细胞生成减少，即骨生成减少，但溶骨现象不减少。从而加剧了骨流失，50岁以后骨结构出现改变，部分骨小梁溶解，部分代偿性肥大，大约以每年1%的速度进行。有研究表明，以日本女性为代表，45岁开始出现骨量下降，60岁骨量减少，70岁患骨质疏松症。

（八）体力运动

静止休息是骨丢失的最大危险因素。有研究报道，因各种原因长期卧床的骨密度（BMD）可减少40%。受累的肢体和脊柱，BMD减少可持续多年。

（九）与骨质疏松症有关的候选基因

维生素D受体基因（BB型妇女较bb型骨密度低，更易发生髋部骨折）、雌激素受体基因、I型胶原蛋白基因、白介素-6 基因、IL-6受体拮抗因子基因、转移生长因子β基因、胰岛素样生长因子-1基因、甲状旁腺基因、人降钙素受体基因、胶原酶基因和C-fos原癌基因等与骨质疏松症的相关性正在研究中。

二、发病机制

正常成熟骨的代谢主要以骨重建形式进行，在全身激素、局部细胞因子和其他调节因子的协调作用下，骨组织不断吸收旧骨，生长新骨。如此周而复始地循环进行，形成了体内骨转换的相对稳定状态。原发性骨质疏松的病因和发病机制仍未阐明。凡可使骨的净吸收增加（抵消骨形成后发生的骨量减少），促进骨的微结构改变的因素都会促进原发性骨质疏松的发生。

（一）骨吸收增加导致骨丢失

骨吸收主要由破骨细胞介导。破骨细胞在接触骨基质时被激活，分泌某些化学物质、酶和细胞因子溶解骨基质的胶原纤维蛋白，矿物质被游离。在这一过程中，成骨细胞和其他骨细胞也在各种激素和局部因子的作用下，产生多种细胞因子，在溶骨的不同时期促进、调控和终止破骨细胞的活动。另外，在完成局部的溶骨作用后，破骨细胞也可分泌一些细胞因子，协助终止破骨细胞的活动，并在必要时启动成骨细胞的成骨作用。在某些病理生理情况下，破骨细胞的数目和活性增强，导致骨吸收过多，骨质丢失。这些情况包括：妊娠及哺乳、雌激素缺乏、活性维生素D_2缺乏、降钙素（CT）缺乏、甲状旁腺素（PTH）增高、IL-1增高、IL-6 增高、肿瘤坏死因子（TNF）家族的成员骨保护素（OPG）降低等。

（二）骨形成减少导致骨丢失

骨的形成主要由成骨细胞介导。成骨细胞来源于骨原细胞较成熟的成骨细胞，位于骨外膜的内层和骨小梁骨膜表面。在成骨过程中向基质分泌胶原蛋白和其他基质物质，为矿物质的沉积提供纤维网架，类骨质被矿化为正常骨组织。出生后的骨骼逐渐发育和成熟，骨量不断增加，约在30岁达到一生的骨量最高值（骨峰值）。青春发育期是人体骨量增加最快的时期，如因各种原因导致骨骼发育和成熟障碍致骨峰值降低，成年后发生骨质疏松的可能性增加，发病年龄提前，故骨峰值越高，发生骨质疏松的可能性越小或发生的时间越晚。因此，影响人体骨量的另一因素是增龄性骨丢失前的骨峰值。至骨峰值年龄后，骨质疏松主要取决于骨丢失的量和速度。骨峰值主要由遗传因素决定，淡营养、生活方式和全身疾病等对峰值骨量也有明显影响。这些因素包括：遗传因素（维生素D受体基因、Ⅰ型胶原基因、雌激素受体基因、甲状旁腺素基因、降钙素基因、转化生长因子β基因等）、钙的摄入量不足、Osterix因子（与成骨细胞分化和骨形成有关的含锌转录因子，属Sp/XKLF家族）的缺乏、生活方式和生活环境（体力活动减少、吸烟、酗酒、高蛋白饮食、高盐饮食、咖啡的大量摄入、光照减少、长期卧床等）等。

（三）骨组织细胞凋亡

细胞凋亡是机体生理和生命过程的重要现象。老年人的细胞凋亡有正和反两方面的结果。例如细胞凋亡可降低细胞恶变概率，但也促进许多疾病（尤其是老年病和神经内分泌疾病）的发生。骨代谢和骨量的维持取决于骨组织中细胞的数目，后者又由前身细胞的分化和成熟细胞的寿命（凋亡的速度）决定。因此，骨组织细胞的凋亡也与骨质疏松有密切关系。二磷酸盐和降钙素可阻止骨细胞和成骨细胞凋亡（延长其寿命）。有关影响骨组织细胞凋亡或增加破骨性谱系细胞的凋亡，均可提高骨量；相反骨量减少。当然，体内的成骨和破骨是一个偶联的重建过程，长期抑制破骨过程也会使成骨过程受到影响。

（四）继发性骨质疏松的致病因素

内分泌疾病（甲旁亢、库欣综合征、性腺功能减退症、甲亢、泌乳素瘤和高泌乳素血症、糖尿病和肢端肥大症等）、肝脏疾病和营养性疾病（肠吸收钙磷减少、25-羟化酶活性下降、肝脏灭活某些骨吸收促进因子的能力下降、维生素D吸收障碍）、血液疾病（淋巴瘤）、药物（肝素、抗惊厥药、苯妥英钠、巴比妥类、卡马西平、环孢素等）。

在骨质疏松发生的过程中，上述因素往往并非单独发生，常是多种因素共存，导致骨矿密度（BMD）和骨矿含量（BMC）的下降，伴随骨的微结构发生变化，促进骨质疏松症的发生和发展。

三、临床表现

（一）疼痛

疼痛是最主要的主诉，常以腰背部为主，亦可表现为全身骨骼疼痛或髋、膝、腕关节疼痛。疼痛是骨转换加快，骨量进行性丢失，骨小梁破坏增加，骨支持结构难以承载相应的应力（如重力、肌肉的牵拉力等）所致。腰背疼痛最初发生在从静息状态转为运动状态时，以后逐渐发展为持续性；较长时间采取同一姿势，疼痛可加重；若压缩骨折累及神经，可出现肢体麻木、乏力、挛缩、疼痛，或肋间神经痛甚至腹痛。有时骨质疏松即使很明显，也可无明显腰背痛。由于松质骨相对地更易发生骨质疏松改变，准确地说疼痛在松质骨较多的部位更易发生。

在疾病早期（骨量减少期），可没有任何症状，称为“静悄悄的病”；即便出现腰背痛，也常因经X线检查无明显异常发现，而未被临床医师所诊断，此时疼痛常被误以为是“腰肌劳损”“骨质增生”“腰椎退行性变”等病变所引起。若腰背疼痛突然加重，可能发生椎体压缩骨折，因骨膜受到刺激，引起急性挛痛，此时骨折部位的棘突有压痛和叩击痛，但因没有明显外伤或仅有轻微外伤史亦常被患者所忽略，经X线片检查发现椎体压缩骨折，才意识到骨质疏松症的存在；此时，骨质疏松已相当严重，腰椎骨量丢失达25%以上。因此，对于骨质疏松症的患者，若排除其他原因引起的疼痛，疼痛可作为其骨折阈值的临床指征。

严重骨质疏松症患者，腰背部容易疲劳，疼痛常持续存在，此乃脊柱变形、脊柱稳定性下降，肌肉持续收缩、痉挛、疲劳，导致肌肉及筋膜的慢性损伤而产生的腰背部肌肉及筋膜疼痛。

（二）身长缩短、驼背

身长缩短、驼背是骨质疏松症的重要表现，是椎体发生慢性累积性变形和压缩骨折的结果。由于病变累及多个椎体，经过数年，可使脊柱缩短10～15 cm，从而导致身材变矮，其特点是身长短于指尖距，头–耻与耻–跟高度比小于1.0。资料显示，女性在60岁、男性在65岁以后逐渐出现身材变矮，其中女性65 岁时缩短4 cm，75 岁时平均缩短9 cm。特别是活动度大、负重量大的椎体（如第11及第12胸椎和第3腰椎）变形显著，甚至发生压缩骨折，均可使脊柱前屈度增大、后凸加重而形成驼背。驼背的程度越重，腰背疼痛越明显。当然，骨质疏松不是导致身长缩短的唯一因素，还包括老年性椎间盘变形、椎间隙变窄等。引起驼背的病症也不仅是骨质疏松症。除驼背外，有的患者还出现脊柱后侧凸及鸡胸等胸廓畸形。

（三）骨折

骨折是骨质疏松症最重要的临床表现，这是因为：①骨折并不是骨质疏松症的必然结果，只是在骨质疏松症发生过程中在外力影响下发生。②骨质疏松性骨折首先是骨的显微结构破坏而引起，在临床上并不能与外伤性骨折简单地区别开来。③骨折给老年患者带来的痛苦最大，并严重限制患者的活动，其导致的并发症常常危及生命。

骨质疏松症引起的骨折，发生的特点是：①多发生于日常活动中，如身体扭转、乘车颠簸、持物不当等，跌倒可能是其最主要的诱因。②尽管全身各部位均可发生骨折，但多发生于骨松质较多的部位或应力较集中之处。如脊椎压缩性骨折、桡骨远端骨折、股骨上端骨折、踝关节骨折。③骨折的发生与年龄、绝经时间有一定关系。

（四）其他表现

脊椎向后侧凸对腹腔造成压迫，可致内脏下垂，常有便秘、腹胀、食欲减退；对胸腔压迫，形成裂孔疝，导致食物通过障碍或反流性食管炎，出现上腹部和下胸部疼痛与不适。严重驼背时可影响通气。毛发脆而无华、折断脱落，牙齿松脱、牙体松脆易折。随着进行性体力减弱，腰背部疼痛，行走时需借助拐杖，患者常对自己的健康状况评价过低，丧失生活信心，不愿参加体育活动，常闭门不出而加快病情发展，或精神紧张、焦虑，结果导致疼痛感觉增强，镇痛药效果减弱。

原发性骨质疏松症的血钙、磷和碱性磷酸酶水平皆正常。血清甲状旁腺素水平多在正常范围，约30%的老年患者（年龄70岁）可轻度升高。

四、骨量检测方法

（1）传统的椎体骨X线片可见椎体形态和骨小梁，但敏感性差，骨量丢失30%以上才能发现，且不能定量分析。

（2）密度检测对于早期诊断骨质疏松症的诊断，骨折危险性的预测及干预措施效果的评估均有重要意义。

（3）单光子（SPA）和单能X线（SXA）吸收测量法操作简单，精确性好，但主要用于检测尺桡骨远端皮质骨的结构。

（4）目前国际公认采用双能X线吸收仪（DXA）测量腰椎和腕骨的骨密度是诊断骨质疏松症的金标准。

五、实验室检查

（一）与骨矿有关的生化检查

1. *血矿物质成分测定*

（1）血清总钙和离子钙。钙是体内含量最多的阳离子，骨骼是体内最大的钙储存库。血液中钙主要以三种形式存在：离子钙、蛋白结合钙和小分子阴离子结合钙，分别占血液总钙的46%、40%和16%，其中阴离子结合钙包括重碳酸钙、枸橼酸钙和磷酸钙，仅离子钙才具有生理活性。血清总钙受人血白蛋白水平、血清pH变化、采血时的体位和是否使用止血带等因素的影响。由于每10 g/L白蛋白能够结合8 mg/L的钙，因此，人血白蛋白水平每下降10 g/L，血钙减少约8 mg/L。此外，血清pH（7.4）每偏离0.1，离子钙浓度改变约5 mg/L；采血时从直立位变为卧位，血钙减少2%～7%。临床上常用的方法有：原子吸收分光光度法、EDTA滴定荧光法、邻甲酚酞络合铜比色法。通常，血清总钙与钙离子水平是平行一致的。但在某些特殊情况下，两者水平不一致而发生分离现象：如酸中毒时血清钙因游离度增加，离子钙水平升高，而总钙变化不大；碱中毒时则相反，此时可出现手足抽搐等低钙症状。因此需要测量离子钙，若不能测定离子钙，就需要对血清总钙进行矫正：矫正的血清总钙浓度（mg/d）=实测的总钙浓度（mg/d）+0.8×[4.0–实测的白蛋白浓度（g/dL）]。离子钙测定不受人血白蛋白水平和采血体位的影响，常用离子选择电极法测定。正常值：血清总钙成人为2.1～2.55 mmol/L，儿童为2.2～2.7 mmol/L；离子钙成人为1.12～1.23 mmol/L，新生儿为1.07～1.27 mmol/L。

（2）血清无机磷。体内磷的含量仅次于钙，约占成人体重的1%，其中70%～90%沉积于骨骼中，10%～30%存在于细胞内。磷在空肠与钙一起被吸收。骨组织中磷主要以无机磷的形式存在，即与钙构成骨盐成分；软组织中磷主要以有机磷、磷脂和核酸的形式存在。人体按一定的钙磷比例动用骨骼中的磷。血磷和血钙的关系十分密切，其乘积为常数40。血钙增高则血磷降低，相反亦然。正常值：儿童为1.15～1.78 mmol/L；成人为0.87～1.45 mmol/L，其中60岁以上男性为0.74～1.2 mmol/L，60岁以上女性为0.9～1.3 mmol/L。原发性骨质疏松患者血磷常在正常范围。

（3）血清镁。镁是人体的重要矿物质。成人体内含镁量约25 g，其中50%存在于骨组织中，45%存在于软组织中，5%存在于细胞外液。镁的测定方法有荧光络合物滴定法、钙镁试剂自动分析法、甲基麝香酚蓝比色法、原子吸收分光光度法等。常用原子吸收分光光度法。正常值：0.65～1.05 mmol/L。骨质疏松时血清镁降低。

2. 尿矿物质测定

（1）尿钙。是指经尿排出的钙的含量。正常情况下，蛋白质结合钙不能经过肾小球滤过。其中，98%滤过钙在肾小管重吸收，只有2%～3%通过尿液排出。尿钙的测量方法有：24 h尿钙、空腹2 h尿钙、空腹展尿钙等。正常值：2.5～7.5 mmol/d。所谓绝对性高钙尿是指在低钙饮食时尿钙超过5 mmol/d。通过尿钙仅能反应肠钙吸收，只有当骨质严重溶解时才反映骨吸收。骨质疏松时尿钙升高。

（2）尿磷。血磷可以自由通过肾小球滤过膜，原尿中99%以上可经过肾小管被重吸收。血磷减少时，肾小管对磷的重吸收作用增强，使尿磷减少。正常人肾磷阈约为0.65 mmol/L。当血磷低于肾磷阈时，尿磷接近或等于零。正常值：12.92～42.41 mmol/d。骨质疏松时尿磷常降低。

（3）尿镁。镁从肾小球滤过，60%被肾小管重吸收。正常情况下，尿镁与镁摄大量有关。尿镁与年龄也有关系，40岁以后随着年龄增长尿镁有减少趋势。老年性和绝经后骨质疏松可能与镁缺乏有关。正常值：2.92～4.88 mmol/d。男性平均为4 mmol/d，女性平均为3.6 mmol/d。骨质疏松时尿镁常降低。

（二）与骨形成有关的检查

骨是具有新陈代谢的活组织，破骨细胞（OC）不断吸收旧骨和成骨细胞（OB）不断形成新骨，两者紧密偶连构成骨重建。在生长发育期，骨形成大于骨吸收，骨能不断增大，骨量不断增加，当骨重建处于平衡状态时，骨量维持稳定。疾病、使用药物以及绝经后雌激素缺乏或衰老所致的骨重建失衡，均可引起各种代谢性骨病。通过测定骨形成生化标志物可直接了解骨的生理代谢变化。

1. 骨特异性碱性磷酸酶（BLAP）

BLAP是ALP的同工酶之一，是OB的一种细胞外酶，为糖蛋白，分子量约为12 kDa。在多糖-肌醇磷酸特异水解酶的作用下，BLAP被释放到血液循环中。在成骨过程中，BLAP水解磷酸酯，为羟基磷灰石的沉积提供必需的磷酸；同时，水解焦磷酸盐，解除其对骨矿化形成的抑制作用，有利于成骨。临床研究表明，血清BALP定量测定可作为监测骨形成变化的有效参数，对骨代谢疾病，特别是骨质疏松有着重要的价值。健康成人，BALP约占总ALP的50%。与30～40岁比较，妇女绝经后10 年内血清BALP增加77%。骨质疏松时BALP的含量常升高。

2. 骨钙素（BGP）

是反应成骨细胞活性的敏感而特异的生化指标，是骨组织中最丰富的非胶原蛋白，分子量112 kDa。成熟的骨钙素分子分泌到细胞外，其中大部分进入细胞外骨基质，小部分进入血液循环，从骨释放入血的时间大约为3 h，血中半衰期4～5 min，大部分经肾脏过滤并分解排泄。BGP的生理功能与骨转换有关，主要维持骨的正常矿化速度，抑制异常的羟磷灰石结晶形成，抑制生长软骨的矿化速率。BGP的正常参考值：成人为2～13 μg/L，新生儿为18.4 ± 36 μg/L。骨质疏松时血清骨钙素浓度升高。

3. Ⅰ型前胶原延长肽（PIEP）

90%以上的骨有机基质由胶原组成，其中Ⅰ型胶原占97%。PIEP包括Ⅰ型原胶原羧基末端（C端）前肽（PICP）和Ⅰ型原胶原氮基末端（N端）前肽（PINP）。测定PIEP可以反映胶原的合成情况。理论上，PINP和PICP以等分子数由原胶原分子切下释放入血，但实际测定在儿童时期PINP比PICP高出2～3倍，说明PICP被消除较快。在儿童和成年人中，PINP和PICP的代谢清除率存在差异，成年后，男性的PICP随年龄的增加而下降，女性随年龄的增加而升高。在评估绝经后骨转换增高方面，PINP较PICP更敏感。血清中PICP的水平是反映成骨细胞活动和骨形成以及反映Ⅰ型胶原合成速率的特异性指标。血清PICP正常值：成人，男性76～163 μg/L，女性69～147 μg/L；儿童，男113～943 μg/L，女110～961 μg/L。骨质疏松时，PICP常下降。

4. 骨涎蛋白（BSP）

BSP是由成骨细胞分泌的一种非胶原蛋白，占骨细胞外基质非胶原蛋白的5%～10%。BSP具有相对组织特异性，主要分布于骨、牙齿和钙化软骨与骨的交界区，在胎盘的滋养层和血小板中也能检测到微量BSP。血清BSP水平主要反映与骨重吸收有关的过程，但尚缺乏对这一指标用于骨质疏松的评价。正常值：成人（7.3 ± 3.3） μg/L，儿童（30.1 ± 19.3） μg/L。

（三）与骨吸收有关的检查

1. 羟脯氨酸（HOP）

HOP是一种非必需氨基酸，是人体胶原蛋白的主要成分，占10%～30%。由于HOP是多种胶原的降解产物，生理状态下，尿中HOP只有10%来自骨胶原。因此，作为反映骨吸收和骨转换程度的标志物，HOP尽管常用，但却不敏感且非特异，特别是绝经后和老年性骨吸收缺乏敏感性，已被更多特异性的标志物所替代。然而，对严重溶骨性疾病，HOP仍是一种有效的标志物。健康成人24 h尿HOP排出量为15～43 mg。骨质疏松时尿HOP常升高，但缺乏敏感性。

2. 羟赖氨酸糖苷

羟赖氨酸葡萄糖苷（GHyl）和羟赖氨酸-半乳糖葡萄糖苷（GluGHyl）是胶原降解产物的两种主要糖苷形式，这种糖基化的羟赖氨酸不再被重新利用，也不再分解，与HOP相比不受饮食干扰，故为胶原降解较好的标志物。人GHyl主要在骨，而GluGHyl主要在皮肤，骨中GluGHyl：GHyl为1：7。

3. 抗酒石酸酸性磷酸酶（TRAP）

TRAP是6种酸性磷酸酶（ACP）同工酶之一，具有抵抗酒石酸抑制的作用。TRAP主要由OC释放，检测TRAP水平可以反映OC活性及骨吸收状态。正常参考值：男性为61～301 μg/L，绝经前妇女为41～288 μg/L，绝经后妇女为129～348 μg/L。骨质疏松时TRAP增高。

4. 骨Ⅰ型胶原降解产物

在骨的有机质中，90%以上为骨Ⅰ型胶原。骨吸收增加时，释放到血液或排到尿中的骨Ⅰ型胶原降解产物增加。评价骨吸收的骨Ⅰ型胶原降解产物有半乳糖羟赖氨酸（GlaHyl）、吡啶啉（Pry，PYD）和脱氧吡啶啉（D-Pry，D-PYD）、骨Ⅰ型胶原分子C-末端顶端肽（ICTP）和N-末端肽（INTP）、骨Ⅰ型胶原分子C末端8氨基酸肽

（8AAP）。其中8AAP诊断绝经后骨质疏松的敏感性为73%，特异性为79%。ICTP在代谢性骨病，尤其是反映骨松质代谢方面尤为特异。

六、骨质疏松症的诊断标准

1994年WHO制定的骨质疏松症诊断标准：①正常：骨密度（BMD）或骨矿含量（BMC）在正常青年成人平均值（骨峰值）-1标准差（SD）之内。②骨量减少：BMD或BMC在骨峰值-2.5～-1SD之间者。③骨质疏松症：BMD或BMC低于骨峰值-2.5SD者。④严重骨质疏松症。

BMD或BMC低于骨峰值-2.5SD者，并伴有一个部位以上骨折者。男性可参照此标准。BMD值每降低1SD，骨折危险增加1.5～2.5倍。

七、鉴别诊断

（一）甲状旁腺功能亢进

血中甲状旁腺素过多致破骨增强，骨钙大量释放入血，肠钙吸收及肾钙重吸收增加，引起高钙血症和继发的泌尿系结石，X线片可见骨吸收。

（二）皮质类固醇激素过多

临床上可分为内源性（库欣症）和外源性（长期应用皮质激素）两种。长期应用糖皮质激素可引起骨质疏松症，病情与糖皮质激素的初始剂量和用药时间呈正比，病变主要在中轴骨和肋骨，四肢骨少见，这是由于类固醇皮质激素主要影响小梁骨，有时还可出现股骨头无菌性坏死。血钙正常或偏低，血清碱磷酶轻度升高，尿钙升高。

（三）甲状腺功能亢进和甲状腺激素替代

甲状腺激素增多使成骨和破骨均活跃，破骨更明显，使骨吸收超过骨形成，骨转换率增加，发生骨质疏松症。在女性更为常见，外周皮质骨更常见。

（四）类风湿性关节炎（RA）

骨质疏松症可发生于局部或全身，局部的骨质疏松是由于关节疼痛、关节功能受限引起的失用性萎缩及关节周围血运障碍造成。全身性骨质疏松的原因有多种假设，包括破骨细胞活化因子（OAF）使破骨细胞活性增加免疫系统或体液因子对骨形成和骨吸收的影响、RA患者存在继发性甲状旁腺功能光进等。另外，某些慢性病，如慢性肝病、慢性肾病、恶性肿瘤、糖尿病等均可引起骨质疏松症，其他原因包括抗癫痫药、肝素等引起的药物性骨质疏松症，外伤卧床、太空飞行失重等导致的失用性骨质疏松症。

八、预防与治疗

治疗措施只能使骨小梁增粗、增厚、小孔得到修补，但不能使断裂的骨小梁再连接，因此预防比治疗更为重要。

（一）骨质疏松症的预防

骨质疏松症的预防应从儿童开始，贯穿一生，包括获得理想的骨峰值和防止骨量丢失。骨峰值由遗传和环境两大因素决定，进食高钙、低盐、适量蛋白质的饮食，规则的负重锻炼利于建立骨峰值，激素和基因也起一定作用。预防骨量丢失应尽早识别和处理骨质疏松症的危险因素。

（二）骨质疏松症的治疗

骨质疏松症治疗药物分为两大类，抑制骨吸收和促进骨形成药物。前者包括双磷酸盐（羟乙磷酸钠、帕米磷酸钠、阿伦磷酸钠和利塞磷酸钠）、降钙素（鲑鱼降钙素和鳗鱼降钙素衍生物）、雌激素、选择性雌激素受体调节剂、活性维生素D和钙剂；后者有氟化物、甲状旁腺激素、活性维生素D和合成类固醇等。

双磷酸盐是一种强的骨吸收抑制剂，可使骨密度增加而不影响骨矿化，可用于绝经后妇女的骨质疏松症、男性和类固醇性骨质疏松症。

雷洛昔芬是选择性雌激素受体调节剂，在骨骼有雌激素样作用，在子宫和乳腺为拮抗作用，有研究提示能明显降低椎体骨折发生率，雌激素缺乏被认为是绝经后妇女的骨质疏松症的主要原因，专家曾推荐激素替代治疗（HRT）为预防绝经后妇女骨量丢失的一种药物。

降钙素能有效抑制破骨，增加骨密度，止痛，循证医学研究提示能明显降低椎体骨折发生率，而对椎体外骨折无效。钙剂补充两年，在绝经后妇女可轻度增加骨密度，预防骨量丢失。维生素D_3能够促进肠道对钙的吸收，尤其是活性型维生素D_3作用更好些，有增加骨密度预防骨折的效果。关于天然型或活性型维生素D_3的骨折抑制机制，最近发现不仅是通过钙代谢调节机制的作用，而且有肌力增强作用、改善认知功能等作用参与。

机体内骨保护素（RANKL诱导受体）是由骨母细胞分泌，可阻碍RANKL与受体RANK的特异性结合，调节RANKL的过度作用。抗RANKL抗体可特异地与人RANKL结合，抑制骨吸收。McClung等以腰椎BMD的T记分小于1.8 的闭经后女性412 例为对象，用安慰剂对照行双盲试验，实施人抗RANKL抗体的用量设定试验，1年后抗RANKL抗体给药组的BMD与安慰剂组相比显著增加，其效果超出阿仑磷酸钠的水平。

总之，对多项RCT进行荟萃分析，结果显示阿伦磷酸钠、利塞磷酸钠和HRT的疗效与药物剂量呈正比，阿伦磷酸钠、利塞磷酸钠、雷洛昔芬、降钙素、维生素D及其衍生物的治疗可降低椎体骨折发生率，但只有阿伦磷酸钠和利塞磷酸钠能降低髋部骨折发生率。骨密度低的人较骨密度正常者更易获益。

（三）抗骨质疏松症药物适应证

①椎体骨折。②髋部骨折。③椎体外骨折妇女BMD＜骨峰值-1.5SD（非外伤性或轻度外伤性）。④BMD＜骨峰值-2.0SD不存在危险因素者。⑤BMD＜骨峰值-1.5SD+1个危险因素者。

第七节　内分泌系统疾病的手术护理

一、甲状腺功能亢进

（一）术前准备

为了避免患者在基础代谢率高亢的情况下进行手术的危险，充分而完善的术前准备是保证手术顺利进行和预防甲状腺术后并发症的关键。

（1）心理护理：手术前后保持良好的心理状态是保证手术成功的前提之一。针对患者的心理状态和对疾病知识的需求，向患者介绍手术医师和手术室情况，说明手术治疗的优点及有关疾病知识。为患者提供安静、宽松的休养环境，限制探视，避免外来刺激。做好同病室患者的解释工作，理解甲亢患者的情绪激动等表现，多关心和爱护、体谅患者。

对精神过度紧张或失眠者，适当应用镇静和催眠药物。

（2）术前检查：除全面的体格检查和必要的化验检查外，还包括：①颈部透视或摄X线片，了解气管有无受压或移位。②详细检查心脏有无扩大、杂音或心律失常等，并做心电图检查。③喉镜检查，确定声带功能。④测定基础代谢率，了解甲亢程度，选择手术时机。⑤测定血钙、血磷含量，了解甲状旁腺功能状态。

（3）药物准备：通过药物降低基础代谢率，是甲亢患者手术准备的重要环节。有两种方法：①先用硫脲类药物，待甲状腺功能亢进症状得到基本控制后停药，改服2周碘剂，再行手术。由于硫脲类药物甲基或丙硫氧嘧啶、甲疏咪唑等能使甲状腺肿大和动脉性充血，手术时极易出血，因此，服用硫脲类药物后必须加用碘剂2周，待甲状腺缩小变硬，动脉性充血减轻后手术。②口服碘剂，2～3周后甲状腺功能亢进症状得到基本控制（患者情绪稳定，睡眠良好，体重增加，脉率小于每分钟90次，基础代谢率＜+20%），便可进行手术。对于心率大于每分钟90次的患者，加用普萘洛尔2～3天，也可以得到良好的效果。少数患者服碘剂2周后症状改善不明显，可加服硫脲类药物，待甲状腺功能亢进症状基本控制，停用硫脲类药物，继续单独服用碘剂1～2周或以后再进行手术。

碘剂的作用在于抑制蛋白水解酶，减少甲状腺球蛋白的分解，从而抑制甲状腺的释放，还能减少甲状腺的血流量，减少腺体充血，使腺体缩小变硬。但由于碘剂不能抑制甲状腺素的合成，因此一旦停服后，储存于甲状腺滤泡内的甲状腺球蛋白大量分解，将使甲状腺功能亢进症状重新出现，甚至加重，因此凡不准备施行手术治疗的甲状腺功能亢进患者均不能服用碘剂。常用的碘剂是复方碘化钾溶液，每天3次，第1天每次3滴，第2天每次4滴，逐日每次增加1滴至每次16滴为止，然后维持此剂量。服用碘剂以2周左右为宜，应用3周以后抑制甲状腺激素释放的作用进入不应期，故必须严格掌握手术时机。

对于不能耐受碘剂或硫脲类药物，或经上述两类药物准备，心率降低不显著者。主张与碘剂合用或单用普萘洛尔做术前准备。普萘洛尔是一种肾上腺素能β受体阻滞药，能控制甲状腺功能亢进的症状，改善心动过速、心律失常，缩短手术前准备的时间，而且用药后不会引起腺体充血，有利于手术操作。服用方法为：每6 h服药1次，每次20～60 mg，一般4～7天后脉率即降至正常水平，便可施行手术。由于普萘洛尔在体内的有效半衰期不到8 h，故最后一次服药需在术前1～2 h，术后继续口服4～7天，另外，术前不用阿托品，以免引起心动过速。

（4）饮食护理：给予高热量、高蛋白和富含维生素的食物，少食多餐，每日饮水2 000～3 000 mL，补偿因腹泻、大量出汗及呼吸加快引起的水分丢失。忌饮浓茶、咖啡以及进食辛辣等刺激性食物，忌烟、酒。

（二）术后护理

（1）体位：患者血压平稳或全身麻醉清醒后取半坐卧位，以利呼吸和引流切口内积血。起身活动时可用手置于颈后以支撑头部。保持呼吸道通畅，咳嗽时用手固定颈部以减少震动。

（2）病情观察：密切监测患者生命体征，如患者高热、脉速、烦躁不安，应警惕甲状腺危象；注意切口渗血情况，观察引流液的量和颜色，及时更换浸湿的敷料，估计并记录出血量。让患者发音，观察有无声音嘶哑或声调降低。了解患者饮水后有无呛咳或误咽，以早期判断有无神经损伤。

（3）引流管护理：常规放置橡皮片或引流管引流24～48 h，以利于观察切口内出血情况并及时引流切口内的积血，预防术后气管受压。

（4）饮食：术后6 h清醒患者如无恶心、呕吐，先给予患者温或凉流质饮食，过热可使手术部位血管扩张，加重渗血，逐步过渡到半流食和软食。

（5）药物应用：患者术后继续服用复方碘化钾溶液，每日3次，以每次16滴开始，逐日每次减少1滴，使用1周左右。

（6）主要并发症的预防与护理。

1）术后呼吸困难和窒息：多发生于术后48 h内，是最危急的并发症。临床表现为进行性呼吸困难、烦躁、发绀，甚至窒息。常见原因有切口内出血压迫气管、喉头水肿、气管塌陷等。

发现上述情况时，需立即进行床旁抢救。切口内血肿压迫气管时，及时剪开缝线，敞开切口，迅速除去血肿，再送手术室做进一步止血和其他处理。对喉头水肿者立即给予地塞米松10 mg静脉滴注，呼吸困难无好转时行气管切开。气管塌陷者应立即行气管切开术。因此，术后患者床旁应常规放置气管切开包和无菌手套。

2）喉返神经损伤：主要是手术时损伤所致，少数是由于血肿或瘢痕组织压迫或牵拉引起。前者在术中立即出现症状，后者在术后数日才出现症状。切断、缝扎引起的属永久性损伤；钳夹、牵拉或血肿压迫所致者多为暂时性，经理疗等处理后，一般在3～6个月可逐渐恢复。一侧喉返神经损伤，多引起声音嘶哑，可由健侧声带代偿性地向患侧过度内收而恢复发音；两侧喉返神经损伤可导致两侧声带麻痹，引起失声、呼吸困难，甚至窒息，多需立即做气管切开。

3）喉上神经损伤：多为手术时损伤喉上神经所致。若外支损伤，可使环甲肌瘫痪，引起声带松弛、声调降低。若内支损伤，则使喉部黏膜感觉丧失。患者在进食、饮水时，容易误咽发生呛咳。一般经理疗后可自行恢复正常。

4）手足抽搐：由于手术时误切甲状旁腺或术后早期甲状旁腺血液供应不足引起血清钙下降的结果，多在术后1～3天出现。多数患者症状轻且短暂，只有面部、唇部或手足部的针刺样麻木感或强直感，经2～3周后，未受损伤的甲状旁腺增生，起代偿作用，症状消失。严重者可出现面肌和手足的疼痛性痉挛，每天发作多次，每次持续10～20 min或更长，甚至可发生喉和膈肌痉挛，引起窒息死亡。患者的饮食应限制肉类、乳品和蛋类等食品（因含磷较高，影响钙的吸收）。抽搐发作时，立即静脉注射10%葡萄糖酸钙或氯化钙10～20 mL。

症状轻的患者口服葡萄糖酸钙或乳酸钙2～4 g，每日3次；症状较重或长期不能恢复的患者，可加服维生素D，以促进钙在肠道内的吸收。最有效的治疗是口服双氢速甾醇油剂，能明显提高血钙含量，降低神经肌肉的应激性。

5）甲状腺危象：甲状腺功能亢进的严重并发症，多发生于术后12～36 h。原因是甲状腺素过量释放引起的暴发性肾上腺素能兴奋现象，其发生多与术前准备不充分、甲状腺功能亢进症状未能很好控制及手术应激有关。主要表现：高热（>39℃）、脉快（大于每分钟120

次）、大汗、烦躁不安、谵妄，甚至昏迷，常伴有呕吐、水泻。处理不及时可导致死亡。

一旦发生危象应立即报告医师并进行抢救，包括吸氧、镇静、降温、静脉输入大量葡萄糖注射液，应用肾上腺皮质激素，口服复方碘化钾溶液（首次3～5 mL），紧急时将10%碘化钠5～10 mL加入10%葡萄糖注射液500 mL中静脉滴注，以降低循环血液中甲状腺素水平；还可用普萘洛尔5 mg加入葡萄糖注射液100 mL中静脉滴注，以降低周围组织对肾上腺素的反应。

预防的关键是充分的术前准备，使血清甲状腺素水平及基础代谢率达到或接近正常，术中和术后使用皮质激素，可以大幅降低甲状腺危象的发生率。

（三）健康指导

（1）指导患者自我控制情绪，保持精神愉快、心境平和。

（2）指导患者进行颈仰卧位的练习，以适应手术时体位。指导突眼患者注意保护眼睛，睡前用抗生素眼膏敷眼，可戴黑眼罩或以油纱布遮盖，以避免角膜过度暴露后干燥受损，发生溃疡。

（3）服药指导：说明甲状腺功能亢进术后继续服药的重要性并督促执行。教会患者正确服用碘剂的方法，如将碘剂滴在饼干、面包等固体食物上，一并服下，以保证剂量准确。

（4）功能锻炼：切口未愈合前，嘱患者活动时头颈肩同时运动。一段时间后开始锻炼，促进颈部的功能恢复。

（5）随诊和复诊：如果出现切口红肿热痛、体温升高、心悸、手足震颤、抽搐等情况及时到医院就诊。定期门诊复查，若发现颈部结节、肿块，及时治疗。

二、甲状腺癌

（一）手术患者的护理

（1）术前护理：常规手术前准备。指导患者适应手术体位，练习颈过伸仰卧位。必要时，剃除其耳后毛发，以便行颈淋巴结清扫术。有针对性地开展心理护理，建立良好的护患关系，消除环境因素对患者心理的影响，有计划、有目的地给患者及其家属介绍治疗方案，满足患者及家属在接受治疗前的知情权和同意权，对患者提出的疑问给予解释以消除患者不安心理和紧张情绪。

（2）术后护理。①病情观察：密切监测患者生命体征的变化。观察切口渗血情况，注意引流液的量和颜色，及时更换浸湿的敷料，估计并记录出血量。了解患者的发音和吞咽情况，判断有无声音嘶哑或音调降低、误咽或呛咳。②体位和引流：患者血压平稳或全麻清醒后取半坐卧位，以利呼吸和引流切口内积血。手术切口内引流管应正确连接引流装置，并观察切口内出血情况。如有血肿压迫气管出现呼吸困难者，立即配合床旁抢救，拆除切口缝线、清除血肿。③活动和咳痰：指导患者在床上变换体位，起身活动时可用手置于颈后以支撑头部。指导患者深呼吸、有效咳嗽，并用手固定颈部以减少震动；亦可行超声雾化吸入帮助患者及时排出痰液，保持呼吸道通畅，预防肺部并发症。④饮食：详见本章甲状腺功能亢进的外科治疗术后护理。⑤药物：对于甲状腺全切除的患者，应早期给予足够量的甲状腺素制剂。⑥并发症的防治。乳糜漏：行颈淋巴结清扫术的患者，手术创伤较大，容易损伤胸导管导致乳糜漏。处理方法是局部加压包扎，并加强对症治疗，维持水电解质平衡，低脂饮食，适量补充蛋白质及维生素，乳糜漏多能愈合。

（二）^{131}I治疗患者的护理

（1）心理护理：由于患者对放射性治疗不了解，往往表现出焦虑、恐惧心理。护士要向患者及其家属讲解单纯手术不可能将甲状腺组织完全切除，残留的甲状腺组织仍有摄取^{131}I功能，并且分化好的滤泡状癌和乳头状癌，在切除原发灶或用促甲状腺释放激素（TSH）刺激后，其转移灶80%。以上有摄取^{131}I的功能。两者均可以被^{131}I所释放的β射线破坏，该治疗具有方法简单、安全、痛苦少等优点。

（2）治疗前患者准备：患者治疗前停用甲状腺素片、忌食含碘丰富的食物1个月以上。在患者无禁忌证的情况下，^{131}I治疗前3天给予泼尼松10 mg，每天3次，以预防和缓解治疗期间的局部辐射反应。

完善各项检查：常规检查血常规、肝功能、肾功能、血清甲状腺激素和促甲状腺激素、甲状腺球蛋白。拍摄X线胸片、单光子发射型计算机断层（SPECT）全身骨扫描、甲状腺显像，同时测定患者甲状腺吸碘率。

（3）病室的准备：设有专门防护条件的单人间病室，备气管切开包、吸痰器、氧气、抢救车等急救药品及物品，同时依据患者的爱好需求在房间内放置一些书报、电视等设备。

（4）治疗后护理。

1）用药护理：^{131}I给药方法为口服溶液一次口服法。服^{131}I后24 h至1周开始甲状腺替代治疗，遵医嘱补充甲状腺激素。继续服用泼尼松片10 mg，每日3次，疗程1周。观察患者甲状腺功能低下症状和有无服药后的不良反应，如有不适通知医师并给予对症处理。

2）饮食护理：患者服^{131}I后2 h方可进食，进食利于通便的水果或食物，多饮水，勤排便。食谱与服药前相似，忌碘4周。

3）病情观察：服药后护士多巡视，落实分级护理要求。指导患者掌握自行监测体温、脉搏及正确使用床头传呼电话的方法。注意观察患者的情绪、体温、脉搏、心率及血压的变化。服药早期少数患者易出现胃肠道反应、颈部局部轻度胀痛，一般无须特殊处理。1周内多会自行好转。患者服药后隔离观察14～21天可以出院。

4）辐射防护：进行^{131}I治疗的患者是一个开放型活动性的放射源，除病灶摄碘外，其余的^{131}I可从患者尿液、汗液、唾液中排出。护理人员应将患者安置在专用核素治疗病房内，病房门上及床上挂标示牌，注明放射性核素的种类、放射强度，使用日期及隔离时间。病房内设专用卫生间，放射性废水污物进行规范处理。同时应注意孕妇和儿童不宜与患者接触，以避免不必要照射。

5）并发症的观察及处理：若患者出现放射性皮炎，局部灼痛剧烈，应及时给予大剂量糖皮质激素静脉推注，局部外敷地塞米松霜，保持皮肤清洁预防感染。若患者出现喉头水肿、呼吸困难，其原因可能是气管周围组织有广泛的癌细胞浸润，或残留甲状腺组织过多，使残留甲状腺发生放射性炎症和水肿所致，应立即给予吸氧，常用地塞米松5～10 mg静脉推注，必要时行气管切开术。

（三）健康指导

（1）指导患者调整心态，保持良好心情，配合医师治疗和护理。

（2）向^{131}I治疗的患者宣教射线防护知识，按正当性和防护最优化的原则，尽可能地减少射线对患者、家属及医护人员不必要的照射。

（3）出院后继续药物治疗，对于甲状腺全切除者，可用左甲状腺素片，每日0.05～0.1 mg，并定期测定血浆T与TSH，以此调整用药剂量。

（4）坚持功能锻炼，指导术后患者早期下床活动，注意保护头颈部。颈淋巴结清扫术者，斜方肌不同程度受损，因此，切口愈合后应开始肩关节和颈部的功能锻炼，随时注意保持患肢高于健侧，以纠正肩下垂的趋势。

（5）复诊和随诊，术后3个月、6个月、1年随访，以了解有无甲状腺组织，患者若发现颈部结节、肿块，及时到医院检查。

三、原发性甲状旁腺功能亢进

（一）术前护理

（1）监测血钙变化，防治高钙血症危象：高钙血症是甲状旁腺功能亢进的主要临床表现，对人体器官有不同程度的损害，测定血钙采血时间应固定在清晨，用同一方法测，并结合24 h尿钙作为参考。对血钙＞3.5 mmol/L或可能发生高钙血症危象者，可静脉补充生理盐水以稀释血钙，静脉滴注呋塞米促进排钙，皮下注射降钙素100 U/d或奥曲肽每8小时0.1 mg皮下注射，以抑制甲状旁腺分泌PTH，降低血钙。必要时血液透析可迅速降低血钙。

（2）心理护理：多数患者对手术有恐惧感，部分患者因高钙刺激而有性格改变，如幻觉、妄想等。护士应向他们说明手术的必要性且预后良好，介绍手术的过程，以取得患者对治疗的配合。

（3）饮食指导：患者由于血浆中PTH水平升高，可促进小肠对钙的吸收，患者术前需进低钙、低磷饮食，每日钙总量应在250 mg以下，磷总量800 mg以下。应叮嘱患者要严格按营养室配制的饮食进餐，以配合治疗。选择低钙食物如鸡、鸭、萝卜、大葱、马铃薯等。同时嘱患者多饮水，每日饮水3 000～4 000 mL，增加尿钙的排出。

（4）预防病理性骨折：骨型患者因骨脱钙和囊肿形成，骨骼十分脆弱。对尚未发生骨折者，说明活动时动作宜轻缓，用力宜均衡，避免发生自发性骨折。如患者需做检查，应尽量安排在床边进行或有人陪护，预防意外跌倒。对已骨折的患者做好骨折的护理，避免加重病情。

（5）术前准备：完善术前检查如血常规、凝血功能、血电解质、颈部彩超、颈部CT、喉镜等检查。术前1天备皮、备血，禁食水12 h。术晨留置导尿管，肌内注射阿托品0.5 mg和苯巴比妥钠0.1 g。

（二）术中护理

甲状旁腺手术常采用颌后伸体位，需防止患者发生颈椎骨折等并发症。对精神紧张的患者适当应用镇静药。术中加强心电监护，对因血钙异常导致的心律异常应及时处理。术中留置导尿观察尿量，并密切监测电解质的变化。

（三）术后护理

（1）一般护理：全身麻醉患者清醒后，生命体征稳定者改半卧位，以利呼吸和颈部切口引流，监测生命体征。术后24 h内严密观察颈部切口，保持引流通畅，床边备气管切开包，预防血肿压迫发生呼吸困难。观察有无手术并发症，如声音嘶哑、呼吸困难、饮水时呛咳等表现。

（2）低血钙的观察及处理：手术成功的患者，血钙一般在术后24～48 h降至正常。以后多数转入暂时的低血钙阶段，原因是甲状旁腺腺瘤或增生腺体切除后，PTH分泌减少，或由于骨骼大量吸收血钙，使血钙突然降低，出现神经、肌肉兴奋性增高，出现手足麻木及抽搐，严重者因喉、支气管痉挛发生窒息。低血钙多发生在术后1～3天，轻度手足麻木者给予口服钙剂3～6 g/d，发生抽搐者给予10%葡萄糖酸钙10 mL缓慢静脉推注。以后根据患者血钙浓度和临床表现调整补钙的量和用法，使血钙浓度维持在2.0～2.3 mmol/L。通常2周左右血钙逐渐恢复正常，甲状旁腺功能亢进症状如四肢骨痛、乏力也明显好转，补钙量逐渐减少至停药。

（3）调整饮食：术后要进高钙低磷食物，如水果、蔬菜、牛奶、豆制品、虾皮、芝麻等，并给适量维生素D，以帮助钙的吸收。限制含磷高的饮食如乳品、蛋类等，以免抑制钙的吸收。

（四）健康指导

（1）预防外伤骨折：恢复期应配合适当体育活动，促进骨钙化和肌力的恢复，告知患者生活中应避免用力过度发生骨折。

（2）指导摄入钙、磷比例适当的饮食，禁食刺激性、含咖啡因、乙醇较高的食物。遵医嘱补钙，定期测定血钙。

（3）定期复查和随访：有心血管疾病者，尤其是高血压者应继续治疗，泌尿系结石需请泌尿科处理。

（车立群，姜　微）

第八章　消化系统疾病

机体是完整的统一体，各系统之间是密切联系的，其他系统的功能障碍可以影响消化系统的功能活动，如心力衰竭时胃肠道淤血、水肿，分泌和消化、吸收障碍；消化系统的功能障碍也能影响其他系统的功能活动，如肠道的毒物吸收造成自体中毒，大量消化液丢失引起脱水、酸碱平衡紊乱，甚至血压下降发生休克。此外，消化道各部分之间彼此活动也是紧密联系的，某一部分的功能紊乱将引起其他部分的功能异常，如口腔咀嚼不充分可造成胃内消化障碍，后者将进一步引起肠管的运动和吸收障碍，产生腹泻或便秘；而下消化道的功能障碍也可影响上消化道的功能活动，如胃、肠消化不良可引起食欲减退、恶心、呕吐等。

第一节　胃食管反流病

胃食管反流病（gastroesophageal reflux disease, GERD）是指酸性的或酸性和碱性的胃内容物非生理性逆流至食管等处，造成食管以及食管外组织化学性炎症性改变，并引起胃灼热、反酸、胸痛等症状的一组疾病。

一、临床表现

胃灼热、反流、非心源性胸痛和吞咽困难及一些肺部症状虽是GERD的常见表现，一旦出现上述症状时首先应想到GERD的可能，然而GERD可有许多各种各样的临床表现，如患者有食管症状而可有或无食管黏膜损害，有或未证实病理性酸反流的量；另一些患者有食管黏膜损害而有或无反流症状；仍有一些患者可无或很少有食管症状而表现各种各样食管外表现，这一部分患者有典型的食管外表现缺乏明显的食管损害。因此，上述种种情况给GERD的诊断带来一定的困难。目前多采用综合诊断进行评估。

1. 典型反流综合征

指因反流引起的胃灼热、反流和胸痛。胃灼热是指胸骨后向颈部放射的烧灼感；反流是指胃内容物反流到咽部或口腔。反流症状多发生于饱餐后，夜间反流严重影响患者睡眠。GERD的一个突出表现为心绞痛样胸痛，称为非心源性胸痛，位于胸骨下方烧灼样或压榨样痛，以下几点有利于考虑源于食管引起的胸痛：①伴有食管症状，如胃灼热、吞咽困难或反流。②疾病发生在餐后或仰卧位置。③用抗酸剂疼痛减轻。④疼痛持续几小时或几天而无公开的心肺疾病加重。但值得注意的是不少冠心病和心源性胸痛患者常并存有食管症状，因此建议诊断食管源性胸痛时应首先排除心源性胸痛。吞咽困难是GERD的常见症状，若患者尚能吞咽肉食（肉片、牛排）带皮的蔬菜和硬面食食品等吞咽困难的存在将被怀疑。吞咽困难可为机械性梗阻或非机械性梗阻引起。机械性梗阻可能继发于与反流有关的狭窄、癌或食管环；非机械性梗阻吞咽困难可继发于蠕动功能障碍含有低幅度收缩和传递不良，或继发于反流引起敏感性蠕动收缩和食管痉挛，糜烂性食管炎的存在和严重性也是重要的决定因素，糜烂性或溃疡性食管炎患者进硬食常有吞咽困难，给予充分治疗后GERD可消失。

2. 食管并发症

包括食管炎、食管溃疡、食管狭窄、短食管、Barrett食管。Barrett食管为食管腺癌的癌前病变。

3. 食管外症状

已确定与GERD相关的有反流性咳嗽综合征、反流性喉炎综合征、反流性哮喘综合征、反流性牙侵蚀症；可能相关的症状有咽炎、鼻窦炎、特发性肺纤维化、复发性中耳炎。患者可仅有食管外症状而缺乏典型的胃食管反流病症状，往往首诊于呼吸科、耳鼻喉科及口腔科。研究发现，25.7%的哮喘患者，30.6%的支气管炎患者伴有GERD。引起慢性咳嗽最常见的三大原因，除哮喘和后鼻滴流综合征外便是GERD，它引起的咳嗽称为胃食管反流性咳嗽（gastroesophageal reflux induced cough，GERC）占20%左右。其发生机制主要包括反流误吸和食管–气管介导反射两种。当喉镜、支气管镜及胸片检查都正常，则可认为胃食管反流通过刺激食管–支气管反射而导致咳嗽。GERD与吸烟等引起的支气管炎性咳嗽在临床特征上无明显区别，而且也有不少GERD没有典型反流症状，咳嗽是唯一临床表现。GERD的症状可影响患者进食、睡眠、工作及社会活动，严重影响患者的社会质量。GERD的食管外表现常见，最多的是伴有哮喘，抗反流治疗可改善哮喘症状。虽然1/3哮喘患者有食管功能障碍而无食管症状，但询问有关反流和胃灼热史在哮喘患者中是重要的。

GERD在老年人常见，甚至比青年人多见。主要以不典型的症状，如呕吐、食欲减退、吞咽困难、呼吸系统症状、嗳气、消化不良、声嘶和餐后饱胀为主。老年人食管感知酸的能力开始退化，并随年龄增加而加重，因而胃灼热症状的发生率随着年龄的增长而下降，严重的胃灼热症状在31～40岁的发生率约为47%，而70岁以上老年GERD患者胃灼热的发生率仅约30%。有报道提出老年人GERD的糜烂性食管炎和Barrett食管炎比青年人多见，且为了减轻症状需要积极治疗，并对老年人GERD应有足够的重视。

二、临床检查

内镜检查以及pH检测仍为GERD主要检测手段，而GerdQ自身评估问卷、24 h阻抗监测、质子泵抑制剂（proton pump inhibitor，PPI）试验以及食管黏膜上皮细胞间隙在GERD诊断中也有一定价值。

（一）内镜

疑有GERD患者一般进行内镜评价，上消化道内镜检查是诊断GERD的一线检查手段，主要有4 个理由：①患者症状不明朗或有警报症状，如出血、体重下降、吞咽困难征象为了排除其他疾病或并发病。②有长期症状的患者为了Barrett食管的筛选。③为了食管炎的诊断和其严重度的评估。④企图直接内镜治疗和预防慢性化。如果发现糜烂性食管炎或Barrett食管大部分GERD可通过内镜得到诊断，虽然糜烂性食管炎也可由感染或药物引起损伤所致。对GERD诊断内镜缺乏可靠的敏感性，胃灼热患者内镜检查时仅

30%～40%患者证实有黏膜破坏，提出严重食管炎的存在可指导治疗且有助于预报对治疗的反应、复发率和慢性化。研究证实有严重食管炎患者用质子泵抑制剂治疗可预防黏膜并发症尤其是狭窄的发生。

（二）食管测压

食管测压并不能作为GERD的诊断手段，但食管动力异常有助于预测GERD的发生。这些异常包括LES、UES压力下降，食管体部蠕动波幅下降，传导减慢等。近年来研究发现，胃食管连接处（EGJ）形态和食管内压（IBP）有助于预测反流。高分辨率食管测压（HRM）能有效显示胃食管连接处形态。

（三）反流监测

1. 食管内24 h pH检测

是目前诊断是否有胃食管反流的定性和定量的检查方法。该方法能反映酸反流的节律、程度，特别是在症状不典型、无食管炎，或症状典型但药物治疗无效时具有一定的诊断价值。显示酸反流、昼夜酸反流规律、酸反流与症状的关系以及患者对治疗的反应，使治疗个体化。在内镜检查和PPI试验后仍不能确定是否存在反流时应用24 h食管pH监测。若食管24 h pH监测发现pH低于4的总时间≥4.0%，则可视为酸反流。因反流是一种间歇发作的疾病，且除外酸反流外还存在弱酸反流和非酸反流，所以食管内pH监测并不是诊断GERD的金标准，在Barrett食管、糜烂性食管炎及非糜烂性反流病中，能检测到的病理性酸反流的比例分别为93%、75%及45%。

2. 食管阻抗监测

三分之一的GERD患者可能为弱酸反流和非酸反流，24 h食管内pH监测无法捕捉这些反流。近年来，阻抗技术被应用于反流的监测。阻抗技术是在监测导管上放置一些连续的金属环，相邻的金属环在有物质通过时形成电回路，由于不同物质的导电性不同，通过测定电回路的电阻（也就是阻抗）即可估计通过物质的性质：液体导电性能较好而气体的导电性能较差，当液体通过金属环时，环路中呈现低阻抗的现象，而气体通过金属环时，环路中呈现高阻抗的现象。根据阻抗导管中阻抗变化的方向（从远端到近端，或从近端到远端）可以区别反流和吞咽。阻抗导管还可同时放置pH通道，结合反流物质的pH，可鉴别酸和非酸反流，称为pH阻抗监测。目前的研究提示，在老年人中，随着年龄的增加酸暴露程度也增加，酸暴露增加程度为每10 年增加约1.1%/24 h（95%置信区间：0.4%～1.4%）。年龄相关的酸暴露增加与腹内段LES长度减少和食管动力异常增加分别独立相关。

3. 食管测压

食管测压限于用在可疑GERD的开始评价，LESP低于6 mmHg尤其是接近0时，易发生反流。此外，膈角的作用减弱也易发生反流。反流食管炎往往伴有LES压力降低（正常50～65 mmHg），LES松弛时间也较正常明显延长（正常2～7s），胃食管屏障压（正常46～54 mmHg）明显降低，因此LES低压可作为GERD严重度的指标。近年发现GERD患者的反流易发生于一过性下食管括约肌松弛（TLESR）时。因为发现有些GERD患者LESP并不低。TLESR是指与吞咽无关的一过性LES松弛，其持续时间达10s以上。虽然TLESR也常发生于健康人，但很少发生反流。现已查明约50%以上GERD患者，其反流原因是频繁发生的TLESR所致。NO和VIP是促发TLESR的重要神经递质，膈角也参与

TLESR的发生。

4. 食管X线钡餐

X线对胃食管反流的诊断有一定意义，尤其是对于无法耐受或者不愿受内镜检查的老年患者而言，也有助于明确食管裂孔疝是否存在，排除食管癌或其他食管疾病。早期或轻度的反流性食管炎表现为食管下端痉挛收缩，吞钡后见食管下段轻度狭窄，形态可变，当食管强烈蠕动时可将钡剂推进并通过狭窄段。病变晚期，由于纤维增生，瘢痕收缩，形成器质性管腔狭窄，双重对比造影横形皱襞内存留钡剂呈“阶梯现象”。伴有食管溃疡时，管壁轮廓轻度不规则，呈锯齿状。食管运动障碍X线检查可见异常收缩或非传导性收缩。用pH 1.7的酸性钡剂进行食管钡透可诱发异常收缩，有助于提高反流性食管炎的检出。

三、诊断

老年GERD患者的诊断方法与非老年人基本相同。GERD的诊断是基于反流及相关症状、内镜下发现RE或反流阳性的证据。但需注意的是老年人感觉功能下降，且老年GERD患者多以不典型症状为主，甚至一部分老年患者无症状，临床诊断时应多加考虑。由于内镜、食管测压和反流监测均属于侵入性检查，对存在严重合并疾病的老年患者而言，需合理评价其身体状态以明确患者是否能耐受。对于有典型症状而不能耐受性胃镜检查的老年GERD患者，适合首先采用经验性治疗，即PPI试验。对怀疑GERD但内镜为阴性的老年患者，也应先进行PPI试验，如药物治疗无应答，再考虑行反流监测。

四、治疗

老年GERD患者的治疗方法和与非老年患者相似，治疗目的同样为缓解症状，治愈食管炎，防止并发症及预防复发。但因老年患者往往基础疾病多、合并用药多，在药物选择和剂量上应注意调整。

（一）生活习惯调整

老年GERD患者首先依然强调生活习惯调整。

（1）有LES结构受损或功能异常的患者，白天进餐后不宜立即卧床；为了减少卧床及夜间反流，睡前2 h内不宜进食，可将床头抬高15～20 cm。

（2）注意减少引起腹压增高的因素，如肥胖、便秘、紧束腰带等，尤其老年人经常出现便秘等，需重视便秘引起腹压增高的情况。另外，由于老年患者经常用多种药物，避免应用降低LES压的药物及引起胃排空延迟的药物，如硝酸甘油、钙通道阻滞剂及抗胆碱能药物或直接引起食管黏膜损伤的药物等。

（3）戒烟、禁酒。

（二）药物治疗

1. 制酸剂

制酸剂因药效持续时间不长，疗效不及抑酸药，需一日多次服用，导致老年患者的依从性差，老年患者可导致盐负荷过重、便秘、腹泻等不良反应而不作为临床一线用药。老年患者尤其要注意抗酸药与其服用的其他药物之间的相互影响而导致的潜在风险。

2. 抗酸剂

抗酸剂是治疗GERD的一线用药。常用的抗酸剂有：

（1）PPI：不管是对老年还是非老年GERD患者，PPI均是治疗首选药物。常规剂量为20 mg/d，对合并食管裂孔疝或重度食管炎的患者，需要加倍剂量。一日一次服药的依从性较好，故比较适合老年患者，而依从性差是难治性GERD的原因之一。PPI的抑酸强度明显优于H_2受体拮抗剂。由于GERD是一种慢性病，易复发，因此需要长期维持用药。对老年患者而言，由于其感觉能力下降，GERD症状的频率和严重程度与反流程度并不一致，因而不能仅依据症状的转归来确定PPI的疗程，老年GERD患者较年轻人更需要维持治疗。维持治疗的方法依据内镜下的表现及有无合并症而不同，NERD及轻度食管炎多选择按需治疗；而重度食管炎，合并食管裂孔疝、食管狭窄、Barrett食管患者需要全量维持治疗。

对大部分PPI而言，随着年龄的增长其血浆清除率下降，因此从理论上而言，老年患者应该减少PPI使用剂量。所有的PPI都在肝脏快速代谢，在肝功能严重受损时，血浆浓度-时间曲线可有7～9倍的增加，且所有PPI的半衰期延长4～8 h，因此当老年患者肝功能受损时，应减小剂量。对肝肾功能正常的老年患者，无须调整PPI剂量。

PPI通过CYP2C19 和CYP3A4途径代谢，可以影响其他相关药物代谢，包括华法林、地西泮、苯妥英、卡马西平等，在使用这些药时要注意。PPI在老年患者中耐受性好。常见的副作用为头痛、腹泻、皮疹、恶心和便秘，严重不良反应少见，包括肝炎和间质性肾炎。现有一些报道老年患者长期使用PPI增加骨折、社区获得性肺炎、院内获得难辨梭状芽孢杆菌相关腹泻的概率。此外，在所有人群中，长期使用PPI可减少循环维生素C和维生素B_{12}水平。综上所述，对老年GERD患者，从安全性考虑，应给予能控制症状的最小剂量的PPI。

（2）H_2受体拮抗剂（histamine-2 receptor antagonist，H_2RA）：规律或按需使用H_2RA无法达到足够且持续稳定的抑酸效果，因此常将其作为一日两次PPI治疗无效的补充用药，特别是对于存在夜间酸突破的患者。为了避免出现药物耐受，H_2RA应间断使用。

在老年患者，特别是伴有肝肾功能受损的老年患者中，使用西咪替丁和雷尼替丁有导致精神症状的风险。西咪替丁能通过影响肝细胞色素P450 系统（CYP2D6、CYP3A、CYP2C11）影响其他相应药物的代谢，老年患者应注意药物之间的相互影响。

3. 促动力药

理论上GERD属动力障碍性疾病，抗反流是根本的治疗方法。但目前临床应用的抗反流药物疗效并不确切，其促进食管黏膜愈合和改善症状的作用目前尚存在争论。因而促动力药物只作为GERD治疗的辅助用药，主要改善胃排空延迟。在老年患者中，应该慎用甲氧氯普胺，它能突破血脑屏障，可能导致中枢神经系统相关不良反应包括嗜睡、失眠、迟发性运动障碍。对老年人而言，更倾向于使用多潘立酮，它不穿过血脑屏障，不良反应相对少。该药的严重不良反应如泌乳症和男性乳房发育一般在减少剂量后消失。在使用多潘立酮的患者中，也有发生心律失常的报道。巴氯芬可以通过改善餐后TLESR来治疗GERD，但该药常有眩晕、嗜睡、恶心等不良反应，老年患者处方此药时应权衡利弊。

（三）内镜治疗

GERD进行内镜治疗可以控制部分确诊患者的症状，创伤小，但安全性及疗效需进一步评估。方法如下。①LES植入：不吸收生物相容性多聚体，使LES膨胀，LES压力和强度增加，大部分行植入治疗的患者可停用PPI。②腔内胃底折叠术：在齿状线附近缝合胃壁组织形成皱褶，增加贲门附近的紧张度，延长腹腔内食管长度。③内镜下全层折叠术：是于胃食管交界处进行浆膜对浆膜的折叠术，从而重建胃食管交界处的阀门屏障。④Stretta射频治疗：系对胃食管连接处肌层行多点射频治疗，引起组织破坏、再生，增加LES的厚度和压力。Stretta射频治疗是目前国内外长期研究证实能有效改善GERD患者症状的非手术疗法。Stretta射频治疗是在内镜及导丝引导下将带有球囊的射频导管送至齿状线附近，并将球囊上展开的4个针样电极刺入胃食管连接处肌层，释放射频能量产生热量，使组织破坏、再生，从而增加LES的厚度，降低胃食管连接处顺应性以减少酸反流。多项研究证实，Stretta射频治疗术后6个月至5年，患者反流相关症状评分、GERD健康相关生活质量评分、SF-36生活质量评定量表等均明显改善，术后LES压力也明显增加，60%～70%的患者术后可停用PPI治疗。除有报道术后可能产生短期的烧心、发热等不良反应外，目前尚无Stretta射频治疗导致的严重不良反应的报道。经口无创胃底折叠术（transoral incisionless fundoplication，TIF）是另一种新型的治疗GERD的方法。TIF可在内镜下将齿状线附近胃食管交接处的全层组织旋转下拉并加固固定，形成一个胃腔内全层抗反流阀瓣，达到治疗食管裂孔疝、增加LES压力的目的。TIF短期（6个月至2年随访研究）疗效与Stretta射频治疗类似或略好，但由于缺乏长期随访数据，其远期效果尚不明确。

国内Stretta射频治疗技术和TIF用于GERD治疗的普及率尚不高，在老年患者中，其长期有效性、安全性暂未能很好地评估，仅作为不愿长期服用抗反流药物也不愿进行外科手术的患者的治疗选择。

（四）外科手术

GERD的手术适应证为：①内科治疗难以治愈的顽固性食管炎。②难以耐受长期服用药物。③反流引起的严重呼吸道疾病。④扩张治疗后仍反复发作的食管狭窄。

目前治疗GERD应用最广泛的术式主要是改良的Nssen手术，即用全胃底包绕食管，形成一个活瓣来达到抗反流的目的，在缓解症状和愈合食管炎方面的疗效与药物治疗相当。术后常见的并发症包括腹胀、吞咽困难，相当一部分患者（11%～60%）术后仍需规则用药。老年GERD患者使用外科手术治疗应小心谨慎。某些研究也表明一部分老年患者可从外科手术中获益，并且老年患者在使用腹腔镜手术时，其安全性和非老年患者相当。因此，老年低风险患者应该由有经验的外科医师进行手术，手术适应证与非老年患者相同。

第二节 消化性溃疡

消化性溃疡（peptic ulcer，PU）是指在各种致病因子的作用下，黏膜发生的炎性反应与坏死性病变，病变深度达到或穿透黏膜肌层，其中以胃溃疡（gastric ulcer，GU）及十二指肠溃疡（duodenal ulcer，DU）最为常见。近年来，PU发病率虽然有下降趋势，但目前仍是常见的消化系统疾病之一。老年消化性溃疡（peptic ulcer in the aged，PUA）是指60岁以上（含60岁）的老年人患有GU、DU，或同时患有这两种溃疡，包括老年发病的溃疡及中青年发病而迁移至老年的慢性溃疡，是一种特殊类型的PU。老年人随着年龄的增长，消化道生理及功能持续退化：胃动脉硬化，血流减少，胃黏膜萎缩变薄，黏膜碳酸氢盐分泌减少，胃黏膜上皮更新率降低，黏膜自身防御功能减弱，胃蠕动功能减退，使食物易于淤积致胃肠激素分泌相对亢进。这一系列生理功能的改变使得PUA更加普遍和严重，再加上老年人常有多种共患病，服用多种可能损伤胃黏膜的药物，尤其是非甾体抗炎药（NSAIDs）的广泛使用，导致PUA的发病率呈上升趋势。PUA以GU多见，病情较中青年严重，且临床表现有其自身的特点，治疗上亦不同于中青年，因此，提高对PUA的认知和诊疗水平，降低病死率，具有重要的现实意义。

一、临床表现

慢性、周期性、节律性上腹痛是典型消化性溃疡的主要症状。但无疼痛者亦不在少数，尤其见于老年人溃疡、治疗中溃疡复发以及NSAIDs相关性溃疡。典型的十二指肠溃疡疼痛常呈节律性和周期性疼痛，可被进食或服用相关药物所缓解。胃溃疡的症状相对不典型。消化性溃疡还有其他胃肠道症状，如嗳气、反酸、胸骨后烧灼感、上腹饱胀、恶心、呕吐、便秘等可单独或伴疼痛出现。恶心、呕吐多反映溃疡活动。胃溃疡的症状相对不典型，其疼痛产生机制与下列因素有关：①溃疡及周围组织炎症可提高局部内脏感受器的敏感性，使痛阈降低。②局部肌张力增高或痉挛。③胃酸对溃疡面的刺激。

PUA患者的临床症状与体征多不典型。早期症状包括恶心、呕吐、体重减轻和（或）食欲下降，甚至是唯一的症状。溃疡疼痛的程度不一，其性质视患者的痛阈和个体差异而定，可描述为饥饿样不适感、隐痛、钝痛、胀痛、烧灼痛等，亦可诉为嗳气、压迫感、刺痛等。上腹痛常缺乏节律性，压痛、嗳气、反酸发生率也显著低于中青年PU患者。文献报道无痛感的PUA高达35%，而年轻人只有8%，且疼痛部位模糊，难以定位，呈不规则放射。如近端GU可出现胸骨后疼痛，需与心绞痛鉴别；邻近胃食管连接处的GU，可以咽下困难为首发症状，需与食管癌鉴别；食管裂孔疝内的GU可出现不典型胸痛，穿孔时可并发纵隔炎和胸腔积液，需与相应的疾病进行鉴别。由于老年人消化道黏膜呈退行性变，对溃疡疼痛不敏感，且老年患者常伴发多种疾病，又有非甾体抗炎药的止痛作用，常使症状、体征被掩盖，常以并发症尤其是出血或狭窄引起的症状为首要症状而就诊。对80岁及以上的患者研究发现，上腹痛是GU和DU最常见的症状，而贫血、呕吐则多见于DU患者。即使是溃疡穿孔，也缺乏典型的突发性上腹疼痛和腹膜炎体征，临床症状隐匿。

PUA患者并发症多，老年人消化性溃疡常见于胃体后壁及小弯侧，直径常较大，多并发急慢性出血。较小的高位溃疡漏诊率高，若同时伴有胃癌，常进展较快。有资料报道，70 岁以上的PU患者约半数出现并发症，这也是本病导致患者死亡的重要原因。上消化道出血是PUA最常见的并发症，据统计70岁以上者发生率高达80%。随着年龄的增长，不仅出血发生率高，而且出血量大、持续时间长、易于反复出血、出血量与临床表现不一致、病死率高。穿孔是PUA第二位并发症，发生率较青壮年高2～3倍。由于老年人反应迟钝、腹壁肌肉薄弱，常仅出现轻、中度腹部局限性压痛、反跳痛及肌紧张，很少出现剧烈上腹痛和板状腹等典型消化道穿孔临床表现。PUA患者穿孔时白细胞计数及体温变化常出现较晚，且易并发弥漫性腹膜炎及感染性休克，病死率高。幽门梗阻常由于DU造成，GU引起者少见。PUA患者癌变率为2%～6%。

与中青年PU相比，PUA具有复发率高的特点，有资料显示PUA愈合后1年内复发率为10.3%，以后每年递增10%。复发率高可能与以下因素有关：①老年人因多种疾病并存，需同时服用多种药物，其中解热镇痛药、抗血小板聚集类药、降糖药、糖皮质激素等可引起溃疡复发。②Hp感染率随着年龄的增加而升高，可能导致溃疡愈合后复发。③老年人溃疡常深大，治疗后愈合差、易复发。④老年患者伴发疾病，如糖尿病、动脉硬化、脑血管疾病、肝硬化等，可导致胃黏膜屏障减弱及调节胃肠道功能的自主神经功能紊乱，导致溃疡复发。⑤老年人胃排空延长，易导致胃潴留，引起GU。⑥老年人感觉迟钝，适应能力较差，精神较易紧张，易导致溃疡复发。

PUA患者伴发病多，有研究数据显示，PUA患者伴有高血压、冠心病、脑血管病、糖尿病、慢性阻塞性肺疾病等占47%。由于长期服用治疗伴发病的药物，可刺激胃黏膜，导致溃疡，且部分伴发病本身亦诱发或并发溃疡形成，因此，在治疗溃疡的同时，应积极处理这些伴发病。

二、并发症

出血、穿孔或穿透及梗阻是消化性溃疡的三大并发症，以前所谓的难治性溃疡由于新型抗酸药的出现而大为减少。

（一）上消化道出血

上消化道出血是消化性溃疡最为常见的并发症，其患病率约为溃疡患者的15%，其中十二指肠溃疡并发出血，明显较胃溃疡多见，是上消化道出血的最常见的病因。溃疡出血可发生于所有年龄，但近年来60岁以上患者有增多趋势。10%～20%消化性溃疡出血患者上消化道出血是其首发症状。消化性溃疡出血易于复发，大约1/3的患者治愈后多次出血，Hp的清除可预防消化性溃疡的复发，并能预防复发性出血。

消化性溃疡出血的临床表现由出血的部位、速度和出血量决定。十二指肠后壁溃疡易穿透十二指肠动脉，导致急性上消化道大出血，而通常溃疡面渗血，则出血速度慢，出血量小。消化道大出血可表现为呕血、黑便或柏油样便，甚至出现失血性休克。小量上消化道出血可表现为低色素性小红细胞贫血及粪便潜血阳性。一般出血量达到5 mL即可发现潜血阳性，50～100 mL可出现黑便，1 000 mL以上可出现循环功能改变，短时间内出血超过1 500 mL常导致休克。

根据消化性溃疡病史和出血的临床表现，消化性溃疡合并上消化道出血的诊断不难确立。对一些症状不典型、诊断难以确立的病例，应争取急诊上消化道内镜检查，此检查的最大优点是急诊确诊，并可同时进行胃镜下局部止血。消化性溃疡合并出血应注意同食管胃底静脉曲张破裂出血、胃癌、急性糜烂性胃炎、食管贲门黏膜撕裂症等疾病鉴别。

（二）穿孔

消化性溃疡穿孔患病率约占消化性溃疡病例的7%，可分为急性溃疡穿孔与慢性溃疡穿透两种。溃疡穿孔是指溃疡穿过胃肠壁全层和浆膜层达到游离腹腔。溃疡穿透是指溃疡穿过胃肠壁全层而累及邻近的内脏器官。

急性溃疡穿孔常见于前壁溃疡，十二指肠溃疡明显多于胃溃疡。穿孔时，由于十二指肠或胃内容物流入腹腔，导致弥漫性腹膜炎。患者主诉突然剧烈腹痛，常始于右上腹或中上腹，持续而较快蔓延至脐周，以至全腹。如胃、肠漏出物上行刺激膈肌，或下行沿肠系膜根部流入右侧盆腔时，可引起肩部放射痛或右下腹疼痛。患者多烦躁不安、面色苍白、四肢湿冷、心动过速、腹肌强直，有明显压痛和反跳痛，肝浊音界缩小或消失，肠鸣音减弱或消失，白细胞总数及中性粒细胞增多，腹部X线透视多可发现膈下有游离气体，如胃肠内容物流达盆腔，直肠指诊可探及右侧直肠窝触痛。溃疡穿孔需与急性胰腺炎、急性阑尾炎、胆囊炎、肠系膜血栓形成、子宫外孕破裂、卵巢囊肿蒂扭转等急腹症相鉴别。

慢性溃疡穿透多见于后壁溃疡。胃溃疡病易穿透到左肝叶，十二指肠溃疡易穿透到胰腺，可引起血清淀粉酶增高，但一般不超过正常值的5 倍。偶尔胃溃疡可穿透到结肠，形成胃结肠瘘。慢性溃疡穿透临床表现为局限性腹膜炎及受累脏器的症状。

（三）幽门梗阻

约2%的消化性溃疡患者可能出现幽门梗阻，一般来说，80%的患者是继发于十二指肠球部溃疡，其次也可继发于幽门前及幽门管溃疡。其发生原因：其一是由于溃疡活动期，溃疡周围组织炎症性充血、水肿或反射性地引起幽门痉挛，此类梗阻多属暂时性的，可经内科治疗使溃疡好转而梗阻消失；其二是复发性溃疡，造成局部瘢痕形成、瘢痕组织收缩或与周围组织粘连致使幽门排出道狭窄，属永久性，非经外科手术不能缓解。典型的幽门梗阻表现为胃潴留，其主要临床症状为呕吐，呕吐次数不多，常间隔1～2天1次，1次呕吐量可超过1 L，呕吐物常含12 h以上未消化的食物残渣，呈酸臭味，其他临床表现有上腹饱胀不适、食欲减退、嗳气、反酸等。体征于空腹时可见胃型蠕动波、上腹部振水音。病情严重者可出现明显体重减轻、脱水、电解质紊乱。

三、诊断与鉴别诊断

部分PUA具有慢性、周期性发作的规律性上腹痛等典型临床特点，据此可做出初步诊断。对疑似患者可通过X线钡餐或内镜检查以明确诊断。由于PUA临床表现常不典型，需与功能性消化不良、胃食管反流病、癌性溃疡、促胃液素瘤、胆囊结石、胆囊炎、食管裂孔疝、心脏疾病等鉴别。

（一）功能性消化不良

功能性消化不良（functional dyspepsia，FD）又称非溃疡性消化不良（non-ulcer dyspepsia，NUD），是消化内科的常见疾病。统计资料表明每年大约有15%的人患此症，其主要的特点是上腹部疼痛或饱胀不适，有时伴有反酸、嗳气、食欲减退等消化不良症状，与消化性溃疡临床症状相似，但B超、钡餐及上消化道内镜检查等无明显器质性病变，即使患者有典型的PU表现，半数以上胃镜检查没有发现溃疡，因此，胃镜是鉴别的最佳手段。

（二）胃食管反流病

胃灼热和反流是胃食管反流病最常见的典型症状，部分患者有上腹痛、腹烧灼感、嗳气等不典型症状，这些临床表现与PU有一定的重叠。部分DU患者没有明显腹痛，仅表现为反酸、胃灼热，这部分患者症状常在空腹时明显，进餐后缓解，而胃食管反流病患者则不同，反酸、胃灼热的症状常在餐后加重，可相鉴别。GU患者反酸、胃灼热症状缺乏规律性，有时难与胃食管反流病相鉴别。另外，即使在没有幽门梗阻的情况下，部分PU也可与反流性食管炎同时存在。因此，对于有明显反酸、胃灼热症状的患者应行胃镜检查或钡餐检查以明确诊断。

（三）癌性溃疡

临床上难以区分的是胃良性溃疡与恶性溃疡的鉴别。通常采用的方法有X线检查和上消化道内镜检查，尤其是直视下黏膜病理组织学检查，依据溃疡在X线及内镜下的表现，鉴别不难，对部分仍难以确诊病例，应在内科积极治疗下定期做内镜检查随访，必要时反复多次进行溃疡边缘胃黏膜活检病理检查。一些溃疡型胃癌早期的形态和临床表现酷似良性溃疡，甚至治疗后可暂时愈合，即假性愈合。胃癌病程较短，病情进展快，胃镜下可见溃疡边缘隆起、不平滑，活检时组织脆、硬，触之易出血，病理检查可见癌细胞是诊断的金标准。临床上若出现下情况时需高度警惕癌性溃疡可能：①中老年人近期出现中上腹痛，尤其伴有出血、贫血或体重下降。②GU患者临床表现发生明显变化或抗溃疡药物治疗无效。③GU活检有肠化和不典型增生。

（四）促胃液素瘤

又称佐林格–埃利森综合征（Zollinger–Ellison syndrome），是胰腺非β细胞瘤分泌大量促胃液素所致，特点是高促胃液素血症、高胃酸分泌和多发性、难治性PU，可有异位溃疡，多伴有腹泻和明显消瘦。肿瘤往往很小（小于1 cm），生长慢，半数恶性。因促胃液素过度刺激而使壁细胞增生，分泌大量胃酸，使上消化道包括空肠上段经常处于高酸环境，导致多发性溃疡，促胃液素瘤主要发生于胰腺，也可见于十二指肠、脾门、卵巢等部位，若能明确肿瘤部位则诊断更明确。以位于不典型部位（球后十二指肠降段和横段或空肠远端）为其特点。此种溃疡难治，常规胃手术后多见复发，且易并发出血、穿孔和梗阻。1/4～1/3 病例伴腹泻。

（五）胆囊结石、胆囊炎

腹痛是最常见的症状，腹痛常与高脂、高蛋白饮食相关。表现为发作性的胆绞痛，多位于右上腹，或出现钝痛，可放射至背部。由于PUA患者疼痛部位模糊，难以定位，呈不规则放射，因此，两者需进行鉴别。腹部超声检查可提供鉴别的依据。

（六）食管裂孔疝

当PUA为高位溃疡，出现咽下梗阻时，需与该病进行鉴别，X线钡餐及胃镜检查有助于鉴别。

（七）心脏疾病

少数PUA患者临床表现为胸骨后疼痛，且老年人多合并有高血压、冠心病等基础疾病。因此，需与心脏疾病（如心绞痛、心肌梗死）进行鉴别，动态监测心电图有助于鉴别。

四、治疗

无并发症的PUA患者应首选内科治疗，其治疗原则、目的及方法与青中年PU患者类似，治疗目的在于消除症状，促进溃疡愈合，防治并发症，防止溃疡复发。但由于PUA患者具有其自身的特点，溃疡复发率高、并发症及伴发疾病多等，在治疗过程中需兼顾PUA的上述特征。

（一）病因治疗

1. 一般治疗

本病是一种复发性自限性疾病，在发作期应适当休息，避免过度劳累和精神紧张，应选择少渣食物，少食多餐，定时定量；在缓解期，亦应注意生活规律，劳逸结合，保持和建立正常的生活规律、饮食规律；调整精神、情绪状态，保持乐观向上的心境；避免过度疲劳及过度精神紧张；戒吸烟；活动期避免酒、咖啡、茶、辣椒等刺激性强的饮食，不要暴饮暴食。避免服用或尽量少用对胃、十二指肠黏膜有损伤的药物，如消炎痛、阿司匹林、保泰松、肾上腺皮质激素、氟尿嘧啶、氨甲蝶呤等。对少数伴有焦虑、紧张、失眠等症状的患者，可适当使用镇静药如安定2.5 mg，每日3次。

2. 根除幽门螺杆菌

根除幽门螺杆菌是消化性溃疡治疗的巨大进展，从根本上改变了消化性溃疡自然史，使大多数消化性溃疡得到了彻底的治愈。1994年美国国立卫生研究院（NIH）提出有Hp感染的溃疡患者不管是初发或复发，除用抗胃酸分泌治疗外，均需抗菌治疗，根除幽门螺杆菌。体外实验发现多种抗生素具有杀灭幽门螺杆菌作用，包括氟哌酸、呋喃唑酮（痢特灵）、氨苄青霉素、羟氨苄青霉素、甲硝唑、四环素、庆大霉素、先锋霉素、氧氟沙星、克拉霉素、红霉素等；一些药物有较强的抑菌作用，如胶体铋、次水杨酸铋、硫糖铝、质子泵抑制剂奥美拉唑、兰索拉唑等；许多中药如乌梅、大黄、黄连、丹皮等也有较好的抑菌效果。而H_2受体阻滞剂、咪索前列醇、抗酸剂、哌吡氮平等对Hp无作用。

提高Hp根除率的主要方法是联合用药。目前联合用药的方案多种多样，公认的二联方案为：奥美拉唑20 mg，每日2次，羟氨苄青霉素1 g，每日2次，疗程2周，Hp根除率55%～85%；标准的三联方案为：胶体铋＋甲硝唑＋羟氨苄青霉素（或四环素），服药方案是胶体铋120 mg，每日4次，甲硝唑0.2 g，每日4次，四环素0.5 g，每日4次（或羟氨苄青霉素2.0 g，每日1次），疗程2周，Hp根除率可达90%以上；我国学者研究显示应用以呋喃唑酮为主的三联治疗及中药进行联合治疗也获得很高的Hp根除率，提示中药研究的新领域。新近又提出疗程1周的三联方案，奥美拉唑＋克拉霉素＋羟氨苄青霉素，Hp根除率同样达到90%以上，而且对甲硝唑耐药的菌株也有很好的根治效果，该方案可能代表新的治疗趋势。此方案中克拉霉素价格昂贵，一些患者难以承受，使用时可改用甲硝唑或替硝唑。

（二）抗酸治疗

消化性溃疡治疗的主要手段仍是抑酸疗法，此类方法有制酸剂、抗胆碱能药、H_2受体阻滞剂和质子泵抑制剂。

1. 制酸剂

制酸药为一类弱碱药物，口服后能与胃酸反应，形成盐和水，从而使胃液pH升高。通常胃液pH为1.5～2.5。应用制酸药如能使胃酸保持pH在4 以上，则能有效地缓解消化性溃疡患者上腹疼痛，并促进溃疡愈合。制酸药种类繁多，如碳酸氢钠、碳酸钙、氧化镁、氢氧化铝、氢氧化镁等。主要可分为两类，一类为可溶性制酸药，如碳酸氢钠，能很快溶解，并与胃酸迅速起反应，从而能迅速止痛，但它们易于自小肠吸收，可导致碱中毒和钠潴留；第二类为不溶性制酸药，如碳酸钙，口服后在胃内停留时间稍长，中和胃酸作用时间也较长，与胃酸反应后，形成水和氯化钙，可引起高钙血症、胃酸反跳性升高及便秘等。现在比较常用的抗酸药是氢氧化铝和氢氧化镁或碳酸钙、氧化镁、次硝酸铋等按一定比例配制的混合物，可相互抵消对大便性状的影响，如镁铝合剂，常规服法为每餐后1 h及3 h各服30 mL，睡前加服30 mL，每日共服7 次，约210 mL/d。制酸药的作用机制尚没有完全清楚，有研究显示制酸药除能中和胃酸有关外，可能还有促进黏膜前列腺素分泌、结合表皮生长因子、刺激黏液及碳酸氢盐分泌、增强黏膜屏障、促进黏膜血流、结合胆盐、抑制胃蛋白酶活性等功能。此类药物心、肾功能不全者慎用。

2. H_2受体拮抗剂

H_2 受体拮抗剂的发现与临床广泛使用是消化性溃疡的重大进展，目前H_2 受体拮抗剂发展很快，以西咪替丁为第1代，雷尼替丁为第2代，以及法莫替丁、尼扎替丁和罗沙替丁等第3代也已开始临床使用。这些制剂抑酸作用非常强，而不良反应很少。所有H_2受体拮抗剂都含有一个芳香族环和一个可变的侧链，西咪替丁与组织胺相似有一个咪唑环，雷尼替丁含有一个呋喃环，法莫替丁和尼扎替丁含噻唑环。所有H_2 受体拮抗剂在小肠迅速被吸收，这种吸收不受食物影响，但抗酸药及硫糖铝可使其吸收率降低30%。口服药1～3 h血药浓度达到高峰。由于口服药物吸收后需经肝代谢，故口服西咪替丁、雷尼替丁及法莫替丁的生物活性下降40%～60%，但尼扎替丁不受肝代谢影响，其活性仍保持100%；静脉给药可避免肝代谢作用，而保持原有的生物活性。一般H_2受体拮抗剂被吸收后随血液循环均匀分布于全身，最后经肾小球过滤或肾小管分泌排出体外。

所有H_2受体拮抗剂可竞争性拮抗组织胺刺激胃酸分泌作用，可明显抑制基础胃酸及组织胺、五肽胃泌素、餐食等刺激的胃酸分泌，呈剂量正相关，几乎完全抑制夜间酸分泌、抑制迷走神经刺激的胃酸分泌。在已有的H_2受体拮抗剂中，法莫替丁活性最强，相当于西咪替丁20～50 倍，雷尼替丁、罗沙替丁和尼扎替丁次之，药效相当于西咪替丁4～10 倍。40 mg的法莫替丁约与300 mg雷尼替丁、300 mg尼扎替丁或1 200～1 600 mg西咪替丁等效。

3. 质子泵抑制剂

即H^+、K^+-ATP酶抑制剂，目前已有三种药物应用于临床，一种是奥美拉唑，商品名为洛赛克；另一种为兰索拉唑，商品名为达克普隆；再一种是潘托拉唑。质子泵抑制剂抑酸的原理是能抑制壁细胞泌酸的最后环节H^+、K^+-ATP酶的活性，使H^+不能由壁细胞胞内转运到胞外，在胃腔内形成胃酸。

质子泵抑制剂是弱碱性化合物，如奥美拉唑pKa值为4，在胃内易被胃酸灭活，故必须服用肠溶衣片剂。口服后，药物在十二指肠被吸收进入血液，2～4 h血浆浓度达到高峰，由于其具有脂溶性特征，故极易透膜进入细胞，当进入壁细胞后，在其酸性环境作用下，迅速质子化而富集，同时生成活性物质——次磺酰，虽然这种物质寿命极短，只有2 min，但能迅速与H^+、K^+-ATP酶共价结合，形成不可逆的化合物，从而抑制酶活性。由于H^+、K^+-ATP酶的半衰期比较长，需30～48 h，因此质子泵抑制剂抑酸作用可持续18～24 h以上，一次口服40 mg，3天后仍有18%抑酸作用。质子泵抑制剂在肝脏代谢失活，失活后由肾脏排出体外。研究显示肝肾功能受损通常不影响此代谢过程。

质子泵抑制剂具有强有力的抑酸作用，其作用强度为西咪替丁的8～20倍。通常奥美拉唑的最大抑酸作用，出现于6 h以后，其抑酸程度与奥美拉唑的剂量及其血中的浓度相关，如口服奥美拉唑30 mg，6 h可抑制66%的基础胃酸分泌以及71%的五肽胃泌素刺激的胃酸分泌。每天服用1次奥美拉唑，其抑酸作用在最初的3～5天内不断累加，1周后基础胃酸的抑制率可达100%，五肽胃泌素刺激的胃酸抑制率可达98%。

质子泵抑制药是一种比较安全的药物。理论上其危险性有胃内长期低酸，可能导致细菌过度增长，动物研究表明，大剂量长期使用可引起胃肠嗜铬样细胞增生及类癌。但至今未见临床相关病例报道。有证实奥美拉唑可影响安定、苯妥英钠等药物代谢，延长这些药物的药敏。

（三）黏膜保护剂

1. 硫糖铝（sucralfate）

是蔗糖分子的3个羟基被硫酸氢氧化铝基替代而形成的复合碱式铝盐。本品不溶于水，有弱的酸中和能力。口服后在胃、十二指肠变成糊状黏稠的胶体，很少被吸收，大部由粪便排出。在酸性环境中，硫糖铝降解为氢氧化铝，可溶于水，约有0.01%被吸收，余下离子化的硫酸盐蔗糖分子可紧密附着于溃疡基底部带正荷的坏死组织蛋白上。硫糖铝治疗的常用剂量是1.0 g，1 日4次，4～8 周为1疗程。由于此药在酸性环境中作用强，故应在三餐前及睡前1 h服用，且不宜与抗酸剂同服。本药不良反应轻微，主要不良反应是便秘，偶见低磷血症、铝潴留等。

2. 铋剂

胶体次枸橼酸铋（colloidal bismuth subcitrate，CBS）又称三钾二枸橼酸铋，商品名为德诺（DeNol），此药无抗酸作用，在酸性环境下（$pH<3.5$）发现沉淀，形成不溶性氯氧化铋、氧化铋及氢氧化铋晶体。口服后，99%以上不被吸收，由粪便排出，由于结肠细菌的作用，常转化为硫化铋，而形成黑粪。少量吸收的铋剂，在血液中30 min即达高峰，随后缓慢由肾脏排出。果胶为我国研制合成的一种胶态秘剂，主要成分为果胶酸秘盐，常用剂量为100 mg，每日3次。其黏膜保护及抑制Hp作用与CBS类似。据报道，有较好的临床疗效。

3. 前列腺素

是一类由含20个碳原子的不饱和脂肪酸组成活性物质。人胃肠黏膜含有并能合成多种前列腺素，主要为PGE和PGE2两种，比例大致为2∶1。虽然前列腺素类物质生物活性很强，但天然成分在体内的半衰期仅几分钟。其主要的作用方式是旁分泌，而不是经典内分泌形式。目前已有多种人工合成前列腺素物质，如PGE源性的咪索前列醇、利奥前列素等以及PGE2源性的恩前列素、阿巴前列素等，只有咪索前列醇获得美国FDA批准，可用于临床消化性溃疡治疗。

4. 欣洛维

为我国医药工作者从乳猪胸腺提取的一种新型黏膜保护剂，已通过国家新药评审，成为一类新药。其主要药理作用有：①直接促进表皮细胞和成纤维细胞再生，促进黏膜修复，增强胃黏膜防御功能。②增强胃黏膜K^+–Na^+–ATP酶活力，增加黏液分泌，增加胃黏膜前列腺素的合成。具有促进消化性溃疡愈合的效果，常用剂量30 mg，每日2次。

5. 替普瑞酮（teprenone）

是萜烯类衍生物，为新型胃黏膜保护剂。其药理作用有：①促进胃黏膜上皮细胞高分子糖蛋白、磷脂及碳酸氢盐的合成与分泌，维持黏液层黏液屏障的结构与功能，防止H^+逆向弥散。②刺激黏膜细胞合成、分泌前列腺素，改善胃黏膜血流，促进黏膜再生。替普瑞酮与H受体拮抗剂联合使用可提高消化性溃疡的治愈率。常用剂量50 mg，每日3次口服。

6. 表皮生长因子（epidermal growth factor，EGF）

内源性EGF由唾液腺和十二指肠Brunner腺分泌，具有抑制胃酸、胃蛋白酶分泌的作用，并可促进黏液的产生和分泌。口服EGF对正常及应激性胃溃疡的胃黏膜具有营养和保护作用，给予非分泌剂量的EGF可预防阿司匹林所致的胃部损害，进一步研究、开发可能成新型黏膜保护剂。

（四）外科治疗

胃、十二指肠溃疡急性穿孔；胃、十二指肠溃疡大出血；胃、十二指肠溃疡瘢痕性幽门梗阻；胃溃疡恶变者；内科治疗无效的顽固性溃疡。

1. 胃大部切除术

是最常用的方法。手术切除胃的远侧2/3～3/4，包括胃体的远侧部分、胃窦部、幽门和十二指肠壶腹部的近侧。胃大部切除术治疗溃疡的依据是：①切除了胃窦部，消除了由G细胞分泌胃泌素引起的胃酸分泌。②切除大部分胃体，减少了分泌胃酸、胃蛋白酶的壁细胞和主细胞的数量。③切除了溃疡的好发部位。④切除了溃疡本身。

胃切除后胃肠道重建术式。①毕Ⅰ式胃大部切除术：胃大部切除后，将残胃与十二指肠吻合。优点是重建后的胃肠道接近正常解剖生理状态，多适用于治疗胃溃疡。②毕Ⅰ式胃大部切除术：即切除远端胃大部后，缝闭十二指肠残端，残胃与上段空肠吻合。适用于各种胃十二指肠溃疡，特别是十二指肠溃疡。优点是即使胃切除较多，胃空肠吻合也不致张力过大，术后溃疡复发率低；十二指肠溃疡切除困难时可行溃疡旷置。缺点是胃空肠吻合改变了正常的解剖生理关系，术后发生胃肠道功能紊乱的可能性较毕Ⅰ式多。

2. 迷走神经切断术

主要用于治疗十二指肠溃疡病，其原理是通过阻断迷走神经对壁细胞刺激，消除神经性胃酸分泌：消除迷走神经引起的胃泌素外泌，减少体液性胃酸分泌，术后胃酸分泌量大幅下降。手术主要有3种类型。

（1）迷走神经干切断术：在食管裂孔水平切断左、右腹腔迷走神经干，使肝、胆、胰、胃和小肠完全失去迷走神经的支配。其缺点是术后可引起腹腔器官功能紊乱，如胃排空障碍、小肠运动减退、顽固性腹泻等。

（2）选择性迷走神经切断术：在迷走神经前干分出肝支，后干分出腹腔支后切断迷走神经。此术式虽避免了术后发生肝、胆、小肠功能的紊乱，但可引起术后胃蠕动的张力减退，需同时加幽门成形术或胃空肠吻合术。

（3）高选择性迷走神经切断术：仅切断前、后迷走神经分布至胃底、体的分支，保留肝支、腹腔支及分布至胃窦的“鸦爪”。该手术消除了胃酸分泌，不会引起胃潴留，不需附加引流手术，保留了幽门括约肌的功能，减少了胆汁反流发生的机会。由于迷走神经的解剖变异、手术切断不彻底以及迷走神经再生等因素，术后复发率仍高达20%～30%。

（五）并发症的治疗

1. 出血

急性期应禁食，监测血压、心率（律）等生命体征，及时补充血容量纠正休克，口服去甲肾上腺素盐水等止血。除非有特殊禁忌，应早期使用内镜检查，不仅提高了出血的病情诊断，必要时可内镜止血以控制出血，降低手术率。内镜联用PPI是必要的治疗措施。

2. 幽门梗阻

完全梗阻急性期应禁食1～3天，静脉注射PPI治疗，待局部炎症水肿消退后，逐步恢复进食；可以进半流质而无呕吐表现者，可改用PPI足量治疗1～2个月。积极药物治疗1～2个月后仍有明显梗阻表现者，应考虑内镜下扩张治疗或外科手术治疗。

3. 穿孔

明确穿孔者应积极外科手术治疗。若穿孔小，腹腔感染不严重或感染已经局限，患者一般情况差不能耐受手术者，可非手术治疗，予以禁食、胃肠减压、静脉注射PPI治疗。

4. 癌变

GU明确有癌变者应积极手术治疗。

第三节　消化系统肿瘤

一、消化系统常见良性肿瘤

（一）食管平滑肌瘤

1. 临床表现

食管平滑肌瘤生长缓慢，早期患者可无任何症状，据报道临床症状的轻重与肿瘤的大小不平行。通常症状较轻，持续时间漫长。主要表现为咽下困难、呼吸困难、声音嘶哑、胸骨后疼痛等症状，常反复发作，病程多在1～5年以上，全身症状少，不影响营养状况。部分患者可合并食管裂孔疝、食管憩室、食管癌等。前两者的形成与食管平滑肌瘤的增大有密切关系，两者的形成将掩盖平滑肌瘤的临床症状，造成漏诊。

2. 特殊检查与诊断

（1）胸部平片：食管平滑肌瘤在胸部平片上有时可见肿瘤阴影，对显示实体食管平滑肌瘤有一定帮助。

（2）食管钡餐检查：是诊断本病的主要方法之一。

（3）内镜检查：此项检查是诊断食管平滑肌瘤的重要依据之一，还可以进一步确定肿瘤的部位、大小、数目及形态。内镜下可见圆形、椭圆形或不整形腔内凸起，表面黏膜光整，肿瘤处黏膜推之可活动。

（4）CT扫描：磁共振影像检查有助于平滑肌瘤与食管癌的鉴别诊断，当X线和内镜检查不能确诊时可以应用。

3. 鉴别诊断

食管平滑肌瘤应与食管癌及食管外压性病变相鉴别，其要点如下。①症状：平滑肌瘤吞咽困难症状轻；食管癌为进行性吞咽困难，病程短，发展快；食管外压性病变很少有吞咽困难或偶有吞咽阻挡感。②胸部X线平片肿瘤阴影：平滑肌瘤多见，食管癌少见。

4. 治疗

食管平滑肌瘤的治疗应根据不同情况采用内镜治疗、手术切除或观察随访。

（1）内镜下切除。因食管平滑肌瘤属良性肿瘤且生长缓慢，对无症状的老年患者以观察随访为主。对起源于黏膜层或黏膜下层的病灶，尽管病灶小、无症状和生长慢，但是若患者有较强的治疗愿望，可选择既安全又简便的内镜下切除，还可通过病理学检查及时发现，极少数间质瘤、类癌和转移性癌肿有潜在恶性的可能。

（2）外科治疗。同样需要术前进行EUS检查。根据EUS的结果，可选择采用胸腔镜摘除术、黏膜外食管平滑肌瘤摘除+食管修补术或部分食管切除术等方法。对不愿或不宜治疗的病例，特别是老年患者进行定期随访观察，尤其是病灶小于2 cm源于固有肌层的患者，应尽量避免创伤较大的外科手术治疗，防止过度治疗。

（二）胃息肉

胃息肉（gastric polyps）是指起源于胃黏膜上皮组织的良性肿瘤，为最常见的胃良性肿瘤，发病率占所有胃良性病变的5%以上。

有资料显示，老年人胃息肉检出率约为4.47%，常见的胃息肉主要包括增生性息肉、胃腺瘤、胃底腺息肉、炎性纤维性息肉等。研究者发现所有类型的胃息肉均呈现出明确的随年龄增长发生率上升的趋势。

1. 临床表现

大多数胃息肉患者无明显临床症状，往往是在X线钡餐检查及胃镜检查时或手术、尸检标本中偶然发现。息肉生长较大时可出现上腹不适、疼痛、恶心、呕吐，若息肉表面糜烂、出血，可引起呕血和黑便。疼痛多发生于上腹部，为钝痛，无规律性与特征性。位于贲门附近的胃息肉偶可出现咽下困难症状，位于幽门区的较大腺瘤性息肉可有较长的蒂，可滑入幽门管或十二指肠，也可自行复位，表现为发作性幽门痉挛或幽门梗阻现象。如滑入后发生充血、水肿、不能自行复位，甚至出现套叠时，部分胃壁可发生绞窄、坏死甚或穿孔，而发生腹膜炎。部分腺瘤性息肉患者往往有慢性胃炎或恶性贫血的表现。大多数患者体格检查无阳性体征。

2. 诊断

主要依靠放射影像学（X线钡剂造影或CT）及胃镜检查，无论是腺瘤性息肉还是增生性息肉，胃镜下的活组织检查是判定息肉性质和类型的最常用诊断方法。

3. 治疗

息肉切除是胃息肉的主要治疗方式，常见的手术方式包括：胃镜下电灼术、电凝套扎术、EMR、胃部分切除术等。胃腺瘤行手术切除后应长期随访。内镜下息肉切除术是治疗胃息肉的首选方法。随着内镜技术的发展和广泛应用，镜下处理胃息肉已普遍开展且方法较多，包括活检钳咬除、电热活检钳摘除、电凝圈套后电切、注射法、激光及微波烧灼法、冷冻法等。较大且镜下不易切除的息肉，可行手术治疗。如果在息肉中发现浸润癌以及腺瘤性息肉数量较多均宜行胃切除术。

（三）肠息肉

1. 临床表现

多数息肉起病隐匿，临床上可无任何症状。一些较大的息肉可引起肠道症状，主要为大便习惯改变、次数增多、便中带有黏液或黏液血便，偶有腹痛，极少数大便时有肿物自肛门脱出。一些患者可有长期便血或贫血。有家族史的病例往往对息肉的诊断有提示作用。

2. 辅助检查

（1）粪隐血试验：诊断意义有限，结果取决于病灶是否出血，并应剔除食物的影响因素，假阴性较多。目前还有免疫组化的方法监测粪隐血，但都具有一定的局限性。

（2）直肠指检：可以发现距肛门6～7 cm以内的病灶。

（3）X线钡剂灌肠检查：双重对比气钡造影可以提高对腺瘤的检出率，缺点是无法得到标本进行病理诊断。

（4）内镜检查：结肠镜检查是目前公认的最可靠的结直肠腺瘤检测方法，对于检查发现的病灶均应进行活检。结合放大染色内镜可判断肿瘤有无癌变及浸润深度。但全结肠镜检查为有创性检查，被检查者舒适度较差，并有潜在的并发症风险。尽管如此，全结肠镜检查仍然是结肠腺瘤和结肠癌筛查的金标准，尤其是对有高风险的老年人群。

3. 治疗

老年人息肉以内镜下治疗为主。而内镜下治疗则要根据其生理、病理特点，要顾及患者是否存在着基础疾病，特别是慢性心、肺、代谢紊乱等疾病，术前应进行评估，如血压不稳定，患者应择期手术，血压最好控制在135/85 mmHg以下才进行手术，指导患者进行肠道准备，并进行长期服用药物的管理，术中应进行心电监护。糖尿病患者由于术前肠道准备会引起大量体液丢失、电解质紊乱及血糖不稳定，应监测调整好血糖后再进行手术。由于结直肠息肉与结直肠癌关系密切，早发现、早治疗结直肠息肉是结直肠癌防治的关键措施。由于大肠息肉，特别是腺瘤性息肉已被学者公认为癌前期病变，所以肠息肉患者的定期随访已被提到防治早期大肠癌的高度来认识。

二、消化系统常见恶性肿瘤

（一）食管癌

1. 临床表现

（1）早期食管癌：早期食管癌的症状多不明显，尤其是老年人，症状常间断发生，易被忽视。常见的症状如下：

1）食管内异物感：异物感的部位多与食管病变相一致，随着病情的发展，相继出现咽下食物梗噎感，甚至疼痛等症状。产生这一症状的原因可能是由于食管病变处黏膜充血肿胀，致食管黏膜下神经丛的刺激阈降低。

2）食物通过缓慢和停滞感：咽下食物后，食物下行缓慢并有停滞感觉。可早期出现，随着病情进展，可出现吞咽梗噎感，甚至疼痛等。发生部位以食管上、中段者较多。此一症状的机制可能主要为功能性改变，也可能是由于食管癌“癌变野”较广，食管黏膜伴有不同程度的慢性炎症所致。

3）胸骨后疼痛、闷胀不适或咽下痛：常表现为胸骨后烧灼感、针刺痛或牵拉痛，以咽下过热、进食粗糙或刺激性食物时为著。初始症状较轻，可反复发作。

4）咽部干燥与紧缩感；可能由于食管病变反向地引起咽食管括约肌收缩，而产生的一种异常感觉。

5）剑突下或上腹部疼痛：可能是由于病变致食管运动功能不协调，贲门部括约肌发生强烈的痉挛性收缩所引起。早期食管癌症状多不明显，且多间断发生，易被忽视。为了早期发现食管癌，必须熟悉食管癌的早期症状，并不失时机地进行相应的辅助检查，以进一步明确诊断。

（2）中晚期食管癌：以食管症状为主要表现，也可以远处转移症状如病理性骨折为首发表现，尤其是老年人，感知功能减退，对疼痛的反应迟钝，发现时往往是疾病的晚期。

1）咽下困难：进行性咽下困难是食管癌最突出的症状。开始于进食干硬食物或大口进食时发作，以后进软食亦同样出现咽下困难，最后流质食物也不能进入。咽下困难系食管肿瘤的机械性梗阻，或者是支配吞咽功能的神经肌肉发生病变和功能失常所致。咽下困难的程度和发展与食管癌的病理类型有一定关系。缩窄型咽下困难最明显而持续；溃疡型可能不出现明显的咽下困难；髓质型、蕈伞型或腔内型多有较重的咽下困难。有时因癌组织坏死脱落，咽下困难症状有可能暂时缓解。

2）吞咽疼痛：多为隐痛、灼痛或刺痛，吞咽时加重，系由癌组织溃烂、浸润或近段食管炎所致，疼痛可涉及颈、肩胛、前胸和后背等处。

3）呕吐：常在吞咽困难加重时出现，初起每当梗噎时吐，以后每逢进食即吐，严重时不进食亦吐。呕吐物多是下咽不能通过之物，主要为积潴在食管狭窄部位上方的黏液和食物。

4）咳嗽：高位食管癌患者在吞咽液体时，由于食管病变使液体逆流入气管，可引起咳嗽和呼吸困难。此外，由于癌组织的侵犯，形成食管-气管或食管-支气管瘘，可出现特征性的吞咽后呛咳。严重者可并发肺炎和肺脓肿。

5）其他：晚期食管癌患者，由于长期摄食不足，出现明显脱水、营养不良、消瘦和恶病质；当癌组织侵及或压迫喉返神经引起声带麻痹，可出现声嘶或失音，多见于食管上段癌；当癌肿侵及邻近器官并发生穿孔时，可发生食管气管瘘、肺炎、肺脓肿、纵隔脓肿及大出血等；如有肺、肝、脑等重要脏器转移，可能出现呼吸困难、黄疸、腹水、昏迷等症状。

2. 辅助检查

对可疑食管癌的患者应做下列检查，以明确诊断。

（1）X线检查。X线钡剂造影检查中晚期食管癌，表现为病变段充盈缺损、管腔狭窄、管壁僵硬、黏膜紊乱、溃疡龛影和梗阻，病变上端食管腔有不同程度扩张。狭窄部位附近可见到软组织阴影。早期食管癌病灶表浅范围小，必须着重食管黏膜观察。早期X线征象有：①黏膜皱襞增粗、纡曲或中断，边缘毛糙不规则。②在中断的黏膜皱襞中可见小的偏侧性充盈缺损，最小直径约0.4 cm。③少数病例，在充盈缺损中可见小米粒大的龛影。④局限性管壁僵硬，蠕动消失。

（2）食管脱落细胞学检查。食管拉网进行细胞学检查方法简便，受检者痛苦小，阳性率高，适用于大规模的人群普查。此法检查的阳性率为90%左右，假阳性率＞1%，有人采用食管分段拉网，以确定病变部位，但有一定误差。疑有食管静脉曲张者忌用此种检查。

（3）内镜检查。对中、晚期病例确诊可达100%，其表现为结节状或菜花样肿物，肿物质硬脆，触之易出血，还可见溃疡，管腔狭窄。内镜及病理活检是目前诊断早期食管癌的金标准。是食管癌诊断中常规且必不可少的，现已逐渐成为具有吞咽困难症状患者的首选检查手段，其与CT检查相结合是诊断食管癌较为理想的方法，对于食管癌的定性定位诊断和手术方案的选择有重要作用。

（4）超声内镜（endoscopic ultrasonography，EUS）。EUS下早期食管癌的典型表现可为局限于黏膜层且不超过黏膜下层的低回声病灶。EUS可清楚显示食管壁层次结构的改变、食管癌浸润深度及病变与邻近器官关系，T分期准确性可达74%～86%，但对浸润深度诊断的准确性易受病变大小及部位影响。EUS诊断局部淋巴结转移的敏感性明显高于CT及PET，但特异性略低于后两者；对食管癌腹腔淋巴结转移的诊断敏感性和特异性均高于CT。EUS引导下细针穿刺活检（EUS guilded finenedle apiation，EUS-FNA）可进一步提高对于可疑淋巴结转移的诊断效能。由于超声波穿透力有限，EUS难以用于远处转移的评估，应结合CT、MRI或PET-CT等影像学检查。

（5）B超和CT。对食管癌的诊断无帮助，但腹部B超检查能发现腹膜后淋巴结转移、肝转移等。CT能发现气管、支气管、心包及主动脉有无受侵，以及纵隔、腹腔淋巴结和肝脏有无转移。但CT不能鉴别正常体积淋巴结有无转移，无法确定肿大的淋巴结是炎症性抑或转移引起，更无法发现直径小于1 cm的转移淋巴结。对外侵器官判断的准确性也有限。

（6）其他。如有颈部淋巴结肿大的病例可行摘除做病理检查，以确定有无远处转移。气管镜虽对诊断食管癌帮助不大，但在食管上中段癌是否可行手术切除的估计方面有一定意义。

3. 诊断及鉴别诊断

（1）喉咽部疾患。如慢性咽炎和喉咽部肿瘤，常以吞咽困难等症状就诊，应注意做相应检查排除。另外，临床上有“臆球症”，又称“梅核气”，应注意鉴别。此病常见于年轻女性，常感咽部有异物，但不影响进食，多与精神因素有关。近来认为可能有食管上括约肌障碍或与胃食管反流有关，应做相应检查。

（2）反流性食管炎。可能因下食管括约肌抗反流的屏障作用减弱，食管对胃反流物的廓清能力下降，以及食管黏膜屏障功能的损害，引起胃、十二指肠内容物经常反流进入食管，导致食管黏膜慢性炎症，甚至形成溃疡及出血。可出现吞咽不适症状，但病史较长，上腹痛。

（3）Barrett食管。发生于食管下段，其黏膜鳞状上皮渐被化生的柱状上皮所取代。多数认为，本病与反流性食管炎有密切关系，80%以上患者有吞咽不适症状，伴烧灼感、反酸等，最严重的并发症是食管腺癌（癌变率为10%～20%），是普通人群的30～300 倍。内镜加活组织检查是确诊的首选方法。

（4）食管良性狭窄。多有化学灼伤史。X线可见食管狭窄，黏膜消失，管壁僵硬，必要时做食管镜检查。化学性烧伤以儿童及年轻人较多，一般有误服强酸或强碱的历史。偶尔也见于自杀或精神异常患者主动口服化学性物质。由瘢痕狭窄所致的咽下困难病程较长，且多有明确诱因。X线钡剂造影可见管腔狭窄，但边缘整齐，无钡影残缺征象。反流性等原因引起的食管狭窄一般位于食管下段，常伴有食管裂孔疝或先天性短食管。食管镜检查可确定诊断。

（5）食管良性肿瘤。食管良性肿瘤中，最常见为平滑肌瘤，占60%～80%，发病年龄较轻，可发生于食管的各个部位，以下段多见。病期较长。无特异性临床表现，吞咽困难比较轻，常在X线检查时发现，食管镜见肿物表面黏膜光滑，触及肿物有滚动感。超声内镜有助于诊断。食管其他恶性肿瘤如食管肉瘤、食管黑色素瘤等，临床表现不易与食管癌鉴别，鉴别诊断依靠X线检查和食管镜检查。

4. 治疗

（1）外科手术治疗：老年食管癌患者只要有手术适应证，全身状况能耐受手术，均应积极争取手术治疗。对无内镜治疗适应证而有手术机会且能耐受外科手术的老年食管癌患者，可选择外科手术治疗。研究表明，老年患者行食管癌根治术，其术后并发症发生率及病死率与年轻人比较无显著性差异。中晚期患者，如有远处转移，一般状况较差，而且合并其他脏器病变不能耐受手术者，可做姑息治疗。手术疗法可以分为三类：①根治性切除术：食管癌比较局限，可以切除瘤体及其引流淋巴结从而获得食管癌的彻底切除。②姑息性切除术：食管癌已属晚期，与周围器官黏着较紧或已有广泛淋巴结转移，虽然瘤体可以切除，但周围浸润及转移淋巴结往往不能彻底切除。③减状性手术：为了解决进食而施行的食管胃转流术、食管-空肠或结肠-胃吻合术。

（2）食管癌的内镜治疗：目前，内镜下局部注射抗癌药物、内镜激光、微波、内镜下食管扩张术、内套管留置术等对中、晚期食管癌的姑息治疗已经被广泛采用，并取得一定疗效。内镜激光、剥脱活检和局部注射抗癌药物对早期食管癌可获治愈的效果，因此内镜治疗已成为外科手术的一种补充治疗。但随着内镜技术的进展，早期食管癌如高级别瘤变或黏膜内癌，可以通过内镜治疗，具有良好治疗效果。原则上，无淋巴结转移或淋巴结转移风险极低、残留和复发风险低的病变均适合进行内镜下切除。早期食管癌常用的内镜切除技术主要包括内镜下黏膜切除术、内镜黏膜下剥离术等。

（3）放疗：放疗的适应证较外科治疗宽，除非病变已经穿孔或有广泛转移，均可进行放疗。可单独放疗但疗效不完全肯定，故常结合内镜、化疗或于手术治疗前后应用。

（4）化学治疗：食管癌对化疗不甚敏感。临床用药单药有效率为6%～37%，联合化疗有效率在10%～86%，一般只能缓解数月。

5. 预后

早期食管癌手术切除后5年生存率可达90%以上，而中晚期患者仅为6%～15%，故早期诊断十分重要。出现症状而未经治疗的食管癌患者，生存期一般在1年以内。早期发现、早期诊断与早期手术可显著改善预后。食管癌患者，如病变位于食管上段，病变长度超过5 cm，浸润食管肌层，癌细胞分化程度差及已有转移，预后不良。肿瘤的临床病理分期而非年龄是影响预后的重要因素，但多数老年患者一般情况较差，并发症和伴发病多，对手术及放化疗的耐受性差，预后较差。

（二）胃癌

1. 临床表现

胃癌起病多隐匿。早期常无特异症状，70%以上者可毫无症状。即便有症状，也只是仅有轻微上腹不适、食欲下降、疲倦等，常误诊为慢性胃炎。中晚期胃癌临床主要表现为上腹痛、消瘦、食欲减退，进行性贫血及呕血、黑便等。但亦非胃癌所特有。

老年人感觉较迟钝，临床症状不典型，没有特殊性，致临床误诊率高，就诊时病变已存在较长时间。

（1）症状：早期胃癌70%以上无症状或仅有轻微症状，如上腹不适、反酸、嗳气、早饱等非特异性消化不良症状。

（2）体征：早期胃癌可无任何体征，进展期胃癌的体征以上腹部压痛最为常见。1/3 患者可扪及上腹部肿块，质硬而不规则。其他体征如肝脏肿大、黄疸、腹水、左锁骨上淋巴结肿大、冰冻骨盆等常提示远处转移。

（3）并发症：胃癌可发生出血、穿孔、梗阻、胃肠瘘管、胃周粘连及脓肿形成等。

（4）伴癌综合征：有些胃癌可分泌某些特殊激素或具有某些生物活性的物质而引起某些特殊的临床表现称伴癌综合征。

2. 辅助检查

（1）内镜：内镜检查和活检是诊断胃癌最重要、最可靠的方法。目前内镜诊断的水平应体现在早期胃癌的诊断率上。

（2）CT检查：主要常规用于胃癌术前分期。

（3）PET/CT：在术前分期方面其精确度高于CT。但约36%的腹膜小转移灶患者在PET/CT中不显像。

（4）肿瘤标志物：现有胃癌标志物的临床应用有CEA、CA19-9、CA125等，它们的水平均可在胃癌病例中有不同程度的升高，但均无筛查或诊断价值，CEA在随访中有一定意义。

3. 诊断与鉴别诊断

老年患者凡有下列情况，应高度警惕，并及时行上消化道钡餐、胃镜及活检，以明确诊断：上腹不适，伴食欲减退、消瘦；胃溃疡患者，经内科规范治疗而症状无好转者；慢性萎缩性胃炎伴肠上皮化生及不典型增生，经内科治疗无效者；胃息肉>2 cm；不明原因贫血、消瘦、大便隐血试验持续阳性者。

胃癌需与良性胃溃疡、胃息肉、胃平滑肌瘤、胃巨大皱襞症、疣状胃炎、胃黏膜脱垂等良性疾病鉴别。还需与胃淋巴瘤、胃肉瘤等其他胃部恶性肿瘤相鉴别。

4. 治疗

胃癌治疗原则：早期治疗，以手术为主的综合治疗，以手术为中心，开展化疗、放疗、靶向治疗、中医中药等疗法，是改善胃癌预后的重要手段。胃癌治疗方案的选择：①Ⅰ期胃癌：可视为早期胃癌，以根治性手术切除为主，一般不主张辅助化疗。②Ⅱ期胃癌：可视为中期，根治性手术切除为主，术后常规辅以化疗、免疫治疗。③Ⅲ期胃癌：已属进展期，手术以扩大根治性切除为主，术后强调放化疗、靶向治疗等综合性疗法。④Ⅳ期胃癌：属晚期，以非手术治疗为主。

老年患者经常存在手术耐受性差、合并症多、病期晚等特点，此时应强调手术个体化。手术前对并发症实施积极有效的治疗，对那些年老体弱，有心、肺、肝、肾等重要脏器功能不全或营养状态较差者，宜行姑息切除。为减少术后并发症，降低病死率，手术良好的暴露、减少手术失误、缩短手术时间、妥善的术后处理、积极的营养、支持和防治并发症至关重要。

5. 预后

胃癌预后取决于肿瘤的部位及范围、组织类型、浸润胃壁深度、转移情况、宿主反应、手术方式等。女性较男性预后要好；远端胃癌较近端胃癌预后好。5年存活率：Ⅰ期胃癌术后可达90%以上，Ⅱ期胃癌为70%左右，Ⅲ期胃癌为25%～50%，Ⅳ期胃癌<10%。

结直肠癌，也称大肠癌，是位于全球恶性肿瘤相关病死率第二位的疾病，而年龄又是结直肠癌的独立危险因素，对老年患者影响较大。

（三）大肠癌

1. 临床表现

尽管大肠近端肿瘤老年患者较多，但老年人群与青中年人大肠癌临床表现相似。老年大肠癌常见症状包括隐血、直肠出血、大便性状改变、体重降低及有肠梗阻或穿孔的迹象。虽然老年人没有明显典型症状，但如有经常腹部隐痛或新发小细胞性贫血等表现，而且不能归因于其他原因时应引起警惕。早期大肠癌症状不明显，可无症状或仅隐约不适、消化不良、隐血等。随着癌肿进展，症状逐渐明显，表现为大便习惯改变、便血、腹痛、腹块、肠梗阻以及发热、贫血和消瘦等全身毒性症状。因肿瘤浸润转移尚可引起相应器官的改变。大肠癌依其原发部位不同而呈现不同的临床征象和体征。

（1）右半结肠癌。突出症状为腹块、腹痛 、贫血。部分可出现黏液或黏液血便、便频、腹胀、肠梗阻等症，但远较左半结肠少见。右半结肠肠腔宽大，原发癌待发现时常已增长甚大，以溃疡肿块多见，许多患者可于右腹部扪及肿块，除非癌肿直接累及回盲瓣，一般较少出现肠梗阻。由于大便在右半结肠内仍呈半流体稀糊状，因此由大便磨擦癌灶而引起的出血就较少，多数出血是因癌肿坏死溃疡所致，因血液与粪液均匀混合而不易察觉可致长期慢性失血，患者往往因贫血而就医。腹痛亦多见，常为隐痛，多由肿块侵及肠壁所致。癌肿溃疡继发感染可致局部压痛和全身毒血症等。

（2）左半结肠癌。突出症状为大便习性改变、黏液血便或血便、肠梗阻等。左半结肠腔狭小，原发癌多呈环状浸润生长，易致肠腔缩窄，故便秘多见。随后因缩窄上端肠腔，积液增多，肠蠕动亢进，故在便秘后又可出现腹泻，常两者交替出现。由于大便进入左半结肠渐由糊状变成团状，因而由大便磨擦病灶引起的肉眼便血多见，患者常就医较早，因长期慢性失血所致贫血不如右半结肠突出，癌肿向肠壁四周浸润致肠腔狭窄引起的肠梗阻多为慢性不完全性，患者常有较长期的大便不畅、阵发性腹痛等。由于梗阻部位较低，呕吐多不明显。

（3）直肠癌。突出的症状为便血、排便习惯改变及因晚期癌肿浸润引起的伴发病征。原位癌部位较低，粪块较硬，癌肿易受粪块磨擦而易引起出血，多为鲜红或暗红色，与成形粪便不混或附于粪柱表面而误诊“痔”出血。

（4）肿瘤浸润及转移症。局部扩展是大肠癌最常见的浸润形式，癌瘤侵及周围组织常引起相应的病征，如直肠癌侵及骶神经丛致下腹及腰骶部持续疼痛，肛门失禁等。由于癌细胞的种植脱落，直肠指检可在膀胱直肠窝或子宫直肠窝内扪及块物，播散广泛者可出现腹水。早期癌瘤亦可沿肠壁神经周围的淋巴间隙扩散，以后则由淋巴管转移到淋巴结。当癌细胞转移到腹主动脉旁淋巴结进入乳糜池后，可通过胸导管而发生左锁骨上淋巴结转移，引起该处淋巴结肿大。尚有少数患者由于上行淋巴管为癌栓所堵塞而使癌细胞逆行播散，在会阴部出现无数弥漫性小结节，女性患者肿瘤可转移至两侧卵巢而引起Krukenberg氏病，晚期大肠癌亦可经血行转移到肝、肺、骨等处。

2. 辅助检查

（1）大便潜血试验。由于大肠癌常因黏膜糜烂溃疡而呈现不同程度的出血，因此可利用简便易行的大便潜血试验监测大肠癌。早期的大便潜血试验为化学方法，常用试剂为联苯胺或愈创木脂等，近年来逐渐被特异性更强的免疫潜血试剂所取代。但由于大便潜血试验并不能区分癌性和非癌性出血，故目前多用于作为大规模人群大肠癌普查的初筛手段。但少数早期癌亦可呈假阴性结果而致漏诊。

（2）血清CEA的检测。大多数大肠癌患者血清CEA水平常升高，超过50 μg/mL。但该试验的特异性并不强，在一些非消化道肿瘤及良性病变，血清水平亦可升高。此外，

CEA对早期结肠癌和腺瘤性息肉敏感性较差，因此将其用于早期大肠癌检测，效果并不明显。

（3）结肠镜检查。这是诊断大肠癌最主要而有效的手段，因为它能直接看到病变，了解大小、范围、形态、单发或多发，有无其他伴随的病变，最后通过活组织检查明确病变的性质。

（4）气钡双重对比灌肠造影。这是诊断大肠癌最常用的检查项目。应用稀钡和空气灌肠双重对比的检查方法，有利于显示大肠内较小病变，其清晰度远优于单纯钡剂灌肠摄片。由于癌肿首先破坏黏膜，继之浸润肠壁肌层，因此，在X线片上表现为：黏膜紊乱、黏膜纹中断、肠壁僵硬、边缘不规则、结肠袋形消失；隆起型病变常表现为肠腔的一侧充盈缺损；溃疡型癌则表现为肠壁不规则伴龛影，其周围较透明；浸润型癌肿尚局限于肠壁一侧时，则表现为一侧肠壁的收缩；当癌肿已浸润肠壁一圈时，则可见环状或管状狭窄。

（5）结肠X线。该检查对于距肛门25 cm以上的结肠癌诊断具有重要意义。尤其是升结肠和盲肠部位癌肿的检查，但对于直肠癌的诊断意义不大。

（6）CT。目前已基本成为大肠癌的常规术前检查项目。有下列评估意义：①临床检查发现腹部肿块活动度差或完全固定，为了解癌肿周围结构或器官的浸润，以判断手术风险与切除可能性，应做腹部CT扫描。②B超提示肝内有占位性病变时，应进一步做CT扫描以精确了解转移病变的大小、数目、部位，以及是否适于手术切除。

3. 诊断及鉴别诊断

（1）右侧结肠癌。原因不明的贫血、乏力；消化不良；右侧腹部持续性隐痛不适；右侧腹部可触及肿块；粪便隐血试验阳性；结肠镜中可看到具有特征性病变。

（2）左侧结肠癌。排便习惯改变，便频、便秘或两者交替；便血或黏膜血便多数与粪便相混；进行性排便困难和腹部胀痛，排气后有短暂缓解；结肠镜中见到特征性病变；气钡灌肠双重对比造影可显示具有特征性病变。

（3）溃疡性结肠炎。本病可以出现腹泻、黏液便、脓血便、大便次数增多、腹痛、腹胀、消瘦、贫血等症状，伴有感染者尚有发热等中毒症状，与结肠癌的症状相似，电子结肠镜检查及活检是有效的鉴别方法。

（4）阑尾炎。回盲部癌可因局部疼痛或压痛而误诊为阑尾炎。特别是晚期回盲部癌，局部常发生坏死溃烂和感染，临床表现有体温升高、白细胞计数升高、局部压痛或触及肿块，常诊断为阑尾脓肿，需注意鉴别。

（5）肠结核。在我国较常见，好发部位在回肠末端、盲肠及升结肠。常见症状有腹痛、腹部包块、腹泻、便秘交替出现，部分患者可有低热、贫血、腹部包块，与结肠癌症状相似。但肠结核患者全身症状更加明显，如午后低热或不规则发热、盗汗、消瘦乏力，需注意鉴别。

（6）结肠息肉。主要症状可以是便血，有些患者还可有脓血样便，与结肠癌相似，钡剂灌肠检查可表现为充盈缺损，行结肠镜检查取活组织送病理检查是有效的鉴别方法。

4. 治疗

老年人大肠癌的治疗（手术及保守治疗）与中青年人不同。首先，年龄作为重要因素参与治疗效果的评判及手术策略的选择。大肠癌腹腔镜下手术较适合老年患者，其具有与开腹手术基本相同的治愈率及较低的不良事件发生率、出血率及较短的术后住院日，但老年患者大肠癌术后具有较高的病死率。其次，年龄对于大肠癌保守治疗的影响较小。多数肿瘤专家给予老年患者较小剂量的化疗药物，以减少对肝肾功能的影响。其实多数化疗药物对于老年人是安全的，且其应用具有与中青年人相同的疗效，可降低复发及病死率，因此年龄无须成为制订大肠癌治疗方案的影响因素。

（四）原发性肝癌

1. 临床表现

（1）症状。临床原发性肝癌常以肝区痛、纳差、乏力、消瘦、腹胀、腹泻、发热、腹块、急腹痛等为首发症状。极少数病例表现为肺、骨、脑等转移灶的症状。①肝区疼痛：多为持续性胀痛、隐痛或刺痛，以夜间、劳累后或深呼吸时加重。疼痛部位常与肿瘤位置有关。右肝肿瘤多表现为右上腹或右季肋部疼痛；左肝癌常被误认为胃痛；右后膈顶部癌肿可致肩胛或腰背部放射痛。②消化道症状：如食欲减退、腹胀、恶心、呕吐、腹泻等。腹胀可因肿瘤巨大、腹水、胃肠道淤血以及肝功能损害引起。腹泻时排便次数增多，病情重时，每日可达10余次。③乏力、消瘦：乏力常与伴有较严重的肝硬化和（或）慢性活动性肝炎有关。消瘦则因恶性肿瘤慢性消耗、食物摄入减少及代谢紊乱等引起。④发热：多为低热，不伴寒战。⑤其他：发生肝外转移常伴转移灶的症状，如咯血、骨痛、偏瘫、呕血等。

（2）体征。①肝肿大与腹块：为中、晚期肝癌的主要体征，最为常见。②黄疸：多为晚期征象。以弥漫型肝癌或胆管细胞癌常见。③腹水：腹水可为草黄色或血性。④其他：如合并肝硬化者常有肝掌、蜘蛛痣、男性乳房增大、腹壁静脉曲张、下肢水肿等。肝外转移时则有转移部位相应的体征。

伴癌综合征是原发性肝癌患者由于肿瘤本身代谢异常、癌组织对机体产生的各种影响以及合并肝硬化等，导致血液、内分泌及其他方面的改变而出现的一组综合征。可发生在肝癌出现症状之前而成为首发症状。其中以低血糖和血小板、红细胞增多症最为多见。在肝癌切除后可明显改善或恢复正常。

2. 辅助检查

（1）实验室检查。肝癌标志物的检测：用于肝癌检测的血清标志物主要有：①甲胎蛋白（AFP）及其异质体。②各种血清酶，如Y谷氨酰转肽酶同工酶I（GGT-Ⅰ）、碱性磷酸酶同工酶Ⅰ（ALP-Ⅰ）等。③异常凝血酶原。④铁蛋白与酸性铁蛋白。其中AFP的诊断价值最大。

（2）影像学诊断。①超声检查：B超检查用于肝癌诊断具有无损伤、无放射损害、简便、价廉、敏感度高、可重复性等优点。它可显示肿瘤的大小、形状、部位、肿瘤与血管的关系以及肝静脉、门静脉有无癌栓等，其诊断符合率可达90%。②CT：CT是一种安全、无创伤、高分辨率的检查方法。对肝癌的定位诊断很有价值。CT能显示肿瘤的大小、位置、数目及与周围脏器和大血管的关系，可检出1 cm左右的早期肝癌，并有助于了解是否伴发肝外转移，如肝门淋巴结、胰头后淋巴结等。结合增强扫描可以判断病变的性质，对肝癌与肝血管瘤的鉴别有较大的价值。

3. 诊断及鉴别诊断

慢性肝炎、慢活肝、肝硬化活动时可出现AFP升高，一般为低浓度阳性。少数肝硬化的AFP可突然升高至1 000 μg/L，一周左右突又降至正常。特别是伴有较大的肝硬化结节时，易误诊为原发性肝癌。对这类患者应密切观察AFP的动态变化，AFP常与ALT变化一致，随肝功能的好转，AFP逐渐降低。

其他甲胎蛋白阳性的恶性肿瘤胚胎期AFP多来自胚肝与卵黄囊，少量来自胚胎消化道。故除原发性肝癌外，生殖胚胎性肿瘤，占1%左右的胃癌或胰腺癌可出现AFP升高。①继发性肝癌。继发性肝癌较常见，癌常有原发癌史，可在原发癌术后或同时发现肝占位，以消化道恶性肿瘤最常见，占35%～50%，有10%左右原发癌部位不明；常无肝病背景。②肝脏良性肿瘤。甲胎蛋白阴性肝癌尚需与肝海绵状血管瘤、肝腺瘤、脂肪瘤、错构瘤等肝脏良性肿瘤相鉴别，肝脏良性肿瘤患者多无肝硬化，HBsAg阴性，借助B超、CT、MRI、肝血池扫描等影像学检查常可鉴别。③肝脓肿。急性细菌性肝脓肿常有高热、白细胞升高等感染的临床表现，B超检查可见液性暗区，肝穿刺可抽出脓液，一般较易鉴别。

4. 治疗

当今提出肝癌的多学科治疗，包括外科手术切除、消融、经肝动脉灌注化疗栓塞（TACE）、放疗及化疗等。个体化综合治疗是目前肿瘤的主要模式。在疾病发展的不同阶段、不同条件下，根据患者的具体情况，结合循证医学证据，制订出以一种治疗为主，其他治疗为辅的综合治疗方案，以期达到最大限度地改善患者生存质量，延长生存的目的。虽然目前治疗原发性肝癌的手段较多，但其适应证及疗效不尽相同。因此，需要慎重考虑每例原发性肝癌的个体化治疗方案。更为重要的是，大多数原发性肝癌患者都合并有基础肝疾病，因此应该根据患者的身体状况、肝功能储备能力、有无远处转移、血管侵犯及肿瘤大小、部位、数量等，实施个体化综合治疗模式。

目前手术切除仍是原发性肝癌疗效最好的治疗方法。近年随着对原发性肝癌基础和临床研究的不断深入，使肝癌手术治疗的概念得到不断更新，手术治疗的手段更为丰富、安全、有效。包括有：①根治性切除。②去肝动脉疗法。③ 肝癌间质疗法。④不能切除肝癌的二期或二步切除。⑤术后复发与转移的再手术。⑥肝移植。⑦肝癌并发症的手术等。

第四节　消化系统疾病的手术护理

一、食管癌

1. 围术期专科护理

（1）专科护理评估。食管癌患者多由于吞咽困难和疾病消耗，存在不同程度的营养不良，入院后应评估患者吞咽困难的程度、当前饮食情况及营养情况，并根据病情合理安排患者饮食，提供高蛋白、高热量、高维生素、易消化的流食或半流食。对吞咽困难严重者应遵医嘱给予肠外营养治疗，改善机体营养状况，提高患者的手术耐受力。

（2）呼吸道护理。①戒烟：因为吸烟会刺激肺、气管及支气管，使气管、支气管分泌物增加，妨碍纤毛的活动和清洁功能，易致肺部感染，故术前应指导并劝告患者戒烟。②保持呼吸道的通畅：术前痰量超过50 mL/d的患者应先行体位引流；痰多不易咳出者，每天可行雾化吸入3次或4次，每次20～30 min，必要时经支气管镜吸出分泌物。注意观察痰液的量、色、黏稠度及气味；遵医嘱给予支气管扩张药、祛痰药、抗生素等药物，以改善呼吸状况，控制呼吸道感染。③氧气吸入：术后由于麻醉药物的抑制，手术创伤及胸带包扎等，呼吸频率和幅度受限，患者常有缺氧表现，应持续吸氧以维持有效的呼吸功能，必要时使用面罩吸氧。护士应注意监测血氧饱和度，保持其在90%以上，能够达到95%以上为最佳。④雾化吸入：术后第1天起需遵医嘱给予雾化吸入治疗，以达到稀释痰液、消炎、解痉、抗感染的目的。若患者痰液黏稠，可酌情增加雾化吸入次数。

（3）胃肠道护理。①术前特殊准备。冲洗食管：对于有明显食管梗阻的患者，术前3天开始每日置胃管后，以温盐水或3%～5%碳酸氢钠溶液冲洗食管，以减轻局部感染和水肿，利于术后吻合口的愈合。结肠代食管手术者一般术前3天即开始给予少渣饮食，同时口服肠道不吸收的抗生素，以减少肠道细菌。便秘者可给予甘油灌肠剂通便。术前1天禁食水，给予聚乙二醇电解质溶液口服，注意观察排便的次数及性状，达到排出液至清水为止。若患者有严重吞咽困难，亦可给予清洁灌肠，以完成消化道的彻底清洁。②胃肠减压。术后胃肠蠕动减慢，胃内容物滞留，易导致胃扩张，影响吻合口愈合。术日及次日需每2～4 h用生理盐水冲洗胃管1次，每次注入不超过20 mL，并能相应吸出；术后第2天起，于交接班时进行冲洗，每日2～4次，护士需保证胃管通畅及处于负压状态，观察胃液的量和性质是否正常。

2. 胸腔闭式引流护理

一般来说，食管手术者常于开胸侧放置1根胸腔引流管。引流管的固定、挤压和观察。每日更换引流瓶1～2次，并观察负压的大小和波动，了解肺膨胀的情况。为保持引流管通畅，手术后要经常挤压排液管，一般情况下，每30 min挤压1次，以免管口被血凝块堵塞。每次换引流瓶时，要盖紧瓶盖，各部衔接要紧密，切勿漏气，连接引流管的管头要在液面下2～4 cm，以免空气进入胸膜腔。引流管长短要适度，一般为60～70 cm。管子过长不易引流，过短易滑脱。经常巡视病房，观察引流情况，如瓶内液面是否有气体逸出或玻璃管内液面是否上下波动，引流管是否扭转、被压等，注意保持引流管通畅。

3. 输液护理

食管手术术后静脉输液治疗的目的主要为消炎、补液、营养支持，当输入高渗溶液时，推荐使用中心静脉滴注。重力滴注的方法影响因素较多，滴速难以控制，有条件时使用输液泵控制输液速度。液体输注期间，护士应勤巡视，及时调节输液速度，以防止输液过程中发生意外情况。

4. 饮食营养

食管癌手术范围广、创伤大，对心肺功能影响明显，机体应激反应强烈，由此引起的高分解代谢不仅加重了患者的营养不良，而且还可引起患者机体免疫功能抑制和急性炎性损伤，严重影响患者术后的恢复，增加并发症的发生率和病死率。因此，合理有效地提供营养支持有着积极意义。

（1）鼻饲：有研究发现，长期肠外营养支持会导致肠黏膜绒毛萎缩、屏障功能损害、细菌或毒素移位、导致相关感染和代谢紊乱并发症增加以及费用昂贵等问题。有研究证实，食管癌术后早期应用肠内营养较静脉营养能更好地改善患者的营养状况，增加了机体免疫力，减轻炎性反应，缩短住院时间，降低住院费用。故术后早期即应从空肠营养管中鼻饲营养液，鼻饲时患者应取半卧位或坐位，避免营养液反流污染吻合口甚至误吸。营养液的温度为38～40℃，滴注速度为100 mL/h，护士应注意观察患者滴注营养液后的反应，如有恶心、腹胀、腹泻，应减慢滴速或停止滴注。营养液中酌情加入阿片0.5 mL可减轻腹泻症状。

（2）经口进食：术后第6天胃管拔除后，无吻合口瘘的症状，可先试饮少量温开水，若无呛咳、吞咽困难等，自我感觉良好，即严格遵守从流食-少渣半流食，半流食，普通软食的程序。开始进食时宜小口慢咽，流质饮食可每2 h进行1次，每次50～100 mL，注意观察患者进食后的反应，若出现胸闷、气促、心率快、发热等表现，应警惕吻合口瘘的发生，及时通知医师。根据食物在食管内受地心吸引力作用的原理，应尽量避免各种卧位进食。为防止反流性食管炎的发生，进食后应取高坡卧位，平时（包括夜间）取斜坡卧位。进食后不能立即躺下或睡觉，应散步或轻微活动，利于胃内容物及时排空。

（3）EMR后，患者需禁食3～4天，无出血者4天后可进流质饮食，逐渐过渡到半流质及软食。少量多餐，避免辛辣刺激性粗糙食物。饮食不宜过热，要细嚼慢咽，以免食管梗阻或穿孔。

5. 体位护理

术日，患者麻醉未清醒前取去枕平卧位，头偏向一侧，以避免舌后坠或呕吐物、分泌物误吸入呼吸道引起窒息。清醒后应给予垫枕并抬高床头30°，可减轻疼痛，有利于呼吸及引流。术后第1天起，患者应取坐位、半坐卧位或不完全健侧卧位，避免手术侧卧位，以促进开胸侧肺组织复张，同时注意定时变换体位，预防压力性损伤的发生。

6. 疼痛护理、术后活动、皮肤护理

（1）疼痛护理。开胸手术创伤大，加上胸腔引流管的刺激，胸肌及神经均受到损伤，切口疼痛较剧烈，患者常不敢深呼吸、咳嗽，引起分泌物潴留，导致肺炎、肺不张。有研究表明良好的术后镇痛可使术后肺功能改善10%～15%。目前用于临床的开胸术后的镇痛方法主要有以下几项。①临时肌内注射和口服镇痛药，但不良反应较大，如呼吸抑制、恶心呕吐、胃肠道反应等，另外还具有用药不灵活、药物依赖、给药不及时等缺点。②硬膜外置管注射麻醉药或镇痛药的方法常发生低血压、恶心呕吐、嗜睡、尿潴留等并发症，且操作较复杂，麻醉平面不易控制，且硬膜外置管还可能引起严重的硬膜外腔感染等并发症。③患者自控镇痛（PCA）可维持药物的有效浓度，避免不同个体使用常规剂量不足或用药过量的情况，但其配方中麻醉药同样具有各种相应的不良反应，年龄过大或过小、精神异常、无法控制按钮及不愿接受者不适合使用，同时仍存在尿潴留、便秘、嗜睡、恶心呕吐甚至呼吸抑制等并发症。④肋间神经冷冻，是用高压气流使局部产生低温，使引起疼痛的肋间神经的功能暂时被阻断而处于“休眠”状态而导致无痛的方法。有研究表明，冷冻肋间神经镇痛作用持续时间长，能覆盖整个围术期，不良反应小，无嗜睡、恶心呕吐、皮肤瘙痒、尿潴留、呼吸困难等不良反应，是一种值得推广的食管癌术后镇痛方法。但近期有研究发现，肋间神经冷冻镇痛后，慢性疼痛发生率增加，是值得注意的事件。

（2）术后活动。术后第1天起即可进行主动活动，应注意劳逸结合，量力而行，不进行活动或活动过量均对康复不利。①肩关节活动：术后第1天开始可指导患者进行术侧手臂上举、外展、爬墙以及肩关节向前、向后旋转、拉绳运动等肩臂的主动运动，以使肩关节活动范围恢复至术前水平，预防肩下垂。②下肢活动：主要目的在于预防深静脉血栓形成（DVT）。有资料统计，行外科手术而未采取预防措施者，DVT的发病率为25%。预防DVT的方法包括以下几项：膝关节伸屈运动及足踝主、被动运动，可以增加腓肠肌泵的作用。足踝的屈伸、内外翻及环转运动能增加股静脉的血流速度，其中以主动环转运动对股静脉血流的促进作用最强，预防效果最为理想。术后第1天起即可开始进行，每天不少于3次；据患者体质、病情，酌情鼓励患者进行术后床旁活动，活动需循序渐进，可于术后第1～2天开始进行。下床活动宜采取逐渐改变体位的方式进行，如坐起-双腿下垂床边缓慢站立，这样可增加循环系统的适应时间。若患者感觉眩晕，应让其平卧，待症状缓解后，间隔几个小时再下床。床旁活动的量不宜过大，以患者不感到疲倦为宜。应用弹力袜。弹力袜可产生由下到上的压力，适度压迫浅静脉，增加静脉回流量以及维持最低限度的静脉压，可在早期离床活动时穿戴。不足之处是不同患者腿粗细不同，无法完全适合腿形，尤其是腿长型，有可能不能完全符合压力梯度；若使用不当可能引起水肿、浅表性血栓性静脉炎等并发症；下肢间歇充气泵的应用。下肢间歇充气泵是通过间歇充气的长筒靴使小腿由远而近地顺序受压，利用机械原理促使下肢静脉血流加速，减少血流淤滞，可在手术当天使用。使用器械辅助预防DVT时需注意评估皮肤的情况，观察有无红、肿、痛及皮肤温度的变化，了解血液循环情况。

（3）皮肤护理。①术前皮肤准备：有研究结果表明，术前适当的清洁手术野皮肤，其预防切口感染的效果同常规术前剃毛相类似，而剃毛则可造成肉眼看不见的表皮组织损伤，成为细菌进入体内的门户，易导致术后切口感染，同时会给患者带来不适。根据国内外学者的研究结果，结合临床实际情况，患者术前以淋浴清洁皮肤为主，只需剃去腋下及胸背部浓密部位剃毛即可，若手术涉及腹部切口，还应包括会阴部。有国外学者提倡使用脱毛剂脱毛，但其费用较高，对国内患者是否适用有待于进一步探讨。②术后皮肤保护：有研究表明，压力是导致压力性损伤发生的重要原因，并与受压时间密切相关，术后压力性损伤85%发生于骶尾部。护士应对患者的病情及营养状况进行正确评估，对于有压力性损伤风险的患者，可提前在受压部位贴透明膜保护，帮助改善局部供血供养，减少摩擦力，减少受压部位的剪切力，预防压力性损伤的发生。

7. 心理护理

研究表明，食管癌患者围术期均存在不同程度的心理问题，以抑郁和焦虑症状最为明显。有研究对148例食管瘤患者进行了心理评估，结果89.5%的患者有不同程度的焦虑、抑郁，主要担心手术失败、术后疼痛、经济负担过重、害怕术前安置各种管道等。护士应通过与患者的认真沟通，有针对性地进行特异性指导，纠正认识上的误区，帮助患者减轻焦虑不安或害怕的程度。同时可请手术成功的患者现身说法，帮助消除术前患者对手术的恐惧，在保护性医疗的前提下，给患者及家属讲解手术的过程及手术前后的配合方法，带领患者参观监护室环境及各种抢救设备，同时亲人给予感情的支持，经济上的保障，消除患者的后顾之忧。

8. 并发症的观察

（1）出血、肺栓塞、肺不张。

1）出血：观察引流液的色、量。在正常情况下，术日第一个2 h内胸腔积液量100～

300 mL；第一个24 h胸腔积液量500 mL左右，色淡红、质稀薄。若引流液达到100 mL/h，呈血性，应高度警惕胸腔内存在活动性出血，需立即通知医师，密切观察病情变化。若胸腔积液达到500 mL/h，胸腔积液血红蛋白检查＞50 g/L为行开胸止血术的指征。对于可疑出血者，护士还应严密观察有无失血性休克的表现，可结合以下几方面进行综合观察并记录：心率、血压的变化；有无面色、口唇、甲床、眼睑苍白；有无大汗、皮肤湿冷；有无烦躁、意识模糊；每小时记录尿量1次，正常情况下应在30 mL/h以上，直至出血征象平稳。

2）肺栓塞：肺栓塞是来自静脉系统或右心室内栓子脱落或其他异物进入肺动脉，造成肺动脉或其分支栓塞，产生急性肺性心力衰竭和低氧血症。肺栓塞典型的临床表现为：呼吸困难、胸痛和咯血，多数患者是在下床活动或排便后出现。当观察到可疑肺栓塞症状时，需及时给予高流量面罩吸氧、心电监护，并及时通知医师处理，尽力做到早发现、早治疗。将肺栓塞的预防工作前置于术前更加具有现实意义。护士应于术前告知患者及其家属术后活动预防深静脉血栓的必要性，指导患者掌握床上、床旁活动原则与方法，明确告知术后勿用力排便，对于高危人群应遵医嘱预防性给予抗凝药物。

3）肺不张：肺不张多在术后24～48 h开始出现症状，一般表现为发热、胸闷、气短，心电监护示心率加快，血氧饱和度降低。肺部听诊可有管状呼吸音，血气分析显示低氧血症、高碳酸血症。X线胸片为气管偏向患侧，可见段性不张或一叶肺不张，或仅可见局部一片密度增高的阴影。

深呼吸、咳嗽、雾化吸入等是清除呼吸道分泌物和解除呼吸道阻塞的首选方法，特别是对轻度肺不张的患者效果最佳。对重度肺不张者，如呼吸道内有大量分泌物潴留并造成呼吸道梗阻的患者，可用纤维支气管镜吸痰。

（2）吻合口瘘。高龄、术前全身营养状况差、免疫功能较差者是发生吻合口瘘的高危人群。颈部吻合口瘘，主要表现为颈部皮下感染、蜂窝织炎，较少出现全身中毒症状。胸部吻合口瘘，主要表现为高热、心率增快、胸闷、胸痛、呼吸困难等全身中毒症状，严重者可产生中毒性休克甚至突然死亡。胸部X线检查可见胸腔积液或液气胸。胸腔穿刺可抽出浑浊液体，有时带有臭味。口服亚甲蓝后，胸腔引流液或胸腔穿刺液是否变蓝，是诊断吻合口瘘的常用且简便的方法。根据吻合口的部位、瘘口大小、发生时间对吻合口瘘进行处理。颈部吻合口瘘一般经过敞开换药、勤换敷料即可，多数患者仍可经口进食，或经胃肠内营养或静脉高营养，多于2周左右愈合。对于接口较大、胸部吻合口瘘或伴有胃坏死时，处理比较复杂，少数患者甚至需要2次开胸清创处理。在吻合口瘘进行保守治疗期间，护士应协助医师做到：充分引流，控制感染；给予肠内或胃肠外营养支持，准确记录出入量；防治其他并发症，主要为注意防治肺部并发症。此外，还应做好基础护理工作，保证皮肤清洁与完整，指导并鼓励患者进行带管活动，预防压力性损伤的发生。

（3）乳糜胸。乳糜胸是由于胸导管及其属支破裂所致。术后每日引流量在1 000 mL以上，血色不深或呈乳白色为乳糜胸的典型表现，可行胸腔积液苏丹Ⅰ染色，若为阳性，可诊断乳糜胸。乳糜胸总的治疗原则为，先采取非手术治疗，效果不好时再进行手术治疗，结扎胸导管。保守治疗期间应严密观察引流液的颜色及量，鼓励患者活动，促进肺复张，同时遵医嘱给予肠外营养支持治疗。

9. 健康教育

出院饮食指导如下：

（1）正常情况下，进食应由稀到干，量逐渐增加。术后1个月内以流质、半流质饮食为主；术后1～2个月可过渡为软食；术后2～3个月后即可恢复普通饮食。

（2）进食以少食多餐为原则，进高蛋白、高热量、高维生素、少渣、易消化饮食。每次不要吃得过饱，可在每日正常3餐外另加餐2次。

（3）饮食要规律，避免刺激性食物及生冷食物，避免进食过快、过量、过热、过硬，药片、药丸应研碎溶解后服用，以免导致吻合口瘘。

（4）饭后不要立即卧床休息，要有适当的运动，促进胃排空；睡眠时将枕头垫高，以半坐位或低半卧位为佳；裤带不宜系得太紧；进食后避免有低头、弯腰的动作。出院后仍需关注进食后的反应，出现胸闷、气促、发热等症状及时就诊。

二、消化性溃疡

1. 术前护理

（1）一般护理：术前向家属及患者介绍术前准备的必要性和方式，以及术后预防并发症的措施，使患者能积极配合治疗和护理。择期手术患者饮食应少量多餐，给予高蛋白、高热量、富含维生素、易消化、无刺激性的食物。遵医嘱按时服用减少胃酸分泌、解痉及抗酸的药物，观察药物疗效。

（2）急性穿孔患者的护理：禁食禁水、胃肠减压、及时补充血容量、应用抗生素，严密观察病情，做好急症手术准备。

（3）合并出血患者的护理：经输血输液，应用止血药物等非手术治疗，若出血仍在继续者，应急症手术。在原有高血压、冠心病、慢性支气管炎合并肺气肿、糖尿病和慢性肾炎等疾病基础上，上消化道大出血时易发生器官功能衰竭，因此，术前、术中和术后均应密切观察和预防多器官功能障碍综合征的发生。

（4）合并幽门梗阻患者的护理：非完全性梗阻者可进无渣半流质。完全性梗阻者须禁食，输液、输血，纠正营养不良及低氯、低钾性碱中毒。术前3天，每晚用300～500 mL温生理盐水洗胃，以减轻胃壁水肿和炎症，有利于术后吻合口愈合。

（5）准备行迷走神经切断术患者的护理：手术前测定患者的胃酸，包括夜间12 h分泌量、最大分泌量及胰岛素试验分泌量，便于手术前后对比，以了解手术效果。

（6）手术前常规护理。

2. 术后护理

（1）一般护理：血压平稳后取低半卧位，禁食、胃肠减压、输液及应用抗生素。观察生命体征以及胃肠减压和引流管吸出液的量和性状。待肠蠕动恢复，拔除胃管后当日可少量饮水或米汤，第2天进半量流质饮食。鼓励患者术后早期活动，有报道胃穿孔修补术后1天内下床活动，胃大部分切除术后2天内下床活动，术后腹胀、肺部感染、切口愈合不良等并发症明显减少，住院天数平均缩短2天。

（2）胃大部切除术后并发症的观察和护理。

1）术后出血。腹腔内出血：术后患者有失血的临床表现，腹腔引流管有较多鲜血引出可诊断为腹腔内出血，非手术治疗多难奏效，应做好紧急手术的准备。胃出血：术后短期内从胃管引流出大量鲜血，甚至呕血和黑粪者提示术后胃出血。多由旷置溃疡、十二指肠球后溃疡遗漏、感染等因素引起。先采用积极扩容、输血、冰生理盐水洗胃、止血药物及胃镜下止血等措施，多数出血停止，少数大出血者需手术止血。现在胃大部切除术后大出血早期，临床上采用超选择动脉造影及栓塞治疗，此方法具有创伤小、可重复进行、治愈率高的优点。

2）十二指肠残端破裂。是毕Ⅰ式胃大部切除术后早期的严重并发症。原因与十二指肠溃疡大、瘢痕水肿严重、十二指肠残端处理不当；或因胃肠吻合口输入段梗阻，使十二指肠腔内压力升高而致残端破裂。一般多发生在术后24～48 h，表现为右上腹突发剧痛、发热、腹膜炎体征和血白细胞数升高，应立即手术处理，分别于十二指肠裂口内置管和腹腔引流，术后予以持续负压引流，同时，纠正水、电解质的失衡；应用抗生素抗感染。给予肠外营养或术中行空肠造口，术后予以肠内营养。

3）胃肠吻合口破裂或瘘。多发生在术后5～7天。多数因吻合处张力过大、低蛋白血症、组织水肿等致组织愈合不良而发生。早期发生的吻合口破裂有明显的腹膜炎症状和体征，以及引流管引出浑浊含胃肠内容物的液体。须立即行手术处理。后期可形成局限性脓肿或向外穿破而发生肠外瘘，则行局部引流、胃肠减压和积极的支持治疗，吻合口瘘一般在数周后常能自行愈合。

4）残胃蠕动无力或称胃排空延迟。发生在术后7～10天，多数是进流食数日，情况良好的患者，在改进半流食或不易消化的食物后突然发生上腹饱胀、钝痛，继而呕吐带有食物的胃液和胆汁。处理包括禁食、胃肠减压，肠外营养支持，纠正低蛋白血症，维持水、电解质和酸碱平衡，应用促胃动力药物：如甲氧氯普胺、多潘立酮。轻者3～4天自愈，严重者可持续20～30天，一般均能经非手术治疗治愈。

5）术后梗阻。根据梗阻部位分为吻合口梗阻、输入袢梗阻和输出袢梗阻。吻合口梗阻：常由于吻合口过小或吻合时胃肠壁翻入过多，或输出段遵行套叠堵塞吻合口等引起，患者表现为进食后上腹饱胀、呕吐；呕吐物为食物，不含胆汁。X线检查可见造影剂完全停留在胃内，若吻合口过小需再次手术扩大吻合口。输入袢梗阻：见于毕Ⅱ式胃大部切除术后，可分为两类：急性完全性输入袢梗阻，属闭袢性肠梗阻。典型症状是突然发生上腹部剧痛、频繁呕吐，呕吐物量少，不含胆汁，呕吐后症状不缓解。上腹偏右有压痛，甚至扣及包块。血清淀粉酶升高，有时出现黄疸，可有休克症状。应紧急手术治疗。慢性不完全性梗阻：多由于输入带太长扭曲或输入袢太短在吻合口处形成锐角使输入段内胆汁、胰液和十二指肠液排空不畅而滞留。进食后消化液外泌明显增加，积累到一定量时，潴留液克服梗阻，涌入残胃而致呕吐。临床表现为进食后30 min左右，上腹突然胀痛或绞痛，并喷射状呕吐大量不含食物的胆汁样液体，呕吐后症状消失。若症状在数周或数月内不能缓解，需手术治疗。输出袢梗阻：见于毕Ⅰ式胃大部切除术后，多因粘连、大网膜炎性肿块压迫等所致。表现为上腹饱胀，呕吐食物和胆汁。若非手术治疗不能自行缓解，应手术解除梗阻。

6）倾倒综合征。早期倾倒综合征：多发生在餐后30 min内，因胃容积减少及失去对胃排空的控制，多量高渗食物快速进入十二指肠或空肠，大量细胞外液转移至肠腔，循环血量骤然减少。同时，肠遭受刺激后释放多种消化道激素，如5-羟色胺、缓激肽样多肽、血管活性肽、神经紧张素、血管活性肠肽等，引起一系列血管舒缩功能的紊乱。

表现为上腹饱胀不适，恶心呕吐、肠鸣频繁，可有绞痛、腹泻；全身无力、头晕、面色苍白、大汗淋漓、心悸、心动过速等，症状持续60 min后自行缓解。多数患者经少食多餐，避免过甜、过咸、过浓流质，宜进低糖类、高蛋白饮食，进餐后平卧20 min，症状可减轻或消失。多数患者在术后半年到1年内能逐渐自愈。晚期倾倒综合征又称低血糖综合征：为高渗含糖食物迅速进入小肠、快速吸收后血糖升高，使胰岛素大量释放，继而发生反应性低血糖。表现为餐后2～4 h，患者出现心慌、无力、眩晕、出汗、手颤、嗜睡，也可导致虚脱。出现症状时稍进饮食，尤其是糖类即可缓解。饮食中减少糖类含量，增加蛋白质比例，少量多餐可防止其发生。

（3）迷走神经切断术后并发症的观察和护理。

1）吞咽困难：多见于迷走神经干切断术后，因食管下段局部水肿、痉挛或神经损伤引起，使食管松弛障碍所致。出现于术后早期开始进固体食物时，下咽时有胸骨后疼痛，上消化道造影见食管下段狭窄、胃门痉挛。多于术后1～2个月能自行缓解。

2）胃潴留：系迷走神经切断使胃失去了神经支配，术后胃张力减退所致。表现为术后3～4天，拔除胃管后出现上腹不适、饱胀、呕吐胆汁和食物。上消化道造影见胃扩张、大量潴留而无蠕动。治疗包括禁食、持续胃肠减压、用温热生理盐水洗胃，输液补钾。也可用新斯的明皮下或肌内注射。症状一般于术后10～14天逐渐自行消失。

3）胃小弯缺血坏死：多见于高选择性迷走神经切断术后，与胃小弯前后分离过深、过广破坏了局部血供或胃壁有关。一旦发生，患者突然出现上腹部剧烈疼痛和急性腹膜炎症状，须立即进行手术治疗。

4）腹泻：以迷走神经干切断术后最为多见，与肠道转运时间缩短、肠吸收减少、胆汁酸分泌增加以及刺激肠蠕动的体液因子释放有关；或因胃酸低致胃内食物发酵和细菌繁殖所致，注意饮食或口服抑制肠蠕动的药物洛哌丁胺（如易蒙停）等，多数患者症状逐渐减轻或消失。

3. 健康教育

（1）避免工作过于劳累，注意劳逸结合，戒烟酒，避免刺激性食物。

（2）与患者讨论并制订治疗性饮食方案。胃大部切除术后1年内胃容量受限，宜少量多餐，进食营养丰富的饮食，以后逐步过渡至均衡饮食。饮食宜定时定量，少食腌、熏食品，避免过冷、过烫、过辣及油煎炸食物。

（3）讲解手术后期并发症的表现和防治方法。

1）碱性反流性食管炎：多发生于术后数月至数年，由于碱性十二指肠液、胆汁反流入胃，破坏了胃黏膜的屏障作用，导致胃黏膜充血水肿、糜烂等改变。主要临床表现有：上腹和胸骨后烧灼痛，进食后加重，制酸药无效；呕吐胆汁样液，体重减轻，治疗可服用胃黏膜保护药、胃动力药及胆汁酸结合药物考来烯胺。

2）吻合口溃疡：多发生在术后2年内，主要症状为溃疡病症状重现，纤维胃镜检查可明确诊断可行手术治疗。

3）营养性并发症：由胃肠道吸收功能紊乱或障碍引起，常见有营养不良、贫血、脂肪泻、骨质疏松等。应注意调节饮食，补充缺乏的营养素，必要时可用药物预防和治疗。

4）残胃癌：指因良性疾病行胃大部切除术5年以上，残胃发生的原发癌。多发生于术后20～25年，与残胃常有萎缩性胃炎有关。患者有胃癌的症状，纤维胃镜及活检可以确诊，应采用手术治疗。

三、胃癌

1. 心理护理

胃癌患者全身情况较差，对接受大型手术常顾虑重重，影响手术效果及手术后的康复。术前患者常见的心理问题是夸大手术的危险性；不理解麻醉的过程；不知道疼痛的程度；对预后悲观。解决这些问题最有效的方法是进行术前教育，护理人员多与患者交谈，介绍相关知识，阐述手术重要性和必要性，多列举手术成功的病例。讲解焦虑恐惧容易降低机体免疫力，不利于疾病恢复，同时多体贴、安慰、关心患者，向患者介绍医院的技术、设备及医务人员经验，使患者放心接受手术。

2. 改善患者的营养状况

（1）术前营养支持：胃癌患者的术前准备的主要任务之一是营养支持。患者因营养摄入不足，加上肿瘤本身的消耗及出血等因素，往往有不同程度的营养不良。轻度营养不良患者，术前给予高蛋白、高热量、高维生素、低脂肪、易消化和少渣饮食；对于严重营养不良患者术前输血浆、人血白蛋白、氨基酸、脂肪乳剂等改善营养状况。对不能进食者行静脉内营养。考虑患者术前需营养支持、术后需较长时间禁食、输液，可能还需要化疗，一般术前予以中心静脉置管。

（2）术后营养支持：术后早期高能量静脉营养可提高患者体质，有利于耐受化疗，预防和减少术后并发症。对术中放置空肠喂养管的胃癌根治术患者，一般在术后48 h开始肠内营养，不足部分应由静脉补给。术后5天患者可经口进流质饮食后，一般进食量少，还应由营养管滴入营养液，以弥补经口摄入量不足。进食原则是少量多餐，进清淡易消化的半流食，逐渐过渡到普食。如出现腹胀、腹痛应暂停进食，观察有无梗阻症状。

有的患者胃癌根治术后会出现胃瘫，这是由于残胃失神经支配和胃肠道激素变化所引起，应用胃肠动力药，待残胃蠕动恢复后才能拔除胃管和进食。

3. 手术前后常规护理

按胃大部切除术护理。手术前、术中、术后遵医嘱进行化疗，延长生存期。

4. 健康教育

胃癌的预后与胃癌的病理分期、部位、组织类型、生物学行为及治疗方法有关，早期胃癌远比进展期胃癌预后好。为了提高早期胃癌诊断率，对有胃癌家族史或原有胃病史的人群定期检查。对40岁以上有消化道症状而无胆道疾病者、原因不明的消化道慢性失血者、短期内体重明显减轻，食欲缺乏者应到医院做胃的相关检查，以免延误诊断。

四、肠梗阻

1. 手术患者的术后护理

（1）严密观察病情：观察患者的生命体征、腹部症状和体征的变化。观察腹痛、腹胀的改善程度，呕吐及肛门排气、排便情况等。留置胃肠减压和腹腔引流管时，观察和记录引流液的颜色、性状和量。

（2）体位：麻醉清醒、血压平稳后给予半卧位。

（3）饮食：禁食，禁食期间给予补液。待肠蠕动恢复并有肛门排气后可开始进少量流质；进食后若无不适，逐步过渡至半流质。

（4）胃肠减压和腹腔引流管的护理：妥善固定引流管，保持引流通畅，避免受压、扭曲。观察并记录其引流液的颜色、性状和量。

（5）并发症的观察和护理：术后，尤其是绞窄性肠梗阻手术后，若出现腹部胀痛、持续发热、白细胞计数增高，腹壁切口处红肿，或腹腔内引流管周围流出较多带有粪臭味的液体时，应警惕腹腔内或切口感染及肠瘘的可能，及时报告医生，并协助处理。

（6）活动：病情允许，鼓励患者早期下床活动，促进肠蠕动恢复，防止肠粘连。

2. 健康教育

（1）告知患者注意饮食卫生，不吃不洁的食物，避免暴饮暴食。

（2）嘱患者出院后进食易消化的食物，少食刺激性食物；避免腹部受凉和饭后剧烈活动。

（3）老年便秘者应及时服用缓泻药，以保持大便通畅。

（4）定期复查，出院后若有腹痛、腹胀、停止排气排便等不适，及时就诊。

五、结肠癌、直肠癌

1. 围术期护理

（1）评估和改善患者的营养状态，纠正液体和电解质的平衡：营养状况和水、电解质平衡与手术成功和术后恢复有直接关系。由于肿瘤的消耗和肠道梗阻等情况，患者往往营养不良和水、电解质紊乱，体重下降，应鼓励患者进食高营养，易消化的半流食或流质食物，以利于检查和肠道的排空，为手术做准备。对于严重营养不良和水、电解质紊乱者，应予以胃肠外营养治疗。

（2）治疗贫血：据统计，结直肠癌患者多半伴有贫血症状，术前补血可减少术中、术后并发症的发生。将90 g/L定为最低限度，此点对老年人尤为重要。

（3）适应性训练：指导患者术前和术后必须实施的活动，如深呼吸、有效的咳嗽、翻身及肢体运动等，以减少手术后并发症的发生。

（4）肠道准备：有效的肠道准备和应用抗生素可明显减少毒血症和吻合口瘘的发生。一个好的肠道准备应该安全、迅速、经济、简便，使患者痛苦小，对肿瘤刺激小，肠道清洁度高。由于患者个体差异较大，术前可根据患者情况选择合适的方法进行肠道准备。包括清洁灌肠、全消化道灌洗，口服泻药（舒泰清或恒康正清）等。肠道准备期间，应注意补充水分及各种电解质，以免发生脱水和电解质紊乱。

1）清洁灌肠：适用于不完全梗阻的患者，手术前晚清洁灌肠，至排出澄清液为止。

2）全消化道灌洗：全消化道灌洗液是一种与血浆渗透压近似的电解质溶液。在单位时间内由胃管内灌注，剂量为10 000 mL左右，时间为4～5 h原理为刺激肠蠕动，将肠内容物稀释并迅速排出体外，起到清洁肠道作用。此方法由胃肠近端清洗至远端，故全消化道均可受到彻底清洗。应同时给予静脉补液，以免引起电解质紊乱。在灌洗中如出现恶心、呕吐，可肌内注射甲氧氯普胺，也可做短时间休息。对肠道梗阻患者禁用此法。

3）口服泻药：目前临床上常用的为舒泰清。术前进行肠道准备，取A、B两剂各一包，同溶于125 mL水中成溶液，每次250 mL，每隔10～15 min服用1次，直至排出清水样便，最多口服3 000 mL，一般2～3 h可完成清洁肠道，患者痛苦小，不影响晚间休息，为目前临床首选。

（5）心理准备：当结、直肠癌患者准备进行手术治疗时，其从生理上和心理上都对手术有一个适应的过程。术前医护人员对患者做好解释工作尤其重要，通过与患者的接触，就手术可能发生的意外、疾病的转归和术后恢复过程中应注意的事项向其介绍。如对麻醉与手术有不安和恐惧心理、担心手术带来的疼痛、对生命的保障、对经济负担的考虑，应设法消除患者的疑虑及恐惧心理，取得患者的信任，使其主动与医护人员配合。因此，对手术患者提供及时有效的相关信息，可提高患者对手术的心理适应性、手术的耐受性以及对健康的意识性，并能有效地防止并发症，促进患者早日康复。

（6）结肠造口的术前护理。

1）心理准备。在明确诊断和确定手术方案后，造口治疗师或护士进行术前访视，向家属了解患者对手术方式的知情程度，了解患者对结肠造口手术的接受程度，明确造口手术的重要性。使患者保持最佳身心状态接受手术治疗，积极配合医护实施术前准备和术后的康复治疗。除了造口治疗师或护士术前访视外，也可安排造口访问者进行访问，即指一位曾有造口手术经历的患者，访问即将或新近进行造口手术的患者。通过患者间相互帮助、情感支持、心理交流等方式，帮助新近接受造口的患者尽快在生理、心理、社会等各方面恢复健康。

2）生理准备。结肠造口术前的一般准备同其他部位手术相似，特殊准备为肠道准备，清洁肠腔内的粪便，以减少肠道内的致病菌以及术中污染腹腔的机会，从而使手术感染率降到最低限度，以确保手术的成功。理想的肠道准备是结肠完全空虚；安全、迅速；肠腔内细菌数减少；不影响水、电解质平衡；对肿瘤刺激小；患者痛苦小；价廉。目前临床采用肠道准备法具体如下。饮食：术前3天低渣半流质饮食，主食稀饭或面条，忌粗纤维饮食。术前1天流质饮食，牛奶、豆浆等。目的是减少粪便量，空虚肠腔。口服泻药：对年老、体弱、不完全性肠梗阻者，要素饮食加小剂量缓泻药，准备时间可延长。

3）术前定位。术前定位目的：便于自我照顾，便于造口用品的使用，预防并发症的发生，尊重患者生活习惯。定位基本原则：患者取不同体位都能看到造口，尤其是半卧位、坐位、站立位，便于患者自我护理；造口位于平整皮肤中央，皮肤健康，无瘢痕、皱褶、皮肤凹陷、骨性突出，便于造口袋的粘贴；造口位于腹直肌内，以预防术后并发症：生活中每个人的生活习惯、穿戴习惯、工作习惯、身体状况、宗教信仰均不相同，定位时应尊重患者的要求，不改变生活习惯。定位方法：回肠、升结肠造口右下腹；降结肠、乙状结肠造口——左下腹；横结肠——右或左上腹。预计造口位置：患者取平卧位，暴露腹部皮肤，冬天注意保暖。回肠造口或横结肠造口时操作者站在患者右侧，乙状结肠造口时操作者站在患者左侧。腹部造口位置区域为脐向左、右髂前上棘画连线，再由左、右髂前上棘向耻骨画连线联合形成的菱形区为最佳造口位置区。取脐与髂前上棘连线中上1/3交界处为预计造口位置。实际造口位置：确定预计造口位置后，再让患者取半卧位、坐位、站立位、下蹲位观看自己的造口，以能看清为原则，操作者观察造口与不同体位的关系，调整造口位置，即为实际造口位置。造口标记：选用耐擦、耐水的油性记号笔在造口处做标记并记录在病历上，以供术者在术中使用。

2. 术后护理

（1）一般护理。

1）卧位：患者清醒后生命体征平稳给予半卧位，床头抬高45°，以利于会阴部引流，并可使腹腔内脏下坠，有利于会阴部切口愈合。

2）胃肠减压：持续胃肠减压，保持通畅，至结肠造口开放或肛门排气。

3）术后饮食：结、直肠癌患者术后均应禁食，何时开始饮食，应根据患者的具体情况和不同的手术来决定。原则上肠蠕动恢复后，肛门开始排气、停止胃肠减压后方可进食。饮食应逐步过渡，开始可清流饮食，如无特殊情况发生，三天后给予流质饮食，一周后改半流食，两周后改进普食。

4）尿管护理：结肠术后24～48 h拔出尿管；直肠手术患者，因会阴部创面大，损伤会阴部神经，需术后7天拔出尿管。术后4天夹闭尿管，每4 h开放进行膀胱训练。拔出尿管后注意观察患者有无排尿困难、尿潴留。

5）会阴部切口护理：观察会阴切口缝合情况，引流管保持通畅，观察引流液性状和量。密切观察切口敷料浸湿情况，必要时更换外层敷料。会阴部敷料用丁字带固定，应保持丁字带清洁、干燥。术日如引流量>300 mL，暗红色，血压下降，提示有出血倾向，及时汇报医师。会阴部敷料取出后，创面开放，需坐浴，每日2～3次，以保持伤口肉芽清洁，促进愈合。出院患者，会阴部切口未愈合者，应教会家庭坐浴方法。

6）活动指导：提倡术后早期活动，有利于胃肠功能早期恢复；预防肠粘连；有利于膀胱功能早日恢复，减少尿潴留的发生；改善全身血液循环，加速切口愈合；减少下肢静脉血流淤滞，防止血栓形成；减少肺部并发症的发生，增加肺活量，促进痰液的排出；还可改善患者的心理状态，使患者感到自己术后恢复很快，有利于术后康复。

（2）常见不良反应的护理。

1）发热：术后3～5天如体温在38.5℃以上，要考虑是否有感染的存在。超过5天以后的发热，要考虑是否有严重并发症的发生，如腹部脓肿形成吻合口瘘等。护理上第一要遵医嘱补液，纠正发热时机体消耗的水分和电解质；第二物理降温，促使体温下降；第三遵医嘱药物退热；第四在积极对症处理的同时，查找发热原因，并做相应处理。

2）疼痛：患者一般在本后48 h内疼痛最为剧烈，以后逐渐减轻。术后胃肠功能恢复需要一定的过程，一般在术后12～24 h蠕动消失，24～48 h蠕动局部恢复，但为不规则蠕动，患者可感到有窜痛，属于内脏神经痛，定位不准，蠕动影响到切口时，切口疼痛明显，待胃肠蠕动功能完全恢复后，内脏神经痛即消失。目前习惯于术后给予患者应用镇痛泵，药物维持3天左右。

3）腹胀：是腹部手术后特有的症状，结、直肠癌术后同样有此症状。其主要原因是胃肠功能受抑制，肠腔内积气过多。随着胃肠功能恢复，肛门排气后即可缓解。术后如腹胀明显则继续胃肠减压处理。术后数日仍未排气，有腹胀同时未闻及肠鸣音，要考虑腹膜炎的可能。术后胃肠功能恢复后再次出现腹胀，并伴有肛门停止排气，考虑肠梗阻的存在，应给予胃肠减压处理及其他检查治疗。

4）恶心、呕吐：结、直肠癌术后经常会出现恶心、呕吐症状，其原因为麻醉反应、手术刺激和电解质紊乱，应针对原因及时治疗。

5）尿潴留：为直肠癌患者术后常见症状，其原因是部分患者不习惯在床上排尿；麻醉后排尿反射受抑制；疼痛引起膀胱括约肌痉挛；术中损伤支配膀胱收缩的神经。处理上可给予夹闭尿管，锻炼膀胱括约肌功能，同时可给予针灸治疗。

（3）结肠造口的护理。

1）术后要严密观察，预防造口早期并发症的发生。结肠造口一般在术后48 h内开放，粘贴一件式透明造口袋并排空空气。在最初2天内只有少量的血性分泌物而无气体和粪便排出，术后第3天后才会有气体排出，肠功能已恢复。结肠造口的直径为2.5～3.5 cm，高度为略高于皮肤1.5 cm或皮肤平面，便于粘贴造口袋及保护造口周围皮肤。结肠造口黏膜正常颜色为红色或粉红色，类似正常人嘴唇的颜色，表面光滑湿润，如颜色异常及时与医师取得联系。手术后的几天内，造口出现一些水肿现象无须处理，几天后水肿就会逐渐消退，如无消退迹象通知医生查明原因，及时纠正。

2）更换造口袋的方法：术后24 h内无须更换造口袋，除非有渗漏。更换造口袋的基本步骤如下。用物准备：垃圾袋或旧报纸、纸巾、纱布、温水、造口袋、剪刀、造口测量尺、防漏膏等。心理辅导：消除患者对造口的恐惧，鼓励其认真观察，参与造口护理的全过程。去除旧造口袋：撕旧造口袋时要一手按压皮肤，一手轻揭造口袋，自上而下慢慢将底板揭掉，如有困难可用湿纱布浸湿底板再揭掉。观察造口黏膜周围皮肤的情况：检查造口周围皮肤是否有红疹、皮损、溃烂、过敏，观察排泄物的色、性状、量及气味，观察造口袋底板渗漏溶解的部位与方向及造口周围皮肤是否平坦。清洁造口及周围皮肤：清洁造口可用纱布或纸巾浸湿温水后由外向内轻轻擦洗，不能用力过大以免损伤造口黏膜而引起出血。造口清洗后，用同样方法清洗造口周围的皮肤，然后用纸巾或纱布吸干皮肤上的水分。粘贴造口袋：造口袋底板剪裁的大小应以造口的形状或大小为标准，周围再加1～2 mm，剪裁合适后，可用手指将底板的造口圈磨光，以免剪裁不齐的边缘损伤了造口。然后将贴在底板上的保护纸揭去，造口圈旁可适当加用防漏膏对准造口贴上，并轻轻按压造口边上的底板，以免湿润的分泌物流至底板下，影响使用的效果。有皮肤不平整或小肠造口的患者，必须使用防漏膏，以减少渗漏。术后早期，患者是以卧位为主，造口袋的开口可向侧床边。术后恢复期的患者自行换袋，坐或行走的机会增多，造口袋的开口应向下对着自己的腿部。

（4）结、直肠癌术后并发症的护理。

1）大出血：结、直肠癌术后，应密切观察生命体征的变化，警惕大出血的可能。术后早期如患者出现心率加快、脉搏细数、血压下降、面色苍白、四肢湿冷等情况，提示出血的可能。如再出现大量呕血或便血，从引流管引出大量血性液体，或每小时尿量＜25 mL，中心静脉压＜0.49 kPa，则提示大出血的可能。术后出血的主要原因是手术区域止血不彻底、结扎线脱落，凝血功能障碍，围术期的严重感染造成的弥散性血管内出血也是术后大出血的原因之一。处理上一般先保守观察，积极进行输血、补液等抗休克治疗。如出血量持续增加或休克症状不能改善，则须再次探查止血。腹腔引流管是观察有无出血的重要渠道，要妥善保护，以防止脱落。

2）输尿管损伤：输尿管是直肠癌手术中最容易损伤的器官。输尿管损伤的治疗原则是重建排尿通路，保护肾功能。通常术中能够发现，及时采用双J管引流。若发现不及时，可暂时做尿流改道，待感染控制后择期行输尿管移植或代替手术。输尿管损伤的患者注意做好尿管的维护工作：妥当固定导尿管，避免翻身时牵拉引起尿道黏膜损伤出血；

避免导管受压引起引流不畅、尿液潴留，增加易感因素；保持导尿管位于膀胱水平位以下，尤其是搬运患者或患者起床活动时应夹闭尿管，防止尿液逆流。做好会阴的清洁护理：常规每日0.05%碘仿（碘伏）消毒2次，患者排便后及时清洁，以蘸消毒液的棉球从近导尿管处以旋转方式向外擦拭，不可来回涂搽，避免再污染。各种护理前护士及患者应严格洗手也是关键。尿袋中尿液应及时倾倒：一般不能＞700 mL，且尿袋出口处应随时关闭即应保持密闭的引流系统。尿袋不可接触地面。尿管与尿袋的接口不可松脱，以防受污染。保持患者足够的入水量：使尿量达到1 500 mL以上；鼓励进食富含维生素C的新鲜水果等，减少尿液沉淀结晶。护士应注意观察尿液的性状和颜色，对患者做好配合方面的宣教。

3）吻合口瘘：吻合口瘘是结肠癌术后严重的并发症之一，如不及时处理，病死率极高。国外报道发生率为4%～25%，国内报道为5%～10%。吻合口瘘发生与全身状况、术前肠道准备、手术操作、吻合口血供和张力等因素有关。常发生于术后4～9天，左半结肠由于血供较差，粪便中含有较多细菌，术后吻合口瘘多见，右侧结肠相对少见。

术者认真对待每一个影响吻合口愈合的因素就能减少吻合口瘘的发生。充分的肠道准备是预防吻合口瘘的最主要措施。吻合口瘘一旦确诊，应积极采取有效的措施尽早治疗：首先改善患者全身状况，加强营养支持疗法。因吻合口瘘引起腹腔感染大多为混合感染，故提倡联合使用抗生素，尤其应使用抗厌氧菌药物。积极治疗各种合并疾病，特别是控制好血糖水平。严格禁止使用各种影响患者免疫功能的抗癌药物。右半结肠切除即使发生肠瘘，大多能用非手术治疗的方法治愈。左半结肠发生的吻合口瘘，腹腔内污染重，炎症突出，如抗生素治疗后不见好转，症状加重，应及时做近端肠造口术，通过远端进行冲洗，以清洁瘘口促进愈合。

4）术后切口感染、裂开：结直肠癌手术，术中结、直肠内容物可能溢出，术后切口感染率在5%～10%，是术后最常见的并发症。切口感染大多发生在拆线后1～2天，导致切口感染的原因主要有营养不良、合并糖尿病等慢性病、手术时间延长、切口局部血液循环障碍、术后引流管放置时间过长造成逆行感染、肥胖患者切口脂肪液化、假肛胶片使用不当等。术前纠正贫血、低蛋白血症，妥善处理并发症，术后保持通畅的胃肠减压，腹带妥善包扎，减少诱发腹腔内压力骤然升高的因素可降低切口感染的发生。

5）肠梗阻：术后肠梗阻为结肠、直肠癌根治术常见并发症，且多为单纯性粘连性肠梗阻，预防较为困难，其形成主要和手术有关。

预防和处理措施：术中仔细操作，关腹前用大量生理盐水冲洗术区。术后鼓励和督促患者适当翻身和早期下床活动等措施都有利于减少肠梗阻的发生。麻痹性肠梗阻一般可通过非手术治疗缓解，措施主要有禁食水、静脉补液、抗感染、胃肠减压等。机械性肠梗阻根据血供情况来决定是否需再次手术探查。

六、原发性肝癌

1. *术前护理*

（1）心理护理：有研究表明绝大多数肝癌患者发现即为晚期、多有乙肝病史和腹水体征等，因而有不同程度的恐惧、愤怒、抑郁、焦虑、孤独等心理障碍，对健康极为不利。因此，实行全面的身心护理意义重大。护士应掌握心理护理有关知识和基本方法，从整体护理观念出发护理患者，多与患者接触，了解病情及各种心理变化，进行针对性的指导，给患者精神、心理上的支持，使尽快解脱心理负担，树立战胜疾病的信心，维持机体的正常功能状态，提高自身免疫功能，增进治疗所取得的效果。

（2）提高患者对手术的耐受能力：在确定诊断和手术适应证的同时，要全面了解患者的各项检查结果。由于多数患者合并肝硬化，可伴有低蛋白血症或凝血功能障碍。补充蛋白质及改善凝血功能，提高机体对手术的耐受力，预防并发症，加快手术后的康复。同时术前应给予抗生素，预防或控制感染。

（3）呼吸道准备：术后患者常因伤口疼痛不敢咳嗽，使呼吸道分泌物难以咳出，术前戒烟可减少呼吸道刺激和分泌物形成；训练患者做深呼吸和有效咳嗽，即深呼吸后再咳嗽，将痰液咳出，以改善或增加肺通气。

（4）皮肤准备：术前备皮是清除手术区域皮肤的毛发和污垢，避免切口感染的重要措施。术前一日进行手术区域的皮肤准备，操作应仔细，切勿割伤皮肤，并注意清洁脐部，必要时用松节油除去油脂性污垢。

（5）胃肠道准备：术前一日进流质饮食，当晚20点开始禁食，术前4～6 h禁饮水，术前日晚进行灌肠。

2. 术后专科护理

手术对人体是一种创伤，术后难免有痛感、创伤后反应和某种程度的功能障碍，而且可能发生某些并发症。手术后的护理就是要保证患者休养，防止术后并发症和尽早恢复生理功能，达到手术治疗的预期效果。

（1）一般护理。

1）密切观察有无出血情况：严密监测生命体征的变化，如出现血压下降、脉搏细数，在排除补液不足的情况下，应首先考虑到出血，及时通知医师并协助处理；同时需密切观察引流量，如引流管堵塞，血液可流入腹腔，需定时监测脉搏、血压、指端血管充盈情况等。必要时行再次手术止血。

2）安置体位和协助患者活动：去枕平卧、头偏向一侧，以便口腔内呕吐物或分泌物流出，必要时吸痰，防止舌后坠，确保呼吸道通畅。患者清醒后如血压稳定，取半卧位，减轻腹壁张力，以利于呼吸和血液循环，防止形成膈下脓肿。为防止术后肝断面出血，一般不鼓励患者早期下床活动。术后24 h内卧床休息，避免剧烈咳嗽。病情稳定后制订活动计划，合理安排，鼓励并协助患者逐渐增加活动量。接受半肝以上切除患者，间断吸氧3～4天。

3）密切观察有无感染征象：肝癌术后的感染是多方面的，监测体温、血常规及切口情况，及时向医师汇报。

4）对肝功能不良伴腹水者，积极保肝治疗，严格控制水和钠盐的摄入量，准确记录24 h出入量。每天观察、记录体重及腹围。

（2）术后并发症的观察及护理。肝叶切除范围越大，原有肝功能越差，术后发生并发症的可能性越大，术后早期观察及护理至关重要。肝切除术后常见的并发症包括术后出血、上消化道出血、胸腔积液、胆瘘、膈下感染、切口感染和肺炎等，发生率可高达40%～60%。肝硬化患者术后并发症发生率是非肝硬化患者的3～5倍。并发症不但增加患者痛苦，加重经济负担，而且会导致患者死亡。因此，术后及时发现并正确处理各种并发症，对降低术后30天病死率和提高肝癌肝切除治疗效果有重要意义。

1）腹腔内出血：常见原因为血管性活动性出血、凝血功能障碍。血管性活动性出血：肝手术后监护的重点之一是患者血流动力学稳定情况和腹腔内有无活动性出血。肝切除后在肝下或膈下放置的腹腔引流管，一般均有淡血性液体引出，液量应逐渐减少，一般3～5天可拔出。肝创面渗血其引流液的颜色逐渐变浅淡，量逐渐减少。术后的腹水、渗出液均表现为大量的血性引流液，血色淡，无凝血块。引流管内和引流管周围发现有凝血块时，应是活动性出血，且多是动脉性，往往不能自止；肝静脉、门静脉支的压力低，出血容易自止。凝血功能障碍：多为去纤维蛋白综合征引起，后者多为弥散性血管内凝血引起。发生去纤维蛋白综合征的常见情况是：肝疾病情况下，手术时间长、创伤大、出血多、大量输血（一般>4 000 mL）；患者曾行体外循环或体外静脉-静脉转流术；严重感染，内毒素破坏等。发生去纤维蛋白综合征的患者表现为切口渗血不止、创面出血，甚至广泛皮下出血。检测出血时间、凝血时间、凝血酶原时间、部分凝血活酶时间均延长，血小板减少，纤维蛋白原减少。

去纤维蛋白综合征的处理原则：纠正血容量不足；补充凝血物质，如纤维蛋白原、凝血酶原复合物、冷沉淀、浓缩血小板等，并输入新鲜血、血浆；6-氨基己酸或对羧基苄胺静脉滴注。

去纤维蛋白综合征的护理：做好患者及家属的心理护理，稳定患者情绪；密切观察生命体征变化。观察切口敷料，腹腔引流液的量、色、性状等情况；保持输液通畅，遵医嘱给予补液、止血药物，必要时输血并给予吸氧；指导患者卧床休息，出血停止后根据具体情况鼓励患者在床上或床边活动；无消化道出血时，指导患者进流食、半流食或软食，避免冷硬食物；观察尿量，准确记录24 h出入量；做好基础护理，预防肺部感染、压力性损伤等的发生。

2）上消化道出血：肝手术后可发生应激性溃疡出血和食管下段胃底静脉曲张破裂出血，多发生在术后2周内，重者可发生失血性休克。其临床表现为：胃肠减压管引流出血性或咖啡色胃液或出现呕血、黑粪，可反复发生；出血严重者可引起心率加快和血压下降；患者少有腹痛。

处理原则：重视预防，术后立即用H_2受体阻断药，如西咪替丁或奥美拉唑；禁食、留置胃肠减压、避免胃扩张；疑为静脉曲张破裂出血时，插入三腔两囊管压迫止血，并加用生长抑素；出血量大导致血压不稳定和经上述处理48 h后仍有出血者，应考虑行手术止血。

护理：做好心理护理，稳定患者情绪，及时清除呕吐物，保持床单位的清洁，减少对患者的不良刺激；密切观察生命体征的变化，胃肠减压引流出血性或咖啡色胃液，或出现呕血、黑粪等，应协助医师紧急处理；保持呼吸道通畅，及时清除口腔内的物质，昏迷患者头偏向一侧，防止误吸，床边备好负压吸引器，做好紧急处理的准备；保持输液通畅，记录24 h出入量。

3）肝性脑病：肝性脑病是严重肝病引起的，以代谢紊乱为基础的中枢神经系统功能失调综合征，常是晚期肝癌死亡的主要原因。

临床表现：除了肝病的特征外，主要是脑病的表现，即精神错乱和运动异常。包括意识恍惚、定向力和计算力减退、嗜睡、昏迷等，扑翼样震颤是肝性脑病的特征性表现。处理原则：预防和积极控制消化道出血，及时治疗食管胃底静脉曲张，避免一切引起腹内压力增高的诱因，一旦出血要积极抢救；对有肝性脑病症状而诱因不明者，应做腹水常规、血及腹水培养；肝性脑病患者大脑敏感性增高，当患者烦躁或抽搐时，禁止使用吗啡及其衍生物、哌替啶及速效巴比妥类药物；纠正电解质、酸碱平衡紊乱，监测血气变化。

护理：严密观察病情变化，特别是意识和行为有无改变；避免肝性脑病的诱因，如上消化道出血、高蛋白饮食、感染、便秘，应用麻醉药、镇静药、镇静催眠药等；禁用肥皂水灌肠，可用生理盐水或弱酸性液（如食醋1～2 mL加入生理盐水100 mL）；口服新霉素或卡那霉素，以抑制肠道细菌繁殖，减少氨的产生；使用降血氨药物，如谷氨酸钾或谷氨酸钠静脉滴注；给予富含支链氨基酸的制剂或溶液，以纠正支链和芳香族氨基酸的比例失调；肝性脑病者限制蛋白质摄入，以减少氨的来源；便秘者可口服乳果糖促使肠道内氨的排出。

4）胆汁瘘。

原因：肝断面小胆管渗漏或胆管结扎线脱落；胆管损伤；胆囊管残端结扎线脱落。

处理原则：严密观察有无腹部压痛、反跳痛，腹腔引流物内有无胆汁等；如引流物内有胆汁而无腹膜炎的症状与体征，应保持引流管通畅，一般一周左右肝断面被纤维蛋白组织封闭瘘口可自愈；如发生胆汁性腹膜炎，可出现明显的腹痛、腹部压痛和反跳痛，心率加快和体温升高，腹腔穿刺可吸出胆汁样液体，病情严重者可出现血压下降甚至危及生命。应尽早手术探查，彻底清理和冲洗腹腔，寻找原因妥善处理后安放引流管；时间较久的胆汁瘘，应了解胆总管下端是否有梗阻存在，如无胆管梗阻，可使用生长抑素，加强营养支持，促进组织生长和瘘口愈合。

护理：术后应严密观察有无腹部压痛、反跳痛及心率加快和体温升高等胆汁性腹膜炎症状；观察切口敷料有无胆汁渗出，如有应及时更换敷料，并注意保护切口周围的皮肤，必要时局部涂氧化锌软膏；保持引流管的通畅，观察引流物的色、量、性状并准确记录；做好患者及家属的心理护理，稳定患者情绪；疼痛剧烈时，可给予双氯芬酸钠等镇痛药。

5）膈下脓肿：膈下脓肿是肝手术后的严重并发症之一，多继发于各种原因的胆瘘、术后积液引流不全和肝脓肿破溃到膈下等。表现多不典型，常伴有发热。肝上型膈下脓肿可出现下胸痛、肝浊音界升高、刺激性咳嗽、上腹部压痛和肌紧张。胸部X线片示患侧膈肌升高，可伴有气液面。患侧胸腔多有积液或肺不张。左侧的膈下脓肿可并发纵隔炎、心包炎。肝下型膈下脓肿多出现上腹的压痛和反跳痛，B超和CT检查多可明确诊断。

处理原则：右侧膈下脓肿可反复在B超引导下穿刺抽脓后注射有效抗生素而治愈；较大的左侧脓肿或肝下型膈下脓肿应经上腹肋缘下切口切开引流。

护理：严密观察体温变化，高热者给予冰敷、乙醇擦浴等物理降温，鼓励患者多饮水，必要时应用药物降温；加强营养，鼓励患者多进食高热量、富含维生素的食物，据患者的口味和需要制订食谱，合理调配饮食，保证营养素的供给；鼓励患者取半坐位，以利呼吸和引流。保持呼吸道通畅，鼓励患者行有效咳嗽和深呼吸训练；遵医嘱合理使用抗生素；穿刺过程中注意患者有无头晕、心悸、恶心、口唇发绀等症状，如发生应立即停止穿刺并积极处理，抽液量每次不超过1 000 mL，抽液完毕指导患者卧床休息；做好基础护理，协助患者定时翻身和肢体活动，预防压力性损伤的发生。

3. 健康教育

（1）遵医嘱定期复查，2年内每3个月复查1次；第2～5年每半年1次；5年后每年1次；如有不适，及时就医。

（2）术后恢复期应选择高热量、高维生素、高纤维素的饮食，少食多餐。

（3）保证充足的睡眠，每日不少于8 h。

（4）可在切口拆线2周后开始淋浴，平时可用温水擦浴。

（5）适当参加体育锻炼，避免剧烈运动，如散步、慢跑、打太极拳等。

（6）保持良好的心境，愉快的心情有利于机体康复，避免情绪进展和激动。

七、胰腺癌

1. 术前护理

（1）心理护理：胰腺癌恶性度高，手术切除率低，预后差，因此患者对治疗缺乏信心，很难接受诊断，常会出现否认、悲哀、畏惧和愤怒等不良情绪，护理人员应予以理解，多与患者沟通，了解患者的真实感受，满足患者的精神需要。同时根据患者掌握知识的程度，有针对性地介绍与疾病和手术相关的知识，使患者能配合治疗与护理，促进疾病的康复。

（2）术前减黄治疗：当血清胆红素水平超过200 pmol/L时，肾小管和集合管受损明显，而肾功能损害是造成梗阻性黄疸患者术后发生并发症和手术死亡的主要原因。因此，缩短胆管梗阻时间及降低血胆红素含量对避免术后发生急性肾衰竭是极为有益的。对于黄疸较重者，术前应及时行经皮经肝胆管引流术（PTCD）。

（3）皮肤护理：梗阻性黄疸患者可出现皮肤瘙痒，应注意勤洗澡更衣，不要搔抓，以免造成感染。

（4）改善肝功能：长期营养不良或阻塞性黄疸均可引起肝功能损害。对有阻塞性黄疸者，如静脉给予维生素K治疗不能使凝血酶原时间好转，往往意味着肝代谢功能不良。可给予保肝药、复合维生素B等；静脉输注高渗葡萄糖加胰岛素和钾盐，有利于增加肝糖原储备，并纠正低钾。

（5）加强营养支持：伴阻塞性黄疸的胰头癌患者单靠饮食很难改善其营养状况，必须依靠肠内或肠外营养。应尽可能选用肠内营养，留置鼻肠营养管，滴注安素等营养液和PTCD回收的胆汁，一般应用10～14天，与此同时纠正水、电解质失衡，贫血和低蛋白血症，以维持机体血流动力学的稳定，增强耐受手术的能力。护理中应注意保持营养管的通畅，应每8 h脉冲冲管1次，肠内营养制剂可经泵连续滴注，喂养的速率必须使患者在初期有足够的时间去适应，一般需要3～4天的启动期；喂养的浓度，开始时宜用等渗的，速度宜慢，以后每日增加25 mL/h，直至液体量能满足需要。喂养过程中应监测患者对胃肠内营养的耐受性。患者不能耐受的表现为腹胀、腹痛、恶心，严重者可以呕吐、腹泻、肠鸣音亢进。在开始喂养阶段，应每4～6 h巡视患者1次，询问及检查有无以上症状出现。以后可每日检查1次患者，如患者有不能耐受的症状，则应查明是浓度过高，还是速度过快或其他原因，针对原因给予及时处理。

（6）疼痛护理：胰腺癌患者的疼痛远比其他癌症患者的疼痛更为严重。有些患者的疼痛非常严重，以至于他们在所有清醒的时间里都需要进行疼痛治疗，这导致他们的生活质量很差。胰腺癌的疼痛治疗分四步：①对乙酰氨基酚。②复合镇痛药物。③吗啡。④介入治疗。护理人员应遵医嘱及时给予有效的镇痛，并评估镇痛药的效果。

2. *术后护理*

（1）术后出血：术后密切观察生命体征、切口渗血及引流液情况，准确记录出入量。术后1～2天和1～2周时均可发生出血；表现为经引流管引流出血性液体、呕血、便血等，患者同时有出汗、脉速、血压下降等现象。出血量少者可予静脉补液，应用止血药、输血等治疗，出血量大者需手术止血。

（2）维持血容量，保持血压稳定：中心静脉压（CVP）可反映循环血量及心功能。CVP的正常值为0.492～1.18 kPa，低于0.492 kPa提示血容量不足，应加快补液速度，必要时应增加输注液体中的胶体成分，以尽快补足血容量。超过1.47 kPa则提示血容量过多或心功能不全，此时应限制输液量并加用强心药物。若血压低需遵医嘱应用血管活性药物，当血容量补足后仍尿少，可应用利尿药，必要时重复使用并加大用量。

（3）维持水、电解质和酸碱平衡：应根据每日尿量、消化液排出量等，结合年龄和心肺功能等，调节每日液体和电解质等的摄入量。大手术后醛固酮分泌增多，术后呕吐及各种引流液的丢失，在静脉输注葡萄糖后，特别是在应用外源性胰岛素时，易使钾转入细胞内，造成低钾血症的发生，故应注意钾的补充。

（4）密切观察引流液的量和性状：特别注意对腹腔出血、胰瘘、胆瘘和肠痰等并发症的观察和护理，保持引流管的通畅，定时挤压，勿打折和弯曲。

（5）血糖控制：在术后早期患者禁食卧床期间，应用静脉注射泵均匀泵入胰岛素，并动态监测血糖水平，血糖应控制在8.4～11.2 mmol/L（150～200 mg/dL）。

（6）术后镇痛：术后24～48 h疼痛最为明显，以后逐渐减轻。近几年采用镇痛泵作为镇痛措施的做法很普遍。镇痛泵具有患者自控镇痛功能，由于药量小，一般不会影响循环系统功能，但连续使用肯定会影响术后胃肠道蠕动和排尿功能的恢复。

（7）并发症的观察与护理。

1）胰瘘：胰瘘是胰、十二指肠切除术后最常见的并发症和导致死亡的主要原因。胰瘘经非手术治疗多能自行闭合；长期不愈合需再行手术治疗。如患者情况稳定，应予以非手术治疗，包括禁食、全胃肠外营养以及保持腹腔引流通畅。此外，遵医嘱应用生长抑素类似物奥曲肽有可能促进胰接愈合，并减少胰液量及淀粉酶和碳酸氢盐成分，对高流量胰，患者可考虑应用。

2）防治感染：腹腔感染的预防十分重要，主要措施有麻醉后即静脉输注广谱抗生素，术中注意无菌操作，避免胃肠道内容物溢入腹腔；消化道重建前、后用温盐水冲洗腹腔，保持腹腔引流管通畅等。

3）胆瘘：胆痰发生率在10%以下。往往发生在术后5～7天，表现为自引流管流出大量胆汁，每日数百毫升至1 000 mL不等。只要术后引流管内有黄色内容物出现就应测定胆红素含量及酸碱度。术后早期发生高流量胆瘘者应及时再手术并放置T管引流。在胆瘘发生期间应注意维持水和电解质平衡。

4）胃排空延迟：胃排空延迟是指术后10天以后仍不能规律进食或需胃肠减压者。处理原则是祛除病因，应用动力药物及营养支持。多数患者经非手术治疗3～6周后能恢复。胃造口术有利于保证胰、十二指肠切除术后胃内充分减压，如果患者并发胃排空障碍，则可以长期保留胃造口而无须留置鼻胃管。

5）肺炎和肺不张：术后患者出现高热、呼吸急促等异常应怀疑有胸部并发症。胸部X线可明确诊断。处理方法为鼓励患者咳痰、使用化痰措施（静脉用痰液稀释剂如氨溴索、超声雾化吸入）、选用敏感的抗生素等。

3. 健康教育

（1）年龄在40岁以上，短期内出现持续性上腹部疼痛、腹胀、食欲缺乏、消瘦等症状时，应注意对胰做进一步检查。

（2）饮食宜少量多餐，以均衡饮食为主。

（3）按计划放疗或化疗，放、化疗期间定期复查血常规。

（4）术后每3～6个月复查1次，若出现进行性消瘦、贫血、乏力、发热等症状，及时到医院复诊。

（陈宏月，姜　微）

第九章　眼科疾病

第一节　白内障

一、概述

（一）白内障的分类与临床表现

1. 分类

目前临床上尚无统一的分类方法。可根据白内障的病因、解剖部位、浑浊形态及发病时间等进行分类。

（1）按病因分类：年龄相关性（老年性）白内障、先天性白内障、外伤性白内障、并发性白内障。

（2）按解剖位置分类：包括皮质性白内障、核性白内障、后囊下型白内障、混合性白内障。

（3）按发生时间分类：分为先天性白内障和后天获得性白内障。

（4）按浑浊形态分类：分为点状白内障、绕核性白内障、花冠状白内障等。

2. 临床表现

（1）视力：主要是视力减退和视物模糊。视力障碍的程度与晶状体浑浊的程度和位置有关。靠近视轴和晶状体后极部的浑浊对视力影响大，例如皮质性年龄相关性白内障的浑浊一般从周边部开始，当浑浊未累及视轴时患眼仍然可以有接近正常的视力；而核性白内障的浑浊发生在视轴区，早期即可发生明显的视力障碍。

（2）固定性黑影：在白内障发展过程中，有时可在视野某一方向出现点状或片状黑影。与玻璃体浑浊引起的黑影不同的是白内障所致的黑影是固定性的，并且由于晶状体位于节点之前，因而固定性黑影与浑浊所在位置同侧。

（3）单眼复视或多视：白内障发展过程中晶状体纤维形态学发生变化并引起屈光指数的改变。由于晶状体浑浊的不规则性和发生次序的不一致性导致屈光状态的紊乱，从而产生单眼复视、多视、散视、视物变形等白内障的早期症状。有时由于衍射，患者可以发现在注视点周围有星形、束状等点彩样光晕。

（4）近视：白内障发展过程中，晶状体核逐渐硬化，使晶状体屈光指数明显增加，因而产生近视。通常这种近视的度数较低，并随着白内障的发展而变化。已有老视的患者因白内障所致的近视使近视力反而升高，会误认为是“返老还童”。但当晶状体核进一步硬化，近视程度超过老视程度时，近视力又会明显减退。如果晶状体核硬化十分局限，屈光力增加特别明显，可以出现同轴双焦点现象，引起严重的视力障碍。

（5）晶状体浑浊：晶状体出现不同程度的浑浊。散大瞳孔在瞳室内做详细检查可较全面地了解晶状体浑浊的情况。检查的方法有多种，如直接照明检查、裂隙灯显微镜、直接检眼镜等。裂隙灯显微镜不仅可以发现微细的晶状体改变，如空泡、水隙、板层分离、尘点状浑浊等，还可以对浑浊作准确的定位，对白内障分类及判断病因具有重要参考价值，是白内障的主要检查手段之一。晶状体皮质浑浊一般为灰白色，而核浑浊则一般为淡黄、棕黄或琥珀色。不同类型的白内障其晶状体浑浊有一定的特点，早期年龄相关性白内障多为楔形浑浊，糖尿病白内障可见水隙，先天性白内障以点状和板层浑浊多见，外伤性白内障呈局限性条带状、斑块状浑浊。

（二）晶状体浑浊分级

晶状体透明度变化是白内障诊断的重要依据。对晶状体浑浊程度定量分级，不仅有助于揭示白内障的病因及判断治疗效果，也是白内障基础实验研究和开发白内障治疗药物的客观需求。LOCSⅢ分类法是将瞳孔充分散大，采用裂隙灯照相和后照法，区别晶状体浑浊的类型，并通过与晶状体浑浊的标准彩色照片比较，记录相应的等级，主要用于白内障的临床分类、流行病学调查、药物疗效评价的研究。

LOCSⅢ分类法（1993）是Chylack等在LOCSⅡ分类法的基础上补充修订的。核浑浊分级标准：将照片内核区同标准的6个裂隙灯照片上同一区域进行比较，这6个照片从轻度到重度浑浊依次冠以N1～N6，代表不同浑浊程度，如平均浑浊程度介于两个标准之间，则用小数点表示。皮质浑浊分级标准：将裂隙灯照片同标准照片C1～CS进行比较分级，如果浑浊程度介于两标准之间，则用小数点表示。皮质浑浊的范围从极微小皮质改变到完全的皮质浑浊。但轻度的水隙、空泡、板层分离及孤立的点状浑浊均可忽略不计。后囊下浑浊分级标准：后囊下皮质浑浊形态复杂，只有红光反射条件下可察觉的浑浊方可分级。其浑浊程度仍需对照标准照片Pl～PS来确定，介于两标准之间者，用小数点表示。

（三）核硬度分级

白内障发展过程中晶状体核硬度不断发生变化，同时伴随颜色的改变，两者存在一定的相关性。此外，年龄也与核硬度相关，相同颜色的白内障，年龄大者核硬度更硬。

晶状体核硬度的分级，最常用的是Emery分类法。

Ⅰ级（软核）：核为透明或淡灰白色。可见于皮质型或后囊下浑浊型白内障，某些与代谢有关的白内障类型核硬度亦可为Ⅰ级。

Ⅱ级（软核）：核为灰白或灰黄色。主要见于后囊浑浊型白内障中晚期及年龄较轻的皮质型老年性白内障。

Ⅲ级（中等硬度核）：呈黄色或淡棕黄色，大多数老年性白内障为此级核。

Ⅳ级（硬核）：核呈深黄色或淡琥珀色，多见于老年性白内障晚期。

Ⅴ级（极硬核）：核呈深棕褐色或黑色，是典型的所谓“迁延性”白内障类型。

（四）视功能检查

1. 视力检查

应分别检查双眼远、近视力和最佳矫正视力大致估计白内障所致视力损害程度。对于视力低下者，应例行光感、光定位、色觉检查。目前，我国检查视力主要应用国际标准视力表和对数视力表，两者均存在一定的缺陷。

2. 黄斑视功能检查

（1）视网膜视力检查。利用激光的相干性，将两束He-Na（波长为633 nm）激光，聚集于近眼的结点，这两束激光通过眼的屈光间质时，有光程差，到达视网膜上便形成红黑相间的干涉条纹，当调节这两束激光束间的距离，干涉条纹的粗细及数量也发生变化。视网膜分辨力是指每度视角能分辨的条纹数，然后将视网膜分辨力转换成视网膜视力。该方法的优点是：基本不受屈光状态的影响，无论是近视还是远视，二激光束均能在视网膜上形成干涉条纹，对一定程度的屈光间质浑浊，激光束仍能通过，可预测白内障、玻璃体、角膜移植术后视力。然而，也存在视网膜视力与视力表视力不一致的情况，如黄斑囊样水肿、黄斑浆液性脱离时视力表视力差，视网膜视力却不受影响。一般认为，视网膜视力在0.3～0.5时，评价黄斑功能准确性有限，因为此时即使黄斑区有活动性病变，其远离中心凹的光感受器亦能产生0.3～0.5的视力结果。视网膜视力还会产生假阳性和假阴性结果，假阳性多由成熟期白内障、玻璃体积血、散瞳不充分引起，而假阴性则多与黄斑区神经上皮浆液性脱离、黄斑囊样水肿、黄斑裂孔等有关。

（2）潜在视力仪检查。是一种测定白内障患者潜在视力的方法，其原理是视力仪投射0.15 mm直径的点光源于瞳孔平面，内含Snellen视力表视标，从晶状体浑浊的周围投射到视网膜上，从而检测患者的潜在视力，其准确率可达90%以上。有实验表现，对于中等程度白内障，视网膜视力检查和潜在视力仪检查，对于预测术后视力的准备性分别为92%和100%；对于重度白内障，其准确率分别为79%和52%。

（3）马氏杆检查。是一种简单测试并评估黄斑部视网膜功能的方法。将马氏杆平行放于眼前，点光源距离35 mm，患者如能看到一连续直线，说明黄斑功能良好，如光线弯曲或中断，则提示黄斑部病变。

（4）内视镜检查。常用的方法有两种，一种是Purkinje内视现象，另一种是蓝视野内视现象。

3. 视觉电生理检查

（1）视网膜电图（ERG）可以评价黄斑部视网膜的功能。闪光ERG可用于低视力眼的检查。

（2）视觉诱发电位（VEP）是判断视功能好坏的重要指标，其中闪光VEP反映视路传导和视皮质功能。视皮质外侧纤维主要来自黄斑区，因此VEP也是判断黄斑功能的一种方法。当黄斑部病变和视神经损害时，其振幅均可降低。有研究认为，闪光VEP是屈光间质浑浊时检查视功能的理想方法，即使术前因白内障影响视力低于1.0，其闪光VEP预测术后视力的准确性亦高达80%。需指出的是，ERG主要反映整个视网膜的功能，而闪光VEP则主要反映黄斑和视神经功能，两者有互补性，两者结合一起分析可提高预测术后视力的准确性。

（五）裂隙灯检查与照相

1. 检查方法

裂隙灯检查前应充分散瞳，在暗室内检查（需排除可疑青光眼患者）。主要有以下几种方法。

（1）弥散光照明法：主要用于检查前后囊膜表面或较明显的浑浊。

（2）后照法：直接后照法可检查后囊膜及后皮质区内浑浊轮廓；镜面反射法可观察

前囊膜浑浊、隆起及凹陷。

（3）直接焦点照明：即光学切面检查法，可以观察晶状体浑浊的位置和程度。

2. 照相

常规裂隙灯照相术，由于景深不够，以及放大倍率照明光强度、焦点位置和裂隙光束角度不同，只能测定冠状面浑浊部位和大小而不能在矢状面上确定浑浊位置，其结果不能做长期随访性研究。比较公认的晶状体标准照相设备是Scheimpflug照相机和后照明照相机。

Scheimpflug照相机是根据Scheimpflug原理改良的裂隙灯照相机，这一装置克服了常规照相机景深小的缺点，将裂隙光、照相机镜头和底片平面依次相交45°，使晶状体光切面影像等距离聚焦于底片上，获得整个光切面的清晰图像。这一类照相机中有Oxford Scheimpflug、 Topcon SL–45、Zeiss Scheimpflug和Nidek Scheimpflug后照明照相机。

（六）虹膜新月影投照试验

此方法是检查白内障成熟程度最简单易行的方法。将集中光源自颞侧斜照于瞳孔区，如白内障已形成，则由于光反射面使瞳孔区呈白色反光，如果浑浊已扩展到前囊下（成熟期白内障），则白色反光区与瞳孔应相一致，视为虹膜新月影投照试验阴性；反之，如果浑浊处于晶状体某一定深度（未成熟白内障），则由于浑浊层次与瞳孔平面尚有一定厚度的透明皮质，光照方向同侧瞳孔缘内形成的阴影呈典型的新月形，新月影的大小与白内障成熟程度成反比。虹膜新月影投照试验阳性代表进展期白内障，阴性代表成熟期白内障。然而，对于晶状体局限性浑浊及周边部浑浊，此方法无诊断价值。

检眼镜亦可用于晶状体浑浊的检查。用直接检眼镜+10透镜，通过后部反光照明法可在瞳孔区色反光背景下观察晶状体浑浊形态。

（七）角膜内皮细胞检查

角膜内皮细胞对于角膜正常厚度和透明性的维持起着至关重要的作用。术前评估角膜内皮细胞的结构和功能对于手术预后的判断具有重要意义。目前有多种角膜内皮计数仪应用于临床，通过非接触式角膜内皮显微镜不接触角膜就可以抓拍内皮细胞，可计算出测量的细胞数、单位面积内的细胞数、平均面积、标准误差、最大细胞面积、最小细胞面积、细胞密度、六棱细胞数目及比率，为临床医师掌握角膜内皮功能状况提供参考依据，判断能否接受手术治疗及预后。角膜内皮细胞参数如下。①平均细胞密度：即单位面积内角膜内皮细胞的数量，是角膜内皮细胞检查中最重要的参数之一，一定程度上代表角膜功能状态。②平均细胞面积：指角膜某一区域内皮细胞面积的平均值，其计算值大致与平均细胞密度值成反比。③六角形细胞所占比例：内皮细胞最基本形状是六角形，各种病理因素除可使细胞数量减少外，还可以使细胞形态发生变化，因此这一参数也被用于判断角膜内皮功能状态的重要指标之一。④内皮细胞变异系数：是指由于各种病理因素所致角膜内皮细胞形态发生变化的比例。⑤内皮细胞形态学分析：包括内皮细胞的边数、六边指数、顶角数、细胞边长、直径等。

（八）其他检查

1. 眼压测定

白内障术前有必要行眼压测定，了解是否存在原发性青光眼和继发于膨胀期白内障、晶状体溶解、晶状体半脱位、葡萄膜炎、进行性房角狭窄等的青光眼，有助于决定采取何种手术方式。

2. 房角检查

如果发现眼压增高，应例行房角检查。即使眼压正常，对老年患者常规检查前房角亦是有益的。慢性或亚急性闭角型青光眼，可望通过单纯白内障摘除和周边部虹膜切除得以解决。而开角型青光眼或外伤性房角后退，以及睫状体脱离等存在时，应果断决定是否需要做联合手术。

3. 瞳孔检查

直接对光反射迟钝或消失，间接对光反射正常，一般难以恢复正常中心视力。手术前要明了瞳孔散大能力。对于长期应用缩瞳药或老年性瞳孔强直，瞳孔不能充分散大，术中应考虑虹膜扇形全切或瞳孔括约肌切开。如发现瞳孔局部后粘连，在制订手术方案时要加以考虑。

4. B型超声检查

无论是拟行传统手术、现代白内障摘除术或者超声乳化术，术前例行B型超声检查都是必要的。B型超声检查为了解眼内诸多病理情况提供了客观诊断依据，如视网膜脱离、玻璃体积血、眼内肿瘤等。

二、白内障生物学改变

晶状体的透明取决于其纤维细胞、细胞膜和蛋白质分子的规则排列，任何一方面的排列混乱均可能发生白内障。

（一）生化改变

1. 蛋白质和水含量变化

正常晶状体中，蛋白质的合成终身都在进行，蛋白质的含量随着年龄而增加。但是晶状体可溶性蛋白质通过肽链的降解与修饰，使得水溶性和尿素溶性蛋白都发生降解，短肽链增多，并聚合形成不溶性大分子蛋白质。相应地，随着可溶性蛋白质的减少，不溶性蛋白质增加。随着年龄增加，不溶性蛋白可以占所有晶状体蛋白质的50%或以上。

在皮质性白内障，晶状体中的总蛋白质含量降低，最初晶状体的重量减轻，随后由于膜的通透性增加，晶状体内水的含量增加，纤维发生肿胀。此时，晶状体的可溶性蛋白质减少，而不溶性蛋白质相对增加。

在核性白内障，晶状体内的蛋白质含量及水含量均无明显变化，但不溶性蛋白质明显增加，可溶性蛋白质相对减少。蛋白质分子聚集，使晶状体发生光散射。晶状体外观呈棕色，这是由于一些特异性发色团的积聚而造成，这些发色团可能由葡萄糖或抗坏血酸与蛋白质结合而产生。

晶状体蛋白质的变性使蛋白质分子发生除折叠作用并聚集成大分子物质，继而引起光的散射。以下一些因素可能导致晶状体蛋白质变性，包括自由基引起的氧化损伤，葡萄糖引起的糖基化作用和氰酸盐引起的氨甲酰基化作用。紫外线照射可产生自由基，氰酸盐可来源于肾衰竭时的尿素或吸烟。此外，抗坏血酸也可引起一种形式的糖基化作用。而较深度的糖基化作用的产物呈棕色并带有荧光。上述多种因素常一并起作用。

研究证明，晶状体的蛋白质中巯基（-SH）含量高，特别是暴露于分子表面的SH基团；氨甲酰基化作用和糖基化作用可通过减少分子表面的正电荷而引起蛋白质分子发生折叠，折叠后的蛋白质分子在氧化刺激下，SH基团容易被氧化成二巯键，并等价交联产生不溶性大分子蛋白质。已经证实白内障晶状体核的不溶性部分有明显的二巯键聚集。

在糖代谢发生异常如糖尿病和半乳糖血症的病例，晶状体内还有一些多元醇积聚，由于不能透过细胞膜扩散，致使细胞内渗透压增高，水自细胞外进入细胞内，导致晶状体纤维肿胀、断裂。若不及早治疗原发病，则可发展为白内障。此渗透机制在动物实验中得到证实，但是否在人白内障发展中起作用尚未肯定。

2. 谷胱甘肽变化

由于富含巯基，谷胱甘肽分子在晶状体的呼吸作用过程中十分重要。正常时，晶状体内谷胱甘肽的浓度很高，随着年龄的增加稍有下降，而在发生白内障时则明显下降，其中以后囊下型白内障时下降最为显著。

3. 酶变化

随着白内障的逐渐成熟，晶状体内的Ca^{2+}浓度增加，一些钙激活性蛋白水解酶出现于晶状体皮质中，且其活性明显增加，使蛋白质裂解成多肽和氨基酸，这些物质通过囊膜扩散，最终整个晶状体除核外逐渐液化。与晶状体呼吸有关的酶和谷胱甘肽还原酶最终完全消失。

4. 维生素变化

正常晶状体内有较高水平的抗坏血酸，而白内障发生后，其水平显著下降。抗坏血酸及谷胱甘肽水平的下降可能是氧化作用的结果，这可使晶状体更容易受到氧化损伤。

5. 离子变化

正常情况下，晶状体内的Na^+含量较低，而K^+含量较高。核性和皮质性老年性白内障的化学改变不同：核性白内障的Na^+、K^+、Ca^+、Cl^-、Mg^{2+}和水均无明显改变，而皮质性白内障的Na^+、Ca^{2+}、Cl^-增多，K^+减少，Mg^{2+}基本不变。白内障时这些离子浓度的变化可能与细胞膜泵功能的丧失、膜通透性增加和纤维细胞膜完整性受到破坏有关。

6. 抗氧化系统改变

晶状体的氧化损害是年龄相关性白内障形成的重要病因之一。氧的某些代谢产物如超氧阴离子自由基羟自由基，以及其衍生物的活性物质过氧化产物与单线态氧等都可以损害生物体。正常房水中，H_2O_2的含量为20～50 mol/L，在正常的状况下，超氧化物歧化酶、谷胱甘肽过氧化物酶、核过氧化氢酶等在消除超氧阴离子自由基核H_2O_2起着极为重要的作用。当存在核黄素时，光照（紫外线、日光）等环境因素会引起眼房水产生H_2O_2。一旦氧化防御系统失去作用，H_2O_2含量增加，-1价O核H_2O_2能通过铁螯合物（EDTA）复合物所催化的Haber-Weiss反应，产生破坏性很强的-OH和超氧阴离子自由基，触发晶状体的脂质过氧化作用并产生各种自由基，氧化和破坏蛋白质。脂质过氧化作用终产物丙二醛中的羟基，氨基酸的氨基晶状体蛋白质，核酸与它们的碱基及磷酸相互作用可形成希夫碱基共轭物，加上由这一反应引起的晶状体蛋白质交联，形成不溶性的高分子量产物，各种酶也因此而失活，不能合成新的蛋白质，导致白内障的形成。

（二）白内障类型

尽管白内障种类和形态多种多样，但晶状体发生浑浊的方式还是有限的，可归纳成以下几类。

1. 晶状体纤维浑浊

最新形成的纤维位于晶状体最浅层的C_1区，此区的纤维对机械性刺激（如震荡、挫伤等）与生化改变（如高血糖、低血钙等）最为敏感，因而许多后天性白内障都始发于囊膜下。若此后白内障发生过程停止，则随着新的健康纤维的增加，这些浑浊部位将逐渐向深层移动。老年性白内障发生浑浊的部位是深层C_2～C_3区较老的皮质及核纤维，皮质楔形浑浊起始于C_2层并长时间限于此部位，而C_1层直到完全成熟期才浑浊。

由于以前透明的成熟晶状体纤维发生浑浊而发生的白内障，其形态取决于这些浑浊纤维在晶状体内的解剖位置和纤维的排列特点。若这些纤维位于一个特定的核周纤维壳内，则形成板层状白内障，这通常累及好几代纤维。如仅为有限的数组纤维浑浊，则白内障的形态为轮辐状。如果浑浊的部位仅局限于晶状体纤维的尖端（接近晶状体缝），则所形成的白内障呈分枝状，由分枝的形状可推测白内障初发时的年龄。若纤维发生浑浊的范围较长，则白内障可呈花瓣状。在以上各种情况，晶状体缝均可作为浑浊的限定线。

2. 浑浊纤维形成

新形成的纤维在形成后即发生浑浊，这种现象仅见于先天性或发育性白内障，浑浊的纤维位于晶状体的某一层或某一团块，而晶状体其他部分的生长正常。

3. 纤维细胞外物质形成

这种类型已被证实为辐射性白内障的形成方式，并可能为其他后囊下型白内障的形成方式，晶状体的表面上皮产生的一些颗粒状物质和一些不能形成正常纤维的上皮细胞，这些颗粒状物质首先存在于晶状体周边部的后囊下区，继之逐渐向晶状体轴方向移动，在后极周围形成后囊下型白内障。

4. 纤维化生

Scott在视网膜脱离并发的白内障晶状体中发现成纤维细胞，已证实这些成纤维细胞来源于晶状体上皮细胞的化生，这种现象在晶状体囊膜受到外伤时也可见到。

5. 晶状体上皮浑浊

有两种方式，其一是晶状体上皮局限性坏死，这种情况见于青光眼斑，由于眼压的突然升高而致，某些外伤性白内障、角膜化学伤和急性虹膜炎引起的白内障也可能通过这一方式形成；其二是晶状体上皮和囊膜的钙化，多见于过熟期或Morgagnian白内障。

6. 色素沉积

人晶状体含有荧光复合物3–羟基–L–犬尿氨酸–O–糖苷，这种复合物使晶状体略带黄色，并随着年龄的增长而加深。除这种复合物外，高度糖基化产物也能形成部分荧光，抗坏血酸与晶状体蛋白反应也能产生类似的产物。随着晶状体年龄增加，还有一些特异性发色团在核内积聚，引起老年性棕色白内障。这些色素的形成与晶状体内蛋白质的高度交联，使其水溶性丧失。

7. 细胞外沉积

有些疾病（如Fabry病、甘露糖苷症等）会导致一些异常的代谢产物沉积在晶状体内。某些药物及其代谢产物、金属物质可以以微细颗粒的形式沉积于浅皮质及前囊膜上。

（三）病理改变

细胞水平和（或）细胞超微结构的改变都可引起晶状体板层乃至整个晶状体的改

变，这可能是晶状体混杂形成过程中的一个阶段。包括囊泡形成、囊膜下上皮细胞变性、水裂、板层分离、晶状体纤维水肿与囊膜增厚以及晶状体纤维变性坏死。

1. 囊泡形成

在白内障形成过程中最早出现可观察到的病理改变就是形成囊泡。最初自赤道部囊膜下开始出现液体聚集，形成空泡，空泡逐渐扩大融合，并向前后极部及深层扩展，最终融合成较大囊泡。囊泡数目为1个或多个，直径从10 μm到1.3 mm不等，较少影响视力。常为晶状体一过性改变，数周或数月后可消失。但发生率随年龄增大而增加，可见于45岁以上人群的晶状体内。还可以见于下列情况：老年性白内障初发期、有眼外伤史、出生1周后的早产儿及短期局部使用皮质激素的正常成年人。

2. 囊膜下上皮细胞变性

在囊下型白内障中可以发现上皮细胞层的退行性变，包括空泡样变，电镜下可见胞质密度不均匀，电子致密小体增多；细胞内膜卷曲、变形。后期可出现上皮细胞增殖，形成Wedl囊状细胞。如果并发于视网膜脱离，则上皮细胞可发生纤维化生。前囊下型白内障是由中央上皮细胞的变性引起的，上皮细胞变长类似于成纤维细胞，周围有较多的Ⅰ、Ⅲ、Ⅳ型胶原合成。后囊下型白内障则与生发区上皮细胞的退行性变有关，细胞排列变得不规则，成纤维化趋势向后囊移行。

对实验动物半乳糖性白内障观察结果表明，白内障形成过程中，晶状体囊膜下上皮细胞的主要组织病理改变是增殖。正常情况下排列整齐的单层细胞可以增殖到5～6层，特别是位于赤道部附近的细胞排列顺序严重紊乱。同时，作为水肿及水潴留的直接结果，大量细小囊泡广泛分布，使正常的核弓轮廓呈中断现象，部分核纤维被挤至较深层次。

3. 水裂

裂隙灯下水裂形态不一，多呈放射状排列，多位于晶状体皮质的中层和深层，前皮质比后皮质明显。对视力影响较小，但能引起单眼复视。可见于白内障的前兆、老年性白内障初期的体征之一及外伤性白内障。

4. 板层分离

晶状体囊膜由60 μm的细纤维组成，与晶状体表面呈平行板状排列，称为板层结构。板层结构的分离又称作纤维褶皱。最常见于浅层前皮质的下半部，由晶状体赤道部相平行的白线组成，当白线的方向发生改变时则成鱼骨样。可见于老年白内障初期的体征及外伤性白内障。目前在所有的白内障标本中，均可见这种板层结构的分离，而活体仅在未成熟期白内障的晶状体赤道部见到此类结构的存在。

5. 晶状体纤维水肿与囊膜增厚

晶状体纤维水肿是白内障形成过程中最基本的病理改变。水肿改变远早于囊泡出现，一般从周边部开始，呈节段状分布。邻近纤维可因挤压而缩小。受累纤维表面粗糙，指状突数量亦明显减少。个别区域由于指状突减少使纤维间连接松弛而出现纤维间分离。

水肿除引起晶状体纤维形态学改变外，还可以伴随一系列其他病理性改变。老年性白内障形成过程中，囊膜逐渐增厚，囊膜下为一层无形态物质，扫描电镜下呈水泥样外观，并有无数丝状物与囊膜相黏着。

6. 晶状体纤维变性坏死

随着白内障程度的不断加重，晶状体纤维会发生变性。变性纤维肿胀，细胞核退变、消失，细胞膜卷曲；纤维之间出现小隙，并有不定形物质堆积。其标本在扫描电镜下呈现无结构的粗糙断面，部分残存纤维节段因尚保留边缘的乳头状突起而构成复杂的外观。

当白内障进一步发展时，晶状体纤维断裂，最终发生崩溃，进入变性坏死阶段。纤维坏死最典型的代表性改变是伴有晶状体液化的莫干小体形成小体呈圆形或椭圆形，表面光滑，常积聚成簇，分布于杂乱的组织碎片和残存的纤维基质中。

（四）组织形态学改变

来源于表层胚叶组织的晶状体不断生长，赤道部的上皮细胞不断分裂延长，补充新的纤维；衰老的晶状体逐渐脱水，被压缩到晶状体中央处。虽然白内障的临床表现多种多样，但其组织病理改变却基本类似。因此，可以根据晶状体病理改变的部位推测病变时期和性质。发生改变的部位为核、皮质、上皮、囊膜及悬韧带。

1. 核改变

晶状体纤维由赤道部上皮分化产生，当纤维成熟后就逐渐失去细胞核结构。正常人晶状体中心无细胞核结构。在某些先天性白内障中，晶状体细胞核可持续存在，如先天性风疹性白内障。由于晶状体纤维被囊膜完全包绕，因此不可能发生纤维脱落。旧的纤维被挤进晶状体核内，水分逐渐减少，可溶性纤维蛋白逐渐变性和色素沉着，导致核硬化，使晶状体呈棕黄色。核硬化的组织学表现为均匀一致的嗜伊红团块，与周围的新生皮质纤维形成鲜明对比，后者保留有明显的浆膜轮廓。

（1）核性白内障。发病较早，一般40岁左右开始，进展缓慢。核的浑浊从胎儿或成人核开始，初期核为黄色，与正常人的核硬化不易区别。随病程进展核的颜色逐渐加深而呈黄褐色、棕色、棕黑色甚至黑色。早期由于核屈光力的增强，患者可出现晶状体性近视，远视力下降缓慢；后期因晶状体核的严重浑浊，眼底不能窥见，视力极度减退。先天性的特点是胚胎核和胎儿核点状灰色浑浊，多为常染色体显性遗传。老年性的特点是浑浊由胎儿核发展至成年核，呈灰色或棕黑色甚至黑色浑浊，均匀一致，密度增强且随年龄逐渐加重。

（2）珊瑚状白内障。浑浊位于晶状体中轴胚胎核部位，呈杆状管状、斑点状白色或黑色结晶样浑浊，放射状排列或不规则堆积，形似珊瑚状而得名。为静止不发展，对视力有一定影响，可见于先天性白内障。

（3）中央粉尘状白内障。表现为局限于胚胎核前后Y形缝中间的细小白色颗粒或粉尘状浑浊，浑浊范围直径为1～1.25 mm，浑浊只发生在胚胎核的一部分，为松散的尘状细小颗粒，与核性白内障不同，前者只占胚胎核的一部分，浑浊为尘状细小颗粒，后者为均匀一致的致密浑浊。多为双眼发病，静止不变，常见于先天性白内障。

（4）蓝点状白内障。为胎儿核或成人核的不规则蓝色点状浑浊，蓝色直径多在0.1～0.2 mm。浑浊静止不变，双眼发病。视力无影响或轻度受损，可见于先天性或后天性白内障。

（5）花冠状白内障。浑浊位于成人核的赤道部和（或）深层皮质的周边部，水滴状浑浊呈放射形排列（较粗的圆端朝向晶状体中央），形如花冠。裂隙灯直接照射下外观呈蓝绿色。有研究发现，前囊下的PAS阳性的疣状分层突起，随后突出变成颗粒状失去均质性和黏多糖着色特性，并向周围晶状体皮质中释放颗粒状黏多糖，最后PAS染色变淡，疣由皮质内边界不清的自由颗粒代替。随着新的晶状体纤维形成，其与囊分离，渐入深层皮质中。由于晶状体中央透明，因此一般不影响视力。多发生于青春期，属发育性白内障。双眼发病，多为静止。

（6）轴性梭状白内障。一种特殊类型核性白内障，浑浊从晶状体前极经核直至后极，见于先天性白内障。

2. 皮质改变

晶状体皮质液化变性是白内障的主要病理改变，这种改变通常伴有晶状体上皮变性。浑浊的表现可因检查方法的不同而各异，如含变性晶体质的裂隙，用直接检眼镜检查通过视网膜反光其呈黑色，而用裂隙灯直射或斜行光线则呈白色。

（1）皮质性白内障。白内障的晶状体纤维发生肿胀，浅层纤维核发生变性并消失，电镜下纤维细胞膜外观呈卷曲状，浆呈颗粒状，胞质和囊泡密度降低，还可能有不定形小体形成。非进展性白内障如花冠状白内障，这些不定形小体与正常晶状体纤维分离。

（2）点状浑浊。浑浊多见于晶状体周边部皮质，初始位于囊膜下，逐渐移向晶状体皮质深层，其表面形成新的晶状体纤维。典型的周边皮质蓝色或彩色点状浑浊见于Lowe综合征女性携带者；前后皮质点状或片状浑浊见于成人低钙血症。银质沉着症表现为瞳孔区囊膜和前皮质的蓝色颗粒样点状浑浊，而铁质沉着症表现为前囊膜下的棕褐色斑点状浑浊。

（3）结晶样浑浊。浑浊多见于圣诞树性白内障的皮质深层和核，其成分为胱氨酸。裂隙灯下呈彩色、针样的不规则结晶状物质，可见于老年性白内障。

（4）梭形浑浊。浑浊通常始于浅层皮质的周边，呈宽广或尖锐的三角形，顶端朝向晶状体中央，基地位于赤道部，常伴有水裂和板层分离，也可见于老年性白内障。

（5）骨化与脂肪化。在外伤性白内障或眼球结核病例，常伴有晶状体骨化形成。在永久性原始玻璃体增殖症患者中，晶状体内可出现脂肪组织。这是由于晶状体后纤维组织中的胚胎性中外胚层组织经破裂的后囊进入晶状体内，并化生为脂肪组织所致。

3. 上皮改变

白内障形成过程中晶状体上皮细胞发生一系列退行性和增生性改变。

（1）上皮增生。各种刺激均可引起晶状体前囊膜上皮细胞有丝分裂增强，形成不典型的上皮细胞。主要刺激因素有先天异常眼内炎症、外伤、电击伤、药物或放射线等。异常增生的上皮细胞结构类似于纤维细胞，失去透明性，形成前囊膜下纤维性斑块。在置入人工晶状体的病例中，残留的晶状体上皮细胞可环绕人工晶状体，发生类似的增生或纤维化生，使人工晶状体视区部被一层浑浊的纤维膜包绕，谓之“茧样膜”。

（2）上皮向后移行。正常眼晶状体赤道部后方无晶状体囊上皮细胞。在脉络膜炎、眼内炎、视网膜色素变性等情况下，眼内一些毒性物质常常会造成晶状体囊膜的损伤，从而诱使晶状体囊膜上皮细胞移行到晶状体赤道部后方。这种改变通常发生在晶状体囊膜完整的情况下。这些移行的晶状体上皮细胞在晶状体后极部增生和变形。细胞体积变大，胞质呈空泡状，有一个小胞核，通常被称为囊细胞。这些囊细胞增生到一定程度就形成临床上所见的后囊膜下白内障。

人类后囊下白内障平铺片示中央液化区，其由一处或多处赤道部后移的细胞呈星状分布形成环状围绕，而囊细胞核及其他增生细胞沿环区聚集。超微结构显示自赤道部向后极部后移细胞活性不断增强，于后极部发生坏死，并于浑浊液化中心发现细胞碎片，由此推测后移细胞通过细胞坏死和释放溶酶体酶对白内障发生影响。

晶状体囊大部分破坏如白内障囊外摘除术事故造成晶状体破裂后，残留的晶状体上皮细胞可能增生形成大球形变性的晶状体（Elschnig珍珠），其和囊细胞相似，但体积常更大，空泡样变更明显。Elschnig珍珠常见于瞳孔区，聚集成圆形、半透明的点球状及串珠样结构，其可继续增生、聚集影响视力偶尔可见其脱出游离于前、后房内被吸收或吞噬。Elschnig珍珠常附着于后囊，形成皱缩浑浊后囊的一部分，其中复层上皮细胞可发生肌纤维母细胞化生。

（3）上皮坏死。正常晶状体囊下上皮呈单层排列，止于赤道部。但可因辐射、急性青光眼和炎症等发生改变，其特征性改变是片状或弥散性细胞退化和坏死，与损伤的程度和性质有关。辐射损伤易致细胞分裂，相对小的辐射剂量可能只影响周边部的分裂细胞，而大剂量则可致囊下上皮全部坏死。急性青光眼眼压急剧升高可致前囊下片状不规则浑浊青光眼斑，组织学上可见局限性囊下上皮缺失和边缘部坏死细胞堆积。

（4）成熟障碍。正常晶状体纤维逐渐失去细胞核和其他细胞器，但在一些病理情况下，纤维成熟异常，即在某些情况下导致白内障的刺激使有核的纤维细胞可至晶状体中央，如风疹性白内障、三联体及Fraser和Nakano鼠白内障，其中可伴细胞器不退化。尽管Fraser白内障中有些晶状体纤维可保持有核，但另一些则发生成熟前去核现象。

（5）细胞质内贮存。在有些情况下，晶状体上皮细胞内可见异常胞质成分聚集，在Fabry病和Niemann Pick病中可见板层状包涵物形成；在铁锈症眼中上皮细胞内可见大量电子致密颗粒；有些老年性白内障中糖原增加。

（6）细胞间隙扩大与子午线排列不规则。有些白内障时可见细胞间隙有不同程度扩大。正常情况下晶状体上皮平铺片可见赤道部上皮细胞呈子午线排列，在某些白内障中首先发现这些放射状的柱状细胞排列破坏，其可能导致不正常纤维化。

（7）囊膜下浑浊。浑浊多位于后囊膜下，前囊膜下相对少见。后囊膜下浑浊多位于近后囊膜的视轴区，所以视力早期就会受到严重影响。正常情况下，晶状体上皮细胞位于前囊膜下，不直接向后囊膜下移行。组织病理学检查提示，发生后囊下型白内障时，晶状体上皮细胞向后囊膜下移行并异常增大，形成肿胀的Wedl囊状细胞。裂隙灯下可见白色或棕黄色颗粒，其中夹杂着空泡。并发性白内障的特征性改变为多色性反光的浑浊。后囊下浑浊最常见于老年性白内障，也可见于其他的眼部疾病，如放射线损伤、药物中毒，特别是皮质激素也可引起后囊膜下浑浊。

4. 囊膜改变

晶状体囊膜在白内障的发病上占据重要地位，它与晶状体上皮和表层纤维组成一种功能膜，决定着晶状体的液体通透性。晶状体囊膜对外界的病理刺激具有较强的抵抗力，如发生眼内炎时，当晶状体实质层被完全破坏和吸收后，仍可存留一个较完整的囊膜。但在过熟期白内障病例中，晶状体囊膜可自行穿孔。

（1）囊膜浑浊。先天性囊膜浑浊一般位于晶状体前极，呈片状，有时与永存瞳孔膜相连或伴有角膜浑浊。浑浊部分向前突出成圆锥状，称为前极性金字塔样白内障；也可向晶状体深层扩展使浅层及深层浑浊相互重叠，中间相隔一层透明皮质时，称为重叠性白内障虹膜炎、角膜炎，尤其伴有虹膜后粘连时常发生获得性囊膜浑浊。穿通伤导致的晶状体前囊膜破裂，小的破裂口可以通过晶状体上皮细胞的增殖、化生为成纤维细胞修复，晶状体仍可大部分透明。

（2）囊膜变薄或破裂。在老年性白内障成熟期或过熟期，由于上皮细胞变性，囊膜常变薄，以前后极明显。眼内手术、外伤、炎症等因素可引起囊膜破裂，组织学表现为囊膜呈卷曲状，PAS染色阳性。囊膜Soemmerring破裂后最易发生环白内障。在白内障囊外摘出时，赤道部可遗留少量皮质和上皮细胞，这些细胞就可发生增生和纤维化生，引起赤道部晶状体浑浊。因此，典型的Soemmerring环白内障呈炸面包圈状或哑铃状，中央部仅为残存的囊膜组织。

（3）囊膜增厚。弥漫性囊膜增厚是一种正常的老化过程，局灶性增厚则常见于一些先天性白内障综合征，或伴发于视网膜发育不良，例如Lowe综合征或Down综合征。局灶性增厚的囊膜呈蜡滴状或雪片状，组织学表现为基底膜的过度增生，用PAS染色易于发现。

（4）囊膜色素沉着。虹膜炎并发的前囊膜色素斑，常出现在有虹膜后粘连的位置。眼球挫伤则可并发与瞳孔等大的晶状体色素环，又称为Vossius环。该环为虹膜瞳孔缘后表面的色素晶状体表面的沉积，环的最大直径约为3.5 mm。色素播散综合征则有典型的晶状体囊膜和小梁网的色素沉着。视网膜脱离患者有时可见晶状体后囊膜色素沉着。

（5）囊膜其他的细胞性沉积物。在Fabry病可见到异常代谢物沉积于晶状体囊膜所形成的白色颗粒。药物和金属在晶状体囊膜的沉着常形成典型的尘埃样浑浊。服用氯丙嗪患者，可表现为前囊膜白色星形浑浊。铜质沉着症可见前囊膜有铜色光辉的细小多彩颗粒，呈放射状，形成葵花样白内障。中毒性白内障则表现为囊膜的灰白色反光。

（6）真性囊膜剥脱。所谓剥脱，即为外层剥脱或带状层剥脱。裂隙灯下可见前房水内有漂浮（卷曲）的透明囊膜，一端附在囊膜上，可随眼球转动而飘动。常为老年的自发现象，也可由红外线损伤所致，如高温吹玻璃工人和锅炉工人。

（7）假性囊膜剥脱综合征。一种波及全身多种组织的原纤维病变的系统性疾病。患者囊膜本身并没有改变，而是由于许多白色颗粒在前囊膜沉着，这些颗粒融合成膜状物，膜的脱落类似真性囊膜剥脱而得名。裂隙灯下可见晶状体前囊膜有典型的糖粉样颗粒沉积，常分为3个地带，中央地带为圆盘状半透明膜，位于瞳孔区，与瞳孔等大，边界清晰，若不扩瞳对此易于忽略，此带也可不出现。80%～90%的患者可见到中央区，周边地带颗粒沉积物较中央地带多，宽窄不一，介于两者之间为中间的透明地带。瞳孔缘的小颗粒沉积物为诊断提供线索。

5. 悬韧带改变

由致密胶原纤维组成的晶状体悬韧带，连接于睫状体无色素上皮和晶状体赤道部之间。大部分悬韧带的异常为先天性或发育性，常致晶状体脱位或形态改变（如V形缺损、球形晶状体）。晶状体的移位常影响晶状体的代谢，使晶状体囊膜完整，也可导致晶状体浑浊。依据晶状体移位的程度，晶状体脱位可分为半脱位和全脱位。半脱位是指悬韧带部分断裂，晶状体仍位于瞳孔区内。依据移位的方向，眼内肿瘤和广泛性视网膜球状脱离通常容易将晶状体虹膜隔推向前方，而睫状体的肿瘤因早期影响到晶状体悬韧带使晶状体向偏侧移位。类似的晶状体形态异常也可由外伤（手术）影响局部悬韧带引起，也可因肿瘤引起睫状体节段性内移致晶状体悬韧带松弛所致。悬韧带对相邻组织的炎症具有很强的抵抗力，因炎症引起悬韧带崩解极为罕见。纤维组织可以以悬韧带为支架自睫状体伸向晶状体、虹膜和玻璃体。

（1）外伤性晶状体脱位。多见于眼球穿通伤和眼球挫伤以后。晶状体脱位多经瞳孔或虹膜缺损处进入眼前房或嵌置于伤口内，临床上多数晶状体前脱位的后果不良，常可导致继发性青光眼。晶状体脱入玻璃体时，有时也可引起继发性青光眼，但多无临床症状。随着年龄的增长，悬韧带与晶状体之间附着力下降，白内障囊内摘除手术时也可导致晶状体脱位。若发生眼球破裂时，晶状体可移位于结膜下组织甚至眼球外。

（2）先天发育异常。与先天发育异常有关的晶状体脱位均与遗传有关，可在出生时出现，也可在生后一段时间内出现，一般包括：①单纯晶状体脱位，为常染色体显性遗传，表现为晶状体悬韧带发育不良。②晶状体脱位伴发瞳孔移位。③晶状体脱位伴发全身病变，如Marfan综合征、 Marchesani综合征或高胱氨酸尿症等。Marfan综合征为常染色体显性遗传，眼部表现为眼球震颤、前房角分化不良、晶状体脱位或半脱位。高胱氨酸尿症为常染色体隐性遗传病，眼部表现为双眼晶状体呈球形，常向鼻下方半脱位，有时伴发先天性白内障。Marchesani综合征也为常染色体隐性遗传病，眼部表现为双眼晶状体呈球形，多向鼻下方半脱位。

三、老年性白内障成因

老年性白内障的发生机制是复杂的，为多种因素作用的结果，其中通过流行病学和实验研究，证实老年性白内障的发生有不少危险因素，并在此基础上产生了关于白内障形成的理论。

危险因素对老年性白内障的发生可能有重要的作用，但不意味着白内障发病机制的确定。老年性白内障形成的危险因素虽然十分复杂，但不外乎内因（体内因素）和外因（体外因素）。

（一）内因

1. 囊膜功能障碍

晶状体囊膜结构的破坏与囊膜功能下降，均可使Na^+、Ca^{2+}代谢紊乱，导致晶状体浑浊；囊膜通透性增高，蛋白分解酶进入晶状体，引起晶状体蛋白分解，使晶状体浑浊；囊膜蛋白酰基的氧化作用，也可致晶状体浑浊；影响Na^+–K^+–ATP酶的物质进入眼内，造成晶状体浑浊。

2. 氧化障碍

肼是一种对谷胱甘肽有特异性的氧化药，容易进入晶状体内，形成氧化型谷胱甘肽，使膜蛋白酰基氧化，Na^+–K^+–ATP酶活性减低，导致晶状体浑浊，因而有多种防止谷胱甘肽硫基氧化的药物。

3. 混代谢系统障碍

在各代谢系统障碍所致老年性白内障中，以糖性白内障与糖代谢性白内障为代表。目前，关于此类白内障的发生、防治和晶状体的糖代谢途径以及糖代谢障碍产生白内障，已引起人们重视。近50年来，晶状体糖代谢研究有很大进展。在动物与人类，已知血中葡萄糖、半乳糖的升高均可产生白内障，血中木糖过高，可产生实验性动物白内障。有报道称可逆性晶状体浑浊的糖尿病者，严格控制血糖，最终使后囊下浑浊完全消退。糖尿病患者在白内障形成之前，经常会有屈光改变，并随血糖浓度的高低而波动。这种屈光变化是由于晶状体内糖及其代谢产物积聚，引起晶状体内渗透压增高，使得晶状体水肿和肿胀，导致晶状体变厚所致。最近发现，醛糖还原酶抑制药可防止实验性动物白内障发生。在低血糖时，由于已糖激酶失去活性，患者可发生低血糖白内障。

4. 晶状体蛋白免疫相关性

近年的研究发现正常人房水中有少量晶状体蛋白，却不引起自身免疫反应，这是由于机体对少量经常接触的晶状体蛋白产生了免疫耐受性。不少学者发现，正常人血清中有抗晶状体蛋白抗体。有研究结果表明，79例正常人血清中抗晶状体蛋白抗体的出现率为51.9%，抗P抗体为32.9%，抗Y抗体为63.3%。随着年龄的增长，各种抗体的出现率也增加。50岁以上组抗Y、抗P抗体出现率明显高于50岁以下组。

抗晶状体蛋白抗体的产生说明有晶状体蛋白漏入前房，进入循环系统，激活了淋巴细胞。年老时晶状体囊膜通透性增加，大分子的抗Y、抗P抗体也漏入房水中，所以血中抗Y、抗P抗体出现率随年龄增长而明显增加。另外，随年龄增长，机体免疫功能发生异常，对晶状体蛋白的免疫功能耐受性降低，也可导致自身抗体出现率增加。

有研究者通过实验证明，白内障晶状体中存在晶状体抗原抗体复合物。根据正常人血清中约50%可测到抗晶状体蛋白抗体，提出这样一种假说，认为大多数发生白内障者，在白内障形成之前几年，体内可能已出现抗晶状体抗体。各种原因引起的晶状体囊膜发生改变，晶状体抗体进入晶状体组织，形成抗原抗体复合物，引起复合物周围的晶状体组织改变，致使晶状体浑浊。

5. 氧化应激反应

青、幼年人晶状体透明性的维持并不需要氧，而老年人则在ATP产生时所需的氧略多于青、幼年者。但大部分的ATP是借无氧性糖酵解而获得。氧气对晶状体可产生损害，这可能与老年性白内障的形成有关。氧以4种方式存在于晶状体：①分子氧和氢过氧化物（O_2和HO_2·）。②超氧化物阴离子（·O_2）。③过氧化氢（H_2O_2）。④氢氧根（-OH）。正常人的房水中H_2O_2的浓度为（1.4～3.1）$\times 10^{-5}$ mol/L，而白内障者，其浓度明显增加，生成还原型辅酶Ⅱ，使已被H_2O_2氧化的谷胱甘肽还原。如此，晶状体上皮可通过谷胱甘肽对H_2O_2进行解毒。如果H_2O_2浓度过高，超越解毒能力，就会引起晶状体上皮细胞膜和主动性转运机制的损害。

老年人晶状体内已糖磷酸酶活性降低，6-磷酸葡萄糖也降低，因而谷胱甘肽也降低。这样，抗氧化能力也随着降低。

6. 家族遗传倾向

一般认为，老年性白内障多发生于45岁以上者，但并非所有老年人都罹患此疾。有些患者有明显的家族遗传倾向。故有学者认为老年性白内障可能与免疫遗传有关。现证实，老年性白内障与HLA-A、A、wz、B、B1、Cwz和Cwa有关，推测同样受遗传基因控制。抗原与老年性白内障可能存在着某些关系。有研究结果说明：O型者老年性白内障的患病率最高，为38.05%，依次是A型、B型和AB型患者，分别是32.75%、23.89%和5.31%，O型和A型者女性易患（为6977%和64.86%），B型和AB型无明显性别差异。发病率以B型和O型男性较早，A型女性较早这可能与基因在性别及年龄阶段的外显性不同有关。

基于免疫遗传学的认识，老年性白内障与免疫遗传有关的机制如下。①基因连锁学说：该学说认为控制HLA和ABO抗原的遗传基因可能因白内障易感性基因连锁引起。②HLA和（或）ABO基因与免疫反应基因连锁所致白内障。③基因突变学说：在外界因素影响下，基因发生突变，促使白内障形成。④结合学说：能为晶状体蛋白与致病因子结合，引起免疫反应，使晶状体浑浊。⑤晶状体细胞和（或）蛋白可能含有HLA及ABO抗原，随着年龄增长，晶状体囊膜通透性增加或出现小漏孔，抗原自此漏出，成为自身抗原，引起自身免疫反应，致晶状体浑浊。

基于20世纪50年代以来对先天性白内障基因位点的研究，迄今为止，在已明确的20多个遗传性先天性白内障基因定位中，发现至少有1个疾病候选基因。这些疾病候选基因包括4种类型：①致晶状体蛋白结构改变引起晶状体纤维结构和排列异常的基因，如aA晶状体蛋白基因、y晶状体蛋白基因等。②致晶状体膜蛋白结构改变、引起细胞间信息传递异常的基因，如缝隙连接蛋白α3基因、缝隙连接蛋白α8基因等。③晶状体发育过程中可使调控蛋白表达异常的基因，如同源盒基因3等。④其他可以引起晶状体浑浊的基因，如热休克蛋白转录因子4基因。目前已证实，在*CRYAA*、*CRYAB*、*CRY-BA/A3*、*CRYGDGJA8*、*CRYBB22ga3*、*miP*及*BFSP2*等基因上有23种突变与常染色体显性遗传性白内障形成有关。

7. 屈光不正

研究认为屈光不正与白内障发生关系密切，很可能是致障原因之一。据报道有屈光不正眼占患白内障总数眼的80%。正视眼与屈光不正眼数比为1∶4。其功能可能因屈光不正所致调节“异常”引起晶状体囊膜张力改变，导致囊膜通透性发生变化、晶状体脱水皱缩或吸水膨胀，影响自身营养代谢、晶状体自身的“非正常”活动及皮质的结构和代谢。睫状肌的“异常”活动可能影响房水的质与量，导致晶状体营养代谢紊乱。总之晶状体、睫状肌的正常活动对其本身可能有利，而“非正常”活动是有害的。

8. 严重腹泻

在某些热带国家，严重和反复的腹泻可能是白内障发生的主要因素之一。腹泻可使血中尿素水平增高，而在尿素溶液中已发现有可氨甲酰化晶状体蛋白、谷胱甘肽和其他成分，导致晶状体蛋白的氰酸盐和赖氨酸容易甲酰化；可使体内氰氢酸盐蓄积，引起晶状体蛋白的氨甲酰化作用；也可导致酸中毒及渗透压改变，这些均可损害晶状体，从而导致白内障的发生。实验研究发现，兔晶状体在1 mol/L氰酸盐中培养24 h，即可产生丝状浑浊。

9. 特发性甲状腺功能减退症

白内障是甲状旁腺功能减退症的主要并发症之一，已有文献报道。Brisky综述了特发性甲状旁腺功能减退症50例，其中24例发生白内障，发生率为48%。国内报道白内障的发生率为38.2%～63.6%。

眼科医师对甲状旁腺功能减退性白内障形成经历了一段漫长的认识过程，现仍趋向于认为与低钙血症有关。另有学者观察了白内障及其病程，临床手足搐搦的程度和血钙浓度都支持低钙血症致病学说。

10. 皮肤疾患

异位性皮炎所见之眼并发症有白内障视网膜脱离、圆锥形角膜、睑结膜炎、虹膜炎、继发性青光眼等，其中尤以白内障并发症多见，发病率在10%～25%，且白内障之进展十分迅速。

11. 营养障碍

年老体衰、机体代谢功能下降，尤其是低蛋白质饮食，均可间接影响晶状体营养代谢。睫状体上皮分泌功能下降，使房水营养物质吸收减少，引起晶状体浑浊。

限制热量摄入，以降低白内障发生率。Emory鼠是人类老年性白内障相关研究的有用模型，自然生长中有相当大比例会发展为白内障；白内障发生于成年期，而不是青少年期；晶状体由透明向浑浊的转变与可溶性蛋白和总蛋白比率有关。一项研究结果表明， Emory鼠从断奶到12个月，限制饮食中热量为总量的21%，但保持整体营养和微量营养素充足，白内障发病率从85%降低至41%。

12. 高血压与血管硬化

高血压、血管硬化导致血液循环障碍，影响晶状体赖以供应营养物质的房水间接使晶状体营养障碍。

13. 内分泌紊乱

年老时，甲状腺、甲状旁腺和性腺等功能不全，影响全身代谢，间接影响晶状体代谢。

14. 肾病

尤其是肾衰竭使全身电解质、蛋白质等代谢紊乱，其中更为严重的是酮症酸中毒，影响晶状体代谢而致浑浊。

15. 眼调节功能减弱

当人达60岁左右时，晶状体调节作用的机械能消耗达到最高峰，从而影响晶状体纤维代谢。

16. 房水pH变化

有人研究了老年性、糖尿病性、先天性及外伤性白内障的房水pH。白内障，尤以老年性白内障房水pH最低。房水pH随着年龄增长而下降。因为老年性白内障囊膜直接损害后，通透性增加，可溶性蛋白大量漏出，经房水中蛋白分解酶水解，引起房水pH下降。这是发生白内障的一个重要原因。

17. 游离氨基酸

白内障形成时，伴有某些氨基酸减少，包括谷氨酸、丝氨酸、甘氨酸、丙氨酸、亮氨酸、苯丙氨酸及酪氨酸等自由氨基酸。有学者观察正常晶状体、成熟白内障及硬核液化白内障的氨基酸水平，发现白内障晶状体的氨基酸含量明显降低，推测白内障的发生可能与游离氨基酸形成不可溶性蛋白有关。

18. 维生素缺乏

（1）维生素C：人体不能合成维生素C，全依靠外界供给。房水和血液虽同为体液，但正常人房水中的维生素C含量为血液的20倍。角膜和晶状体内的维生素C浓度也相当高。维生素C（还原型抗坏血酸或称抗坏血酸）在体内能被氧化为脱氧抗坏血酸，两者组成重要的可逆的氧化-还原系统。人们认为房水中维生素C含量与白内障形成相关。

关于老年性白内障患者维生素C含量，内外文献报道不一。老年性白内障患者房水中维生素C含量较非白内障患者低，可解释为浑浊晶状体缺乏谷胱甘肽，不能将睫状体分泌到房水的脱氢抗坏血酸还原成维生素C。另外，睫状体上皮分泌维生素C的速率受流经睫状体血流速度影响。老年人睫状体血管硬化，血流缓慢，影响睫状体上皮的分泌，以致进入房水的维生素C减少。

有研究认为房水维生素C与白内障的发生，其因果关系尚不明确。在人或实验性坏血病时，房水和晶状体的维生素C迅速降低，但并不发生白内障。给患有白内障的动物或人喂以大量维生素C，晶状体浑浊可能会消失或停滞。

（2）维生素B_2：缺乏时，谷胱甘肽还原酶的活性降低。Skalka通过测定组织细胞谷胱甘肽还原酶以了解人体内维生素B_2水平，发现老年性白内障患者维生素B_2明显降低。饮食中补充维生素B_2，有利于老年性白内障患者。

（3）维生素E：为晶状体内之抗氧化药，保护细胞膜磷脂的高度不饱和脂肪酸免于遭受过氧化物的损害，使巯基不被氧化。补充维生素E后，脂质过氧化物的含量明显降低。人们认为当维生素E缺乏时，易使晶状体细胞膜氧化受损，继而浑浊。

19. 高钙与白内障

晶状体钙浓度正常有赖于血浆钙和房水钙浓度正常。晶状体钙主要通过房水钙进行交换。正常人透明晶状体钙总量为（2.53 ± 1.11）mmol/L，且晶状体内外环境钙浓度相差较大，为1：100～1：1 000倍，钙调节蛋白（CaM）主要分布在晶状体水溶性部分中。晶状体上皮细胞和皮质纤维CaM随年龄变化较小，而核CaM随年龄增加逐渐降低。

晶状体钙具有信息传递与纤维细胞间隙联结通道的调节等生理功能，但晶状体对高钙与低钙环境均不适应。人类老年性白内障或实验动物性白内障内均可发现晶状体内钙含量增加，故肯定高钙与白内障密切相关（相关系数为0.961）。高钙诱导白内障产生机制仍不清楚，很可能从多方面改变了晶状体离子代谢、蛋白质代谢、细胞膜结构等，诱发晶状体产生白内障或参与多种白内障形成的中间过程。

20. 低钙与白内障

低钙引起白内障被认为是膜性通透性障碍，水、电解质平衡紊乱和能量障碍所致。

21. 微量元素改变

微量元素研究是近年来迅速发展起来的一门学科。目前已发现在晶状体生化反应中，许多关键酶的辅酶都含微量元素。微量元素含量的变化与酶活性密切相关。实验发现某些微量元素与老年性白内障发生有明显关系。

（1）锌：锌（Zn）是人们必需的微量元素中较主要的一种，约有80种酶的活性与Zn有关。缺Zn可使含Zn酶活性降低，导致胱氨酸、蛋氨酸、亮氨酸及赖氨酸代谢紊乱，以及谷胱甘肽、DNA和RNA合成减少。晶状体上皮细胞含有大量Zn。晶状体内含有高浓度碳酸酐酶和亮氨酸氨肽酶，参与晶状体代谢。这些酶中Zn对维持晶状体透明蛋白质结构完整性起着重要作用。

老年性白内障患者有Zn代谢异常，表现为胃肠道Zn吸收障碍及尿Zn排泄增加导致血清低Zn状态。白内障的改变继发于晶状体中葡萄糖利用障碍，有人发现与晶状体糖酵解有关的Zn金属酶活性低于正常，补Zn可使这些酶活性得到矫正，糖代谢功能也得以恢复。因此，人们建议长期补给天门冬氨酸锌可防治老年性白内障。

（2）硒：晶状体谷胱甘肽过氧化物酶是一种硒（Se）依赖酶。研究证实，老年性晶状体Se含量可下降至正常的1/6。缺Se可伴晶状体谷胱甘肽过氧化物酶活性降低。有报道称长期缺Se的兔，其体内和肝中谷胱甘肽过氧化物酶活性分别下降85%和100%，而缺Se兔的第2代可产生白内障。Se过高也会影响晶状体的透明性。近来研究发现，高含量的Se也有诱发白内障作用，主要发生在核区。尔后，有研究报道高Se也可诱发皮质性白内障。

（3）镁：早期研究注意到，老年性白内障晶状体镁（Mg）含量增高。有学者用中子活化分析发现，老年性白内障晶状体Mg含量明显减少，随着年龄的增高减少更为明显。近来国内学者以不同方法测定正常人及老年性白内障晶状体Mg含量发现，白内障晶状体Mg含量较正常者明显减少。

（4）铷与钾、钠：目前，在晶状体中确定的离子通道有3种，比较大的是K^+、Na^+通道，最小的是Ca^{2+}通道。无论是动物或是人，随着白内障的成熟，晶状体内Na含量明显升高，K^+、Rb（铷）含量降低。同时，晶状体水含量增加。有人提出，老年性白内障晶状体内Na^+含量是皮质浑浊的可靠生化指标。

白内障时，Na^+、K^+离子改变的机制目前认为可能是由于：①膜通透性改变。实验证实，白内障时晶状体内高Na^+、低K^+是由于膜通透性增加造成。白内障Na^+的内流较正常晶状体明显增加，Rb的外流较正常晶状体也明显增加，而Rb的内流与正常晶状体无差异，同时测得Na^+–K^+–ATP酶活性与白内障晶状体Na^+、K^+离子含量无相关性，Na^+、K^+离子改变不是泵吸机制缺陷所致，而是由于膜通透性改变所致。②老年性白内障Na^+–K^+–ATP酶活性降低。③晶状体内Na^+、K^+比例改变影响晶状体蛋白合成。有学者将鸡晶状体放在高Na^+、低K^+培养基中培养3 h即形成皮质性白内障，推测可能影响了细胞生长、分化导致病理改变。Rb的性质与K^+相似，已发现其在老年性白内障晶状体中含量下降。

（5）铬与镍：铬（Cr）与镍（Ni）不是胰岛素的成分它可协助胰岛素发挥生物学效应，是维持糖代谢必需的元素之一。有人用萘乙酸（NAA）检测白内障中Cr的含量，发现Cr低于检测眼。Ni与糖代谢有密切关系，能使胰岛素升高，血糖降低，因此有人认为其是胰岛素的辅基。有人发现各种生物体表现白色与Ni有关。经测定，人们发现Ni含量随白内障程度的增加而减少。当Cr存在时，Ni可增加K^+、Na^+通透性，损害晶状体，因此有人认为，Ni离子是白内障致病因子，对晶状体有破坏作用，晶状体膜潜在去极化、增加电导。

（6）钴：研究发现，钴（Co）可引起兔白内障。Co可引起人白内障，其原因是Co干扰Ca^{2+}，导致Na^+、K^+通透性改变。现已发现Co含量在老年性白内障晶状体中增高，有人认为Co是蛋白酶抑制药。

（7）铜：研究认为，Cu有增加Na^+、K^+通透性作用，当其浓度低于10 mol/L时，可逆转Cu的调节作用，因而对晶状体十分有害。有人报道，老年性白内障晶状体内Cu含量较正常晶状体Cu含量明显降低。另有学者认为Cu在老年性白内障形成中无特殊意义，其与患者Zn代谢异常亦无相关性。

（8）铁、锰、溴、镉等：人们发现老年性白内障铁、锰含量明显降低，溴、镉、铱、镧、锑含量明显升高。

（二）外因

1. 辐射性白内障

晶状体赤道部囊膜下上皮细胞对电离辐射尤其敏感，受损伤的上皮细胞可产生颗粒样物质，在囊膜下自周边部向中心迁移，特别在后极部尤为明显。这种病理改变是一个慢性进行性过程，出现颗粒样物质，大约需数月乃至数年的潜伏期。

（1）阳光与紫外线。多年来，人们注意到光参与人类白内障形成，但这在近十余年才得到科学证实。在关于1987—1997年全国白内障流行病学抽样调查资料中，我们发现南部低纬度地区白内障患病率明显高于北方高纬度地区。如广东白内障发病率为0.69%，而黑龙江仅为0.26%。西藏拉萨郊区处于高海拔（4 000 m）、日照时间长的地区，年龄≥40岁的人群中白内障患病率为14.6%，而低海拔（50 m）的北京顺义区，年龄≥40岁的人群中白内障患病率仅为9.1%。大剂量紫外线辐射，可诱发鼠的急性白内障。

目前已知阳光中长波紫外线（300～400 nm）可造成晶状体蛋白的化学变化，以及生长活跃的上皮细胞发生病理改变。相较于其他眼组织，晶状体更能有效地吸收长波紫外线，如房水仅可吸收大约5%的紫外线辐射，玻璃体可吸收10%～15%，而晶状体却能吸收25%～50%的>310 nm谱线的紫外线辐射能量。研究发现晶状体极其容易吸收紫外线与其蛋白结构中富含色氨酸有关：当紫外线通过晶状体时，95%以上的光能量被色氨酸及其代谢产物3-羟基脲氨糖苷所吸收，后者是一类生色基团，其后发生一系列光化学反应，使晶状体蛋白变黄。黄色蛋白不仅增加晶状体浑浊程度，而且更增加了晶状体吸收紫外线的能力，导致晶状体进一步损害。

国内外学者认为，紫外线对晶状体的主要损伤为对晶状体上皮细胞的光氧化损伤。其主要机制为与细胞膜蛋白Na^+-K^+-ATP酶等离子通道中的色氨酸残基反应，使其维持离子平衡的能力遭到破坏。加之超氧阴离子与膜脂质反应生成脂质过氧化产物，使膜通透性增加，离子渗漏，加重离子平衡失调，从而导致晶状体细胞发生渗漏水肿，细胞肿胀破裂。长期服用别嘌醇、血卟啉等光敏剂及超过正常水平的紫外线照射（如海员、屋顶工等）可增强紫外线对晶状体的光氧化作用。因此，长期服用此类药者，因职业或生活在太阳照射强的区域其危险性较高者，应设法避免长期日光暴露，最简单和有效的方法就是佩戴可吸收紫外线成分的防护眼镜。除此之外，还应该使用抗氧化药和自由基清除剂，如维生素C、维生素E和超氧化物歧化酶等。

（2）X射线。X射线照射可以引起赤道部晶状体上皮细胞的损失。受损伤的上皮细胞表现为异常增殖，所产生的病理性晶状体纤维移行并堆积于晶状体后极部。进一步损失使更多晶状体纤维发生肿胀、肥厚，最终导致变形、崩溃，产生临床所见的盘状浑浊。病理特征为：晶状体后囊下局限性肥厚浑浊；晶状体后囊有游走的上皮细胞；晶状体后囊下有异常分化的纤维。

（3）红外线。红外线诱导白内障产生的机制不清，但多发生于玻璃厂或炼钢厂一线工人，可能与热辐射长期加热虹膜色素上皮，从而使相应的晶状体上皮受到损伤有关。动物实验表明，在黑体动物眼上容易诱发红外线白内障。典型的红外线辐射白内障，浑浊常从后极部皮质外层开始，呈金黄色结晶样光泽，最初为不规则网状外观，逐渐形成盘状浑浊，逐渐向皮质伸展或发展为板层浑浊，最后形成完全性白内障。

（4）其他。电击性白内障的形态与钝挫伤性白内障类似，但其发展速度要快得多，一般可在数周或数天内全部浑浊。晶状体蛋白质结构使电阻增大，当电流通过时产生热能，引起晶状体囊膜通透性改变。其形态学的变化主要为前囊膜下液泡形成，以后形成点状浑浊，随着点状浑浊面积的增加，逐渐发展为全白内障。β射线（锶90）可以损伤晶状体上皮细胞核导致代谢障碍，引起晶状体后皮质浑浊；大剂量γ射线（钴60）照射，可以引起兔眼晶状体发生明显的超微结构改变，表现为粗面内质网扩张、核周隙扩大、细胞内空泡形成等早期晶状体上皮细胞膜结构损伤。

2. 眼部用药

（1）缩瞳药。长期使用抗胆碱酯酶类缩瞳药，特别是不可逆抗胆碱酯酶剂碘化磷、异氟磷（DFP）及磷酸二乙硝苯脂，均能导致白内障形成。各文献报道白内障发生率在33%～62%，与药物剂量、浓度和患者年龄有关。白内障初期，晶状体囊下出现细小空泡，后融合成大的浑浊并伴有"苔藓样"斑及条纹，可静止或继续发展，严重影响视力。1960年有研究者观察一小孩用DFP治疗内斜视3个月发生白内障，停药3个月后完全消失。

抗胆碱酯酶剂致白内障目前已被证实，在体外观察晶状体某些生化改变，晶状体内氧化代谢受抑制，其程度随药物不同而异。人晶状体前囊下区存有活性的胆碱酯酶提示这个酶系统可能具有重要代谢功能，推测晶状体空泡形成和浑浊可能与晶状体胆碱酯酶受抑制有关。目前认为产生晶状体浑浊的机制可能与胆碱酯酶参与晶状体的离子交换有关。有实验表明，胆碱酯酶抑制药可使氧化磷酸化过程受到抑制，葡萄糖和ATP的浓度降低，乳酸、磷酸、磷酸甘油含量增加，晶状体内钠潴留，最终会导致晶状体肿胀和浑浊。

（2）糖皮质激素。长期全身或局部应用大剂量糖皮质激素，可产生后囊膜下浑浊，其形态与辐射性白内障相似，即以后囊膜下出现微细点状或条纹状浑浊为特点，裂隙灯下检查可见点彩样反光，期间有囊泡样改变。晶状体浑浊可能与患者血浆和房水中葡萄糖浓度升高、离子通透性增加、Na^{+}-K^{+}-ATP酶丢失及6-磷酸葡萄糖脱氢酶活性降低有关。

（3）吩噻嗪类药物。氯丙嗪是吩噻嗪类的代表性药物。长期给以氯丙嗪，可在前囊和皮质浅层出现微细的白色点状浑浊和棕黄色的颗粒沉着，往往可在瞳孔区形成典型的星形浑浊外观。有临床报道指出，服用氯丙嗪总剂量超过500 g，可引起角膜和晶状体毒性；用药量超过2 500 g，则95%以上患者将出现白内障。浑浊的发生可能与氯丙嗪同黑色素结合形成一种感光物质，导致色素沉着有关。此外，氯丙嗪能够吸收紫外线辐射能量，产生自由基损伤，这可能也是晶状体浑浊的另一个原因。

3. 外伤

（1）钝挫伤白内障。钝挫伤性白内障多由拳击、球类或其他钝器撞击眼球所致。由于外力作用方式、大小及累及范围不同，晶状体浑浊形态差异甚大。损伤状态往往具有时限特征，即薄层或扁片状损伤最初位于浅层，随着时间的推移，新的正常的晶状体纤维形成，损伤的纤维层被压缩并包埋，从而进入深层皮质，最后形成局限性浑浊。超微结构发现，钝挫伤引起晶状体上皮细胞损伤变化包括细胞核膜破损内陷，染色质凝缩；线粒体结构破坏，呈空泡样改变，数量减少；内质网扩张，符合细胞凋亡的形态表现。对外伤性白内障的基础研究中，发现氧化性物质、紫外线、毒性物质等应激因素，均可以启动晶状体上皮细胞的凋亡，故认为晶状体上皮细胞凋亡是人与动物非先天性白内障的一种普遍的细胞学基础。

（2）穿孔性白内障。当眼球穿孔伤同时伴有晶状体囊膜破裂时，房水迅速进入晶状体内，引起纤维水肿、变性和浑浊。如穿孔极小可自行闭合，使晶状体出现局限性浑浊，不再发展。但在大多数情况下，因房水浸渍，晶状体皮质迅速出现浑浊，甚至部分皮质溢入前房，更加速其浑浊。晶状体皮质过度膨胀，还可引起继发性青光眼。

有研究发现，除晶状体纤维外，穿孔伤后晶状体创伤的愈合过程中，会产生细胞外基质的积聚。其主要成分包括硫酸软骨素、硫酸肝素和胶原等。囊膜下细胞外基质的积聚不但会导致晶状体囊膜的褶皱，也加强了晶状体上皮细胞的黏附、增殖和移行，最终加重和加速晶状体的浑浊。在细胞外基质的集聚和降解中，金属蛋白酶及其TIMPs起着相当重要的作用。

4. 非遗传因素

环境因素的影响是引起先天性白内障的一个重要的原因，约占先天性白内障的30%。应该注意的是母亲妊娠前2～3个月的感染，是导致胎儿白内障发生的一个重要因素。妊娠期间胎儿晶状体囊膜尚未发育完全，不能抵御病毒的侵犯而且此时的晶状体蛋白合成活跃，对病毒的感染敏感。此时如受感染（风疹、单纯疱疹、麻疹、流感及带状疱疹病毒），可以严重影响晶状体上皮细胞生长发育，同时有营养和生物学改变、晶状体的代谢紊乱，从而引起晶状体浑浊。在妊娠后期，由于胎儿晶状体囊膜已逐渐发育完善有了保护晶状体免受病毒侵害的作用，因此很少发病。妊娠期营养不良，盆腔受放射线照射服用某些药物（如大剂量四环素、激素、水杨酸制剂、抗凝药等）、妊娠期患系统疾病（心脏病、肾炎糖尿病、贫血、甲亢、手足抽搐症、钙代谢紊乱）以及维生素D缺乏等，均可造成胎儿的晶状体浑浊。因此要强调围生期保健，以减少先天性白内障的发生。

5. 后发性白内障

（1）后囊膜浑浊（PCO）。即所谓后发性白内障，是常见的白内障手术后并发症。后囊膜浑浊的发病机制为残留的晶状体上皮细胞增殖迁移在后囊膜上形成的不透明膜。其外观形似珍珠或纤维，或两种形态的结合。现已证实，白内障摘除和人工晶状体置入手术中，于手术创伤导致的血房水屏障破坏及炎症反应等因素，均可促使残留晶状体上皮细胞增殖并纤维化生。晶状体上皮细胞在增殖过程中合成胶原及细胞因子，一些炎性细胞因子如白介素、前列腺素等，可于术后2周左右再次引起血-房水屏障破坏；另一类促进晶状体上皮细胞增殖的生长因子如碱性成纤维细胞生长因子等，可进一步促进晶状体上皮细胞的增殖。

（2）前囊膜浑浊（ACO）。前囊膜上排列的柱状（A-细胞）是ACO的原始细胞。有学者认为晶状体上皮细胞转化的分子生物学机制是体内残留的晶状体上皮细胞间产生胞质移动，导致术后炎症反应和细胞增殖。学者研究了猕猴眼行ECCE后房型人工晶状体置入术后不同时间点的前囊膜情况。前囊膜的浑浊是由增殖细胞和细胞外基质所组成。由于增殖是在前囊膜和人工晶状体光学面前面之间，因而应该说是前囊下浑浊而不是简单的ACO。ACO形成有两个阶段：早期表现为晶状体上皮细胞的增殖；晚期表现出晶状体上皮细胞的退化和消失及细胞外基质的出现，对于浑浊的超微结构研究分析显示，细胞成分有两种上皮细胞有基底层，相邻的细胞之间有桥粒。一些增殖的细胞直接与前囊膜下的晶状体上皮细胞相连。细胞外基质是由胶原纤维、基底层样物质和微纤维组成。

四、白内障发病机制

关于白内障的发病机制，目前尚未十分明了。曾经出现过许多种学说试图阐明这一机制，并且根据这些学说产生了不少治疗白内障的药物。由于目前白内障的药物治疗效果不理想，这些学说也就没有充分的证据。以下列举其中部分学说，值得一提的是，其中任何一个学说均不能完整地解释白内障的发生过程，目前不少学者倾向于多个学说的结合。

（一）醛糖还原酶渗透应激学说

晶状体内葡萄糖的代谢途径有两条：其一，葡萄糖经己糖激酶作用转变成6-磷酸葡萄糖，后者再在各种酶的作用下，经过一系列中间变化，最后由丙酮酸转变成乳酸（无氧酵解途径），乳酸可以透过细胞膜进入房水或由丙酮酸经三羧酸循环，变为水和二氧化碳（有氧氧化）；其二，葡萄糖在醛糖还原酶作用下变成山梨醇（山梨醇途径）。在正常情况下，己糖激酶对葡萄糖有更强的亲和力，所以葡萄糖多经无氧酵解途径代谢，仅＜5%的葡萄糖经山梨醇途径代谢。在某些病理因素的作用下，晶状体内的醛糖还原酶活性增高，经山梨醇途径代谢的比例增多，醛糖还原酶还可使半乳糖变成己六醇。由于这些多元醇（山梨醇、己六醇）的分子量大，难于渗出细胞膜，从而在晶状体纤维细胞内积聚起来，使细胞内渗透压增高，水分从细胞外渗透入细胞内，使晶状体纤维迅速膨胀，破坏原来结构，引起纤维水肿、浑浊，形成白内障。该学说得到较多学者的认同，关于醛糖还原酶抑制药能推迟实验动物白内障形成的报道有力地支持了这一学说，实验使用糖尿病大鼠和饲以高半乳糖膳食而引起半乳糖血症的大鼠，当同时饲以醛糖还原酶抑制药后，白内障形成即被推迟了。据此，醛糖还原酶抑制药被用来制作抗白内障形成的药物。醛糖还原酶抑制药种类较多，如黄酮类、色酮类制剂，特别是五羟黄酮及其衍生物，是较为有效的醛糖还原酶抑制药。据称醛糖还原酶抑制药索比尼尔不仅可以预防，而且还可以逆转糖性白内障形成过程。苄达赖氨酸是较多用于制作抗白内障的醛糖还原酶抑制药，为国内生产的抗白内障药物莎普爱思的主要成分。

（二）还原糖的自氧化学说

此学说认为还原性单糖（如葡萄糖、果糖、甘油醇等）在生理条件下可发生自氧化而生产酮醛，这一过程涉及自由基的产生，引起晶状体脂类及蛋白质氧化，最终导致白内障形成。

（三）光损伤学说

晶状体内的生色团（如DNA碱基和蛋白质的色氨酸等）吸收光的辐射电磁能量，产生激发态的分子，继而发生一系列化学反应而形成光化产物，这些光化产物可促成复杂的生物化学变化，如异常蛋白质的合成、蛋白质结构变化、激活、离子失衡、光敏反应产生氧化药等，这些过程引发一系列细胞反应，如异常纤维细胞形成，蛋白质聚集成高分子物质等，多个光化学反应可同时在晶状体内发生，最终导致白内障形成。

（四）谷胱甘肽与巯基理论学说

研究表明，晶状体内有较高水平的还原型谷胱甘肽。由于其含游离巯基而对调节和维持机体及眼组织，特别是晶状体稳定的内环境起重要作用。它发挥还原剂作用，保护晶状体内不同巯基成分，并可使氧化型维生素C转化为还原型维生素C。实验证明白内障形成时，晶状体内的谷胱甘肽浓度迅速降低；也有证明谷胱甘肽可以推迟实验性半乳糖性白内障、辐射性白内障和二硝基苯白内障的形成。根据此理论，用谷胱甘肽制剂（如益视安眼液）治疗白内障，在临床上曾得到广泛应用。

（五）醌体学说

醌体为一类含有2个双键的六元环状二酮（含2个羰基）的不饱和有机化合物，醌体结构与晶状体的颜色有密切的关系。醌体学说认为，由于晶状体蛋白质的代谢发生紊乱，蛋白质中的色氨酸与酪氨酸的异常代谢产生了醌体，醌体能与可溶性晶状体蛋白的巯基（SH）结合，使可溶性蛋白质失去巯基变为不可溶性蛋白质，从而晶状体由透明变成浑浊。根据这一学说，若竞争性地抑制醌体与可溶性蛋白质结合，则可以保护晶状体内活性巯基，防止晶状体蛋白质变性，因而具有防治白内障形成的作用。为此，人们合成了一类抗醌体白内障药物。例如，卡他灵是一种含有吡啶酚黄素核的羧酸制剂，它一方面能竞争性地抑制醌体；另一方面还能作为还原剂，保护巯基免受氧化损伤，并防止ATP酶受醌体物质抑制的作用；此外，有人认为它还能影响葡萄糖代谢，降低血糖，并作为弱的醛糖还原酶抑制药而减少糖醇的形成。但卡他灵在临床治疗白内障的疗效尚存在争议。法可利晴是根据醌体理论合成的另一种抗白内障制剂，临床观察表明，接受本制剂治疗的患者视力有不同程度地改善。

（六）自由基与氧化损伤学说

氧化损伤学说认为，晶状体组织代谢过程中可产生许多氧化物，如H_2O_2、超氧离子、脂氧化物等，这些氧化物可广泛作用于晶状体的蛋白质。氧化物作用于晶状体膜蛋白会损伤晶状体细胞膜的各种功能，包括使维持细胞内正常低钠和高钾离子浓度的Na^+–K^+–ATP酶泵功能受损，使细胞膜对钠离子的通透性增加，晶状体内的钠离子增加，继而导致水的流入，从而发生皮质性白内障。氧化物作用于晶状体细胞质内的可溶性晶状体蛋白，使蛋白质经氧化、蛋白水解、糖化和脱酰胺作用而发生变性，晶状体蛋白聚合形成不溶性的高分子量蛋白质，从而引起核性白内障的发生。氧化物还可作用于晶状体内的酶蛋白、膜不饱和脂肪酸等，引起相应的酶代谢、膜功能异常，细胞通透性增加，从而使晶状体发生浑浊。

进一步研究提示，晶状体蛋白中部分色氨酸受紫外辐射后吸收光子转变为N–甲酰犬尿氨酸（NFK）及3–羟犬尿氨酸（3–OH–NF）它们是光动力敏化剂，通过两种光氧化机制与细胞内O_2反应生成O_2，O_2与质子结合生成H_2O_2。这些氧化药又能氧化色氨酸转变为NFK和3–OH–NFk，形成加速循环反应。晶状体本身的抗氧化系统如谷胱甘肽、维生素C、维生素E及抗氧化酶如过氧化氢酶、谷胱甘肽过氧化物酶和超氧化物歧化酶等，具有对抗这种氧化损伤的作用。此外，研究表明，晶状体蛋白本身具有分子伴侣作用，在晶状体氧化应激时能抑制β晶状体蛋白的巯基被氧化交联。但当晶状体的急性或慢性氧化应激超过抗氧化能力时，α晶状体蛋白的分子伴侣活性下降，以至不能保护晶状体免受氧化损伤。此时，氧化损伤首先发生于晶状体上皮细胞，紫外线光子与上皮细胞膜蛋白如Na^+–K^+–ATP酶，Ca^{2+} –ATP酶以及离子通道中的色氨酸残基（要是活性中心附近的色氨酸残基）反应，使其降解，破坏其维持离子平衡的能力，使细胞内钙离子浓度升高；氧化药与细胞膜脂质成分反应生成脂质过氧化物，如共轭双烯、三烯和丙二醛等，使膜通透性增加，加重离子平衡紊乱。离子平衡紊乱通过细胞间偶联蔓延至上皮细胞下的纤维细胞，并最终延至整个晶状体，晶状体内渗透压增高，肿胀、破裂；氧化药同时还氧化晶状体蛋白上含量丰富的巯基，使晶状体蛋白的三级结构发生改变，使包埋在分子内部的巯基暴露并进一步被氧化。因而，巯基减少，二巯键增多，蛋白之间的交联以及蛋白与细胞质膜之间的交联程度大幅增加。蛋白之间的交联形成高分子量聚合物，使光散射增强，晶状体透明度下降，从而形成了白内障。

氧化损伤与自由基损伤密切相关，最近的研究表明自由基引起的氧化损伤是各种致白内障因素作用的共同途径，也是紫外线等因素对晶状体产生损伤的主要机制。正常细胞代谢过程离不开氧的存在，生物氧化过程是细胞获得能量的过程，然而在这种生物氧化过程的同时会产生一些高活性的化合物，即所谓自由基。自由基是指那些在原子核外层轨道上具有不成对电子的分子或原子基团。在正常条件下，自由基是在机体代谢过程中产生的。此外，空气污染、辐射和某些化学物质等都可导致自由基的产生。

含有自由基的分子或原子基团具有高度的反应活性，它们可与其他许多物质发生反应，在反应中力图得到电子，从而对细胞及组织产生十分有害的生物效应。细胞中的自由基若不能及时清除，则过多的自由基会对许多细胞成分造成损伤。例如，它们能使质膜中的不饱和脂肪酸氧化，从而使膜内酶活性破坏、膜蛋白变性、膜脆性增加、膜结构发生改变，因而膜的运输功能紊乱以至丧失；它们还能将蛋白质中的巯基氧化而造成蛋白质发生交联、变性，使酶失活。另外，它们还能使DNA链断裂、交联、碱基羟基化、碱基切除等，从而对DNA造成损伤。有人认为在衰老的原因中，99%是由自由基造成的。这一理论的依据是人体血清中自由基的数量随年龄而增多。此外，神经、心肌、肝、肾上腺等重要器官细胞内所含的脂褐素或蜡样物也随年龄而增加，这些物质在皮肤上便形成老年斑。这些物质出现的根本原因就是过多的自由基对细胞组分的损伤造成的。自由基能对晶状体中的蛋白与膜造成氧化性损害，阳离子泵和膜脂质受自由基损伤后，可引起白内障。

细胞内清除过多自由基的机制主要有三种：①通过细胞内部自身隔离化使产生自由基的物质或位点与细胞其他组分分开，如许多氧化物的代谢主要是在线粒体中进行的，所以线粒体是许多自由基的发生部位，而细胞内线粒体是独立存在的，这样可以防止其产生的自由基危害细胞其他组分。这样细胞内就形成了层层防护网。②保护性的酶：主要有超氧化物歧化酶（SOD）和过氧化氢酶（CAT），两者协同起保护作用。③其他抗氧化物分子，如维生素E和维生素C，它们都是自由基反应的有效终止剂。

（七）凋亡学说

近年来，细胞凋亡及其调控与白内障发生之间的关系成为白内障发生机制研究的热点之一。DNA是晶状体上皮细胞最易受紫外线辐射损伤的靶分子之一，紫外线辐射在晶状体内产生活性氧，能使DNA分子形成氧化态；此外紫外线能直接损伤DNA，造成氢键断裂，碱基二聚体形成（如胸腺嘧啶二聚体），DNA单、双链破坏，DNA链间/内交联和DNA蛋白质交联等破坏。DNA单链断裂激活DNA内切酶加上细胞膜通透性改变使晶状体内Ca^{2+}浓度升高，这些改变可激活上皮细胞内与凋亡相关的原癌基因过度表达，尤其在分裂旺盛的生发区和赤道区，细胞发生凋亡而导致晶状体浑浊。据报道，对20例非先天性白内障晶状体上皮细胞进行分析发现，凋亡细胞占4.4%～41.8%，而8例正常人晶状体上皮细胞中凋亡细胞仅<0.01%，提示晶状体上皮细胞凋亡与白内障的发生过程有密切关系。但凋亡引起白内障的过程尚不清楚。

（八）钙激活蛋白水解学说

此学说认为，m-钙激活蛋白酶引起的蛋白水解和晶状体蛋白沉积可能是许多类型白内障形成的生物学机制。自20世纪80年代中期以来，越来越多的研究证明，钙激活蛋白酶引起的蛋白水解在啮齿动物白内障形成中起重要作用。钙激活蛋白酶类为胱氨酸蛋白酶，pH呈中性，由于其激活需Ca^{2+}存在而得名。钙激活蛋白酶广泛分布于动物组织包括晶状体中，目前已知的钙激活蛋白酶有两大类：μ–钙激活蛋白酶和m–钙激活蛋白酶，它们均具有相同的底物特异性，但对Ca^{2+}的亲和力不同。m–钙激活蛋白酶的半活性激活浓度约为110 mol/LCa^{2+}，晶状体中的α晶状体蛋白均为其良好的底物，但γ晶状体蛋白并非其底物。虽然尚无m–钙激活蛋白酶引起人类白内障的证据，但已有多项实验证明m–钙激活蛋白酶与啮齿类动物的白内障形成有关：①当晶状体内钙浓度达到足够激活m–钙激活蛋白酶时，可发生各种类型的白内障。②β晶状体蛋白经m–钙激活蛋白酶水解后，其N–末端臂脱失，变成不溶于水的蛋白质片段。③晶状体内非水溶性蛋白中的β晶状体蛋白在末端臂的裂解部位，与经m–钙激活蛋白酶水解后裂解的部位相似。④白内障形成时也伴有晶状体蛋白的水解，水解后的α晶状体蛋白的分子伴侣作用减弱。体外晶状体蛋白与纯m–钙激活蛋白酶孵化后，其分子伴侣作用也减弱。⑤离体和在体实验均证明，胱氨酸蛋白酶（如m–钙激活蛋白酶）的抑制药能减少蛋白质水解，可延缓各种原因所致白内障的进程。

然而，人们在解释m–钙激活蛋白酶在晶状体内激活机制时却遇到了困难，原因是：①钙激活蛋白酶激活所需的Ca^{2+}浓度较高，而晶状体内Ca^{2+}总含量仅为周围房水的1/10，游离Ca^{2+}比其外环境更要低出近千倍，根本不足以激活钙激活蛋白酶。②晶状体内存在大量的钙激活蛋白酶的抑制药calpastatin，对钙激活蛋白酶的激活有抑制作用。为解释低钙晶状体环境中钙激活蛋白酶的激活机制，人们提出了以下两个假说，但这两个假说仍难于完全解释目前所发现的所有现象，此学说仍在进一步研究以完善之中。

1. 自水解假说

m–钙激活蛋白酶由两个亚基聚合而成，大的亚基分子量为80 kDa，为催化性亚基；小的亚基分子量为30 kDa，为调控性亚基，其主要作用是抑制大亚基的催化活性。在高钙环境下，钙激活蛋白酶中的钙调素样功能域与Ca^{2+}结合，导致钙激活蛋白酶分子构象发生改变，进而钙激活蛋白酶的两个亚基的N末端发生自水解而失去一段短氨基酸序列，使活性位点暴露出来，从而降低了激活对Ca^{2+}的需求，引起蛋白水解。自水解还可加速30 kDa的抑制性亚基解聚而形成游离的有活性的催化性亚基单体。自水解假说可解释蛋白水解对Ca^{2+}浓度需求的降低，但持异议者指出，未发生自水解的酶也有催化活性。

2. 膜激活假说

轻微的Ca^{2+}浓度升高使得钙激活蛋白酶由胞质内转移到胞膜上，钙激活蛋白酶在胞膜上与酸性磷脂发生反应，磷酰肌醇特别是二磷酸磷酰肌醇大幅地降低了钙激活蛋白酶激活所需的浓度，从而发生自水解和激活。但有实验观察到，钙激活蛋白酶在转移到胞膜之前即已发生自水解。

（九）内分泌紊乱学说

内分泌紊乱并发白内障，在人类和动物均得到证实。垂体切除可明显抑制晶状体上皮有丝分裂也有动物实验证据。显然，补充体内缺乏的某种激素，可望推迟与内分泌有关的白内障的发展。此类制剂大部分来源于动物的睾丸、卵巢、甲状腺和甲状旁腺抽提液，常与士的宁、维生素、碘化物配合使用。据认为，甲状腺素有改善新陈代谢、促进生长发育和修复组织愈合作用。

（十）营养障碍学说

1. 维生素缺乏学说

维生素缺乏与白内障形成的关系早已引起人们注意，但唯一得到实验证据者为维生素B_2缺乏所致的实验性白内障。维生素B_2是黄素腺嘌呤核苷酸的前体，是构成各种黄酶的辅酶，在生物氧化过程中发挥递氢作用。维生素B_2缺乏导致谷胱甘肽还原酶活性降低，还原型谷胱甘肽浓度减少。维生素B_1则以辅羧酶形式参与糖代谢过程中酮酸的氧化脱羧反应。烟酰胺在体内是构成辅酶Ⅰ和辅酶Ⅱ的成分，在生物氧化中发挥递氢作用。基于对B族维生素在生物氧化中这种重要作用的认识，其作为白内障辅助治疗药物已被人们所接受。维生素C能够使酶分子中巯基维持还原状态，因而被看作晶状体内过氧离子的清除剂和抗氧化药。维生素E和脂溶性抗氧化药，其基本功能为保护脂膜免遭游离基团损害。

2. 离子转运障碍学说

离子的平衡是维持晶状体稳定内环境的基本因素。各种类型的白内障均伴有不同程度的离子分布紊乱。皮质性和成熟性白内障晶状体内钠、钙和氯离子浓度明显增高，而钾离子降低，离子平衡紊乱是依赖钠钾ATP泵机制遭到破坏所致。动物实验证实，低钾和低镁饮食可诱发兔眼的白内障。因此，补充无机离子以治疗伴有离子紊乱的白内障是合理的设想。临床上已有钠、钾、镁、汞、铷、锶、碘化物、氯化物及各种有机酸被应用于治疗。其一方面试图取代晶状体内某些成分，另一方面作为脱水的主要方法减轻晶状体肿胀。碘化物及碘酸盐则可刺激循环增加眼的血液供应及促进浑浊吸收。铷可补充钾作替代治疗。

五、白内障手术

（一）超声乳化摘除术

1967年，Kelman提出并首先使用超声乳化法摘除白内障，经过多年的实践，目前已成为全世界使用得最多的白内障手术方式之一。这一术式是一种改良的白内障囊外摘除术，它继承了囊外手术保留晶状体后囊膜以支撑人工晶状体的优点，同时将传统白内障囊外摘除术的切口由弦长11 mm减小至3 mm，小切口手术带来了诸多好处：①减轻了手术对角膜的损伤，切口有较高的稳定性，可缩短白内障手术住院的时间，便于门诊白内障手术的开展，患者可以早日回到工作岗位。②降低了切口对角膜表面弯曲度的影响所致的手术源性角膜散光，加快术后视力的恢复。③减少了诸如术后切口裂开、房水渗漏、滤过泡形成、虹膜脱出和上皮置入等一系列切口并发症，并可减少传统白内障囊外摘除术中剜出晶状体核时虹膜脱出、后囊膜破裂、驱逐性脉络膜出血等并发症。④连续环形撕囊技术的引入，使皮质抽吸更干净、置入的人工晶状体位置更居中。⑤由于无须缝合，手术时间缩短，手术效率更高。⑥近年来表面麻醉技术的引入使白内障手术基本达到了微创性、无痛性手术的境界。然而，白内障超声乳化摘除术的学习难度大于传统囊外手术，操作不当对术眼将是一个灾难，它可能发生比传统囊外摘除术更多、更严重的并发症，如常见的角膜内皮损伤晶状体核脱位进入玻璃体腔等，导致术后持续性角膜水肿、黄斑囊样水肿和视网膜脱离等。初学者必须经过较长时间的特殊训练，方可进行此类手术。

1. 适应证

白内障超声乳化摘除术适合于各种类型的白内障患者，尤其是年龄较轻、没有角膜内皮病变、前房深度正常、瞳孔能够散大至7 mm以上、核硬度在中等度以下的患者。一般认为，白内障超声乳化摘除术适应证的视力下限为光感，光定位准确；上限为≤0.3，而由于技术日渐成熟，近年来有放宽的趋势。部分后囊下型白内障的患者由于浑浊局限于后极部小范围内，室内照明时，视力为0.5甚至更好，而在太阳光或其他较强光线刺激下由于瞳孔缩小，致使视力降至0.1或以下，这部分患者也可考虑行白内障超声乳化摘除术。有的人甚至认为，只要白内障影响患者的日常工作与生活，就可考虑施行白内障超声乳化摘除术。但对独眼患者的白内障手术时机较难决定，以严格限制适应证为佳，因为任何手术始终存在感染的风险，应从多方面去权衡利弊。

2. 禁忌证

（1）绝对禁忌证。①晶状体全脱位。②角膜内皮已经失代偿者。③严重的全身疾病不能耐受手术者。④全身或局部化脓性感染灶未得到控制者。

（2）相对禁忌证。主要取决于术者的经验和技术。除了富有经验的术者，下列情况应视为白内障超声乳化摘除术的相对禁忌证。①角膜内皮变性，在角膜内皮计数1 000个/mm^{2}以下的白内障患者。②浅前房：长期裂隙状前房或无前房者。③晶状体核硬化：晶状体核硬度越高，乳化晶状体核需要的能量越高，时间越长。超声乳化的时间过长可导致术后持续性角膜水肿、慢性虹膜炎和继发性青光眼。术者应根据自己的技术、经验及晶状体核的硬度来选择晶状体核的摘除方式。④晶状体半脱位患者。⑤凝血功能障碍者。

3. 手术准备

一般由护士和助手完成，包括以下内容。

（1）散瞳。超声乳化手术非常注重术前瞳孔的散大，最好能散大至7 mm以上，一般越大越好。可在术前1 h开始用复方托吡卡胺或美多丽眼药水进行充分散瞳，双星明眼药水散瞳作用较弱，经常散瞳不足。

（2）眼部清洁。注意防止角膜上皮浑浊。

（3）患者指导。表面麻醉下手术对患者的术中配合要求较高，术前应对患者进行指导，以消除其紧张情绪，让患者能更好地配合手术。

（4）眼部消毒、铺巾。可用0.1%～0.2%碘伏或75%乙醇进行眼部皮肤消毒，以前者为佳，因为0.1%碘伏可进入结膜囊内对结膜囊进行消毒。

4. 麻醉

术前半小时肌内注射苯巴比妥等镇静药使患者保持安静。过去通常采用球后或球周麻醉来施行白内障超声乳化摘除术，近年来多数手术医师采用表面麻醉的方法，但最好在全身应用镇静和镇痛药的条件下进行，采用表面麻醉时应使用不易引起角膜上皮水肿的药物，如倍诺喜、爱尔卡因眼药水等，一般在术前5 min点1次，患者躺于手术台上点1次，做切口时加强一次即已足够。不合作的小儿可用氯胺酮作基础麻醉。

5. 切口选择

白内障超声乳化摘除术的切口均采用隧道式切口，切口的内口直达透明角膜内，并形成瓣膜，在眼内压的作用下，切口具有自身封闭的效果。大多数手术医师采用双手法行白内障超声乳化摘除术，此法需要两个切口：主切口和侧切口。主切口为超乳头、I/A头进出和置入人工晶状体的通道，可根据所用超声乳化针头的大小，选用宽度2.8～3.2 mm的钻石刀、宝石刀或一次性刀完成；侧切口为所谓“第2器械”的晶状体调位钩或劈核刀进出之处，可用宽1.0 mm的钻石刀或15°的一次性穿刺刀完成，位置与主切口呈90～120°夹角。

主切口的隧道长度（即角膜内的潜行长度）应为1.75～2.0 mm，需置入可折叠式人工晶状体时短些，而置入小光学面PMMA人工晶状体者稍长些。隧道长度过短，则切口不易自行闭合，容易渗漏；隧道长度过长，器械进入眼内操作时又容易引起角膜皱褶，影响手术野清晰度。按其外口的位置，主切口可分为巩膜、角膜缘和透明角膜切口；按其外口形状可分为弧形、直线形和反眉形切口；而按其隧道在角膜内的行程可分为三阶梯形、直进出式和户枢形切口。

（1）巩膜隧道切口。可位于角膜的上方或鼻上、颞上方，其外口位于角膜缘后1.5～2.0 mm。

优点：①手术源性角膜散光小，一般需置入光学部直径为5.5 mm的PMMA人工晶状体时均宜使用这种切口。②容易改为大切口进行囊外摘除术，因而初学者和手术技术不甚熟练者使用此切口较为方便。③切口愈合快。

缺点：操作烦琐，需做结膜瓣和止血；易影响抗青光眼过滤手术后的滤过泡。

（2）透明角膜隧道切口，外口在透明角膜内。

优点：容易操作，不用做结膜瓣，不出血，在上方做切口，也可在颞侧做切口，尤其适用于有凝血功能障碍的患者和已做抗青光眼过滤手术的患者。

缺点：①切口稍长即可引起明显角膜散光，一般只适用于行可折叠式人工晶状体置入术者。②由于不能延长为大切口，因而术中因故需改行囊外摘除术时，需另外做巩膜切口。③由于角膜无血管，因而切口愈合较慢。

（3）角膜缘隧道切口，外口位于角膜缘。

优点：①操作简单，不需行结膜瓣。②必要时也可以扩大切口改行囊外摘除术。③切口引起的角膜散光较透明角膜切口小，也允许扩大切口置入5.5 mm的PMMA人工晶状体。④角膜缘有血管，切口的愈合速度较透明角膜切口快。

缺点：由于Tennon囊只切开一个小口，灌注液在一定压力下流入Tennon囊，液体有进无出，因而术中常常发生结膜下积液，有时呈围堤状，致使手术野积水，影响手术，必要时可补做结膜瓣并剪开Tennon囊。

6. 手术步骤

（1）开睑。一般用开睑器开睑。如患者特别不合作，可采用缝线固定开睑。

（2）切口。见上述“切口选择”。

（3）前囊膜切开。其切口方法有多种，如开信封式破囊、开罐式截囊、激光前囊膜切开、撕囊器热灼撕囊和连续环形撕囊，其中以连续环形撕囊最安全，最符合白内障超声乳化摘除术的需要，是超声乳化手术的最重要的步骤之一。其优点是：①撕囊口边缘优良的抗张性，术中不易引起放射状囊膜撕裂而伤及后囊膜。②前房抽吸时无囊膜碎片堵塞抽吸管口。③保证人工晶状体完全囊袋内置入，术后人工晶状体倾斜或偏位的发生少。④减少后发性白内障的发生。下面以连续环形撕囊法为例介绍。

向前房内注射黏弹剂，至前房深度比正常稍深，晶状体前囊膜有一定张力。撕囊时对黏弹剂的维持前房的功能要求较高，最好使用2%高黏弹性的透明质酸钠，为使前房维持得更好，可在注射前将房水放掉，这样前房内黏弹剂的浓度更高些。

撕囊可用截囊针和撕囊镊进行，截囊针可用一次性OT针头扭成，先在针尖的斜面处将斜面的尖端1/3向后扭成90°，再在距针尖约10 mm将针身向相反方向扭弯少许即可。撕囊时，先用针尖在前囊中央扎一小孔，向周边稍延长后将囊膜钩起，翻起形成一个瓣状。用针尖钩住翻起的瓣，做连续环形撕拉，直至形成一个完整的环形撕开。在撕拉过程中，宜保持囊膜瓣一直翻转，针尖钩住翻转的囊膜瓣进行撕拉。如果将针尖插入到囊膜下方，会将皮质像耕田一样“耕”起，影响对囊膜的观察，应避免针尖宜不断更换位置，钩住刚刚撕开并翻起的囊膜瓣，这样有利于控制撕拉的方向。更换位置的次数随手术医师的熟练程度而定，不甚熟练者每撕开0.5 mm长度换1次，而熟练者可每撕一个象限换1次。用撕囊镊撕囊较简单些，撕囊过程中也最好不断更换钳夹囊膜的位置。

撕囊过程中若发生放射状撕裂，宜采取措施补救，切忌心浮气躁。放射口尚不长时，可增加向前房注入黏弹剂，用撕囊镊夹住撕裂口处，小心将裂口向中间拉回；当放射口已较长进入悬韧带附着区时，由于受悬韧带影响，将裂口向中间拉回已不可能，此时可用囊膜剪在放射状撕裂近端做一个小切口，再自此处继续撕囊。

撕囊口的大小以直径5.0～6.0 mm为最佳，在核较大较硬、晶状体半脱位、估计悬韧带较为脆弱的病例，撕囊口可大些，这样在高压灌注、核转动等操作时对悬韧带的牵拉力会较小。初学撕囊时宜做较小的撕囊口，这样容易控制些，如果认为不够大还可通过二次撕囊再加大。加大的方法是先用囊膜剪在撕囊口某处做一小切口，再自此处进行撕囊。

有两种情况会使撕囊较为困难，即所谓白色白内障、黑色白内障。黑色白内障，即核呈褐黑色或黑色的核性白内障，由于颜色极深，致使术中看不到眼底红光反射，影响囊膜的可视度。有人主张在斜照光下进行撕囊，但一般在增加光亮度时也可完成撕囊。由于核较大，撕囊口也应较大，直径需在6 mm以上，大撕囊口有助于乳化时核的转动，并可减轻术中对悬韧带的牵拉。

白色白内障包括成熟期白内障、过熟期白内障和膨胀性白内障，这类白内障在撕囊时，皮质容易溢出到前房，影响囊膜的能见度。此时可使用囊膜染色剂，如VisionBlue，在前房注入一个大的滤过空气泡，小心将少量染色剂注入前囊膜表面，停留5～10 s，用平衡液冲洗干净，再注入黏弹剂进行撕囊，此时囊膜撕开暴露皮质区与未撕开区颜色对比鲜明，易于观察。当没有染色剂时，也可试用以下方法：向前房注入少量黏弹剂以防前房完全消失时撕囊口自动放射状裂开。用截囊针在前囊中央轻轻扎开此时皮质如“冒烟状”溢出，轻压主切口放出溢出的皮质。再向前房注入黏弹剂，然后用撕囊镊进行连续环形撕囊。

（4）水分离。即将液体注入晶状体囊膜与皮质之间，将囊膜与其内容物（皮质与核）分开的技术。对于未成熟的白内障、有晶状体半脱位或悬韧带较脆弱的白内障，水分离较为重要，一方面可方便术中核的转动，另一方面可减小核转动时对囊膜及悬韧带的牵拉，使手术更为安全。但对于皮质型成熟期和过熟期白内障，由于皮质液化，已经失去了与囊膜之间的附着力，水分离几乎可以省略。

方法是用26号钝头针连接平衡盐溶液伸入上方或下方前囊下，在晶状体前囊膜与皮质之间潜行达接近晶状体赤道部，轻轻向上挑起，并缓慢注入BSS，在前囊下形成一个围着晶状体皮质及核的流动的液体腔。当液体扩散到晶状体后囊时，晶状体在囊袋内向前鼓，此时如继续注液，在撕囊口较大的情况下，一部分晶状体赤道部会鼓出于撕囊口之外。如果此时用注射针管在晶状体中央部向后压，液体从后囊下向前到达对侧的赤道部及前囊下，将晶状体皮质与晶状体囊分开，液体从囊袋内经撕囊口流入前房，同时使晶状体核及皮质在囊袋内活动。此时用冲洗针可使晶状体皮质与核复合体在囊袋内转动。

（5）水分层。即将液体灌注在晶状体内，使晶状体中央部（又称内核部）与围绕着内核的核周层分离。此技术在小切口非超声乳化白内障摘除时较为重要，因为它可以使核尽量缩小，便于剜核。在超声乳化手术中也有其优点：由于表层核并不需要使用能量即可吸除，水分层可以有效地减少核的部分（一般可减少50%）；并且在超声乳化内核时，有晶状体皮质和外核层保护，减少了超声乳化探头直接伤及后囊膜的概率，对初学者更为安全。而许多熟练的超声乳化医师都省去了此步骤，这样一方面节省时间，另一方面可以避免水分层时将大量黏弹剂冲洗出前房而失去了在超声乳化过程中的重要的保护作用。

方法是用上述的注水针头在晶状体旁中央区向下轻轻刺入，当核开始活动时表示刚到达晶状体内核部，此时不必再深刺，而应将注水针沿核的切线方向前进，轻轻推注使液体进入阻力小的空隙内，此时便在内核与外核层之间形成了一个液体通道，经常可以看到外核层与内核之间有分界，大多表现为一个金色环，有时表现为黑色圈。

（6）晶状体核超声乳化吸除是白内障超声乳化摘除术的核心步骤。其操作可以分成单手法和双手法。单手法是用一只手控制乳化头完成机械运动乳化粉碎晶状体核并将其吸出。术中超声头一边转动或拨动晶状体核，边将其乳化吸出。双手法是一手使用“第2器械”即Sinskey钩或劈核刀，从辅助侧切口进入前房，帮助转动核或将核劈（掰）开，另一手使用超乳头对核进行乳化和吸除。由于双手法的效率较高，速度较快，目前绝大多数手术医师均选用这一方法。

核乳化抽吸法：①将超声乳化仪的工作状态设置为“U”或“phaco”状态，按手术医师的习惯调节好最大能量、负压、流量等参数。②检查超声乳化手柄，上蓝套后应暴露出超乳针头的全部斜面。试踩脚踏板，再次检查超声乳化仪功能。踩第1挡，有水自蓝套尖端两侧的小孔流出，流出的速度应呈线状；踩至第2挡，应有灌注液从超乳头的中空管抽出；踩至第3挡，有超声乳化的“吱吱”声。③握持超声乳化手柄的姿势一般采用执笔式，超乳头进入前房时，针头不宜太过上挑，以免将后弹力层翻起引起后弹力层脱离。进入前房后，脚踏板应立即踩至第1挡，以便有水灌注形成前房。④使用挖碗式或分核式等技术，对核进行粉碎吸除。在此过程中，手术医师宜时刻注视针尖的位置，最好保持在虹膜平面稍后，不要太前（过分损伤角膜内皮）也不要太后（有吸破后囊膜的危险）。超乳针头的斜面一般向上以便观察所抽吸的是否为囊膜，但在一些特殊情况下，如欲吸住针头下方的核或欲吸住整个核以便劈开时，超乳针斜面也可以朝下或向侧面。⑤超乳头进入前房后，宜一直保持灌注以维持前房，不可将脚踏板完全松开，否则前房消失容易损伤角膜内皮和后囊膜。注意待超乳针头吸住核时才使用能量，这样可减少不必要的能量损伤。有时仅用超乳头较难吸住核块，可用Sinskey钩或劈核刀将核拨到超乳头针孔处，便于超乳头吸住。

晶状体核乳化的工作位置：按其工作位置，将核的乳化分为前房内乳化法、后房内乳化法、囊袋内乳化法和囊膜上乳化法。①前房内核乳化法：顾名思义，本法为将晶状体核移至前房，在前房内将其乳化吸除的方法，为最早使用的超声乳化法，习惯称为第1代的晶状体超声乳化摘除术。这种方法具有直观避免术中瞳孔逐渐缩小和后囊膜破裂的危险性等优点。但容易损伤角膜内皮，并且不易将晶状体核移入前房等明显的缺点。现在大多数术者已不采用此法。方法：在进行开罐式晶状体前囊膜切开后，破囊针伸入6点方位的前囊膜下，用尖端钩住接近晶状体核赤道部位，将晶状体核的6点方位转动向2点方位，转动时反复上下摇动晶状体核，并向上轻提，使之脱出虹膜面进入前房。先用超声乳化头在上方赤道部进行咬饼样碎核，然后旋转数个方向再作周边部的碎核，最后剩下硬的晶状体核心用超声乳化探头直接进行粉碎。早期的前房内晶状体乳化法使用单手完成。但也有人使用双手法：做一个角膜穿刺口，左手使用拨核器，通过角膜穿刺口进入前房，把晶状体核“喂给”右手控制的超声探头，使晶状体核易于乳化。②后房内核乳化法：是在虹膜后方、晶状体前囊膜前将晶状体核乳化吸除的方法。由于前房内核乳化法对角膜内皮损伤过重，20世纪70年代末期，许多术者改用这种晶状体核乳化法，称为第2代的晶状体超声乳化摘除术。此法在一定程度上减少了对角膜内皮的损伤，使白内障超声乳化摘除术逐渐被接受，但由于早期尚未采用连续环形撕囊术，术中后囊破裂的发生率仍较高。方法：前囊膜切开后，进行水分离和分层术。向前房注入少许黏弹剂以保护角膜内皮。超乳头自主切口进入前房后，旋转手柄使探头斜面向上，在用脚控踏板启动超声能量的同时用探头反复由上至下，以推动发剪方式刻蚀晶状体核，不断粉碎吸除晶状体核直至晶状体核成为一个“碗状”或“盘状”，此时可从角膜旁切口伸入拨核器，轻压晶状体核的下方6点方位处，使晶状体核脱出囊袋，位于虹膜后的后房内，暴露“晶状体碗”或“晶状体盘”的上方边缘部（切口位于上方），然后用超声探头将其乳化吸除在此过程中，左手运用拨核器，通过推、提、压、刮和旋转晶状体核等不同的动作，将残余的晶状体核“喂入”超声探头口内，便于晶状体核的乳化摘除。③囊袋内核乳化法：连续环形撕囊术的引入使白内障超声乳化摘除术可在囊袋内碎核，此期被称为第3代的晶状体超声乳化摘除术，为目前最常使用的方法。在囊袋内将晶状体核作超声乳化的方法，又称为原位碎核法，并可被分为核不分离超声乳化：在囊袋内用超声乳化头将晶状体从前到后一层层地乳化后吸除，为狭义上的原位超声乳化法；核分离超声乳化：用水分离法将晶状体囊与皮质分开，用水分层法将晶状体坚硬的内核与松软的外核分开；用超声头先将内核切削乳化后，再将外核翻转抽吸清除，称为切削和翻筋斗术。④囊膜上核乳化法：是20世纪90年代中期美国医师Meloney提出的一种方法，在做直径6 mm以上的大口径连续环形撕囊后，通过水分离和水分层技术将核翻转并推到前囊膜前方，但仍位于虹膜后方，在此处进行核分开、乳化和吸除。其作用是可以减少对晶状体囊膜和悬韧带的压力，从而使手术更为安全。但目前使用这一方法的手术医师并不多。

核乳化技术：20世纪90年代，许多手术医师提出了各种各样的碎核技术，但较为有代表性的为下述三种，其他各种方法都可认为是对以下方法的改良技术。①挖剜法：用超乳头将核从浅层到深层刻蚀，直至成为一个碗状，继续挖掘，使碗壁越来越薄，当薄到一定程度时，用超乳头吸住碗的边缘，牵拉并轻微抖动，可使碗壁塌陷；或突然停止灌注，使碗壁塌陷，再顺着碗壁边缘将碗壁乳化吸除。此法乳化时间较长，使用能量较多，对硬核较为困难，适用于双手难于协调的初学者，或核较软的白内障患者。②“分治”法：需使用双手法，一手操作超乳头，另一手持Sinskey钩。先将超声乳化仪参数设为高能量（如60%～70%）、低负压（如0～20 mmHg），用超乳头在核上由浅而深挖一条直沟，用Sinskey钩将核旋转90°，在与前一条钩相互垂直的方向挖一条同样的沟，两条沟的深度不断增加，当其深度达到核厚度的85%～90%时，用超乳头和Sinskey钩向沟的两侧施压，将核掰开成四块。再变换参数为低能量（如50%～60%）、高负压（120～200 mmHg）或使用脉冲功能或爆破功能，用超乳头将碎块分别乳化吸除。③劈核法：需使用特制的第2器械劈核刀，它与Sinskey钩形状类似，但要求钩的尖端光滑，而内侧边缘锐利，劈核的方法如下：最大能量设定为50%～70%，视核的硬度而定，负压设置为120 mmHg以上，以便劈核时能将核吸紧。超声乳化针头以45°角自晶状体核中部前表面向其核心边乳化边刺入，直达核深度的1/2以上，此时可感觉到核被吸住不易滑动。劈核刀在下方前囊撕开口的边缘下滑至核的赤道区稍后方，至感觉到用劈核及超声乳化针头能将核抱住。劈核刀顺着晶状体纤维走向向超声乳化针头方向使力，并用劈核刀及超声乳化针头向两边将核掰开，此时可将核分为两半。如核的对侧仍不分开，可将核水平旋转180°，再用同法将对侧劈开。将核旋转90°，用超声乳化针头自核的劈裂口核心处乳化并刺入，吸住核并且劈核刀将半核再劈为两半，再用同法将另一半也劈开，用这种方法可将核劈分为6～8块核，碎块的乳化吸除可采用劈开一块，乳化吸除一块的方式，也可待整个核劈分成多块后再一块块地乳化吸除。文献中还报道过许多超声乳化碎核技术，但均可视为术者根据其经验和晶状体核的硬度等情况，对上述几种术式进行改进并相互结合使用而成。

超声乳化过程对角膜内皮的保护：超声乳化的能量一方面可使晶状体核乳化而便于吸除，但另一方面也可对眼内组织产生损伤最明显的是对角膜内皮的损伤，重者可致持续性角膜水肿、大疱性角膜病变。超声乳化术中损伤角膜内皮的原因可能为：超声乳化能量过高，时间过长；超声乳化点离角膜太近；眼内灌注液成分或浓度不当，或误注药物入眼内；术后前房内的炎症反应；术中角膜后弹力层脱离或脱失；原有角膜内皮疾病的影响。由此可见，超声乳化过程中宜通过以下方法以减少对角膜内皮的损伤。①尽量降低超声乳化能量，缩短超声乳化时间。超乳头的高速振动可产生热能，使房水温度增加，引起角膜内皮热烧伤；超乳头的高速振动还可产生震荡波，也可引起角膜内皮的机械损伤。超声乳化过程中宜尽量减少“空超”，在超乳针头未接触核时不要使用能量。使用能量时宜尽量使用最低的有效能量。一种错误的理解是一味降低超声乳化能量，结果超声乳化时间及眼内操作大大增加，这其实更不利于减少对角膜内皮的损伤。一般来说，角膜内皮损伤程度与超声乳化能量与时间的乘积成正比。要降低这一乘积值，目前流行的做法是：使用高负压低能量进行超声乳化，即所谓能量辅助下的抽吸，但高负压常常引起前房深度不稳定，导致超乳头直接损伤角膜内皮或引起后囊膜破裂，技术不甚熟练者应特别注意；在核分开后，采用脉冲模式或爆破模式进行超声乳化。脉冲模式下，能量的释放是断续的，可以通过控制面板设置每分钟释放能量的次数，脚踏板踩到第3挡后，能量的释放频率就按照预设值间断地释放出来，脚踏板踩得越深，每次释放的能量就越大，脚踏板踩到底即达到预设的"最大超声乳化能量"（一般为60%）；爆破模式下，脚踏板踩到第3挡后，能量的释放也是断续的，但每次释放的能量即预设的"最大超声乳化能量"，而脚踏板下踩的深度决定了能量释放的频率，脚踏板踩到底时就变为连续能量，这种模式可以很好地对付硬核的白内障。许多新一代的超声乳化仪都增加了这些模式。减少能量损伤角膜内皮的另一方法是使用黏弹剂保护角膜内皮。黏弹剂既有良好的隔热作用，又有缓冲震荡波的作用，在术中可起到一定的屏蔽作用。但一般的黏弹剂很容易被冲洗或抽吸掉，尤其是眼内操作过多过久、前房时深时浅时更是如此。实践证明，采用黏性较大的黏弹剂（如Viscoat），有利于减少术中超声乳化能量对角膜内皮的损伤。部分术者习惯在分核前先将前面的皮质抽吸干净，这样同时也将前面的黏弹剂保护层清除了，其实，核前面有少许皮质，角膜背有少许微小气泡，只要不明显影响手术，不必急于立即清除。②尽量增加超声乳化工作位置到角膜的距离：超声乳化工作位置到角膜背的距离也明显影响对角膜内皮的损伤程度，其关系是角膜内皮的损伤程度与这一距离的平方成反比。超声乳化手术进入临床的早期，由于工作位置在前房，术后经常发生严重的角膜水肿，以后这一位置逐渐被向后移至后房及囊袋内，术后角膜反应也逐渐减轻。一般原则是超声乳化工作位置应不超过在虹膜或瞳孔平面以上。③使用最佳的眼内灌注液：非等渗溶液不能用于眼内灌注，生理盐水一般也不能用于眼内灌注。复方氯化钠溶液（含氯化钠、氯化钙）和复方乳酸溶液勉强可用作眼内灌注液，但并非理想，原因是溶液中缺乏酸碱缓冲对或酸碱缓冲对不理想，乳酸在前房的清除较慢，可引起局部酸中毒。部分术者提出在其中加入适量的碳酸氢钠和葡萄糖，有减轻角膜水肿的作用，但未经对比试验证实。④防止误注药物入眼内：角膜内皮是非常娇嫩的，对化学物质十分敏感，高浓度的药液（如术中使用的庆大霉素、肾上腺素等）如误注入眼内，均可引起角膜内皮的严重损伤，普通的麻醉药因其含有防腐剂，故对角膜内皮损伤极大，不能注入前房。特别值得注意的是，一些单位没有快速消毒设备，常常使用戊二醛溶液浸泡手术器械，特别是有管道的器械如冲洗针头、超声乳化手柄与针头、I/A手柄与针头，其上的戊二醛溶液很难冲洗干净，即使是微量的戊二醛进入眼内，也可引起角膜内皮的严重损伤导致大疱性角膜病变，同时还可损伤小梁组织引起顽固的眼压升高。⑤减轻术后前房内的炎症反应：术中尽量减少眼内操作，特别是对虹膜的损伤，有助于减少手术对血房水屏障的破坏，减轻术后炎症反应。对术后前房反应较重者应及时使用有效的抗炎药物。⑥防止术中角膜后弹力层脱离或脱失：这一并发症虽然发生率不高，但后果十分严重。角膜内皮细胞附着于后弹力层内表面，后弹力层脱离可严重影响角膜内皮的功能，如果大片后弹力脱失势必会导致角膜内皮功能失代偿。容易引起后弹力层脱落的因素有：做隧道切口时刀太钝，潜行至内切口时不能将后弹力层刺破，反而将其顶起，使之与基质层分离，此时的后弹力层脱离一般是小范围的，但如果以后的操作不当，就很容易使脱离范围扩大，甚至整个后弹力层撕脱；超声乳化针头、I/A针头进出切口次数较多及方向不对（太过向上）。一般来说，超声乳化头套上蓝套后，恰好可以通过主切口进入前房，但如果主切口过小或蓝套用久后变松甚至入水口处撕裂，都会使超声乳化头通过切口时发生困难，如果再反复进出，蓝套的边缘有可能将后弹力层撕下来。将超声乳化头伸入前房时，一些医师为了避免触及虹膜而将超声乳化头过分地顶向角膜方向，这样也容易撕脱后弹力层。此时，可先在前房切口处注入少许黏弹剂，再将超声乳化头伸入前房。当小量后弹力层脱离时由于操作不当误将后弹力层吸除；置入人工晶状体时，置入镊或人工晶状体将后弹力层撕脱等。对年龄较大、小眼球的病例宜尤其要小心。⑦警惕患者原有角膜内皮疾病的影响：Fuch角膜营养不良、穿透性角膜移植术后和青光眼术后（尤其是术后长期浅前房）的病例，其角膜内皮细胞数目或功能可能已明显下降在超声乳化手术的刺激下，很容易发生角膜内皮功能失代偿。术前宜认真询问病史仔细检查角膜透明度，尤其是用高倍裂隙灯检查角膜的光滑度，必要时行角膜内皮细胞照相，观察内皮细胞的数量和形态，有助于了解内皮已损伤的情况。

（7）皮质抽吸在晶状体核被乳化吸出后，将灌注管和抽吸管自超声乳化手柄上拔出，连接在I/A手柄上。I/A手柄一般配有两个针头，一个为直形或弧形针头，用于抽吸各处的皮质；另一个尖端呈90° 转折，用于抽吸主切口方位的皮质。用手柄上吸孔为0.3 mm的灌注抽吸针头伸进前囊下，从下方6点开始到鼻侧和颞侧，最后到12点，将残留的晶状体皮质抽吸清除。抽吸12点方位的皮质时，可换用尖端转折的针头。残留的多为较透明的晶状体皮质，因此需要先将皮质吸住，拖至瞳孔中央后，加大吸力将其吸出。有时皮质嵌于I/A针孔口不能吸入，可用辅助器械将它塞入针孔内。有时不小心吸住后囊膜，此时宜立即停止抽吸，但不要停止灌注（即脚踏控制板立即退回第1挡），并不必惊慌而将I/A头立即拔出，这样往往会将后囊膜撕裂，甚至将整个囊膜拉出，而应保持灌注，脚踩回吐键（部分机型有此功能），待后囊膜被回吐后才取出I/A头或继续抽吸。

（8）后囊膜抛光与后囊膜环形撕除术。若后囊膜上仍粘有少量皮质，为了安全起见，此时不宜用I/A头直接抽吸，以免吸破后囊膜。可向后囊膜前方注射少许黏弹剂，再用注射黏弹剂的针头轻轻摩擦后囊膜，可将残余皮质松开待置入人工晶状体后与黏弹剂一并吸除。若后囊膜本身浑浊或后囊膜上的机化膜粘连较紧，不能通过抛光松解，则需行后囊膜环形撕囊术。先向前房注射少量黏弹剂以保持约1.5～2CT深的前房（注意不可太深，否则撕囊时看不清楚），用截囊针在后囊膜中央刺一孔，再通过此小孔向后囊膜后方注射少量黏弹剂，将范围约3 mm直径的玻璃体前界膜与后囊膜分开。然后用撕囊镊自小孔处开始，在后囊膜中部撕去直径2～3 mm的后囊膜。若后囊膜上的机化块较坚韧，估计难以撕开，可在注入少量黏弹剂后，先用一次性直OT针头在后囊膜中部刺开两条长2～3 mm的平行的直线口，再用囊膜剪垂直于这两条切口剪开，将剪下囊膜用镊子夹出，形成一个四边形的后囊膜撕囊口。一般12岁以下的儿童患者和后囊膜明显浑浊的成人可常规进行后囊膜环形撕除术，但对高度近视患者应慎重，最好留待日后行Nd：YAG激光切开，因为这类患者玻璃体液化严重，在后囊膜撕开后经常伴玻璃体脱失，使术后视网膜脱离的发生率大幅增加。

（9）关闭切口术毕宜用冲洗针自侧切口向前房内注入BSS，检查切口水密情况。一般隧道式切口可自行关闭，不需缝合。即使置入人工晶状体时将切口扩大为5.5 mm，只要切口做得正确，也不需缝合。若注入BSS时发现主切口有少量液体渗漏，眼压难以升高，可用冲洗针向切口两侧的角膜基质内注入BSS，使之轻度水肿，往往可以使之达到水密状态。若仍有液体渗漏，则需用10–0尼龙线缝合1～2针。小儿的巩膜硬度差，即使是隧道长度很长的角膜切口也经常不易自闭，需要缝合。

7. 术后处理

当切口关闭后，球结膜下注射抗生素和皮质类固醇的混合液，如庆大霉素1万U和地塞米松1 mg，结膜囊涂抗生素眼药膏后用眼垫包眼。术后第1天即可去除眼垫，改用抗生素和皮质类固醇眼药水滴眼。术后如果炎症反应重，可在球结膜下注射地塞米松2.0 mg或全身应用皮质类固醇。术后患者的日常生活一般不必严格限制，但应避免剧烈活动及防止眼部受到碰撞。

（二）囊外摘除术

白内障手术史经历了针拨术、传统囊外摘除术、囊内摘除术、囊外摘除术和超声乳化摘除术等主要时期。如今，针拨术、传统囊外摘除术已经不再使用了，囊内摘除术的使用也非常有限，囊外摘除术和超声乳化摘除术为我国目前白内障手术方式的主流。白内障囊外摘除术是把晶状体前囊截开并将中央部分前囊切除，然后摘除浑浊的晶状体核及皮质，保留完整的晶状体后囊。目前常用的白内障囊外摘除术式有白内障囊外摘除术、小切口非超声乳化白内障摘除术、白内障抽吸术和白内障超声乳化摘除术。

白内障囊外摘除术的特点是在手术显微镜下前囊膜截开后，通过角膜缘切口将整个核娩出，然后关闭切口，在前房闭合的状态下灌注抽吸皮质，保留完整的晶状体后囊膜以支撑人工晶状体。

1. 主要优点

与囊内摘除术相比，它有不少优越性。

（1）保留了后囊膜以支撑后房型人工晶状体，解决了白内障术后高度屈光不正问题。

（2）后囊膜的保留减少了玻璃体脱失的发生率，虹膜晶状体隔的再形成使视网膜裂孔、视网膜脱离和黄斑囊样水肿等并发症减少。

（3）晶状体后囊膜的屏障作用，可使眼球后段组织免受房水中可能存在的毒性成分的损害。

（4）对角膜营养不良病例，后囊膜可防止玻璃体与角膜内皮接触所引起的角膜损伤。

（5）白内障囊外摘除术的适应证较广。

在眼科手术显微镜应用于临床以前，传统囊外摘除术的主要缺点是皮质残留导致术后葡萄膜炎，而囊外摘除术在手术显微镜下进行使得这一缺点基本得到了解决。由于白内障囊外摘除术不具有白内障超声乳化摘除术小切口、高效率的优点，在一些发达国家它已逐渐被白内障超声乳化摘除术所取代，但它不需昂贵的超声乳化仪，因而在我国现阶段仍然为白内障手术的主要方式之一。

2. 适应证

一般来说，除晶状体脱位，几乎所有类型的白内障均可作囊外白内障摘除术。但囊外手术最佳的手术时机是成熟或近成熟期白内障，视力在0.1以下者。

3. 禁忌证

①全身情况较差，不能耐受手术者。②晶状体脱位或超过2/3半脱位者。③局部化脓性感染灶或菌血症者。④凝血功能障碍者。⑤视功能预后极差，估计不能恢复视力者，作为相对禁忌证。

4. 术前准备

（1）抗生素眼药水。术前常规点眼。

（2）散瞳。可用复方托吡卡胺眼药水点眼，将瞳孔散大至7 mm左右。

（3）控制眼压。白内障囊外摘除术对眼压控制的要求较高，较高的眼压易引起后囊破裂、玻璃体溢出，甚至驱逐性脉络膜出血等并发症，由于虹膜不断鼓出，嵌顿于切口处，致使缝合切口时较为困难；而眼压过低又可能引起剜核困难。最佳的眼压是7～10 mmHg，对估计眼压较高者如肥胖体型者、伴青光眼或有青光眼史者可在术前使用乙酰唑胺，或静脉滴注甘露醇将眼压降低。

（4）镇静。对精神较为紧张的患者，可在术前肌内注射苯巴比妥钠0.1 g，对异常紧张者可肌内注射哌替啶。

5. 麻醉

以前一般使用球后或球周麻醉加眼轮匝肌制动麻醉（面神经阻滞麻醉），为达到较为适中的眼压，球后或球周注射后，术者常用大鱼际压迫眼球5～10 min，近年来由于手术技术及设备的进步，不少术者采用表面麻醉但传统的麻醉方法虽然较慢，毕竟更为安全，特别是对心理异常紧张、合作欠佳的部分病例。

6. 手术步骤

（1）开睑方法。有开睑器开睑和缝线开睑两种。传统使用缝线开睑，可部分解除眼睑对眼球的压力，但步骤较多，且可能引起眼睑淤血和暂时性上睑下垂。现多用开睑器开睑简单快捷，但不能解除眼睑对眼球的压力。两种方法的选择完全取决于术者的习惯。作缝线开睑时，缝线不可距睑缘过近，并应经过睑板组织，否则会引起睑外翻或睑板上缘压迫眼球。睑裂小的患者，可作外眦切开。

（2）眼球固定。一般使用上直肌牵引缝线固定眼球，方法是：先将眼科单齿镊的两叶闭拢，在12点方位顺结膜表面向上，至距角膜缘8～9 mm处，张开有齿镊，再夹住上直肌的肌止端，牵引眼球向下转，此时如果眼球随镊子的牵拉转动顺畅，表明已抓住直肌而不是筋膜，否则应重新再做一次前述动作。然后，在直肌止端后的肌腹底穿过1-0丝线，过针时缝线的针尖切勿刺向巩膜，以免穿破巩膜。然后拉紧缝线，用血管钳固定在手术巾上，此时，眼球固定在下转位。也有医师在抓直肌前用斜视钩压迫下穹隆部，使眼球轻度下转，再用有齿镊去抓上直肌，这种做法有效地减低了操作的盲目性，尤其是对于紧张不配合、用力闭眼致眼球过度上转的患者，这种方法更值得推荐。

（3）做结膜瓣。一般使用穹隆为基底的结膜瓣，以便能充分暴露手术野，不影响手术中观察前房，且操作简单，不损伤过多结膜组织。方法：在12点方位结膜下注射少量麻药，从此处开始向两侧沿角膜缘剪开球结膜约120范围，然后向穹隆部方向结膜下稍作钝性分离，暴露3～5 mm宽的巩膜，用电凝器进行表面电凝止血。

（4）切口。一般用刀片或钻石刀先沿角膜弧度做一板层切口，长度10～12 mm（约120弧度，视晶状体核的大小而定），深度达全厚度的90%（可分次逐渐加深），再在其中某处做一小穿刺口进入前房，通过此穿刺口注射黏弹剂及完成截囊后，再用角膜剪自穿刺口向两侧将切口扩大，以便剜核。做切口前，特别是扩大切口前，应习惯先检查缝线有没有准备好，部分小的医疗单位常忘记准备缝线，以致术中不能及时关闭切口，增加手术的并发症。

1）切口方位：对手术效果的影响不大，一般以手术医师顺手的方位为佳，而绝大多数手术医师均倾向于选择上方切口，范围约自10点至2点钟方位。但一些特殊患者如青光眼术后的患者，由于必须避开上方的滤过泡，可能需要在鼻侧、颞侧甚至下方做切口。某些眼外伤的患者，为方便术中行瞳孔成形或后粘连分开或避开溢出的玻璃体，或充分保存和利用残留的晶状体后囊膜作为人工晶状体的支托等，也可选用其他方位做切口

2）切口位置：由于白内障囊外手术的切口较长一般需10～12 mm，因而切口的位置对手术的效果影响较大。切口过于靠前容易引起角膜严重散光，过于靠后会影响手术操作，一般多选择在角膜缘的后界做切口，但也有选择透明角膜、角膜缘前界和巩膜位置做切口的，各自特点如下。透明角膜切口：外切口在角膜缘以内约1 mm的透明角膜上。优点是不引起出血，术后不易发生虹膜前粘连；缺点是术中较易损伤角膜内皮及后弹力层，术后伤口愈合较慢，角膜散光较大。一般不能常规用于白内障囊外摘除术，仅用于为避免伤害青光眼术后滤过泡、虹膜周边有广泛前粘连或有出血倾向等特殊病例。角膜缘前界切口：外切口靠近角膜缘前界，此处出血较少。角膜缘后界切口：外切口位于角膜缘后界，此处血管较多，伤口愈合较快，对角膜屈光影响也较少，是最常采用的切口部位。其内切口则以在小梁网之前部（无功能小梁）或Schwable线附近为宜。巩膜切口：外切口在角膜缘后界后1～1.5 mm的巩膜上，稍为向前倾斜进入前房，内切口位置在小梁后部，切口完全避开角膜组织。此法仅用于角膜内皮变性病例，但术中及术后较易出血。

3）切口类型：根据切口在球壁的行程径路特点，可将切口分为垂直切口、倾斜切口和二阶梯和三阶梯切口等。垂直切口：与眼球壁呈垂直方向进入前房。这种切口在关闭时需紧密缝合才能水密，容易引起较重散光。倾斜切口：向角膜方向倾斜进入前房。这种切口缝合时较易达到水密状态，但太过倾斜的切口可能引起后弹力层撕脱。二阶梯切口：先垂直切口达1/2深度，后再改为倾斜方向进入前房，是较为安全快捷的方法。三阶梯切口：先做与角膜缘垂直的板层切口，深度达1/2厚度，再平行于角膜板层向前剥离1～2 mm，然后在水平切口前端垂直切开进入前房。这种切口缝合关闭时较容易对合。

（5）截囊。将晶状体的前囊膜截开，以便核可以自此娩出，皮质可自此抽吸，人工晶状体可以自此置入。它是白内障囊外摘除术中最为重要的步骤之一，它直接影响到核娩出的顺利、皮质抽吸干净和人工晶状体置入位置的正确与否，甚至有学者认为它与后发性白内障的形成也有一定关系。临床上常用的前囊膜截开方式有如下几种。

1）开罐式：为白内障囊外摘除术最常使用的截囊方法。一般使用破囊针，截囊前可先注入少量黏弹剂，可边截囊边注入BSS以维持前房。用破囊针头先在前囊膜上刺多个环形排列的裂口，一般环的直径约6 mm，象限刺5～10个裂口（越密越好），再将各个刺裂口相互连接，形成一个大的囊膜开口。传统囊膜上扎孔的顺序为先6点开始经3点到12点，再从6点经9点到12点。但也可不按此顺序，如先将10点至2点方位的囊膜扎开，以保证娩核时“产道”通畅，扎孔时常常是开始容易些，以后可能因皮质溢出影响观察、囊膜张力降低而较为困难。然后再将其余部位的囊膜扎开，最后连成一个环。如为成熟期和过熟期白内障病例，扎开第1孔时可能有许多皮质溢出，影响术中观察囊膜，可在扎孔前先向前房注入少量黏弹剂，破开第1针后用破囊针轻压切口后唇缓慢放出溢出的皮质，待手术野基本清楚后再继续截囊。

2）线状或信封式：先在上方中周部的前囊处做一水平裂隙切开，取出晶状体核及皮质后再撕去中央光学区的晶状体前囊膜。这种截囊方式在剜出较大的晶状体核时，裂隙状切开口可能向两侧延长而引起后囊膜裂开，故较少使用。

3）激光前囊膜切开：使用Q开关Nd：YAG激光于术前做前囊膜环形切开，其方法可参考有关专著。值得注意的是，激光前囊膜切开与手术的时间间隔不宜太长，以免引起眼压增高。如超过半小时才做白内障手术，宜在激光前囊切开后，口服乙酰唑胺或用0.5%噻吗心安眼药水滴眼。

4）截囊仪截囊：使用特制的截囊仪，截囊仪探头通过热灼、冷冻等机制，将囊膜划开。这种截囊仪多连接于超声乳化仪上，一般在囊外摘除术较少使用。

5）连续环形撕囊：用撕囊镊或破囊针将前囊膜撕开成一个无锯齿状缘的光滑的圆形切口。这种方法多用于白内障超声乳化摘除术中，近年来不少手术医师也用于白内障囊外摘除术。此法保存完整的囊袋，便于皮质抽吸干净并使人工晶状体置入囊袋后位置保持居中，但必须在黏弹剂的辅助下才能完成。使用连续环形撕囊行白内障囊外摘除术时，撕囊口必须较大，一般要求＞6 mm，并做充分的水分离与水分层，将核转出囊袋外，否则可能发生剜核困难，剜核时容易引起后囊膜破裂悬韧带离断、玻璃体溢出等并发症。当撕囊口较小时，也可在切口区前囊膜上加做两条放射状裂口，以便取出核。

（6）剜出晶状体核。剜出前最好先行水分离和水分层，使晶状体核松动，再根据核的大小将角膜缘切口扩大。为预防眼内容物溢出的危险，可先在切口中央用10-0尼龙线预置一针，但不拉紧打结，而是将线充分拉松。为减少剜核时损伤角膜内皮，可于剜核前在核与角膜之间注入少量黏弹剂，以保护角膜内皮。剜出晶状体核的方法有如下几种方法。

1）双手剜核技术：又称压迫剜核技术，这是最经典的剜核方法。手术医师左手持有齿镊夹住切口后唇，向后并偏向眼球中央的方向轻压切口后唇，使切口呈鱼嘴样张开，右手持显微针或持斜视钩轻压迫切口对侧的角膜缘，使已经游离的晶状体核上方翘起，注意斜视钩不可沿角膜滑动，以免角膜内皮与晶状体核接触导致内皮损伤。这样，晶状体核在双手协同作用下，缓缓移向切口，当晶状体核的上方赤道部露出切口后，即停止对眼球的任何压迫，以镊子或针头将晶状体核自一侧向另一侧拨动旋出切口外。剜核的操作要注意掌握压迫点的位置及压迫力度，以免导致后囊破裂。

2）单手剜核技术：如操作方法得当，切口足够大，也可只用左手持有齿镊夹住切口后唇，向后并偏向眼球中央轻压切口后唇，使切口呈鱼嘴样张开，晶状体核可自动剜出，而不需右手压迫眼球，这样可减少核与角膜内皮的摩擦力度，从而减少角膜内皮的损伤，并可减少后囊膜裂开、玻璃体溢出等并发症。

3）晶状体圈剜核法：扩大切口后，向晶状体核周围注射一层黏弹剂，将晶状体圈伸至晶状体核下方，将核套住，向上稍托起后，将核自切口拉出前房外。此法往往需借助角膜的反作用力才能将核套出，因而对角膜内皮的损伤比前两种方法要大些。

（7）切口缝合。一般选用10-0尼龙缝线。缝合方式可采用间断缝合、连续缝合或“8”字缝合。进针深度应达3/4角巩膜厚度，切口两侧深度要一致。进、出针位置均距切口1.0 mm，即跨度约为2 mm。每条缝线均呈放射走向，结扎缝线要注意线的松紧度适中，术中可借助Placido盘观察角膜曲率的变化，调整缝线的张力，以防术后出现较大的散光。缝线的数目可为5～9针，以令切口达水密或气密状态为宜。最后将线结拉进缝线隧道中埋藏。注意在扩大切口前宜检查缝线有无准备好；扩大切口后，可紧接着做一针预置缝线，以备紧急情况下迅速关闭切口；在剜核后、清除皮质前，可先间断缝合切口的一半，另一半缝合一针但使用活结结扎，这样，既可以在抽吸皮质时维持前房的深度，又可以方便人工晶状体的置入——皮质抽吸干净并向前房内注入黏弹性物质后，只需将活结解开即可置入人工晶状体，之后又将此线结扎而不需重新缝线，方便省时。

（8）清除残留的晶状体皮质。一般使用灌注抽吸法来清除残留的皮质。灌注的目的是保持一定的前房深度，以保护角膜内皮和后囊膜免受损伤。一般使用平衡盐液作为灌注液，没有平衡液时也可用林格液替代。为保持术中瞳孔处于散大状态，可在灌注液中加入肾上腺素（浓度为1∶100万）。为预防术中或术后眼内感染，在灌注液中加入规定剂量的抗生素。

1）灌注抽吸器械：多用同一器械完成，这种器械包括双腔管和自动灌注抽吸系统。双腔管：可为同轴式灌注抽吸针管（如McIntyre同轴灌注抽吸管），其外套管为灌注通道，内管为吸出通道，抽吸口的直径为0.2～0.3 mm。也可为并列式灌注抽吸针管，即灌注管和抽吸管两条管道并排焊接在一起。双腔管的灌注管道可接输液瓶，通过输液瓶的高度和输液口上的开关调节灌注压，控制前房浓度；抽吸通道通过一条硅胶管连于注射器。操作者一般使用右手抓住双腔管及输液器前端，左手持注射器，通过抽拔注射器产生负压。双腔管的灌注通道也可以通过一条硅胶管连接于一个大注射器，由助手负责向前房内注水，这种方法需两个人密切配合才能维持前房的稳定，如果皮质较多，还需反复吸水，效率较低。自动灌注抽吸系统：灌注抽吸系统的管道为同轴式，借助压力泵和吸引器同步运行以控制灌注和吸出的速度，并由微机自动调压，使用方便。

2）灌注抽吸技术：注吸针头在两针缝线之间进入前房，立即开始灌注以形成前房。抽吸时，抽吸针孔应避免朝向后方，以防在抽吸时不小心吸住晶状体后囊膜，将后囊膜撕破。抽吸周边的皮质时，宜先将皮质吸住并拉至中央可看见处，再将其吸除。术中宜始终保持注吸力平衡，以维持正常前房深度，这样可以减少内皮损伤和晶状体后囊破裂的机会，同时减少对玻璃体视网膜的扰动。抽吸晶状体皮质应由前向后逐层吸出。先抽吸6点方位的皮质，再吸出两侧皮质，最后吸出12点方位的皮质。若抽吸时吸住前囊膜瓣，不宜强行撕拉，以免后囊膜裂开，应先回吐，再伸至其下方周边处将皮质吸住拉出，然后吸除。有的皮质与囊膜黏得较紧或在切口的位置，不易吸出，可先置入人工晶状体，并稍微加以旋转，人工晶状体袢会将皮质刮松，再与黏弹性物质一起吸除。

（9）关闭结膜瓣。结膜瓣关闭的目的是覆盖角膜缘切口，方法可采用缝合法、热黏合法和结膜下注液法。

1）缝合法：可用5–0丝线、6–0肠线或10-0尼龙线缝合，先将结膜瓣向前拉至遮盖角膜缘切口，再在结膜瓣两端各作一个间断缝合。也可将结膜拉向结膜瓣的其中一端，只缝合一针，也能将角膜缘切口遮盖。

2）热黏合法：将结膜瓣向前拉至遮盖角膜缘切口，再在结膜切口两端用烧灼器烧灼至两层结膜黏合在一起。

3）结膜下注液法：一般术毕需行庆大霉素（妥布霉素）和地塞米松结膜下注射，如将注射液注射至结膜瓣区的结膜下，可使结膜瓣水肿并将结膜前推，也可将角膜缘切口覆盖。

7. 术后处理

白内障囊外摘除术后处理与白内障超声乳化摘除术基本相同。

（三）小切口非超声乳化摘除术

小切口非超声乳化白内障摘除术，又称小切口囊外摘除术，是近年来在囊外摘除术基础上发展起来的白内障手术方式，它既具有超声乳化手术相似的小切口和高效率的优点，又无须昂贵超声乳化设备，在发展中国家的应用越来越广。其切口也不需缝合即能自行关闭，如操作熟练，一位医师同样能在1 h内完成6～12例手术。

1. 适应证和禁忌证

与囊外摘除术基本相同，但由于此手术剜核时对角膜内皮的摩擦稍重于囊外摘除术，因而，怀疑角膜内皮功能异常的病例以选择大切口的囊外摘除术为佳。

2. 术前准备

与囊外摘除术相同。

3. 麻醉

可采用球周麻醉、球后麻醉和表面麻醉。由于手术时间较短，经常可在5～15 min内完成，因而更多手术医师倾向于使用表面麻醉。

4. 手术步骤

（1）做结膜瓣小切口。囊外摘除术的切口一般较后，因而做以穹隆为基底的结膜瓣时，需向后分离多些，暴露巩膜至角膜缘后4 mm。也可直接在角膜缘后4 mm处做以角膜缘为基底的结膜瓣，结膜切口的长度以6～7 mm为佳。烧灼止血。

（2）巩膜袋状切口。用于小切口囊外摘除术的切口有两种，用于剜核和置入人工晶状体的主切口称袋状切口，它其实就是潜行道加长的巩膜隧道切口；用于进入辅助器械帮助手术的侧切口称辅助切口。

1）主切口：外切口的形状多为反眉状、V形或直线形，其中部距角膜缘最近，为1.5～2.0 mm，两端距角膜缘最远，为2.5～3.0 mm。外切口的直线长为5.0～7.0 mm（视晶状体核大小和是否分核而定），深度约为巩膜1/厚度，可用剃须刀片、钻石刀或月形刀做成。再用月形刀平行于巩膜面做巩膜隧道直达透明角膜然后用穿刺刀穿刺，进入前房。在截囊后、剜核之前，用月形刀将切口内口扩大至8.0～9.0 mm，而外口仍为5.0～7.0 mm，整个隧道呈内口宽、外口窄的梯形。内口尽量做宽些，这在小切口囊外摘除术中非常重要，它将影响到剜核的顺利与否。在穿刺刀进入前房时，不可太过偏前，否则所形成的角膜“活瓣”可能阻碍核的剜出；但又不可直接自房角进入前房而不留“活瓣”，否则术后切口容易发生渗漏，且损伤了房角结构。

2）辅助切口：根据需要用穿刺刀在2点、1点方位（或3点和9点方位）角膜周边近角膜缘处做两个1.2 mm左右宽的斜行穿刺，用于分核或辅助剜核。使用前房维持器者还需在颞下方角膜周边另做一个穿刺口，用于进入前房维持器的灌注头，要求此穿刺口朝向晶状体的下方赤道部，大小必须与前房维持器灌注头一致，如果太宽则灌注头容易滑出或发生切口渗漏，影响前房的维持。

（3）截囊。可用开罐式截囊或连续环形撕囊术，以后者较好。使用连续环形撕囊时，撕囊口直径不应<6.0 mm，以便晶状体核剜出。

（4）水分离与水分层。在小切口白内障囊外摘除术中较为重要。通过水分离，可使晶状体皮质与囊膜分开，整个晶状体可在囊袋内转动；通过水分层，可使晶状体的外周核与内核分开，使核的体积减小，便于内核通过小切口娩出。水分离与水分层一般用冲洗针头注入BSS来完成，最终达到晶状体内核完全分离并被旋转到前房内。

（5）分核。小切口囊外摘除术可以将核分成两块后再娩出，这样只需4.5～5.5 mm，的切口就可以完成娩核；也可以不进行分核直接经小切口娩出，切口一般需6.0～7.0 mm，分核方法有多种，可归纳成两类：一类是垂直分核法，即分核器以垂直于晶状体赤道平面的力将核“劈开”或“咬开”；另一类为平行分核法，即分核器以平行于晶状体赤道平面的力将晶状体核“掰开”。

1）垂直分核法：众多分核式小切口囊外手术中，以垂直分核法研究得最多，方法多种多样。较早的方法是在晶状体核周围注射黏弹剂，在核后放一板作为“砧”，再用一刀自核的前面向后压将核“切开”。由于前房深度有限，垂直向的操作空间极小，这一方法受到很大的限制，理论上简单而操作上十分困难。垂直分核法的另一方法是使用一个特制的咬切器，将晶状体核“咬”去一个象限，娩核时先将咬开的这一象限娩出，再将另一部分以旋转的方式娩出，这种方法在操作上较为容易。

2）平行分核法：在晶状体赤道平面上进行操作，空间较大。目前流行的方法是分核镊分核法，向前房注射黏弹剂以维持其深度，晶状体调位钩自辅助切口进入前房，钩住晶状体核下方赤道部，分核镊从主切口进入，自核的中央稍偏切口区刺入核中心，深度达核厚度的一半以上，用力将分核镊张开，此时核也随之分开成两半。一般近切口侧较难一同分开，可用调位钩和分核镊协同将核旋转半周，再用分核器将此侧分开。当晶状体核较硬时，可能出现“藕断丝连”现象，必须用分核镊将这些“丝状物”完全分开，才能进行娩核。另一种平行分核法称“双刀劈核法”，具体操作为：在3点和9点方位做角膜周边辅助穿刺口，水分离和水分层并将核旋转到前房后，在核前和核后注射少量黏弹剂，两把特制的分核刀分别自3点和9点穿刺口进入前房，继之相互对冲刺入核内，直达核中心并再稍向前刺入少许，然后一刀向6点方位，另一刀向12点方位使力，将核“开”。再将核旋转90°，分次将核块娩出。

（6）娩核。如何通过小切口娩核是小切口囊外摘除术的最重要的步骤。小切口囊外摘除术的娩核法与现代囊外摘除术者有所不同，压迫法往往不能奏效，其娩核一般用晶状体圈套出法和冲洗引出法。

1）晶状体圈套出法：充分的水分离与水分层，将内核分离出来，并将之转到前房，这一步非常重要，尤其是在不分核的手术中，这样可明显减小切口并使娩核顺利进行。在核的前方注射黏弹剂以保护角膜内皮，在核的后方注射黏弹剂以保护后囊膜。将一个宽约4.0 mm、顶端稍上翘的晶状体圈伸进前房，在晶状体内核下方将核托起，缓缓拉至切口处，若核较小或核已分成两半，需将核块调好位置，可直接接着将核自切口套出。若核较大，可使用人工晶状体调位钩，自侧切口伸入，帮助调整核的位置，并将核“推”出切口。

晶状体圈套出娩核法较为简单，但容易损伤晶状体后囊膜和角膜内皮，尤其是在前房较浅、后房压力比较高和眼球深陷的病例。术前使用降眼压药物、术中充分压迫眼球以降低眼压可使手术变得顺利。圈套娩核法最大的缺点是对角膜内皮的摩擦力较大，内皮损伤较重。比较超声乳化与圈套剜核后角膜内皮细胞的病理变化可发现，超声乳化引起的角膜内皮损伤为细胞水肿变性，其中大部分以后可以恢复功能；而圈套剜核引起的内皮细胞损伤为细胞脱落、碎裂，大部分以后无法恢复。

2）冲洗引出法：经常可使用一种称为“前房维持器”的设备，它由一个吊瓶与一条粗大的输液管组成，吊瓶内装有BSS，输液管下端连接一个三通管，再与一个粗大的短针头相连，针头的管径需足够大，外面有较粗的横向螺纹以便固定于角膜穿刺口中。使用时，用1.15 mm宽的穿刺刀在颞下方角膜周边做一个斜行穿刺口，穿刺口需正对晶状体下方赤道部，穿刺刀抽出时必须正好自原道拔出，以免产生切口不规则而引起灌注针头滑出。将前房维持器连接的粗短针头旋入此穿刺口中，同时将三通管开通以免前房变浅，眼压过低而影响针头的插入。前房维持器有许多作用：包括代替黏弹剂辅助撕囊、帮助剜出内核和外周核、抽吸皮质和代替黏弹剂辅助置入人工晶状体。撕囊时保持吊瓶高度35 cm（相当于26 mmHg的眼压）经常可顺利进行连续环形5.0～5.5 mm撕囊；剜核时吊瓶需稍提高，约40 cm，此时再用一块滑板在切口处稍压切口后唇，即可将核轻易地“引出”1.5 mm切口外；置入人工晶状体时，吊瓶的高度也保持在35 cm左右。任何时候吊瓶的高度均无须达到如超声6 mm乳化手术时的高度。冲洗引出法也可使用黏弹剂来“冲洗”，方法是将一条特制薄板（或隧道刀）伸入切口内，并稍向下压切口后唇，同时自辅助切口注射黏弹剂，将核推至切口处，再一边注射一边用薄板再将核“引”出切口外。

（7）抽吸皮质。其方法与囊外摘除术者相同，可使用双腔管手工操作或自动灌注抽吸系统完成。

（8）关闭切口巩膜切口。一般不必缝合可自行闭合，少部分切口渗漏的病例可用10-0尼龙线缝合一至两针，缝合的方法可采取放射方向间断缝合或横向缝合，也可采取“8”字缝合。结膜瓣一般用烧灼黏合法关闭，也可采取缝合法或结膜下注射法，但部分病例结膜下注射后，水肿的球结膜压迫切口后唇，使切口张开，致使巩膜切口不能自行关闭。

5. 术后处理

与现代白内障囊外摘除术和白内障超声乳化摘除术相同。

（四）抽吸术

1. 适应证

先天性或30岁以下外伤性无硬核的白内障，可通过白内障抽吸术将白内障摘除。

2. 术前准备

同“超声乳化摘除术”。

3. 麻醉

因手术时间更短，成人大多只需表面麻醉。但这类患者多为儿童，可采用氯胺酮基础麻醉加表面麻醉。

4. 手术步骤

（1）做结膜瓣。在颞上方以角膜缘为基底做一个约5 mm长结膜瓣，在结膜切口下分离眼球筋膜，暴露角膜缘，烧灼止血。使用可折叠式人工晶状体者可采用透明角膜切口，此时无须做结膜瓣。

（2）做角膜缘切口。可采用隧道式的角膜缘切口、巩膜切口或透明角膜切口，切口宽度2.8～3.0 mm。

（3）截囊。可行开罐式、开信封式或连续环形撕囊。

（4）水分离。用冲洗针头向前囊膜下注入BSS，将皮质与囊膜分离，有时甚至可将整个晶状体的皮质与软核冲洗出切口。

（5）抽吸软核与皮质。可用双腔管或自动灌注抽吸系统完成。将抽吸灌注针头伸入前房，在保持正常前房深度的情况下，一边将平衡盐溶液注入前房，一边抽吸皮质。

（6）连续环形后囊膜。撕囊儿童病例术后常发生后发性白内障，据观察年龄<10岁者发生率几乎为100%；同时在发生后发性白内障后，小儿常不能配合行Nd：YAG激光后囊膜切开，因而建议常规行后囊膜撕开术，以连续环形后囊膜撕囊术为最佳。

（7）关闭切口。一般小儿的角膜切口和巩膜切口不易自行关闭，往往需进行1～2针的间断缝合。由于小儿好动，术后配合不好，若切口裂开渗漏又不得不行基础麻醉才能修补，因此，即使看起来切口不渗漏，为稳妥起见，还是以缝合一针为妥。较大儿童和成人一般可不需缝合。

（8）关闭结膜瓣。结膜切口可以电透热黏合或缝合。

5. 术后处理

与白内障囊外摘除术和白内障超声乳化摘除术相同。

六、囊内摘除术

白内障囊内摘除术是将全部晶状体悬韧带离断后，将整个晶状体连同其全部囊膜一起，通过大切口完整地剜出的白内障手术方式。由于这种手术方式可以在没有手术显微镜的条件下施行，手术设备简单，在20世纪中期曾广泛开展。但这种手术将晶状体囊膜全部摘除，使后房型人工晶状体置入发生了困难，同时手术切口较大，容易发生玻璃体溢出，术后并发症发生率极高。虽然在手术显微镜下操作、使用冷冻技术的白内障囊内摘除术较传统的囊内摘除术有了很大的发展，但仍未能解决上述两大致命的缺点，因而逐渐被各种类型的囊外手术所代替。目前，白内障囊内摘除术在我国已不再是常规选择，只在少数特殊情况下才选用这种手术方式。虽然如此，作为白内障医师，也应熟悉这一术式，因为这类特殊情况经常会碰到。

1. 适应证

理论上，白内障囊内摘除术适用于所有类型的白内障，包括伴有晶状体脱位者。但近年来随着各种新技术的出现，白内障囊内摘除术已逐渐少用，因为囊内摘除术比囊外摘除术更容易发生一些严重的并发症如驱逐性脉络膜出血、玻璃体脱出术后黄斑囊样水肿、视网膜脱离、青光眼等，而且使置入后房型人工晶状体失去后囊膜的支撑，所以多数术者各种囊外摘除术，尤其是超声乳化手术。一般仅在以下情况下才不得不采用囊内摘除术。

（1）晶状体严重脱位的病例。

（2）意外的白内障囊内摘除术：原定行白内障囊外摘除术或白内障吸出术，但在截囊后剜核时发生晶状体悬韧带断裂，整个晶状体连同囊袋一齐被完整剜出，或因玻璃体溢出改用玻璃体切割器将晶状体连同其囊膜完全切除。

（3）无显微手术条件。但无显微设备不应成为施行白内障囊内摘除的全部理由，因为完全可以建议患者到有显微设备的医院去手术。只有当患者经济条件不允许、交通十分不便等原因，患者自己强烈要求行此手术时，才能成为囊内手术的理由。

过去曾认为，伴晶状体源性眼病，如晶状体溶解性青光眼，晶状体皮质过敏性葡萄膜炎或青光眼的病例，应选择囊内摘除术。但近年来的观察表明，只要将皮质抽吸干净，这类病例同样可行囊外摘除术，特别是超声乳化摘除术术后并无晶状体源性眼病的迁延或复发现象。

2. 禁忌证

下列情况尽量不要选择白内障囊内摘除术。

（1）全身情况极差不能耐受手术，伴有全身菌血症或局部化脓性感染灶者，均不能手术，需先将上述疾病治愈。

（2）25岁以下患者，由于玻璃体与晶状体之间存在着玻璃体晶状体囊膜韧带，使两者紧密相连，做白内障囊内摘除术时易牵拉玻璃体使之脱出。

（3）一眼已行白内障囊内摘除术，但术后发生视网膜脱离、黄斑囊样水肿，以及因玻璃体进入前房导致大疱性角膜病变者。

（4）慢性前葡萄膜炎引起的虹膜广泛后粘连、瞳孔闭锁或膜闭者。

（5）合并青光眼的白内障。

（6）要求行后房型人工晶状体置入术的患者，也尽量不要行白内障囊内摘除术，否则必须行后房型人工晶状体固定术，会增加手术难度和手术并发症。

（7）患眼因其他疾病已无光感或光定位已不准者，如无晶状体源性并发症，则不必手术，否则患者将难以理解。

3. 术前准备

（1）眼部检查明确是否有手术指征。术前决定行白内障囊内摘除术的指征是晶状体全脱位或重度半脱位，这些均是白内障超声乳化摘除术和囊外摘除术的禁忌证。由于部分脱位的晶状体不一定能通过术前检查发现，而且行白内障超声乳化摘除或囊外摘除术时，偶尔也会发生术中囊膜或悬韧带意外，因而术前需常规备好囊内手术的器械，如晶状体圈套、聚丙烯缝线（固定后房型人工晶状体用）和尼龙缝线等。

（2）排除和处理全身及眼局部或内眼的手术禁忌证。如严重心血管疾病、感染性疾病等，并需根据术前视功能的预测结果，向患者说明手术的目的及可能出现的并发症。

（3）抗生素眼药水。术前3天使用抗生素眼药水滴双眼（即使单眼手术），每天4次。

（4）散瞳眼药水。术前1 h用散瞳眼药水将术眼瞳孔散大。

（5）镇静药、止血药和降低眼压药物等。术前半小时可全身使用镇静药、止血药和降低眼压药物等，如肌内注射苯巴比妥钠、酚磺乙胺口服乙酰唑胺、50%甘油盐水或静脉滴注甘露醇等。

（6）眼部清洁、消毒。与“超声乳化手术”相同。

4. 麻醉

多采用球周或球后麻醉，对精神过分紧张的患者可加面神经阻滞麻醉。熟练的手术医师同样也可使用表面麻醉，但患者需联合后房型人工晶状体缝线固定术，估计手术时间较长时，最好选用球周或球后麻醉。在球后麻醉后充分压迫眼球，使眼压降低至

10 mmHg以下，将有利于手术顺利进行。

5. 手术步骤

（1）开睑与固定眼球。以往经常采用缝线开睑，近年来逐渐转为使用开睑器开睑。合作不佳者行上直肌牵引缝线，需行后房型人工晶状体固定术者最好同时行上、下直肌牵引缝线，以便术中调整眼球的位置，保证在手术显微镜下手术野的清晰度。

（2）做结膜瓣。一般使用上方以穹隆部为基底的结膜瓣，沿角膜缘剪开结膜，剪开的范围约180°（9点方位至3点方位），暴露角膜缘后3～4 mm宽的巩膜表面，并作巩膜表面烧灼止血。若需联合后房型人工晶状体缝线固定术，此时应先准备缝线固定的结膜瓣和巩膜瓣。

（3）做角膜缘切口。方法与“白内障囊外摘除术”相同，但切口稍长些。多采用角膜缘切口，即在角膜缘前界后0.5～1.0 mm处切开，先用刀片做垂直性板层切开，范围从9点半至2点半方位。检查缝线已准备好后，在12点方位切穿前房，再用角膜剪向两侧扩大切口，切开时剪刀必须与虹膜面平行，保证切口斜向进入前房，形成阶梯形切口。注意剪刀的一叶要切实伸入前房，以免将后弹力层顶起，造成后弹力层撕脱。然后在此切口中间用6-0丝线（指无手术显微镜情况下，目前手术显微镜下多使用8-0或10-0尼龙线）预置缝线一针，将预置缝线的线圈整理好分置两侧。必要时可在10点半方位和1点半方位再加两针预置缝线，以便剜出晶状体后能尽快将切口关闭。

（4）玻璃体处理。若患眼术前已有玻璃体疝入前房（前界膜未破），在切开前房后（未扩大切口之前），向前房注入黏弹剂，以保护角膜内皮，并试图使玻璃体疝复位。若玻璃体前界膜已破裂，多数情况下玻璃体会粘连于其他组织，应在切穿前房后扩大切口至2～3 mm长，用玻璃体切割头进入前房，将前房内的玻璃体切除。在完成前房玻璃体切除步骤后再扩大角膜缘切口至150°～180°。

（5）晶状体剜出。可采用以下一些方法，在剜出晶状体前应检查切口是否足够大，瞳孔大小是否合适，眼压是否适中，当这3个条件符合要求时再剜出晶状体。

1）晶状体圈套剜出法：特别适合于晶状体脱位的病例，因而目前使用最多。当晶状体已半脱位或已部分滑入玻璃体腔内，见晶状体的一部分时，使用其他方法可能导致大量玻璃体脱出或晶状体下沉。此时可以在前房注射少量黏弹剂，将晶状体圈伸至晶状体的后面，将晶状体托起，套出切口。

2）玻璃体内直视下摘出法：若晶状体已完全脱入玻璃体腔内，则必须先将角膜缘切口用活结缝合，然后进行经平坦部后段玻璃体切割术（PPV），通过眼内导光纤维及角膜接触镜，在直接观察晶状体位置的条件下，用玻璃体切割器先切除晶状体周围及其前方的玻璃体，再用切割头或笛形针将悬浮在玻璃体内的晶状体吸住（可使用重水帮助），托起使其通过瞳孔进入前房，然后在前房内注入缩瞳药缩瞳后，打开角膜缘切口，用晶状体圈将晶状体从角膜缘切口套出。但是，如今这种情况常常不行白内障囊内摘除术，而是行玻璃体腔内晶状体咬切术（核较软时）或超声粉碎术，以减少眼球的损伤。

3）冷冻摘除法：这是白内障囊内摘。除盛行时期最常用的方法，适合于无晶状体脱位的病例，但近年来已很少使用。先掀开角膜瓣暴露晶状体前表面，再将上方虹膜推向切口后唇，将晶状体表面的水分吸干。再将冷冻头伸进前房，黏附于晶状体上方前表面，冷冻，约数秒钟后冷冻头周围出现1～2 mm的白色圆圈，表示晶状体已被黏结牢固，此时可轻轻摇动将晶状体悬韧带拉断，可先上下摇动拉断上、下方悬韧带，再左右摇动以拉断两侧悬韧带，最后用冷冻头吸住完整的晶状体一起摘出。

4）压迫剜出法：适用于年龄较大、晶状体悬韧带较脆弱的病例。方法是经虹膜周边切玻璃体内直视下摘出法除口和下方虹膜后分别注入1∶5 000～1∶10 000的α-糜蛋白酶溶液约0.3 mL，1 min后以BSS冲洗前房。再一手持固定镊固定切口后唇，向后下稍加压力使切口张开，暴露晶状体上方赤道部，另一手用斜视钩或晶状体匙压迫切口对侧的角膜缘，将整个晶状体压出角膜缘切口，其手法与囊外摘除时剜核的手法基本相同。此法容易发生玻璃体脱出，因而很少使用。

（6）关闭角膜缘切口。晶状体剜出后，稍作虹膜复位，即收紧切口中间的预置缝线，关闭切口。然后向前房注入0.01%毛果芸香碱或0.1%乙酰胆碱缩瞳。继用10-0尼龙缝线间断缝合切口7～9针，但暂留一针不打结，待完成虹膜周边切除后才打结，关闭全部切口。

（7）虹膜周边切除。这是白内障囊内手术的特别之处，由于白内障囊内摘除术后玻璃体前面失去屏障，玻璃体容易向前突入瞳孔，虹膜周边切除的目的是防止瞳孔阻滞引起的青光眼。

（8）关闭结膜切口。将结膜复位后，用电透热法将结膜切口固定，必要时也可用缝线固定结膜切口。

6. 术后处理

（1）术毕结膜下注射抗生素及皮质类固醇，涂抗生素眼药膏后，用眼包遮盖术眼1天，非手术眼可不必包眼，以方便患者活动。术后数天可适当口服抗生素和皮质类固醇。

（2）一般不必绝对卧床，但应避免剧烈运动，免撞击、揉擦术眼，避免负重、用力咳嗽等，有便秘者宜用药物通便，以免用力过猛切口裂开。

（3）不必忌口，但应避免刺激性强的食物，如辣椒、烈酒等，宜吃些营养丰富及容易消化的食物，多吃蔬菜、水果，保证每天大便通畅。

（4）术后第1天去除眼包，开放术眼，滴抗生素和固醇类皮质激素眼药水，每天4次。术后每天晚上包术眼并加眼罩保护，以防止夜间不慎碰伤术眼。

（5）若以缝线作结膜缝合，可在术后5天拆除结膜缝线。

（6）嘱咐患者定期复查，及时发现与治疗术后并发症。对裸眼视力不佳的患者，术后1个月验光，对屈光不正较重者可配镜矫正。

七、人工晶体植入术

（一）无晶状体眼的矫正

眼晶状体形如一个双凸的透镜，是眼内的重要屈光介质，它在眼内的屈光度为+15.0～+20.0D。晶状体的另一个作用是调节作用，即它可以通过一系列变化使眼睛在一定的范围内既能看清远物又能看清近物。当手术摘除晶状体后，患眼就变成了无晶状体眼。由此可见，无晶状体眼术后出现屈光异常和调节不能两大问题。

1. 屈光异常的矫正

无晶状体眼屈光异常的矫正方法有多种，最早的是用框架眼镜矫正，之后出现了配戴角膜接触镜（俗称隐形眼镜）、角膜表面镜片术和人工晶状体置入术等方法矫正，由于人工晶状体在眼内的良好表现，如今绝大部分白内障术后的无晶状体患者采用人工晶状体置入术来矫正。

（1）框架眼镜。长期以来，框架眼镜一直是矫正白内障术后无晶状体眼的主要方法，一般术前无任何屈光不正的患者，术后无晶状体眼需要约+10.0D的镜片才能矫正，术前有近视者度数低些，而术前有远视者所需镜片度数更高些。目前我国仍有不少白内障术后的患者通过配戴框架眼镜来矫正无晶状体屈光异常。其优点是价格较便宜，不需手术，因而避免了一些严重的并发症。缺点是：①物像放大作用，它具有约25%的放大率，因此不能用来矫正单眼的无晶状体眼，否则双眼物像将难于融合。②高度的凸透镜可引起各种像差和棱镜效应，导致患者视野缩小、视物变形、定位失误、眩晕、放射散光和环形暗点等症状，从而失去进行精细活动的能力。由于镜片较厚，患者可能感觉戴镜极为不便。因而，框架眼镜并不是矫正白内障术后无晶状体眼屈光异常的理想方法。

（2）角膜接触镜。角膜接触镜是最近30余年来逐渐发展起来的矫正屈光不正的良好方法，由于其物像放大率仅8%，并可明显消除戴框架眼镜所引起的球面像差和棱镜效应，因而也是矫正无晶状体眼屈光异常的较好方法之一，常用于矫正单侧无晶状体眼。但是，配戴角膜接触镜也有不少缺点：①常常引起角膜、结膜并发症，轻者如角膜异物感、睑结膜乳头肥大和角膜新生血管形成等，重者可发生细菌性和棘阿米巴性角膜溃疡，甚至引起角膜内皮功能失代偿。②并非任何时候、任何人均可配戴，在泪液分泌减少、卫生条件差及在有灰尘环境工作的患者禁忌戴角膜接触镜。③双眼无晶状体眼的患者因双眼视力均极差，常难以自行戴上角膜接触镜。

（3）角膜表面镜片术。曾有人研究用角膜表面镜片术来矫正无晶状体眼，但是由于材料来源困难、加工制作复杂，特别是术后常有重度不规则散光、视力效果不佳因而目前未能广泛应用。

（4）人工晶状体置入术。1949年11月29日，英国医师Ridley在伦敦托马斯医院为一位45岁的女患者施行了其第1例人工晶状体置入术，至今已有50余年了。在这50余年中，人工晶状体的设计与材料经过不断改进，手术技术也不断进步，如今，人工晶状体置入术已成为人人均接受近于理想的无晶状体眼的矫正方法，成为白内障术后无晶状体眼矫正的首选方法，只要无禁忌证，一般白内障术后均常规置入人工晶状体（多为后房型人工晶状体）。

2. 适应证

（1）单眼白内障术后，由于物像不等而不能耐受眼镜者。

（2）职业及活动需要，不适宜戴眼镜者，如飞行员、司机及运动员等。

（3）伴有黄斑病变，需要术后提高周边视力者。

（4）禁忌戴接触镜者，如在有灰尘、化学烟雾等环境工作；伴有干眼症眼睑病，伴有类风湿、手指畸形、年老行动迟缓难以配戴接触镜；个人卫生较差易于导致感染者。

（5）2岁以上的单眼外伤性或先天性白内障患儿，不能配合戴镜，为防治弱视，早期置入人工晶状体十分有益，但置入的必须是后房型人工晶状体。

3. 优点

（1）几乎没有物像放大作用。

（2）各种像差及棱镜作用极小。

（3）无须经常装卸。

（4）后房型人工晶状体置入后重新形成了一个模拟的虹膜晶状体隔，这在预防视网膜脱离、黄斑囊样水肿等严重术后并发症中有重要意义。

（5）经过50多年的观察，人工晶状体在眼内的稳定性、生物相容性极佳。

（6）对术后屈光状态的预测性相当好。

4. 缺点

（1）需要行内眼手术，患者需承受手术的风险，但目前的人工晶状体设计和手术技术的进步已将这一风险降到了极低。

（2）不能调节，虽然可置入多焦点或多焦点人工晶状体，但其在眼内的表现仍不尽如人意。

（二）人工晶状体

人工晶状体的外形多种多样，根据置入眼内的位置可分为前房型人工晶状体和后房型人工晶状体；根据光学部的材料可分为硬性人工晶状体和可折叠式人工晶状体；根据光学部和袢的关系可分为单体型人工晶状体和三体型人工晶状体；根据人工晶状体屈光的特点又可分为单焦点人工晶状体、双焦点或多焦点人工晶状体和散光性人工晶状体。

1. 主要部件构造

人工晶状体多由一个光学部和若干个袢组成。

（1）光学部。人工晶状体的光学部是人工晶状体的主要部分，它承担人工晶状体的屈光功能。光学部一般为圆形，无色透明，直径5.0～7.0 mm。未开展超声乳化手术之前，白内障手术所置入的人工晶状体的光学部直径多为6.0～6.5 mm，这种人工晶状体较适合大切口的白内障手术，同时即使瞳孔或人工晶状体轻度偏中心也影响不太大；近两年小切口白内障手术和囊袋内置入法的开展，人工晶状体的光学部直径为5.5～6.0 mm，这样较适合经小切口置入，但光学部太小可能在光线弱时（如夜晚）不能完全被瞳孔遮盖，因而出现光晕、复视等。还有将人工晶状体光学部设计成椭圆形者，其二径的长度为5.0 mm×6.0 mm，可经更小的切口置入，但置入后的患眼也常常感到眩光和光晕。光学部的前后两面可为双凸或平凸，目前大多数为双面等凸形。过去，人工晶状体光学部周边常带有两个小孔，方便晶状体调位钩钩住此处旋转，以调整人工晶状体位置，但这两个孔经常会引起眩光，近年来由于置入技术的进步，一般人工晶状体均不带调位孔。

（2）方形边人工晶状体。过去，光学部的边缘多为圆钝形，近年来由于日本学者Nishi发现直角边具有预防后发性白内障的作用，因而不少人工晶状体的光学部边缘改为方形边。但随着方形边人工晶状体使用的日益增多，一个小小的问题暴露出来了，部分患者感觉眩光，尤其是光学部用屈光指数大的材料制作的人工晶状体，其眩光发生率较高。

（3）带虹膜隔的人工晶状体。有一种人工晶状体的光学部直径为5.0 mm，其外面加了一个2.5 mm宽的有色环，使其直径达到10 mm。有色环的颜色可为黑色或蓝色，用于无虹膜或虹膜严重缺损的病例，以重建虹膜隔，减少患者的畏光感并增加视力的质量，称为带虹膜隔的人工晶状体。它的缺点是直径较大，不能囊袋内置入，切口较大术后散光重；由于无虹膜，它又类似一个前房型人工晶状体，术后对角膜内皮的长期监护也不可忽视。

（4）袢。人工晶状体袢的功能是固定人工晶状体，它不起屈光作用。人工晶状体袢的形状曾五花八门，有板状袢、闭合式三袢或四袢、闭合式和开放式双袢等多种多样，后来逐渐趋于Ridley开放式双袢。目前的硬性PMMA后房型人工晶状体绝大多数使用此袢，其外形可似英文字母“J”“C”，分别称为J袢和C袢，其中以后者多见，袢平面常常与光学部平面构成一个向前的角度，5°～10°，使人工晶状体光学部向后囊膜贴近。近年来单体型折叠式人工晶状体的出现，部分生产商又开始生产板状袢和闭合式三袢（如IOL Tech生产的部分亲水性丙烯酸酯）的人工晶状体，以解决材料太软致双袢不稳固的问题。双袢的最远点的距离构成人工晶状体的总长，在大切口白内障手术时代，人工晶状体的总长多为13.5 mm和13.0 mm两种，总长度较大有利于置入在睫状沟区的稳固性。与光学部直径一样，近年来人工晶状体的总长也随手术切口和囊袋内置入而减小，多为12.5 mm、12.75 mm和13.0 mm。

（5）前房型人工晶状体。前房型人工晶状体的袢与后房型者不同。前房型人工晶状体可分为房角支撑型和虹膜支撑型（虹膜爪型两种，前者袢的形状为“弓”字形，后者的袢为板状，与光学部构成一个近似小船的形状，两袢各有一个裂缝，用于夹住虹膜以固定人工晶状体。

（6）缝线固定用人工晶状体。有一类人工晶状体双袢的最远端各有一个小孔，其作用是方便缝线固定人工晶状体。在无后囊膜或后囊膜缺损不能支撑人工晶状体的情况下，直接按常规方法置入人工晶状体可能会导致人工晶状体脱位，这时需用缝线穿过人工晶状体袢上的这两个小孔，再缝合固定于睫状沟外的眼球壁上。

（7）囊膜张力环。其可视为一类只有袢而没有光学部的人工晶状体，其形状为一个开放的环，环的直径10～11 mm，用PMMA制成，适用于晶状体悬韧带部分断裂的病例。在抽吸皮质时或将皮质抽吸完后，将张力环置入囊袋内，可防止悬韧带离断处囊膜塌陷和悬韧带的进一步断裂，从而可预防玻璃体脱出，并方便将人工晶状体置入囊袋内。

（8）鳍形虹膜隔。它的形状类似于张力环，但在环上带有一个或多个鳍形的遮光薄片，多为黑色，由PMMA制成，虹膜部分缺损时用于模拟虹膜的遮光作用。

2. 人工晶状体材料

（1）PMMA。PMMA即聚甲基丙烯酸甲酯，俗称有机玻璃，是临床上最早广泛使用的一类人工晶状体材料。其屈光指数为1.49，因而所制成的人工晶状体可以很薄，重量极轻，为3.0～5.0 mg。自1949年进入临床使用以来，经70多年的观察，其理化性质非常稳定，生物相容性极佳。用于制作人工晶状体的PMMA材料中常掺入少量吸收紫外线的物质，使人工晶状体具有吸收紫外线、减少外界紫外线对视网膜（特别是黄斑）损伤的功能。PMMA人工晶状体表面还可使用一些物质如肝素、吲哚美辛等处理可减少术后炎症反应和炎症物质附着于人工晶状体表面。PMMA作为人工晶状体材料的一个缺点是它在100℃以下较硬，不能弯曲或折叠，因而置入时需较大的手术切口。

（2）硅胶。医疗级别的硅凝胶在眼科有许多用途，如用于做成角膜接触镜、巩膜扣带、青光眼引流阀和人工角膜等，作为人工晶状体材料用于临床也有近20年的历史，是最早使用于制作可折叠型人工晶状体的材料。其屈光指数为1.41～1.46，略低于PMMA，因而同度数的人工晶状体较PMMA制作的稍厚。硅胶人工晶状体的优点是柔软性极佳，折叠后可通过很小（可小至2.8 mm）的切口置入眼内。其主要缺点如下。①激光损伤阈值低，发生后发性白内障需行Nd：YAG激光后囊膜切开时易受激光损伤。②弹性过强，特别是遇水变滑，折叠时容易飞脱，使用较不方便。③表面静电较强，易吸除杂质；同时，若以后需行后段玻璃体切割术，则术中人工晶状体后表面可能积聚许多水泡，影响术中观察。如果玻璃体腔需要填充硅油，还会被硅胶材料所吸附。因而对某些以后可能需行玻璃体视网膜手术的病例，最好避免使用这类人工晶状体。④有人推测20年后此类材料可能老化变黄，但由于观察时间还不长，未得到证实。

（3）水凝胶。水凝胶广泛用于制作软性角膜接触镜，也是第2类较早使用于临床的可折叠式人工晶状体材料，目前使用得较为广泛的有博士伦公司的Hydroview系列人工晶状体。这类人工晶状体一般需在水中保存，其屈光指数与其含水量有关，为1.43～1.47。水凝胶人工晶状体与角膜内皮的黏附力较小，因而术中术后对角膜内皮的损伤也较小；水凝胶为亲水性材料，葡萄糖、水和电解质可通过扩散进出人工晶状体，有人认为这较符合眼球的生理要求。湿润时，这类人工晶状体较容易折叠，展开也较慢，但干燥时则不容易折叠，因而置入前最好将它湿润。

（4）丙烯酸酯。丙烯酸酯是最新的一类可折叠型人工晶状体材料，可分为疏水性和亲水性两种。使用较早较广泛的为疏水性人工晶状体，如美国Alcon公司生产的Acry Sof系列人工晶状体，其屈光指数为1.51，是所有人工晶状体材料中最大的，因而可做成更薄的人工晶状体。这类人工晶状体的优点为：展开速度较慢，3～5 s才完全展开（而硅胶展开时间在1 s以内）因而易于操作；这类材料与PMMA结构非常相近，性质稳定，生物相容性也极佳；激光损伤阈值较高，不易受Nd：YAG激光损伤。其缺点是价格较贵，所需切口比硅胶人工晶状体大，温度太低（<0℃）时折叠易出现裂痕，因而天冷时需稍加温后才折叠。

近年来，又出现了各种亲水性丙烯酸酯人工晶状体，其中以法国Corneal公司的Quattre系列和美国DR公司的SC6BOUV型亲水性丙烯酸酯人工晶状体较早进入我国。理论上，这类材料具有疏水性丙烯酸酯的各种优点，而且浸在水中受环境温度影响不大，其亲水性质使其生物相容性更佳，因而可能是一类更好的材料。但由于观察时间还不长，使用时需持审慎态度。虽然法国Corneal公司的Quattro系列5年来的观察并未发现任何问题，但已发现部分MDR公司生产的SC6BOUV型亲水性丙烯酸酯人工晶状体术后6～12个月发生人工晶状体浑浊现象。有人发现，这些浑浊的人工晶状体中含有未结合的紫外线吸收物质的单体，因而推测人工晶状体的浑浊可能与这些单体有关，与亲水性丙烯酸酯材料本身无关。

（5）袢材料。单体型人工晶状体的袢与光学部材料相同，三体型人工晶状体的袢多用PMMA制成，部分三体型人工晶状体的袢用聚丙烯制作，如美国Allergan公司的SI30系列人工晶状体。聚丙烯袢的优点是柔软不易断裂，缺点是记忆性较差，即变形后不易复原，使人工晶状体位置的稳定性欠佳；病理检查发现置入睫状沟后，常被纤维膜或巨噬细胞包绕。有研究表明，PMMA袢人工晶状体在囊袋内的稳定性优于聚丙烯袢人工晶状体。

3. 常用人工晶状体

（1）TECNIS一片式非球面人工晶状体。TECNIS一片式非球面人工晶状体（型号：ZCB0）具有以下特点。①零球面像差可通过波前设计非球面前表面将全眼球面像差矫正至零，从而提供更安全、更清晰的视力。②低色差可通过产生与其他IOL和自然晶状体相比更低的色差来提供更清晰的成像质量。③透过健康的蓝光可完全透过对于暗视力和昼夜节律所必需的健康的蓝光，相对于蓝光阻断型人工晶状体，可获得更好暗视觉和更佳的昼夜节律。④最佳质量的材料可减少被称作闪辉的晶状体内气泡存在的风险，而闪辉会导致对比敏感度甚至视力的下降。⑤新式的一片式设计易于置入的同时，还通过新式的一片式设计提供360° 连续的方形屏障边缘，可以紧贴后囊，从而限制晶状体上皮细胞的移行，降低PCO的发生率。

（2）TECNIS多焦点人工晶状体。TECNIS多焦点人工晶状体（型号：ZMA0）是一款具有非瞳孔依赖性的非球面全光学面衍射型人工晶状体，可在所有距离和所有光线条件下提高不依赖瞳孔的视觉表现，是目前唯一一款全光学面衍射型非球面多焦点人工晶状体。可使患者在各种光照环境下，如清晨、黄昏、雨雪雾天、楼梯间等条件下，都能拥有清晰、全的远、中、近视力，方便患者的工作和生活。TECNIS多焦点人工晶状体也可同时降低球差和色差。它采用疏水丙烯酸酯材质，最大限度地降低色差，同时其前表面的非球面技术旨在将全眼球差抵消到0。球差和色差的降低为患者提供了更清晰、敏锐的视远、中、近视力。同时，不阻断健康所必需的蓝光，相对于蓝光阻断型人工晶状体，提供了更佳的暗视力和更优的昼夜生物节律。

（3）TECNIS一片式多焦人工晶状体。2011年AMO在中国新上市了新型TECNIS一片式多焦人工晶状体，包括如下特点。①衍射多焦设计可提供良好的远、中、近全程视力，脱镜率达90%。②全光学面衍射设计视力表现不依赖于瞳孔大小，即使在暗光下仍能获得良好的远、近视力。③非球面设计矫正全眼球差到零，获得更敏锐的视力。④晶状体材质所有人工晶状体材质中最高的阿贝，色差最低、视力更清晰。⑤视力高质量的中距离视力且不以影响近视力为前提。⑥暗视力完全透过对健康必不可少的蓝光提高暗视力并使患者恢复健康的生物节律。⑦新一代一片式设计360° 后方边设计，有效预防PCO。

4. 人工晶状体的选择

无论用何种方法摘除白内障，一般均首选置入后房型人工晶状体。临床实践已充分证明，后房型人工晶状体是迄今矫正白内障术后无晶状体眼屈光异常最理想的方法。

（1）主要优点。①后房型人工晶状体引起的像差很小，为白内障术后提供了最好的屈光矫正。②更接近于正常晶状体的生理位置，所形成的拟虹膜晶状体隔较佳。③远离角膜和避免与虹膜发生摩擦，减少了术后角膜和虹膜等并发症。④对瞳孔的影响较少，术后可自由扩瞳，利于观察眼底。

（2）注意事项。①置入后房型人工晶状体时，一般尽量将人工晶状体置入在囊袋内，此时可选择可折叠式人工晶状体和小光学面人工晶状体。尸体解剖和动物实验的结果显示，如果后房型人工晶状体袢位于囊袋内，人工晶状体袢对睫状体几乎没有影响，也没有炎症反应。然而，如果该袢置入于睫状沟，袢可深深地陷入睫状体内，引起多发性微血管阻塞而导致缺血虹膜红变或新生血管性青光眼。②当囊袋不完整、一半以上悬韧带离断等情况时，可将人工晶状体置入在睫状沟，此时应避免使用单体型的折叠式人工晶状体，因为其袢太短太软，在睫状沟不足以固定人工晶状体。人工晶状体袢在囊袋内固定比睫状沟固定略后移，所起的屈光作用稍小，如果人工晶状体袢一个置入囊袋内，另一个置入睫状沟，则可导致人工晶状体光学面倾斜，引起有效人工晶状体屈光力减少和散光。③置入睫状沟的人工晶状体总长应为12.5～13.5 mm，置入囊袋内的人工晶状体总长应为12.0～13.0 mm。④若白内障摘除术所用的切口＞5.5 mm，最好置入PMMA人工晶状体，一方面它经过50年的观察性能极佳，另一方面置入折叠式人工晶状体是一个浪费。⑤当由于某些原因使后囊膜不能支撑人工晶状体时，可选择行后房型人工晶状体缝线固定术或前房型人工晶状体置入术。后房型人工晶状体缝线固定术的优点与普通后房型人工晶状体相同，但手术较为复杂，术中可能引起虹膜或睫状体出血。而前房型人工晶状体置入术手术较为简单，但离角膜较近，容易与角膜内皮发生摩擦，可能发生慢性角膜内皮损伤而最终引起大疱性角膜病变；房角支撑型可能引起房角粘连，虹膜支撑型则对虹膜、瞳孔的影响较大，术后不利于观察眼底。多数人认为小儿应禁忌置入前房型人工晶状体，而年龄较轻者也尽量不要置入前房型人工晶状体。⑥若患者术前瞳孔较大，或偏向一侧不能使之居中，可选择光学部直径较大的人工晶状体，以免术后人工晶状体光学部不能完全遮盖瞳孔而产生单眼复视。若估计大光学部的人工晶状体仍不能遮盖全部瞳孔，则应选用带虹膜隔的人工晶状体或在虹膜缺损的区域置入人工晶状体，同时置入虹膜隔。

（三）人工晶状体度数计算与选择

人工晶状体度数计算十分重要，若其度数计算不准确，可能导致患眼术后高度远视或近视，给患者带来较大的痛苦。随着白内障手术技术的提高，以及患者对视力质量要求的提高，术后屈光不正越来越多地成为术后患者投诉的原因，因此人工晶状体度数的计算马虎不得。

1. 计算公式与方法

（1）SRK公式。SRK公式诞生于20世纪80年代初，由Saunders、Retztaff和Kraff等总结得出，他们在患者置人工晶状体后，回顾分析了数以千计的患者术后的残余屈光度、人工晶状体度数与各种影响因素之间的关系，通过统计回归的方法，得到了角膜屈光度、眼轴长度与人工晶状体度数之间的数学关系，公式表达式为：$P=A-2.5L-0.9K$。式中：P是预计使术眼术后为正视眼的人工晶状体度数，单位为D；A是人工晶状体常数；L是眼轴长度，单位为mm；K是角膜屈光度的平均值，单位为D。

上述公式对大多数病例都非常准确，但对于一些特殊病例，如高度近视和高度远视的患者，则常常产生一些偏差，因而后来Saunders等对上述公式进行了改良，改良后的公式称为SRKⅡ公式。经临床验证，SRKⅡ公式较SRK公式在计算有屈光不正眼的人工晶状体度数时，准确性有了进一步的提高，成为目前临床上使用得最广的人工晶状体度数计算公式。

SRKⅡ公式：$P=A1-2.5L-0.9K$。$A1$的计算方法如下：如果$L<20$，$A1=A+3$；如果$20 \leqslant L<21$，$A1=A+2$；如果$21 \leqslant L<22$，$A1=A+1$；如果$22 \leqslant L<24.5$，$A1=A$；如果$L>24.5$，$A1=A-0.5$。

1）眼轴长度L的测量：此处指视轴方向的眼轴长度，即角膜前表面顶点到黄斑的距离，一般需用A型超声波测定。使用B型超声波测量的值往往偏小，而用CT测得的值则更加偏小，这种方法常常使术后患者发生近视。在理想的状态下，A超也会产生0.03 mm的误差，但如果测量技术不熟练，可以产生较大的误差，其中测量时超声波探头偏离视轴或将眼球压陷是最常见的原因。眼轴长度的误差对人工晶状体度数计算的准确性影响较大，根据公式可知，1 mm的误差将使人工晶状体度数产生2.5D的偏差。一般正常人A超测得的眼轴为23.24 mm，若所测得的数值偏离这一数值较远，则宜反复多测几次，以便减少测量误差。

2）角膜屈光度K的测量：一般需测量最大和最小角膜屈光度及它们的轴向，在规则性散光的病例，这两个轴一般垂直。最大角膜屈光度与最小角膜屈光度的平均值即为上述公式的K值。角膜曲率测量是影响生物测量值的另一个重要原因，测量时患者不合作，眼球有外力压迫（如眼睑）、测量区域偏离光学中心3 m以外、角膜上皮不完整以及角膜曲率计的照射轴向与眼轴不一致等均可明显影响其准确性。正常眼角膜屈光度平均值为43.5～44.0D，若所测得的值相差较大，宜反复多次测量以减少误差。有时因某些原因不能测出患眼的角膜屈光度，可采取两种办法估计。其一是使用对侧眼的角膜屈光度，另一是使用正常人平均角膜屈光度的值，即垂直向44D，水平向43.5D。两者的选择取决于计算者估计哪种方法更接近实际值。测量角膜曲率时宜常规记录其轴向，以便手术中对高度角膜散光的患者进行附带的散光性角膜手术。

3）A常数：它是一个将人工晶状体度数与眼轴长度、角膜屈光度联系起来的理论值，没有单位，由人工晶状体厂商根据其设计、料以及预计在眼内的置入位置等而计算出来，并标明在人工晶状体包装盒上以备查考。不同的人工晶状体型号有不同的A常数，一般前房型人工晶状体的A常数值为113～116，后房型人工晶状体的A常数值为116～119。

（2）理论公式。人工晶状体度数计算还可使用各种理论公式，这些理论公式是用数学的方法在简化眼的基础上推导出来的。以前，由于理论公式计算烦琐，而且计算的准确性并不优于SRK公式，因而很少使用。近年来，由于微型计算机的使用日益广泛，新一代的理论公式也比以前更为准确，不少测量眼轴的A型仪上装上了这类软件，其中有许多备选的新一代人工晶状体计算公式，常见的有SRK-T、 Holladay、Hoffer Q、Binkhorst、 Colenbrander和Haigis等公式，检查者只需选择一个公式，再根据公式用A超对患眼做生物测量，然后输入角膜屈光度值，A超仪可自动计算出人工晶状体度数，极为方便。临床观察表明，对于眼轴在22～25 mm的病例，理论公式并不优于回归公式（SRKⅡ公式）；但对于眼轴＜20 mm或＞30 mm的患者，理论公式的计算值更为准确。由于回归公式是根据正视眼的原始数据推导，所以眼球越趋于正视眼，其准确性越高，用理论公式与回归公式计算的度数就越接近。而在近视眼理论公式计算的人工晶状体度数低于回归公式计算值，反之，在远视眼，理论公式计算人工晶状体度数高于回归公式计算值。

（3）根据术前屈光度计算。这种方法的准确性较低，一般不主张采用，但可用于粗略检查用上述回归公式或理论公式所计算的度数是否准确。对于一些没有条件进行生物测定或因特殊情况不能做生物测定的医疗单位，偶尔也可采用此方法。术前屈光度一般需获取以前的病史、患白内障以前的验光记录或体检记录才能得到。如果无法确定患者原始屈光状态，也没有眼科用的超声波测量仪，可采用非眼科用的超声测量仪粗略测量眼球长度，排除轴性高度近视和高度远视的存在，再估计人工晶状体度数。

计算公式：$P=PM+1.25\times$ 术前屈光度

式中：PM为术前为正视眼的病例需置入的人工晶状体度数。不同类型的人工晶状体其PM值不同，前房型人工晶状体PM=+18.00D后房型人工晶状体PM=+21.00D。

2. 临床选择

通过上述公式计算出来的人工晶状体度数，有时还不是实际应该置入的度数，术者还应根据患者的职业需要、生活习惯及对侧眼的屈光状态等因素对度数进行调整，最后决定该置入人晶状体的度数。

（1）置入最好人工晶状体。目前的人工晶状体度数间隔为0.5D，但用SRKⅡ公式计算出来的度数常常并不正好是0.5的倍数，此时的取舍并不是四舍五入，而最好是所有尾数均“入”。例如，计算出来的值为21.6D，但目前只有21.5D和22.0D的人工晶状体，此时宜选择置入22.0D的人工晶状体。轻度的近视比不小心造成远视要好得多。

（2）置入比正视眼过矫+0.5D的人工晶状体。由于目前常规置入的人工晶状体绝大多数为单焦点人工晶状体，若术后远视力好，则近视力差，患眼需戴“老花镜”；若近视力好则远视力差，术后需戴“近视镜”。一般均尽量使患眼术后的屈光状态为正视或轻微近视（置入实际需要度数或稍大于实际需要的度数），而看近时戴“老花镜”。因为这样比较接近正常生理，且看远时多在户外，不戴镜较为方便；而看近时多在户内，即便戴眼镜也影响不大。但千万不要将术眼置成远视（置入的度数比实际需要的低），这样患者看远和看近均需戴镜，极不方便，常成为患者投诉的原因。由于手术技术的差异及眼球的生物可变性，术后难免出现屈光不正，甚至偏离预测的屈光状态超过1.0D，因而，为了防治术眼术后出现远视倾向，一般置入比正视眼过矫+0.5D的人工晶状体为宜。

（3）根据职业因素选择。对于工作或生活需要良好远视力的患者，如司机、演员等，应尽量选择使患眼在术后达到正视眼的人工晶状体。对于大部分时间要进行阅读或进行其他近距离工作者，如会计、知识分子等可使术后造成一定程度的近视。农村妇女患者常常需做家务，有时还做些针线活，置入人工晶状体使术后变成一定的近视，患者可能更为满意。在为患者设计为术后轻度近视时，术前宜向患者解释清楚。

（4）其他选择。①另一眼有近视者。必须考虑维持双眼单视不要产生术后屈光参差。因而对这类病例需作周全的考虑，若另一眼晶状体完全透明而有一定的屈光不正，则应考虑使术眼术后屈光状态也与对侧眼相近；若估计另一眼也很快需行白内障手术，应使术眼术后屈光状态基本为正视。②屈光状态。为减小人工晶状体度数计算和选择上的错误，常常需询问患者术前的屈光状态，如有无近视，是否需戴老花镜及开始戴老花镜的年龄、度数等，借此可进一步核对公式计算的度数是否准确。③其他。儿童、角膜屈光手术后及硅油填充眼的人工晶状体度数计算及选择较为复杂，可参考其他有关专著。

3. 注意事项

一般在选择人工晶状体时，应注意以下几点：①睫状沟置入，避免选用单体型的可折叠式人工晶状体，因为这类人工晶状体的总长较短，且袢柔软，置入睫状沟后可能位置不稳定。②瞳孔较大时，宜选用光学部直径较大的人工晶状体或带假虹膜隔的人工晶状体，否则，人工晶状体光学部不能全部被瞳孔遮盖，可能引起单眼复视。③儿童患者不宜选用前房型人工晶状体，这类人工晶状体具有潜在损伤角膜内皮的危险，久之可能导致角膜内皮功能失代偿。另外，在选用国外产品时应特别注意产品说明书对各种产品的适应证和禁忌证。

（四）后房型人工晶状体一期置入术

白内障摘除后直接置入人工晶状体称为一期人工晶状体置入术；在白内障手术摘除后过一段时间才置入人工晶状体，或在外伤后晶状体内容物已被吸收的无晶状体眼内置入人工晶状体，称为二期人工晶状体置入术。

1. 适应证与禁忌证

由于后房型人工晶状体比无晶状体眼镜、膜接触镜和前房型人工晶状体在矫正无晶状体眼方面有不可替代的优点，因此，一期后房型人工晶状体置入是目前最常使用的技术。

（1）适应证：一般白内障手术后，除非有禁忌证，否则都常规一期置入后房型人工晶状体。但由于尚有其他可替代的方法矫正无晶状体眼，而且人工晶状体是一种置入物，根据目前的观念，宜特别向患者解释清楚置入物的特点，求患者同意才施行手术。后房型人工晶状体可置入在两个位置：两袢均在囊袋内或均在睫状沟，尽量不要一袢在袋内一袢在沟内。①囊袋内置入。囊袋完整或近于完整的患者，最好将人工晶状体置入在囊袋内。②睫状沟置入。囊袋不完整但后囊膜完整者，前囊撕囊口完整而后囊破裂者；前囊膜和后囊膜均破裂，但其中之一尚残留2/3以上并可展开者。③睫状沟。缝线固定前后囊膜均不完整且残留均少于1/2者。

（2）禁忌证：一般认为，下列情况下也不宜置入人工晶状体。①活动性葡萄膜炎，但Fuchs葡萄膜炎例外。②术前未向患者解释清楚，患者未能理解此手术；或患者不愿意接受人工晶状体置入术。③眼部伴有严重的病变，如小眼球、虹膜红变广泛先天性眼部异常眼内恶性肿瘤、先天性青光眼。④1岁以内婴儿。

过去认为，青光眼、糖尿病增殖性视网膜病变术中玻璃体脱出、对侧眼视网膜脱离、全身正进行抗凝治疗、角膜营养不良、独眼、葡萄膜炎、高度近视等均为人工晶状体置入术的禁忌证，但近年来的观察发现，只要手术技术过关，人工晶状体质量好，这些患者置入后房型人工晶状体是安全的，而且部分病例（如青光眼、高度近视、对侧眼曾有视网膜脱离的病例）行后房型人工晶状体置入术对患眼有益。

2. PMMA人工晶状体置入术

（1）囊袋内置入。适用于行连续环形撕囊的白内障囊外摘除或白内障超声乳化摘除术后，这种方法置入的人工晶状体不与眼内的含血管组织接触，因而术后反应较轻，同时囊袋内置入后的人工晶状体位置也较为居中和稳定。

置入步骤如下：①必要检查。确定晶状体悬韧带无断裂和后囊膜完整。②注射黏弹剂。人工晶状体置入前最重要的是用黏弹剂形成“一个通道和一个空间”。“通道”是指自切口至晶状体囊袋之间需用黏弹剂形成一个无阻碍的通道，以便人工晶状体能达到囊袋；而“空间”是指向晶状体囊袋内注入黏弹剂将前囊膜和后囊膜撑开，以便人工晶状体能置入在囊袋内。操作时可先在瞳孔中央开始注射，逐渐伸向下方囊袋内前囊膜边缘下，最后向上方12点方位的前囊膜下。③扩大切口。小于晶状体光学部直径的切口需扩大，鉴于目前多使用光学部直径5.5 mm的PMMA人工晶状体，白内障超声乳化摘除后，需将切口扩大至5.5 mm宽，最好用专用的5.5 mm宽扩切口刀一次完成，这样切口较为光整，宽度也非常准确。小切口非超声乳化手术的切口多为5.5～7.0 mm，一般不需扩大。现代白内障囊外摘除术常因抽吸皮质而缝线关闭切口，此时需拆除1～2条缝线。④钳夹人工晶状体。将盛放人工晶状体的匣子打开，用人工晶状体置入镊（或无齿打结镊）沿人工晶状体纵轴（二袢顶点连线）夹起人工晶状体，镊子约夹住光学部的2/3。注意将上袢也夹在镊子内，若夹上袢置于镊子两脚的外面则容易发生断袢，并需注意人工晶状体正反面不要弄错，人工晶状体下袢末端指向左、上袢末端指向右则为正面。用BSS冲洗人工晶状体光学部。⑤置入人工晶状体单手置入技术。目前绝大部分手术医师使用单手置入技术，方法是：先将人工晶状体下袢塞入切口，紧接着人工晶状体光学部也进入切口，此时将人工晶状体下袢稍向下压，使它进入囊袋内再继续深入，将人工晶状体光学部放至囊袋内，当人工晶状体上袢及光学部连接处进入囊袋内后，将持人工晶状体的镊子松开，退出切口外。再夹住尚露在切口外面的上袢的中点偏末端少许处，向里塞至囊袋上缘时，稍向顺时针方向旋转并向下压，将人工晶状体上袢置入到囊袋，再用镊子、冲洗针头或人工晶状体定位钩轻轻顺时针旋转人工晶状体光学面，以确定它是否完全进入囊袋内。技术熟练的手术医师常可不用更换钳夹位置而一步将人工晶状体置入到囊袋内。此技术的关键是用黏弹剂将囊袋充分打开，用直打结镊沿人工晶状体纵轴夹住人工晶状体光学部上2/3，将下袢、人工晶状体光学部、上袢与光学部连接点依次送入囊袋后，稍顺时针方向旋转并下压，可将下袢一起置入囊袋内。双手置入技术：现已较少使用，且多在置入J形袢人工晶状体时使用，方法是：左手用虹膜钩从角膜缘切口进入前房，将1～2点钟方位的虹膜及前囊膜边缘拉向切口，右手以晶状体弯镊夹住上袢的末端并稍内转将其向下及向中央弯曲，使上袢弹入囊袋内。⑥清除黏弹剂。黏弹剂吸除不干净，容易导致术后眼压升高，尤其是在一些术前房角滤过功能已经较差的病例。方法是：可用I/A头伸入前房，先将人工晶状体前面的黏弹剂冲洗干净，再将I/A头伸至人工晶状体后方，将囊袋内剩余的黏弹剂也吸除。但将I/A头伸至人工晶状体后方对技术不熟练者较为困难，有时甚至较为危险，此时可采取以下方法：先将人工晶状体前面的黏弹剂吸除，用I/A头将人工晶状体稍拨离中央，停止灌注让前房变浅，此时可见少量黏弹剂自后面移到前房，用I/A头将之吸除，再多次反复同样操作，可将绝大部分黏弹剂吸除。⑦缩瞳。可用毛果芸香碱或卡米可林，两者缩瞳作用的强度基本上相似，但以后者不良反应较小。前者的缺点是：缩瞳后不易再散开，可伴有轻度的虹膜脱色素。较好的囊袋内置入术毕常常可以不缩瞳，术后第1天瞳孔将自行缩小至3 mm直径以下。⑧关闭切口。如切口做得适当，5.5～6.0 mm常能自行关闭，不需缝合。轻微漏水者可向切口两侧的角膜组织内注射BSS，使切口缘水肿，常可达到自闭。否则就需用10-0尼龙线缝合1～2针。缝合时应对合好，打结不宜过紧，一般只需一针松松地打结防止切口二唇移位就行，过紧的打结反而不易水密。小儿眼球壁较软，不易自行关闭，同时因小儿术后切口漏水的处理需再次全身麻醉，较为困难，常应缝合两针以上，以确保切口不会漏水。

（2）睫状沟置入。适合于后囊膜完整，或后囊膜虽不完整但估计经置入人工晶状体等操作后，仍可保留2/3以上囊膜展开者，或后囊膜虽完全被破坏但前囊撕开口仍完整者。与囊袋内固定比较，睫状沟固定易引起睫状体炎症反应、糜烂、虹膜后摩擦综合征、虹膜后粘连、瞳孔夹持、人工晶状体偏位等并发症，因此囊袋完整时，一般均将人工晶状体置入在囊袋内，较少采用此技术。然而，状沟固定方法较容易掌握，操作时对悬韧带的压力较轻，因此在有部分悬韧带脆弱或断裂时，可采用这种方法。

置入的方法仍可使用单手置入和双手术置入法，多用单手置入法，先将黏弹剂自切口处注入前房并逐渐推向瞳孔区中央，形成“一个通道”，接着注入下方及两侧虹膜后与囊膜之间，形成“一个空间”。钳夹人工晶状体的方法同囊袋内置入法，将下袢、光学部和光学部与上袢连接点依次置入虹膜与囊膜之间，放开置入镊，改为夹住上袢中部稍偏末端处，通过顺时针旋转、下压等动作将上袢置入虹膜与囊膜之间。用人工晶状体调位钩顺时针方向旋转人工晶状体以确定人工晶状体是否置入到位。睫状沟置入人工晶状体后宜常规缩瞳，以防人工晶状体瞳孔夹持。如果前囊撕囊口居中，直径小于人工晶状体光学部直径，还可将人工晶状体的两袢置入睫状沟，而光学部嵌顿在前囊膜后面。方法是将人工晶状体置入在睫状沟后，向下轻压光学部使之自撕囊口进入前囊膜之后。此法人工晶状体位置较稳，并可减少玻璃体的溢出和玻璃体腔与前、后房的沟通。但若撕囊口偏中心则可能人工晶状体也随之偏中心。

若后囊膜部分破裂，有玻璃体进入前房，宜行前段玻璃体切割。充分的前段玻璃体切割可减少人工晶状体置入通道的阻力，使人工晶状体置入时可不再撕大后囊膜裂口；同时可减轻玻璃体向前的压力，使残留的囊膜得以展开，便于使置入的人工晶状体位置更稳固。人工晶状体置入后宜将瞳孔缩小，若此时发现瞳孔某处有成角，提示有玻璃体未切除干净，可将之切除、剪除或用冲洗针头将之拨回玻璃体腔。术毕切口宜缝合1～2针。

3. 可折叠式人工晶状体置入术

主要适用于白内障超声乳化摘除术后，切口长度<4.5 mm者。若切口>5 mm，则使用可折叠式人工晶状体似乎有些浪费，可置入小光学部PMMA人工晶状体，因为到目前为止，除了可以折叠之外，可折叠式人工晶状体并无其他方面明显优越过PMMA人工晶状体，而PMMA是使用和观察得最久的人工晶状体材料，因而性能比其他任何材料都可靠。同样，若囊袋完整，一般将人工晶状体置入囊袋内；若后囊膜破裂，可将人工晶状体置入睫状沟。可折叠式人工晶状体置入有折叠镊置入法和推进器置入法两种。

（1）折叠镊置入法。一套折叠镊一般为两把，一把为对折镊，用于将人工晶状体对半折好；另一把为置入镊，作用是将对折好的人工晶状体夹起置入到囊袋内或睫状沟。对折的方式可为横向对折和纵向对折。一般可折叠式人工晶状体均可进行两种对折法，但博士伦的Hydroview水凝胶人工晶状体只能纵向折叠。

1）横向对折。对折后人工晶状体两袢均位于一侧，置入囊袋后放开折叠镊，双袢即可直接进入囊袋内，置入速度较快。囊袋及前房注射黏弹剂形成“一条通道”和“一个空间”后，先确定人工晶状体正面朝上，将人工晶状体光学部带袢的两侧边缘卡于对折镊两齿上，稍用力夹紧，则人工晶状体沿着与纵轴线（两袢顶点连线）垂直的中线向上折起，双袢被折到人工晶状体的一侧，用置入镊对半夹好人工晶状体，平放进入切口，下压将两袢及光学部置入囊袋中，放松镊子，工人晶状体展开后，可一步到位地置入在囊袋内。

2）纵向对折。对折后人工晶状体一袢在前，另一袢在后。这种方法置入需补置入上袢，不能一步置入到位，但在后囊膜有破口、前囊撕囊口不完整时用此法比较安全。使用时先将人工晶状体正面朝上，光学部两侧边缘卡于对折镊两齿上，稍用力夹紧，则人工晶状体沿纵轴线向上折起，用置入袢夹好人工晶状体，平放进入切口，将下袢及光学部先置入下方囊袋内，旋转90° 使光学部折叠中线朝上，袢与光学部的连接点朝下，松开折叠置入镊，让人工晶状体光学部展开，再以置入PMMA人工晶状体的方法（旋转、下压）将上袢置入囊袋内。

为了手术医师操作方便，商家们不断改进可折叠式人工晶状体的包装，一些人工晶状体已不需这么复杂的折叠过程，包装时已将人工晶状体边缘卡于一次性支架上（但人工晶状体光学部仍然展开），使用时只要持置入镊轻轻下压，即可将之折叠并夹起，再置入眼内，这种包装方式称预夹持，使用这种包装的有博士伦的Hydroview水凝胶人工晶状体、法国Corneal公司的Alliance系列亲水性丙烯酸酯人工晶状体等；有的人工晶状体已折叠并夹好，使用时夹起直接置入眼内即可，这种包装称预折叠，如Ciba Vision公司的记忆型人工晶状体等。

（2）推进器置入法。使用时仍需用黏弹剂形成“一个通道”和“一个空间”。先在推进器塑料匣内注射少量黏弹剂（起润滑作用），再将人工晶状体沿纵轴放入此匣，使其一袢在前另一袢在后，将塑料匣置于推进器上，旋转推进，先将人工晶状体前袢推至塑料匣前端但不要露出来，再将塑料匣前端伸入前房，缓慢推进，将人工晶状体前袢和光学部推入囊袋内，将推进杆反向旋转退回到塑料匣中，将塑料匣前端拔出前房，这时人工晶状体的前袢和光学部已进入囊袋内，而后袢留在前房内、囊袋外，用置入镊或调位钩将人工晶状体后袢转入囊袋内。

4. 并发症及其处理

（1）术中并发症。

1）切口过小。小切口有许多优点，但置入人工晶状体时，不宜过分强求减小切口，切口长度不足可能引起人工晶状体表面划痕、袢变形或断裂、角膜后弹力层撕脱、切口变为鱼嘴状不能自行闭合等多种并发症。

2）人工晶状体袢损伤。包括袢变形和断裂。记忆性好的袢如PMMA袢、单体型可折叠式人工晶状体袢，变形后可逐渐自动复原，不必做特殊处理；但记忆性差的袢如聚丙烯袢（眼力健SI30系列人工晶状体）和部分PMMA袢（博士伦LI系列人工晶状体），袢变形后不易复原，导致术后人工晶状体偏位，因而，变形严重者需另换人工晶状体。对于所有人工晶状体袢断裂者均应更换人工晶状体，若断袢的人工晶状体已置入眼内，仍应将之取出。

3）眼内出血。术中少量前房积血多来源于损伤的球结膜、巩膜和虹膜小血管。如果积血较多，渗入前房可降低前房的能见度，当前房积血发生时，应做冲洗或找寻出血点。如果是球结膜或表层巩膜出血，可烧灼止血；对于虹膜或切口深层巩膜出血，如果冲洗不能控制，可在前房内注入空气泡，压迫止血，并可防止血液渗入前房。如果虹膜根部断离范围超过1/6周长，应作修补，此时可用尼龙线将断离的虹膜间断缝合于切口后唇上。驱逐性脉络膜下腔出血是白内障摘出与人工晶状体置入术中最严重的并发症之一。

4）瞳孔过小。一般能允许摘除白内障的瞳孔均不影响人工晶状体置入术，若术中操作使瞳孔越来越小，以至看不清撕囊口，可向前房内注射少量1∶1 000浓度的肾上腺素，再用黏弹剂将瞳孔撑开。

5）玻璃体脱出。发生于人工晶状体置入阶段的玻璃体脱出，主要是由于置入人工晶状体的下袢时将后囊膜撑破，或者置入上袢时人工晶状体在囊袋内受到过度推移，使人工晶状体光学部的赤道超过瞳孔水平中线，导致赤道区晶状体囊膜破裂或悬韧带断裂。置入前充分注射黏弹剂形成“一个通道”和“一个空间”对预防后囊膜损伤有重要意义。若人工晶状体光学部尚未置入前房，应将人工晶状体取出，把前房内的玻璃体切除，然后将后房型人工晶状体置入睫状沟内，否则，因人工晶状体下袢没有支撑，而容易沉入玻璃体腔内。若人工晶状体已完全置入前房，则应将人工晶状体袢旋转至囊膜支撑最稳固的位置，再将进入前房的玻璃体切除干净。置入后用I/A头清除黏弹剂时宜小心，吊瓶不宜太高，否则可能引起人工晶状体脱位或增加玻璃体溢出。术毕宜将瞳孔缩小，这样一方面可防止人工晶状体瞳孔夹持，另一方面通过检查瞳孔情况可发现前房的玻璃体是否切除干净。为防止漏水和感染，常将切口缝合1～2针。

（2）术后并发症。几乎所有白内障摘除术可能发生的术后并发症均可在人工晶状体置入术后发生，其中主要包括切口渗漏、脉络膜脱离、大疱性角膜病变、眼内出血、感染性眼内炎、青光眼和视网膜脱离等，其原因及处理方法与白内障术后引起者相似，以下主要介绍与后房型人工晶状体的置入有关的并发症。

1）人工晶状体瞳孔夹持。是指后房型人工晶状体的光学面前移并被夹于瞳孔内，多发生于睫状沟置入的人工晶状体。其成因尚不清楚，但与以下因素有明显的关系：术后虹膜重度炎症反应、瞳孔阻滞、浅前房、术中玻璃体脱出、袢没有前倾角的人工晶状体、人工晶状体前后面反转置入、袢的置入位置不对称（一袢位于睫状沟，另一袢位于囊袋）儿童患者、术后早期用长效散瞳药物散瞳。虽然小范围的瞳孔夹持可使瞳孔变形，但对视力无明显影响，也不会导致严重后果，但瞳孔夹持范围较大，日久可致瞳孔括约肌损伤、虹膜纤维化、青光眼和人工晶状体倾斜。预防措施：选用人工晶状体袢与光学面有一定前倾角的人工晶状体、有玻璃体脱出时尽量切割干净、前囊撕开口稍小于人工晶状体光学部并将人工晶状体置入囊袋内、良好的手术切口缝合以防止浅前房、睫状沟置入时术毕缩瞳、对出现瞳孔阻滞时行虹膜周边切除术、减少虹膜炎症等，均可有效地预防瞳孔夹持的发生。

早期处理：若术后早期发现瞳孔夹持，可在使用短效散瞳药及表面麻醉后，用棉签或小玻棒按压人工晶状体袢顶点所在区的巩膜面，当人工晶状体位置恢复正位后立即缩瞳。若上述处理不能奏效，夹持范围较大而且又是进行性的，或伴人工晶状体倾斜、青光眼等，则需手术复位。手术时向前房注入黏弹剂后，小心分离虹膜与囊膜、人工晶状体之间的粘连，再用黏弹剂注射针头或人工晶状体调整钩将人工晶状体调整到合适的位置上。

晚期处理：此时虹膜、人工晶状体、晶状体囊膜之间往往已有重度粘连，处理较为困难，常常可引起虹膜撕伤、眼内出血、人工晶状体袢断裂、人工晶状体失去支撑，并增加视网膜脱离的机会，因而需衡量得失才进行手术处理。手术处理包括分离人工晶状体与虹膜、晶状体囊膜的粘连，并将人工晶状体复位。若分离后已无可靠囊膜支撑人工晶状体，则需先行人工晶状体取出，再行后房型人工晶状体缝线固定术；人工晶状体袢或光学部损伤，则需行人工晶状体置换术。

2）人工晶状体脱位。后房型人工晶状体脱位是指晶状体囊膜不能有效地支撑人工晶状体，人工晶状体位置发生大幅度偏移。可以向下脱位进入玻璃体腔，在上方瞳孔区可见人工晶状体光学面的赤道部，这种现象称“日落”综合征。若进一步发展，整个人工晶状体可进入玻璃体腔甚至与视网膜接触。也可以直接脱入玻璃体腔，在瞳孔区完全见不到人工晶状体。

原因：人工晶状体睫状沟置入时，下方悬韧带已断裂、较广泛的后囊膜破裂但手术时未被察觉，未做任何处理仍然将人工晶状体置入在后房，或置入人工晶状体时囊膜或晶状体悬韧带受损伤未予处理。

临床表现：“日落”综合征可导致患者视力下降，单眼复视。半脱位的人工晶状体可刺激睫状体引起轻葡萄膜炎症、疼痛和黄斑囊样水肿，甚至人工晶状体可进一步脱位，整个脱入玻璃体腔里面，与视网膜接触，造成视网膜损伤。因此必须尽快进行手术复位。

处理措施：如果仅是下方部分悬韧带断裂引起的轻度人工晶状体移位，可旋转人工晶状体，使其袢转到悬韧带完整的方向；如果人工晶状体袢伸入后囊膜破裂口，但尚存在周边后囊膜，可在人工晶状体取出后将前房的玻璃体切除，然后将人工晶状体置入于睫状沟内；如果后囊膜和悬韧带损伤的范围过大不足以支撑人工晶状体，应考虑将人工晶状体取出，再用聚丙烯缝线将人工晶状体固定于睫状沟。若整个人工晶状体已脱入玻璃体腔，则需借助后段玻璃体切割技术将人工晶状体取出，再一期或二期行人工晶状体缝线固定术或置入前房型人工晶状体。

3）人工晶状体偏离中心。人工晶状体的中心偏离视轴称人工晶状体偏离中心，多简称为人工晶状体偏位。临床上有时因瞳孔偏位不能复位至居中，而有意使置入的人工晶状体偏向瞳孔，使瞳孔完全遮盖光学部以防复视，称有益性偏离中心。有时瞳孔居中而人工晶状体偏向一侧，这多是由于囊膜纤维化或人工晶状体袢过于柔软，不能抵抗囊膜的纤维收缩力；或袢过短不能有效地固定人工晶状体。其中，人工晶状体偏向下方者构成轻度的“日落”综合征，多见于眼球较大而人工晶状体相对较小，重力作用使人工晶状体下垂；人工晶状体下袢断裂或变形而未予处理，上袢置入囊袋而下袢位于睫状沟等情况。人工晶状体向上移位，人工晶状体的较大部分位于上方虹膜后，光学面的下缘可在瞳孔区见到，称为“日出”综合征，主要是由于人工晶状体上袢不在囊袋内，而支撑人工晶状体下袢的囊袋发生粘连收缩所致。有时人工晶状体虽然居中，但瞳孔偏向一侧，致使人工晶状体只能遮盖部分瞳孔，习惯上也称为人工晶状体偏离中心。有时置入睫状沟的人工晶状体太短（袢及晶状体的直径在12 mm或以下），不能使人工晶状体固定，眼球转动时，人工晶状体可以像钟摆样左右摆动，称“挡风玻璃刮水器”综合征。如果出现复视、眩目及视力下降，不能用缩瞳药减轻者，应手术处理。手术方法包括人工晶状体位置调整、人工晶状体单袢或双袢固定、人工晶状体置换等。

4）人工晶状体倾斜。置入眼内的人工晶状体光学部平面宜与视轴相互垂直，当两者的关系并非垂直而是成一角度时，称人工晶状体倾斜。人工晶状体倾斜的原因可能是部分后囊膜破裂或部分悬韧带断裂、玻璃体对晶状体两侧的压力不均等，或后房有粘连，致使人工晶状体旋转而发生倾斜。倾斜角度＜10°时，可不引起任何症状，此时无须处理。但当倾斜角度＞15°时，则可能引起视力下降、眩光等，严重者需手术处理，其方法包括前段玻璃体切割、人工晶状体调位、人工晶状体多袢固定等。

5）术后中高度屈光不正。

病因：由于术前人工晶状体度数计算不准确所致。引起术前人工晶状体度数计算错误的因素有眼轴测量错误、角膜曲率测量错误、计算错误和计算公式本身的缺点。使用SRKⅡ公式计算高度近视、高度远视患者的人工晶状体度数较易出现偏差，硅油填充眼、角膜屈光手术后的病例也不能简单用常规公式计算。

处理：低度的近视一般患者较易耐受，超过+1D的远视和超过3D的近视，患者可能不能忍受。对于不能忍受的病例，可考虑做人工晶状体置换术。自原切口或另做切口进入，向前房及人工晶状体周围注射黏弹剂，用调位钩松动人工晶状体，并将之自囊袋内旋转出前房。若置入的是PMMA人工晶状体，可将切口扩大取出；若置入的是可折叠式人工晶状体，可在将其光学部剪成两半后分别取出。再向囊袋内或后房注入黏弹剂，根据囊袋完整情况和粘连情况，将另一合适度数人工晶状体置入囊袋内或睫状沟。

6）人工晶状体过敏性葡萄膜炎。人工晶状体术后严重的葡萄膜炎多发生于术后第7～8天，可表现为角膜粗大色素性或羊脂状KP、人工晶状体前渗出物、房水明显浑浊甚至出现前房积脓、玻璃体浑浊等，患眼视力明显受影响。部分患者对药物反应较好，但常有复发现象；少部分患者对药物反应极差。

病因：本病近年来已较为少见，发生率在0.1%以下。主要与患者的特殊体质有关，但使用生物相容性好、表面有肝素处理等优点的人工晶状体，以及将人工晶状体置入在囊袋内可能减少其发生。如果在睫状沟置入表面抛光差、单体杂质含量高的人工晶状体，由于经常与虹膜接触，除可引起葡萄膜炎外，还可能引起一种罕见UGH综合征，即葡萄膜炎、前房积血和继发性青光眼综合征。

处理：一般应用皮质类固醇、前列腺素抑制药及散瞳药等药物治疗，若药物治疗不能奏效，可考虑行人工晶状体取出术。

7）青光眼。短暂性眼压升高：人工晶状体术后一般有短暂眼压升高过程，这可能与前房内的黏弹剂潴留、睫状体受刺激后反应性房水生成增加有关，若不超过35 mmHg，可不需特殊处理，在24 h内可逐渐降至正常。即使前房残留多量的透明质酸钠，数天内吸收后眼压也自然下降。若术后眼压超过50 mmHg，患者有眼痛、头痛呕吐等症状，检查发现角膜上皮明显水肿，前房较深，视力为手动或光感，甚至光定位不准，此时需按急症处理。可使用甘露醇静脉滴注、口服乙酰唑胺等，若药物治疗效果不佳，可采取放房水的方法。最简单的方法是轻压角膜缘切口放出少量房水，技术熟练者可在裂隙灯下进行表面麻醉后用消毒小棉签或消毒针头轻压切口后唇，可见少量黏稠的液体流出（注意必须保留一定深度的前房），此时眼压下降，患者症状缓解，角膜水肿也不久就明显消退，视力明显提高技术不熟练者或裂隙灯下放液效果不佳者，可在手术室进行，用冲洗针头将前房内的黏弹剂冲洗出来，或用I/A头灌注抽吸消除前房内的黏弹剂。

若发现眼压升高伴前房变浅，则可能为瞳孔阻滞或恶性青光眼，不宜用放房水的方法处理。持续性眼压升高：人工晶状体术后的持续性眼压升高的发生率约为2.5%。眼压升高的原因主要见于：术前已存在的青光眼、晶状体皮质残留较多、长期大量应用皮质类固醇、炎症、瞳孔阻滞、玻璃体睫状环阻滞、虹膜前粘连、眼内出血、上皮置入和纤维内生等。

治疗应在局部和全身进行降压处理的同时进行病因治疗。如炎症者加强抗炎，皮质类固醇性者停用皮质类固醇。瞳孔阻滞者早期可用强散瞳药散瞳、局部应用皮质类固醇减轻炎症反应、全身使用高渗剂，但最根本的措施还是重新形成前后房的沟通，可通过虹膜切开术，YAG激光进行周边虹膜切开来完成。对前房内残留大量的晶状体皮质、眼内积血者应进行前房冲洗或玻璃体切割术。对于由于滤过功能不足引起者，可考虑进行小梁切除术。

8）单眼复视。由于瞳孔过大或偏位致使人工晶状体不能完全被瞳孔遮盖，或较大范围的虹膜根部离断等原因，造成双瞳效应，形成两个影像，可根据具体原因进行处理。

9）人工晶状体浑浊或钙化。PMMA人工晶状体经历了50年的考验，其优良的理化性质及生物相容性均符合人工晶状体的要求，随着各种小切口白内障手术的开展，其唯一的缺点暴露了出来：它不能折叠，切口长度必须在5 mm以上。于是，多种可折叠的材料相继用于制作人工晶状体，首先是硅胶，然后是水凝胶，再是丙烯酸酯，近年又推出了亲水性丙烯酸酯。实践证明，这些可折叠材料性能均非常优良，特别是亲水性丙烯酸酯，其生物相容性比以前的材料更为优越。但是，由于制作工艺的不同，这些人工晶状体在临床上曾出现过一些问题，比如，有报道说博士伦的Hydroview水凝胶人工晶状体出现表面钙化现象；由于人工晶状体中的紫外线吸收物质发生变性，MDR亲水性丙烯酸酯人工晶状体光学部发生浑浊的现象。这些现象告诉我们，在购买人工晶状体时，一定要查看其有效证件；而且，即使有效证件齐全，在使用一种不熟悉的新型号人工晶状体初期，不应立即大量使用，宜少量使用并有一定时间的观察期，确定安全后才大量使用。

（五）后房型人工晶状体二期置入术

与人工晶状体一期置入相比，二期置入不同的是常需分离虹膜后粘连；晶状体囊袋已不能张开，人工晶状体常常只能置入在睫状沟；瞳孔常有变形而需修复，并需根据瞳孔情况选择人工晶状体；术后人工晶状体位置不良的发生率较高。但由于此时残留的囊膜已有一定程度的增殖，往往支撑作用较强。

1. 适应证

（1）有较好的矫正视力。人工晶状体置入术等同于将外戴的眼镜移至眼内，以增大视野、缩小放大率并方便生活。若戴镜矫正视力不佳，则置入人工晶状体后视力也不可能很好，术前宜纠正患者及其家属“置入人工晶状体能增加视力”的观念。但有时视轴上后囊膜有一定程度的浑浊，影响视力预后的判断，对此有条件者可行激光后囊切开再检查矫正视力，无条件者只能依据临床经验去评价。至于矫正视力达到多少才手术，没有固定标准，一般认为≥0.5，但需根据患眼的条件及患者的要求而决定。

（2）具备置入条件。虹膜后粘连分离后，晶状体后囊完整或大部分存留者，可直接行二期人工晶状体置入术；晶状体后囊膜不完整估计不足以支撑人工晶状体者，需行后房型人工晶状体缝线固定，或行前房型人工晶状体置入。

2. 禁忌证

同“后房型人工晶状体一期置入术”。

3. 术前准备

（1）视功能预测。遇到无晶状体眼，首先想到检查其矫正视力，判断是否有二期置入人工晶状体的价值，然后向患者充分解释手术预后情况，才决定手术。

（2）瞳下检查。先小瞳下检查并记录瞳孔的大小和位置，以便术中进行瞳孔成形。再用快速散瞳药散瞳检查，了解后囊膜存留和虹膜后粘连情况。

（3）其他检查。包括眼部和全身检查，排除手术禁忌，以便手术安全进行。

（4）人工晶状体度数测量。选择人工晶状体时注意参照瞳孔情况。

4. 麻醉

表面麻醉或球周、球后麻醉，小儿加基础麻醉。

5. 手术方法

（1）结膜瓣与巩膜隧道式切口。同“白内障超声乳化摘除术”。

（2）前房内注入黏弹剂。先用注黏弹剂的针头探查并将虹膜与晶状体囊膜分离，若粘连较紧，可用囊膜剪剪开。视轴上囊膜发生浑浊者需做囊膜切开术。

（3）后房内注射黏弹剂。形成人工晶状体置入的通道和空间，仔细检查后房全周的粘连是否均已分离。

（4）扩大切口。扩大到人工晶状体光学部置入所需长度，用单手法或双手法置入后房型人工晶状体，所置入的人工晶状体同样可为PMMA或可折叠式人工晶状体，其方法与一期置入基本相同。

（5）瞳孔成形。如可能，对虹膜进行修剪或缝合，使瞳孔基本居中。

（6）关闭切口。清除眼内的黏弹剂后关闭切口。

（六）后房型人工晶状体缝线固定术

后房型人工晶状体置入术为目前矫正无晶状体眼性屈光不正的最佳方法，但由于某些原因如白内障术中出现并发症、晶状体脱位、以前的白内障囊内摘除术以及人工晶状体置换术等，使晶状体囊膜受到损伤而不完整或缺如，不足以支撑人工晶状体时，后房型人工晶状体置入可能发生困难，此时可选择前房型人工晶状体置入术或经巩膜后房型人工晶状体缝线固定术。前房型人工晶状体虽然方法简单，但其人工晶状体不符合生理位置，并有长期慢性损伤角膜内皮的危险，且常常没有准备合适度数的前房型人工晶状体；后房型人工晶状体缝线固定术虽然操作较为复杂，但术后的良好视力效果，对角膜内皮损伤少，而且不用更换人工晶状体，直接使用原先准备好的后房型人工晶状体即可。因而在晶状体囊膜支撑力不足的情况下，多数手术医师较倾向于选择这种手术方式。

1. 术前准备

（1）术前用药。常规用抗生素眼药水点眼；由于可能术中出血，故最好术前适当给予促凝血药物（如维生素K和卡巴克洛等）口服。

（2）器械准备。后房型人工晶状体置入术的所有器械。另外，还必须准备聚丙烯缝线一条，最好是带长针的。其他准备还包括固定上直肌的针、线、直肌镊、纹式持针器，做巩膜瓣用的烧灼器、刀片等。

（3）患者准备。与白内障摘除术基本相同。应注意术前了解患者未散瞳时的瞳孔大小、形状和位置，以便术中处理人工晶状体与瞳孔的位置关系；记录角膜散光的轴向，便于术中顺带处理角膜散光问题。

2. 手术方法

固定人工晶状体的缝线要求能够保存终身，而普通的尼龙线在一定时间后会发生降解，因而行人工晶状体缝线固定术时，一般使用聚丙烯线。人工晶状体缝线固定术可根据晶状体囊膜残留的大小而行单袢固定或双袢固定，若残留较多囊膜，则可试行单袢固定；若囊膜缺如或仅存少量囊膜，则需行双袢固定。固定人工晶状体所用的针可以为弯针，也可以用直针。双袢固定的方位可根据手术医师的习惯，选择顺手的方位，但需相隔6个钟点，否则会引起人工晶状体偏位。根据固定缝线穿入巩膜的方向，可将人工晶状体缝线固定技术分为内路法和外路法，大多数人工晶状体缝线固定为睫状沟固定，但也有人行虹膜固定或平坦部固定。

（1）单袢固定与双袢固定。有时囊膜部分存留，要求手术医师准确判断是否需要固定，双袢均固定还是只固定一袢即可，较少的固定缝针数可减少对眼球的损伤及手术并发症，但固定点数不够则可能发生人工晶状体位置不稳定。一般地说，直径<7 mm撕囊的前囊膜或下方2/3囊膜可支撑人工晶状体，可以不需固定；若能保证置入人工晶状体后仍有上2/3囊膜残留或下1/2囊膜残留并展开，则需固定一针；否则需行双袢固定。如不能判断时，还是以多固定一针为佳。单袢固定时，有两点需特别注意。①袢上的固定位置：固定线宜绑扎在人工晶状体袢离光学部中心最远点，这样可避免由于人工晶状体袢上的杠杆作用而引起人工晶状体离中心。②固定点的方位选择：固定点应选择在固定效率最高的方位上，对于一个有一半囊膜存留的病例，其固定效率最高的位置在囊膜存留侧和其对侧，固定效率最低点在囊膜存留区边缘。

（2）内路法与外路法。①内路法：先做角膜缘切口进入前房，聚丙烯线固定人工晶状体袢后，带针一端自切口进入前房，转向后房，在虹膜后面刺入睫状沟，穿过巩膜并拉出聚丙烯线。进入人工晶状体后，将线拉紧，打结固定于巩膜上。若需固定双袢，则另一袢以同法固定。②外路法：用一根长针自巩膜外刺入，依次穿过其下的睫状沟、后房，至瞳孔区，再用一个一次性OT针头，在对侧相隔6个钟点的位置自巩膜外刺入睫状沟，进入后房，将缝线的针套入OT针管内，拉出OT针，将聚丙烯缝线引出至对侧巩膜外。做角膜缘切口，从角膜缘切口伸入镊子，将眼内线段拉出，中间剪断，两线端各固定人工晶状体一袢将人工晶状体置入睫状沟后，将聚丙烯线两端拉紧，各自打结固定于巩膜上。

另一种外路法：先做角膜缘切口，两根聚丙烯线末端相套，使一条线上两端各带一针，将其中一根缝针自巩膜外进针，穿过睫状沟至其下后房，再至前房，自角膜缘切口出针，剪除角膜缘切口侧的缝线，将人工晶状体袢上固定在已预置好的固定缝线上。置入人工晶状体，拉紧缝线并固定于巩膜上。如需双袢固定，则用同样的方法固定人工晶状体另一袢。点方位行内路法效果最好。有学者比较了70例内路法与109例外路法后发现，外路法患者术后视力较好，且并发症较少。由于固定人工晶状体需使用长针，若使用内路法，由于持针器夹持在针的后部针尖到持针器的距离长，即使持针器有轻微的运动，通过杠杆的放大作用，也会使针尖产生较大幅度的运动，因而其杠杆效应会使尖针处的运动放大，有损伤睫状沟周围组织的危险。而外路法具有减少眼内操作、容易进入睫状沟的优点。内路法与外路法不相上下，其选择完全取决于手术医师的偏好。

（3）虹膜固定。在文献中不多见。有学者报道了30例用此法施行的人工晶状体固定术，将4条线连于后房型人工晶状体光学部的4个孔上，其中两条由一直针引导缝于下方虹膜上，另两条线由一弯针引导，缝于上方虹膜上。术后持续性黄斑囊样水肿1例，人工晶状体表面色素沉积4例。

（4）睫状沟固定。睫状沟区血管较少，且此处固定较接近晶状体的正常位置，因而绝大多数人工晶状体缝线固定术是睫状沟固定。由于睫状沟位于虹膜根部与睫状突之间，位置比较隐蔽，难以直接看见，临床上往往用它与角膜缘的位置关系来估计其位置。有学者研究了21只人眼以寻找最安全的巩膜进针位置，发现缝针在睫状沟垂直穿出巩膜后，其出针位置为：6点至12点方位在角膜缘后（0.83 ± 0.1） mm，3点至9点方位在角膜缘后（0.46 ± 0.1） mm。若垂直于巩膜面进针，则宜在角膜缘后1.0 mm处；若平行于虹膜进针，则宜在角膜缘后约2.0 mm处。另有人也研究了19只人尸体眼，在睫状沟刺入并垂直于巩膜面出针，测得角膜缘至出针位置的平均距离为0.9 mm。学者认为，垂直于巩膜面进（出）针重复性好，安全范围较大，但有引起房角闭塞的危险；平行于虹膜面进（出）针虽无引起房角闭塞的危险，但安全范围小，且由于针刺入巩膜内较长距离而穿透位置易受巩膜厚度影响，并有引起虹膜根部离断的危险，从而提出最佳的进针方向为介于两者之间的角度。

（5）平坦部固定。平坦部无重要结构，无粗大血管，玻璃体切割时常选择此处做切口。但使用平坦部做人工晶状体固定位置的术者也不多。平坦部固定能减少术中术后出血的危险，减少人工晶状体与虹膜睫状突的接触。由于只有睫状体平坦部的非色素内层与人工晶状体袢直接接触，因而色素播散减少。研究者在平坦部固定3个袢的人工晶状体，认为此法可避免过多接触眼内组织。

3. 并发症

有学者对30例人工晶状体固定术病例进行了平均23个月的观察，发现其主要并发症为：线结露出巩膜（73%）、线结露出结膜（17%）、人工晶状体位置不良（10%）、开角型青光眼（17%）、脉络膜下出血（3%）。研究者总结624例人工晶状体缝线固定术后病例，发现以下并发症：人工晶状体偏位（1.9%）、缝线外露（17.9%）、黄斑囊样水肿（5.8%）、视网膜脱离（1.4%）、玻璃体积血（1.0%）、重度葡萄膜炎（0.5%）。近年来，人工晶状体倾斜普遍受到人们的重视。实验发现，大部分人工晶状体袢在固定后受到扭曲，致使人工晶状体发生了倾斜。除袢受扭曲外，固定位置不准确、只有两个固定点均可成为人工晶状体倾斜的原因。因此，人们对以下几方面做了一定的研究。

（1）直视下缝针。有学者用超声生物显微镜检查了17例（18眼）睫状沟人工晶状体缝线固定术后的病例，发现36个人工晶状体袢中，只有12个袢在睫状沟内，18个袢（50%）在睫状沟后，6个袢（17%）在睫状沟前。位置不准确的睫状沟固定可能引起术中虹膜或睫状体出血、术后人工晶状体位置不良（偏位或倾斜）等因此有些手术医师对如何准确缝线进行了探讨。有人设计了一种特殊的持针镊，可以用来直接在睫状沟缝针。另有人设计了一种用反光镜做的持针器，用这种持针器对两个尸体眼进行睫状沟缝针，可以在看见睫状沟的直视条件下进针，从而使固定位置更准确。还有学者用Endo Optiks公司的显微内镜来直接观察睫状沟，对三只无晶状体眼进行了睫状沟缝线固定，发现术后所有晶状体均准确地固定在睫状沟内，术眼的术后视力均良好。

（2）多点固定法。大多数作者报道的人工晶状体缝线固定均用双袢的人工晶状体，属两点固定，这在虹膜无后粘连、前段玻璃体切除较干净的患者，若双袢均固定在睫状沟内，人工晶状体的位置可能较正。但当虹膜有难于分离的后粘连或玻璃体切除不太干净时，由于粘连组织及玻璃体会对人工晶状体袢及光学部施加作用力，致使固定袢的两点不能固定一个光学面，因而人工晶状体光学面容易发生倾斜。据此，有的手术医师对多点固定进行了探讨。学者选用一个有3个等距袢，每袢各预制有一条连针缝线的人工晶状体，用特制的持针器将各缝线缝于睫状体平坦部，术后发现尽管有不对称纤维化及囊膜残留物存在，人工晶状体的位置仍一直保持稳定。有人将人工晶状体袢加粗至0.3 mm（普通为0.2 mm），再在两袢上各钻两个直径0.1 mm的孔，两孔相距2 mm，将聚丙烯线穿过两孔后，两端各自穿过相应位置的巩膜，并打结固定于巩膜上，从而通过4个点使人工晶状体稳固地固定在睫状沟内。另有人选用两袢各带一个固定孔的人工晶状体，一线穿过固定孔后，两端分别固定在巩膜的两个点上，形成另一类型的四点固定，但其人工晶状体上仍是两个点的固定。

（七）前房型人工晶状体置入术

开放弹性袢的前房型人工晶状体的问世，使曾经一度被淘汰的前房型人工晶状体置入术可以成为后房型人工晶状体缝线固定术的补充。其显著的优点是操作简单。

1. 缺点

（1）由于前房大小的个体差异，常较难精确地预测人工晶状体的大小规格，过小的人工晶状体可发生眼内旋转、移位而引起间歇性角膜内皮接触，最终使之失代偿而发生大疱性角膜病变。

（2）由于不是常备物品，选择时远不如后房型人工晶状体方便。

（3）引起青光眼的危险：过大的人工晶状体可致长久前房角接触而引起前房角损伤、粘连，并有瞳孔阻滞性青光眼发生的可能。因而前房型人工晶状体在临床的应用远少于后房型人工晶状体。

2. 适应证

理论上，前房型人工晶状体可以置入各类白内障手术后的无晶状体眼，但是对有后囊膜支撑的人工晶状体置入术，仍应首选置入后房型人工晶状体。即使无后囊支撑，也应先选择后房型人工晶状体缝线固定术，前房型人工晶状体只应作为后房型人工晶状体的补充，如不熟悉缝线固定的术者或有特殊疾病如凝血功能障碍者，可考虑使用。下列情况不宜置入前房型人工晶状体。

（1）儿童或年轻患者。

（2）前房较浅者。

（3）房角异常（房角关闭或有新生血管）者。

（4）虹膜前粘连者。

（5）瞳孔散大或明显偏位者。

（6）角膜内皮细胞数低于1 000/mm^{2}者。

3. 术前准备

（1）眼部及全身常规检查。包括眼科必要的特殊检查，如前房角镜检查、角膜直径测量、角膜内皮细胞检查和前房深度测量，排除人工晶状体置入的全身及眼部的禁忌证。

（2）前房型人工晶状体基本数据测算。如人工晶状体度数、人工晶状体规格等。国内术者常常忽略了人工晶状体大小规格的测算，这是不对的。①度数计算：仍然使用后房型人工晶状体度数计算的公式，多用SRKⅡ公式，只是其A常数比后房型人工晶状体的要小2～3D在包装盒上可以查见。②规格计算：一般使用公式：人工晶状体总长=角膜横直径+1 mm。③角膜横直径可使用测距规或测量尺在眼球外部测量，即为水平的“白至白”距离。

（3）术前沟通。术前一定要向患者解释前房型人工晶状体的特点、术后注意事项和定期复查的重要性，争取患者的配合。

（4）点抗生素眼药水。术前1～3天点抗生素眼药水。若为二期置入，术前半小时宜点缩瞳眼水将瞳孔缩小。

4. 麻醉

一般采用表面麻醉即可，对于技术不甚熟练的手术医师或比较紧张的患者，可采用球周或球后麻醉。

5. 手术方法

（1）做结膜瓣若采用巩膜隧道切口，需做以穹隆部为基底的结膜瓣，长度为5～6 mm。但多数前房型人工晶状体的光学部直径在5.0～5.5 mm，往往可以采用角膜缘隧道切口而不需行结膜瓣。

（2）巩膜或角膜缘切口。①沿上方角膜缘做长7 mm的切口，在置入Choyce MarkⅧ型人工晶状体时，如原来在12点方位已做过虹膜周边切除，必须避开虹膜周边切除区，应在水平方向置入人工晶状体。这时角膜缘切口必须选在颞侧，切口长度也是7 mm。若要先行白内障摘出术，角膜缘切口则需向颞上方做相应延长。②若为白内障囊外摘除术中发生玻璃体溢出的手术眼，必须部分关闭切口后，使用前段玻璃体切割器将前房的玻璃体切除，直至瞳孔完全恢复圆形为止。最后也留7 mm长的角膜缘切口暂不缝合。

（3）缩瞳。检查前房内有无玻璃体残留，在玻璃体残留者最好用玻璃体切割器切除干净。用缩瞳药（0.1%乙酰胆碱或0.1%毛果芸香碱注射液）注入前房，并用冲洗针头整复瞳孔，将瞳孔尽量缩小。

（4）虹膜周边切除术。以前行前房型人工晶状体置入术时，需行1～2处虹膜周边切除，以防止瞳孔阻滞。随着玻璃体处理技术的进步，越来越多的术者倾向于不做虹膜周边切除术。但若玻璃体处理不够彻底，仍以做虹膜周边切除较为安全。

使用隧道式切口时，做虹膜周边切口可能比较困难，可使用以下方法：向前房注入黏弹剂后，在准备做虹膜周边切除处的虹膜后方多注射些黏弹剂，将晶状体囊膜剪伸到虹膜后方，直达虹膜的根部，剪尖向上在虹膜周边剪开一处虹膜，再用冲洗针头探查切口大小是否适当和是否通畅。虹膜周边切口尽可能做在鼻上或颞上方，因为此处有上睑遮盖，不会引起单眼复视。

（5）人工晶状体置入。向前房内注入黏弹剂，与后房型人工晶状体置入一样，也需形成“一条通道”和“一个空间”，以保证人工晶状体置入时有足够的手术操作空间。常见的前房型人工晶状体有房角支撑型和虹膜支撑型（虹膜爪形）两类，我国使用的多为弓形袢的房角支撑型前房型人工晶状体，其置入方法如下。

滑板导入法：①先从切口向前房内插入聚乙烯膜制成的导板，然后将滑板的顶端插至对侧房角。②用镊子夹住人工晶状体上袢，沿着滑板表面将人工晶状体从切口滑入前房，直至下袢接触对侧前房角后抽出导板。③检查人工晶状体下方固定的位置是否正确，瞳孔是否变形。检查位置正确后，再将镊子夹住人工晶状体上袢的中点，用另一镊子将切口后唇掀起，轻轻将上袢送入上方房角。④再次检查人工晶状体位置及瞳孔是否变形，若位置不正确，可用虹膜钩调整或用黏弹剂帮助虹膜复位。

直接置入法：①先将下袢的末端从切口伸入前房，先向左移推进袢的末端，然后向右移将下袢的另一端也推入前房。②检查认为下袢位置合适后，将人工晶状体往下送，直至下袢的两端与下方前房角接触为止。③用镊子掀起切口的后唇，并将上袢轻轻往下压，上袢即可送入上方房角内。

（6）清除前房内的黏弹剂可用双腔管或I/A系统抽吸。

（7）关闭切口向前房注入BSS，检查切口是否自闭，切口漏水者可用10-0尼龙线做间断缝合或连续缝合。

6. 手术并发症

虽然随着前房型人工晶状体设计的改进，其术后并发症已逐渐减少，但仍需记住，其潜在并发症多于后房型人工晶状体置入术，人工晶状体的大小不适当在引起其术后并发症中起相当重要的作用。

（1）术中并发症。种类较多，但较常遇到的为瞳孔变形和前房积血等。瞳孔变形发生的原因多为前房内玻璃体处理不干净，牵拉瞳孔缘或人工晶状体袢拉住虹膜周边部所致。术前缩瞳、术中充分切除前房内的玻璃体并用黏弹剂形成充足的通道，有利于防止瞳孔变形。

（2）术后并发症。前房型人工晶状体置入的术后并发症较多，以下仅介绍一些主要的并发症。

1）大疱性角膜病变。由于前房型人工晶状体大小不合适或置入位置不正确，使人工晶状体在前房内的固定不稳，加上患者用手揉擦眼睛和前房过浅等原因，人工晶状体光学面或袢经常与角膜接触，这种接触常导致睫状充血相应部位的角膜水肿，角膜内皮细胞慢性进行性损伤，反复性虹膜炎及黄斑囊样水肿而形成间歇接触综合征。为了防止角膜失代偿的发生，必须及早治疗。一旦确诊为间歇接触综合征，应做手术矫正，如分离前粘连及做抗感染治疗。对顽固的接触综合征病例，应取出人工晶状体或更换为另一种类型的人工晶状体。若已合并角膜失代偿，必须联合施行穿透性角膜移植术。

2）继发性青光眼。主要有三种原因：黏弹剂残留一些大分子黏弹剂不易降解，难于通过小梁组织排出眼外，即使残留少许黏弹剂也可导致眼压一过性升高。处理方法与后房型人工晶状体置入术后黏弹剂残留相同。瞳孔阻滞：由于前房型人工晶状体的光学面阻塞瞳孔，造成房水无法通过瞳孔而积聚于后房，形成眼压升高，视力下降。此并发症的预防是做前房型人工晶状体置入时，必须行周边虹膜切除术，甚至须做两个周边虹膜切除术，才可以保证前后房的房水流动通畅。在治疗上可用Nd：YAG激光行周边虹膜切除术。前房角损伤：房角支撑型人工晶状体的袢直接压迫房角组织，如果袢过长，将对房角产生较大的压力；或袢较硬或较粗糙，可以直接损伤房角。置入人工晶状体时不够细致，人工晶状体袢牵拉虹膜而没有处理，久之，虹膜根部与房角或角膜组织发生粘连，导致房角关闭。预防上应该选择尺寸合适的人工晶状体，术前充分缩瞳，操作要轻巧。

3）葡萄膜炎、青光眼、前房积血综合征。简称UGH综合征，主要由于前房型人工晶状体的硬袢粗糙，光学面与袢之间扭曲变形，形成葡萄膜炎、前房反复积血以及继发性青光眼。常需取出前房型人工晶状体才能控制炎症。同时要使用抗炎药物与降低眼压药物，并加强对症治疗。由于前房型人工晶状体制作技术和质量的提高，这一综合征目前已少见。

4）人工晶状体脱位。前房型人工晶状体脱位在新型的人工晶状体已经少见，主要发生在选用过小的人工晶状体病例，尤其是采用硬袢的前房型人工晶状体。术后患者可自觉畏光、眩目，眼部充血长期不退。检查可见人工晶状体光学面的中心点偏离视轴，向下移位；袢的位置出现异常，如下袢在房角的位置而上袢已远离房角，顶端前贴角膜背。由于这种位置的异常，常发生与虹膜和角膜摩擦而造成损伤。因此，必须更换大小合适的人工晶状体。

（八）白内障青光眼联合手术

1. 适应证

一般认为，白内障明显损害视力，伴有以下情况者，可行白内障青光眼联合手术。①严重的视神经损伤。②常规药物不能控制眼压。③不能耐受抗青光眼药物。④不能耐受多次手术。

以前认为，联合手术有以下缺点：手术操作复杂；手术并发症较多；滤过手术成功率较低。因而药物不能控制的青光眼所伴有白内障较轻，或视力降低主要是由于使用缩瞳药物引起者，多主张先行抗青光眼手术，4～6个月后再行白内障摘除术。近年来，由于手术技术的进步，如白内障超声乳化摘除术替代传统囊外手术、抗代谢药物的使用、巩膜可拆除缝线技术与激光断线技术的应用，联合手术的成功率有了显著性的提高，手术并发症也大幅减少，因而，联合手术的适应证有扩大至以下两种情况的趋势：①药物不能控制的青光眼伴有轻度的老年性白内障。②白内障影响视力伴有药物可控制的青光眼。

2. 优点

①患者较为方便，住院费用减少。②避免一过性眼压升高，威胁晚期青光眼患者的残存视力。③减少术后使用抗青光眼药物。④可避免分期手术时白内障手术影响前次抗青光眼手术效果，或抗青光眼手术增加以后行白内障摘除术难度的现象。

3. 术前准备

①房角检查确定是否需行小梁切除术。②视杯/视盘比检查及视野检查明确青光眼的损害程度。③术后视功能预测检查，必要时行视网膜视力检查。④术前解释手术预后及可能发生的并发症。⑤术前3天可适当使用止血药物。⑥术前1 h静脉滴注甘露醇降低眼压，眼压已正常者仍可再静脉滴注甘露醇以浓缩玻璃体。⑦术前半小时用短效散瞳剂散瞳。

4. 术式选择

白内障青光眼联合手术的手术方式较多，目前临床上较常用、效果较为确切的为小梁切除、白内障超声乳化摘除、后房型人工晶状体置入三联手术。这3个手术可以均在同一个巩膜切口完成，称单切口技术；也可以在先颞侧切口做超声乳化白内障摘除和后房型人工晶状体置入术，再另在上方行小梁切除术，称二切口技术。

单切口技术操作较为简单，其效果与二切口技术相当，但在晶状体核较硬时，由于切口操作过多而可能增加滤过口瘢痕化机会，此时以使用二切口技术为佳。二切口技术可以减少切口瘢痕化机会，并方便使用以角膜缘为基底的结膜瓣，但操作较烦琐。以下介绍单切口手术技术，二切口技术实际上是单独白内障手术与单独的抗青光眼手术同期进行，在此不做介绍。

5. 麻醉

一般需球周麻醉或球后麻醉，对于视神经损伤已较重、配合较好的患者，可使用表面麻醉。

6. 手术要点

①眼球固定可采用高位上直肌吊线。②做结膜瓣。一般采用上方穹隆为基底的结膜瓣，这种结膜瓣不影响白内障摘除术的手术野。③做巩膜瓣。可用月形隧道刀在上方做4 mm×4 mm膜隧道。若需置入PMMA人工晶状体，可在隧道两侧剪开，使巩膜隧道变为巩膜瓣。④白内障超声乳化摘除+人工晶状体置入术。用3.2 mm钻石刀在巩膜隧道下穿刺进入前房，注入黏弹剂撕囊，水分离，做侧切口以便双手法操作，超声乳化法去除晶状体核，I/A抽吸皮质，注入黏弹剂，按人工晶状体要求将切口扩大，置入人工晶状体。⑤小梁切除或咬切术。置入可折叠式人工晶状体者只需根据所需滤过量，用巩膜咬切器将隧道切口的后瓣咬去一部分；置入PMMA人工晶状体者在巩膜瓣下做小梁切除。⑥关闭巩膜瓣。置入可折叠式人工晶状体行切口后瓣咬切者不需缝合，而巩膜瓣下做小梁切除术者用10–0尼龙线缝合巩膜瓣，缝合针数视滤过量而定。⑦关闭结膜瓣。需用缝线密针缝合，不能用热灼法黏合。⑧检查滤过情况。自侧切口注入BSS，检查滤过及前房形成情况。

（九）伴糖尿病白内障手术

1. 主要特点

①糖尿病患者较早发生白内障，多为后囊下型或核性，影响视力较早。②眼球的血–眼屏障较为脆弱，在手术的刺激下极易发生渗出等非特异性反应，白内障术后炎症反应常常较重。③伤口愈合较慢。④对病原体感染的抵抗力较差。⑤角膜知觉较差，瞬目反射功能差。⑥瞳孔常不易散大。⑦血糖控制不佳的病例常发生糖尿病视网膜病变。

2. 适应证

（1）白内障引起明显的视力下降，影响患者生活或工作即为手术指征。

（2）白内障引起眼底观察不清，使眼科医师难于诊断糖尿病视网膜病变也是手术指征。皮质性白内障在引起视功能明显障碍之前，经常先影响眼底的观察。

3. 禁忌证

除一般情况下白内障手术禁忌证不宜手术外，下列情况需慎重考虑。

（1）术前血糖水平。很少眼科专著提及血糖需降到多少才能手术，从临床观察来看，对于一个熟练的手术医师来讲，血糖高低对手术影响并不大，尤其是目前快速的超声乳化手术，有时患者使用各种药物仍不能降低血糖，无奈之下，23 mmol/L的血糖仍施行手术，术后观察并无特别。但此时医师可能带着巨大的压力手术，一旦出现任何问题，患者常常以“盲目扩大适应证”投诉。因此，为安全并减少误解，术前宜将血糖降至8.0 mmol/L以下才手术。

若药物确实不能降低而又需手术时，宜向患者解释清楚。

（2）伴有虹膜新生血管。由于术中瞳孔难于散大，已有虹膜新生血管的病例手术中容易出血，术后易发生青光眼，同时这类患者往往已有较为严重的视网膜增殖，为手术的相对禁忌证，术前需仔细检查以免漏诊。

（3）增殖型糖尿病视网膜病变。为手术的相对禁忌证，手术前需考虑增殖的程度、视功能预后及患者的经济承受能力。光定位准、色觉正常者一般可考虑行白内障摘除术，但是否置入人工晶状体仍需具体考虑，值得注意的是，许多人工晶状体说明书上均标明本人工晶状体禁忌用于增殖型糖尿病视网膜病变。

4. 术前准备

（1）术前检查。术前需仔细评价视功能预后，需注意视力下降与晶状体浑浊的程度是否相符，术前宜散大瞳孔详细检查眼底，有条件时可行眼底荧光造影检查，观察黄斑区有无荧光渗漏。若眼底已看不清楚，可行B超检查有无视网膜脱离和玻璃体浑浊情况，视觉电生理和视网膜视力检查有助于判断视力预后。由于糖尿病常引起多种全身问题，术前宜做血压、血糖、心电图和肾功能检查，以保证手术的安全。

（2）术前谈话。向患者解释糖尿病常常引起视网膜病变，术后可能因视网膜病变而影响视力恢复。强调术后控制血糖，定期检查眼底和早期治疗视网膜病变的重要性。

5. 手术要点

（1）术式选择。伴有糖尿病视网膜病变者白内障术后可能发生虹膜新生血管，这一并发症在行白内障囊内摘除时最易发生，单纯行白内障囊外摘除术时次之，而行白内障超声乳化摘除联合后房型人工晶状体置入术时发生率最低。置入前房型人工晶状体可增加虹膜新生血管的发生率。术后尽早行全视网膜光凝术有助于降低虹膜新生血管的发生率。

（2）材料选择。估计以后需行玻璃体视网膜手术医师，选择人工晶状体时宜避免使用硅胶材料的人工晶状体，因为玻璃体切割术中这类人工晶状体易吸附小气泡而影响术野观察。同时，当需硅油填充时，硅油可黏附在人工晶状体表面。在选择人工晶状体时还应仔细阅读包装盒内的说明书，注意有些人工晶状体的说明书标明不宜置入有增殖型糖尿病视网膜病变的患者，避免术后误会。

（3）保护角膜。上皮术中的角膜上皮擦伤往往愈合较慢，加上糖尿病患者角膜知觉较差，可能导致反复性角膜上皮糜烂，因而术中需尽量保护角膜上皮。

（4）小瞳孔处理。糖尿病患者的瞳孔常不易散大，术前需多次使用散瞳药点眼，灌注液中可加入少量肾上腺素，必要时可行瞳孔括约肌切开或放射状虹膜切除术，以扩大瞳孔，便于术后检查眼底。

（5）考虑术后方便观察眼底。撕囊口宜较大，因为前囊膜在术后经常发生浑浊，而影响眼底周边的观察。皮质也应彻底清除，以免影响眼底检查。人工晶状体以选择光学部较大的（直径6.0～6.5 mm）为宜。

（6）切口处理。糖尿病患者的伤口往往愈合较慢，故术毕即使切口水密仍习惯上缝合1～2针。缝合切口的意义还在于若术后发现有增殖型糖尿病视网膜病变，可及早行激光光凝术或玻璃体切割术。

6. 术后处理

全身使用固醇类皮质激素可能使血糖升高，故术后常规给予吲哚美辛口服。若炎症较重，可用地塞米松结膜下注射，或在密切观察下全身使用低剂量固醇类皮质激素。

（十）高度近视眼白内障摘除术

1. 主要特点

（1）高度近视眼的眼轴较长，巩膜高度伸张而且变薄，常伴有巩膜后葡萄肿，双眼眼轴差可能很大，使眼轴的测量容易发生错误，球后麻醉时有眼球穿破的危险。

（2）高度近视眼的玻璃体常有变性及液化，若不慎后囊膜破裂，核块可很快沉入玻璃体腔。

（3）年龄较大的高度近视患者，经常已伴有眼底视网膜脉络膜的萎缩，而且这种萎缩先累及后极部，致使术后视力恢复不理想。

（4）容易发生视网膜脱离，术中应尽可能保持后囊膜完整。而若术后发生视网膜脱离，患者常不易理解，以为是白内障手术的过错。

（5）高度近视眼白内障常以核性浑浊为主，部分患者核呈棕色或黑色，手术的难度较大。

（6）计算人工晶状体度数时易发生偏差，使用新一代公式SRK-T、Holladay Ⅱ、Hoffer Q等可减少这种偏差。

2. 适应证

（1）高度近视患者的白内障只要影响患者的正常工作和生活时，无论其晶状体是否完全泽浊均可考虑手术，一方面，白内障摘除联合低度数或负度数人工晶状体置入术在治疗白内障的同时，还可矫正高度近视；另一方面，闭合式的超声乳化手术对眼后段的影响较小，因而高度近视患者的白内障手术时间可稍偏早些。

（2）有时晶状体尚无明显浑浊，为达到治疗高度近视的目的，也可行透明晶状体摘除联合人工晶状体置入术。目前治疗高度近视的方法有LASIK、晶状体眼人工晶状体置入术和透明晶状体摘除术，对于超过-15.0D以上的高度近视，LASIK可能显得力量不足，而晶状体眼人工晶状体置入术又有损伤角膜内皮或晶状体的危险。透明晶状体摘除联合人工晶状体摘除效果较好，但也使术眼失去了调节功能，因而，一般年龄在40岁以上才选择这种方法。

3. 禁忌证

（1）绝对禁忌证。①全身条件太差，不能耐受手术。②有局部或全身化脓性感染者。③眼条件太差，估计无法恢复视力者。

（2）相对禁忌证。①角膜内皮功能较差者，术前应告诉患者术后需再行角膜移植术。②核硬呈棕黑色或黑色者，需根据手术医师的经验决定手术否，手术需尽一切可能保留完整的后囊膜。③伴晶状体脱位者，需行白内障囊内摘除术，术后视网膜脱离发生率极高。④已有视网膜脱离者，术前应告诉患者术后需再行视网膜复位术。⑤一眼术后发生视网膜脱离，在决定另一眼手术时，需慎重考虑，一般不考虑行透明晶状体摘除术。

4. 术前准备

（1）视功能预测检查。检查视力下降程度是否与晶状体浑浊及高度近视的程度相符，散瞳检查有无晶状体脱位，B超检查有无视网膜脱离，有条件时测定视网膜视力以了解黄斑功能和预测术后视力恢复情况。

（2）人工晶状体度数测量。高度近视眼的眼轴较长，常伴有巩膜后葡萄肿，双眼眼轴差可能较大，眼轴的测量容易发生错误，需反复多次测量；由于SRK公式是以正常眼轴为依据得出来的，使用于高度近视眼往往使人工晶状体度数偏差较大，一般需使用SRK Ⅱ公式或更新的公式如SKR-T，Holladay Ⅱ、Hoffer Q等公式计算。

（3）术前谈话。由于高度近视眼白内障手术后视力恢复经常不佳，并发症发生率又较高，因此术前谈话非常重要。主要内容如下：①让患者理解眼底可能已有视网膜脉络膜萎缩，视功能预后取决于眼底条件。②应告诉患者高度近视本身较易于发生视网膜脱离，以免术后发生视网膜脱离时患者发生误会。③告诉患者人工晶状体度数可能稍有偏差，一眼术后将引起双眼屈光参差，并解释其解决方法。

（4）眼底检查。行透明晶状体摘除术者，术前应散瞳详细检查眼底，注意视网膜周边部有无格子样变性、视网膜裂孔等，若发现需及时行氩激光光凝。

5. 麻醉

可用表面麻醉或球周麻醉，一般避免采用球后麻醉，以减少眼球穿孔的危险。

6. 手术要点

（1）手术方式。应尽可能选择超声乳化白内障摘除术，尤其是行透明晶状体摘除术时，这种方法切口基本呈封闭式，可避免眼压突然过低对后段的影响。由于玻璃体液化，术中可能前房较深影响操作，手术医师需有心理准备，术中可降低吊瓶。术前缝置巩膜支撑环可防止术中眼球过于塌陷而影响手术操作。

（2）截囊方法。以连续环形撕囊最佳，撕囊口宜较大，水分离需较为充分。因为高度近视眼的晶状体悬韧带和后囊膜均较为脆弱，大撕囊口和充分的水分离可减少对悬韧带和后囊膜施加的压力。

（3）尽可能完整保留后囊膜并置入人工晶状体。实践证明，白内障术后若后囊膜完整并置入人工晶状体，术后视网膜脱离的发生率与未手术者基本相同，未置入人工晶状体者术后视网膜发生率稍高，而行白内障囊内摘除，或者超声乳化和囊外摘除术中后囊膜破裂、玻璃体脱失者，其术后视网膜脱离的发生率将成倍增加。置入后房型人工晶状体的意义不仅在于矫正屈光状态，对于稳定晶状体-虹膜隔也有非常重要的意义，因而即使人工晶状体为0.0D仍应置入。对高度近视患者不主张行后囊膜撕开术，若后囊膜已有浑浊，可留待日后行Nd：YAG激光切开。术中后囊膜破裂及玻璃体脱出者，应做前段玻璃体切割术，以减少玻璃体条索牵引。

（4）关闭切口。应确定为水密状态。若切口渗漏，可引起眼压偏低，持续的低眼压状态，对视网膜的稳定性极为不利，术毕应仔细检查切口是否水密，必要时用10-0尼龙线缝合切口。

第二节 黄斑疾病

一、黄斑囊样水肿

黄斑水肿是指黄斑部视网膜神经层内的细胞间隙的液体积存。液体最易存储在外丛状层中，尤其在厚而疏松的中心凹周围的Henle纤维，当液体量多时，则将纤维束推开，形成一个个囊腔。检眼镜下呈蜂窝状，荧光血管造影时，则成花瓣状外观，临床上称为黄斑囊样水肿。

（一）发病机制

黄斑囊样水肿是一种临床症候，不是独立的疾病，可见于多种眼底病变。

眼底组织具有血–视网膜内屏障（视网膜毛细血管内皮细胞）和血–视网膜外屏障（视网膜色素上皮）。一般大分子物质以及超出生理代谢之外的液体，不能从血管内（或脉络膜）漏入视网膜神经层。只有在屏障功能受损时，如毛细血管扩张，因炎症、外伤、中毒、变性导致管壁内皮细胞或色素上皮毁坏，或有新生血管时，才可能有液体渗入黄斑部视网膜。临床上最常见中心凹周围毛细血管扩张，液体外漏形成的黄斑囊样水肿。少见的情况是液体通过色素上皮而来的深层渗漏。眼底荧光血管造影很容易观察到液体渗漏的来源，有助于分析水肿的原因。

原因可见于以下疾病：

（1）视网膜血管疾病，如糖尿病性视网膜病变，视网膜中央或分枝静脉阻塞后的毛细血管扩张。

（2）毛细血管扩张症（包括Coats病、Leber多发性粟粒状动脉瘤病和中心凹旁毛细血管扩张症）和继发于视网膜大动脉瘤、视网膜血管瘤的反应性毛细血管扩张。

（3）各种类型的色素膜炎，如Behcet病，眼底特征性改变之一就是弥漫性毛细血管扩张和黄斑囊样水肿。

（4）并发于眼内手术后，多发生于白内障患者。最初Irvine认为与玻璃体嵌顿于手术伤口有关，但Gass报道无玻璃体脱出的白内障手术后也可以出现黄斑囊样水肿，临床上称为Irvine–Gass综合征。本病常出现在术后6周左右，视力骤然下降，眼底有典型的黄斑囊样水肿表现，半数以上患者在半年之后渐趋恢复，视力预后良好；但约20%患者可持续约两年之久。其他内眼手术，如穿透性角膜移植、青光眼滤过手术、视网膜脱离手术等也有发生，但较少见。

（5）其他原因尚有脉络膜肿瘤、视网膜色素变性和黄斑部视网膜前膜等。此外，某些药物（如肾上腺素）间或也可诱发黄斑囊样水肿。有极少数病例，临床上查不出任何局部及全身有关因素，称为特发性黄斑囊样水肿。

（二）临床表现

患者常有不同程度的视力下降并有视物变形。检眼镜检查可见黄斑区呈现闪烁的、湿的、像下了水的绸子一样的反光，中心凹光反射消失。裂隙灯接触镜眼底检查可见视网膜增厚和血管阴影，并可见到黄斑囊样结构，呈蜂窝状。有时各小囊之间有裂隙相通，彼此融合，形成较大的囊，突向中央。一般大的囊位于中央，外面排列较小的囊，越向周围囊腔越小。这种囊样水肿的病变是视网膜神经层本身的肿胀增厚，与视网膜下的积液，形成神经层的盘状脱离（如中心性浆液性视网膜病变）不同，因此不应该将后者称为黄斑“水肿”。

荧光血管造影对鉴别黄斑囊样水肿很有帮助。在早期相中水肿区的脉络膜背景荧光常有不等程度的遮蔽。如果液体来自脉络膜，则此时可见中央深层有染料积存。如果液体来自视网膜血管网，多在毛细血管期见到中心凹周围毛细血管扩张，随后染料渗漏并逐渐充满囊间隙，常需十余分钟，甚至半小时，才形成典型的花瓣状外观。

囊样水肿的腔隙可以彼此融合，形成很大的囊（囊样变性）。如果囊壁破裂则成为视网膜板层裂孔，其外界膜仍保持完整，裂孔边缘很整齐。黄斑囊样水肿只要囊不破裂，病情常为可逆，视力也有改善的希望，若一旦破裂，就成为不可逆的改变，视力降到0.1左右，从黄斑囊样水肿形成到破裂，常要经过很长一段时间。

（三）病理

有学者通过电镜观察，认为黄斑囊样水肿病理改变是Miller细胞胞质的广泛肿胀和变性荧光素积存在肿胀的Miller细胞中，而不是如传统所说的在细胞外间院中。另有人提出Miller细胞病变是基础，在长期细胞肿胀和死亡之后的最终改变才是细胞外液体的积存。但有学者通过电镜研究及临床联系，认为囊样间隙的形成实际上仍是由于视网膜Henle纤维间隙扩展而成。所谓Miller细胞肿胀和变性，很可能是标本制造过程误差所致。

（四）治疗

由于造成黄斑囊样水肿的原因很多，只有针对病因，才能起到作用，历年来文献报道过各种一般性治疗方案，均收效甚微。

对白内障术后玻璃体嵌顿于切口者，有人报道用玻璃体切割术松散嵌顿处的牵引，可使黄斑囊样水肿消退。但另有一些报道则认为，对这种Irvine-Gass综合征，即使不行手术治疗，也有自然缓解的趋向。

糖尿病视网膜静脉阻塞和毛细血管扩张症引起的黄斑囊样水肿，近来提倡用在黄斑周围用激光光凝治疗，可以缓解病情，但在病因未能消除之前，不能光凝根治。

消炎痛或皮质类固醇治疗黄斑囊样水肿，均有报道，可能对炎症引起的囊样水肿有效。笔者曾遇一例结核性葡萄膜炎患者，荧光血管造影证明双侧黄斑有严重的囊样水肿，视力均为0.2，抗痨治疗后，炎症大为减轻，黄斑水肿随之消失，视力恢复正常。可见针对病因治疗取得的良好效果。

二、黄斑裂孔

（一）病因

黄斑裂孔是临床上常见的黄斑病变，它可以由各种原因造成。

1. 板层裂孔

板层裂孔系指视网膜组织的内层缺损而外层仍保持完好。板层裂孔形成的常见原因是长期黄班囊样水肿，囊样结构彼此融合，形成位于中心的巨大囊样变性，最后内层破裂，形成板层裂孔。裂孔呈圆形或椭圆形，大小多在50 μm以内。偶尔可见到周围有残余的小囊。裂隙灯显微镜可以见到中心凹组织有缺损下陷，周围没有视网膜下积液，边缘不如全层裂孔锐利，底部无黄色点状沉着。荧光造影一般无异常影像，有时有轻度透见荧光。特发性老年黄斑裂孔，有少数表现为板层裂孔。除少数例外，一般板层裂孔并不发展成全层裂孔。

2. 全层裂孔

全层黄斑裂孔系指中心凹视网膜组织全层缺损、外伤变性、炎症与高度近视，都可以引起黄斑全层裂孔，但较多为特发性老年黄斑裂孔。

特发性老年黄斑裂孔多见于50岁之后的老年妇女，屈光状态多属正常。据Gass观察研究，本病可分四期：

第一期：中心凹脱离——裂孔前期。此期患者视力稍减或视物变形。视力多在0.3～0.8，眼底特征：①黄斑中心凹变平（但不隆起），中心反射消失。②无玻璃体后脱离。③中心凹有黄色圆点或淡黄色环。④有少量放射状纤细条纹。⑤环可逐渐增大。中心呈红色。⑥荧光造影多为正常或中心弱荧光。

第二期：早期裂孔——第一期数周或数月后。裂孔多半偏心地自环的一侧开始，呈月牙形，然后像开罐头样向一侧延伸，最后发展成完整的全层裂孔，脱下的孔盖贴在孔前的玻璃体后壁。少数病例的裂孔从中央开始向外扩大，就没有小盖形成。荧光造影通过裂孔可以见到早期荧光，并随背景荧光的消退而消失。

第三期：全层裂孔形成。患者视力明显减退，由0.3～0.05。孔的大小约500 pm。裂孔呈圆形内陷，有凿孔样边缘，周围有一圈视网膜下积液围绕，称液套。裂孔的底部相当于色素上皮平面，有散在的黄色小点沉着，它们的大小、数量不断在改变。裂孔完全形成后，一般趋于稳定，视力不再下降，裂孔和周围的视网膜脱离环亦不再扩大，经过多年后可能有玻璃膜疣或裂孔周围的纤维增生，内界膜皱褶形成。少数患者在损害区外有一色素沉着小环。

第四期：黄斑裂孔合并玻璃体脱离。只有很少数患者合并玻璃体后脱离，此时裂孔小盖随着玻璃体的脱离被拉向前，当患者眼球转动时小盖随之飘动。

特发性黄斑裂孔的发生机制，Gass认为最初系玻璃体后壁与中心凹的内界膜相连较紧，当该处玻璃体后壁皱缩增厚，便对中心凹的视网膜形成了向前牵拉的力量，使中心凹的视网膜神经组织与色素上皮分离，向前移动，造成中心凹消失变平。由于玻璃体的切线力量的作用，中心凹的边缘开始撕裂，逐渐发展成裂孔。有少数患者在第一期时有自发性玻璃体后脱离发生，因而它对中心凹的牵引作用立即消失，患者自觉视力进步，眼底可见中心凹复位，黄色圆点或环也消失。此种情况更证明玻璃体在黄斑裂孔形成中所起的作用。

（二）治疗

黄斑全层裂孔无特殊治疗方法。单纯因黄斑裂孔而合并视网膜脱离者甚少。近年来文献报道不超过1%，只见于近视眼或外伤者。发生视网膜脱离多半因除黄斑裂孔外，尚有他处视网膜裂孔存在，所以对单纯黄斑裂孔的患者不必都进行预防视网膜脱离的光凝治疗。对少数家族中有视网膜脱离史，或存在病理性近视与明显玻璃体变性者，可视具体情况，根据需要，有选择地作预防性光凝。Gass认为，一眼已有全层黄斑裂孔，而另眼又有第一期裂孔前期症候者，可对其行玻璃体分离手术，松解它对中心凹的牵引，以防全层裂孔形成。这一设想是否可行，目前尚未见报道。

三、老年黄斑变性

老年黄斑变性是一种随年龄增加发病率上升并导致中心视力下降的疾病。发病年龄一般在50岁以后，但视网膜色素上皮及玻璃膜的变化从40岁起就可明显见到，并且随着年龄的增加而变化日益加剧。据统计，美国52～64岁发病率为1.7%，65～74岁为14.4%，75～85岁则高达44%。英国64岁以下的发病率为7.0%，65～74岁为24%，75岁以上占40%。由于年龄越大发病率越高，有人称之为“年龄相关性黄斑病变”，我国现在仍习称为老年黄斑变性。

据国外报道本病在色素少的人群发病率明显增高，白种人发病率有大幅高于黑种人的倾向。我国目前尚无确切的老年黄斑变性的发病率统计，但各地近年对本病的报道逐渐增多，似乎随平均寿命延长，老龄化人口逐年增加，老年黄斑变性的发病率亦有随之增高的趋势。

（一）发病机制

老年黄斑变性的确切发病机制尚不清楚，但至今为止，大多数学者认为与视网膜色素上皮的代谢功能衰退有很大关系。色素上皮的功能十分复杂，它不仅含有多种溶酶体，不断消化所吞噬的感光细胞外节物质，并输送各种养分至感光细胞和运出代谢产物至脉络膜。它不断更新色素颗粒，保障光学功能，随时产生黏多糖物质至细胞间隙，为视网膜液体外泄提供泵的作用。在人的一生中，生理情况下色素上皮细胞并不分裂增殖，色素上皮白天消化杆体外节盘膜，夜间消化锥体外节盘膜，每个色素上皮细胞要接触25个杆体，每个杆外节每日脱落100个盘膜，均由色素上皮细胞吞噬消化。据估计人的一生中，每个色素上皮细胞几乎吞噬消化近7千万个盘膜。随着年龄增长细胞代谢功能随之衰退。中年以后色素上皮胞质中消化不全的残余体——脂褐质颗粒逐年增多，以及消化残屑不断沉积在玻璃膜上，形成弥漫性的基底线状沉积，使玻璃膜增厚或局限性地堆积在玻璃膜上形成玻璃膜疣等症候。因为色素上皮细胞功能衰退在年长者是普遍现象，所以在60岁以后的老年人眼底多数可以见到视网膜色素分布不均，呈豹纹状眼底，黄斑有细小色素颗粒或斑点状色素脱失，以及数量不多的玻璃膜疣，不过此种改变并未使视功能受损，因此Sarks称为正常老年黄斑改变。然而有少数老年人，色素上皮损害的程度远较其他人严重，发生一系列病理变化，进而累及相应的感光细胞及脉络膜毛细血管，继发邻近组织的损害和萎缩，便出现了老年黄斑变性。

（二）类型及临床表现

老年黄斑变性临床可分为两个类型，即萎缩型与渗出型。

1. 萎缩型

在一般老年人的正常眼底常可看到黄斑区的玻璃膜疣和色素沉着及脱失。玻璃膜疣有硬性和软性两种。硬性玻璃膜疣的特点为分散的、呈圆点状、颜色淡黄、界限清楚、有较强的透见荧光。软性玻璃膜疣色暗、较大且大小不均，常融合成斑状或团块状、透见荧光很弱。这两种玻璃膜疣虽在一般老年眼底都可见到，但数量较少，而黄斑变性早期的突出症候之一就是大量玻璃疣的存在。老年人眼底如果玻璃膜疣不断增多，而且彼此融合，色素沉着加剧，表明老年黄斑变性的危险就将增大。近年来研究者通过一组病例研究，更进一步认为致密的弱荧光玻璃膜疣易形成色素上皮脱离，而较强荧光的疣易致新生血管形成。虽然如此，就每一个具体病例来说，黄斑变性的眼底所见与视力减退程度并不都是一致，说明眼底观察不能完全说明色素上皮的内在损害和感光细胞的功能障碍。所以萎缩型老年黄斑变性除了眼底所见的体征之外，更重要的表现是视功能的障碍，这种功能的损害在正常老年黄斑改变中是不应该有的。

在黄斑部色素上皮萎缩的过程中，除玻璃膜疣不断增多、融合和色素沉积与脱失日渐增剧之外，有时还会出现色素上皮脱离。这种脱离是浆液性的，范围较大，往往超过一个盘径，它与渗出型的色素上皮脱离最大区别是没有色素上皮下新生血管。脱离区向前隆起，呈圆形或椭圆形，境界锐利，常有浅色晕围绕，表面有色素颗粒，偶有边缘破裂而形成色素上皮撕裂者。破裂多在一侧，呈月牙形，边缘卷曲，裸露出部分脉络膜。但大多数情况，色素上皮脱离区经过段时间后趋于吸收萎缩出现边缘清晰的灰绿色区，造影时有透见荧光，称为地图状色素上皮萎缩。有些病例虽无色素上皮脱离，而大量玻璃膜疣彼此融合后，最终也出现地图状色素上皮萎缩，不过不像色素上皮脱离吸收后的萎缩区呈整齐的圆形或椭圆形，而是星分散的或不规则的地图形，色素上皮萎缩久后往往继发脉络膜毛细血管闭塞，故毛细血管萎缩区必然位于色素上皮萎缩区中。裸露的粗大脉络膜血管甚为醒目，造影可见该区背景荧光淡弱，后期可有巩膜着色。

萎缩型的老年黄斑变性常是双侧的，但发病可一先一后或一轻一重。患者主要感觉是中心视力敏锐度不断下降，除非合并色素上皮脱离，一般很少有视物变形或小视症状，最终留下永久性中心暗点。

2. 渗出型

老年黄斑变性渗出型的基本发病机制与萎缩型类似，主要病理变化都在色素上皮，所不同者是除了色素上皮细胞退变之外，还加上脉络膜新生血管进入色素上皮下，从而引起一系列的渗出、出血和瘢痕形成的病理过程。因此有人将萎缩型称为干型，渗出型称为湿型。

脉络膜新生血管进入色素上皮下，是否与色素上皮下的代谢残余物堆积、玻璃膜疣形成和玻璃膜本身的变性有关，尚无定论。但据近代文献报道，不少老年眼有色素上皮下的新生血管存在，但这种新生血管大多数是微小而静止的，临床不能查见，荧光造影也不显影，只是病理学家在离体眼球上发现。Gass称为“隐蔽的脉络膜新生血管”。这种微细的新生血管，血流量甚低，荧光素进入很少，不足以使造影照片显影，因此不易被发现，临床上也不出现症状。但有少数老年眼，此种色素上皮下的新生血管不断增大发展，并有液体渗出或破裂出血，便出现了典型的渗出型老年黄斑变性改变，其病变过程大体可分为三期：

（1）第一期为渗出前期：此时眼底表现主要为玻璃膜疣与色素上皮的改变比较明显，如色素的沉着与脱失，越近黄斑区中央越显著。中心凹反射可消失，与萎缩型很难鉴别，早期的新生血管不一定在造影片上都能显示。如果患者的症状除视力障碍以外还伴有轻度的视物变形，则提示深部有渗液的可能，同时也提示渗液有可能来自隐蔽的新生血管。凡具有前期症候的可疑患者，应当严密追踪观察，最好经常用Amsler方格表自行检查，发现有视物变形症状即应做进一步检查，藉以获得早期诊断。

（2）第二期为渗出期：这一期是以色素上皮下新生血管的大量渗液或出血为特征。液体来自新生血管的渗漏，招致色素上皮脱离，此种继发于新生血管的脱离与上节所述萎缩型中的浆液性色素上皮脱离，在发生机制、眼底表现以及荧光图像上均不相同。渗液严重时尚可进入神经上皮下造成神经感觉层的局限性盘状脱离。以往所称的老年黄斑盘状变性，即是以渗出型这种特征来命名的。

有些病例新生血管破裂出血，在色素上皮下常呈灰蓝色或灰黑色，向前隆起，造成出血性色素上皮脱离，眼底检查易误认为脉络膜黑瘤。但荧光造影可资鉴别。出血在造影过程中自始至终都是荧光遮蔽，而脉络膜肿物因瘤体营养血管的渗漏，后期多呈强荧光。出血可进入神经感觉层内，呈暗红或鲜红色。病程久后，出血区因血红蛋白的吸收而转为淡黄色，并往往从中心先开始变色。严重出血可破入玻璃体内造成大量积血而不能查见眼底。老年黄斑部的出血，虽然最常见的是新生血管引起的，但也有少许并非新生血管所致，荧光血管造影有助诊断。在血液较薄时，造影可以显露出新生血管的形态与渗漏，或在出血的暗区见到不断增强的荧光点，称为“热点”， 提示新生血管的存在。然而积血浓厚时，即所谓视网膜下血肿，血液可掩盖新生血管的形态及渗漏，这种情况下，应待出血部分吸收或积血转为淡薄时再重复造影。有时在出血区周围见到硬性脂类渗出，也提示黄斑出血有可能由新生血管所致。患者的视力由于骤然出现的黄斑部的浆液性或出血脱离而显著下降，并常因此就医。临床检查可以见到上述各种特征。视野检查，有中心暗点。当眼发病时，另一眼常可见到渗出前期的症候。

（3）第三期为结瘢期：色素上皮下或/及神经上皮下的渗液与出血将逐渐被吞噬细胞搬运吸收并由成纤维细胞所修复，形成机化瘢痕。这些细胞除血液来源外，多由脱落的色素上皮细胞化生为吞噬细胞及成纤维细胞。在病理标本中，这些由色素上皮细胞所化生的细胞与血液及组织来源细胞的区别在于前者胞质中含有色素。故黄斑灰白色的瘢痕团块中常杂有大小不等的色素沉着。渗出性黄斑变中性所形成的瘢痕，形态都不规则。

渗出性老年黄斑变性大部分患者到结瘢期，病情停止发展。有一小部分病眼（据统计约为16%）在原来瘢痕边缘上又出现新的新生血管，重新经历渗出、出血、吸收结瘢的过程，使原来的瘢痕进一步扩大。因此，临床上继续追踪结瘢期的患者，是非常必要的。

（三）治疗

由于老年黄斑变性的确切病因尚不清楚，至今没有特效的药物治疗和根本性的有效预防措施。对于渗出性黄斑变性的视网膜下新生血管膜，目前眼科界多数人同意早期用激光治疗，封闭新生血管，阻止其进一步发展，对于保存部分视力是有效的。在1983年，美国国家眼科研究所总结一组224例新生血管位于中心凹以外200 pμm者，用氩激光治疗组观察一年半后视力下降6行以上者占25%，而未治疗组则为60%，两者有显著差异。至于邻近中心凹或部分侵入中心凹者则主张应用氪或染料激光治疗。但不管何种光凝都会对组织起破坏作用，所以，侵犯中心凹的新生血管膜的光凝效果都远比在中心凹之外者差。

此外，应当了解激光治疗并非完全安全无害，过分光凝本身即可诱发脉络膜新生血管形成。光凝过分靠近视神经，可能损伤神经纤维，并且光凝只是治标而不治本，故不能防止在结瘢区外新生血管的再次发生。

为了及早发现新生血管，希望在其很小的时候而且在中心凹以外时，采取光凝治疗，因而早期症候的发现非常重要。对所有的可疑病例，以及一眼已发生渗出性病变而另眼处于早期阶段者，每日用Amsler方格表自查，如有扭曲或暗点出现，应及时就诊。单纯依靠方格表并不总能发现新生血管的早期症状，而应结合其他检查如阅读视力、色觉依度和物像清晰度等，以便尽早发现新生血管的早期渗液症状，获得及时治疗的机会。最近对有些病例行视网膜切开取除新生血管膜，展现了更好的治疗前景。

第三节　青光眼

一、急性闭角型青光眼

1. 概述

本节描述的内容为瞳孔阻滞性急性闭角型青光眼（以下简称急闭），急闭是老年人常见致盲眼病之一，特别多见于50岁以上的妇女，男女两性的发病比约为1∶4，女性患病多于男性的原因，可能与前者比后者的前房浅有关，此点已由不少学者所证实。本病多见于远视者，但近视患者也可发生急闭，较罕见。

急闭的急性发作期同气候的变化有着明显的联系，故有人称为典型的气象疾病。

闭角型青光眼是一种遗传性疾病，其遗传规律迄今尚未定，已有一些关于闭角型青光眼的家族系报告，有人研究证明闭角型青光眼患者的亲属的浅前房及窄房角的发生率比非青光眼患者的家属者要高。闭角型青光眼是多基因遗传病，其遗传度为65.00%。

2. 发病机制

急闭的发病机制比较复杂，除局部解剖因素、遗传因素之外，还有神经血管系统及环境因素的影响等，今摘其要者略述如下：

（1）解剖因素。①晶体较厚，相对位置较前：闭角型青光眼相对晶体位置为（0.19±0.01）mm，与正常眼（0.21±0.01）mm比较，有高度显著性差异（$P<0.001$）。正常眼和闭角型青光眼的晶状体厚度均随年龄增加而增加。②眼球轴长较短：闭角型青光眼平均轴长为（22.06±0.85）mm，与正常眼（22.66±0.75）mm比较，有高度显著性差异（$P<0.001$），而且眼轴越短，若晶状体增厚或增大，就容易发生房角闭塞。短的眼轴，睫状体与晶状体之间的距离缩小，这个距离部分地决定虹膜倾斜面和房角的开放。③前房浅：闭角型青光眼平均前房深度为（1.78±0.32）mm，与正常眼（2.60±0.34）mm相比多0.82 mm。④角膜直径较小：闭角型青光眼平均角膜横径为（10.86±0.46）mm，小于正常眼（11.41±0.13）mm。角膜直径与角腹弯曲半轻相结合可计算角膜高度。闭角型青光眼平均角膜高度为（2.34±0.26）mm，小于正常眼的（2.59±0.17）mm。

除上述情况外，虹膜根附着位置偏前合并根部赘长，导致周边虹膜堆积，易引起非瞳孔阻滞性闭角型青光眼。

（2）导致眼压升高的几个途径。①瞳孔中度散大使瞳孔阻滞及虹膜根部松弛，周边虹膜被推向前，虹膜与房角入口处小梁面相贴，导致房水不能与小梁而接触而使眼压升高。②周边虹膜与房角入口处小梁面接触或粘连使房角隐窝环形空间内形成负压，后房压力相对进一步升高，进一步推虹膜根与小梁面完全相贴，加剧高眼压状态。③睫状体异位或肿胀，使晶状体悲韧带松弛，晶状体厚度增加，加重生理性瞳孔阻滞。

（3）眼压升高的机制。前房浅同急闭合并存在首先由Derby所描述。前后房的压力不同，首先由U.brich及Heine所证明，两人观察一些具有节段虹膜萎缩的病例，交薄约虹膜萎缩区向前轻度膨隆，如果给患者点缩瞳剂，这种膨隆就变得比较明显，这就使他们感觉虹膜背面的压力一定增高，Rosengren明确指出前房浅容易发生闭角型青光眼。

Curran注意到急闭患者晶状体-虹膜隔向前移，且合并虹膜膨隆，并认为虹膜与晶状体接触面太大，产生相对性瞳孔阻滞。

直至Barkan根据前房角对青光眼进行分类后，才明确青光眼具有闭角及开角两种不同类型，引起眼压升高的机制也不一样。更重要的是使我们看到闭角型青光者前房角发生了哪些改变，他认为闭角型青光眼，房水循环障碍首先发生在晶状体与虹腹之间，也就是腹孔阻滞造成后房压力增高，继而周边虹膜被推向前而团塞房角。

Kessler进一步阐明房角闭塞仅见于窄角的眼球上。正常宽房角者，即使存在着生理性瞳孔阻滞，也不足以引起房角闭塞，但窄角则不然，当出现瞳孔阻滞时，后房压力高于前房，一般根部虹膜疏松薄弱，因此易被推向前，与房角入口处小梁面相贴，从而妨碍了房水与小梁网接触，导致眼压升高。此时房角隐窝部分环形空间，其中残存的房水逐渐排出，故环形空间内的压力下降，以至于达到同Schlemm管内压力相近的水平，同后房压力相比悬殊很大。这样的压力差别，使根部虹膜被压向环形空间，从而加重了房角闭塞。在病程的早期，可因睡眠和充分休息或者因药物治疗，使闭塞的房角重新开放，房水循环恢复正常，眼压下降。若高眼压持续过久，加上葡萄膜充血，餐易产生周边虹膜前粘连，造成永久性房角闭塞。

Shaffer认为急闭的眼压升高机制有两个，一个为瞳孔阻滞引起的眼压升高，另一个为瞳孔散大引起眼压升高。

瞳孔大小状态是决定瞳孔阻滞的重要因素，有学者认为瞳孔处于3.5～6 mm中度散大时，易于引起房角闭塞，因为瞳孔充分散大可以缓解腺孔阻滞；瞳孔充分收缩，虽可增加瞳孔阻滞作用，由于根部虹膜处于紧张状态不能向前膨隆，故亦不至于发生房角闭塞。而中度瞳孔散大时，既存在瞳孔阻滞作用，根部虹膜又处于松弛状态，一旦后房压力升高，松弛的根部虹膜极易被排向前，引起房角闭塞。关于闭角型青光眼瞳孔阻滞的作用机制，学者做过大量研究工作，认为闭角青光眼不是单一原因的疾病，而是一个多种原因的综合征，瞳孔阻滞也不是引起房角闭塞的最主要原因，房角闭塞的发生主要依赖于眼前段的副交感神经的活动，同时还要有交感神经的活动作为一种辅助力量，两者处于最大活动状态时易引起房角闭塞，而且还认为瞳孔阻滞所必需的先决条件是虹膜与晶状体的接触，造成瞳孔阻滞有3个分力，并非瞳孔括约肌及瞳孔开大肌的直接拉力，而是瞳孔括约肌作用力影响下推虹膜向晶状体前后轴余弦夹角的分力，其次是虹膜实质的张力加瞳孔开大肌收缩力的合力影响下，推虹膜向晶状体余弦夹角的分力。这3种力量作用的结果使虹膜推向晶状体产生瞳孔阻滞作用，基于上述的认识，提出用2%毛果芸香碱溶液及10%新福林游液交溶点眼作为闭角青光眼的激发试验，这样既可使瞳孔保持中度散大，又可使眼前段副交感神经处于较大活动状态。

综上所述，前房浅、前房角窄及瞳孔中度散大是产生瞳孔阻滞的重要条件，也是引起部分闭角型青光眼眼压升高的基本因素。闭角型青光眼者前房变浅的原因，有研究者强调晶状体向前移位，随年龄增大品体厚度增加导致前房变浅。这种晶状体厚度变厚实际上是由两个相反作用现象造成的结果，一方面晶状体周边皮质纤维增生，另一方面同时发生晶状体核固缩，前一现象的作用影响比后者大，结果就导致晶状体厚度增加，但有些中年人甚至青年人发生闭角型青光眼，其中除一些显示遗传性品体厚度异常外，也有一些晶状体厚度并无异常改变，因此引起前房变浅还有其他原因。

用鞭状体镜观察发现急闭患者的睫状突的长度及宽度较正常人肥大而丰满，认为这可能由于睫状突肿胀，导致其位置前移所致。因此睫状突肿胀及位置异常是瞳孔阻滞及房角闭塞的前提。睫状突肿胀可以使晶状体韧带松弛，进一步导致晶状体厚度增加，所以晶状体位置前移不是闭角型青光眼的原因，而是睫状突变化的结果，因此睫状体的改变可能是原发性闭角型青光眼重要因素之一除上述各种因素外，参与急闭急性发作的还有强烈的情绪激动及气候（寒冷、炎热等）影响。有人认为大气压突然改变是很大的紧张因素，它们的作用与紧张有相同的途径，可以导致中度瞳孔散大。一些常用滴眼剂如肾上腺素、新福林、毛果芸香碱、依色林、碘磷灵等，还有中枢神经兴奋剂、支气管扩张剂、散瞳剂（如阿托品之类），腿麻以及全身麻醉均可参与急闭急性发作，了解这些情况，对急闭防治工作有参考价值。

3. 临床表现

急闭是一种危重眼病，由于疾病的严重程度，房角的闭塞情况，病程的长短及是否合并另一型青光眼等的不同，故其临床表现因人而异。根据其临床经过可分为6期，但不是每个患者都具有这些情况。

（1）临床前期。许多急闭患者在急性发作前，可以没有任何自觉症状，此时称为临床前期，只有在反复激发试验或存在一定诱因条件下，眼压开始突然升高，约有75%急闭患者属这种情况，但前房轴深多在2 mm以下，房角是窄角而完全开放，另一些患者不是一开始就是急性眼压升高，而是先有多次小的发作，如出现一时性虹视、视矇及眼胀，此期患者不知有眼病，常以为伤风感冒或劳累的结果。

（2）先兆期。若即刻检查将发现眼压轻度开高，眼局部稍充血或甚至不充血，这些小发作症状经过睡眠或充分休息之后可完全消失，一切恢复常态。此期称为先兆期或前驱期。若在临床前期及先兆期及时施激光虹膜切除术或预防性周边虹膜切除术，将可以防止急性眼压升高，甚至可能收到永久治愈的效果。否则，经过反复小发作之后，将出现急性发作。

（3）急性发作期。此期是急闭患者的危重阶段。患者觉剧烈眼痛及同侧头痛，常合并恶心、呕吐、发热、寒战、便秘以及腹泻等症状。常见眼部症状有：

1）视力下降：急性发作期患者的视力多系急剧下降，严重者仅能眼前指数，甚至只留光感。其原因一方面由于角膜水肿，另一方面也是重要的一面，由于高眼压引起视神经普遍性缺血。如果持续高眼压不解除，不久即可造成失明。眼压如能迅速下降，视力可以明显改善，甚至于个别已失明数周的病例，手术降压之后，还可恢复一些有用视力。

2）疼痛：急闭引起的疼痛程度，因人而异，可以由感觉眼部不适及眼周围胀感以至于最严重的眼瘤和头痛，通常眼局部充血越明显，疼痛越严重。疼痛沿三叉神经分布区，也可局限于眼部或扩展反射到前额、耳部、上颌窦及牙齿等处，如不细心检查，容易造成误诊，值得注意。

3）眼压：急闭急性发作期系突然眼压升高，一般均在5.32 kPa（40 mmHg）以上，个别严重病例，可达13.30 kPa（100 mmHg）以上。对于这类病例，如不及时治疗，往往于24～48 h内即可造成失明，有人称它为暴发型青光眼。一些病情较轻的患者，由于高眼压所致的瞳孔散大，可使瞳孔阻滞解除，未经治疗，眼压可以自然下降，另一些病例仅口服鲁米那，经过充分休息和睡眠之后，眼压也可恢复至正常或接近正常范围。多数病例需经过药物或手术治疗，始达到降压目的。

4）充血：开始眼压升高时，不一定合并眼球表层充血，如果眼压持续升高，并超过眼内静脉压时，即发生静脉回流障碍，开始为轻度睫状体充血，继而全部结膜及巩膜充血。有时可出现结膜水肿，甚至眼睑水肿，虹膜血管也会出现充盈。引起房水闪光，并开始疼痛。

5）角膜水肿：急性发作期患者几乎全部主诉视物模糊及虹视。这是由于眼压突然升高引起角膜水肿所致。它是急闭诊断指征之一，角膜水肿倾向于累及全角膜，但也有仅中央部水肿而周边部正常者，如果眼压突然升高至5.3 kPa（40 mmHg）以上，即可出现角膜水肿，但是眼压缓慢升高者，经过数月以至数年，眼压达9.3～10.6 kPa（70～80 mmHg）仍不发生角膜水肿。另外，一些病情严重的病例，虽经治疗使眼压下降，但角膜水肿仍继续存在，角膜增厚合并后弹力层皱褶。经过数天甚至数周角膜才逐渐透明，这可能由于角膜内皮受损害，房水进入角膜深层，局部点皮质类固醇有助于角膜水肿的消退。急性发作期的角膜浑浊除由于角膜上皮水肿之外，还由于突然眼压升高使角膜板层扩张，中断它们的光学连续。浑浊角膜的作用就像一个衍射光栅，将白色光线分裂成为虹样的颜色成分，引起典型的彩环（蓝绿色最近光源），也就是虹视症。任何眼屈光间质的浑浊，如角膜面瞳孔区的黏液、角膜瘢痕、低眼压性角膜水肿，晶状体初期浑浊及各种原因引起的玻璃体浑浊等，都可引起灯光周围类似晕轮之发光，但一般说来没有颜色出现。

6）瞳孔散大：由于眼压升高致瞳孔括约肌麻痹或部分萎缩，结果出现瞳孔散大，这是青光眼与虹膜睫状体炎重要鉴别点之一。瞳孔中度散大，呈垂直卵圆形。瞳孔常呈固定状态，光反应及调节反应均消失。一些病情较轻的病例降压后瞳孔可恢复常态。眼压特别高且合并明显周边虹膜前粘连者，虽施手术或药物治疗使眼压降至正常范围，但终生保持瞳孔散大状态。

7）虹膜萎缩：在高眼压状态下，供给虹膜动脉可能发生局部循环障碍，结果局部缺血，以致发生节段性虹膜基质萎缩。有时上皮层也萎缩。通常发生于上方虹膜，其他部分也可出现。接近瞳孔缘的萎缩变得比较明显。另一些病例由于持续性高眼压的影响，引起虹膜普遍缺血，虹膜也出现普遍萎缩。萎缩区的虹膜表面附着尘状色素颗粒。虹膜表面也可以呈斑块状色素脱落。虹膜基质层及上皮层在一区域萎缩时，虹膜会变得菲薄甚至前后房可以贯通。这种虹膜完全萎缩区如发生在近瞳孔缘部分，在临床上具有一定意义。它可防止瞳孔阻滞的形成，故能杜绝急闭的急性发作再发生。这样的病例无须施周边虹膜切除术，即可达到青光眼治愈的目的。

8）房水闪光：由于静脉充血，一些蛋白溢出到房水内，导致房水闪光，通常不十分明显。晚期病例房水内可见游离色素。虹膜表面、角膜背面、晶状体前囊以及房角小梁表面均可以看到这种棕色色素沉着。如果出现严重的房水浑浊，应考虑排除继发性青光眼之可能。

9）虹膜后粘连及周边虹膜前粘连：由于急性发作期晶状体前囊与虹膜接触比较密切，再加上蛋白渗出，可能会出现轻度虹膜后粘连，但不似虹膜睫状体炎那样严重。持久周边虹膜前粘连的形成与严重的充血、明显的纤维性渗出、虹膜水肿及角膜水肿有密切关系。这类患者在眼压下降后，房角仍然闭塞不再开放。

10）前房角闭塞：房角闭塞是本病重要体征之一。以房角镜检查证明周边虹膜与小梁面相贴。若未形成周边虹膜前粘连，眼压下降后，闭塞的房角可再开放。若已形成周边前粘连，不仅加压后，就是眼压下降房角也不会变宽，焦点线无移位。由于角膜水肿，在局麻下点2～3滴甘油后，可暂时恢复角膜透明度，有助于详细检查房角及眼内情况。

11）晶状体改变：病情严重的急闭可以引起晶状体改变，瞳孔区晶状体前囊下可见半透明瓷白色或乳白色浑浊斑点，有人称它为青光眼斑。在发病早期可表现为片状，随着眼压下降，这种片状浑浊可以出现部分再透明，结果呈点状、絮状或半环状等。典型的变化是长圆形或点状浑浊，位于晶状体纤维的末端。它倾向于沿晶状体纤维缝合分布，因此常呈放射状，一些病情较轻者，只出现少数散在小点，呈不规则的排列。青光眼斑的发生，被认为是高眼压下造成的营养障碍的结果。急性发作症状缓解后，不再有此斑点形成，随着年龄增加，青光眼斑可被透明皮质推向深层，这些斑点浑浊不出现于晶状体后皮质及被虹膜遮盖的前皮质部分。青光眼斑对急闭的诊断有参考价值。一些急性眼压升高的继发性青光眼可能也出现这样的斑点，值得进一步研究。

12）角膜改变：急闭患者急性发作后多数角膜知觉显不同程度减低，高眼压持续数天以上者，角膜内皮细胞将发生损害，可见内皮细胞数减少或变形，这对患者以后再施内眼手术有参考价值。

13）眼底改变：急性发作期之眼底改变往往不被注意。滴甘油后检在眼底可见视乳头充血甚至水肿。视网膜中央动脉可能发生搏动，中央静脉明显充盈。视乳头附近或后极部之视网膜发生小点状或火焰状出血。眼压下降后，视乳头颜色显普遍变淡，但不发生青光眼性杯状凹陷。因此，视力障碍似乎是视乳头缺血性萎缩的结果。

14）其他症状；急性发作期患者常有便秘（个别有腹泻）、轻度发热、寒战、恶心、呕吐、精神萎靡、食欲不振等症状与疼痛一并出现。这些症状常常掩盖了视朦这一主要病征，易被误诊为脑膜炎、胃流感或肠阻塞，因而影响本症的及时治疗。再者由于眼心反射，可引起心动过缓，常有多汗现象。

（4）间歇期（或缓解期）。急闭经过治疗或自然缓解之后，停止一切降眼压药眼压在正常范围。局部无充血，角膜恢复透明，视力恢复至急性发作前水平或稍低一些，前房角如果没有广泛持久的粘连，房水流畅系数常在正常范围之内。前房角一般是开放的，一些病例可能存在部分周边虹膜前粘连。下限的小梁面常有明显的色素沉着。急闭的缓解期是暂时的，如果在此期及时施激光虹膜切除或周边虹膜切除术，可望达到不再出现急性发作的目的，否则，将会出现反复急性眼压升高，最后甚至于失明。

（5）慢性期。急性发作期患者未经及时有效治疗，即可迁延为慢性期。它表示急性期症状虽已缓解，但房角已发生永久性广泛粘连。因此表现为中度眼压升高，角膜基本恢复透明，瞳孔轻度散大，即使滴用缩瞳剂房角也不能再度开放，早期眼底及视野可能没有变化。晚期则有与慢性闭角型青光眼（晚期）相似的视乳头及视野改变。此期较适宜的治疗方法是施滤过手术。

（6）绝对期。完全失明，瞳孔散大常在6～7 mm以上。虹膜节段性萎缩或弥漫性色素脱落，晶状体核浑浊，有时可见青光眼斑，眼压仍高前房角可见广泛周边虹膜前粘连，甚至房角完全闭塞。有时尚可合并前睫状支血管扩张、角膜钙化、虹膜红变等。

4. 诊断及鉴别诊断

急闭急性发作期的鉴别诊断十分重要，因为若诊断有误，处理不当，常常会加重病情，损害视功能。而临床前期及间歇期的诊断尤其重要，因为在这两期如能及时施激光虹膜切除或周边虹膜切除术，可望达到永久治愈的目的，并保持着良好视功能，分述如下：

（1）临床前期及先兆期。急闭临床前期常无任何自觉症状，眼局部解剖结构异常，常为医师提供有价值的线索，此已为国内外不少医家所重视。特别是浅前房及窄房角是诊断闭角型青光眼的重要条件。具备此条件者不一定都发生青光眼，但闭角型青光眼一定发生于前房浅及房角窄者，有人估计窄房角者的半数可能发生青光眼。前房的深浅程度与青光眼的发生率的高低有直接联系。有资料表明闭角型青光眼前房深度多在2.50 mm以下，＞2.50 mm者只是个别病例。一些学者已清楚地证明前房越浅，发生急闭的危险越大。2.20 mm深前房者只有1%发生急闭，1.8～1.9 mm者则增至19%，1.6～1.7 mm者竟达40%，＜1.3 mm者则100%发生急闭。

对于具有上述解剖特点或闭角型青光眼家族史，且疑有青光眼，应根据具体情况，选择适当的窄角激发试验即可诊断。一眼已发生急闭，另一眼无须做激发试验。作者观察了100例一眼发生急闭，另一眼在5年之内74%先后亦发生同样眼病。因此只要根据一眼急性发作史，另一眼前房浅及窄房角，即可诊断为急闭临床前期，并尽早施激光虹膜切除或周边虹膜切除术，以达到预防的目的。

大约30%急闭患者有先兆症状。先兆期实际就是急闭小发作。每次发作多数常有情绪激动、过劳、看电影、忧虑、暴饮暴食、悲伤、失眠、惊恐、气候突变等诱因。常在傍晚出现虹视、眼痛、眼胀、视朦、头昏、头痛、恶心、呕吐等症状。经充分休息或睡眠后，一切症状可完全消退。若在小发作时即进行眼部检查易于明确诊断。但患者每不自觉有眼病，往往失去早期诊断机会，根据病史及眼部情况，诊断并不困难。

（2）急性发作期。此期主要根据以下几点做诊断：①视力急剧下降，严重者仅留眼前指数或光感。②眼压突然升高，眼球坚硬如石，最高可达13.30 kPa（100 mmHg）以上。③角膜水肿如毛玻璃状，失去透明而光滑的表现。④瞳孔多呈垂直卵圆形扩大，且带绿色反光。⑤眼局部呈现明显的混合充血，严重者且合并球结膜及眼睑水肿。⑥伴有剧烈的眼胀痛、头痛及恶心、呕吐。个别患者发生腹泻。

（3）间歇期（缓解期）。此期的诊断很重要，眼压虽属正常，局部亦无充血现象，但青光眼并未治愈，仍有再发的可能。如此期施激光虹膜切除或周边虹膜切除术，至少可防止再急性发作。诊断间歇期青光眼的要点是：①详细询问急性发作史。②虹膜呈节段性萎缩，也有显弥漫性色素脱落者。③瞳孔呈不同程度扩大，对光反应迟钝或消失。④青光眼斑（详见临床表现）可作为辅助诊断体征。⑤急闭急性发作之后，一般前房角都会遗留一些痕迹，如周边虹膜前粘连及色素瘤等。⑥视野检查对闭角型青光眼没有诊断价值。但急性发作之后，特别是出现过明显高眼压或反复发作之后，往往也会出现象早期原发性开角型青光眼那样的视野缺损，这对间歇期的诊断会有一定帮助。

（4）本病与急性虹膜睫状体炎及急性结膜炎的鉴别诊断。此三者的鉴别诊断在一般教科书内已有介绍，此处不拟赘述。但必须强调指出此3种疾病在治疗上有互相矛盾之处。因此错误的诊断将导致病情恶化，甚至有造成失明的可能。

（5）急闭与青光眼睫状体炎综合征、急性虹膜睫状体炎所致青光眼及晶状体溶解性青光眼的鉴别诊断：在临床上都是常见病，虽然发病原因不同，临床表现各有特点，其治疗原则也不一样，但是若不仔细检查，往往可造成误诊。

除上述几种情况外，一些继发性闭角型青光眼（如晶状体膨胀期青光眼、新生血管性青光眼、睫状体肿胀、炎症或囊肿所致青光眼等）也应注意与急闭相鉴别。窄角开角型青光眼若合并炎症，出血或虹膜红变时，偶尔也表现为急性发作，易与急闭混淆，有学者提倡局部滴0.5%百里胺以助诊断。该药可抑制瞳孔开大肌收缩，使瞳孔缩小，开放闭角青光眼已闭塞的房角，但对睫状肌无作用，故不降低开角青光眼的眼压。也可试用激光虹膜切除，作为两者的鉴别诊断。

5. *治疗*

对于急闭的治疗，医师必须熟悉各种抗青光眼药物的降压作用机制，掌握不同病情的用药时机，选择有针对性的降眼压药物，这样才能收到良好的治疗效果。

（1）治疗原则。治疗急闭的最大目的在于降低眼压及缓解瞳孔阻滞，而瞳孔阻滞的缓解又必需依赖高眼压的下降，因此降眼压是首要任务。迅速而有力的降眼压药是高渗剂而不是缩瞳剂。因为在高眼压情况下，仅仅滴缩瞳剂常常无效。高渗剂可减少玻璃体内水分，使晶状体向后，有助于缓解瞳孔阻滞。若与碳酸酐酶抑制剂合用，可获较大降压效果。仅用高渗剂或碳酸酐酶抑制剂虽可使眼压下降，若不用缩瞳剂，房角仍不能重新开放。

一旦眼压下降，缩瞳剂的作用得以充分发挥，以开放已闭塞的房角，比较理想的缩瞳剂是3-乙酰奎宁，因为它较少引起睫状肌痉挛，不致使晶状体前移而减少前房深度。也可滴1%～2%毛果芸香碱溶液，每5min滴1次，共30～60 min，以后每天4次，未经有效的药物治疗前，高眼压状态下切勿匆忙进行手术。否则，手术预后不良。待眼压下降，炎症消退后，施手术效果较好。高眼压被控后，不可突然停止用药（包括口服及局部滴眼剂），应该逐渐减药，以防止出现眼压反跳，甚至比治疗前眼压高，而且难以控制。

完全停药48 h后，眼压恢复至正常范围，眼压描记的房水流畅系数在0.19以上，或24 h眼压差值未达到病理值，约1/2以上房角开放时，应该施激光虹膜切除或周边虹膜切除术，在停药过程中或停药后48 h以内，眼压有升高趋势者，不论房角开放的范围如何，应择期施行抗青光眼滤过手术。虽然用药物使高眼压下降，但房角2/3以上粘连闭塞者，不必逐渐减药，应及时施滤过手术。一眼已发生急闭，另一只健眼房角窄前房浅或以前有过小发作史者，均应及早施激光虹膜切除或周边虹膜切除术，无须再做激发试验。急闭之急性发作眼施抗青光眼手术时，患者对健眼不愿意施预防手术，则应滴缩瞳剂每天1～2次，以防急性发作，还要定期观察其房角及前房变化情况。一些作用强的胆碱酯酶抑制剂如氟磷酸二异丙酯、优目缩及碘磷灵等可使局部血管扩张，甚至有引起眼压升高的危险，故禁用于本症。左旋肾上腺素是治疗原发性开角型青光眼和部分继发性青光眼的良好降压药物，由于具有散瞳作用，故对闭角青光眼应该慎用。治疗急闭时，应用降压药的同时，局部或全身并用皮质类固醇及消炎痛以尽量控制眼部炎症反应，为施抗青光眼术创造良好条件。

（2）药物治疗。①甘油：一般配成50%甘油盐水，每千克体重1.5 g，成人每天120～180 g，分2～3次口服。口服后10 min以内即开始降压，下降最低时间是用药后1～5 h。眼压下降范围是1.33～8.78 kPa（10～66 mmHg），有效时间为3～6 h，因其降压作用迅速，所以是治疗急闭的有效药物。糖尿病患者慎用。②甘露醇：它是治疗急闭的另一种有效的高渗剂，一般配成20%溶液，用药剂量为每千克体重1～3 g，作静脉点滴注射。如患者眼压较高，可按每千克2～3 g，每分钟输入10 mL，否则，可按每千克1～2 g，每分钟输入5 mL。一般30～60 min滴注完毕。注射后15～20 min眼压开始下降，1～2 h内眼压最低，4～6 h逐渐恢复至治疗前水平。若有肾功能不全及心力衰竭者慎用。③碳酸酐酶抑制剂：常用的制剂有乙酰唑胺（又称醋唑磺胺或醋氮酰胺）、甲基醋唑磺胺、乙氧唑磺胺及二氯苯磺胺等。最常用的醋唑磺胺，一次量可以是125～500 mg，应根据患者的需要及不良反应情况，选择药量及用药次数。通常每次250 mg，一天2～3次即可。与高渗剂合用治疗急闭，可得较大降压效果。碳酸酐酶抑制剂属磺胺类药物，应同时口服氯化钾，每天3次，每次1～2 g，这样可减少前者的不良反应。常见的不良反应有：四肢麻木、全身不适、食欲不振、粒性白细胞缺乏、血小板减少、呼吸肌麻痹、尿路结石等，严重者可发生剥脱性皮炎及过敏性肾炎，如治疗不及时，甚至危及生命，因此，应用此药不可不慎。④缩瞳剂：用2%的3-乙酰奎宁或1%～2%的毛果芸香碱溶液滴眼，均可达到开放房角及降压的目的。只有当急闭高眼压状态缓解后，局部滴缩瞳剂才能发挥作用，开始每5 min滴1次，共30～60 min，以后每天4次即可。若用2%以上浓度的毛果芸香碱溶液频频滴眼，要警惕有中毒的危险。⑤肾上腺素β-受体阻断剂：属于此类药有多种，常用者为0.25%～0.50%噻吗心安溶液，一天2次滴眼，与醋唑磺胺或毛果芸香碱合用可加强疗效。此药不影响视力、调节及瞳孔大小，对心搏可能略减慢一些，但无明显影响。若长期用药，应注意其不良反应。对早熟婴儿、妊娠妇女、心功能不良、严重哮喘等患者应慎用。⑥如果患者便秘，可以硫酸镁30 g溶于60 mL水中口服，也有降眼压作用。⑦如果患者因烦躁不安而失眠时，可以给予鲁米那或冬眠灵使其充分休息，以利于青光眼的治疗。

（3）手术治疗。其治疗原则是：①急闭的临床前期、先兆期及缓解期均宜施激光虹膜切除或用周边虹膜切除术。②对于已形成广泛周边虹膜前粘连者，特别是急闭慢性期宜施滤过手术。③由于急闭急性发作期虹膜睫状体处于显著充血状态，急性发作后多数患者瞳孔呈固定状态，这些都是对手术的不利因素。为了防止术后炎症反应及虹膜后粘连，应尽可能待眼压下降及炎症消退后再手术。施任何滤过手术时应合并虹膜周边切除，手术前后要加强控制炎症。

二、慢性闭角型青光眼

慢性闭角型青光眼分为瞳孔阻滞性与非瞳孔阻滞性两类，后者较少见。我国原发性青光眼的构成比与欧美不同，闭角型青光眼占原发性青光眼80%以上，慢性闭角型青光眼又占原发性闭角青光眼60%，不少患者无任何自觉症状，往往遮盖健眼时才发现患眼视功能降低或消失，据作者对住院患者统计分析表明，慢性闭角型青光眼患者入院时已丧失视觉功能者占30.70%。提示早期诊断早期治疗的重要性。慢性闭角型青光眼的发病年龄似较急性闭角型青光眼要早。因此，加强对慢性闭角型青光眼的临床及科研工作，显得更加必要了。

1. 发病机制

（1）瞳孔阻滞性慢性闭角型青光眼：其发病机制与瞳孔阻滞性急性闭角型青光眼者相似。

（2）非瞳孔阻滞性慢性闭角型青光眼：典型的瞳孔阻滞性闭角型青光眼患者通常虹膜明显膨隆，前房轴深偏浅，后房压力高于前房，瞳孔3.5～6 mm大时，容易发生瞳孔阻端。而非瞳孔阻滞性闭角型青光眼则不具有这些特点，早在1954年Barkan即注意到约有20%非充血性非典型闭角青光眼，前房深度接近正常或者正常，虹膜平坦或微微膨隆及Chandler命名为高褶虹膜，中周部虹膜在房角前，前房突然变浅，房角隐窝较浅，形成潜在闭角，当瞳孔散大（自然或滴散瞳剂）时，周边虹膜呈拥挤状态，阻塞小梁网，引起眼压升高，若未及时处理或治疗不当，将会发生反复房角闭筹及从隐窝开始向中心发展的周边虹膜前粘连，导致持久性眼压升高。

2. 临床表现

（1）瞳孔阻滞性慢性闭角型青光眼（以下简称慢闭）。

1）早期：约2/3以上的慢闭患者有反复发作的病史。发作时表现为眼部不适，发作性视朦及虹视，部分患者兼有头昏或头痛。这种发作常在傍晚时出现，冬季比夏季时要多见一些。情绪紧张、过度疲劳、长时间阅读或近距离工作、看电影、失眠等因素常参与发作。有些妇女在月经前或月经期显示有规律性的发病。经过睡眠和充分休息后，自觉症状完全消失。

早期患者发作时，眼压偏高，眼球局部不充血，角膜透明，眼底及视野一般无明显变化。前房偏浅，特别是周边前房深度与本症发病有密切关系。有些人发现慢闭患者24 h眼压曲线比正常人波动范围大，并认为有预测价值，发作前和发作之间的眼压及眼压描记的C值均正常。

前房角改变是慢闭重要体征之一。全部慢闭患者前房角都是窄的。早期病例的房角不一定发生粘连，当出现瞳孔阻滞时，房角镜检查在高眼压下可见虹膜明显膨隆，根部呈波浪状，虹膜面与小梁面几乎相贴或呈裂隙状，房角部分闭塞，加压或转动眼球可见到房角范围变宽。当眼压下降至正常水平后，可能可以查见部分睫状体带及巩膜嵴，有些虹膜高度膨隆的患者，眼压虽然不高，但仅见部分小梁面焦点线呈移位状态，这表明，膜与小梁面之间处于同位状态，尚留有窄的间隙，这种患者若不及时采取激光或手术治疗，长期滴用缩瞳剂，特别是强缩瞳剂而使虹膜长期处于充血状态，会容易引起房角闭塞。未用任何药物滴眼而反复发作的早期慢闭也可以发生周边虹膜前粘连。只要房角闭塞不超过1/2圆周，还有1/2功能小梁未受损害时，房水排出以及眼压仍可以代偿者，此期若及时施激光虹膜切除或周边虹膜切除术，则有可能保持良好视功能及达到完全治愈的目的。

2）发展期：慢闭早期发作性眼压升高，开始每年可能只有3～4次不等，随着病程延长，发作次数越来越频繁，间隔时间越来越短，需要缓解的时间也加长。到了发展期，可以数周一次，甚至于每晚发作，而且难以缓解，这才引起有些患者的重视。遗憾的是有26.67%慢闭患者没有任何自觉症状，到了发展期甚至绝对期才发现有眼病。这就说明普查以及早期诊治的重要性。

早期慢闭的眼压为波动性升高，不发作时，眼压恢复到正常水平。而发展期的眼压，虽然也有波动性的特点，随着病程延长，波动范围逐渐缩小，眼压逐渐升高，不发作时，眼压也降不到正常水平。由于反复发作性高眼压或持续高眼压，常引起杯盘比值扩大及青光眼性视野缺损、眼压升高的程度，多数病例与前房角粘连的范围成正比。

发展期的房角粘连情况与早期粘连没有本质上差别，只是粘连范围扩大，房角闭塞常在1/2圆周以上。慢闭患者的房角各象限的宽度有明显差异，就是在高眼压状态下，前房角4个象限的改变并不完全一样，通常鼻侧具有较好的可见宽度，在同一眼的其他象限可见各种不等宽度的房角表现，这是诊断慢闭的主要依据之一。有研究证明慢闭患者房角闭塞系由上向下进行，10点至1点部位较常受累，下象限最后累及。

慢闭患者发生的周边虹膜前粘连，也有显著的个体差异，有些病例尽管反复或长期持续房角闭塞，并不形成粘连，在药物治疗下，前房角仍可完全开放。而另一些病例则相反，即使在病程早期，发作次期不一定多，时间不一定长，也可以发生广泛前粘连。在临床上也见到一次散瞳试验阳性的病例可以引起周边虹膜前粘连。瞳孔阻滞性慢闭房角粘连的部位常自小梁面开始，呈锥状、宽底状或锯齿状，粘连的高度也不一样，可以粘连于巩膜嵴、1/2小梁，甚至Schwalbe线。

一般说来，房角闭塞范围与眼压水平、视乳头及视野损害程度有着密切联系，但有几种情况，却不是这样：有些患者房角虽系窄角，也没有周边虹膜前粘连，但眼压是高的，视乳头及视野都有损害，这首先应考虑排除窄角慢单，要反复做激发试验或用药物降压，反复观察高低眼压下前房角变化情况，不难做出诊断。有少数患者有反复发作病史或者甚至于无任何自觉症状。小梁面可能有残留的色素斑点或小部分周边虹膜前粘连。房角虽窄但大部分开放，而眼压却是高的，也有不同程度的视乳头及视野损害。这种情况是由于慢闭反复发作之后，由于每次发作时，虹膜与小梁面相接触，导致小梁网结构变化，功能减退。作眼压描记可见C值明显下降。在临床上称为慢闭合并小梁损害，对这种情况应及早进行滤过手术为宜。还有一种比较少见的情况是慢闭患者的前房角约1/2闭塞，尚有1/2功能小梁是开放的，眼压稍偏高，但视乳头及视野有损害，若不详细检查眼底及视功能，可能把它归为慢闭早期。实际上它也属于慢闭发展期，也应该施滤过手术。

3）晚期：慢闭发展期病例不经过适当治疗，到了一定阶段就过渡到晚期，发展期与晚期之间没有明确界限，只是病情的严重程度不同。晚期病例的特点是：患者常主诉视力障碍、虹视及经常头昏眼涨等。很少是发作性眼压升高，而是持续性高眼压，眼压描记C值常为<0.12，眼底可见视乳头苍白及青光眼性杯状凹陷。视野明显受损害，常为管状视野或健侧视岛。前房角大部分闭塞，可能残留部分功能小梁，但不能代偿已升高的眼压。

4）绝对期：一切失明的青光眼均称绝对期青光眼。

（2）非瞳孔阻滞性慢性闭角型青光眼（又称高褶虹膜）：早在1954年Barkan已注意到闭角型青光眼中，约有20%为非充血性非典型病例。Shaffer及Chandler命名为高褶虹膜，Wand等把高褶虹膜分为两型，即高褶虹膜构型及高褶虹膜综合征。

1）高褶虹膜构型：高褶虹膜构型包括具有正常前房深度的闭角型青光眼，其虹膜平坦，没有膨隆。自瞳孔缘至中周部虹膜为平坦的，前房角镜检查自中周部至嵌入睫状体前的虹膜发生急转向前，这种突然向前转引起窄房角隐窝及潜在闭角。有些患者周边虹膜拥挤合并明显的虹膜沟。当瞳孔自然散大或用散瞳剂时，虹膜堆积在前房角并遮盖小梁网。这种眼球前段构型与合并虹膜膨隆及瞳孔阻滞的中央前房变浅不同。虽然这一情况经常不被人们认识，但高褶虹膜构型并非罕见，有些病例可借助于虹膜切除以治愈，推测在房角闭塞方面瞳孔阻滞负有一定责任。手术成功的病例，手术前几乎没有虹膜膨隆。这些眼在手术以后应定期复查，注意残余性青光眼体征。若需要散大瞳孔，最好用低浓度副交感神经拮抗剂滴眼，因为假如眼压升高时，易于控制眼压。

2）高褶虹膜综合征：高褶虹膜综合征类似高褶虹膜构型，前者仅是在虹膜切除口通畅情况下，仍然发生闭角型青光眼。大多数学者认为特殊的虹膜结构使其突出于房角内，当瞳孔自然散大或滴散瞳药时，可以阻塞小梁网。而少数学者认为房角闭塞的发生是由于睫状突向前转动所致。高褶虹膜综合征常见于较年轻患者，男女发病率相等。本综合征常以急性或亚急性闭角型青光眼出现。发生于虹膜切除或其他内眼手术之后数天以至数周，也可以自然发病或药物散大瞳孔之后。如果未明确诊断且未进行适当治疗，将反复出现闭角青光眼发作，并形成周边虹膜前粘连及持久性高眼压。高褶虹膜综合征术后仍需用缩瞳剂治疗以防瞳孔散大。如果缩瞳剂引起不良反应，应该进行氩激光房角成形术以增宽前房角。一些学者已经指出高褶虹膜综合征相当普遍，占闭塞房角眼6%～20%。然而这些估计是基于虹膜切除后的激发试验，并无房角镜检查所见的房角闭塞的资料。根据临床观察，本综合征在我国比较少见。

3. 诊断及鉴别诊断

少数慢闭患者没有发作病史，若不细心检查，容易造成溺诊或误诊。根据慢闭的临床及解剖特点，提出如下诊断要点：

（1）病史。大多数瞳孔阻滞性慢性闭角型青光眼及少数非瞳孔阻滞性闭角型青光眼有发作病史，特别是典型的反复发作，常常为医师提供重要的诊断线索，结合临床检查，不难做出诊断。对于那些无明显自觉症状的慢闭及高褶虹膜患者，早期诊断比较困难。需靠其他方面的详细检查。

（2）前房深度。除个别病例外，几乎全部慢闭患者前房轴深均在2.50 mm以下，前房愈浅闭角青光眼发生率愈高，前房铀深＜1.3 mm者，100%发生闭角青光眼，周边前房深度与房角闭塞关系更密切。若周边前房深度＜1/ACT或呈裂隙状，则有高度发生房角闭塞的危险。结合眼压及其他体征即可确诊。

（3）前房角。前房角镜检查为危险房角或有部分周边虹膜前粘连（排除外伤及葡萄膜炎）者，这是慢闭诊断重要体征之一。

（4）对于可疑病例可先测24 h眼压，如果高峰压达4.65 kPa（35 mmHg）以上，高低眼压下检查房角宽度有改变，即低眼压下比高眼压下房角变宽一些，即可以确诊，无须做激发试验。

（5）如果24 h高峰压未超过4.65 kPa（35 mmHg），检查前房角为窄角（特别是危险窄房角），应选择有针对性的闭角型青光眼激发试验，以助诊断。

（6）反复检查，比较高、低眼压下的房角情况，是诊断本病的重要依据，但眼压必须在4.65 kPa（35 mmHg）以上时，个别患者甚至到5.32 kPa（40 mmHg）以上时检查房角才有诊断意义。切勿在高、低眼压差值偏小的情况下检查前房角，因为难以分辨房角宽度的差异。

（7）高褶虹膜患者多数无自觉症状，常不为患者所注意。诊断本病主要依据是接近正常的前房轴深，具有特殊的前房角构型，特别是高褶虹膜综合征者，虽然虹膜切除口通畅，仍然可以发生房角闭塞。自然瞳孔散大，滴散瞳剂或施其他内眼手术均可诱发本症，根据这些特征不难诊断。

（8）开角青光眼偶尔也表现为急性眼压升高，特别是继发于炎症、出血或虹膜红变等情况时，在房角镜检查所见及其合并症的基础上，上述这些情况很容易与瞳孔阻滞性慢性闭角型青光眼相鉴别。然而高眼压合并窄房角的眼，就难以将慢闭与原发窄角性开角型青光眼相鉴别，有人提倡做百里胺试验，它是一种α-肾上腺素能阻滞剂，由于使瞳孔开大肌松弛至瞳孔缩小，对睫状肌没有作用，局部滴0.5%百里胺常使窄角或同位闭角开放，但不改变开角青光眼者的眼压。在区分两种情况可采用另一种途径，即完成激光虹膜切除术，它可缓解慢闭的高眼压，对慢性开角型青光眼则不能。也可试用降压药物，待眼压下降后，比较高、低眼压情况下房角宽度的变化，以助诊断。

（9）激发试验。对于一些可疑病例，需做激发试验以助诊断。窄房角者对闭角青光眼激发试验获得阳性结果者，固然有其一定的诊断价值，但阴性结果并非意味着没有青光眼状态存在。目前临床上常用的闭角青光眼激发试验有以下数种：

1）暗室试验：暗光对一些青光眼是一种恶性刺激已早有认识，早在1914—1928年Seidel就提出暗室试验作为诊断青光眼方法之一，此法至今仍为临床所应用。其优点是比较安全，不需要特殊设备，试验方法简单易行。试验前须停各种抗青光眼药物48 h，让被检查者在绝对暗室内（或包盖双眼）1～2 h，必须保持清醒状态，如果睡眠将出现瞳孔缩小，影响试验结果。青年人的瞳孔反应比较灵活，一般1 h即可。老年人的瞳孔较小，而且多少处于强直状态，瞳孔不易散大，一般主张以2 h为宜。2 h试验的阳性率比1 h者高。对于高度可疑的青年人也有做2 h试验以助诊断。试验后应在暗光（或红光）下迅速测量眼压，一般认为眼压升高1.0 kPa（8 mmHg）者为阳性。也有将升高0.80 kPa（6 mmHg）作为阳性标准。但有人对这样低的标准持不同意见，认为暗室试验是由于瞳孔中度散大时，既存在瞳孔阻滞又存在周边虹膜被推向前，引起房角闭塞。当眼压升高0.80～1.06 kPa（6～8 mmHg）时，难以窥见房角可见的变化。笔者也有同样的认识，根据自己的临床经验，如果试验后眼压不超过4.65 kPa（35 mmHg）时，可能观察不到房角的变化，这样的阳性结果缺乏确切的诊断价值，因为暗室试验阳性的患者，不仅观察比较试验前后的眼压差值，而且还要观察房角的变化，特别要用最狭窄的裂隙光来观察房角，以免影响观察结果。对于已升高的眼压，滴1%毛果芸香碱后，可以迅速降压。

为了提高暗室试验的阳性率，学者认为对具有强直性小瞳孔的老年人，做2 h暗室试验比较合适。另有人提出暗室合并俯卧试验可使闭角青光眼患者有90%阳性率。

关于暗室试验引起眼压升高的机制，目前尚无统一的意见。有人认为闭角青光眼的眼压升高是由于两种机制；一为虹膜阻塞，二为瞳孔阻滞；国外学者认为暗室试验时的轻、中度瞳孔散大，是由于瞳孔括约肌缺乏紧张而增加瞳孔阻滞；有人认为在暗室试验中似有两种不同机制；一种是正常眼、单纯性青光眼及应用缩瞳剂的闭角青光眼由于暗室试验引起的轻度眼压升高，可能不是由于房角阻塞所致，神经血管的变化，似乎是最可能的解释；另一种是未用缩瞳剂的闭角型青光眼引起的显著眼压升高是由于瞳孔散大，虹膜末卷阻塞房角所致。笔者认为虹膜膨隆型的慢闭由瞳孔阻滞所致，高褶虹膜的高眼压中部分由瞳孔散大所致。

2）俯卧试验：提倡用俯卧试验作为诊断早期闭角青光眼的方法。试验方法是嘱患者面向下卧于床上，前额靠在手背或稳固的枕头上，在清醒状态下闭眼俯卧1 h，俯卧后若眼压升高1.06 kPa（8 mmHg）者视为阳性。

俯卧试验引起眼压升高的机制：俯卧试验时，晶状体位置可能前移压在虹膜上，从而可加重瞳孔阻滞的作用，并且提出通过测定前后房的深度可望提供这方面的直接证据。有研究认为俯卧试验对大多数闭角青光眼常显示眼压升高1.06 kPa（8 mmHg），而非闭角青光眼者眼压罕有＞1.06 kPa者，因此本试验是诊断闭角青光眼有效的方法之一。分析比较76只闭角青光眼行周边虹膜切除术前、后的俯卧、暗室及散瞳试验的结果发现，俯卧试验的阳性率由术前的71%降至术后的6.5%，由此说明本试验眼压升高的机制可能与瞳孔阻滞有关。

3）散瞳试验：散瞳试验可作为诊断早期闭角青光眼的一种方法，但不可作为常规检查方法。由于它可引起闭角青光眼急性眼压升高，甚至于导致房角闭塞而不能缓解，所以没有充分应急（如手术）条件下进行此试验是不够安全的，必须谨慎从事。

做散瞳试验时一般忌用强散瞳剂，而常用弱散瞳剂如5%优加托品、1%氢溴酸羟苯异丙胺、0.5%托品酰胺及2%后马托品等。试验前测眼压及检查前房角。试验方法是按青光眼学组规定，滴2%后马托品1滴（或其他弱散瞳剂），待瞳孔散大至3.5~6 mm时，开始测眼压，以后每隔15 min测一次眼压，一共测4次之后，又每隔2 h测一次，一共测3次。做试验时应注意以下几点：

测量眼压的同时测量瞳孔大小并做记录；为安全起见，不能双眼同时做散瞳试验。散瞳后眼压上升至4.65 kPa（35 mmHg）以上时，应立即检查高眼压状态下的房角情况，如果试验后比试验前眼压升高1.06 kPa（8 mmHg）者为阳性。试验结束后，应尽速缩瞳，必要时给予醋氮酰胺250～500 mg口服。待瞳孔缩小及眼压降至正常后，有条件者应观察前房角是否已经开放至试验前的状态，若房角已经完全恢复，始能让患者离开医院。极少数散瞳试验阴性的患者，于试验1～4天后眼压突然升高，故对于试验为阴性结果者，除给予缩瞳剂外，并嘱患者如出现高眼压症状，应立即赴医院复诊。散瞳试验对于高褶虹膜者的阳性率可能会高一些，由于本试验存在着一定危险，单眼有视力的患者不宜或慎用此试验。由本试验引起眼压特高的患者，应紧急采取降压措施，必要时进行手术治疗。

另有学者认为，慢性闭角型青光眼的发病机制与急性闭角型青光眼不同，瞳孔阻滞因素在慢性闭角型青光眼的发病机制中不起主导作用。这可从大多数慢性闭角型青光眼患者的前房中央轴深仍然正常或接近正常，虹膜背不呈显著隆起，暗室试验的阳性率明显较急性闭角型青光眼为低得到证明。

慢性闭角型青光眼的房角关闭是渐进性的，眼压上升和房水流出的易度（C值）下降与房角关闭的范围密切相关。渐进性的房角关闭，是由多种因素决定的，其中前房深度，特别是周边部前房的深度，虹膜根部附着点的位置，虹膜周边部的构型，调节时晶状体厚度的变化，生理情况下瞳孔收缩或扩大时对房角入口宽度的影响都可能起着作用。众所周知，高褶虹膜型闭角性青光眼多属慢性闭角型青光眼类型，但决非所有慢性闭角型青光眼都具有高褶虹膜的构型，也不能把高褶虹膜型闭角型青光眼与慢闭等同起来。慢性闭角型青光眼的渐进性虹膜周边前粘连发生机制，尚有待于进一步阐明。

慢性闭角型青光眼与急性闭角型青光眼在临床表现上的不同，主要在于前者没有发作性高眼压症状，这是因为慢性闭角型青光眼的前房角粘连是点滴积累，逐步形成的，而眼压的变化，也是随着房角粘连范围的逐步扩展而慢慢上升。这种差异的根本原因，在于急性闭角型青光眼与慢性闭角型青光眼患者的房角构型有所不同。慢性闭角型青光眼多无瞳孔阻滞因素，前房的中央深度正常或接近正常，而周边（房角入口处）深度则介于急性闭角型青光眼与正常人之间。虹膜膨隆现象并不明显。但虹膜周边部分的构型或是呈高坪状，或在末卷部位有众多隆起的嵴突，这些结构上的变化，使虹膜周边部与小梁接触乃至形成粘连提供了解剖上的有利条件。高褶虹膜型闭角型青光眼多属慢性闭角型青光眼类型已为人们熟知；近年来的观察提示虹膜末卷处的嵴突，往往是形成局限性虹膜周边前粘连的始发部位，这种局限性虹膜周边前粘连可以同时出现在不同的象限内，上方及鼻侧象限较早出现，颞侧及下方发生较晚，这恰和不同象限内房角宽度不相一致（上方和鼻侧较狭，颞侧及下方较宽）的情况十分吻合。局限性粘连一旦形成，如不予适当治疗，则粘连可以继续扩展，使小梁的功能日趋减退，眼压逐渐上升，患者在毫无自觉症状的情况下，渐渐丧失视觉功能。正因如此，临床医师所能见到的慢性闭角型青光眼患者，多半已属晚期：视力视野严重受损，眼压常持续在中等高度（5.3 kPa，40 mmHg），视乳头呈典型的青光眼性病变，但眼球前节除可能存在传入性瞳孔障碍及房角周边前粘连外，角膜和虹膜的表观，瞳孔的形态和大小，前房的中央深度等，都没有明显的变化，这和急性闭角型青光眼大发作后有色素性KP，前房极度变浅，虹膜节段性萎缩，瞳孔扩大、扭曲变形或有后粘连，晶状体前囊下青光眼斑等表现，有根本上的区别，不难做出鉴别诊断。

也正由于慢性闭角型青光眼的逐渐演进过程，临床上要对它进行病程分期也往往十分困难。但临床医师可以从单眼慢性闭角型青光眼患者的另一眼上获得一些早期慢性闭角型青光眼的有关信息。在单眼慢性闭角型青光眼的另一“正常”眼上（相当于急性闭角型青光眼患者的临床前期），有时已可见到发生于虹膜嵴突的局限性周边虹膜粘连，尽管这时眼压、眼底、视野和房水流出易度都在正常范围。给予缩瞳剂治疗似可延缓或阻止前粘连的进一步发展。周边虹膜切除后，虽然不能使前房深度及房角入口的宽度有明显增加，但似可减低暗室试验的阳性率，是否提示在慢性闭角型青光眼中虽不存在明确的瞳孔阻滞机制，但平衡前后房压力的治疗措施，对慢性闭角型青光眼的进展可能仍有一种阻抑作用。

高褶虹膜型闭角型青光眼多属慢性闭角型青光眼，但不能说慢性闭角型青光眼就等于高褶闭角型青光眼，这是因为高褶虹膜型闭角型青光眼的患病率要较慢性闭角型青光眼为低；临床上远不如慢性闭角型青光眼多见；高褶型闭角型青光眼有典型的房角构型，而许多慢性闭角型青光眼并没有典型的高褶虹膜；高褶虹膜型闭角型青光眼的暗室试验阳性率极高，周边虹膜切除后暗室试验仍为阳性，而慢性闭角型青光眼的暗室试验阳性率较低，较高褶型虹膜更低，周边虹膜切除后暗室试验转阴。

4. 治疗

（1）药物治疗。药物治疗对慢闭不是理想的治疗方法。用药的目的是企图防止发作性眼压升高。虽然有些病例用毛果芸香碱滴眼，可以使高眼压暂时缓解，但不能阻止病变的发展，因为它不能解除瞳孔阻滞。如果停药，以后还会发作。笔者观察一些病例坚持用缩瞳剂治疗，病情不仅不能控制反而恶化，房角周边虹膜前粘连的范围与高度仍然不断扩大，基压逐渐升高，最终缩瞳剂完全失去降压作用。

早期病例用缩瞳剂后，常常使患者及医师产生一种错误的安全感，以为继续滴缩瞳剂即可以治疗其青光眼，实际上存在着潜在闭角的危险，特别是作用强的胆碱酯酶抑制剂如优目缩及碘磷灵等，除有引起瞳孔阻滞的可能以外，可引起葡萄膜充血，增加周边虹膜前粘连的危险，所以慢闭应禁用强缩瞳剂。

一些用缩瞳剂不能控制眼压或在手术前眼压特别高的病例以及因为身体条件不能施术的高眼压者，加用碳酸酐酶抑制剂，高渗剂或酸化剂等都是必要的。若能单独应用肾上腺素能β-受体阻断药如噻吗心安、普萘洛尔以及信他洛尔等滴眼可以控制眼压者，将比缩瞳剂的效果好。但任何降眼压药物对于慢性闭角青光眼来说，都不值得提倡长期应用，因为往往造成失去早期手术治疗的机会。

（2）手术治疗。瞳孔阻滞性慢性闭角型青光眼与瞳孔阻滞性急性闭角型青光眼一样，原则上采用手术治疗。在前房角未出现广泛周边虹膜前粘连及小梁网未受损害之前，激光虹膜切除或周边虹膜切除术可以缓解瞳孔阻滞，使房角开放并变宽，可防止房角进一步闭塞，从而有可能达到完全及持久治愈的目的。

早期病例手术选择的标准是：停各种降眼压药物48 h后，检查前房角的功能性小梁1/2以上开放，眼压描记房水流畅系数在0.19以上，24 h眼压差值在正常范围，视野及视乳头未发生损害者，可以做激光虹膜切开或施周边虹膜切除术。

慢闭的发展期，前房角出现不同程度的周边虹膜前粘连，小梁可能产生一些损害能性小梁约1/2开放，眼压在2.66～3.99 kPa（20～30 mmHg）。

慢闭晚期，前房角已存在广泛周边虹膜前粘连，房水流畅系数常在0.12以下，一般用药物不容易控制眼压者，周边虹膜切除术没有治疗作用，必须施滤过性手术。高褶虹膜患者的治疗方法为先用周边虹膜切除术或激光虹膜切开术。因为大多数患者通常均有一定程度的虹膜膨隆，所以这种治疗方法有效。尽管如此，由于虹膜切除没有改变高褶虹膜的基本结构情况，故周边虹膜切除后，仍存在着前房角闭塞的趋向，所以周边虹膜切除一定要切到虹膜根部，而且切除的虹膜足够大。确保小梁网与虹膜之间有一裂隙，方可避免闭角发生。少数高褶虹膜患者做了广阔的周边虹膜切除，散瞳后仍继续发生房角闭塞及眼压升高，形成高褶虹膜综合征。

由于激光虹膜切除不能充分切到根部，切除范围又不够大，故不能预防高褶虹膜发生闭角型青光眼。如果虹膜切除区足够大，又未用任何降眼压药，术后3～4周，谨慎试滴弱散瞳剂，如5%优加托品（eucatropine）或0.5%托品酰胺，滴药后如出现房角闭塞，可长期滴0.5%～1%毛果芸香碱，以防止病情继续发展。对高褶虹膜综合征的患者，不少学者认为激光周边虹膜成形术是值得推荐的治疗方法，因为它可以改变周边部高褶虹膜构型，并缓解了特别的异常窄角状态。所用激光光斑直径为500 μm，曝光时间0.5 s，功率为150～200 mW，可获得周边虹膜持久性收缩。对于所有青光眼患者，无论用什么方法治疗，都应随访观察，特别是高褶虹膜患者，切记定期随访十分必要，万勿疏忽。

三、晶体溶解性青光眼

晶状体溶解性青光眼又称为晶状体蛋白性青光眼，该病发生于过熟期白内障，若不及时治疗，有引起失明的危险。

（一）发病机制

在正常情况下，晶状体囊膜可以保护晶状体蛋白不致渗漏入房水内。过熟期白内障的晶状体囊膜渗透性增加或自发破裂，液化的晶状体皮质进入房水，被巨噬细胞所吞噬，这些吞噬了晶状体皮质的巨噬细胞肿胀变成圆形，聚集于虹膜隐窝、小梁面或小梁网内，阻塞了房水排出通道，导致眼压升高。最近有研究者强调，眼压的升高是由于高分子可溶性晶状体蛋白质对房水排出通道的直接阻塞。他们发现，婴幼儿期晶状体缺乏这种蛋白质，5～20岁青少年，其含量只占晶状体可溶性蛋白的1%以下，以后随年龄的增长其含量逐渐上升，70岁以上的老年人，其含量可达5%～15%，白内障患者的这种晶状体蛋白含量随病程而增加，为同年龄组的2～3倍，晶状体溶解性青光眼房水中的含量更高。

（二）临床表现

本病多见于60～70岁老年人，均有长期的白内障病史，大多数是突然发病，眼痛伴同侧头痛，眼部充血，视力进一步减退，同时伴有全身症状，如恶心呕吐，眼压逐渐升高，常在4 kPa以上或急剧升高，可达6.7～8 kPa以上。由于眼压升高，角膜因弥漫性水肿而呈雾状，角膜后壁有少量灰白色沉着物，前房深，房水中可见灰白色或褐黄色小片，有时可见到彩色的结晶碎片（系氧化钙结晶），这些有形成分有时沉积于前房下部，外观如同前房积脓，虹膜血管扩张，表面可见有类似絮状白色晶状体皮质附着，也可见到彩色结晶附着，瞳孔轻度散大，对光反应迟钝，晶状体呈灰白色浑浊，前囊表面可见典型的白色小钙化点或褐黄色斑点，晶状体核为棕色，常沉于液化的皮质下方。前房角镜下观房角为开角，在虹膜根部、巩膜突以及小梁面，有散在的灰白色或褐黄色点状和片状沉积物，这些改变都是与原发性急性闭角型青光眼相鉴别的。

（三）诊断

对于典型病例，根据其病史及临床表现，如突然出现与急性闭角型青光眼相似的一系列症状，但前房较深，房角开眼压升高，灰白色或褐黄色点状物漂浮或附着，晶状体前囊有灰白色或褐黄斑点等特征，可做出诊断对于非典型病例，可做下列检查，以有利于诊断。

1. 房水细胞学检查

抽出房水，滴于载玻片上，以纯甲醇固定，空气干燥，再以Giemsa液染色，95%乙醇褪色，干燥后光镜检查，若发现有典型的透明膨胀的巨噬细胞，有助于诊断。

2. 离分子量可溶性晶状体蛋白测定

采用差速分级分离沉淀法处理抽取的房水，分离提纯高分子量可溶性晶状体蛋白，并进行含量测定。

3. 晶体蛋白皮内试验

以制备的标准晶状体蛋白做皮内注射，观察结果。晶状体蛋白过敏性青光眼为阳性，而本病为阴性。

（四）鉴别诊断

本病应与膨胀期白内障引起的青光眼、晶状体蛋白过敏性青光眼、晶状体颗粒性青光眼以及原发性急性闭角型青光眼相鉴别。

膨胀期白内障所致的青光眼，浑浊的晶状体前皮质有辐射状水裂，而且前房极浅，瞳孔开大呈固定状态，光反应消失，晶状体前囊与瞳孔缘紧贴，房角常闭塞，房水中可见少数色素。而本病的前房深，瞳孔呈轻度或中度开大，而且尚有对光反应，房角开放，房水和前房角有灰白色或褐黄色点状物漂浮或附着。

晶状体蛋白过敏性青光眼，有白内障囊外摘除术，针拨术或晶状体外伤史，由于虹膜充血肿胀以及广泛的后粘连，常表现为瞳孔缩小，光反应消失，前房可变浅，房水闪辉征明显，含有大量多形性白细胞，甚至有前房积脓样外观，房角窄，常有虹膜周边前粘连，前房、玻璃体或小梁面有残存的晶状体皮质。

晶状体颗粒性青光眼，有晶状体外伤或白内障手术史，前房较深，房水闪辉征明显，除大量肿胀的晶状体皮质颗粒外，还含有少量较大的巨噬细胞和小的白细胞，房角为宽角或窄角，眼压升高时房角仍开放，有大量白色颗粒，并可见虹膜周边前粘连。

原发性急性闭角型青光眼，眼压急剧升高，视力骤降甚至无光感，前房浅，房角关闭，角膜后壁大量色素性KP，常伴有虹膜节段性萎缩和晶状体青光眼斑，瞳孔椭圆形开大，光反应消失。

（五）治疗

本病在确诊后应首先尽快药物降眼压，如伴有炎症，应同时控制炎症。全身给予高渗剂和碳酸酐酶抑制剂，眼部滴1%左旋肾上腺素或噻吗心安以降低眼压。如药物治疗无效，可考虑行前房穿刺术以缓解症状。当眼压下降，炎症控制时，即可行白内障摘除术。由于本病晶状体囊膜薄，宜采用冷冻法，若囊膜破裂，前房有残存晶状体皮质，须冲洗干净，否则残留于眼内的晶状体蛋白可能引起严重的晶状体过敏性眼内炎，由于本病的眼球后段尚未受累，尽管术前视力不良，甚至光功能不全者，有时仍可获得良好的视力。如不及时摘除晶状体，最终将导致失明。

第四节 视网膜病变

一、遗传性视网膜变性

（一）原发性视网膜色素变性

原发性视网膜色素变性，以前曾称为毯层视网膜变性，是一组进行性营养不良性退行病变。此种退变虽然发生于生后某一时期，其发展过程也有各种变异，但均是由遗传因素所决定。当杆体缓慢破坏，视网膜色素上皮也继发萎缩。首先出现的症状为夜盲，以后眼底改变逐渐出现。本病常起于儿童或少年时期，青春期症状加重，视野逐渐缩小。至中年或晚年，黄斑受累致中心视力减退，或严重障碍而失明。也有少数患者发病甚晚，但绝大多数在30岁以前发生。通常为双眼受累，极少数病例也可表现为单眼发病。有的患眼伴发近视，后极白内障或青光眼。有些还伴有其他器官的疾病或成为一全身性综合征的表现之一。

1. 原发性视网膜色素变性的临床表现

（1）自觉症状。进行性夜盲是原发性视网膜色素变性最早出现的自觉症状。常起始于儿童或少年时期，并可早于眼底可见改变之前数年出现。开始时夜盲甚轻，患者并不自觉。随年龄增长，夜盲逐渐加重，以致在黄昏时或暗光环境中行动困难。视力一般在早期正常。甚至在周边视野未完全消失以前，中心视力可无显著减退。在一般照明下，即使周边视野已严重缩窄，还可保持良好的中心视力，但晚期患者处于管视状态，行动受妨碍。当中心视野最后消失，视力即完全丧失。

（2）眼底表现。大多数原发性视网膜色素变性的患眼，屈光间质清晰或有轻度玻璃体浑浊。一般在患者自觉夜盲一段时期以后，眼底逐渐出现病变。典型的眼底改变为：视乳头颜色蜡黄、视网膜血管狭窄及骨细胞样色素散布，称为视网膜色素变性的三联征。在临床过程中，三联征逐渐发展为典型改变。早期，视乳头颜色可以正常，甚至到晚期才表现浅淡而带黄色，表示视神经有一定程度的萎缩；视乳头边界可微显模糊。视网膜血管狭窄见于80%～90%的病例，尤以动脉明显，呈一致性狭窄。血管狭窄的程度可反映眼病的严重程度。在晚期病例，视网膜动脉极其细窄，几乎成为线状，甚至难于辨认，色素沉着首先出现在赤道部视网膜，由有突或分枝的黑点组成。它们逐渐增多与扩大，聚集为墨黑色的蜘蛛状或骨细胞样的点，有时为不规则条状，常覆盖于视网膜血管浅面，特别在静脉前。在病变发展过程中，色素沉着向眼底周边及中心扩展，但极周边与黄斑可长期不出现色素斑。在无色素沉着的区域，眼底背景常显污浊而带灰白色，有时似覆盖一层薄纱，黄斑周围更为明显，可呈云雾状，多不见中心凹反光。视网膜色素上皮中的色素有不等程度的脱失，甚至暴露脉络膜血管而使眼底呈豹纹状。在裂隙灯显微镜与前置镜或接触镜下观察眼底后枝部，可发现黄斑有细微的色素紊乱，甚至如“牛眼”形态，此时视力尚可保持良好。有的病例尚可出现其他黄斑损害，如囊样水肿、裂孔和萎缩。

关于视网膜色素变性典型三联征的出现，在20世纪70年代，文献报道的300例中，以色素的出现为最多，占93%，其中35%为典型的“骨细胞”样形态；视网膜血管细窄者占87%；视盘异常者占65%，除上述眼底改变外，尚有报道患者伴有视盘玻璃疣和类似Coats病的血管异常，但均属罕见病例。

（3）眼底荧光血管造影。在病变进程中由于视网膜色素上皮出现广泛的色素脱失，色素斑块均遮挡其后方的荧光影像，没有被色素遮挡的有些部位又可出现透见荧光和荧光渗漏。有学者对78例视网膜色素变性患者做眼底荧光血管造影，其中60例表现为血一视网膜屏障的改变，主要为视网膜色素上皮的功能失常。除2例之外均有双眼渗漏荧光。黄斑区最常出现渗漏，其次为视乳头及视网膜血管弓附近区。未发现明显的视网膜血管改变或周边视网膜渗漏。1989年报道16例不同类型视网膜色素变性的眼底荧光血管造影，发现所有视网膜色素变性均伴有脉络膜微循环障碍，在6例原发性视网膜色素变性，脉络膜微循环障碍表现为多发性，大片斑点状脉络膜毛细血管萎缩呈无灌注的低荧光区，均匀分布于赤道部及周边部，或呈弧形聚集于赤道部。造影晚期，病变周围荧光素渗漏蔓延至无灌注区，使病变区的境界变得模糊，荧光逐渐增强。

在单眼视网膜色素变性或双侧发病但程度极不相等的患者，荧光血管造影有助于鉴别其较正常的对侧眼，是否完全正常或发病轻微。在随访这些对侧眼的过程中，常可发现黄斑有一些显荧光的囊样形态。但造影时需观察一定长的时间，至少10 min以后再判断黄斑中心凹处是否无荧光着染。有报道视网膜色素变性合并旁中心凹毛细血管扩张，在有黄斑囊样水肿的年轻患者最为多见。

对于性连锁遗传型视网膜色素变性的携带者，可用眼底荧光血管造影显示检眼镜下不易发现的视网膜色素上皮的细微变化。因此，利用眼底荧光血管造影及眼电生理等检查，有助于查出本病的携带者。

（4）特殊检查。

1）眼电生理检查。视网膜电图（ERG）：ERG直接反映视网膜功能，且其改变常远较自觉症状及眼底改变的出现为早。历来已知ERG呈熄灭型反应，是原发性视网膜色素变性的典型电生理特征，而继发性者ERG多有可记录的波形。

ERG可用于分别检测视网膜的明视（锥体）及暗视（杆体）活动，前者是在光适应下用高强度闪烁光刺激和/或红光记录。后者是在暗适应下用低强度蓝光检测，杆体功能减低是最早能查出的损害。有时也能查到锥体功能轻度异常。在少儿常染色体隐性型视网膜色素变性，锥体ERG低于正常并延缓，且出现在杆体异常之前。早期中央型视网膜色素变性或进行性锥体杆体退行性变，锥体功能受害时杆体功能还可能正常。然而，在任何类型的进行性的视网膜色素变性，较年长患者的明视及暗视系统均经常受害。象限性视网膜色素变性的ERG均低于正常，其程度取决于受害的面积。单侧视网膜色素变性患眼ERG低于正常或无波，而健眼ERG正常。

根据ERG测出结果，显性遗传型视网膜色素变性又可分为两个亚型：一种类型患者杆体功能严重受损，而锥体功能损害轻；另一种类型患者杆体和锥体功能均明显受损。也有报道认为ERG波型在各遗传型之间无显著差别。ERG还可用于协助诊断性连锁遗传型视网膜色素变性的携带者。此等携带者通常视力较好，暗适应阈值正常，视野正常。眼底正常或表现有眼底周边部色素沉着及/或黄斑金箔样反光。这些携带者可出现ERG异常。1987年报道62例原发性视网膜色素变性124只眼的全视野ERG检查结果，发现低波延迟型ERG为本病的主要电生理特征；视锥ERG振幅与视力相关，认为ERG在本病的早期诊断中有重要价值，对估计视功能预后也可能有作用。但无鉴别遗传类型的作用。眼电图（EOG）：EOG是在明、暗适应条件下眼静止电位变化的图形记录。主要反映视网膜外层，视网膜色素上皮与脉络膜的生物电信息，在各种类型的视网膜色素变性，EOG常表现异常，光峰出现也比正常为早，有的患者当其视野、暗适应甚至ERG改变还不明显时，EOG就可以出现异常。

2）视野。在早期病例中，典型的视野改变为环形暗点，其位置相当于视网膜早期病变区，即赤道部。用低度照明易显示此种暗点。通常，视野改变从额下象限开始，逐渐扩大起初为孤立的暗点，逐渐融合成不完整的环，呈弧形或分割为几个岛状，最后它们融合成典型的环形暗点，与赤道部病变区相对应。在病程发展中，其他部位的视野也逐渐受到损害。暗点向中周边与后极部发展，但向中心部发展较缓慢。在一般照明下，当周边视野全部丧失后，中心视野尚存5°～10°，患者处于管视状态，行动受到限制，最后，仅存的中心视野亦渐丧失。

3）暗适应在本病早期，视网膜锥体功能一般尚正常，而杆体功能下降，表现出杆体曲线终末阈值升高，疾病进行至晚期，杆体功能丧失，锥体阈值也升高，形成高位的单相曲线，即代表单纯锥体功能的曲线，此种情况极为常见。

4）色觉。多数患者患病早期色觉正常，以后逐渐出现色觉缺陷。半数以上患者存在不等程度的色觉障碍，典型表现为三色盲，红绿色觉障碍较为少见。

（5）病程。多数患者于10岁前或10～20岁发病。病程变异较大，但通常为慢性进行。常染色隐性遗传的患者较多，发病较早，病情发展较快也较重，显性遗传病例起病较晚，发展较慢也较轻。在患病过程中可出现自发缓解，视力和视野均可有暂时的改进，故在估计治疗效果时需十分注意。一般患者在30岁左右或更早时，视功能已有明显损害。到40～50岁，视力障碍更加严重，可接近全盲。残存视力鲜有保持到60岁以后者，但常染色体显性遗传型患者的视力减退，常到一定程度时可不再恶化。

（6）非典型性视网膜色素变性。临床上绝大多数为典型病例，但也有一些病例表现不典型。下列为本病少见的非典型类型。①中心性视网膜色素变性：色素沉着开始于中心部，病变区主要位于黄斑，其周围则色素改变不明显。色素改变区内常伴发脉络膜硬化或萎缩。有的病例在赤道也可出现色素沉着。此型患者中心视力严重受害，常有中心暗点。②扇形视网膜色素变性：病变限于眼底的某一或二个象限，呈一扇形分布或占半侧眼底，常位于下方两个象限。如只侵犯一个象限，则以鼻下象限较常见。两眼发病并且经常对称。一般病变发展较缓慢。供应病变区的血管显著变细。视野缺损一般与受累区相对应，但也有超过病变范围者。患者多无夜盲的主诉。电生理检查：暗适应ERG b波振幅降低，但峰潜时可正常，明适应ERG b波振幅可正常或有降低。相比之下，以暗适应ERG受累较重。本病通常为常染色体显性遗传。③单侧视网膜色素变性：原发性视网膜色素变性绝大多数为双侧发病，单侧患病者极罕见。一般认为诊断单侧视网膜色素变性应符合以下条件：患眼具备原发性视网膜色素变性的全部表现，包括眼底改变，视野缺损、夜盲及典型ERG改变。另眼无本病任何表现，ERG正常。观察已有足够的时间（5年以上），可除外对侧眼迟发病的可能性。患眼无外伤史及其他病史（如葡萄膜炎、梅毒、视网膜中央动脉阻塞等），文献中报道的所谓单侧病例，其中相当一部分并非真正的单侧原发性色素变性，因为可能有双眼发病极不平衡的病例，或为过渡到双侧的一种形态。另一种可能是，所谓单侧病例并非原发性色素变性，而是外伤或炎症所致视网膜与/或脉络膜血液循环受阻所引起的继发性视网膜色素变性。④无色素型视网膜色素变性：除眼底看不到色素沉着外，其他表现与典型的原发性视网膜色素变性没有差异，如夜盲、典型视野改变、视乳头蜡黄色萎缩、视网膜血管狭窄及ERG b波消失。但有些病例眼底表现的无色素，可能是病变尚在早期，至疾病较晚期可能出现色素改变。另外一些病例，仔细检查眼底，可于周边部发现少数散在色素点。因此有人认为本病并非一种单独临床类型。

Leber先天性黑腺病。患病年龄小，一般在20个月至5岁，甚至出生时视力已严重损害。所有患儿均有眼球震颤并常伴有远视，眼底可有色素性改变，包括少色素、低色素及椒盐状色素。眼底病变多出现于后极部，也有的表现为广泛的视网膜色素紊乱。ERG表现为无波或仅有极小的b波振幅，先天性黑酸病预后极坏，患儿严重夜盲，视野高度缩小，最终完全失明。

（7）并发症和伴发眼病。原发性视网膜色素变性常并发或伴有其他眼病。后极白内障是最常见的眼部并发症。一般发生于晚期，晶状体浑浊呈星形，位于后极囊下皮质内，进展缓慢。但由于视野缩小，白内障又接近眼节点，故对视力影响甚大，凡遇两眼均并发后极白内障者，应考虑本病存在的可能性。部分患者早期即有晶状体后囊浑浊，有学者发现性连锁遗传型患者的白内障发病较正常人多，其晶状体后囊浑浊发生率达50%，常染色体隐性遗传型或散发型患者发生较少，常染色体显性型者为最低，还有报道视网膜色素变性患者有自发性品体脱位的现象，但极罕见。

原发性视网膜色素变性合并青光眼的病例，国内外均有报道，但不多见。通常为开角型，但有时为闭角型。文献中有报道单侧原发性视网膜色素变性伴发青光眼，而另眼完全正常者。近视为本病患者较常见的屈光状态，约发生于50%的病例，也可见于患者家族中其他成员。近视在性连锁遗传型患者中尤其多见。圆锥角膜为另一伴发症，见于隐性遗传型病例，女性患者多于男性。玻璃体囊肿为罕见并发症，此种囊肿可能属于先天性，与本病同时存在也可能是巧合。

（8）与其他综合征伴发的视网膜色素变性。

1）USher综合征。视网膜色素变性伴发先天性感觉神经性耳聋而未发现其他全身异常者。文献中报道耳聋常伴发原发性视网膜色素变性，以隐性遗传型中的伴发率高，一般在44%～100%的患者兼有耳聋或听力障碍。文献报道在先天性耳聋的儿童中有3%～18%合并视网膜色素变性。

2）Laurence-Moon-Biedl综合征。典型的综合征包括5个组成部分，即视网膜色素变性、生殖器发育低下、肥胖、多指（趾）及智能缺陷。本综合征出现于发育早期，通常在10～15岁既有显著症状。有时并非5个症状全部出现，而缺少一个或数个，构成不全型综合征、眼底改变常不典型，变异颇大。

3）脂质紊乱的疾病。以下综合征属于脂质代谢紊乱所致的全身性疾病，眼底亦出现视网膜色素变性。

无B脂蛋白血症：幼年时腹泻，神经系统不正常，眼部症状以夜盲为开始，以后逐渐出现白天视力减退及视野缩小。眼底表现为典型的视网膜色素变性，但发展甚缓慢。

Refsum综合征：为脂质代谢异常。主要临床表现为：鱼鳞癣、多发性神经炎、进行性神经性听力减退及视网膜色素变性。视网膜色素变性发展很缓慢，眼底色素改变以细小色素沉着多见。ERG表现为波幅极低，甚至无波。

4）黏多糖贮积病：其特征为尿中酸性黏多糖过多，多数病例有角膜浑浊，有些病例有缓慢发展的视网膜退行性变。

Hurler综合征：为黏多糖病Ⅰ型。黏多糖代谢紊乱，结缔组织细胞及其他器官细胞中有黏多糖沉积。临床表现为爪形手、大头、怪形脸及四肢异常；肝脾大、脐茄，智力迟钝、听力障碍及尿中黏多糖增多，眼部主要表现为角膜实质浑浊，前弹力膜缺失，夜盲，黄斑水肿及视网膜色素变性，也可有视神经萎缩。

Hunter综合征：为黏多糖病Ⅱ型。表现为身体矮小、面部怪异、关节强直、角膜浑浊及视网膜色素变性。

San Filippo综合征：为黏多糖病Ⅲ型。表现为关节强直、肝脾肿大、智力迟钝及视网膜色素变性。白细胞中常有巨大色素颗粒。

（9）诊断和鉴别诊断。当临床上出现典型视网膜色素变性三联征，即视网膜色素沉着。视网膜血管狭窄及视乳头蜡黄色，尤其患者有夜盲史时，即可考虑本病的临床诊断。但进行暗适应和ERG检查对进一步明确诊断是必要的，尤其是对临床表现不典型的患者，ERG检查更具有诊断价值。有时，临床上在鉴别是原发性还是继发性视网膜色素变性这个问题上，可能会遇到困难，需详细了解病史与家族史并全面检查，有时需要长期追踪观察，方能明确诊断。

2. 原发性视网膜色素变性的病理改变

原发性视网膜色素变性的晚期病例，主要病理改变在视网膜外层，特别是杆体的进行性退行病变，还有视网膜由外向内各层组织不同程度的萎缩，伴以神经胶质增生和视网膜血管阻塞性硬化。色素上皮细胞有色素脱失并移行至视网膜内。

（1）视网膜。本病初期赤道部的杆体最先发生变性，锥体影响较小，在较晚期病例，当杆体完全消失后，还可见残留的锥体，视盘与黄斑间的视网膜尤其如此。通常，内核层、神经节细胞层及神经纤维层保持完好，但在晚期也发生不同程度的变性。较早发生变性与萎缩的视网膜外层组织为神经胶质组织所代替。视网膜动脉和静脉管壁由于内膜增生而增厚，管腔进行性缩小，眼底周边部血管，包括毛细血管有明显的硬化改变，视网膜色素上皮有变性和增生，但有些部位可完全缺失，另外一些部位虽有细胞存在，但缺乏色素，还有一部分细胞中色素较多。色素可游离于细胞外或仍在细胞内，可聚集在视同膜血管周围或在视网膜外层其他位置。

（2）脉络膜。本病多数病例，甚至在晚期，脉络膜组织（包括毛细血管）多不发生病变，但有部分病例可出现脉络膜血管硬化和毛细血管消失。

（3）视神经。视神经可有不同程度的萎缩，视盘上常有胶质增生形成膜状，与视网膜内的胶质膜连接，使视盘呈蜡黄色的外观。

3. 有关发病机制的研究

关于本病的确切病因与发病机理尚无定论。至今仍不能确定光感细胞与色素上皮，何者为原发病区。脉络膜视网膜邻接复合层含有高度相互依赖的细胞层，目前各国学者仍在遗传学、组织病理学、免疫学和生化代谢等方面对本病发病机制进行研究。

（1）超微结构方面。已确认在视网膜色素变性的病理改变中，杆体外节盘膜在早期就已丧失，而锥体外节盘膜相对地保存。但有些病例，残留的锥体外节盘膜缩短并出现异常空泡。而且，这种改变也在发展较轻的患眼中见到。这种感光细胞的异常表现，可能与结构基因异常、基因产物缺陷或光感细胞外节盘膜内合成酶异常有关。

（2）生物化学方面。实验中发现牛磺酸缺乏能致猫产生视网膜色素变性。牛磺酸是一种含硫氨基酸，在视网膜中含量很高，其功能尚未完全弄清。有可能是一种神经介质抑制因子，并起保护作用。在视网膜色素变性的患者中，发现其血小板对牛磺酸的摄取能力下降，而且血小板内产生的牛磺酸浓度也降低。若同样的变化也在视网膜组织内发生，则牛磺酸的相对减少可能与本病的发病有关。此外，在人体内的铜和锌参与黑色素的形成，铜是视紫红质再生所必需的物质。有些作者报道视网膜色素变性患者血清铜和锌水平下降，提示铜、锌代谢异常可能与视网膜色素变性的发病有关。

我国学者对本病患者、患者未发病的亲族与正常人血清维生素A和视黄醇体池反应做测定，发现这三组中的血清维生素A水平均正常。组与组之间亦无显著差别。三组中的视黄醇体池反应也都正常，但在患者与未发病亲族中的水平显著高于正常人组。

（3）免疫学方面。日益增多的研究表明，体液和细胞免疫可能参与原发性视网膜色素变性的发病，有人等认为患者可能对自身视网膜细胞起免疫反应，尤其是对视杆体细胞外段的抗原，他们在实验中发现，视网膜色素变性患者的淋巴细胞可被牛的视网膜杆体细胞外节和人类可溶性视网膜抗原激活。研究人员将恒河猴的新鲜视网膜感光细胞注入同类动物体内，引起特异性视网膜感光细胞外节损害和继发性视网膜色素上皮的改变。其他有关免疫系统的改变，还有T淋巴细胞减少，免疫抑制能力下降及血清免按球蛋白水平上升等。另有人发现视网膜色素变性患者的外周淋巴细胞缺乏产生干扰素的能力。推测免疫激活能力的改变与本病发病有关。以上研究结果表明，视网膜色素变性有可能是一种自身免疫性疾病。

4. 临床处理

（1）对无遗传病史的患者，初诊时应安排做眼电生理（ERG与EOG）、暗适应、视野及眼底荧光血管造影，此外尚需做梅毒血清试验。临床表现有多指畸形，运动失调、智力障碍及听力下降等全身症状与体征时，应做详细的全身检查和必要的实验室检查。

（2）诊断确定后，应嘱患者定期前来随诊。每年需复查眼底、视野等项目。经荧光血管造影发现黄斑囊样水肿者，可谨慎地应用轻能量的格子样激光凝固。这对在3年随诊期内，保持视力稳定有一定疗效。

（3）当患眼视力下降至0.2或呈管视状态时，可试用助视镜并予以必要的训练。

（4）对并发白内障需要手术者，术前需重复视功能检查，以预测手术后的效果。人工晶状体植入对保持中心视力有益。

（5）药物治疗迄今尚无特异疗效。可给患者长期服用血管扩张剂、多种维生素，但不宜给维生素A，适当补助锌摄取等支持疗法。此外，可采用中医中药及针灸等综合治疗。伴有屈光不正者可予以矫正，另外遮光镜等也可选用。

（二）结晶样视网膜色素变性

结晶样视网膜色素变性为一少见的视网膜退行变性。常双眼受累，且病变分布大致对称。其特征性表现为，在青灰色的眼底背景上，出现带金属光泽的黄白色结晶样闪光颗粒。病变起始于中心部，逐渐向眼底周边部扩散。本病较原发性视网膜色素变性为少见，为常染色体隐性遗传。在同一家族中曾发现兄患原发性视网膜色素变性，而弟则为典型的结晶样视网膜变性，兄弟二人均为双眼患病。

1. 自觉症状

夜盲是最常见的症状，也有部分患者是以视力下降而就诊。少数患者夜盲与视力下降同时出现。还有个别患者是在查体或因其他眼病而查眼底时发现本病。

2. 眼底表现

大多数患者的屈光间质清晰，少数有轻度玻璃体浑浊。早期病例，其视乳头和视网膜血管大都正常，静脉可略显饱满。但在晚期病例，视乳头颜色可变淡，视网膜动脉亦略现细窄。眼底背景色泽灰暗，后极部尤其包括视盘黄，接近青灰色调，其上有着很多结晶样的闪光点，可能为胆固醇结晶。它们多位于视网膜血管水平稍后，也有相等于血管的平面，甚至覆盖于血管之前者，越接近黄斑中心，其数目越多排列越密集，甚至融合成斑块状。黄斑中心四反光不易分辨，病变区域可散在沉着一些大小不一的不规则形色素，色素多为暗褐色斑块状，也有的类似骨细胞形，甚至可外布在血管旁或视同膜血管表面。个别病例还发生黄斑部视网膜下新生血管膜，合并出血后则浮渐机化为灰白膜样组织。周边部眼底相对正常，随着病程进展病区范围向周边扩大，病程较长者色素上皮与脉络膜毛细血管萎缩，脉络膜血管暴露，呈现部分或全部硬化状态。

3. 眼底荧光血管造影

分析17例眼底荧光血管造影所见：视网膜动脉充盈迟缓者10例。后极部普遍色素上皮脱失，透见脉络膜背景荧光，有9例有散在状斑片或相连成地图状早期弱荧光，并非色素遮挡而似脉络膜背景荧光缺知，绝大多数眼底有小片透见脉络膜血管。晚期可见荧光散在渗漏，组织着染。

4. 视野改变

绝大多数患者有中心暗点，也有为旁中心或不规则形暗点，部分或全部环形暗点，以及周边向心性缩小。

5. 暗适应检查

一般早期患者表现正常或轻度下降，随着病程进展，暗适应减退者增多，甚至发展至严重夜盲。在学者总结的41例中，病史仅为1年以内者，多数暗适应正常，少数病例出现轻度减退，个别病例为中度不正常。在病史为1年以上但不到15年者，多数暗适应不正常，其中多数为中度异常，轻度与重度者为少数。在病史超过15年者中，个别病例尚属正常，绝大多数为重度夜盲，甚至已不能做暗适应检查。

6. 眼电生理检查

（1）ERG。在病史仅为1年以内者，受检者的半数b波正常，少数稍低或过于偏低，个别已无法记录。病史在1～5年者中，约1/3例的b波正常，2/3为不正常，病史在5年以上者，仅1/9例正常。在其余不正常者中，2/3已无b波可记录。

（2）EOG。在17例结晶样视网膜变性的EOG检测中，16例均表现不正常，除1例光峰倒置外，全部Q值降低。这17例的ERG只有5例的b波降低，大部分属正常。提示可能在本病中，视网膜色素上皮的受害较为广泛而严重。

7. 色觉检查

一般病例均无色觉异常。在31例受检患者中，仅2例为红绿色盲，3例为色弱。1例黄斑有色素斑块者，不仅是全色盲并有中心暗点。

8. 病程

结晶样视网膜色素变性的病程为慢性进行性，视力常有波动，但下降较缓慢。视乳头和视网膜血管多长期保持正常。在长期随访的病例中，发现视网膜动脉有变细的倾向。随着退行变性的区域扩大，闪光亮点也有变动，亮点数增多并可融合变大。随着视网膜色素上皮的色素脱失，暴露出有硬化表现的脉络膜血管，这种脉络膜硬化的表现，可出现在绕视乳头附近的区域，也可出现在沿颞侧上下血管弓走行的区域，甚至在包括黄斑与视盘的整个后极部。脉络膜血管开始暴露时，尚无明显狭窄，仅色泽变黄，行径趋向平直。以后硬化增重，脉络膜血管变为黄白色，甚至为白色，管径细窄，行径平直，甚至成为白色线条。随着病程的延长，视野也由最初的傍中心暗点，扩大为中心暗点，以及部分或全环形暗点。周边视野逐渐呈向心性缩小。暗适应与ERG，早期多属正常或仅有少数轻度异常，以后逐渐变为明显异常，且随着病程延长，异常程度亦在加重。

9. 诊断

本病的特点为双眼发病，在大致对称性视网膜退行变性区域上，散布着许多闪烁的黄白亮点，略带金属光泽。一般视乳头与视网膜血管正常。原发性视网膜色素变性与本病的主要鉴别为；较早出现视乳头色蜡黄与视网膜血管的细窄，视网膜血管前后为骨细胞样色素沉着，没有带金属光泽的结晶样黄白亮点，曾有人称本病为不典型的视网膜色素变性，或中心性视网膜色素变性，这两种形态有别的视网膜退行变性曾见于一个家族的兄弟，可能在遗传上有某些共同的发病因素。

10. 病因

本病发病原因不明，在研究者收集的41例中，血、尿、大便常规检查正常。胸透视、耳鼻喉和牙科会诊未见有意义的病灶，血钙和磷、血胆固醇，血沉、血维生素定量、基础新陈代谢和肝功能等都基本正常。在这些病例中，2例有家族联姻史，4例均有同胞兄弟发现类似眼病。有人在一家系4代41人中发现有本病典型症状者7人，第一代为家族联姻，第2代、第3代患者中分别有4与3名患者，其中男性较女性稍多。我国近代报道本病例似较国外为多见，其中不乏兄弟或兄妹同为受累者，男女均受害，其中男性病例为多数。

关于眼底出现的特征性结晶样黄白色闪光亮点，迄今尚未明确其具体成分，推测是继发于色素上皮一感光细胞复合体的代谢紊乱。目前关于本病的病理与发病机制均需进一步研究。

11. 治疗

本病目前尚无特效疗法。

（三）白点状视网膜变性

本病为罕见的家族遗传性视网膜退行变性。眼底特征为广泛散布的白色环点，除散发病例外，本病可出现于一家族同代或不同代的数个成员，也见于视网膜色素变性的家族。偶见患者眼底兼有原发性色素变性及白点状变性的特点，且在罕见病例中，双眼分别患此病。一部分白点状视网膜变性患者可随病情进展而日益显示毯层视网膜变性的特征。

1. 自觉症状

本病通常于出生时即已存在或于极幼时开始，中年以后发病者极少见。许多病例夜盲为仅有症状且多年不变，合并色素变性者可出现环状暗点，严重者视野可极度缩小，直至成为管视，中心视力逐渐下降，但一般患者保持较好的中心视力。

2. 眼底所见

眼底遍布小圆形或卵圆形白点，大小均匀一致，偶见数个融合成哑铃形，一般不连接成片。后极部常见小点密集，但通常不侵犯黄斑，在周边部的白点较稀疏白点可深在视网膜色素上皮，也可较浅位于视网膜血管水平，甚至可在视网膜血管表面。一般视神经盘颜色大致正常或稍浅淡。视网膜血管可略显细窄。视网膜色素脱失，使眼底呈豹纹状。赤道区可伴有色素变性，与原发性视网膜色素变性中的均匀分布者不同，但也有色素表现为典型骨细胞样者。文献曾报道中心性视网膜色素变性患者伴有典型白点状视网膜变性，但确属罕见。

3. 眼底荧光血管造影

在视网膜白点处，由于广泛脱色素，出现许多窗样透见荧光。在造影过程中，眼底无白点处亦出现较多散在荧光点，可能是由于有多发性玻璃膜，形成所致。在晚期进行性病例，也可能因为色素上皮屏障功能失调，而现造影晚期荧光素渗漏着染。

4. 视功能检查

暗适应时间延长，而非光阈改变。过半数患者视野有缓慢进行性向心性缩小，在暗光中尤为显著。

电生理检查最轻型患者的ERG可为正常。在进行性发展的病例，一般ERG均降低，甚至无法记录。

5. 诊断与鉴别诊断

本病根据特殊的眼底表现，诊断并不困难，但需与眼底白色斑点相鉴别。因为二者有共同的眼底白点，但在视力、视野、电生理等方面有明显差别。眼底白色斑点（Fundus albipunctatus）是一种先天性静止性夜盲症，其特征为眼底出现白色斑点及视色素再生缓慢。本症早在19世纪早期已有描述，Lawber将眼底白色斑点的良性静止型与白点状视网膜变性之间明确区分，一例眼底白色斑点曾被观察49年，临床表现稳定不变。有研究者长期追随2例病例达13～14年，前后做眼底照相、暗适应与ERG。暗适应、杆体ERG与锥体ERG所出现的缺陷均无恶化，眼底白点数目随着时间进展而增多。白点更加醒目，但也有极少数白点消失不见，2例的眼底均无黄斑病变，无血管细窄，也无视神经萎缩或色素性退行变性。

6.治疗

由于发病机制不明，也缺乏病理报道，迄今尚无有效疗法。

（四）眼底玻璃膜疣

玻璃膜疣为黄白色透明的胶样物沉积于脉络膜的玻璃膜。在检眼镜下为境界清楚的黄或黄白色小圆点，稍隆起。可单个或成群的出现于正常的眼底，也见于其他脉络膜视网膜疾病，也可具有家族遗传性趋向。青少年的眼底很少出现，多见于中年以后，60岁以上老年人几乎都有眼底玻璃膜疣。

1. 临床表现

在无并发症的患者中，玻璃膜疣引起的临床症状极少，甚至在黄斑部的玻璃膜疣侵犯中心凹区，视力仍可保持正常；有时可引起轻度视物变形，偶有中心视力下降。但在这些病例，视力下降多半是由于视网膜内或其下面的脉络膜中心区有变性，特别是老年性变性所致。玻璃膜疣可以是脉络膜玻璃膜退行变性的前驱病变，尤其是老年黄斑变性的先兆。

检眼镜下所见的多为典型的玻璃膜疣，为小的发亮的圆点，位于视网膜血管后，略显前凸，颜色可以浅黄到白色。往往在边缘上有轻微的色素。在最早出现时，常表现为较眼底稍呈粉红色的小点，疣上面的视网膜色素上皮很少改变，只是在裂隙灯生物显微镜下才能发现。在年龄增长后，随着疣的增大，其浅面色素上皮发生色素脱失，颜色变为黄色而易于辨认，玻璃膜疣的数目与大小也逐渐增加。疣可小至20 μm，大的可达几千微米，玻璃疣常为分散存在，可为单个、成簇或融合成较大圆形，甚至呈地图状外观。以后疣的颜色也可变为白色，晚期还可最后消失，只遗留色素上皮萎缩，表现为色素不匀，色素脱失处比正常眼底红色浅淡，病灶内或其边缘处伴以色素增殖。病程持久的病例，脉络膜毛细血管可发生萎缩，暴露大的脉络膜血管。这些大血管常有硬化表现。

部分有后部眼底玻璃疣者有显性遗传因素，从30岁以后开始明显。与见于老年黄斑变性者在形态上与分布方面无何差别。赤道部玻璃膜疣较黄斑部玻璃膜疣发生较多，年龄较大者更多见，可能与老年毯层脉络膜色素性退行变性有关。赤道部的玻璃膜疣可以局限于1个象限或几个象限。

眼底荧光血管造影，在检眼镜所见玻璃膜疣的相应位置常可见到境界清楚的圆形荧光增强区。在陈旧玻璃膜疣吸收区，由于色素上皮脱失，也有窗样透见荧光。如果不合并视网膜色素上皮屏障功能失调，玻璃膜疣区的荧光增强与减弱完全与背景荧光的增强与减弱相一致，且荧光显露区的大小与形状无改变。

绝大多数有少许玻璃膜疣的眼，ERG检查一般表现正常，除非神经上皮有弥散破坏则低于正常。晚期重度病例的ERG往往低于正常。

2. 病理与发病机制

组织病理学检查可见视网膜色素上皮细胞广泛受累。最早改变为黑色素颗粒在细胞内外散分布，而正常状态应在约2/3胞质内密集分布。以后在细胞内、胞质膜基底和玻璃膜胶元区域常有纤维性物质聚积，视网膜色素上皮被这些聚积物质向内推挤，最后邻近的感光细胞也有变性。

关于玻璃膜疣来源的看法尚有争议。有学者曾提出玻璃膜，表明色素上皮细胞的不正常分泌活动，因玻璃膜的皮层在正常情况为色素上皮细胞所分泌，并构成基底膜。另方面，也有证据说明究有可能是由变性的色素细胞转变而来。这些细胞内聚积有透明物质，很可能是老年的色素上皮细胞，其中含有未被脉络膜毛细血管系统清扫尽的未完全消化的感光细胞的外节。

合并于视网膜或脉络膜疾病的玻璃膜，无论是血管性、炎性或肿瘤，都好发于病变区域，如陈旧脉络膜炎的部位和在肿瘤表面的视网膜部分等，在眼球的眼玻璃膜疣极为常见且为数众多。

目前对玻璃膜疣尚无治疗方法。疣的发病与年龄增长有关，迄今尚无有效的防治措施。

二、周边视网膜退行变性

周边视网膜可有胚胎起源的解剖变异，而周边视网膜退行变性则是以前正常的视网膜结构，因退行性变、血管损害或机械性牵拉所致的改变，有的病例退行变性与牵拉两种情况均与发病有关。

（一）压迫与不压迫变白

1. 不压迫变白

正常周边眼底，在间接检眼镜检查下呈透明外观；当压迫巩膜时，压陷处视网膜的透明度也没有改变。若眼底在压陷处视网膜表现为半透明白色浑浊外观，称为压迫变白。不压迫变白，是指周边视网膜在不用巩膜压迫器压迫时，也呈现带白色的半透明如水泡和丝绸样的外观。不压迫变白的病因不详，可能与玻璃体牵拉有关，且多见于近视眼。通常其边缘非常划限。病变时常位于锯齿缘与赤道间，有时不压迫变白也见于赤道以后的眼底。

在组织病理学观察中，有不压迫变白眼中曾经发现局部玻璃体视网膜粘连，视网膜核层萎缩，视网膜囊样变性，视网膜小动脉玻璃样变性，玻璃体融化、空隙及后脱离；尚未发现与视网膜圆孔、撕裂或视网膜脱离之间有何关联。

2. 压迫变白

当用巩膜压迫器压迫锯齿缘与赤道间视网膜若现白色半透明带状病损即为压迫变白。压迫变白的边缘常呈地图状，一般宽度为0.5～3个视盘直径，也有达周边眼底的半圆范围者。有时，压迫变白逐渐与不压迫变白部分融合，后者似为前者的严重演变。有时，压迫变白部分地或全部地围绕一小区红色的正常视网膜，易误认为是视网膜孔。压迫变白应与浅的视网膜脱离、广泛的囊样退行变性及低平的退行视网膜劈裂相鉴别。压迫变白常出现于格子样视网膜退变的边缘及囊样退行变性区，压迫变白在成年人的眼底的发生率约为30%以上，且多为双侧发病；与年龄增长有关，20岁以下的人约为5%，75岁以上则为66%，发生率与屈光状态也有关系，随着近视程度增高而增多。当眼球前后轴达33 mm或更长时，几乎全部有压迫变白，其发生率在男女性别之间无差异，均好发于颞侧周边眼底。

压迫变白的原因和发生机制还不明了，压迫变白处的组织学观察，发现在萎缩区的视网膜上，有浓缩的玻璃体附着且沿着玻璃体与视网膜附着区的边缘，视网膜内界膜缺如。

（二）格子样变性

格子样变性是周边部玻璃体视网膜退行变性的一种主要表现。1904年Gonin首先描述，1952年Schepens命名为格子样变性，即在眼底周边部有划限的环形视网膜内层变薄区，其中可见白色线状交错与色素紊乱等病变，曾有作者将这种变性归于周边带状玻璃体视网膜退行变性的范畴，并认为是其中的一个重要类型。主要发生在近视眼，但也见于少数正视眼的眼底。格子样变性在成年人群中不少见，其患病率约为7.5%，男女发病无明显差别。多在20岁被发现并趋向于双侧发病（30%～50%），在近视眼中的发病比远视眼为高，发病率因眼球轴增长而增多。格子样变性通常无遗传倾向，偶有表现为常染色体显性遗传的家族。

在检眼镜观察下，格子样变性区内可见一系列互相交叉的白线，为视网膜血管闭塞并纤维化而呈现的网络。变性区的视网膜色素上皮有色素脱失与增殖，色素并向视网膜血管周围包绕。约46%的患眼有格子样血管的白色交叉网，92%有色素紊乱。由于病变处视网膜内层局部变薄，神经纤维层消失且内界膜变薄。有些位置的内界膜消失，并由神经胶质细胞构成一附加内界膜。还可见灰白色的颗粒，位于变性区的表面。在变性区前有玻璃体液化，并在其边缘上有异常的玻璃体视网膜附着。视网膜裂孔多半沿格子样变性区的边缘发生。

多数变性区发生在赤道以前，2/3位于垂直子午线11:00～1:00时钟位的上方，

5:00～7:00下方。病变长轴平行于赤道者称为赤道部格子样变性，绝大多数病例为赤道部格子样变性（68%），放射状或平行于视网膜血管的血管外周格子样变性，较赤道部格子样变性的位置稍偏向后一些，并且也不常见（7%），神经视网膜内侧部分有局限变薄处（19.2%），视网膜裂孔多半为圆形或椭图形（18%～31%），它们常位于变性区的一侧或沿着变性区的后缘。

有研究者统计的所有视网膜脱离病例中，约41%的病例存在着格子样变性，其中21%的病例，格子样变性是导致视网膜脱离的主要原因。这些病例中的50%～70%视网膜裂孔出现在格子样变性的后缘或侧缘，并且与视网膜脱离密切相关。在30%～45%的病例，格子样变性区内的圆孔是导致视网膜脱离的原因之一。通常发生在格子样变性区及其边缘处的视网膜裂孔属于萎缩性孔，常小而圆或带椭圆。很少见到带盖的马蹄形的撕裂孔。格子样变性并发生视网膜脱离的患者，年龄多半在50岁以上，其中约43%的患眼有近视性屈光不正。

第五节　角膜变性

角膜变性与角膜营养不良是临床上两种性质不同的角膜病。二者的致病原因（原发或继发）、发病时间（早或晚）、家族遗传性（有或无）、眼部表现（双眼对称或单眼发病）、临床过程（进展缓慢或迅速），以及组织病理学改变等，都各具不同特点，不应混淆。角膜组织退化变质并使其功能减退者称为角膜变性。

角膜变性无家族遗传性，多为后天获得性疾病。常继发于眼部或全身性疾病；角膜变性发病时间较晚，多为成人疾患。单眼或双眼均可发病。有时可伴有角膜新生血管。其临床过程虽可持续多年，但较角膜营养不良的进展一般要快些。

角膜变性的临床意义多数不甚重要，有些还是正常老年过程，如角膜环，因而多被疏忽。实际上角膜变性的发病相当普遍，据报道，在100例其他眼前部病的门诊患者中，查出多种角膜变性，平均每人近3种。有的患者可同时兼患7种角膜变性，其中最常见的是角膜老年环（67%），其次为角膜上皮铁线沉着（57%），轻型的角膜变性多无症状，很少影响视力，一般无须治疗。严重危害视力者，则需进行手术治疗。

一、继发于慢性眼病或全身疾病类

（一）带状角膜病变

带状角膜病变为钙质沉着性角膜变性，由Dixon于1848年首次描述。

1. 病因

带状角膜病变常发生于慢性眼病或有钙、磷紊乱的全身病后。慢性葡萄膜炎，尤以伴青年性类风湿关节炎的葡萄膜炎患者，最常出现带状角膜病变。晚期青光眼和早期眼球糖等退化变质的角膜也可发生。甲状旁腺功能紊乱及慢性肾功能衰竭等全身病可影响血清内钙、磷代谢。在血清钙增高时，钙盐可沉着于角膜，钙盐于碱性介质中更易沉着，因而干眼患者或暴露性角膜炎患者，由于泪液中二氧化碳减少，泪液偏于线性，因此如果出现带状角膜病变，其病情进展比一般患者要迅速。

2. 临床表现

本病可发生于不同年龄，双眼、单眼皆可发病。病变开始于睑裂部暴露区角膜，相当于Bowman层水平，分别由鼻、颞侧近周边处，陆续出现钙质性灰白色或白色的浑浊斑。浑浊的周边侧边界清楚，与角膜缘之间有一约1 mm宽的透明带，将浑浊与角膜缘隔开。浑浊的中央侧较模糊并向中央缓慢地扩展。病程可经历多年，两端浑浊才能相遇于中央，融合成3～5 mm宽的带状病变。裂隙灯下可见钙斑浑浊区内有透明小孔，是三叉神经穿过Bowman层的通道。浑浊逐渐致密、加厚，使其表面上皮隆起，粗糙不平甚至发生角膜上皮糜烂，引起畏光、流泪及眼部磨痛等刺激症状。晚期患者视力减退。

3. 病理

早期可见上皮细胞基底膜呈嗜碱性着染，继而Bowman层可见钙质沉着及断裂。部分Bowman层已被毁坏，而代之以无血管的纤维组织，并可见透明质样物。沉积的钙盐可向前伸展至上皮细胞层，也可向后伸展达实质层。

4. 治疗

轻症时无须治疗。当角膜上皮糜烂引起刺激症状时，可配戴角膜绷带软镜。如后期出于美容需要或欲增加视力时，可应用0.37%依地酸二钠（乙二胺四乙酸二钠）点眼，每日4～6次。也可用下列方法去除钙质，用开睑器撑开睑裂，局部滴以表面麻醉剂后，先刮除角膜上皮，再在病变处敷以浸有EDTA（0.01～0.05M）的纤维海棉片，数分钟后再刮除钙质，可重复数次使钙质刮净后涂以消炎眼膏，局部包扎至上皮再生。

（二）Salzmann结节状角膜变性

Salzmann结节状角膜变性是1925年Salzmann首次报道，当时误认为是角膜营养不良，以后被多数学者所否定，认为是一种继发性角膜变性。

1. 病因

在陈旧性角膜炎或慢性角膜炎（如泡性角膜炎、沙眼、实质性角膜炎）的角膜上逐渐形成的一种类似“瘢痕疙瘩”的增殖性病变，是一种非特异性的反应过程。

2. 临床表现

本病单眼或双眼均可发病，从少年到老年不同年龄的患者均有报道，但以老年女性多见。在其多年前患病的角膜上可连续出现1～9个散在的、隆起的灰白色或灰蓝白纤维性结节。多个结节略星弓形或环形排列，结节好发于角膜原有瘢痕的附近或角膜血管翳的末端：裂隙灯下观察，结节位于上皮下，结节本身无新生血管，但其下的基质层可能因原有的慢性炎症而有血管形成。结节的基底可能有角膜上皮铁线沉着，结节可由小变大，由少变多，由低变高。多数患者无症状，偶有因角膜上皮糜烂而出现畏光等刺激症状者。

3. 病理

上皮细胞的基底膜可明显增殖和变厚。其上的上皮细胞层厚薄不一，排列也不规则，大多数呈萎缩状。Bowman层被破坏，代之以结节，此结节为透明质样变的胶原纤维所形成。结节呈梭形微隆起，附近角膜有除旧角膜炎的表现，有瘢痕形成与血管新生，胶原纤维排列也紊乱。

4. 治疗

一般情况下无须治疗。如果视力严重下降时可酌情施行板层或穿透性角膜移植术。

文献中有报道术后长达10年病变复发于植片上者。

二、老年性退变类

（一）角膜环

角膜环发生频率与年龄密切相关，故又称为老年环，据统计，60～69岁人群中80%有此环，70～79岁中有90%，而80岁以上者几乎100%皆具此环。本病在不同种族、不同性别之间的发病率略有差异，黑人比白人发病年龄较早，女性比男性发病年龄约晚10年。据报道，加拿大的爱斯基摩人几乎从未被发现过，而我国西藏地区则为高发病区，这可能与遗传因素及饮食习惯不同有关。

1. 病因

本病的病因多与高脂蛋白血症的第Ⅱ型和第Ⅲ型有关，因此本病形成的主要因素是角膜缘血管通透性增强与高脂蛋白血症。

2. 临床表现

本病为双眼病，如出现单眼发病时，在未出现侧，可能有颈动脉阻塞性疾患。

本环的形成先从下半角膜周边部开始，裂隙灯下可见浑浊在深部近Descemet膜前的实质层内呈灰白色，缓慢地向前，环形扩展。中年以后，上半角膜周边部亦开始浑浊。此浑浊是由Bowman层向深层并向两侧也成环形扩展，约在60岁时，角膜上、下两环逐渐汇合。角膜环约2 mm宽，环与角膜缘之间有一条透明带（0.3～1 mm宽）相隔，为Bowman层止端处。

3. 病理

冰冻切片用苏丹染色时，可见到角膜环为油滴状脂质构成，角膜组织除有脂质沉着外，并无其他病变，脂质主要沉着于周边角膜，而以Bownan层为最多，其次为Descemet膜，而在实质板层间的沉着则相对较少，细胞内未见脂质，组织化学与免疫荧光法证明沉积于角膜环的脂质是低密度β脂蛋白。

4. 治疗

本病无须治疗。

（二）Hassall-Henle疣

Hassall-Henle疣是1846年Hassall首次描述，1866年Henle又对它做了详细的观察，予以补充叙述。后人遂将此病以二人名字命名。正常角膜的Descemet膜厚度一般是均匀一致的，但老年人的周边角膜的Descemet膜会局限性加厚。

1. 病因

尚未完全了解。近年来一些学者经实验证实：动物角膜的周边部内皮细胞，再生能力较中央部为强。因而推测人角膜的周边部内皮细胞因与房角小梁网相连，在睫状肌的不断伸缩作用下，可能被刺激而具有一些再生活性，从而使Descemet膜出现结节状增厚。

2. 临床表现

裂隙灯下采用镜面反射法，可在成人正常角膜的周边部，见到Descemet膜有散在的局灶性增殖的赘疣。赘疣向后突出，呈微小圆形拱顶状。随着年龄的增长，赘疣逐渐加多变大，被其下压的内皮细胞变扁、后突。如用角膜内皮镜观察，则可在老年人的角膜周边部见到六角形镶嵌的正常内皮细胞层内出现很多小圆形黑区。

3. 病理

光镜下可见Descemet膜周边部有局灶性增厚成疣状突出，内皮细胞受压变扁，并伸出胞质突至疣内，使赘疣产生疣裂，电镜显示赘统是由一些直径100 nm的梭形纤丝组成。

4. 治疗

本病无须治疗。

（三）Vogt白色角膜绿条带

1917年Koeppe首次报道此病，而Vogt于1921—1930年更加详尽地加以描述，故命名为Vogt白色角膜缘条带，本病常见于健康老人角膜缘部，与年龄关系密切。据统计，60～69岁人群中有67%发病，70～79岁有93%发病，而大于80岁者几乎100%都有。

1. 病因

本病是一种老年退化变质性病变。

2. 临床表现

裂隙灯下可见睑裂部角膜缘处有一灰白色直立的条带状浑浊。浑浊位于周边角膜浅层；由多数细小白条组成，细小白条如毛细血管状放射形分支。条带与角膜缘平行，较窄如新月形。两侧角膜缘均可出现，但以鼻侧更为多见，多双眼发病。条带的中央侧因细小白条走向不规整，而使其边缘不整齐。

3. 病理

病变位于角膜周边部，上皮细胞层有轻度增殖，Bowman层与紧接其下的实质浅层已被破坏、胶原纤丝表现为弹性纤维增殖性退变及轻度透明变性。

4. 治疗

本病无须治疗。

第六节　眼科肿瘤

一、眼睑癌前病变

一些眼睑良性病变有可能发展成恶性肿瘤，这些病变包括光化性角化病、原位癌、放射性皮肤病和着色性干皮病。

（一）光化性角化病

光化性角化病又称老年性角化病，发生在中老年，长期暴晒在阳光下而无很好的保护措施的头面部、眼睑和手背部。

1. 病理

真皮内胶原嗜碱性退变和淋巴细胞浸润，根据组织学特点分为3型。①增生型：棘细胞层增生，角化过度或有角化不良，一些上皮细胞呈乳头状突入真皮的浅层。②萎缩型：表皮萎缩变薄，角化不明显，棘层松懈。③Bowen样型：非典型的角质细胞累及上皮全层，类似Bowen病，但不伤及毛囊上皮，又区别于Bowen病。

2. 临床表现

光化性角化病常为单个或多个鳞屑性、角化性扁平红斑病变，直径数毫米；一些病变呈结节、皮角状或疣状外观。光化性角化病发展缓慢，可自发性消退，少部分病变恶变成鳞状细胞癌，自发消退的病例远比恶变的病例多，起源于光化性角化病的鳞状细胞癌预后好，很少发生转移。

3. 治疗

大部分病变观察随访。很明显的病变，为防止复发，可手术切除。

（二）Bowen病

Bowen病又称原位癌，虽然文献一直报道Bowen病是体内呼吸、胃肠和生殖泌尿系统恶性病变的标记，但近来流行病学调查并无证据支持该观点。砷中毒、石油副产品作用、外伤、电离辐射等都可引起Bowen病。运用DNA原位杂交研究，发现人乳头瘤病毒16型或相关株可能导致Bowen病。

1. 病理

病变局限于表皮内，表现为角化过度、角化不良、棘细胞增生，表皮细胞正常极向消失，但基底膜完整。细胞可大小不等，形态不一，可见异常核分裂，病变倾向侵及毛囊外鞘。

2. 临床表现

中老年多见，男性白种人易患此病，多数为单发性病变，呈现色素、结痂、裂隙、红斑和角化斑，斑多呈圆形，边界清楚，偶见斑的边缘稍高起。

（三）放射性皮肤病

眼睑或眼眶恶性肿瘤或其他病变进行放射治疗时，小剂量一般不引起放射性皮肤病，大剂量照射时会造成皮肤病变。

1. 病理

早期表皮细胞水肿，核固缩，毛囊、皮脂腺和汗腺开始退变。晚期表皮萎缩色素增多、真皮纤维化、附件萎缩、血管扩张、血管壁水肿、内皮细胞肿胀。上皮细胞出现非典型细胞核，个别细胞出现非典型性角化。

2. 临床表现

早期出现皮肤红斑、肿胀，严重者有水疱形成，继而病变扩大，色素加深，角化不全区角质脱落。后期出现皮肤萎缩，慢性皮炎，皮下毛细血管扩张，色素斑，毛囊破坏睫毛脱落，睑外翻或睑内翻，泪腺和副泪腺萎缩，眼干燥。若病变恶变，基底细胞癌占大部分，少数为鳞状细胞瘤。

二、眼睑恶性肿瘤

由于眼睑恶性肿瘤分子发病机制研究的出现，对眼睑恶性肿瘤的认识更深刻，致癌基因和抑癌基因在眼睑肿瘤发生中起重要作用。在基底和鳞状细胞癌中，已证实抑癌基因p53有变化，而p53基因编码在17号染色体短臂上，当DNA损伤被发现时，p53基因产物的作用是停止细胞增生，当p53基因减少或失活时，细胞持续增生。p53基因的改变在老年人常见，人类50%的恶性肿瘤发生p53基因的改变，在日光照射部位的皮肤，紫外线使p53基因发生改变，减少或失活，从而导致肿瘤。

眼睑恶性肿瘤基本上发生在老年人，最常见的是基底细胞癌，依次为皮脂腺癌、鳞状细胞癌、恶性黑色素瘤，Merkel细胞癌少见。

（一）眼睑基底细胞癌

眼睑基底细胞癌是眼睑最常见的恶性肿瘤，占眼睑所有恶性肿瘤的85%～95%，与眼睑鳞状上皮癌之比为40∶1，基底细胞癌与患者细胞介导免疫缺陷，慢性长期的皮肤刺激，长期太阳暴晒可能有一定的关系。故基底细胞癌在眼睑皮肤各部位的发病率不同，该肿瘤好发于下睑，占50%，内眦受累25%，上睑为10%～15%，外眦为5%。基底细胞癌是低恶性的肿瘤，只是局部侵犯，术后局部复发，通常不发生转移，因此有人将基底细胞癌视为上皮细胞癌。但未治的晚期眼睑基底细胞癌可侵犯眼眶和鼻旁窦。

1. 病理

基底细胞癌尽管有不同的类型，但还是具有一些共同的组织学特征，瘤细胞呈巢状生长，类似基底细胞的瘤细胞在瘤细胞巢的周围呈栅栏状排列，巢中心的细胞异型性较大，核着色深，可见核分裂。肿瘤组织发生坏死，形成囊样结构或假腺样改变；肿瘤一部分发生鳞状细胞或皮脂腺样分化；一些肿瘤组织中由于黑色素的大量沉着使病变色素化；瘤组织中有大量的纤维结缔组织增生，使癌细胞呈线状或条索状排列。

2. 临床表现

该病多发于50～70岁，男性稍多于女性。病变初发时，常为较小的、局部稍隆起的半透明结节，如结节含有色素酷似痣。以后结节缓慢长大，局部突起，质地变硬，近似乳头状瘤，周围有曲张的血管围绕。不久肿块的中央出现溃疡，周边有一隆起硬化的边缘，形似火山口。肿块可反复出血，表面覆盖血痂或鳞屑。肿块进一步长大向周围正常组织浸润，中心可进行性溃烂，其他囊性、息肉样、色素性和硬化性肿块时有发生。

基底细胞癌分类方法较多，1957年Lund将该肿瘤分为6类，1975年Lever等又将它分为8种临床类型，1981年Doxanas等基于形态学特点，将其简单地分为4型。现一般将眼睑基底细胞癌分为5型：①结节型，是常见的类型。结节高起、坚硬，似珍珠状，表面常有扩张的毛细血管。②溃疡型，结节中心坏死，形成溃疡，且缓慢向周围发展，边缘增厚呈镶边状。③色素型，结节反复性出血，致使含铁血黄素沉着或其他原因的维发性黑色素沉着，结节色深。④硬化型，病变内大量纤维结缔组织增生，肿块苍白坚硬，可慢及皮肤深部和眶骨膜，一般不形成溃疡。⑤面多中心表浅型，很少发生在眼睑，其表浅结节或溃疡性病变为多发性。

3. 诊断

老年人眼睑皮肤有结节形成病程长，结节缓慢长大，有的肿块表面有溃疡形成，有血或肤痂覆盖，溃疡底硬，边缘卷曲，有的肿块表面有色素沉着，这些都是基底细胞癌典型临床表现，诊断多无困难。但色素较多的基底细胞癌应与恶性黑色素瘤鉴别少数基底细胞癌发生坏死，形成囊肿，应与眼睑包涵性囊肿区别，切除肿块组织病理学检查证实诊断。

4. 治疗

基底细胞癌是低度恶性肿瘤，早期诊断和及时治疗，可保存眼睑功能和视力。治疗以手术切除为主。手术时应考虑：①完全切除肿痛。②保护眼睑的正常功能。③外观效果好，肿瘤小应将肿瘤组织完全切除，如肿瘤较大、范围广，先切除肿块，后做眼睑的矫形手术，完全手术切除肿块可治愈基底细胞瘤。部分学者主张先行放射治疗，待肿瘤缩小再切除，可保存眼睑，但放射治疗可引起放射性皮炎、角膜炎、白内障、青光眼等并发症，故主张手术治疗者较多。对于不可能完全切除肿块或怀疑未完全切除肿瘤的患者，应进行局部放射治疗，基底细胞对放射治疗敏感，一般可收到较好疗效，对化学治疗不敏感，该肿瘤一般不发生转移，故不采用全身化学治疗。对较小的肿瘤也可采用冷冻治疗。

关于肿瘤切除边缘和深度的控制，若控制好能将肿瘤完全切除治愈，若控制差，切除后，剩下部分瘤细胞，术后必定复发。国内大多数眼科医师均在直视下将肿块切除后再矫形，切除的边缘应超过肿块边缘3 mm，这对结节型病变较适合。对浸润溃疡型和表浅多发中心型切除边缘应超过5 mm；而硬化型，其切除边界应超过8 mm。这样才能基本切除干净肿瘤。报道称，因不完全切除而复发，硬化型是结节型的10倍，溃疡型是结节型的8倍。

Mohs技术仍然是一种完全切除肿瘤而不会切除太多正常组织较好的方法，其缺点过程较长。其方法是在决定肿瘤性质后再找切除线，在局麻下沿切除线切除肿瘤，送快速石蜡定向包埋或冷冻切片，手术创面暂时用消毒湿盐水纱布遮盖。若显微镜下某一方向正常组织内有瘤细胞，再切除再送病理活检，直到切除干净为止。

（二）眼睑皮脂腺癌

眼睑皮脂腺癌是眼附属器高度恶性肿瘤，Gonzalez-Fernandez认为抑癌基因Ps失活可能是发生皮脂癌的原因。它主要起源于上下睑板腺，故又称睑板腺癌；也起源于睑缘睫毛的Zeiss腺、上下睑皮肤和泪阜的皮脂腺。肿瘤可单独发生，又可为多中心起源。病理形态学多种多样，眼睑皮脂腺癌比身体其他部位皮脂腺癌恶性程度大，侵袭性强。国外该肿瘤发病率低，仅为眼睑恶性肿瘤的1%～3%。我国眼睑皮脂腺癌的发病率高，占眼睑恶性肿瘤的19.3%～33.3%，仅次于眼睑基底细胞癌，多于眼睑鳞状细胞癌。

1. 病理

（1）根据皮脂腺癌分化的程度将其分为3型。①高分化型：很多癌细胞呈皮脂腺细胞分化，细胞质丰富，较多的小空泡使胞质呈泡沫状。空泡引起核膜凹陷，并将核挤向细胞周围，细胞大，多位于小叶中央，其余细胞呈圆形或多角形，细胞边界清楚。②中等分化型：少数区域有高分化皮脂腺细胞，大多数癌细胞核染色深，核仁明显，细胞质丰富。③低分化型：大部分癌细胞核多形性，核仁明显，胞质稀少，细胞边界不清。核分裂多且不典型。

（2）按癌细胞构型不同又分为4型。①小叶型：癌细胞组成大小不等的小叶，小叶中的癌细胞有基底细胞样的特征，小叶周围癌细胞嗜碱性，核深染，细胞质稀少。一些区域细胞分化好，细胞质内有空泡，故细胞呈泡沫状。②粉刺型：大的小叶中心有坏死灶，中心坏死的肿瘤细胞和小叶中其他细胞脂肪染色阳性。③乳头型：肿瘤组织呈乳头状生长，形似鳞状细胞乳头癌，但组织学检查发现皮脂腺分化灶。④混合型：小叶型和粉刺性癌型混合，乳头型与小叶型或粉刺型混合。

2. 临床表现

发病年龄为13～87岁，平均55岁，女性稍多于男性。好发于上睑，可能与上睑板腺较丰富有关。病程短的6个月，长可达12年。大多数病变位于睑缘，少部分病变位于眉弓、泪阜和眼睑中部皮肤。早期大多数皮脂腺瘤为较小，质地较硬的结节，与皮肤无粘连，类似于霰粒肿，经常复发。位于灰线前睑缘灰黄色结节多起源于Zeiss腺，有的睑板腺癌呈局部散睑板增厚，睑板腺和Zeiss腺癌均可累及睫毛囊造成睑缘无睫毛。有些患者最初表现为顽固性的单侧结膜炎、睑缘炎、睑腺炎和睑结膜炎，对任何抗生素治疗都无反应，称为伪装综合征。这是由于皮脂腺癌细胞侵犯上面的上皮，形成单一或多个小的癌细胞巢，叫变形性骨炎样的侵犯，或癌细胞代替整个全层上皮，称上皮内癌。上皮内的瘤细胞不但可侵犯眼睑，而且可侵犯结膜和角膜上皮。在结膜炎、角膜炎、睑缘溃疡和痂壳形成数月或多年后，皮脂腺癌的临床症状体征才明显地暴露出来。

随病变的进展，整个眼睑弥漫性增厚。有的肿块呈乳突状突出，形似乳头状鳞状细胞瘤，肿块表面溃烂形成菜花样溃疡。肿瘤直接侵犯眼眶组织，引起眼球突出，活动受限；侵犯鼻旁窦引起鼻塞和流血；侵犯颅内引起患者死亡和颈部淋巴结。少数病例癌细胞经血液循环转移到肺、肝、脑和颅骨。起源于泪阜的皮脂腺癌更易侵犯眼眶或发生转移。

3. 诊断

根据临床表现和病理检查进行诊断，患者年龄大，女性多，好发于上睑缘的肿块，对老年人反复发作的霰粒肿应警惕。组织病理学发现癌细胞呈小叶状排列，在其他鳞状细胞、基底细胞、梭形细胞和腺型的癌组织中也能发现皮脂腺细胞分化区。脂肪染色阳性。眼睑皮脂腺癌应与霰粒肿、眼睑基底细胞癌和眼睑鳞状细胞癌相鉴别。

4. 治疗

皮脂腺癌局限在睑板腺内，与皮肤无粘连，睑结膜无浸润，睑缘无溃烂者，只做肿瘤和局部眼睑切除，一般手术切除线应超过肿瘤边缘5～10 mm，最好手术时行冷冻组织检查，决定肿块切除的边缘，Mohs外科切除皮脂腺癌的成功率低于切除眼睑基底细胞癌。皮脂腺癌已侵犯皮肤和球结膜，肿块与皮肤粘连，结膜表面溃烂，肿胀增厚者，应做局部肿瘤、眼睑切除和眼球摘除。如肿瘤侵犯眼球和眼眶软组织应做眼眶内容物剜出。耳前淋巴结肿大或可疑淋巴结转移应做淋巴结清除术和腮腺切除。该肿瘤治疗以手术切除为主，手术医师不但要完全切除肿瘤，还得考虑患者的美观，眼睑整形、眼睑重建和眼眶再建也应在手术的计划中。

皮脂腺癌对放射性治疗不敏感，不能单独用来治疗肿瘤，只能是手术后的辅助治疗。对有肺、肝、脑等转移的患者可试用化学治疗。对较为严重的病例，治疗困难，预后不佳。预后差与以下因素有关：起源于上睑Zeiss腺，上下眼睑同时受累，病程6个月以上，肿瘤直径>10 mm，瘤细胞分化差，多中心起源，瘤细胞上皮内侵犯，眼眶内扩散，淋巴和血管转移者。

（三）眼睑鳞状细胞癌

眼睑鳞状细胞癌是起源于皮肤上皮层的恶性侵袭性肿瘤，具有角化证据。以前将非特异性假上皮瘤增生、内翻性毛囊角化病、皮脂溢性角化病、角化性棘皮瘤误认为鳞状细胞癌，造成发病率高的错误印象。实际上眼睑鳞状细胞癌少见，肿瘤可原发，也可从皮肤癌前病变，光化性角化病、放射治疗后和着色性干皮病发展而来。此肿瘤恶性程度较基底细胞癌高，发展较快，破坏性大。

1. 病理

癌细胞变异大，分化程度也不同，在分化好的鳞状细胞癌中，癌细胞呈多边形，胞质丰富，嗜酸性，常见细胞间桥。核明显，染色深，异型性明显，病理性核分裂较多，癌细胞排列成条索或团块状，边缘为基底细胞，向内多为鳞状细胞，中心细胞逐渐产生同心圆角化，形成角化珠。

Broder根据细胞分化的程度将鳞状细胞癌分为4级，目前仍采用此分类法。

1级：分化良好的癌细胞占总数的75%～100%，存在较多的典型癌珠（角化珠）。

2级：分化良好的癌细胞占癌细胞总数的50%～75%，角化珠少见，核分裂增多。

3级：分化良好的癌细胞占25%～50%，无角化珠出现，癌细胞异型性大。

4级：分化良好的癌细胞不足25%，癌细胞异型性和核分裂明显。

梭形细胞鳞状细胞癌间或在眼睑皮肤中见到。皮肤放射性皮炎后也可发展成梭形细胞鳞癌，可能与纤维组织细胞瘤、纤维肉瘤相混淆。然而发育不良的角化细胞、上皮内的局限性癌区域、细胞间桥的出现和局限性角化都成为与肉瘤区分的证据。

2. 临床表现

好发于老年人，白色人种多见，男性居多，男女之比为5∶1，皮肤结膜交界处的睑缘是其好发部位，常发生在下睑缘，其次是上睑缘、外眦和内眦。早期局部皮肤形成高起的硬斑或硬结，不痛不痒，推皮肤时，结节可随之移动，以后发生溃疡，溃疡边缘不规则，这时很难与基底细胞癌相区分。随着病变的发展其差异明显表现出来，病变一般发展较快，病程多为1.5～2年。肿瘤组织若向表面生长，形成巨大肿块，表面呈乳头状或菜花状，基底较宽，即所谓的乳头或菜花状肿块型。

肿块长大到一定程度，中心即发生溃烂形成溃疡，但也有病变开始时就产生溃疡，这种病变多向内生长。溃疡逐渐长大，变深，底面凹凸不平，边缘高起饱满，甚至可有某种程度的外翻，称为溃疡型，大多数鳞状细胞癌为溃疡型。肿瘤不但表面生长，向周围组织扩展，而且也向深部组织浸润，损害眼球和眼眶。

在晚期病例中，眼睑、面部、眼球和眼眶组织遭受癌细胞的广泛破坏，继发感染，发出恶臭。病变侵犯颅内或发生局部淋巴结或全身转移。

3. 诊断

根据发病年龄大，好发于睑缘，发展速度快，对眼睑破坏性大，肿瘤表面无色素等可以做出诊断。但早期的临床表现与基底细胞癌不易区别，晚期与睑板腺癌鉴别困难。病理组织学检查可提供诊断的有力证据。

4. 治疗

肿瘤较小时应手术完全切除肿瘤，使病变治愈，为了完全切除肿瘤，最好采用冷冻切片或Mohs法控制肿瘤切除边缘无瘤细胞。对肿瘤大、范围广的患者，先做广泛手术切除，后进行放射治疗；也可先做放射治疗使肿瘤缩小，再进行手术切除。对癌组织已累及到眼眶眼球组织，应做眼眶内容物剜出，再辅以放射治疗。

未分化的梭形细胞鳞癌对放射治疗比较敏感，该病变虽侵袭性大，但离睑缘较远，放射治疗效果满意。然而70%以上的分化好或分化比较好的鳞状细胞癌对放射治疗不太敏感，单独用放射治疗肿瘤达不到预期目的，放射治疗只能作为手术前的准备治疗，或作为手术后的辅助治疗。对肿瘤范围太广，手术切除有困难，或不能完全切除，或癌细胞侵犯颅内，转移到远处的病例可试用化学治疗，用药方式可采用病变内局部注射或静脉给药。

（四）眼睑恶性黑色素瘤

眼睑恶性黑色素瘤是一恶性程度高，发展快，易扩散转移的肿瘤，多发于60岁以上的老年人，偶见青年人，女性多于男性，占眼睑恶性肿瘤的1%。大多数恶性黑色素瘤是痣的恶变，可能与紫外线的照射有关，少部分发生在正常皮肤和雀斑。皮肤黑色素瘤有4种类型：①恶性小痣。②肢端色素斑。③结节型。④表浅扩散型。除结节型外其他类型都有放射生长的特点，50%的眼睑黑色素瘤是结节型，40%为表浅扩散型，肿瘤的色素沉着变化很大，约40%的眼睑黑色素瘤无色素。结膜黑色素瘤可继发地累及眼睑，肿瘤常伴有淋巴细胞浸润。

1. 病理

若来源于痣，病变内可见痣细胞群或巢，瘤细胞异型性大，可见核分裂，可见5种瘤细胞：①树枝状细胞，大于正常的黑色素细胞，可见分枝。②上皮样细胞，细胞大，胞质内有色素颗粒，核仁明显。③痣样细胞，比痣细胞大，核大，可见核分裂。④梭形细胞，核呈梭形，胞质内色素多少不等。⑤怪异细胞，单核，双核或多核。

2. 临床表现

眼睑黑色素瘤多发于睑缘，其次是上睑和下睑，最初为一个小结节或扁平色素斑，色素不等，多数为灰黑或黑色，部分无色素与正常皮肤同色。以后病变向周围长大，高起，周围有几个小的色素结节或色素斑，称为卫生病灶。病变区皮肤粗糙，硬而脆，血管扩张，易出血。病变继续长大，突出呈菜花状，中心发生坏死溃疡形成。有的病变发展迅速，几个月内形成巨大肿块，从痣到恶变的黑色素瘤发展缓慢，多年后才发生转移。有的病变很小，但已发生转移，多沿淋巴转移到耳前或颌下淋巴结。

3. 治疗与预后

眼睑黑色素病变易早期发现，若诊断为恶性，应早期手术治疗，彻底切除，部分患者可以治愈，其切除线应离肿瘤边缘8～10 mm，若眼睑肿瘤累及结膜，范围宽，难以局部切除，可做眶内容物剜除，并清除可能受累的耳前和颌下淋巴结，黑色素瘤对放射和化学治疗均不敏感。

预后与肿瘤的厚度、患者年龄、性别、病变位置、核分裂多少、细胞退变和溃疡形成有关，其中肿瘤厚度与预后密切相关。肿瘤厚度$<$0.85 mm，其病死率低于1%，肿瘤厚度$>$3.65 mm，8年存活率低于38%，转移也与肿痛的厚度有关，女性患者预后比男性好，可能与激素有关。

（五）Merkel细胞癌

Merkel描述该细胞癌为一种透明、无树突、椭圆形肿瘤，位于真皮内，邻近毛囊，与神经末端形成复合物，故又称神经内分泌性肿瘤。

1. 病理

瘤细胞呈圆形或卵圆形，核仁1～3个，核分裂多，胞质少。瘤细胞排列呈巢状或小梁状，免疫组织化学检查，NSE和角蛋白染色阳性。电子显微镜检查胞质内可见中心致密颗粒。

2. 临床表现

该瘤好发于头颈部，约10%病例累及眼睑和眉弓处，上睑受累比下睑多，老年人发病多见。表现为紫红色或蓝红色皮肤结节，结节表皮毛细血管扩张，类似于血管性病变。

3. 治疗

手术切除，因该肿瘤恶性程度较高，应将该肿瘤较广泛切除，否则术后复发和转移。

（六）眼睑结膜肿瘤

眼睑恶性肿瘤以基底细胞癌最常见，我国眼睑皮脂腺癌居第二位，而西方国家少见，其次为眼睑鳞状细胞癌、恶性黑色素瘤。眼睑对眼球起着保护作用，眼睑又紧邻眼眶，眼睑恶性肿瘤若处理不及时或治疗不当，可损坏患者的面容，对眼球造成很大威胁，而且癌组织直接扩散到眼眶，破坏眼眶结构，造成眼球前突，视力丧失。癌细胞甚至可扩散到颅内或转移到远处危及性命。

结膜恶性肿瘤以鳞状细胞癌和恶性黑色素瘤多见，基底细胞癌极为罕见。结膜恶性肿瘤直接侵犯下面的角巩膜进入眼内，也可向后生长侵犯眼眶前节，使眼球活动受限或固定，但突眼并不明显、破坏鼻窦，发生耳前、颈部淋巴结和远处转移。

1. 眼睑基底细胞癌

眼睑基底细胞癌眼眶扩散主要是由于手术未能将基底细胞癌完全切除，术后肿瘤复发可侵犯眼眶，多次复发肿瘤更容易累及眼眶。特别是下睑的肿瘤未切除完全，瘤细胞跨越下方较薄弱的眶隔侵犯眼眶，隐袭性的局部生长，软组织和骨被肿瘤吃掉，产生蚀疮性空腔和可怕的临床外观。特别是内眦部的基底细胞癌，如不治疗，到达晚期，癌细胞不但可以侵犯眼眶而且可累及面部和鼻窦等广泛区域。

基底细胞癌的溃疡、硬化和多中心型的肿块边界经常超过临床所见肿块与正常组织的边缘很多。特别是硬化型肿块向深部呈侵袭性生长，侵入眼眶和鼻窦，手术时不能确定肿块的边缘，是造成手术不能完全切除、肿瘤复发的原因。研究者估计基底细胞癌的硬化型不完全切除而复发是结节型的10倍，溃疡型的复发率是结节型的8倍，从很多资料统计中，复发率约为12%。有报道称，眼睑基底细胞癌10年可侵犯眼眶大多为复发病例硬化型。

眼睑基底细胞癌侵犯眼内极为罕见，发生转移和死亡的也罕见，转移率估计为0.028%～0.55%。死亡的主要原因是肿瘤侵犯眼眶，继而侵入颅内，远处转移到肺、肝脾、肾上腺、骨和淋巴结。

2. 病理

侵犯眼眶的基底细胞癌的病理学特点和类型与眼睑基底细胞癌相似，多为硬化、溃疡和多中心型。

3. 临床表现

发病年龄为50～80岁，手术后1年肿瘤可复发，但从发病和手术切除到眼眶受侵犯为2～25年。眼眶受累的最早症状之一是眼球向周围极度转动时产生复视。因眼眶肿块靠前，所以眼球突出不是普遍的现象，但可见眼球受肿块推挤而移位。肿块与眶骨缘黏着固定是判断眼眶受累的特殊临床征象。大多数基底细胞癌倾向于环形生长，而不是向纵深穿透的形式侵犯前部眼眶，神经特别是眶骨膜的神经受侵犯时产生眼痛。

严重病例眼球固定、突出，周围组织严重破坏，产生很大的腔隙，深达鼻窦，使眼球壁部分暴露无遗。面部皮肤也受广泛侵犯。

4. 诊断

根据发病位置、患者年龄、病史，包括手术后复发史，临床表现，诊断不应成为问题，组织病理学检查更能证实诊断。

5. 治疗

对肿瘤已侵犯眼眶和广泛的眼睑面部浸润，应手术切除，术后再加上放疗，手术切除肿瘤后一定要精心安排重建矫形手术，广泛复发性病变可用Mohs化学外科技术取得成功切除，即肿瘤边缘的切除量由切除肿块边缘组织染色显微镜检查来决定，以保证完全切除肿瘤组织。但需时间长，有一定的并发症。

也可用冰冻切片来控制手术切除的边缘，这样在一次手术中就可完全切除肿瘤组织，避免切除过多的正常组织，也有利于重建矫形手术。有学者主张先放射治疗，使肿瘤变小后再手术切除。

三、结膜恶性肿瘤

（一）结膜原位癌

结膜原位癌又名Bowen病，是指癌细胞局限在结膜上皮层内，不破坏上皮基底膜。在WHO分类中原位癌列入恶性范畴，现大多数临床医师称此是结膜上皮内肿瘤（conjunctival intraepithelial neoplasia，CIN），因为大多数CIN的自然行为不演变成侵袭性和转移性病变，有些CIN可自发消退，仅偶有变成侵袭性病变，所以认为是癌前病变。

1. 病理

肿瘤与周围组织界限清楚，异型性明显的瘤细胞累及上皮全层：核分裂可见，基底细胞层失去极化，但基底膜完整，有的病例癌细胞未累及上皮全层，但出现瘤巨细胞，上皮出现局灶性角化，或上皮层有不同程度的角化过度或角化不全。

2. 临床表现

该病好发于老年人，可发生在结膜、角膜的任何部分，常见于角膜缘周围的结膜和睑裂部球结膜，病变呈弥漫性扁平隆起，边界清楚，呈乳白色乳头状，周围结膜的血管扩张。病变较大时患者有异物感，侵犯角膜时有畏光流泪或视力下降。

3. 治疗

小而无症状的病变可观察随访。大而有症状病变可手术切除，因不典型增生病变难以彻底切除，术后可能复发，对复发病例可采用冷冻或放射治疗。

（二）结膜鳞状细胞癌

结膜鳞状细胞癌是结膜上皮常见的恶性肿瘤，结膜上皮的基底细胞层也可发生基底细胞瘤，但很少见。结膜鳞状细胞癌多发生在睑裂暴露于阳光的角膜缘周围的球结膜，其次为泪阜、睑结膜和穹隆结膜。肿瘤可为原发性，又可继发于结膜的光化性角化病、发育不良和着色性干皮病的癌前病变。

1. 病理

大部分结膜鳞状细胞癌分化好，表面有角化，从上皮表面向下生长的非典型的上皮细胞团，其细胞核大、染色深、胞质丰富、嗜酸性、细胞间桥可见，角化细胞在细胞团中心聚集形成角化珠。少部分病例呈皮脂腺样型，癌细胞团块的中心细胞染色淡，胞质为泡沫状，有散在的角化细胞，团块周围可见基底样细胞。也有少数病例为弥漫型，其大部癌细胞为梭形，细胞异型性大，坏死明显。肿瘤组织的间质内有炎性细胞浸润，常为淋巴细胞。

2. 临床表现

结膜鳞状上皮癌多发生于50～70岁的老年人，男性多于女性。其临床表现因癌细胞的分化程度，血管多少，炎症轻重和病程的长短变化较大。早期分化好含角化细胞多的病变，生长缓慢，白色，似角膜白斑，表面粗糙类似于翼状胬肉，分化差，含有很少角化细胞的病变，生长快，变化大，呈胶状半透明的隆起，无蒂，表面凹凸不平似苔藓或草莓状，又形似疱疹。裂隙灯显微镜检查结合体征将其病变分为3型：

（1）乳头状瘤型：肿瘤外向型生长呈乳头状突出于结角膜表面，近似石榴籽，当乳头中央有血管束时，可能从乳头状瘤发展而来。

（2）皮脂腺型：肿瘤沿角膜缘周围呈环形生长，发生在泪阜处则表现为囊肿外观。

（3）弥漫型：肿瘤恶性程度高，侵袭性大，几乎累及整个结膜。一般认为侵袭性强的结膜鳞状细胞有常见的4种临床表现：①胶状病变伴血管增多。②白斑病变。③血管乳头状病变。④变形性骨炎病变扩散到角膜。

3. 治疗

手术切除是治疗结膜鳞状细胞癌的主要治疗方法，早期表浅病变，术前裂隙灯检查确定上皮改变和血管充血的部位，术时充分完全切除肿瘤。对癌组织范围广、浸润深的病例，除做癌病变的广泛切除外，必要时做巩膜和角膜浅中层切除，再做角巩膜板层移植。对多次复发的病例，癌组织已累及眼球和眼眶应做眶内容物剜出。术后复发引起肿瘤进一步扩散，手术切除后约有53%的病例复发，均由不完全切除所致。对肿瘤边界不清楚，可用冷冻切片监视肿块切除的边缘，预防复发。

放射治疗可作为辅助治疗，用接触X线治疗或贴附放射源斑治疗，可收到良好效果，但可引起放射性结角膜炎和白内障等并发症。

（宫学武，董　铎）

第十章　妇科疾病

第一节　子宫颈肿瘤

一、子宫颈鳞状细胞癌

（一）流行病学

子宫颈癌是女性生殖道最常见的恶性肿瘤，包括子宫颈鳞癌和腺癌，前者占90%～95%，后者占5%～10%。近年来国内外文献报道，子宫颈腺癌的发生率呈上升趋势，复旦大学附属妇产科医院资料表明，子宫颈腺癌发病率由1976—1982年的13.9%上升至1990—2001年的30.1%，且其5年存活率低，仍为危害妇女健康与生命的主要疾病。

（二）发病率

子宫颈癌患者的地理分布差异很大。国际癌症研究中心（ICRC）统计结果提示，子宫颈癌发病率最高的仍是发展中国家和地区，尤其是中美洲、南美洲、东南亚及印度，较低的是以色列、科威特、西班牙、爱尔兰。哥伦比亚是子宫颈癌高发区，其发生率为247.36/10万。我国子宫颈癌的发生主要在中部地区，农村高于城市，山区高于平原。

（三）病死率

世界各地病死率报道差异较大，根据1987—1990年世界健康流行年刊资料报道，墨西哥子宫颈癌病死率最高（14.7/10万），泰国最低（0.6/10万）。根据1992年美国癌症病死估计，子宫颈癌病死率已由第4位退后至第7位。

我国子宫颈癌的病死率尚无完整的资料统计，1973—1976年全国十多个省市病死率回顾调查约为20/10万，占癌症死亡的第4位，占女性恶性肿瘤死亡的第1～2位。逐年观察有明显的下降趋势。上海市近10年调整病死率由1980年的4.24/10万下降至1990年的2.0/10万，下降52%，子宫颈癌高发区江西病死率由1974年的44.7/10万下降至6.9/10万，下降约84.6%。

（四）高危因素

子宫颈癌的发病危险因素为多因素性，往往为多种因素共同作用的结果，不仅与社会经济状况有关，病毒感染，分子、基因水平的变化也促使子宫颈癌的发生。

1. 年龄

国外报道子宫颈癌的发病高峰年龄为30～34岁，子宫颈浸润癌为40～60岁。子宫颈原位癌的发病年龄较宫颈浸润癌早20年或以上。我国报道的发病年龄：宫颈原位癌为35～55岁，宫颈浸润癌则为40.70岁。近年来随着子宫颈腺癌发生比率的增加，其发生年龄有低龄化的倾向。

2. 种族地理与人群分布

子宫颈癌的发生率存在着明显的种族差异和地理差别。据国外资料报道，患病率较高的有黑种人、墨西哥人、哥伦比亚人、伊朗人等，而犹太人患病率较低。Henson总结美国9地区子宫颈癌的发生情况报道，子宫颈原位癌年龄调整发病率黑人为白种人的2倍，浸润癌年龄调整发病率黑种人为白种人的2.2倍，腺癌年龄调整发病率黑人为白种人的1.5倍。国内各省市不同地区的患病率亦有差异，如江西靖安县患病高达1 398/10万，而广东三县一市则低至5.63/10万。安徽、江西等地报道，山区的宫颈癌患病率较平地高。子宫颈癌在不同人群中分布不均，未婚者少见，绝大多数子宫颈癌为已婚人群。

3. 性相关因素

（1）性生活年龄过早、早育、生育过频。国内外不少文献报道，性生活开始年龄过早（＜18岁）、早育、生育过频、性伴侣过多与子宫颈癌的发生有密切关系。报道称，当性生活年龄≥22岁与＜16岁组相比，调整年龄后与子宫颈浸润癌的相关危险性为1.0和3.88。国内文献报道也证实这一点。因此性生活过早是一种具有显著意义的高危因素，可能与宫颈组织处于一个易发生变异的青春期有关。北京市子宫颈癌防治协作组报道，20岁以前结婚的患病率比21～25岁组高3倍，比26岁以后结婚者高7倍，同时子宫颈癌的发生率随产次增加而递增，7胎以上比1～2胎的妇女高10倍以上。

性伴侣增加也是宫颈癌的高危因素之一，在一定程度上增加了致癌因素入侵的几率，报道称，随着性伴侣数增加，调整年龄与子宫颈癌的相对危险度增加，当性伴侣数≥10时，相对危险度达2.75。江西省靖安县14年妇女子宫颈癌普查资料分析结果也表明，性伴侣增加与子宫颈癌的相对危险度具有显著意义。

（2）不良卫生习惯：如外阴不清洁，不注意经期卫生，配偶有包皮垢等与子宫颈癌发生增加有关，目前认为包皮垢中的胆固醇经细菌作用后可转变为致癌物质。

4. 子宫颈慢性疾患

由于子宫颈生理上的缘故，可遭受多种生理、化学和生物等因素的刺激，包括创伤，从而使其发生变异。宫颈柱状上皮异位、慢性宫颈炎、子宫颈湿疣与子宫颈癌的发生关系密切。当宫颈柱状上皮异位合并其他危险因素时，发生子宫颈癌的相关危险性更高。宫颈上皮在促癌因素的作用下，增生的储备细胞常发生分化延迟、分化异常，并进一步发生宫颈非典型增生和子宫颈癌。

5. 其他相关因素

（1）避孕药与子宫颈癌。子宫颈组织虽也为类固醇激素的靶器官，但子宫颈癌的发生与激素的关系不明确。有些文献报道认为，子宫颈癌与口服避孕药之间存在着一定联系，长期口服避孕药，子宫颈癌的发病率增高，也有人持否定意见。

（2）阴茎癌与子宫颈癌。子宫颈癌的发生与配偶阴茎癌有一定关系，可能二者具有相似的病毒感染因素有关。

（3）病毒感染与子宫颈癌。流行病学及分子生物学等研究认为，有些病毒尤其是通过性传播性的病毒，如人类乳头瘤病毒（HPV）、人巨细胞病毒（HCMV）、人免疫缺陷病毒（HIV）及单纯疱疹病毒（HSV）与宫颈癌的发生有密切关系。

HPV：HPV感染是发生子宫颈癌的主要危险因素，高危型HPV有HPV16、18、31、33、35、45、52、56等，低危型有HPV6、11、30、39、42、43、44等，高危型感染易发生CINⅡ、CINⅢ，而低危型感染易发生CINⅠ。

HCMV：是一种疱疹病毒，它可以转变细胞并有致癌的潜在能力。HCMV最常见于孕妇的阴道及宫颈分泌物中。HCMV具有肿瘤DNA病毒的性能，可以刺激感染的宿主细胞DNA及RNA的合成。现已证明HCMV可以引起各种癌症，如前列腺癌、结肠癌、Kaposi肉瘤及宫颈癌等。

HIV：近年来发现妇女患艾滋病后常发生子宫颈癌，经调查发现HIV（+）的妇女常有HPV感染及宫颈上皮内瘤样病变。且HIV（+）的宫颈上皮内瘤样病变患者，经常规治疗后复发率更高，一旦HIV（+）者发生子宫颈癌，则对治疗反应较差，因此子宫颈癌可能成为HIV感染最重要的并发症之一，因此感染HIV（+）的妇女必须定期随访宫颈脱落细胞学检查，并应定期检查和随访生殖道有无病变。

（4）子宫颈癌相关基因：① E2基因缺失可使E6、E7基因表达不正常，最后导致细胞生长失去抑制。② p53基因是一种肿瘤抑制基因，位于17号染色体q13，它所编码的野生型p53蛋白发生异常，也可导致细胞无限增生，从而有可能导致肿瘤。

（5）端粒酶活性与宫颈癌关系的问题。端粒酶是一种核糖核蛋白酶，它能以自身RNA为模板合成端粒酶重复序列，其主要成分是RNA和蛋白质。很多学者发现端粒酶在绝大多数宫颈癌中为阳性，而在正常宫颈组织中无活性或活性极低。

（五）病理变化

（1）组织发生发展。在子宫颈癌的病理类型中，子宫颈鳞癌是最常见的一种，占90%～95%。有关其组织发生仍有分歧。组织学观点有3种来源：①来源于子宫颈阴道或移行带的鳞状上皮，发展为大细胞角化型鳞癌。②来源于成熟的化生鳞状上皮，发展为大细胞未角化型鳞癌。③来源于柱状上皮下未成熟的储备细胞，发展为小细胞型鳞癌。

大多数子宫颈癌是逐渐的而不是突然发生的，其发生发展有一个缓慢的演变过程，是以正常上皮至单纯性增生，至不典型增生，至原位癌，至浸润癌。少数患者可不经过原位癌阶段即发生浸润癌，由原位癌发生而来的浸润癌发展缓慢，有较明显的早期浸润阶段，而老年患者往往发展为浸润癌。

（2）早期宫颈浸润癌。在原位癌的病变中，肉眼无病灶，镜下观察癌细胞小团呈泪滴状，锯齿状，舌状或小芽等穿破基底膜，浸润间质，其中又分为Ia1期和Ia2期。前者间质深度小于3 mm，广度小于7 mm，为最小微灶浸润癌。后者间质浸润深度最深为3.5 mm，宽度超过7 mm，属浅表型浸润癌。在间质浸处无淋巴间隙或血管的侵犯，癌灶周围可出现淋巴细胞。

（3）浸润癌。癌细胞向间质浸润已超过基底膜下5 mm，包括临床分期Ⅰb～Ⅳ期。鳞状细胞的浸润方式可为团块状浸润或弥漫型浸润。因此局部肉眼观察观可有以下5种类型。① 糜烂型：肉眼观察呈糜烂状或浅溃疡状，与一般宫颈糜烂无法区别，常为早期浸润癌。② 外生型：病灶呈菜花状或乳头状向外生长，隆起，高低不平，组织脆，易出血。③内生型：病灶向宫颈肌层深部组织浸润生长，宫颈呈桶状，肥大，质硬，易向上侵犯子宫峡部，子宫颈外观可光滑或仅见轻度糜烂。④溃疡型：癌细胞向颈管壁浸润达1/3以上，癌组织坏死脱落在子宫颈表面或颈管内形成缺损溃疡。⑤浸润型：癌细胞位于颈管外口内，沿颈管壁浸润生长达1/3以上，子宫颈外表无明显病灶，仅表现为糜烂或颗粒状。

（六）分期

此分期标准根据国际妇产科联盟FIGO于1995年修订的分期标准（表10–1）。

表10–1 子宫颈癌的FIGO临床分期

期别	肿瘤范围
0期	腺位癌、宫颈上皮内瘤变Ⅲ级
Ⅰ期	病灶严格局限于宫颈（扩散至子宫体的可以不计）
Ⅰa	仅在显微镜下观察诊断的浸润癌。所有肉眼能见的病灶，即使是表浅的浸润，都归为Ⅰb期癌。浸润间质的最深深度为5 mm，水平方向扩展不＞7 mm，浸润深度不＞5 mm，（从原组织表皮或腺体的底部算起）。侵犯血管间隙（静脉或淋巴管）不改变分期
Ⅰa1	测量的间质浸润深度不＞3 mm，范围不＞7 mm
Ⅰa2	测量的间质浸润深度＞3 mm但＜5 mm，范围不＞7 mm
Ⅰb	临床可见病灶局限于宫颈或临床前病灶＞Ⅰa期的
Ⅰb1	临床可见病灶直径≤4 cm
Ⅰb2	临床可见病灶直径＞4 cm
Ⅱ期	病灶侵犯超出子宫体，但未达盆壁或阴道下1/3
Ⅱa	无明显宫旁组织浸润
Ⅱb	明显宫旁组织浸润
Ⅲ期	病灶扩展到盆壁。直肠检查发现肿瘤与盆壁之间无空隙，肿瘤侵犯阴道下1/3；肾盂积水或肾无功能（除非由其他原因引起的）
Ⅲa	肿瘤侵犯阴道下1/3，未扩展到盆壁
Ⅲb	肿瘤扩展到盆壁，伴（或不伴）肾盂积水或肾无功能
Ⅳ期	病灶超出真骨盆或癌已侵犯（活检证实）膀胱或直肠黏膜。单纯疱状水肿或类似病灶不能定为Ⅳ期病例
Ⅳa	病灶扩散至邻近器官
Ⅳb	病灶扩散至远处器官

（七）临床表现

1. 症状

原位癌和微小型浸润癌是早期癌的初级阶段，大多患者无自觉症状出现，国内外文献报道40%～50%可无临床症状。有些患者随着病变的发展可出现临床症状，主要为不规则阴道流血，阴道分泌物增多及各种浸润转移的症状，其表现形式和程度与子宫颈癌病变的早期及病理类型有一定的关系。

（1）不规则阴道流血。早期宫颈癌可表现为接触性出血，如性生活后、妇科检查及宫颈刮片后出血，也有在咳嗽、便秘用力时出血，量少。随着病变的发展，出血情况可有不同，出血量多少主要根据病灶大小，浸润间质内血管的情况等不同组织类型而定。年轻患者也可表现为月经周期缩短，经期延长，经量增多，不规则，易被误认为月经紊乱，围绝经期患者易被认为无排卵性月经失调，老年患者则表现为不规则绝经后出血。国内外文献报道，阴道出血的发生率占40%～80%。外生型癌出血症状发生早，出血量多，而内生型癌则出血发生时间晚，出血量也少。少数如肿瘤侵蚀大血管则可导致大出血，甚至危及生命，长期出血可导致贫血。

（2）阴道分泌物增多。患者常主诉阴道排液增多，白色或血性，可为黏液性也可为水样，无臭。如继发感染，癌灶表面坏死则可产生多量脓性或米泔样分泌物，恶臭，此症状的出现主要因子宫颈腺体受到癌细胞刺激，分泌亢进而致。子宫颈鳞癌此症状的出现率为50%～60%，而子宫颈黏液腺癌的主要症状为白带增多，患者常主诉有大量黏液性白带，常需用卫生垫。

（3）肿瘤浸润转移的相关症状。肿瘤浸润邻近组织如膀胱、直肠时，可出现尿频、血尿、排尿痛、排尿困难，继而尿潴留、尿瘘等。直肠浸润可发生腹泻、便血、直肠阴道瘘等。浸润输尿管可发生痉挛性痛，严重者肾积水或肾盂积水引起腰骶胀痛。肿瘤侵犯或压迫盆腔神经可发生疼痛，癌组织压迫或浸润髂淋巴时可发生外阴水肿。晚期宫颈癌发生远处脏器转移时，可出现各种转移症状，如肺转移、骨转移、肝转移。终末期时患者可出现全身恶病质、消瘦、代谢障碍。

2. 体征

早期子宫颈癌外观常无明显异常，部分内生型外观光滑，多数仅表现不同程度的宫颈糜烂或轻微的接触性出血，随着病变的发展，子宫颈局部及邻近组织可出现不同形态的病灶变化。

（1）局部体征。妇科检查窥视时主要了解子宫颈形态，疑为癌瘤时了解其类型，病灶大小，累及宫颈及阴道的范围。宫颈外观可见4种变化：①糜烂型。外表与一般的宫颈糜烂相似，可有单纯、颗粒及乳头等类型。②外生型。肿瘤组织向表面生长，高低不平，典型者呈乳头状、菜花状，血管丰富及出血。③内生型。肿瘤组织向颈管管壁及周围组织浸润，向子宫下段蔓延，宫颈外观病灶不明显，但子宫增大，质硬。④溃疡型。宫颈癌组织中部分由于供血不足发生营养障碍引起坏死，继发感染，癌组织脱落形成洞，外观呈溃疡状，故名。

（2）全身体征。晚期患者髂窝、腹股沟及锁骨上淋巴结可肿大，肾区有叩压痛。

（八）诊断

1. 妇科检查

通过仔细的妇科检查以决定患者的临床期别。

（1）阴道检查。窥阴器检查以暴露子宫颈、阴道穹隆及阴道壁时，应缓慢扩张并深入暴露宫颈及阴道，以免损伤病灶而致出血。主要观察子宫颈外形、大小、病灶的位置、形态、有无溃疡。阴道指诊时用手指触摸全阴道壁至穹隆部，子宫颈口，了解病灶质地、形状、范围等，并注意有无接触性出血。

（2）双合诊。主要了解子宫颈，阴道上段，子宫体的位置，形状大小，质地，活动度，双侧附件及宫旁结缔组织有无包块，结节状增厚等。

（3）三合诊。是诊断子宫颈癌临床期别不可缺少的方法，主要了解阴道后壁有无浸润，子宫颈大小形态，子宫旁组织情况，需注意触诊有无肿大的盆腔淋巴结。

2. 全身检查

注意营养状况，有无贫血及全身浅表淋巴结肿大，肝脾有否肿大。

3.实验室检查及诊断方法

极早期的子宫颈癌大多无自觉症状，经各种方法初筛后，最后根据病理组织学检查，以确诊。

（1）阴道脱落细胞学防癌涂片检查。目前已普遍作为子宫颈癌普查筛选的首要方法，取材需在宫颈移行带处，子宫颈鳞柱交界处，如取材正确，其细胞诊断正确率可达90%～95%，而腺癌则阳性率较低，为50%～60%。

细胞学诊断标准：采用巴氏染色五级分类法，Ⅲ级、Ⅳ级、Ⅴ级列为阳性，Ⅲ级以上应慎重处理，重复涂片，如仍为Ⅲ级，应行宫颈多点活检和颈管搔刮术。Ⅲ级、Ⅳ级多为恶性，必须及时进行宫颈活组织检查，以尽早确诊。

阴道脱落细胞学涂片的准确性取决于下列因素：①采取样本的方式是否合适。②染色技术的水平。③读片技术的熟练水平及程度。若操作时符合上述要求，阴道脱落细胞防癌涂片的准确率可达95%。

（2）阴道镜检查。阴道镜主要用于观察子宫颈阴道病变上皮血管及组织变化，对肉眼病灶不明显的病例，可借此法检查协助辨别子宫颈鳞柱交界部位有无异型上皮变化，并根据检查结果进行定位活组织检查以提高活检的准确率。阴道镜下观察可疑病灶可见异型分布的血管，呈点状或镶嵌分布，同时可帮助辨别有阴道壁侵犯。但阴道镜也有一定的局限性，如病灶位于颈管内或绝经后子宫颈组织失去弹性也会影响检查结果，也不能鉴别有无浸润，镜下观察所见异型上皮并非均为癌，对子宫颈表面坏死，出血的病例不适用。主要适应证为子宫颈刮片Ⅲ级或Ⅲ级以上或刮宫虽为阴性，但高度怀疑子宫颈癌者。文献报道认为，阴道脱落细胞学和阴道镜联合应用，使早期诊断的正确率高达98%～99%。

（3）子宫颈活组织检查。子宫颈活组织病理变化是诊断宫颈癌最可靠的依据，对阴道细胞学，阴道镜检查可疑或阳性，对临床表现可疑子宫颈癌或子宫颈其他疾病不易与子宫颈癌鉴别时，均应在阴道镜指导下行活组织检查加子宫颈搔刮。这是常用的获得病理组织学诊断的方法。取材方法有可疑部位、鳞柱交界部位或诊断为癌部位，常规取材4点或在碘试验，固有荧光检测可疑部位取材。所取组织既要有上皮又要有间质组织。若子宫颈刮片为Ⅲ级或Ⅲ级以上，但子宫颈活检为阴性时，应予子宫颈管搔刮并送病理。国内文献报道，阴道镜下观察活检的漏诊率为5.5%。

（4）子宫颈锥形切除术。当子宫颈刮片多次检查为阳性，而子宫颈活检为阴性或活检为原位癌但不能排除为浸润癌时，可考虑子宫颈锥形切除术，并将切下的子宫颈组织分成12块，每块做2～3张切片检查以确诊。子宫颈锥形切除术是将子宫颈阴道部及子宫颈管做锥状切除，子宫颈外口部分作为圆锥的底面，并将子宫颈管及子宫颈组织做锥形切除，锥形切除的组织送病理变化。

子宫颈锥形切除术的手术范围，必须先做阴道镜检查，然后做碘试验，最后决定锥形切除的大小及形态。文献报道，锥切的误诊率为1%～3%。

（5）子宫颈管搔刮术。子宫颈管搔刮术是用以确定子宫颈管内有无病变或癌灶，是否已侵犯子宫颈管的一种方法，子宫颈活检术与子宫颈管搔刮术同时进行可以及早发现早期子宫颈癌。

（6）CT检查。利用高灵敏度探测器，测定人体组织吸收X线后衰减量，通过电子计算机处理测量的数据来分辨组织密度间的细微差异，再组合成断面图像。应用此方法检查盆腔，对确定宫颈癌扩散和淋巴结转移范围有一定的实用价值。

（7）肿瘤标志物。①CA125。有文献报道，子宫颈腺癌患者70%～80%血清中CA125增高，但并不具有特异性，而鳞癌则较少有CA125升高。②癌胚抗原。CEA是在结肠癌组织中发现的一种肿瘤标记物，妇科恶性肿瘤中60%也为阳性，子宫颈癌患者中约50%为阳性表达，且与肿瘤期别有关，可作为一种辅助诊断方法。③鳞状细胞癌相关抗原（SCC）及子宫颈癌相关抗原（TA4）。SCC是肿瘤相关抗原TA4的一种亚成分，是子宫颈癌的特殊标记物，部分宫颈部患者其抗原水平可升高。

总之，通过上述这些检查方法，确诊宫颈癌后，根据具体情况进行胸部X线摄片，必要时行膀胱镜、直肠镜、淋巴造影等检查以确定临床分期。

（九）转移和扩散途径

子宫颈癌同妇科其他恶性肿瘤一样，其转移途径包括直接蔓延、淋巴转移，晚期时可发生血行转移。

1. 直接蔓延

是最常见的转移途径，肿瘤细胞穿破基底膜侵入间质达肌层，由此向深部蔓延达宫颈浆膜层及宫旁和邻近组织。外生型子宫颈癌常向下浸润至阴道穹隆部及阴道壁，阴道前壁常较后壁受累早。有时阴道壁的浸润可呈间隔状，癌细胞可沿阴道黏膜下的淋巴组织播散，在离子宫颈较远处出现孤立的转移灶。子宫颈管内病灶常向上蔓延累及子宫下段的内膜及腺体，由此而向远处转移。癌瘤向两侧蔓延至宫旁和盆壁组织，由于宫旁组织疏松，淋巴管极丰富，缺乏防卫膜，肿瘤常沿阻力最弱的组织间隙及血管周围的组织侵入宫颈旁组织，累及主韧带、骶韧带甚至盆壁组织，也可由此侵犯输尿管，并发梗阻时造成输尿管积水和肾盂积水。晚期子宫颈癌向前可侵犯膀胱，向后可累及直肠，由于膀胱与子宫颈的关系更加密切，故往往先穿过阴道前壁侵犯膀胱，再向后穿破阴道直肠隔累及直肠。

2. 淋巴转移

淋巴转移是子宫颈癌转移的重要途径，当子宫颈癌局部浸润后，即可侵入淋巴管，形成瘤栓，随淋巴液循环到达局部淋巴结，在淋巴管内扩散。一般是沿子宫颈旁淋巴管先转移至闭孔、髂内、髂外等区域淋巴结，而后再转移至髂总、骶前及腹主动脉旁淋巴结，子宫颈旁淋巴结，闭孔淋巴结，髂内淋巴结，髂外淋巴结和骶淋巴结。子宫颈癌转移分两大组：① 一级组，包括宫旁淋巴结、宫颈旁淋巴结、闭孔淋巴结、髂内淋巴结、髂外淋巴结和骶淋巴结。② 二级组，包括髂总淋巴结、腹股沟淋巴结及主动脉旁淋巴结。淋巴结转移的发生率随临床期别而增加。

3. 血行转移

很少见，可转移至肺、脑、肾、脊柱等。

（十）治疗

当子宫颈癌诊断明确后，首先应进行临床分期，然后拟订最佳的治疗方法。子宫颈癌治疗方案的制订应根据患者的年龄、全身状况、各系统功能、有无合并症、病灶的范围及病理类型等决定。手术和放射治疗是目前公认的治疗子宫颈癌的有效方法，化疗为子宫颈癌的补充治疗。

1. 治疗原则和方法的选择

子宫颈浸润癌的治疗方法主要为手术、放射及化疗联合应用，手术及放射是治疗宫颈癌的有效治疗措施，化学治疗是有效的辅助治疗，可根据病情的早晚，患者的全身情况以及患者的意愿等综合分析后选择恰当的治疗方案。尤其随着动脉插管介入化疗的迅猛发展，化学治疗现已成为常用的术前及术后辅助治疗方法。在术前或放射治疗前先用化学治疗，待病灶萎缩或部分萎缩后再行手术治疗或放射，以提高手术切净率及疗效。大多数专家认为早期子宫颈癌如无其他手术并发症，多采取手术治疗，其优点为，手术后标本经病理变化后可作出正确的病理手术分期，从而有利于判断了解预后，并决定是否加用其他辅助治疗如放射及化疗，同时可保留正常卵巢功能，避免由此而导致的雌激素下降的许多并发症（如骨质疏松、心脏血管病变），有利于患者的心理健康，同时保留了卵巢组织对相关功能影响较小。

2. 手术治疗

（1）适应证。子宫颈癌Ⅰa1期可行扩大全子宫切除术（即切除宫旁及阴道旁组织1 cm）。子宫颈癌Ⅰa2期行次广泛全子宫切除术（即切除主韧带≤2 cm，阴道壁组织≤2 cm），一般不需做盆腔淋巴结清扫术。子宫颈癌Ⅰb～Ⅱa期者均适合做子宫广泛切除及双侧盆腔淋巴结清扫术。在行子宫广泛切除术时，需切除的主韧带及阴道壁的多寡应根据病灶范围，浸润的深浅而有区别，主韧带的切除至少在3 cm，晚期时切除直达盆壁，阴道壁切除至少在3 cm，根据浸润范围可切除1/2阴道。大外生型宫颈癌（≥4 cm直径），如先行阴道腔内放射治疗，然后行子宫根治术疗效较好。Ⅱb期以上则应行放射治疗。有报道称，早期子宫颈鳞癌如无脉管内浸润，卵巢转移率低，术中可保留卵巢。

（2）禁忌证。并非所有患者都适合手术治疗，有严重内科合并症者，70岁以上高龄患者，极度肥胖者则为手术相对禁忌证，可采用其他治疗方法。

（3）术中注意点。①术中须行盆腔、腹腔全面探查术，包括内生殖器及宫旁组织、大小肠曲、网膜、膈下、肾、腹膜后间隙、腹主动脉旁淋巴结，约有15%的腹主动脉旁淋巴结转移是隐匿性的，因此必须选择性的取淋巴结送冷冻切片病理变化，如确诊腹主动脉旁淋巴结已有转移，即应停止手术，改行放射治疗，沿阔韧带底部检查以了解病灶是否已超出子宫颈侵入宫颈旁组织，若已证实宫旁有病灶就应放弃手术而改行放射治疗，除非该病灶可以完全切除。②游离膀胱及直肠侧窝：术中须充分游离膀胱侧窝和直肠侧窝，有利于充分切除主韧带及宫骶韧带，分离此两侧窝时应小心以免损伤静脉而出血。③ 游离输尿管及髂内动脉：输尿管一般从子宫动脉的水平开始游离，从输尿管内侧游离，尽量保留其营养血管，将子宫动脉自髂内动脉分枝部位钳夹切断结扎。

（4）手术并发症。子宫颈癌根治术因手术范围广，创伤大，易发生并发症，常见的并发症有：①脏器损伤。手术时可直接损伤膀胱、肠曲、输尿管、闭孔神经。输尿管的损伤易出现在输尿管与子宫动脉交叉处及输尿管跨过卵巢动静脉处，肠曲的损伤易发生在分离后推直肠及宫骶韧带处。若手术者操作熟练仔细，解剖熟悉，一般可避免。②术中出血。术中出血易发生在以下两种情况：盆腔淋巴结清扫时，髂内及盆底静脉的损伤出血，分离宫骶韧带、主韧带及游离输尿管隧道时，易导致盆底静脉丛出血，为减少出血，需熟悉盆腔血管行走及解剖。③输尿管瘘。子宫颈癌根治术中，由于手术切除组织范围较广，又要游离一段输尿管，易损伤输尿管壁或影响其局部血运，加之术后继发感染、粘连、排尿不畅等，可使输尿管壁局部损伤或血供障碍发生坏死，脱落而形成输尿管阴道瘘、膀胱阴道瘘、腹膜外渗尿等。若损伤直肠，手术后也可形成直肠阴道瘘。④盆腔淋巴囊肿。盆腔淋巴结清扫术后，腹膜后留有孔腔，回流的淋巴液滞留在腹膜后而形成囊肿，即盆腔淋巴囊肿，小的淋巴囊肿无症状，而较大的淋巴囊肿可产生压迫症状或继发感染，可应用广谱抗生素、大黄芒硝外敷。⑤膀胱功能障碍。子宫颈癌根治术必须游离输尿管，分离膀胱及直肠窝，切除组织较多，常易损伤支配膀胱的神经，同时术后膀胱逼尿肌功能减弱，影响膀胱功能而致排尿困难、尿潴留、尿路感染等。

3. 放射治疗

放射治疗也是子宫颈癌的一种主要治疗方法，其包括体外照射及腔内照射两部分。子宫颈鳞癌的敏感度远大于腺癌，各期子宫颈癌均可行放射治疗，主要适合于Ⅱb期以上的患者或有内科合并症不易手术者。早期病例以腔内放射为主，体外照射为辅。晚期病例以体外放射为主，腔内放疗为辅。原则上是体外照射和腔内照射并用。腔内照射的目的是控制局部病灶，体外照射的目的则用以治疗盆腔淋巴结及宫颈旁组织等处的病灶。体外照射时需具有钴60以上的能量放射线，照射范围需根据患者的体格，至少将盆腔淋巴结包括在内，采用照射的方式需明确其在盆腔内的剂量分布情况，腔内照射尽可能性采用后装机进行。

放射治疗常见的并发症包括放射性膀胱炎、直肠炎、肠管损伤、皮肤损伤、造血功能障碍。

4. 放射与手术联合治疗

放射与手术联合治疗包括术前照射和术后照射。术前照射适合于Ⅰb期（菜花型）病灶直径≥4 cm或Ⅱa以上的患者，以腔内照射为主，其目的是使肿瘤缩小以利于手术切净，同时减少肿瘤细胞活性，防止因手术操作游离的癌细胞发生转移。腔内照射后一般以照射后10～14天手术时间为佳，手术时间选择过早则组织水肿，术时易渗血，且肿瘤组织还未缩小，手术时间过晚（2周后），照射部位易发生纤维化、粘连而增加手术难度。

术后放射主要适应于盆腔淋巴结阳性，子宫颈深肌层浸润，宫旁组织有浸润或脉管内有浸润，子宫颈原发病灶较大，阴道壁手术切除不足的患者，术后放射主要为体外放射，主要根据手术情况行全盆腔照射或中央挡铅进行盆腔四野照射。阴道残端必要时可行阴道浅源腔内放射。

5. 化学治疗

手术与放射虽为子宫颈癌的主要治疗方法，但子宫颈癌的化学治疗已日益得到重视，对子宫颈癌的辅助治疗，晚期和复发癌仍有一定疗效，尤其是随着化疗药物的不断问世，给药途径的不断改善，化疗与手术、放射的联合应用，使子宫颈癌的总治愈率有很大的改善。给药方法包括全身静脉给药和动脉插管给药。可术前用药，也可术后用药。术前用药可以杀灭肿瘤细胞活性，防止术中医源性播散，术后用药主要对杀灭残留的癌细胞起到一定作用，可以压制潜在的癌的转移。术后化疗一般用于经病理证实有脉管内转移的病例，2～3个疗程为宜，不主张长期维持化疗。

脉管插管化疗：自1982年提出的一种动脉灌注新辅助化疗的概念，即术前或放疗前的化疗。插管化疗主要用于治疗巨大型（肿块直径≥4 cm）Ⅰb和Ⅱa期子宫颈癌，也可用于治疗局部进展型（Ⅱb～Ⅳa）子宫颈癌。动脉的选择：有部分研究者选择子宫动脉灌注药物，主要目的是为缩小巨大的原发病灶，使其达到随后的腔内短距离照射的满意的剂量分布范围。也有一些研究者认为髂内动脉更适合，既可考虑到原发病灶，又兼顾盆腔内的浸润病灶和淋巴结。大多数文献报道认为，术前动脉插管化疗宫颈组织内的药物浓度明显高于术前静脉化疗，盆腔淋巴结内的药物浓度也随给药剂量的增加而增加。从理论上讲，术前动脉插管化疗可使手术变得容易，而后再手术可去除大部分残留的肿瘤细胞，去除加速增殖的癌细胞，包括再增殖的选择性交叉耐药细胞。

常用的化疗药物如下：DDP、博莱霉素、5-Fu、阿霉素、氨甲蝶呤、丝裂霉素。子宫颈鳞癌常用的方案：DDP+BLM+MMC、DDP+BLM+MTX、5-Fu+DDP+ADM。动脉插管常用方案：DDP+BLM（DDP 70 mg/m^2+BLM 30 mg/m^2）、DDP+ADM（DDP 70 mg/m^2+ADM 30 mg/m^2）。总之，在选择化疗方案、给药方法和途径时，应根据具体情况，选择合适的化疗药物及途径，以求达到最佳疗效。

（十一）预后

子宫颈癌的预后与临床期别有关，期别越晚越易复发，文献报道，子宫颈鳞癌总的5年存活率为70%～90%，腺癌较鳞癌预后差，原发病灶≥4 cm，病理分化为低分化，治疗时已有深肌层浸润，淋巴及脉管内浸润，盆腔淋巴结阳性者预后不良。

（十二）随访

子宫颈癌复发主要位于阴道上1/3部位，大多数复发在治疗后2年内，少数复发在治疗后4～5年内，而5年的复发较少，因此手术后的随访是非常重要的，特别应注意治疗后2年的检查。

随访时间：每3个月1次，持续2年，以后每半年1次持续5年，检查包括全身体检、盆腔检查、三合诊，了解阴道顶局部有无增厚，有无包块，阴道顶涂片细胞学检查，必要时阴道顶活检。

二、子宫颈腺癌

子宫颈腺癌较子宫颈鳞状细胞癌少见，报道子宫颈腺癌占子宫颈鳞癌的5%～10%。近年来有上升趋势，有文献报道占原发宫颈癌的20%。其发病年龄也趋年轻化，约30%发生年龄低于35岁，子宫颈原位腺癌的发病年龄则更低于浸润性子宫颈腺癌约15年。其预后较差，5年存活率明显低于子宫颈鳞癌。

（一）病因

关于子宫颈腺癌的发病原因仍不清楚，但大多数报道认为，其发生不同于子宫颈鳞癌，与性生活、生育及社会经济因素关系较少，可能病因如下：

1. 长期口服避孕药

口服避孕药引起子宫颈腺体微腺型增生，停药后消失，长期口服避孕药与年轻妇女子宫颈腺癌的发生率增加可能有关。

2. 与HPV感染有关

文献报道子宫颈腺癌与子宫颈鳞癌一样，HPV感染是致癌的重要原因，在子宫颈原位腺癌及浸润型腺癌中，40%～50%伴HPV 18型感染，伴HPV 6型感染占10%～20%，子宫颈腺鳞癌伴HPV 16型、HPV 18型约各占20%。

（二）组织发生和病理分型

1. 组织发生

腺癌有两种组织来源，大多起源于子宫颈管内腺上皮轻度不典型增生，逐渐发展到中、重度，最后发展为原位癌；另一种为分泌黏液的子宫颈管腺体。若癌起源于子宫颈管黏膜，向内膜方向分化，可形成子宫内膜样癌和透明细胞癌；若向输卵管上皮方向分化，则形成浆液乳头状腺癌；起源于中肾残迹的腺癌，则为中肾管癌。

2. 病理类型

根据癌细胞的组织来源，可分为以下类型：

（1）子宫颈黏液腺癌。为最常见的一种腺癌，是由产生黏液的子宫颈管型和肠型黏液上皮组成，其特征是产生黏液，按腺体结构和形态、细胞异型程度在组织学上分为三级：

Ⅰ级（分化好）：主要由腺体组成，可以形成复杂的分支腺体或乳头状共壁，筛孔状结构。细胞内黏液成分明显，呈高柱状细胞，含不等量杯状细胞，细胞呈轻度至中度异型。

Ⅱ级（分化中度）：不规则形腺体结构，乳头状，筛孔状结构成分含量增加。细胞产生黏液能力下降，但在胞质内仍可见个别的黏液成分存在，细胞核异型性明显，核分裂相增多。

Ⅲ级（分化差）：腺体结构不明显或少量腺管状结构，以形成实性区域为主，上皮表现簇状或弥漫性生长，细胞失去产生黏液的能力，仅在细胞内或腺管腔缘找到少量黏液痕迹，细胞核异型性，病理性核分裂相增多。

（2）来源于储备细胞的腺癌。米勒管上皮具有多向分化的潜能，癌细胞幼稚，常同时向腺癌和鳞癌方向发展，恶性程度高，预后差。分化成熟则表现为各种细胞类型的化生，分化不成熟或恶性转化则表现为各种混合型癌，在恶性转化过程中以表现鳞和腺上皮分化最常见和明显，发生于宫颈起源于柱状上皮储备细胞为子宫颈腺鳞癌，子宫颈内膜柱状下细胞同时向腺癌和不典型上皮化生方向发展而成，由两种上皮性癌在同一部分紧密结合。其他类型如黏液表皮样癌、腺样囊腺样癌、腺样基底细胞癌、透亮细胞癌、乳头状腺癌。

3. 关于子宫颈腺癌的癌前病变

子宫颈腺癌有无癌前病变至今仍有争议，虽然已看到子宫颈腺癌合并腺体不典型的病例，但仍未证实这些不典型的腺体将发展为腺癌。子宫颈原位腺癌和宫颈原位鳞癌一样与HPV感染有关，有着相似的发病因素，其发生部位相似，都起源于鳞柱交界处。56%～70%的原位腺癌常与重度CIN、微小浸润癌并存，原位腺癌病灶深5 mm，沿颈管线长度平均12 mm，因此宫颈原位腺癌已被认为是宫颈腺癌的癌前病变。

近30年来子宫颈腺癌的发生从以往占子宫颈癌的5%增加到20%。子宫颈腺癌的增加提示了宫颈鳞癌的相应下降，而且35岁以下的妇女多发生子宫颈腺癌。

子宫颈腺癌及腺鳞癌的癌前病变与宫颈鳞癌的癌前病变分类一样，有不典型增生及原位癌，也分为轻、中、重度或称Ⅰ、Ⅱ、Ⅲ级。Ⅲ级癌前病变又分为子宫颈腺上皮重度不典型增生及原位癌。子宫颈腺上皮不典型增生的病理特征类似于子宫颈鳞状上皮的不典型增生变化，不再详述，主要叙述子宫颈原位腺癌的病理特征。

子宫颈原位腺癌在临床上很少见，只有子宫颈腺癌的1/12，其原因可能与下列因素有关：

（1）其解剖部位采用宫颈刮片不易检测到。

（2）子宫颈原位腺癌的发生平均年龄为36～39岁，此时绝大多数妇女的移行带已向颈管内上移，阴道镜检查难以检测。

（3）子宫颈涂片及子宫颈管刮片偶然可见恶性细胞，但其与正常宫颈管细胞十分相像，常被误认为良性细胞，除非常规做宫颈管搔刮术。

子宫颈原位腺癌常位于子宫颈鳞柱交界处的近端并沿子宫颈管扩散。80%以上的病灶在子宫颈管黏膜表面呈扁平、绒毛状或乳头状增生，其下面的腺体分枝、出芽或呈筛状，腺体轮廓规则，周围的正常纤维肌肉间质缺少结缔组织生成的反应，提示为原位疾病。56%～71%的原位腺癌与鳞状细胞赘生物与高级别的CIN合并存在，少见合并鳞状细胞微灶浸润癌。

（三）分期

见宫颈鳞癌。

（四）临床表现

1. 症状

早期子宫颈腺癌可无任何临床症状，一旦出现症状主要白带增多和不规则阴道流血。前者为浸润型腺癌的主要症状，后者主要为微灶浸润腺癌的症状。白带的特点是水样或黏液样，色白、无臭、量较多，需用卫生垫。阴道流血可表现为性交后出血、白带内带血、不规则阴道流血、绝经后出血等。晚期患者如发生宫旁及神经浸润时可产生相应的症状。

2. 体征

早期子宫颈腺癌无特异体征，子宫颈可为光滑或见糜烂，或呈息肉样生长，浸润型宫颈腺癌局部体征为：宫颈局部可见呈菜花样、息肉样、乳头状样生长的赘生物，肿瘤组织坏死溃烂时可见溃疡或空洞形成。有时癌灶向内生长，宫颈呈扩大，质硬，形成桶状宫颈，但表面却显光滑或轻度糜烂。

（五）诊断

1. 脱落细胞学检查

子宫颈脱落细胞学检查用于发现子宫颈腺癌，但其阳性率较子宫颈鳞癌明显低，仅30%，假阴性率高，故易发生误诊及漏诊，如临床症状高度怀疑子宫颈腺癌而细胞学检查阴性时，需进一步检查。

2. 阴道镜检查及活检

子宫颈腺癌阴道镜下观察所见包括出现高度分化的腺体，正常纤毛结构周围有散在或密集而突起的柱状型绒毛及蜂窝状图像，因此需在阴道镜下观察行可疑部位多点活检送病理组织学检查。

3. 颈管搔刮术

如病灶位于颈管内，在阴道镜检查的同时应行颈管搔刮术，可明显提高诊断的正确率。

4. 宫颈锥切

子宫颈活检虽能明确诊断，但由于活检所取组织有限，有时不能肯定浸润深度，故要诊断是否属于Ⅰa期至少应做宫颈锥切术。

根据上述临床症状，体征及各项检验基本可明确诊断。

（六）治疗

1. 治疗原则

手术为主要治疗方法，只要患者能耐受手术，估计病灶能切除，应尽量争取手术治疗。对晚期患者，手术有困难，估计不能切净时，可在术前或术后加用放射治疗，同时可辅以化疗。

2. 手术治疗

大多数观点认为由于子宫颈腺癌的生物学行为不良，因此无论是Ⅰa或Ⅰb期宫颈癌都应行广泛子宫加双附件切除加盆腔淋巴结清扫术，子宫颈原位腺癌病灶小，可考虑行全子宫切除+盆腔淋巴结活检送病理变化。

3.腹腔镜手术治疗的临床应用策略

（1）安全性。腹腔镜下子宫广泛切除手术难度相对较高，操作技术是保证手术安全性的关键要素。有学者报道了35例完全腹腔镜下和54例传统开腹完成广泛性子宫切除术和盆腔淋巴结清扫术的早期宫颈癌患者比较，腹腔镜组出血少，术后病率发生率低，术后肠道功能恢复快，宫旁切除组织两组间无统计学差异，术中并发症发生率并未较剖腹手术组增加，但腹腔镜组手术时间较长。并且采取完全腹腔镜完成广泛性子宫切除术，可以克服腹腔镜辅助下经阴道根治性子宫切除术需要两套手术器械和术中变换患者体位的不足。随着腹腔镜设备的不断改进和技术的不断发展完善，其在宫颈癌手术治疗方面的应用已经日益广泛。

（2）手术有效性。腹腔镜治疗早期宫颈癌术后，患者预后一直是评价该术式的关键。2007年报道了90例腹腔镜下和35例传统开腹广泛性子宫切除术和盆腔淋巴结清扫术的早期宫颈癌患者比较，平均随访26个月，两组的复发率和病死率均无明显差别，仅2.2%（2/90）腔镜手术中转开腹。2008年有学者报道了295例Ⅰa2～Ⅱb期宫颈癌患者，术中及术后随访情况，平均随访36个月，复发和转移率为16.3%，无瘤生存率为Ⅰa期95.2%，Ⅰb期96.2%，Ⅱa期84.5%，Ⅱb期79.4%，Ⅲa期66.7%，Ⅲb期60.0%，与剖腹手术组无显著差异。另有人通过比较研究证明两种手术方式在术中、术后并发症也无明显差别。因此充分显示早期宫颈癌患者施行腹腔镜手术在相对微创、安全的优越性前提下，保证了疗效的肯定。

4. 放射治疗

子宫颈腺癌对放射敏感性差，单纯放射治疗疗效差。手术后加用放射治疗能否提高疗效也有争议。有报道认为Ⅰ期宫颈腺癌已行广泛子宫切除术及盆腔淋巴结清扫术，术后加用放射并不能提高疗效。

Ⅱ期子宫颈腺癌，可于术前、术后辅以放射治疗，病灶较大者，于术前放射以缩小病灶，有利于手术，如病灶较小，可于手术后根据病理变化结果决定是否加用放射。晚期宫颈癌手术难以切除者或全身情况差不能忍受手术者，则宜采用放射治疗。

5. 化学治疗

作为子宫颈腺癌的辅助治疗其用药指征为：① 术后病理证实有脉管内浸润者。② 晚期子宫颈腺癌不能手术者。③ 复发子宫颈腺癌。

常用方案如下。① PVB（DDP+BLM+VCR）：VCR 1 mg/m^2 第1天，静脉注射；DDP

50 mg/m^2 静脉滴注；BLM 15 mg第1～3天，静脉注射。②5–Fu+DDP：DDP 50 mg/m^{2}第1天，静脉滴注；5–Fu 750 mg第1～5天，静脉滴注。

三、子宫颈肉瘤

（一）概述

子宫颈肉瘤是一种少见的恶性程度较高的女性生殖道肿瘤。肉瘤为中胚叶肿瘤，可来自宫颈肌层、宫颈管内膜间质、结缔组织、上皮或血管，也可为上述多种成分的混合性肿瘤，其与宫体肉瘤相比仅为其1/15～1/10。

（二）病因

1. 年龄

宫颈肉瘤好发于中年妇女，绝经前后，国内文献报道发病年龄17～74岁，国外文献报道其中位年龄55岁，宫颈平滑肌肉瘤的发生年龄较其他两类为轻。

2. 与口服避孕药及雌激素的关系

长期口服避孕药（>15年），肉瘤发生的危险性增大，主要为平滑肌肉瘤。长期使用非避孕类雌激素也增加肉瘤发生的危险性，主要是米勒管混合瘤。也有文献报道部分平滑肌肉瘤组织中存在雌激素受体、孕激素受体，为雌激素依赖性肿瘤，血中雌激素水平也较正常对照组为高。

3. 与体重指数的关系

流行病学研究发现，高体重指数的妇女，肉瘤的发生率增加，包括各种类型的子宫肉瘤，在这部分患者中雌激素水平增高。有多种机制，包括雄烯二酮在外周脂肪组织中的转化，非蛋白结合的雌激素的增加，雌二醇的降解代谢下降。

4. 种族

黑种人群中发生肉瘤者高于对照组。

5. 社会经济地位

平滑肌肉瘤少见于社会经济地位较高的人群，米勒管混合瘤多见于社会经济地位较低的人群。

6. 肿瘤相关基因

文献报道32%～56%子宫颈肉瘤存在p53基因的突变，24%～32%检测出k–ras基因的突变。

（三）分类

美国妇癌协会（GOG）根据组织学分类将宫颈肉瘤分为四大类：①平滑肌肉瘤。②内膜间质肉瘤。③混合性同源米勒管肉瘤（癌肉瘤）。④混合性异位米勒肉瘤（中胚叶混合瘤）。以上分类中以平滑肌肉瘤最多见占50%～75%，其次为恶性米勒管混合瘤，少见者为子宫内膜间质肉瘤。国外文献报道也以子宫平滑肌肉瘤为最多见。

（四）病理变化

1. 平滑肌肉瘤

（1）起源。可来自肌层的平滑肌纤维，也可来自原有的平滑肌瘤。

（2）肉眼观察。①像平滑肌样生长，肌壁间占2/3，黏膜下1/5，浆膜下1/10。②有清楚的假包膜，但也可弥漫生长，与肌层没有界限。③切面松而软，呈鱼肉状，大部分伴出血坏死。④肉瘤发展可浸润至周围肌层，甚至穿破浆膜而扩散至盆腔。

（3）镜下观察。①核分裂相＞5/10HP。②细胞异型性。③肿瘤可以浸润至肌层、血管、内膜及颈管。

当肌瘤内部分肌细胞恶变者称肌瘤肉瘤变，整个肌瘤都恶变的则称为平滑肌肉瘤。

2. 子宫内膜间质肉瘤

（1）起源。子宫颈内膜的间质细胞，大多数发生在绝经后，但在生育年龄和儿童都可发生，占生殖道恶性肿瘤的0.2%，分为高度和低度恶性的间质肉瘤。

（2）肉眼观察。低度恶性的肉瘤内膜可形成单个或多个息肉状肿块，有时充填整个颈管，基底宽，浸润肌层。高度恶性的间质肉瘤常形成柔软的息肉状或分叶状的肿块向颈管突出，肿瘤2～3 cm大小，浸润肌层、血管及浆膜面。

（3）镜下观察。低度恶性的间质肉瘤其增生的内膜间质细胞侵入肌层肌束间，核分裂相＜3/10HP。高度恶性的间质肉瘤其组织形态常呈均质型、多形型，核分裂相＞10/10HP，甚至可达20～30/HP。

3. 恶性米勒管混合瘤

包括癌肉瘤和恶性中胚叶混合瘤。

（1）肉眼观察。肿瘤生长于子宫内膜，常见于宫颈后唇，呈息肉状突向颈管内。可以是多发性的，呈分叶状，可向宫颈口突出。

（2）镜下观察。有癌和肉瘤两种成分，癌的成分往往是内膜样腺癌（90%），也可以是透亮细胞型，黏液杯状细胞型，少数情况下可以是鳞癌。

（五）分期

按FIGO分期标准。与宫颈鳞癌相似。

（六）临床表现

1. 症状

（1）阴道异常出血为主要表现。绝经前患者以经量多、经期延长、阴道不规则出血为主；绝经后患者则表现为绝经后阴道流血，其发生率为45.1%～70%。

（2）腹痛也是常见的症状之一。由于肉瘤发展快，生长迅速，患者常见腹胀隐痛。

（3）阴道分泌物增多。可呈浆液性、血性，若合并感染，可呈脓性或恶臭。

（4）压迫症状。当肿块增大压迫膀胱或直肠，可表现为尿频、尿急和尿潴留，大便困难和里急后重。

（5）其他症状。如转移症状。

2. 体征

（1）宫颈明显增大，可呈结节状，实质偏软。

（2）如肉瘤从宫腔脱出阴道口和宫颈口时，检查可发现紫红色肿块，表面充血，合并感染时可有脓性分泌物。

（3）中晚期病例盆腔肿块可浸润盆壁固定。

（七）诊断

1. 诊断性刮宫

诊断性刮宫是早期诊断子宫肉瘤的方法，但须注意组织切片检查阳性者可确诊，结果阴性者尚不能排除诊断。诊断性刮宫对子宫平滑肌肉瘤诊断性价值不大，阳性率低，文献报道是10%～18.2%。诊断性刮宫在诊断子宫内膜间质肉瘤及恶性米勒管混合瘤中阳性率较高，有文献报道阳性率分别为100%及66.7%。这是由于这两种肉瘤病变位于内膜间质。由于恶性中胚叶混合瘤有癌和肉瘤多种成分，而且因诊断性刮宫取材及镜检的局限性，有时术前也难以确诊，常误诊为宫颈腺癌，故可疑病例可重复取材。

2. 彩色脉冲多普勒超声

宫颈肉瘤可表现为子宫动脉充盈，并在瘤周围和中央区有新生血管形成，出现舒张血流，并有子宫动脉血流增加，在多普勒超声上表现高舒张血流和低阻抗。其平均RI较肌瘤明显下降。

3. 术中所见

如临床症状及B超高度提示有宫颈肉瘤者，术中应高度重视。诊断主要依靠术中肉眼所见及冰冻切片检查。若肉眼观肿块呈鱼肉样改变，组织脆，伴有出血坏死，应送冰冻切片检查以明确诊断。

（八）治疗

1. 治疗原则

目前主张采用综合治疗，以手术治疗为主，放射治疗为辅，术前术后全身或腹腔内应用化疗。

2. 手术治疗

Ⅰ～Ⅱa期宫颈肉瘤应采用广泛性全子宫切除加盆腔淋巴结清扫术加大网膜切除，但未做常规。有文献报道有10%～37%的病例可有大网膜转移，是一个常见的转移部位。肿瘤较大的可在术前加用全盆腔放射治疗，使瘤体缩小，并通过纤维化阻塞血管床及淋巴床，有利于手术切除，减少医源性播散，提高存活率。

3. 放射治疗

放射治疗对宫颈肉瘤的作用并不十分明确。大多数学者认为敏感性较低。但子宫内膜间质肉瘤相对较敏感，尽管如此，对以下几种情况可考虑放射治疗：①对某些大的肿瘤，术前放疗可提高手术切除率。②术后再加盆腔照射对预防局部复发有一定效果。③对手术不能切净的病灶可于术后加用放疗。④对复发病灶局限于盆腔或腹腔者尽可能再次手术切除转移灶后加用放射治疗。⑤对不宜手术者可单用放疗。

4. 化学治疗

作为主要的综合治疗方法之一，近年来多主张以多种药物联合应用。于术前应用1～2个疗程使瘤体缩小有利于手术切除。术后辅助化疗目的多在于预防远处转移。

常用方案如下。①VAC方案：长春新碱+更生霉素+环磷酰胺。②IAP方案：异环磷酰胺+阿霉素+顺铂。

（九）预后及影响预后的因素

1. 临床手术病理分期

Ⅰ～Ⅱ期5年存活率59.2%，Ⅲ～Ⅳ期2年存活率为23.2%，是最有意义的预后指标。

2. 病理学类型

与预后有明显关系。平滑肌肉瘤及低度恶性的间质肉瘤预后较好，而高度恶性的间质肉瘤、恶性中胚叶混合瘤预后最差，有文献报道5年存活率约30%。

3. 组织学分级

细胞形态、细胞异型性程度及核分裂相的多少与预后密切有关。细胞异型性大及核分裂相越多预后越差。

4. 术后残留病灶

是影响生存率的独立预后因素。

5. 肌层及脉管浸润

有此浸润者预后差。

第二节 子宫内膜癌

发生于子宫内膜上皮的癌称为子宫内膜癌，又称宫体癌。绝大多数为腺癌，80%以上的病例发生在50岁以上妇女，40岁以下的妇女较少发病。子宫内膜癌的发生率近年有上升趋势，原来属于女性生殖器官恶性肿瘤的第三位，在某些欧美国家其发生率已跃居女性生殖器官恶性肿瘤的第一位。总之，子宫内膜癌、宫颈癌和卵巢癌并为妇科最常见的三大恶性肿瘤。

一、病因

子宫内膜癌的确切病因尚不清楚，根据临床观察及研究发现与下列因素有关。

1. 雌性激素对子宫内膜的长期持续刺激，而缺乏相应的孕激素的对抗

（1）内源性雌激素。主要来源于性腺即卵巢分泌的雌激素。子宫内膜癌常与无排卵型供血、多囊卵巢综合征、功能性卵巢肿瘤合并存在，子宫内膜长期受雌激素刺激而无孕激素对抗。另一种内源性的雌激素是来自性腺外的雌激素。绝经后妇女，卵巢功能已衰竭，但体内仍有雌激素，这是肾上腺分泌的雄烯二酮经芳香化而产生的雌酮，体内雌酮的增加容易导致子宫内膜癌的发生。

（2）外源性的雌激素。指替代疗法使用的雌激素。更年期妇女使用雌激素者，发生子宫内膜癌的相对危险性5倍于不使用者。

2. 与子宫内膜增生过长的关系

现已证实，子宫内膜腺囊型增生过长与子宫内膜癌关系不大，而子宫内膜腺瘤型增生过长、子宫内膜不典型增生为子宫内膜癌的“癌前病变”，这种病变不是不可逆的，有一部分可以自行逆转或用激素治疗后恢复为正常子宫内膜。Wentz随访115例未治疗的子宫内膜增生过长及子宫内膜原位癌，在2～8年内27%的腺瘤型增生过长，80%的不典型增生及100%的原位癌转变为子宫内膜癌。

3. 体质因素

肥胖、高血压、糖尿病为子宫内膜癌的“三联征”。近年来又提出，肥胖、高血压、糖尿病、绝经延迟及其他心血管疾病统称为宫体癌综合征，认为具有上述一项尤其多项因素者的宫体癌发病率较高，并认为宫体癌可能由于内分泌紊乱所致。

4. 不育与未婚

子宫内膜癌患者中不育者占15%～20%。常有月经不调、无排卵或少排卵，类似孕激素不足而雌激素长期刺激子宫内膜。

5. 绝经延迟或晚绝经

正常妇女在50岁以后绝经的占20%，而子宫内膜癌患者则占60%，晚绝经者发生子宫内膜癌的相对危险性5倍于正常绝经者。

6. 遗传因素

子宫内膜癌患者12%有家族史，20%有类似的家庭背景。

7. 其他伴发疾病

子宫内膜癌有时伴发子宫内膜息肉、子宫肌瘤、卵巢癌、乳腺癌等。

二、病理变化

1. 肉眼观察

病变多发生于子宫底部的内膜，以子宫角附近为多见，其次为子宫后壁。子宫体可为正常大小，随肿瘤发展，子宫可呈均匀性或结节状增大。就病变的形态和范围而言，可分为两种：

（1）弥漫型。起病时病变累及大片甚至整个子宫内膜，并可沿子宫角蔓延到输卵管；或沿子宫内膜向下侵入宫颈管。病变区域显著增厚，呈不规则息肉状或菜花状，质脆，呈灰白色或淡黄色，表面易出血，坏死或溃疡。弥漫型虽广泛累及子宫内膜，但较少侵入肌层，至晚期可向深处侵入肌层，甚至蔓延至盆腔其他脏器及腹腔。此型较少见。

（2）局限型。此型较多见。病灶局限于宫腔的一小部分。多见于子宫底部或宫角部，呈息肉状或小菜花状，表面有溃疡，易出血。极早期病例病变很小，诊断性刮宫时即可将癌灶刮净，但该型病灶易侵犯肌层，有时病灶虽小，但已浸润深肌层，晚期息肉样癌灶扩散，也可占据整个宫腔，以致难与弥漫型区别。

2. 镜下观察

子宫内膜癌起源于米勒管，具有向米勒管各种上皮分化的潜能，故子宫内膜癌可表现为各种亚型，主要有4种：

（1）腺癌。此型最多见，占80%～90%。显微镜下见内膜腺体增多，大小不一，排列紊乱，有明显背靠背现象，以及两腺体的基底膜消失相互融合即为共壁现象，有时子宫内膜上皮呈乳头状，向宫腔内突出形成继发腺体，呈腺套腺现象。癌细胞较大、不规则、核大呈多形性改变、深染、胞质少、分裂相多、间质少伴炎性细胞浸润。分化差的腺癌则见腺体少，结构消失，成为实性癌块。

（2）腺角化癌。又称腺棘皮癌，其显微镜特点是腺癌中含有成团成熟的分化好的良性鳞状上皮，可见细胞间桥及角化现象或形成角化珠。

（3）腺鳞癌或称混合癌。癌组织中含有腺癌与鳞癌两种成分，此型预后较腺角化癌为差。

（4）透明细胞癌。肿瘤呈管状结构，显微镜下见多量大小不等的背靠背排列的小管，内衬透明的鞋钉状细胞。鞋钉状细胞的特点是胞质稀少，核大并深入腔内，间质内有胶原纤维。

三、分期

国际抗癌协会制定的TNM分类标准见表10–2。

表10-2　TNM分类标准

T	原发肿瘤	N	区域淋巴结	M	远处转移
Tx	不能确定原发肿瘤	Nx	不能确定区域淋巴结	Mx	不能确定远处转移
T0	无原发肿瘤的证据	N0	无区域淋巴结转移	M0	无远处转移的证据
Tis	原位癌	N1	转移至盆腔和/或腹主动脉旁淋巴结	M1	远处转移（不包括阴道、盆腔浆膜层或附件转移，包括腹主动脉旁淋巴结和/或腹股沟淋巴结以外的腹腔淋巴结）
T1	肿瘤局限在宫体				
T1a	肿瘤局限在子宫内膜				
T1b	肿瘤侵犯 1/2 子宫肌层或更浅				
T1c	肿瘤侵犯 1/2 以上子宫肌层				
T2	肿瘤侵犯子宫颈，但未超出宫外				
T2a	仅宫颈内腺体受侵犯				
T2b	宫颈基质受侵犯				
T2b	宫颈基质受侵犯				
T2b	宫颈基质受侵犯				
T3	局部和/或区域扩散				
T3a	肿瘤侵犯子宫浆膜和/或附件（直接扩散或转移）和/或在腹水或腹腔洗液中找到癌细胞				
T3b	肿瘤侵犯阴道（直接扩散或转移）				
T4	肿瘤侵犯膀胱黏膜和/或肠黏膜				

四、临床表现

1. 发病年龄

可发生于任何年龄，但以老年妇女更常见，一般认为，内膜癌的好发年龄约比子宫颈癌推迟10年。平均年龄在55岁上下。

2. 子宫出血

各种类型的子宫出血是本病最突出的症状，由于50%～70%患者发病于绝经之后，故绝经后出血就成为患者最重要的主诉之一。也可表现为月经周期紊乱，经期延长或经血量多，不规则少量阴道出血。

3. 异常分泌

阴道异常分泌常为瘤体渗出或继发感染的结果，可表现为血性液体或浆液性分泌物，有时可有恶臭，但远不如宫颈癌显著，单纯表现为分泌物异常而不伴出血者，比较少见。

4. 疼痛

疼痛在子宫内膜癌患者并不多见。少数患者有一种下腹疼痛感觉，可能和病变较大突入宫腔引起宫腔挛缩有关。如因引流不畅，形成宫腔积血或积脓，下腹疼痛较为局限。晚期肿瘤浸润周围组织或压迫神经丛，而引起持续下腹、腰骶部或腿痛。

5. 全身症状

晚期可出现贫血、消瘦、恶病质等。

6. 盆腔检查

内膜癌阳性体征不多，约半数以上有子宫增大，但这种增大多属轻度，宫体一般稍软而均匀，如检查发现子宫特殊增大或表面有异常突起，则往往是并发肌瘤或肌腺瘤的表现，但必须考虑到癌组织穿出浆膜，在子宫表面形成肿瘤的可能。

五、诊断

1. 宫腔镜检查

可直接窥视宫腔情况，估计癌肿范围，并可准确地采取标本做组织病理检查。

2. 放射学诊断

（1）子宫碘油造影。了解肿瘤部位、范围，现已少用。

（2）盆腔动脉造影。可和导管治疗同时进行，了解肿瘤的部位、大小及血供情况。

（3）淋巴造影。用于术前发现淋巴结转移。

（4）B超。以阴道B超较好，可显示清楚子宫内膜的厚度。

（5）CT及MRI。主要用于观察宫腔、宫颈病变，特别是肌层浸润的深度以及淋巴结转移等。但小于2 cm直径的淋巴结难以确认。

3. 病理检查

分裂段诊断性刮宫是确诊子宫内膜癌主要方法。另外还有子宫内膜活检，诊断性刮宫，其准确率一般在80%～95%。

在下列情况下，应考虑诊断性刮宫：

（1）凡绝经后出血，都应视为一种“警告”，无论量多少，持续时间多长，发生几次，都是不正常的。

（2）患者有不排卵病史，或有上述“危险因素”背景。

（3）反复的阴道不正常细胞学发现，而宫颈活检阴性者。

（4）怀疑卵巢颗粒细胞瘤或泡膜细胞瘤者。

六、鉴别诊断

由于阴道出血是子宫内膜癌的主要临床症状，但也是女性生殖器官许多疾病所共有的症状，因此子宫内膜癌需要与这些疾病相鉴别，例如黏膜下子宫肌瘤、子宫内膜息肉、功能性出血、子宫内膜炎、宫颈癌及输卵管癌等。最后均需有病理检查的证实才能做最后的确诊。

七、治疗

子宫内膜癌以手术治疗为主，配合放疗、激素治疗或化疗。

1. 手术治疗

手术适用于身体情况能耐受手术的子宫内膜癌Ⅰ期和Ⅱ期患者。病变不能切除以及年龄较大、体质较差，合并严重的心、肺等重要器官疾患，不能耐受手术者禁忌。

手术方式。为防止术中癌细胞播散和种植，术前将宫颈口以纱布填塞或缝闭，并在进入腹腔后将双侧输卵管伞端以中丝线结扎，抽取腹水或腹腔冲洗液，送细胞学检查，以协助分期诊断，然后进行手术。

（1）Ⅰ期子宫内膜癌。行经腹筋膜外全子宫及双侧附件切除术，要求切除阴道穹隆或阴道上端1～2 cm。

（2）Ⅱ期子宫内膜癌。行广泛性全子宫及双侧附件切除，同时做盆腔淋巴结清扫术，对腹主动脉旁淋巴结转移者，尽可能切除，此外还可辅以术中或术后放疗。也有报道单纯做子宫及双侧附件切除，辅以术前、术后放疗，其效果与行广泛子宫切除者相仿。

1）安全性：有研究查询了2004年1月—2015年1月的Pubmed数据库。共纳入7篇符合要求的随机对照试验文献，Jadad量表评分均>3分。共计379例患者，其中腹腔镜下筋膜外子宫+双附件+盆腔、腹主动脉旁淋巴切除术178例（腹腔镜组），开腹筋膜外子宫+双附件+盆腔、腹主动脉旁淋巴术201例（开腹组），荟萃分析显示：在子宫内膜癌治疗中，与开腹组比较，腹腔镜组术中出血量少；肛门排气时间短；其中手术时间、淋巴结切除数、后15个月复发率、术后40个月总生存率比较，差异均无统计学意义（$P>0.05$），结论在治疗子宫内膜癌中，腹腔镜手术具有可靠的安全性且值得推广。

2）在特殊人群中应用：子宫内膜癌患者通常较肥胖，当体质指数>35，将增加剖腹手术的难度，随着腹腔镜手术技术的提高及智能化先进器械的开发应用，肥胖已经不再成为腹腔镜手术的绝对禁忌。2000年有研究者成功为91.4%体质指数在30～40的患者行分期手术，住院时间更短，恢复更快。

3）手术有效性：腹腔镜手术治疗子宫内膜癌的预后是评价该技术的关键。2005年报道Ⅰ期子宫内膜癌的患者一项前瞻性随机临床研究结果，分别采取腹腔镜及剖腹分期手术治疗，术后共随访44个月，无瘤生存率、总生存率两组无差异，这项前瞻性研究证实了在腹腔镜下行子宫内膜癌分期手术的有效性。

2. 放射治疗

除不能行手术切除者外，放疗多与手术结合综合治疗。

（1）单纯放射治疗。对于有手术禁忌证或晚期的患者不能手术切除治疗者，可行单纯放射治疗，包括腔内和体外放射治疗。单纯腔内放疗可将放射源填入宫腔，与宫内膜紧贴。每次1 500 mg/h左右，每周1次，共治疗3次。腔内治疗也可以用腔内后装机。病变限于宫体的病例，应增加宫腔受量，腔内照射剂量分布与宫颈癌有所不同，以A点计，宫颈癌在宫颈、阴道照射量各半，宫体癌则宫腔占2/3，阴道占1/3，总量为40～50 Gy。也应配合体外放疗，一般应用腔内照射A点20～30 Gy，或体外全盆腔照射B点20～30 Gy。

（2）术前放疗。术前放疗可使肿瘤缩小，易于手术切除及预防术中肿瘤扩散，也分成腔内和体外放疗。腔内放疗总量，A点参考值为70 Gy。体外全盆腔照射肿瘤剂量为40～50 Gy。放疗结束后2～3周后行手术治疗。

（3）术中放疗。子宫内膜癌于主动脉旁或盆腔淋巴结有转移，宫旁组织受侵，累及盆壁或邻近脏器难以切除的病例，可以在手术中用限光筒保护周围正常组织，照射肿瘤转移部位。此种方法可以提高肿瘤组织的有效剂量，避免体外照射对正常组织的损伤。

（4）术后放疗。经手术后证实有淋巴结转移或估计手术不彻底者，可于术后两周行全盆腔体外放疗，肿瘤照射剂量为5周内50 Gy。阴道残断有癌残存者应补行阴道内放疗。如腹主动脉旁淋巴结受侵，应体外加照主动脉旁野。

3. *药物及激素治疗*

（1）适应证。①晚期子宫内膜癌的辅助治疗或姑息治疗。②对复发、转移患者的治疗。③手术、放疗后有不良预后因素的患者的巩固或维持治疗。

（2）激素治疗。子宫内膜癌是激素依赖性肿瘤，用激素治疗已有50年的历史。它可使异常增生的子宫内膜转变为分泌期或萎缩性子宫内膜，导致子宫内膜腺瘤样增生或腺瘤样萎缩、逆转。治疗复发和晚期患者，客观有效率可达30%～40%，对肺转移癌效果最好，对盆腔内复发或转移存在的病灶效果欠佳。目前常用的激素制剂有：①17-羟基黄体酮500～1 000 mg，肌内注射，每周2～3次，若4～8周内显效，改为250～500 mg，每周1次，持续长期应用，若在3个月内无效，应停用。②己酸孕酮500 mg，肌内注射，连续7～10天后，改为每周2次，持续6～12个月。③醋酸甲黄体酮500 mg，肌内注射，每周2次。若4～8周内有效，可改为口服，每周1 000 mg，共1年，然后改为每周500 mg， 口服，持续长期应用。此外，三苯氧胺治疗子宫内膜癌有报道应用有效，缓解率为20%～50%。

（3）药物治疗。已试用过的有效药物有：5-Fu、CTX、ADM、DDP、HMM、CBP等，一般与激素联合应用治疗转移或复发性病例，有效率为40%～60%。常用的化疗方案有：

EAP方案：VP-16 +ADM+DDP，每4周为1个周期。

CAP方案：CTX+ADM+DDP，50 mg/m^2， 每4周为1个周期。

CAF方案：CTX +5-Fu +ADM，每4周为1个周期。

应根据患者一般状况、病期与既往治疗情况等，按个体化原则进行治疗。凡已失去手术和放疗机会的患者应首先用激素治疗或孕激素加联合化疗等综合治疗。

4. *治疗方法的选择*

根据患者的具体病情，选择采用不同的治疗。

（1）Ⅰ期行全子宫及双侧附件切除术，如宫腔>8 cm或内膜病检细胞分化较差，术前应辅以放射治疗。

（2）Ⅱ期行广泛性全子宫切除术及包括双侧附件和盆腔淋巴结清扫术，辅以放疗。

（3）Ⅲ期以放射治疗为主，辅以药物治疗。以后根据具体情况争取手术治疗。

（4）Ⅳ期以放疗及药物治疗为主。

目前，国内外对子宫内膜癌的治疗方法不一，有的手术治疗后一律辅加放疗，有的主张切除范围广泛。多根据经治地区、单位的医疗条件及设备条件，具体情况具体分析，辨证施治。

八、预后

由于近年来手术、放疗、化疗等综合的治疗，使早期子宫内膜癌的5年生存率达80%以上，但对晚期患者的治疗效果仍无明显提高。影响预后的因素很多，临床分期、癌细胞分化程度、病理分型、子宫肌层浸润程度、淋巴转移、子宫大小以及年龄等都可能为影响预后的因素。

子宫内膜癌在治疗后复发时间大多数在3年之内，复发率约20%，复发部位以阴道顶端最常见。由于近年来多种治疗方法的联合应用，使其复发率明显下降。子宫内膜癌患者一旦复发，预后较差，因此无论手术、放疗、化疗或联合治疗，均应密切随访，以提高5年的生存率。

第三节　卵巢肿瘤

一、概述

卵巢肿瘤是指发生于卵巢上的肿瘤，它是女性生殖器常见肿瘤之一。卵巢恶性肿瘤还是妇科恶性肿瘤中病死率最高的肿瘤。虽然近年来无论在卵巢恶性肿瘤的基础研究还是临床诊治方面均取得很大的进展，但遗憾的是其5年生存率仍提高不明显，徘徊在30%～40%。

卵巢肿瘤不仅组织学类型繁多，而且肿瘤又可分为良性、交界性及恶性。各种组织学类型又有其特殊性，此同样也为卵巢肿瘤的治疗带来困难。同时，卵巢位于盆腔的深部，早期无特征性症状，而等患者出现症状就诊时，70%的卵巢恶性肿瘤已不是早期，晚期卵巢恶性肿瘤治疗效果差，预后不良。

（一）发病危险因素

一些研究者已发现一些特殊因素可能与卵巢上皮性肿瘤的发生有关，但并不适用于其他类型的卵巢肿瘤，如生殖细胞肿瘤和特异性索间质肿瘤。

1. 年龄

常发生于绝经后的妇女。50%发生于65岁以上的老年妇女。有作者报道20岁组妇女发病率为2/10万，而70岁组妇女发病率为55/10万。

2. 月经史

月经初潮早（低于12岁来潮）、没有孩子或30岁以后才生孩子、绝经晚，可增加卵巢癌发生的危险性。由此可见，妇女一生的月经周期数与卵巢癌发生的危险性有关。

3. 促排卵药物

应用促排卵药物可增加卵巢癌发生的危险性。有报道应用促排卵药物的妇女其患卵巢癌的相对危险性为无不孕史的妇女的2.8倍；而发生交界性肿瘤的相对危险性是无不孕史妇女的4倍。另外，不管是否使用促排卵药物，不孕症的妇女增加卵巢癌发生的危险性。

4. 家族史

目前认为遗传因素与卵巢癌的发生有密切的关系。10%的卵巢癌有明显的遗传性。

有报道单卵双胎姐妹患卵巢癌，她们各有一个女儿也发生卵巢癌。有报道称，家族中如患有卵巢癌、乳腺癌或结肠癌，那么其患卵巢癌的危险性就明显增加。目前研究证实有三种遗传综合征表现有遗传性基因突变。

（1）遗传性乳癌-卵巢癌综合征。常存在有*BRCA1*和*BRCA2*基因突变。目前认为，此两种基因属抑癌基因。

（2）部位特异性卵巢癌综合征。指家族中卵巢癌为遗传相关的唯一肿瘤。

（3）Ⅱ型Lynch综合征。即家族性对子宫内膜、乳腺、卵巢和结肠癌易感的综合征。此类患者的发病年龄多在46岁以前。

上述综合征均显示为常染色体显性遗传。另有研究发现，如为遗传基因突变引发的卵巢癌其预后相对无家族史的卵巢癌来说要好。

5. 环境因素

卵巢癌的发病率在工业化国家较高，在发展中国家城市的发病率较高，说明工业化环境与卵巢癌的发生有关。有作者认为吸烟和工业粉尘与卵巢癌的发生有一定的关系。还有作者报道称盆腔X线照射易引发卵巢癌。

（二）分类

卵巢肿瘤的种类繁多，分类方法也很多，普遍应用的是WHO1973年的组织学分类法。1991年国际著名妇产科病理专家Scully对卵巢肿瘤修订分类如下（表10-3）：

表10-3 Scully对卵巢肿瘤修订分类

表层上皮间质肿瘤		
浆液性肿瘤	良性囊腺瘤和乳头状囊腺瘤	表面乳头状瘤
		腺纤维瘤和囊腺纤维瘤
	临界恶性（低度恶性潜能）囊腺瘤和乳头状囊腺瘤	表面乳头状瘤
		腺纤维瘤和囊腺纤维瘤
	恶性腺癌、乳头状腺癌和乳头状囊腺癌	表面乳头状腺癌
		腺癌纤维瘤和囊腺癌纤维瘤
黏液性、宫颈内膜样及肠型肿瘤	良性囊腺瘤	腺纤维瘤和囊腺纤维瘤
	临界恶性（低度恶性潜能）囊腺瘤和乳头状囊腺瘤	腺纤维瘤和囊腺纤维瘤
	恶性腺癌和囊腺癌	腺癌纤维瘤和囊腺癌纤维瘤
宫内膜样癌	良性囊腺瘤	囊腺瘤具有鳞状上皮分化
		腺纤维瘤和囊腺纤维瘤
		腺纤维瘤和囊腺纤维瘤具有鳞状上皮分化
	临界恶性（低度恶性潜能）囊腺瘤	囊腺瘤具有鳞状上皮分化
		腺纤维瘤和囊腺纤维瘤

续表

		腺纤维瘤和囊腺纤维瘤具有鳞状上皮分化
	恶性腺癌和囊腺癌	腺癌和囊腺癌具有鳞状上皮分化
		腺癌纤维瘤和囊腺癌纤维瘤
		腺癌纤维瘤和囊腺癌纤维瘤具有鳞状上皮分化
		宫内膜样上皮间质和宫内膜样间质肿瘤
		腺肉瘤同源性和异源性
		间质肉瘤
透明细胞肿瘤	良性囊腺瘤	腺纤维瘤和囊腺纤维瘤
	界恶性（低度恶性潜能）囊腺瘤和乳头状囊腺瘤	腺纤维瘤和囊腺纤维瘤
	恶性腺癌和囊腺癌	腺癌纤维瘤和囊腺癌纤维瘤
移行细胞瘤	布伦纳瘤	
	临界恶性布伦纳瘤	
	恶性布伦纳瘤	
	移行细胞癌	
鳞状细胞肿瘤		
混合型上皮瘤	良性	
	临界恶性	
	恶性	
未分化癌		
未分类肿瘤		
性索间质肿瘤		
粒层间质细胞瘤	粒层细胞瘤	成人型
		幼女型
	卵巢卵泡膜瘤	卵泡膜纤维细胞瘤
		典型卵泡膜细胞瘤
		黄素化卵泡膜细胞瘤
		纤维卵泡膜细胞瘤
	恶性卵泡膜瘤	卵巢粒层－卵泡膜细胞瘤
		纤维瘤
		多细胞纤维瘤
		纤维肉瘤

续表

		间质瘤，含少量性索成分
	未分类肿瘤	
支持－间质细胞肿瘤（男性母细胞瘤）	高分化	
	中分化	
	低分化	
	网状	
	混合型	
伴环状小管的性索瘤		
两性母细胞瘤		
类固醇（脂质）细胞肿瘤		
生殖细胞肿瘤		
无性细胞瘤		
畸胎瘤	未成熟	
	成熟	实性
		囊性
	高度分化的单胚层瘤	卵巢甲状腺肿
		类癌
内胚窦瘤		
胚胎癌		
多胚癌		
原发性绒癌		
混合型生殖细胞瘤		
生殖细胞母细胞瘤		
单纯型		
混合型		
非卵巢特殊性组织来源肿瘤		
纤维肿瘤		
黏液肿瘤		
平滑肌肿瘤		
横纹肌肿瘤		
血管肿瘤		
淋巴管肿瘤		
脂肪肿瘤		
骨肿瘤		
软骨肿瘤		
神经肿瘤		

续表

嗜铬细胞瘤
腺瘤样瘤
恶性淋巴瘤
组织来源未定的肿瘤
鳞状细胞癌
肝样癌
类固醇细胞瘤
单纯型
混合型
未分类类固醇细胞瘤
转移性肿瘤
瘤样病变

（三）预防

目前为止，对生殖细胞肿瘤和性索间质细胞肿瘤发生的危险性因素所知甚少。因此，目前就预防来讲，主要是针对上皮性卵巢肿瘤。

1. 口服避孕药

口服避孕药可降低卵巢癌发生的危险性，尤其对应用避孕药数年的妇女。与从未服用避孕药的妇女相比较，如服避孕药5年以上，可降低60%的危险性。

2. 输卵管结扎或子宫切除

此方法可降低卵巢癌发生的危险性的理论为：致癌物质可通过阴道，经过子宫和输卵管到达卵巢。但一般来说，这些手术不能只用于预防卵巢癌的发生。

3. 母乳喂养

鼓励母乳喂养，延长母乳喂养时间。

4. 饮食

多食蔬菜、水果，少食高脂肪食物，尤其是动物脂肪。

5. 有家族史的妇女重点指导

对有卵巢癌家族史的妇女的预防指导，开展遗传咨询和基因测定。

6. 防性卵巢切除

对40岁以上的、有卵巢癌家族史的患者，有时可建议其行手术切除卵巢。

二、卵巢上皮性肿瘤

（一）概述

上皮性卵巢肿瘤是最常见的卵巢肿瘤，约占卵巢良性肿瘤的50%，占卵巢原发性恶性肿瘤的85%～90%。上皮性卵巢癌多见于40岁以上绝经前后的妇女，青春期少见。由于缺乏有效的早期诊断方法，5年生存率在30%左右。

卵巢组织本身并没有成熟的上皮组织存在，但常发生各种类型的上皮性肿瘤，这些上皮性肿瘤的发生来源即为卵巢表面生发上皮。由于卵巢表面上皮为体腔上皮保留的未分化幼稚细胞，具有副中肾管上皮多向分化的潜能，因此发生肿瘤时显示其多向分化特性。

（二）发病机制

卵巢上皮性肿瘤约占卵巢肿瘤的90%以上，其病因至今不详。目前多数学者认为，卵巢上皮性肿瘤起源于卵巢生发上皮。腹膜的上皮、卵巢的生发上皮和副中肾管皆来自体腔上皮，因此生发上皮有向副中肾管分化的潜能，这也解释了卵巢上皮性肿瘤的多样性。向输卵管上皮分化则为浆液性肿瘤，向宫内膜分化则为内膜样肿瘤，向宫颈黏液上皮分化则为黏液性肿瘤，向移行上皮分化则为Brenner瘤。

一般认为，卵巢上皮性肿瘤是体腔上皮包涵囊肿化生及增生的结果。卵巢的生发上皮先凹陷入卵巢的皮质或间质，然后与原来卵巢表面的生发上皮分离形成包涵囊肿，囊内的上皮再化生而成为各种形态的上皮，占优势的上皮成分被命名为该肿瘤名称。这个变化真正的因素尚未知，可能与激素、环境有关。关于包涵囊肿的形成推断很多，如排卵、卵巢表面破损、上皮下陷进入间质、表面被封住、形成完全孤立的包涵囊肿；炎症导致输卵管卵巢粘连，卵泡破裂时，输卵管伞端或腹膜间皮陷入卵巢间质内，卵泡液的刺激加重了粘连，最后被完全封闭，形成包涵囊肿；残留的副中肾管组织受到致癌因素的刺激增生而形成包涵囊肿。据肿瘤流行病学调查其相关因素如下。

1. 个体因素

精神状态失衡被认为是癌细胞的活化剂，紧张、焦虑不安等可以导致机体免疫功能下降，削弱对肿瘤的免疫监视。动物实验发现，紧张使其各免疫器官如脾、胸腺、淋巴结等的重量减轻，抑制中的癌细胞又活跃增殖起来。肥胖、绝经后妇女肾上腺皮质产生的雄烯二酮在外周组织（脂肪）中经芳香化酶转化为雌酮，致体内雌酮水平增高，绝经妇女较育龄妇女高2倍，肥胖妇女较正常人高3倍，而雌酮有促癌作用。

2. 内分泌因素

研究较多的主要是持续性排卵及促性腺激素过高引起卵巢上皮过度增生和转化，长期作用的结果可发生卵巢癌。持续排卵造成卵巢表面上皮处于持续反复修复损伤过程中，可能出现过度增生或上皮异常，增生的上皮陷入间质形成包涵囊肿，可能成为肿瘤发生的病理基础。妊娠及哺乳对卵巢的保护作用已得到多数学者认可，这种保护作用随孕产次数的增加而提高，可能与停止排卵及抑制垂体促性腺激素的释放有关；早年绝经及口服避孕药对卵巢的保护作用已得到肯定，其作用主要是药物抑制排卵，减少卵巢上皮损伤修复的机会，同时，干扰下丘脑垂体性腺轴的平衡，降低了促性腺激素和雌激素水平。

3. 生活因素

据报道促进上皮细胞分化的维生素A和抗氧化剂β胡萝卜素、维生素C、蔬菜和富含纤维素的食物对卵巢有弱的保护作用，而经常使用高量的乳糖、动物脂肪和长期大量饮用咖啡的人相对发生卵巢癌的比例较高，低碘饮食引起甲状腺功能不足，垂体促性腺激素分泌增加，诱发卵巢癌的发生。

4. 环境因素

统计分析提示，西方工业发达国家卵巢癌的发病率是发展中国家的3.5倍，城市发病率较农村高，可能与工业发展引起的环境污染有关。对于流行性腮腺炎病毒的作用意见不一，有学者认为其具有防御作用，因其可促使卵巢早衰，也有相反意见，认为病毒损伤卵巢组织可能成为卵巢癌的病因，有待进一步研究证实。

5. 遗传因素

据调查显示，卵巢癌有家族聚集现象，若有一名一级家属患病，患病的危险率增加5%～7%，近年研究证实卵巢癌的遗传方式多为常染色体显性遗传，有关的基因有：染色体17q2l上的HER-2/neu基因，其基因表达产物为类表皮生长因子受体，BcI-2基因抑制卵巢癌细胞凋亡，类胰岛素生长因子（IGF-2）能促进肿瘤细胞增生，BRCAl基因编码相对分子量为190 000 kD的蛋白质，其确切功能尚有争议。研究表明，BRCAl是一个重要的细胞凋亡调节基因，基因突变导致其诱导凋亡的作用消失，有学者比较正常卵巢表面上皮（OSE）、BRCAl突变而表现正常的OSE和肿瘤细胞中蛋白激酶的不同表达模式，发现肿瘤细胞中MAPK、细胞周期依赖性蛋白激酶、酪蛋白激酶2高表达，而BRCAl突变表现正常的OSE和肿瘤细胞中P13K受体AKT2和S6K磷酸化程度均比正常OSE高数倍，提示BRCAl突变携带者中卵巢癌的危险度增加。目前证实有三种遗传综合征表现有遗传性基因突变：①遗传性乳癌-卵巢癌综合征。存在有BRCAl及基因BRCA2基因突变。②部位-特异性卵巢癌综合征。卵巢癌为家族遗传相关的唯一肿瘤。③Ⅱ型Lynch综合征，即家族性对子宫内膜、乳腺、卵巢和结肠癌易感的综合征。

（三）病理类型

1. 卵巢浆液性肿瘤

卵巢浆液性肿瘤是最常见的卵巢肿瘤，系卵巢表面上皮及输卵管上皮的一类肿瘤，因此浆液性肿瘤细胞的特点具有输卵管上皮的形态结构特征，肿瘤的形态结构特点不失输卵管的特征。肿瘤细胞构成较大囊腔并向腔内折叠，形成迷路样分支状乳头，乳头一般短粗，间质较宽，瘤腔内是富于血清蛋白质的浆液。可分为良性、交界性、恶性三类，良性肿瘤的形态结构与正常输卵管十分相似，分化越低的肿瘤与正常越不相似。具体划分如下。

（1）单房性浆液性囊腺瘤。肿瘤直径一般为5～10 cm，多呈球形，外表光滑，又称为单纯性囊肿。壁薄，仅由一层能分泌浆液的柱状或立方上皮细胞构成，部分细胞带有纤毛，与输卵管上皮细胞极为相似。

（2）多房性浆液性囊腺瘤。肿瘤为多房囊性，直径由数厘米至数十厘米不等，外表光滑，呈球形。囊内充满淡黄色浆液，囊内壁光滑，内衬单层立方或矮柱状上皮，细胞排列整齐而较一致，核膜规则，染色均匀，无核分裂相。部分细胞游离缘可见纤毛。

（3）卵巢浆液性乳头状囊腺瘤。特征是有乳头状生长，可为单房或多房，多房者表面呈结节状或分叶状。切面呈单房或多房，囊腔由纤维组织分割而成，内壁可见到乳头生长，乳头分支较粗，乳头状突起之间或其内常可见小的钙化体，即所谓的砂粒体，乳头中心的间质为纤维结缔组织，乳头表面大部分为输卵管型上皮，细胞均匀一致，无或少细胞分裂相。

（4）浆液性表面乳头状瘤、腺纤维瘤和囊性腺纤维瘤。这类肿瘤较少见，一般较小，多为双侧，是卵巢表面上皮增生分化伴随结缔组织成分同时增生而形成。根据生长方式不同，又有不同形态类型：在卵巢表面生长，突起形成乳头者称表面乳头状瘤；向卵巢内生长者称腺纤维瘤；形成较大囊腔者称囊性腺纤维瘤。被覆乳头、囊壁和腔隙的上皮主要为浆液性，单层立方或矮柱状上皮细胞排列整齐，无显著不典型。纤维成分丰富，较疏松，乳头外无包膜。这种肿瘤虽然组织学上是良性的，但表面乳头状瘤的乳头表面上皮细胞极易脱落到腹腔内，引起腹腔种植，故从生物学行为来看，应属交界性肿瘤。

（5）交界性浆液性囊腺瘤。指介于良性及恶性之间的一类肿瘤，既有某些恶性特征，但非所有恶性特征，特别是没有间质浸润。病理检查与良性肿瘤相似，但乳头结构多见，双侧发生率高。交界部分的上皮具有以下特征：①上皮细胞增生形成簇状或乳头状突起。②上皮细胞复层化，不超过3层。③瘤细胞有轻-中度不典型增生，核轻度异型，核分裂相<1/10HP。④无间质浸润。

（6）卵巢浆液性囊腺癌。约半数为双侧，直径数厘米至数十厘米不等。肿瘤表面或光滑，或可见很多乳头突起形成。切面多为多房性，约2/3为囊实相间，1/3为完全实性。镜检见上皮复层化达4层以上，细胞排列失去极性，核异型深染，有明显核仁，分裂相活跃，可见上皮内小囊形成，上皮共壁及筛状结构；乳头反复分支呈丛状簇状，乳头上皮细胞见较多核分裂相，乳头间质少或缺如；卵巢间质浸润。

2. 卵巢黏液性肿瘤

卵巢黏液性肿瘤也是常见的卵巢肿瘤之一，肿瘤的上皮细胞类似宫颈管黏膜上皮或肠黏膜上皮，两种上皮可同时存在于一个肿瘤内，囊内容物为富于酸性黏多糖及黏蛋白的黏稠液体。可分为良性、交界性及恶性三类，良性肿瘤的上皮形态和结构与正常宫颈腺体十分相似，交界性肿瘤及癌则表现有不同程度的不典型性，上皮复层化及乳头生长，黏液分泌也表现异常，有的细胞分泌亢进，有的分泌减少，甚至缺如。少数肿瘤内出现有类似肠黏膜上皮的细胞，如杯状细胞、嗜银细胞，可能为卵巢表面上皮的化生性转化。具体如下：

（1）卵巢黏液性囊腺瘤。多为单侧多房性结构，切面为囊性，囊的大小和形态多样性，囊内充满黏厚或稀薄不定的黏液，囊壁光滑，偶可见乳头，镜检见囊内衬单层高柱状黏膜上皮，有两种，即宫颈管黏膜型上皮或肠型上皮，细胞核一致，位于基底。囊壁和房间隔为纤维结缔组织。

（2）卵巢假黏液瘤及腹膜假黏液瘤。黏液性囊腺瘤由于囊壁薄，常破裂形成多个囊腔融合，同时黏液浸润组织，使肿瘤切面呈胶样外观，为卵巢假黏液瘤。有时肿瘤黏液流入腹腔，引起腹膜种植，局部黏液浸润，形成腹膜假黏液瘤。这些种植的上皮与卵巢内黏液性囊腺瘤一样，分化良好，没有不典型增生和核分裂相。但可复发，有时需要反复手术。

（3）交界性黏液性囊腺瘤。交界瘤多为多房，囊壁较厚，囊壁内面可平滑，但多可见乳头。乳头细小呈片状，也可反复分支呈息肉状。交界瘤的特点是上皮增生不超过3层；核轻度异性畸变，核分裂相<1/10HP；细胞轻到中度不典型增生，细胞核不规则，深染，伴黏液分泌异常；无卵巢间质及肿瘤包膜浸润。

（4）卵巢黏液型囊腺癌。肿瘤体积一般较大，切面囊性，多为多房性，伴有实性区域，囊内壁可见乳头，囊腔内含浑浊黏液。镜下见上皮复层化超过3层伴有乳头及上皮簇形成，上皮重度不典型增生，细胞排列失去极性，有明显异型，核分裂活跃，黏液分泌异常，腺体背靠背、共壁及筛状结构形成，间质内有恶性上皮无秩序的侵入。

3. 卵巢子宫内膜样肿瘤

卵巢内膜样肿瘤是卵巢上皮性肿瘤之一，因其组织学酷似子宫内膜上皮与间质而得名。可分为良性、交界性、恶性三种：

（1）卵巢良性宫内膜样肿瘤。单纯的宫内膜样腺瘤和囊腺瘤少见，多为腺纤维瘤和囊腺纤维瘤，中等大小，表面光滑，往往为一个或多个息肉样物形成。切面可见大小不等的囊腔，囊壁为致密结缔组织，囊壁光滑，少数有乳头状突起，囊内被覆单层立方或矮柱状上皮，上皮细胞核分裂相少见，伴有内膜样间质，似正常宫内膜。有的腺上皮鳞化，称为腺棘纤维瘤。

（2）卵巢交界性宫内膜样肿瘤。罕见。属良性结构伴瘤细胞不典型增生，缺乏间质浸润。包括腺瘤和囊腺瘤，腺纤维瘤和囊腺纤维瘤。呈多房囊性腺纤维瘤改变，表面被膜增厚，切面为致密实性区中散在大小不等的囊腔，囊内含透明液体，囊壁内可见乳头状突起。镜检见腺上皮增生的形态相似于子宫内膜非典型改变，上皮复层和异型性，见核分裂相，鳞状上皮灶状化生，无间质浸润。腺体排列紧密，背靠背或筛状排列，腺上皮为假复层或复层，间质为致密纤维结缔组织。

（3）卵巢恶性宫内膜样肿瘤。具备子宫内膜癌的全部亚型，包括：①癌。腺癌、棘腺癌、恶性腺纤维瘤和囊腺纤维瘤。②子宫内膜样肉瘤。③中胚叶（中肾旁管）混合瘤，同质的和异质的。肿瘤切面为半囊半实或实性为主，单房或多房，囊壁厚薄不均，囊壁内面有乳头或瘤结节突起。

4. 透明细胞肿瘤

透明细胞肿瘤从理论上讲，应有良性、交界性和恶性之分，但实际上良性及交界性罕见，多数为恶性，即透明细胞癌。瘤体以实性结节为主，镜下为体积均匀的多边形或圆形的透明细胞，以及大而圆的鞋钉样细胞，由于胞质内富含糖原，故空而透明，团状、索状或乳头状排列，瘤细胞核异型明显，深染；间质为梭形或纤维样细胞，呈极细的束，夹在腺管或细胞索之中。

5. Brenner瘤

有人称为卵巢纤维上皮肿瘤，可分良性、交界性及恶性。绝大多数为良性肿瘤，肿瘤没有包膜，但与卵巢组织分界清楚，多为实性，灰白、旋涡编织状，镜下为上皮巢及周围环绕以致密的梭状间质细胞，两者之间界限清楚。瘤细胞多边形或呈非角化性鳞状上皮样型。交界性瘤少见，特征是含有乳头被覆8～20层或更多分化好的移行上皮，瘤细胞一致，核分裂相少，无间质浸润。恶性纤维上皮瘤极罕见，主要是上皮成分恶变，而不是纤维间质，恶性纤维上皮瘤间质内有瘤细胞浸润。

6. 未分化癌

未分化癌分化极差，以至归类困难，也称为实性癌、髓样癌及间变癌等。镜检见未分化小细胞，圆形或梭形，核分裂相多见，细胞弥漫排列，尚有成巢倾向，间质成分一般较丰富，其胶原纤维成熟或欠成熟不等。预后极差。

（四）分期

现采用FIGO分期见表10-4。此表对癌变范围反映比较清楚，估计预后也较准确，是目前普遍采用的分期标准。

表10–4　FIGO分期

分期	肿瘤
Ⅰ期	肿瘤局限于卵巢
Ia期	肿瘤局限于一侧卵巢，包膜完整，表面无肿瘤，腹水或腹腔冲洗液中未见恶性细胞
Ib期	肿瘤局限于两侧卵巢，包膜完整，表面无肿瘤，腹水或腹腔冲洗液中未见恶性细胞
Ic期	肿瘤局限于单侧或双侧卵巢，伴有以下任何一项者：包膜破裂、卵巢表面有肿瘤、腹水或冲洗液中查见恶性细胞
Ⅱ期	肿瘤累及一侧或双侧卵巢，伴盆腔内转移
Ⅱa期	肿瘤蔓延和/或转移到子宫和/或输卵管，腹水或冲洗液中未见恶性细胞
Ⅱb期	肿瘤蔓延到其他盆腔组织，腹水或冲洗液中无恶性细胞
Ⅱc期	Ⅱa或Ⅱb病变，但腹水或冲洗液中查见恶性细胞
Ⅲ期	一侧或双侧卵巢肿瘤，镜检证实盆腔外有腹膜转移和/或区域淋巴结转移
Ⅲa期	淋巴结阴性，组织学证实盆腔外腹膜表面有镜下转移
Ⅲb期	一侧或双侧卵巢肿瘤，有组织学证实盆腔外腹膜表面转移，直径＜2 cm，淋巴结阴性
Ⅲc期	盆腔外腹膜表面转移＞2 cm和/或腹膜后区域淋巴结阳性
Ⅳ期	远处转移（胸腔积液有癌细胞，肝实质转移）

（五）浸润和转移途径

卵巢肿瘤转移主要通过直接蔓延和腹腔种植，淋巴道也是重要的转移途径，血行转移少见。

1. 直接蔓延

卵巢恶性肿瘤可浸润并穿破包膜，直接蔓延到邻近器官或组织，并广泛种植于盆腔腹膜、子宫、输卵管、直肠、乙状结肠、膀胱、大网膜、横膈及肝表面。

2. 腹腔种植

系瘤细胞脱落种植于浆膜腔而发生的转移。肿瘤向深层浸润到达浆膜层，其脱落的瘤细胞可发生肿瘤，又因重力关系，多数位于下垂部位，盆腔底部以及腹膜天然皱褶或隐窝处。值得注意的是良性肿瘤亦可发生腹膜种植，如卵巢浆液或黏液性乳头囊腺瘤的腹膜种植类似其原发肿瘤，分别呈现乳头状赘生物或黏液状，需病理切片进一步鉴定其良、恶性。

3. 淋巴转移

依据卵巢的淋巴循环而分三条途径：①卵巢至卵巢下丛至沿卵巢动、静脉淋巴管（骨盆漏斗韧带内淋巴管）至腹主动脉旁淋巴结，称上行路线。②卵巢门至阔韧带前、后叶间淋巴管至髂间淋巴结，称下行路线。③卵巢至子宫圆韧带内淋巴结至髂外和腹股沟淋巴结，此途径较少见，但是转移至腹股沟淋巴结的主要途径。还由于淋巴管肉瘤栓压迫其他淋巴管道而引起闭塞，促使经侧支循环而流入邻近脏器的淋巴管而发生转移，且双侧卵巢、输卵管及子宫的淋巴管互相吻合，并与盆腔淋巴管沟通，故上述部位肿瘤可以互相转移。

4. 血行转移

少见，晚期及治疗后复发的患者可转移到肺、肝。

（六）临床表现

1. 妇科检查时偶然发现

由于卵巢位于盆腔深部，故早期较小时，多无症状，偶在妇科检查时发现。

2. 腹胀和下腹不适感

随着肿瘤逐渐长大，由于肿瘤本身的体积、重量及受肠蠕动及体位的影响，使肿瘤在盆腔内移动时牵拉其韧带，产生腹胀和不适感。合并大量腹水时也可有此症状。

3. 腹块

肿瘤长大，患者可于腹部自觉肿块。良性肿瘤肿块边界清楚，妇检于子宫一侧触及块物，多为囊性，可活动，与子宫无粘连；恶性肿瘤则实性或囊实性居多，表面不规则，有结节，周围有粘连或固定。

4. 腹痛

如肿瘤无并发症，极少疼痛。肿瘤迅速长大包膜破裂或由于外力导致肿瘤破裂，囊液流入腹腔，刺激腹膜引起剧烈腹痛，妇检可及腹部压痛伴肿瘤缩小或消失；患者若突然改变体位，或肿瘤与子宫位置相对改变发生蒂扭转时，可有腹痛、恶心、呕吐等症状；肿瘤感染时则有发热、腹痛等症状。

5. 压迫症状

肿瘤长大压迫盆腹腔内脏器则出现相关的压迫症状，如压迫横膈，则有呼吸困难及心悸；盆腔脏器受压，则因脏器不同而有不同的症状，如膀胱受压致尿频，排尿困难或尿潴留，压迫直肠可致排便困难或便频等症；巨大肿瘤充满整个腹腔，可影响静脉回流，致腹壁及双下肢水肿。

6. 腹水

腹水可并发于良性或恶性，囊性或实性，完整或破裂的卵巢肿瘤，呈黄色、黄绿色或带红色甚至为明显的血性，有时由于混有黏液或瘤内容物而浑浊。然而腹水多发于卵巢恶性肿瘤，尤其是有腹膜种植或转移者。卵巢纤维瘤常并发腹水与胸腔积液，即Meigs综合征，但切除肿瘤后，胸腔积液及腹水均自然消失。

7. 不规则阴道出血

由于累及卵巢的上皮性肿瘤并不破坏所有的正常卵巢组织，故多半不引起月经紊乱，少数患者可出现月经改变，月经紊乱，绝经后阴道出血等症状。

8. 癌浸润和转移症状

肿瘤浸润或压迫周围组织器官出现腹壁和下肢的水肿，大、小便不畅和下坠，腰痛；癌浸润或转移到大网膜、肠管，可粘连形成腹部肿块或肠梗阻；侵犯盆壁、累及神经时，可出现疼痛并向下肢放射；远处转移可出现相应症状。因卵巢上皮性癌常有腹腔内播散，涉及的部位不同，出现的症状多种多样，如恶心、呕吐、腹泻或水肿、气促等症状，常被误认为是内科疾病。

9. 恶病质

晚期患者可出现显著消瘦、贫血及严重衰竭等恶病质表现。

（七）诊断

卵巢肿瘤的诊断除了详尽的病史，仔细的体格检查以外，有时还不能肯定诊断，必须借助于一些辅助检查。①是否卵巢肿瘤。②是何种类型卵巢肿瘤。③良性或恶性，肿瘤的分期，原发或继发。常用的辅助检查有：

1. 细胞学检查

经阴道后穹隆穿刺吸取子宫直肠陷凹内的腹腔液进行细胞学检查，恶性肿瘤常为阳性；若有大量腹水，则可经腹壁抽取腹水做细胞学检查，阳性率很高。细针穿刺包块取标本，确诊率高，但可能引起囊液外溢或肿瘤扩散，故少用。阴道脱落细胞找癌细胞阳性率低，价值不大。

2. 超声检查

是目前应用最广而简便的方法。能提示肿瘤的部位、大小、形态及性质等，鉴别卵巢肿瘤和腹水。高频阴超分辨力高，对乳头、囊壁、分割不均匀回声等更易显示。彩色多普勒超声血流显像技术，获得血流信号，研究组织结构，测定卵巢中的血管阻力指数和脉冲指数，给卵巢癌的诊断提供了比较客观的证据。

3. 放射学检查

CT检查可清晰显示肿块、腹水、淋巴结转移。恶性肿瘤的CT表现为：盆腔内有不规则软组织阴影，囊实性，边缘多不规则，肿块与子宫分界不清，腹腔内播散着可见肠袢边缘模糊不清，不规则结节。

4. 磁共振成像（MRI）

表现为外形不规则、壁厚、有分隔，以及囊内有实性成分，内部结构复杂的非均质肿瘤，但缺乏特异性。可以用来确定盆腔肿瘤的原发部位、毗邻关系，诊断术后残余癌和复发癌，也可用于判断肿瘤分期、淋巴转移和其他部位的转移。

5. 肿瘤标记物

肿瘤标记物是肿瘤细胞异常表达所产生的抗原和生物活性物质，在正常组织或良性疾病几乎不产生或产生甚微，它反映了恶性肿瘤的发生发展过程及癌基因的活性程度。作为肿瘤存在的标记，监测其在体内的存在情况，以期达到早期诊断和鉴别诊断，观察疗效，判断预后的目的。

（1）CA125。属于IGg1类的一种糖蛋白，分子量大于20万，胚胎发育期的体腔上皮可找到此抗原，如胸膜、心包膜、腹膜、输卵管内膜、子宫内膜及宫颈内膜等，在正常卵巢组织中不存在。最常见于卵巢肿瘤患者血清中，也可见于乳房、肾脏、胃肠道肿瘤、子宫内膜异位症、盆腔结核等，约80%的卵巢非黏液性癌的上皮性肿瘤患者血清中有此糖蛋白。不少作者测定了卵巢肿瘤的血浆CA125水平，卵巢癌患者血浆CA125的升高（>35 U/mL）约占80%，血浆CA125的水平与卵巢肿瘤残留及患者的预后密切相关。然而由于CA125为来源于体腔上皮各种组织共有的抗原，这些组织所发生的疾病往往也可影响其水平，故CA125测定的特异性不强，诊断或筛查时必须与其他检测手段联合应用做综合分析。因其敏感性较高，故可用于病情监测，在治疗的监测及治疗后的追踪方面，连续观察CAl25值更有意义。

（2）多个肿瘤标记物联合检测。血清CEA在原发性黏液性卵巢癌及胃肠道卵巢转移癌可升高，浆液性肿瘤则很少升高。不同肿瘤的一些不同的生物特点使血清肿瘤标记物的检测结果有区别。故多个标记物联合检测比单一标记物更为可靠，如CA125、CEA、CA199、Fer、IAP、TPA等。

6. 腹腔镜检查

通过腹腔镜，可以清楚的窥视病变的性质、大小、部位以及有无腹腔播散，并可吸取腹腔液做细胞学检查，还可取活检，但若广泛粘连则难以取得结果。

7. 病理组织学

应以活体组织病理检查确诊为卵巢肿瘤，并区分其不同类型及其良、恶性与分期。

（八）鉴别诊断

卵巢肿瘤的鉴别诊断因卵巢肿瘤的大小性状而异，详细询问病史，包括本系统及全身各重要脏器的病史，除妇科检查，尚应详细了解全身情况，必要时借助辅助检查，应全面分析才能得到正确的诊断。卵巢肿瘤应与卵巢非赘生性囊肿、子宫肌瘤、阔韧带肿瘤、子宫内膜异位症、盆腔各种炎性包块、盆腔脓肿、后腹膜肿瘤等相鉴别。

1. 卵巢非赘生性囊肿

一般直径小于5 cm，多为单侧，可短期观察或给予避孕药口服，3个月内可自行消退，如果囊肿逐渐长大而不消退，应考虑卵巢肿瘤。

2. 子宫肌瘤

子宫肌瘤患者的主要症状是月经异常，经量多，经期长而周期短，浆膜下的肌瘤多无此症状，但肌瘤质硬并随宫体及宫颈移动而移动。然而当卵巢肿瘤质硬且与子宫相粘连而随子宫移动时，较大浆膜下肌瘤发生变性而呈囊性时，较难鉴别。应结合病史，体征及辅助检查做全面分析，必要时行剖腹探查以明确诊断。

3. 子宫内膜异位症

异位症所导致的盆腔粘连、异位囊肿及结节有时很难与卵巢肿瘤相鉴别，超声检查、腹腔镜可帮助鉴别，有时还需剖腹探查才能明确诊断。

4. 盆腔各种炎性包块

主要依据有无炎症的病史，炎性包块多活动受限，囊性壁薄，有压痛。结核性盆腹膜炎、卵巢肿瘤合并感染有时较难明确诊断，须借助于多项辅助检查。

5. 后腹膜肿瘤

后腹膜肿瘤（如畸胎瘤、脂肪瘤、神经纤维瘤等）均少见，但具有显著的腰骶痛等临床症状，肿瘤固定不动，使直肠、子宫移位。超声检查、CT检查、MRI等有助于鉴别。

6. 其他盆腹腔肿块

均有与卵巢肿瘤混淆的可能。如肾盂积水多有腰痛及排尿障碍，肠系膜囊肿位置较高，仅限于前后移动，叩诊时有鼓音带，须借助于超声、CT及其他的一些辅助检查。

（九）治疗

上皮性卵巢肿瘤的治疗原则为以手术为主，辅以化疗、放疗及生物治疗的综合治疗。

1. 手术治疗

手术可起到预防、诊断、分期、治疗或姑息治疗的作用。手术原则为严格掌握适应证，选择合适的手术方式，合理安排手术时间，正确的进行手术操作，术后做好综合治疗。

（1）卵巢良性肿瘤。一经确诊，即应手术治疗。根据患者的年龄、生育要求及对侧卵巢情况决定手术范围。年轻患者可行肿瘤剥出术或患侧附件切除术，尽可能保留正常卵巢组织；围绝经期妇女可行患侧附件切除术或同时切除子宫。术中标本应剖视检查以鉴别其良性、恶性；并送冰冻切片检查。术中应注意尽量完整切下肿瘤，以免囊内容物污染腹腔，巨大囊肿应穿刺抽吸以缩小其体积，抽吸速度宜慢以免休克，并需同时保护周围组织以免污染种植。

（2）卵巢交界性肿瘤。若冰冻报告为交界性，原则上应行全子宫加双附件及大网膜切除术。但对于年轻要求生育的患者，如果肿瘤只侵犯一侧卵巢并且限于卵巢组织内，可只切除患侧卵巢，但需严密定期随访。若有卵巢外扩散，应行全子宫加双附件及大网膜切除术，术后辅以化疗，如顺铂腹腔化疗2个疗程。

（3）卵巢恶性肿瘤。上皮性卵巢癌手术治疗是最有效的治疗手段，只有将肿瘤切净或基本切净，患者的生存时间才能明显延长，也为辅助治疗创造条件。首次手术最为重要，一经怀疑为恶性即应尽早剖腹探查。术中取腹水或腹腔冲洗液做细胞学检查，并全面探查盆腔、腹腔，对可疑病灶及易转移部位做活检，初步决定手术分期及手术范围。

保守性手术。适用于年轻未生育Ⅰa期，肿瘤分化高者；肿瘤为交界性或低度恶性；术中剖视对侧卵巢未发现肿瘤，术后有条件严密随访的患者。手术范围包括患侧附件切除和对侧附件活检，大网膜、腹膜及腹膜后淋巴结活检，以进行严格分期，活检阳性不做保守手术。

早期卵巢癌。早期患者（Ⅰ期）应做全子宫、双附件切除术，同时行大网膜和阑尾切除、盆腔及腹主动脉旁淋巴结清扫术，以减少肿瘤播散，并可减少或制止腹水再生以利腹腔内化疗。首先，卵巢肿瘤上皮性癌的双侧发生率约50%，浆液性癌的发生率更高，约60%；其次，大部分卵巢癌能直接蔓延至子宫，也可经淋巴回流、种植或输卵管播散至子宫；大网膜是卵巢癌最早的转移部位之一，早期转移灶通常小而分散，摸不出来，称亚临床转移；阑尾亦为较常受累的器官之一，黏液性癌的转移更多，故术中切除阑尾是必要的；越来越多的报道证明，盆腔及腹主动脉旁淋巴结早期转移率高，为了早期诊断及提高治愈率，盆腔及腹主动脉旁淋巴结清扫具有重要意义。

术前必须进行彻底而完备的准备工作，包括肠道准备，对症、支持治疗等。术中应注意切口要充分大，操作轻巧、准确，忌按压肿瘤，采用锐性分离，先处理静脉和淋巴，后结扎动脉，先处理肿瘤周围组织，再切除肿瘤邻近部位，切除范围要足够，切缘一定要有正常组织，尽量整块切除肿瘤，切缘需用纱布保护，以免肿瘤破裂局部种植。有腹水应进行细胞学检查，如无腹水应用生理盐水冲洗盆腔和结肠旁沟等处，取冲洗液送细胞学检查；即使是早期，也有亚临床转移的可能性，故应仔细探查高危区，包括子宫直肠窝、子宫膀胱窝、结肠侧沟及两侧盆壁等处的腹膜、大网膜、腹主动脉旁淋巴结、盆腔淋巴结，可疑处活检送病理，以明确分期，选择恰当的手术方案。

瘤体减灭术。Ⅱ期以上患者只要患者一般情况许可，应行瘤体减灭术，同时行腹膜后淋巴结清扫。术后辅以化疗或放疗，以期延长生存率。临床资料表明，患者残余肿瘤直径若超过某一个上限，辅助治疗的疗效明显受限，5年存活率明显降低，多数学者主张以1 cm为标准。瘤体减灭术是尽量切除原发病灶及转移灶，以减少肿瘤负荷对宿主的直接损害，使肿瘤大小呈指数下降，利于术后辅助治疗，提高生存时间。其机制包括：①减轻肿瘤对宿主的直接损害，改变肿瘤的自然发展过程。②使肿瘤的体积呈指数下降，增加辅助治疗的作用。③切除对化疗或放疗不敏感的肿瘤，提高辅助治疗的疗效。有资料表明残余瘤直径大小与生存时间呈反比关系，残余瘤直径为0.5 cm，年生存率为55%；直径为1 cm，5年生存率为42%；直径为2 cm，5年生存率降至11%；直径为4 cm，5年生存率为10%；直径为5～6 cm，5年生存率为5%；直径为7 cm以上，5年生存率为0。可见首次手术彻底的重要性。

手术切口一般取下腹部正中切口，因为手术范围很大，切口必须足够大才能满足暴露术野的需要，必要时可将切口由正中延长至剑突，或沿季肋缘向两侧延伸。进腹后，应做腹水或腹腔冲洗液细胞学检查，然后全面探查盆腔、腹腔，了解病变范围和各器官组织受累程度。盆腔肿块的切除是整个手术中难度最大的部分，出血多，时间长，由于肿瘤向邻近组织浸润，粘连成不规则的肿块，并充满盆腔，以至正常解剖难以辨认，但由于卵巢癌浸润腹膜面积虽广，多较表浅，故腹膜后方仍能保持界限清楚的疏松间隙，游离时较按常规步骤切除相比容易且出血少。因而盆腔腹膜外操作和逆行性操作成为盆腔手术的技术关键。从骨盆漏斗韧带上方或外侧打开腹膜，高位结扎卵巢动、静脉，推开腹膜上的输尿管，由两侧将腹膜以“卷地毯”的方式朝中线方向游离，依次切断圆韧带、子宫动脉，并将膀胱腹膜从膀胱顶部剥除，切除盆腔内肿瘤及内生殖器。肝表面转移可剥出肿瘤，创面缝合止血，肝实质内转移可行化疗；脾转移需切除脾脏；腹膜、肠系膜转移灶应予切除，必要时切除邻近的肠段；肠管受累若已达肌层甚至黏膜时，需行肠段切除和吻合术。

二次探查手术。卵巢癌二次探查术是指在首次手术后，患者按计划完成了化疗，一般为6～8个疗程，在临床表现症状和体征已全部消失，并经定期随访、B超、X线或CT检查无癌症迹象即所谓“临床完全缓解”的情况下，为了解腹腔内肿瘤是否取得根治与药物治疗效果而进行的再次手术探查。其最基本的价值是能够对卵巢癌患者的疾病做出较为客观的评价，以便制订进一步的治疗计划。

二次探查手术的时间宜选择在6～8个化疗疗程后。一方面，可以及时发现化疗后残存的癌灶，及时行减灭术，最大限度的清除残存灶，而后行更有效的治疗措施；另一方面，如发现阳性则可提早改用化疗药物，使之更加敏感，提高化疗疗效。

术中应仔细观察所有腹膜及浆膜面，做腹水或冲洗液细胞学检查，分离粘连，取粘连的组织、盆腔腹膜、大小肠系膜、前腹壁腹膜、小网膜及脾区、横膈、肝等组织活检，并寻找有无大片癌灶，如有则行减灭术。

总的来说，二次探查结果受肿瘤的临床分期、残余瘤的大小、化疗的长短及敏感性等因素影响。肿瘤的分期越早，残余瘤体积小，化疗疗程长，对化疗敏感等，其二探阴性率高。有研究者汇集1982–1989年以来7位作者所进行的910例二探手术的结果，初次手术时为Ⅰ～Ⅱ期者，二探阴性率为78%，Ⅲ～Ⅳ期为38%。残存癌<1 cm者，二探阴性率为60%～65%，>1 cm者则降至30%。

然而对于二探阴性患者来说并不等于治愈，由于某些客观原因，如体积小的肿瘤在隐蔽处不易察觉，而有假阴性的存在，故应继续进行巩固治疗。有一些研究报道二探阴性患者的复发情况，其复发与患者的年龄、肿瘤的组织学类型及分期、分化情况、残余瘤的大小、两次手术的间隔时间等因素有关。根据肿瘤细胞动力学分析，从二探到最初可测得复发灶的时间中位数为18.5个月。报道85例二探阴性患者的5年存活率为85%，年龄小于40岁。高分化，残余癌灶为0者的5年存活率为100%，残余灶>2 cm，低分化及40岁以上者，即使二探阴性，仍有20%～30%的病死率。而二探术阳性的价值不仅在诊断，还对患者的预后及制订随后的治疗计划有意义。对此可选用的方法有肿瘤再次减灭术、继续化疗（腹腔或全身）、放疗或免疫治疗。

再次减灭术。再次减灭术除二探术时存在的肿瘤病灶再次切除，还可用于复发肿瘤切除及首次手术未达最佳缩瘤目的（残存瘤>2 cm）的再次手术治疗。其目的在于提高生存率和改善生活质量。再次减灭术手术原则与首次手术相同。因手术范围广，故而难度相对较大。开腹后，先进行全腹探查，以了解病变范围和程度，估计手术的可行性，决定手术范围。手术方法根据复发部位不同而采取相应的处理，应努力将肉眼所见肿瘤完全切除。如播散性腹膜复发癌则不宜行再次减灭术；进展性卵巢癌，由于缺乏有效的二线化疗，再次减灭术的意义不大。从细胞动力学和临床结果来看，再次减灭术后残存瘤大小仍是影响生存率的重要因素，残存瘤越小和手术完全切除肿瘤者的生存时间明显延长。

腹腔镜手术在早期卵巢恶性肿瘤治疗中的应用如下。①手术安全性：全面而彻底的分期手术是治疗卵巢癌的首选方法。自1990年Reich等首次报道了应用腹腔镜治疗Ⅰ期低危型卵巢癌。1994年Querleu通过对8例已经进行过腹腔镜分期手术的早期卵巢肿瘤患者重新进行开腹分期手术，结果表明应用腹腔镜进行的分期手术是全面和彻底的。②手术有效性：对Ⅰ期卵巢癌腹腔镜手术、腹腔镜中转开腹手术和开腹手术3组患者平均随访3.5年，复发率和生存率无差异。腹腔镜手术与开腹手术切除淋巴结个数，大网膜大小及发现和辨别转移灶等手术效果和分期手术的结果一致。对36例早期卵巢癌（20例上皮性肿瘤，11例交界性肿瘤，5例非上皮性肿瘤）患者进行腹腔镜下手术分期，平均随访4.5年，100%存活，仅8%复发。表明腹腔镜分期手术治疗Ⅰ期低危型卵巢癌患者的安全性和有效性已经得到了充分的证实。

2. 化学治疗

化学治疗是上皮性卵巢癌综合治疗的重要手段之一，这是因为多数卵巢上皮性癌对化疗比较敏感，至少有一半的患者对化疗有良好的反应；卵巢上皮性癌经常在盆腹腔广泛种植，特别是细小癌灶，很难在术中切尽，尚有亚临床转移的可能，须依靠化学治疗；有时肿瘤巨大固定，术前化疗可以增加手术机会和达到更加满意的减灭效果；对于不能耐受或无法手术者而言，化疗几乎是唯一的治疗手段。

随着抗癌药的不断发现，对药物作用机制的分子水平的研究深入，化学治疗的实施得以不断改进，如药物选择，剂量调整，给药途径及疗程的设计等日趋完善，使恶性肿瘤的化学治疗取得了较大的进展。20世纪60年代以前，卵巢上皮性癌的化疗以烷化剂为主，至20世纪70年代，六甲密胺、顺铂被用来治疗卵巢癌，明显提高了疗效，20世纪90年代后，紫杉醇的发现为卵巢癌的治疗带来了新的希望。

（1）常用的化疗药物。常用的化疗药物有铂类：如顺铂、卡铂；烷化剂：如环磷酰胺、异环磷酰胺、苯丙氨酸氮芥及塞替派等；抗生素：如放线菌素D、更生霉素等；抗肿瘤植物类：紫杉醇、喜树碱、长春新碱等。

顺铂（cisplatin，PDD或DDP）。为铂的金属络化物，能与DNA结合，导致DNA

双链间交联，有抑制和破坏DNA的功能，也可抑制细胞的有丝分裂与增殖，为一种细胞周期非特异性药物，可用于多种肿瘤的化疗。主要的不良反应有消化道反应，肾脏损伤，表现为血尿及管型尿，神经毒性，偶见骨髓抑制。静脉灌注后，药物迅速分布于全身，但经肾脏代谢较慢，4天仅排出44%，故尤应注意其肾毒性，如尿中白细胞10/HP，红细胞或管型5/HP以上者，或血清肌酐＞132 μmol/L（1.5 mg/mL）者，应停用本品。用药前应全面检查肝、肾功能及血液，如有损害者应禁用。用药期间定期检查肝、肾功能、血及尿液。为减轻其肾毒性，使用顺铂均应水化与利尿（5%GS 1 000 mL静脉滴注后，呋塞米20 mg静脉注射，DDP继以5%GS 1 000 mL静脉滴注），使尿量＞100 mL/h，以保护肾脏。

卡铂（carboplatin，CBP）。为第二代铂络化物，特点为抗瘤谱广，抗肿瘤活性与DDP相似，主要毒性是骨髓抑制，而非血液毒性比DDP低，使用中不需水化及利尿。每4 mg卡铂的疗效相当于顺铂l mg，用药前应全面检查肝、肾功能及血液检查，根据肌酐清除率调整卡铂用量。

紫杉醇（泰素，paclitaxel，TAXOL）。由美洲紫杉树皮中提取的双烃烯植物类抗肿瘤药物。作用于细胞的微管系统，促经微管双聚体装配并阻止其去多聚化，从而抑制癌细胞的有丝分裂，使之停止于G2期和M期，起到抗癌作用。研究显示紫杉醇可以抑制肿瘤血管形成，诱导肿瘤细胞凋亡，抗瘤机制独特，尤其是对顺铂耐药者有一定的疗效，未发现与其他药物之间有交叉耐药。主要不良反应有过敏反应，如血管性水肿、荨麻疹、低血压及呼吸困难等，骨髓抑制特别是白细胞减少较明显，胃肠道反应，神经毒性，如脱发、关节痛、手足麻木等。若辅以G-CSF 5～10 mg/（kg・d），则效果较好，而血液方面的支持可以使大剂量的化疗得以进行。使用前应尽可能摇匀，如与顺铂合用，应先用紫杉醇。其过敏反应可用激素和抗过敏药物防治。目前国外已将紫杉醇与铂类药物的联合化疗作为卵巢癌的化疗标准方案应用于临床。国内由于价格昂贵，很多患者难以承受，而使其应用受到限制。

拓扑喜树碱（topotecan，OPT）。为细胞周期特异性药物，主要作用于S期细胞，是选择性拓扑异构酶Ⅰ抑制剂，可与之共价结合，使DNA断裂，干扰DNA的转录和复制，阻止有丝分裂。主要不良反应有骨髓抑制，胃肠道反应，少数患者可有脱发，泌尿系统症状。尚未发现有交叉耐药，疗效呈时间依赖性。

烷化剂。为细胞周期非特异性药物，为一种广谱抗肿瘤药物，可与细胞代谢中许多重要的基团进行烷基化作用，妨碍DNA的复制和转录，从而阻挠瘤细胞的代谢和复制作用。常用的有氮芥、环磷酰胺等。

抗生素类。为自然界微生物的代谢产物，其生化作用点多为抑制核酸或核酸合成的细胞毒性物质，属细胞周期非特异性药物。包括丝裂霉素、博来霉素、阿霉素等。

（2）化疗的方式。卵巢癌化疗包括术前和术后化疗。术前化疗适用于晚期患者，肿瘤种植转移广泛，全身情况差不能耐受手术，或因肿瘤广泛粘连不能完成最佳减灭术者，以使肿瘤缩小、松动，提高手术成功率，一般化疗1～2个疗程。术后化疗可以杀灭残余微小病灶，或为二次肿瘤减灭术做准备，对未达最佳减灭术者或术后复发的患者有一定的姑息作用。

在药物的应有上分单药和联合用药两种方式。单药化疗在铂类药物出现以前以烷化剂为主，常用的有氮芥、环磷酰胺、塞替派等，其后的非烷化剂如顺铂、卡铂、阿霉素、紫杉醇等也有较好的疗效。由于顺铂抗癌谱较广，与某些抗癌药物合用时，有协同或相加的作用，故以顺铂为基础的联合化疗几乎成了卵巢癌首选的化疗方案。

化疗途径上有全身用药、腹腔化疗和动脉灌注化疗。全身用药包括口服、肌内注射、静脉化疗。腹腔用药可以使药物与肿瘤直接接触而且浓度增加，但对粘连形成者有一定局限性，且渗透深度有限，故有一定局限性。术后残余肿瘤在全身化疗的同时经局部动脉插管化疗对控制肿瘤有一定效果。

（3）常用的化疗方案见表10–5。

表10–5　化疗方案

分期	方案	天数	疗程
Ⅰ～Ⅱ期	PAC 方案：DDP 70 mg/m^2 静脉滴注或腹腔用药	第 1 天	6 次，间隔：21 ～ 28 天
	CTX 0.8 g 静脉注射	第 4 天	
	ADM 50 mg 静脉注射	第 4 天	
	或 PC 方案 DDP 70 mg/m^2 静脉滴注或腹腔用药	第 1 天	
	CTX 0.8 g 静脉注射	第 4 天	
Ⅲ～Ⅳ期	TAXOL+DDP 方案：TAXOL 135 mg/m^2 静脉滴注（3h）	第 1 天	8 次，间隔：21 ～ 28 天
	DDP 70 mg/m^2 静脉滴注或腹腔用药	第 1 天	
	或 PEFC+CF 方案：DDP 70 mg/m^2 静脉滴注或腹腔用药	第 1 天	8 次，间隔：21 ～ 28 天
	VP–16 300 mg 腹腔用药	第 1 天	
	5–Fu 500 ～ 750 mg 静脉滴注	第 2 ～ 6 天	
	CF 200 ～ 300 mg 静脉滴注	第 2 ～ 6 天	
	CTX 400 ～ 800 mg 静脉滴注或静脉注射	第 6 天	

（4）交界性上皮性肿瘤的化疗：Ⅰc期及以上患者予预防性化疗4～6个疗程，可用PAC方案或PC方案。

3. 放射治疗

上皮性癌对放射治疗有一定的敏感性。放射治疗主要适用于手术后患者，其目的是继续杀灭残存肿瘤，特别是当残余肿瘤直径小于2 cm时可提高疗效。随着化疗药物的应用，放疗多用于晚期的姑息治疗，以期杀灭肿瘤，延长生存期。

4. 生物治疗

现代肿瘤生物治疗包括免疫治疗、基因治疗和生物反应调节剂的临床应用，被称为恶性肿瘤的第四种治疗模式。目前尚处于研制及试用阶段，有待进一步研究及临床运用。

免疫治疗是生物治疗的重要范畴，包括主动免疫和被动免疫。主动免疫是指利用某些抗原刺激机体产生肿瘤特异性细胞免疫应答来消除肿瘤，被动免疫治疗是利用外源性免疫物质，使之在机体内发挥抗瘤作用。目前，肿瘤免疫治疗包括：细胞因子治疗，肿瘤坏死因子（TNF）、干扰素（IFN）、集落刺激因子（CSF）、巨噬细胞激活因子（MAF）等在免疫系统中起非常重要的调控作用。目前已有多种重组细胞因子进入临床试验阶段，对其的研究应用越来越深入广泛，有望成为一种有效的治疗手段。其他还有过继免疫治疗、以单抗为载体的导向治疗、肿瘤疫苗等。

基因治疗是将外源基因导入人体，达到直接或间接杀伤肿瘤细胞的目的。目前的基因转移技术主要分为两大类：病毒介导的基因转移技术和理化方法介导的基因转移技术。在现在的研究中，应用最为广泛而有效的基因转移方法是逆转录病毒载体介导法。

三、卵巢性索间质肿瘤

（一）概述

卵巢性索间质肿瘤由性索和胚胎性间质衍化而来。一般认为，粒层和支持细胞来自性索细胞，而卵泡膜和睾丸间质细胞（莱迪细胞）来自胚胎性间质，它们可单独和混合形成各种肿瘤。粒层细胞分泌雌激素，支持细胞分泌雄激素，卵泡膜细胞分泌雄激素、孕激素和雌激素，睾丸间质细胞则分泌雄激素。纤维细胞瘤偶尔分泌甾体类激素。这些激素导致卵巢性索间质肿瘤往往伴有各种内分泌症状。

卵巢性索间质肿瘤包括良恶性肿瘤，其中恶性卵巢性索间质肿瘤占所有卵巢恶性肿瘤的5%～8.5%。

（二）分类

根据WHO《卵巢肿瘤组织学分类》第二版，卵巢性索间质细胞肿瘤的分类见表10–6。

表10–6　卵巢性索间质细胞肿瘤的分类

粒层－间质细胞肿瘤	
粒层细胞瘤	成年型
	幼年型
卵泡膜纤维组织肿瘤	卵泡膜瘤
	纤维瘤
	富于细胞纤维瘤
	纤维肉瘤
	伴少量性索成分间质瘤
	硬化性间质瘤
	未分类
	其他
支持－间质细胞肿瘤（男性母细胞瘤）	
高分化	支持细胞肿瘤（管状男性母细胞瘤）
	支持－莱迪细胞瘤
	莱迪细胞瘤
中分化支持莱迪细胞瘤	
低分化支持莱迪细胞瘤（肉瘤样型）	
网状型	
伴环状小管的性索瘤	
两性母细胞瘤	
未分类	
类固醇（脂质）细胞肿瘤	

（三）粒层细胞肿瘤

粒层细胞肿瘤是最常见的性索间质肿瘤。据统计，粒层细胞肿瘤占卵巢性索间质肿瘤的69.6%。它分为两型，即成人型和幼女型。

1. 成人型粒层细胞瘤

绝大多数发生于成人，发病年龄高峰为45～55岁，半数发生于绝经后，发生于青春期前者少于5%。多数患者以性激素紊乱为首发症状，约75%生育年龄患者表现为雌激素异常增多，月经不规则或痛经，月经周期延长或乳房胀痛。绝经后患者可出现阴道流血。青春期前患者75%出现同性性早熟。由于雌激素分泌增多，25%～50%的患者伴发子宫内膜增生，5%～13%的患者发生子宫内膜癌。少数患者表现为孕激素增多，个别患者出现男性化表现，如闭经多毛痤疮或乳房萎缩等，切除肿瘤后症状均消失。无内分泌症状的患者常表现为腹痛腹胀，甚至胸腹水，肿瘤倾向于内出血。偶尔因肿瘤破裂出现急腹症，常出现于孕妇或年轻妇女。

病理变化包括肉眼观察和镜下观察：

肉眼观察。95%以上的患者肿瘤局限于一侧卵巢，5%～8%的患者为双侧性，往往预后差。肿瘤常呈类圆形，表面光滑或结节状凹凸不平，大小不一，从数毫米至20几厘米不等，平均直径13 cm。切面为囊实性或实性，色泽为黄色或灰白色，质地软或硬，色泽与质地视肿瘤内是否含有黄素化细胞或纤维成分多少而定。囊呈多房性或单房，内含浆液或陈旧性出血，少数也呈薄壁囊肿样。

镜下观察。瘤细胞排列无定向，呈石榴子样。瘤细胞小，从圆形至多边形不等，也可呈梭形和卵圆形，有棱角，典型的镜检呈纵向深核沟，使核形似咖啡豆。核分裂相多少不等，约半数病例小于1/10HP，不足1/4的病例可多于2/10HP。根据分化程度不同瘤组织有不同的排列方式。高分化粒层细胞瘤可表现为微卵泡型和大卵泡型。中等分化的以梁索型和岛状型结构为主。低分化者表现为缎带状型和弥漫型。但无论何种分化类型，均为低度恶性肿瘤。

2. 幼年型粒层细胞瘤

较少见，约占5%。发病年龄从新生儿到67岁不等，平均13岁，其中20岁以下占87%以上。妊娠期诊断的粒层细胞瘤大多属于此型。80%以上的青春期患者出现同性假性性早熟，并因此而就诊。较年长患者可有腹痛腹胀、月经过多和闭经。约10%患者伴有腹水，另约10%患者可因肿瘤破裂导致急腹症。本病可伴发Ollier病（多发内生骨疣）、Maffucci综合征（内生骨疣和血管瘤）或性腺发育异常。

（1）病理变化。包括肉眼观察和镜下观察：

肉眼观察。类似成年型，出血坏死往往更明显。

镜下观察。镜下可见肿瘤以实性为主，伴局灶的卵泡样结构。卵泡衬覆的瘤细胞周围可有少量卵泡膜细胞包绕，但更常见直接与弥漫实性区移行。Call-Exner小体罕见。另一特征为粒层细胞和卵泡膜细胞均常出现显著黄素化。

（2）治疗。对于大多数粒层细胞肿瘤患者，单纯手术治疗已足够。放疗和化疗仅适用于转移和复发患者。

手术。初潮前及生育年龄妇女患者多为Ⅰa期。需保留生育功能者，行患侧附件切除，如果对侧卵巢增大，应做活检。无生育要求者，行全子宫加双附件切除术。同时行标准的手术分期。大于40岁的患者，复发可能性上升，建议加用化疗，但疗效不确切。绝经前患者，应做子宫内膜活检，以排除子宫内膜腺癌。

放疗。粒层细胞瘤患者不主张加用放疗。

化疗。目前还没有证据表明辅助化疗能预防复发。转移和复发患者可以化疗。最有效的化疗方案为BEP，其他可采取的化疗方案为PVB、PAC。在一个GOG研究中，37%（14/30）的患者经BEP化疗后，为阴性二探术。激素制剂如孕激素和抗雌激素也曾应用，但尚未有证据表明其有效。

（3）预后。成人型粒层细胞瘤的5年生存率为85%～90%，Ⅰ期达94%～100%，10年88%～96%，20年降为75%。粒层细胞瘤一般在初次诊断后5～30年内复发。肿瘤可通过血行转移至肺、肝、脑等，一旦转移，肿瘤发展较快。

预后较差的指征为：手术时已有卵巢外扩散；Ⅰa期患者肿瘤破裂；瘤体呈实性，直径大于5 cm；核分裂相大于5/10 HP，年龄是否影响预后尚有不同观点。

幼年型粒层细胞瘤的临床经过大多呈良性，只有5%肿瘤生物学行为属恶性。如果有复发或转移，均发生于术后3年内。其预后似乎只与临床分期相关，与瘤体大小、破裂与否、分裂相多少均无关。

（四）卵泡膜纤维细胞类肿瘤

该组肿瘤包括自纤维瘤至明显卵泡膜分化的一个组织学类型。

1. 卵泡膜瘤

卵泡膜瘤指瘤细胞与卵泡膜细胞及其黄素化细胞相似的间质肿瘤。本病可发生于任何年龄，但主要见于40岁以上，2/3以上为绝经后，青春期前罕见。平均发病年龄为55岁。最常见的临床症状是雌激素增多引起的绝经后阴道流血或月经不规律，少数可出现男性化症状。因肿瘤本身造成的腹痛、腹胀、Meigs综合征或硬化性腹膜炎也有个别报道。基本上为良性肿瘤，个别黄素化卵泡膜瘤可能呈恶性。

2. 卵泡膜–纤维瘤

卵泡膜–纤维瘤是一类良性肿瘤，发病年龄和临床症状均与纤维瘤类似。

3. 纤维瘤

纤维瘤指由产生大量胶原的梭形细胞构成的肿瘤，是性索间质肿瘤中较常见的一种类型，属于良性肿瘤。瘤体较小时常无症状，瘤体较大时一半以上患者出现腹痛、腹胀等症状。约10%以上的患者出现腹水，而且肿瘤大小与腹水有一定关系，肿瘤直径超过10 cm时约40%的患者出现腹水，并可伴Meigs综合征，个别患者甚至出现大腿、腹壁和外阴水肿，肿瘤标志物CA125上升，肿瘤切除后恢复正常。4%～8%的纤维瘤为双侧性。1/3的瘤体小于3 cm，表面光滑和呈结节状，质地硬韧，切面呈灰白色，旋涡状，常伴有囊型变。光镜下肿瘤由纤维母细胞和纤维细胞构成，呈羽毛状、编织状和旋涡状排列，瘤细胞小。许多纤维瘤可见细胞间水肿或黏液样变。

4. 纤维肉瘤

纤维肉瘤本病罕见，预后极差。瘤细胞中–重度异型，核分裂相多见，大于3/10HP。

5. 硬化性间质瘤

硬化性间质瘤占卵巢间质肿瘤的1.5%～6%，约80%的患者小于30岁，一般没有性激素分泌异常症状。临床经过为良性。

6. 富于细胞纤维瘤

临床表现和大体形态与纤维瘤无明显差别。光镜下显示大部分区域瘤细胞丰富，排列紧密，核染色质增加，可由轻度核异型，核分裂相介于1～3/10 HP，一般呈良性经过。

7. 伴少量性索成分的间质瘤

指纤维瘤性或卵泡膜瘤性肿瘤中散在少许性索成分。每一张切片中性索成分应少于10%，其临床特征与预后与单纯的卵巢纤维瘤和卵泡膜瘤类似。

本组肿瘤除纤维肉瘤外基本属于良性肿瘤，因此治疗上可行肿瘤或患侧附件切除术，预后良好。

（五）支持-间质细胞瘤

也称睾丸母细胞瘤或男性母细胞瘤，指由不同分化的支持细胞、网状上皮细胞、纤维母细胞和莱迪细胞以单一或不同比例混合构成的肿瘤。发病率约占性索-间质肿瘤的1%。发病年龄在20～30岁，青春期前和绝经后偶尔发生。约75%的患者出现男性化症状，但程度和症状因肿瘤类型而有较大差别。

1. 低分化的支持-莱迪细胞瘤

（1）临床表现。低分化的支持-莱迪细胞瘤是卵巢支持间质细胞瘤中最常见的类型，约占2/3。组织学分级与患者预后有一定关联。11%的中分化肿瘤和60%的低分化肿瘤属于低度恶性。临床上表现为典型的雄激素增多症状，如闭经、乳房萎缩、多毛、声音低沉等。实验室检查可发现雄激素和睾酮升高，而硫酸脱氢表雄酮正常和轻微升高。

（2）治疗。由于仅有不足1%的患者属于双侧发病，因此对于需要保留生育功能的患者可行单侧附件切除术，同时评估对侧卵巢。而对于不需要保留生育功能的患者比较适合于行全子宫加双侧附件切除术。本病放化疗的资料较少，可能VAC方案有效。

（3）预后。5年生存率70%～90%，复发较少见。分化差者预后较差。

2. 支持细胞瘤

指肿瘤完全和几乎完全由生精小管的支持细胞构成的肿瘤。患者可伴发生殖器发育异常，属于良性肿瘤，单纯患侧切除即可。

3. 高分化支持-莱迪细胞瘤

与支持细胞瘤不同在于间质出现明显的睾丸间质细胞，即莱迪细胞。罕见。

4. 莱迪细胞瘤

在卵巢罕见，属良性，大多数有雄激素增多表现，但10%～20%有雌激素增多表现。

（六）伴环状小管的性索瘤

指细胞形态类似粒层细胞，但组织结构与支持细胞有某种程度相似的肿瘤。其特征是出现单纯或复杂的环状小管结构。可分成两类：

1. 伴有Peutz-Jehers综合征

伴有Peutz-Jehers综合征（遗传性错构瘤性肠息肉病和口腔黏膜、口唇和指趾色素沉着）占1/3。一般为双侧性和多灶性，临床均呈良性过程。

2. 不伴PJS

不伴PJS，半数以上伴发雌激素增多症状，约20%为恶性。

四、卵巢生殖细胞肿瘤

（一）概述

卵巢生殖细胞肿瘤占所有卵巢肿瘤的1/4～1/5，其中绝大部分为良性肿瘤。恶性肿瘤所占比例国内外差异较大。国内据统计，卵巢恶性生殖细胞肿瘤占全部卵巢恶性肿瘤的18.2%，但美国国家统计资料显示，三种最常见的卵巢恶性生殖细胞肿瘤只占全部卵巢恶性肿瘤的2.4%。此种差异的原因尚不清楚。

卵巢生殖细胞肿瘤来源于胚胎期性腺的原始生殖细胞。在胚胎发育过程中，原始生殖细胞经历了从卵黄囊向背侧肠系膜迁移，最后到达生殖嵴的过程，因此生殖细胞肿瘤可发生于性腺以外多个部位，如颅内、后腹膜腔等，但仍最常见于性腺即卵巢部位。它常发生于儿童及青年妇女，仅偶见于绝经后妇女。据统计，卵巢肿瘤发病年龄小于20岁者，60%～70%为生殖细胞肿瘤，且年龄越小，恶性肿瘤的可能性越大。而在成年妇女中，95%的生殖细胞肿瘤为良性成熟性畸胎瘤。

卵巢恶性生殖细胞肿瘤的发病率仅为睾丸恶性生殖细胞肿瘤的1/10，所以卵巢生殖细胞肿瘤的许多治疗方法往往从睾丸生殖细胞肿瘤的研究进展中借鉴而来。近年来，在卵巢生殖细胞肿瘤的治疗方面取得了极大进展，其预后显著改善。

卵巢生殖细胞肿瘤的组织学分类见表10–7。

表10–7　卵巢生殖细胞肿瘤的组织学分类

无性细胞瘤			
畸胎瘤	未成熟		
	成熟	实性	
		囊性	皮样囊肿
			样囊肿恶变
	高度分化的单胚层瘤		卵巢甲状腺肿
			类癌
			甲状腺肿和类癌
			其他
内胚窦瘤			
胚胎癌			
多胚癌			
原发性绒癌			
混合型生殖细胞瘤			

不同种类的卵巢生殖细胞肿瘤会分泌一些特殊的免疫学标志物。较常见的如甲胎蛋白（AFP）、人绒毛膜促性腺激素（HCG）。

（二）无性细胞瘤

1. 发病率

在国外无性细胞瘤是最常见的恶性卵巢生殖细胞瘤，占25%～40%。国内统计资料显示，其为第二常见的生殖细胞肿瘤约占25%。其中75%的无性细胞瘤发生于10～30岁，5%发生于10岁前，在50岁以后发病者罕见。由于其好发于年轻妇女，与妊娠相关的卵巢恶性生殖细胞肿瘤中20%～30%为无性细胞瘤。

2. 病理变化

（1）肉眼观察。纯无性细胞瘤呈圆形、卵圆形或分叶状，实性，表面光滑，有纤维包膜。大小悬殊，最重可达5 kg，质地硬而韧。切面实性，呈灰红色至淡褐色，囊性区域可有出血坏死。在不同部位充分取材非常重要，因为如果发现其他生殖细胞肿瘤成分，将会影响其预后。

（2）镜下观察。无性细胞瘤由大而一致的瘤细胞构成，由含量不等的结缔组织分隔，呈片状、岛状或带状排列。纤维分隔中含有淋巴细胞。细胞直径15～25 μm，细胞界限清楚，胞质丰富而淡染，核居中，泡状嗜酸性核仁明显，可见巨核细胞，核分裂相易见。产生HCG的无性细胞瘤中6%～8%可见单个或丛状的合体滋养细胞，免疫组化可以显示HCG的分泌。与绒癌不同的是不见细胞滋养细胞，合体滋养细胞的出现与患者的预后无关。卵巢无性细胞瘤与睾丸精原细胞瘤类似，其包膜可呈胎盘碱性磷酸酶阳性。

（3）最近研究显示，混合性生殖细胞肿瘤发生率较以往报道高，可能因为取材观察更仔细，对混合性生殖细胞肿瘤认识更充分。无性细胞瘤可伴有畸胎瘤、内胚窦瘤、胚胎癌或绒癌。半数性腺母细胞瘤中可见无性细胞瘤成分。组织学上，不同的肿瘤成分可密切混合，或见于无性细胞瘤邻近，纤维性间质分隔可有可无。

3. 临床表现

无性细胞瘤的症状与其他实性卵巢肿瘤类似，包括下腹包块、腹胀、慢性盆腔痛，扭转或破裂时出现急腹痛。无性细胞瘤的大小相差很大。其出现症状的时间往往很短，但由于肿瘤生长迅速，所以大多数无性细胞瘤都很大，直径通常在10 cm以上。

无性细胞瘤可发现于因原发闭经而就诊的患者。本瘤有发生于两性畸形及性染色体异常的个体的倾向，核型为46，XY或性染色体阴性。约5%的患者伴有性腺发育异常。

纯型无性细胞瘤无内分泌症状。个别病例报道有HCG升高、性早熟或出现男性化症状，但有这些内分泌症状的患者往往伴有绒癌或性母细胞瘤成分。极少数儿童患者可能合并难以纠正的高钙血症，只有在肿瘤切除后才能恢复正常。

75%的无性细胞瘤在诊断时为Ⅰ期，即肿瘤局限于一侧或双侧卵巢。其中85%～90%的无性细胞瘤为单侧卵巢发病，10%～15%为双侧发病，这也是卵巢生殖细胞肿瘤中唯一双侧发病的肿瘤类型。其他生殖细胞肿瘤罕见双侧发病。

其余25%的患者在初次诊断时已有转移。无性细胞瘤最常见的转移途径是淋巴系统，一般首先转移至髂窝淋巴结和腹主动脉淋巴结。肿瘤也可通过脱落种植在腹腔内播散或通过血行播散。较少见的转移部位是骨转移，往往转移至下脊椎。晚期肿瘤可转移至肺、肝、纵隔、脑、锁骨上淋巴结等部位。需要引起注意的是，在没有其他播散迹象时，肿瘤可能已转移至对侧卵巢。

4. 治疗

无性细胞瘤的治疗包括手术、化疗和放疗。由于无性细胞瘤常见于儿童和年轻妇女，故保留生育功能成为一个必须考虑的问题。而由于其对放疗和化疗均高度敏感，且大多数患者诊断时均为早期，使保留生育功能成为可能。

（1）手术治疗。手术对于需要保留生育功能的患者，可做患侧附件切除术，保留对侧附件和子宫。即使已经转移的患者，如果强烈要求，也可以考虑保留生育功能。但假如患者的染色体核型有Y染色体，则必须切除双侧卵巢，子宫可以保留，以保留将来做胚胎移植的可能。如果不要求保留生育功能，则可行腹式全子宫和双侧附件切除术。对于晚期病例，可做肿瘤减灭术。如果肿瘤局限于卵巢，必须做仔细的分期手术，包括探查整个盆腹腔表面，并对可疑部位进行活检以及同侧盆腔淋巴切除术、腹主动脉旁淋巴结探查、活检术。无性细胞瘤是唯一容易双侧发病的生殖细胞肿瘤，而且有些转移尚处于亚临床阶段，故有必要剖检对侧卵巢，并对可疑部位进行活检。对于强烈要求保留生育功能的患者，即使对侧发现小的转移，也可以切除肿瘤而保留部分正常卵巢组织。

对于合并妊娠的患者，如肿瘤为Ⅰ期，可仅行患侧附件切除术，继续妊娠。如为Ⅰb期以上患者，则需加用化疗，早期妊娠必须中止。化疗对中晚期妊娠胎儿影响较小，但也有导致脑萎缩的报道，故继续妊娠必须慎重。

（2）化学治疗。无性细胞瘤对化疗敏感。由于BEP和PVB方案的应用，化疗对无性细胞瘤的疗效得到了极大提高，有许多报道通过系统化疗能控制转移。常用的化疗方案BEP/PVB/VAC（表10-8）。据报道，这三个化疗方案以BEP疗效最好，不良反应也较小。

表10-8　BEP/PVB/VAC化疗方案

VAC	长春新碱	1～1.5 mg/m²	第1天	疗程4～6
	更生霉素	400 μg	第1～5天	间隔4周
	环磷酰胺	5～7 mg/kg	第1～5天	
PVB	顺铂	20 mg/m²	第1～5天	疗程3～6
	长春新碱	1～1.5 mg/m²	第1天	间隔3周
	博莱霉素	20 mg/m²（累计总量不超过300～500 mg）	第1～3天	
BEP	博莱霉素	15 mg/m²	第1～3天	
	依托泊苷	100 mg/m²	第1～5天	
	顺铂	20 mg/m² 或100 mg/m²	第1～5天 第1天	疗程3～6 间隔3周

据GOG报道，通过三个疗程的EC方案（etoposide 120 mg/m²，静脉注射，第1、2、3天；carboplatin 400 mg/m²，第1天，静脉注射，每4周1次）化疗，已经完全切除肿瘤的Ⅰb期、Ⅰc期、Ⅱ期和Ⅲ期患者均取得了持续的100%的肿瘤完全缓解率。

对于那些肿瘤未完全切净的患者，GOG研究两个以铂类为主的化疗方案。在第一个研究中应用的方案为长春花碱12 mg/m²每3周一次，博莱霉素20 mg/m²，每周一次，顺铂20 mg/m²，每3周用5天。经4个疗程的治疗，对那些在二探中疾病持续或进展的患者，则给予6个疗程的VAC。另外一个研究中，有残余灶的患者接受BEP方案化疗后，在长期随访中，均为无瘤生存。这表明，即使晚期不能完全切除病灶的患者，经铂类为主的联合化疗后，也拥有良好的预后。最好的方案是4个疗程的BEP方案。

（3）放射治疗。无性细胞瘤对放疗高度敏感。照射剂量为2 500～3 500 cGy，效果良好，但是放疗往往会造成生育功能的丧失以及其他较严重的不良反应。所以目前放疗并不是无性细胞瘤的一线治疗方法。

如仅行单侧附件切除术，无性细胞瘤的复发率在18%～52%。术后化疗可能降低复发。75%的复发发生于初治后一年内。复发患者的处理应视其前次治疗而定。如未行化疗者，可予BEP方案化疗。如已应用过BEP方案化疗，改用放疗，效果良好。但如照射野包括盆腹腔，则会丧失生育功能。

虽然无性细胞瘤多为近期复发，但最近也有多例报道该肿瘤有远期复发，甚至有超过20年后再复发者。对这些患者的处理应包括病灶切除或化疗或放疗。

5. 预后

无性细胞瘤预后良好。Ⅰa期无性细胞瘤患者，仅仅行单侧附件切除术就能达到90%以上的5年无瘤生存率。Ⅰb期患者经手术和化疗5年无瘤生存率也超过95%。Ⅲ、Ⅳ期的无性细胞瘤经手术和BEP方案化疗或放疗，其5年生存率在54%～90%。手术范围的大小可能并不影响其预后。

除肿瘤期别外，影响无性细胞瘤预后的因素包括：①肿瘤直径大于10 cm。②发病年龄小于20岁。③镜下特征有丝分裂相多，分化不良。

无性细胞瘤患者经单侧附件切除和BEP方案化疗，基本不影响其生育功能。大多数患者能维持正常。

（三）非无性细胞瘤

其他卵巢生殖细胞肿瘤均称非无性细胞瘤，包括内胚窦瘤、畸胎瘤、胚胎癌、多胚癌、原发性绒癌、混合型生殖细胞肿瘤。

1. 内胚窦瘤

内胚窦瘤因其来源于原始卵黄囊又名卵黄囊瘤。内胚窦瘤的发病率在国内位居卵巢生殖细胞肿瘤第一，占其27%～41%，国外报道其发病率位居生殖细胞瘤的第三。其发病中位年龄为16～18岁，约1/3患者诊断时在初潮前。

其临床表现与一般临床实体瘤相似。由于本瘤生长快，故经常起病急，出现症状时间短，半数病例出现症状仅一周或短于一周。约75%的患者主诉盆腹腔痛，约10%的患者以无症状的腹块或腹部膨大就诊，偶可表现为急腹症。

（1）病理变化。包括肉眼观察和镜下观察。

肉眼观察。内胚窦瘤几乎全为单侧发生，双侧一般提示转移。肿瘤直径3～30 cm不等。瘤体通常包膜完整，圆形，质硬，可能分叶状，部分可出血、坏死、囊型变和黏液变。如有其他生殖肿瘤细胞成分，可能改变其外观。

镜下观察。多种组织学形态往往混合存在，包括微囊、内胚窦样、实性、腺管、腺泡、多囊泡、黏液瘤样、乳头、巨囊、肝样、原始内胚层型等，其中多囊泡、黏液样、肝样和原始内胚层型常倾向于单独存在，致其显示为单一的组织学形态。这些病理类型的存在，给诊断带来很大困难。内胚窦样型有血管袖套结构构成，即S-D小体，是鼠胎盘的胚胎性结构，而人类无该结构。其特点是毛细血管周围有窄的结缔组织带，外表面被覆立方的胚胎上皮样细胞，这些细胞核大，核仁明显。核分裂活跃。S-D小体是内胚窦瘤的特征性结构。然而，也有一些内胚窦瘤见不到或很少见到S-D小体。

（2）肿瘤标记物。绝大多数内胚窦瘤分泌AFP，可通过血清检测和免疫组化法在病理标本中检测到，一般患者AFP浓度很高，术前可达14 000～200 000 μg/L，彻底手术后一般5～7天AFP降至正常，复发时有上升。其浓度与肿瘤消长密切相关。故AFP不仅可用于诊断，也是治疗与监护时的重要标志物。

（3）治疗。包括手术治疗、化学治疗和放射治疗。

手术治疗。手术包括探查和患侧附件切除，并送快速冰冻切片诊断。约71%的患者初诊时为Ⅰ期，6%为Ⅱ期，23%为Ⅲ期。切除对侧附件和子宫、清扫盆腔淋巴结并不改善预后。任何大的转移灶均应尽量切除，但彻底的手术分期并不十分必要，因为所有患者均需化疗。本病未见有双侧发生，只在有其他转移灶时，对侧卵巢才会被累及。

化学治疗。所有患者均需化疗。足量和正规的化疗非常重要，能明显改善预后。化疗方案同无性细胞瘤，疗效以BEP最好，故应将该方案作为一线方案。据报道经该方案治愈的患者，发育正常，有生理性月经周期，有几个已正常妊娠、分娩。

BEP方案的疗程为3～6个，Ⅰ期患者可予3个疗程，其他期别患者可增加疗程，或至肿瘤标记物转阴后继续化疗2个疗程。一般不主张二探术。

放射治疗。本瘤对放疗不敏感，故一般不采用。

（4）预后。内胚窦瘤恶性程度高，既往预后极差，平均生存期仅一年。目前化疗已极大地改善了内胚窦瘤的预后。2年生存率已由不到25%提高到60%～70%。国内报道经正规化疗，肿瘤的持续缓解率为81.8%，其中Ⅰ期达到94.1%。而未予正规化疗的患者持续缓解率仅为23.5%（4/17）。晚期与复发性的内胚窦瘤的5年生存率为17%。而且通过保守性手术和联合化疗，使保留生育功能成为可能。因此，影响本瘤预后的两个主要预后因素为化疗和临床期别。

2. 畸胎瘤

卵巢畸胎瘤约占原发性卵巢肿瘤的15%，其中约95%为良性，约5%为恶性。多由2～3个胚层结构组成，偶见单胚层构成的肿瘤。

（1）未成熟畸胎瘤。在卵巢恶性生殖细胞肿瘤中发病率居第3位，约占20.3%。它有复发转移的潜能，这种潜能与所含神经上皮的数量和未成熟程度直接相关。它好发于儿童和年轻妇女。在＜15岁发病的卵巢恶性肿瘤中，未成熟畸胎瘤占1/4。

未成熟畸胎瘤生长迅速，容易转移复发。恶性程度高，常穿透包膜，侵犯周围组织，并在腹腔内广泛种植播散，它常首先转移至腹膜后，然后至远处淋巴结、器官。转移或腹腔种植灶可能与原发瘤形态不同，可以有与原发灶一样的未成熟成分，也可以完全成熟化。有研究显示，1/3病理可发生自发或化疗后完全成熟化，而且，腹膜种植和成熟化可在短期内发生。

1）病理变化。包括肉眼观察和镜下观察。

肉眼观察。未成熟畸胎瘤一般为单侧，但对侧可同时发生成熟性囊性畸胎瘤。其大小悬殊，呈球形或分叶状，质软或硬。常穿透包膜，浸润周围器官组织。切面以实性为主，也可伴有囊性变。局灶可见软骨、毛发、脂肪等。

镜下观察。内中外三胚层的不成熟组织均可见。如果出现大量成熟组织，则必须充分取材，以免漏诊。其他生殖细胞肿瘤类型可以伴存。未成熟畸胎瘤根据镜下所见可做出组织学分级，可以预测患者预后并指导治疗。

2）治疗。包括手术治疗、化学治疗和放射治疗。

手术治疗。青春期前患者如病变局限于一侧卵巢，应做单侧附件切除术并做手术分期。绝经后妇女行全子宫和双附件切除术。双侧发病没有报道。有时对侧卵巢会伴发成熟性畸胎瘤，应予注意。故常规的对侧卵巢剖视和活检没有必要。

化学治疗。Ⅰa期患者，分化良好的患者预后非常好，不需要辅助化疗。其他患者均需化疗。方案同其他生殖细胞肿瘤。既往最常用的为VAC方案，目前认为BEP方案最佳。由于未成熟畸胎瘤生长速度很快，术后应尽可能早开始化疗，一般应在7～10天以内。

放射治疗。很少应用。只在经过化疗后尚有持续性局限性病灶存在情况下才被使用。

3）预后。最重要的预后因素是肿瘤的分级。肿瘤分级：Ⅰ级5年生存率82%，Ⅱ级62%，Ⅲ级30%。

另外，肿瘤的期别和初治时肿瘤的大小也有一定影响。5年生存率在手术未能切净的患者为50%，切净的为94%。其总的5年生存率为70%～80%，经手术分期的Ⅰ期患者可达到90%～95%。由于肿瘤有逆转为成熟的可能，因此对于复发和转移的患者仍应积极治疗。有报道复发和晚期未成熟畸胎瘤的5年生存率为36%，介于无性细胞瘤与内胚窦瘤之间。

（2）卵巢成熟性畸胎瘤。①实性成熟畸胎瘤。本病罕见，多见于青年妇女。瘤体表面光滑，切面实性，瘤组织各胚层组织均成熟，无原始神经组织成分，预后好。②卵巢囊性成熟性畸胎瘤。本瘤含有两个或以上胚层成分的成熟性组织，主要来源于外胚层。其发生率高，仅次于卵巢浆液性囊腺瘤，占所有卵巢肿瘤的10%～20%，占生殖细胞肿瘤的85%～95%。可发生于任何年龄，但以生育年龄妇女多见。常无临床症状，在体检时偶然发现。在有症状的患者中，主要表现为下腹痛、腹块和异常子宫出血。生育功能基本正常。约1/3患者肿瘤组织中含有牙齿和骨化物，X线或B超有助于诊断。卵巢囊性成熟性畸胎瘤的并发症以肿瘤蒂扭转最常见，其他有破裂、感染和恶变。其治疗为手术切除，如患者年轻，应行肿瘤剔除术，以尽量保留正常卵巢组织。由于双侧卵巢畸胎瘤的发生率可达10%，故正确处理对侧卵巢十分重要。在对侧卵巢外观正常时，剖视阳性率仅3%，因此不必要常规行对侧卵巢剖检。③成熟性畸胎瘤恶变：恶变率为1%～2%，多发生于绝经后妇女，瘤体的各种组织成分均可发生恶变，但绝大多数为鳞状上皮恶变为鳞状上皮癌，占83%，肉瘤变7%。其外观类似于卵巢上皮性肿瘤。本瘤的扩散方式为直接侵犯和腹膜播散，一般不转移至淋巴结，血行转移也很少见。治疗为手术和化疗，方案同其他生殖细胞肿瘤。本瘤预后不良，5年生存率15%～31%。

3. 胚胎癌

本病罕见，多数与其他生殖细胞肿瘤共存，发病年龄小，4～28岁，中位年龄为14岁。可能分泌雌激素，导致假性性早熟和不规则阴道流血。其临床特征与内胚窦瘤类似。它能合成与分泌AFP和HCG，是肿瘤检测和诊断治疗时的标志物。它的治疗同内胚窦瘤，放疗无效，化疗也不是很敏感。本瘤恶性度高，早期即有转移，分化最差，预后不佳。

4. 绒癌

纯粹非妊娠性绒癌罕见，其组织学表现与妊娠性绒癌相同。发病年龄一般小于20岁。初潮前发病的患者约50%出现同性性早熟。治疗以手术和化疗为主，方案可用BEP。本病恶性程度高，诊断时一般已有转移，往往在全腹腔内播散，并可通过淋巴管和血管转移，这与妊娠性绒癌转移通过血行转移不同。尿和血清HCG水平可用来检测肿瘤的消长。本病预后差。

5. 多胚癌

本病罕见，恶性程度高。它由大量与正常体节前胚胎相似的胚胎样小体构成，多认为起源于多潜能的恶性胚胎性细胞。单纯的多胚癌极罕见，仅见10例左右报道，其余全部与其他生殖细胞肿瘤混合存在。其临床表现与其他生殖细胞肿瘤类似。发病年龄小，常伴假性性早熟。血清AFP和HCG可检测病情变化。治疗以手术为主，辅以联合化疗，放疗无效。有报道应用VAC方案化疗有效。

6. 混合性生殖细胞瘤

本病是指由一种以上生殖细胞肿瘤成分构成的肿瘤（不包括性腺母细胞瘤和混合性生殖细胞–性索–间质肿瘤）。最常见成分为无性细胞瘤，发生率为80%，其次为内胚窦瘤，发生率为70%，未成熟畸胎瘤为53%，其他种类的生殖细胞肿瘤成分均可出现。最常见的组合为无性细胞瘤和内胚窦瘤。治疗方法同其他生殖细胞肿瘤。本瘤预后由恶性程度最高的肿瘤成分决定。

五、非卵巢特异性软组织肿瘤

近代卵巢胚胎发生学指出，卵巢的髓质系泌尿生殖嵴上皮下间叶细胞形成，而卵巢皮质则起源于该嵴的米勒上皮，因而卵巢间质可区分为非特殊的支持组织及特殊的性腺间质，由支持组织产生的肿瘤称为非卵巢特异性软组织肿瘤。这是一组并非特异地发生于卵巢的肿瘤，这些肿瘤更常见于身体的其他部位，而在卵巢却较为罕见。

（一）分类

（1）纤维组织来源肿瘤：①纤维瘤。②多细胞纤维瘤。③纤维肉瘤。

（2）肌肉来源肿瘤：①平滑肌瘤。②平滑肌肉瘤。③横纹肌瘤。④横纹肌肉瘤。

（3）管和淋巴管来源肿瘤：①血管瘤。②血管内皮肉瘤。③淋巴管瘤。④淋巴管肉瘤。⑤血管外皮细胞瘤。

（4）骨和软骨来源肿瘤：①骨瘤。②骨肉瘤。③卵巢骨巨细胞瘤。④软骨瘤。⑤软骨肉瘤。

（5）神经来源肿瘤：①神经纤维瘤。②神经纤维肉瘤。③神经鞘瘤。④恶性神经鞘瘤。⑤神经节细胞瘤。⑥嗜铬细胞瘤。⑦原发性神经外胚层肿瘤。

（6）脂肪组织来源肿瘤：脂肪瘤。

（7）间皮来源肿瘤：①腺瘤样瘤。②腹膜间皮瘤。

（8）卵巢其他间叶组织来源肿瘤：①卵巢硬化性间质瘤。②性索间质肿瘤。③类固醇细胞瘤。

（9）未分化肉瘤。

（10）造血细胞来源肿瘤：①恶性淋巴瘤。②白血病累及卵巢。③浆细胞瘤。

（二）纤维瘤

指来源于卵巢间质内的非特异性纤维结缔组织。占全部卵巢肿瘤的4%，约占卵巢间质肿瘤的2/3。

1. 病理变化

（1）肉眼观察。大多数为单侧，10%～15%为双侧性，实性，直径大小不等，表面光滑，灰白色或乳白色，结节状或分叶状。切面质密，灰白，呈编织状或旋涡状，也有囊性变者。

（2）镜下观察。肿瘤大者常伴有间质水肿、透明变性、黏液变性，偶见钙化。

2. 临床表现

纤维瘤90%发生于30岁以上妇女，常见于50～60岁。30%～50%患者无症状，肿瘤生长缓慢，待长到一定程度时可产生压迫症状，肿瘤嵌顿于盆腔内压迫膀胱、直肠，引起排尿不畅、大便困难及下腹部隐痛等，伴发瘤蒂扭转可引起急性腹痛。纤维瘤10%～15%伴发腹水，约1%伴发胸腔积液、腹水，即麦格综合征。偶见内分泌功能异常，如月经不调、绝经后阴道出血，引起不孕症，也有合并子宫肌瘤者。

纤维瘤偶见伴发戈尔林综合征（Gorlin）（有遗传性基底细胞癌史，伴有多发性基底细胞癌、颅内钙化、肋骨融合、精神异常、器官距离过远等多种异常）。

3. 治疗

单纯切除肿瘤或行患侧附件切除术即可，如年龄大或合并子宫肌瘤等症应行全子宫加单或双侧附件切除。

4. 预后

卵巢纤维瘤手术切除后预后良好。合并麦格综合征者术后胸腔积液、腹水常迅速消退。

（三）纤维肉瘤

罕见的卵巢肉瘤。可以是纤维瘤或纤维囊腺瘤恶变形成。

1. 病理变化

（1）肉眼观察。大多数为单侧，表面光滑，呈分叶状或不规则状。剖面灰白，质韧，多见出血坏死灶。

（2）镜下观察。瘤细胞密集呈梭形，交叉分布或呈编织状排列，瘤细胞呈中至重度异形，核形态不规则，染色质丰富而深染，核仁及核膜清晰，核分裂相多（4～25/10 HP），瘤内可见胶原纤维丝。若分化好的纤维肉瘤显示纤维母细胞增生。

2. 临床表现

卵巢纤维肉瘤多见老年妇女，平均发病年龄58岁。主要为盆腔包块史或兼有腹痛。

3. 治疗

行全子宫及双侧附件切除术，并盆腔淋巴结清扫术，术后辅以化疗。

4. 预后

预后较差。

（四）卵巢平滑肌瘤

卵巢平滑肌瘤占卵巢良性肿瘤的0.5%～1%。以往认为肿瘤起源于卵巢血管壁平滑肌，现认为可由卵巢内卵泡外膜及间质平滑肌或卵巢韧带发生。

1. 病理变化

（1）肉眼观察。大多数为单侧，肿瘤呈圆形或分叶状，虽无包膜却边缘清晰，直径0.3～36 cm不等，切面实性，表面光滑，灰白、灰黄或粉红色，肌纤维常呈螺旋状排列，间质血管丰富，巨大肿瘤常见散在钙化或骨化。

（2）镜下观察。瘤细胞呈长梭形、核居中呈梭形，两端钝圆，核染色质均细，核仁不明显，核膜清晰，胞质淡嗜伊红染色，肌原纤维从核两端延伸，瘤内平滑肌纤维多数呈编织状排列。罕见核分裂相，一般<1/10 HP。若合并妊娠，瘤细胞可轻度异型。若瘤细胞丰富，核分裂相≥1可诊断多细胞性平滑肌瘤。当查见异形瘤细胞并核分裂相（1～2/10 HP）时，可视为交界性平滑肌瘤。

（3）免疫组化Masson染色。平滑肌纤维呈红色，十分显著，单克隆抗体结蛋白、平滑肌动蛋白（SMA）、HHF35皆呈阳性标记。

2. 临床表现

卵巢平滑肌瘤发病年龄为12～76岁，多见于40～50岁。多数患者主诉腹块、腹痛、腹坠、月经不调或痛经，偶有出现腹水，或胸腔积液、腹水，即麦格综合征。

3. 合并症

同侧及对侧卵巢可合并黏液性囊腺瘤、子宫内膜异位、卵泡膜增生症。另外常伴发子宫肌瘤。

4. 治疗

根据年龄行患侧肿瘤切除或患侧附件切除术，年龄大者可同时行子宫切除术。

5. 预后

卵巢平滑肌瘤为良性肿瘤，预后良好。

（五）平滑肌肉瘤

少见。占同期卵巢肿瘤的0.26%，约占卵巢非特异性间质恶性肿瘤的45.6%。组织来自午菲管残余、血管平滑肌，伴发畸胎瘤者，由卵巢多潜能性间叶组织发展而来。

1. 病理变化

（1）肉眼观察。常为单侧，肿瘤体积大小不等，多数达10 cm以上，不规则形成结节状，乳白色，切面为浅黄色，呈鱼肉状伴出血、囊性变或坏死。

（2）镜下观察。可见平滑肌细胞增生，有异形，核染色质深，分裂相增加，一般>5/10HP，并有巨细胞存在。高分化者肉瘤细胞伴随其肌原纤维呈编织状或鱼脊骨样排列，核常在同一平面呈栅栏状，常伴出血或坏死。肿瘤迅速由血行转移。

（3）组化及免疫组化Masson染色。肌纤维呈红色。PTAH染色呈紫红色。嗜银染色证实，肌束间有网状纤维穿插其间。瘤内中间微丝经单克隆抗体结蛋白及波形蛋白，SMA、HHF35测定呈阳性表达。

2. 临床表现

平滑肌肉瘤发病年龄为20～65岁，以中年妇女居多。盆腔包块史者，可有腹痛，盆腔压迫症状。常合并子宫肌瘤，出现月经紊乱。

3. 预后

卵巢平滑肌肉瘤治疗与预后：同纤维肉瘤，常发生转移，多死于术后2年。死因分别为广泛转移、肺栓塞及恶病质等。

（六）横纹肌肉瘤

少见。发病率为卵巢恶性肿瘤的0.16%～0.28%。组织来源目前推测为由卵巢未分化间叶组织或卵巢子宫内膜异位症的间质细胞衍化为未分化横纹肌母细胞，又逐渐衍化横纹肌母细胞。

1. 病理变化

（1）肉眼观察。肿瘤直径5～30 cm，多数达20 cm以上，呈圆或不规则形，切面灰红色质实呈鱼肉状或质韧似橡皮，常有囊性变、出血或坏死。

（2）镜下观察。可见条纹状未成熟的横纹肌母细胞，交叉排列，细胞异型甚大，核大，染色深有不典型分裂相及巨细胞存在。约有1/4病例中具备局灶性多形性横纹肌肉瘤灶。

（3）组化及免疫组化 。PTAH染色胞质内显示纵或横纹。免疫组化单克隆抗体测定波形蛋白、结蛋白、肌红蛋白皆呈阳性表达。

2. 临床表现

横纹肌肉瘤发病年龄为2～86岁，多数为40岁以上。缺乏特殊症状，多数主诉腹块、腹痛、腹胀等，术中发现肿瘤多数已为晚期。

3. 治疗

行全子宫及双侧附件切除术，并盆腔淋巴结清扫术，术后辅以化疗。推荐联合化疗包括放线菌素D、长春新碱和环磷酰胺。此外加用氨甲蝶呤，并用四氢叶酸解救和阿霉素也是有效的。

4. 预后

卵巢横纹肌肉瘤病程短，肿瘤生长迅速，约半数累及邻近器官并早期发生血管内侵袭、远处转移。预后很差，有报道平均术后存活期仅9个月。但有报道1例胚胎性横纹肌肉瘤已有转移，经手术、化疗和放疗后生存良好。

（七）血管瘤

少见。1896年首次报道1例卵巢血管瘤，至1999年仅见报道44例。一般认为此瘤属于血管畸形，或为残余的中胚叶组织形成的一种瘤状结节，有些病例与畸胎瘤并存。分海绵状和毛细血管型两种，以海绵状为多见。

1. 病理变化

（1）肉眼观察。肿瘤直径由数毫米到24 cm不等，绝大多数为单侧，表面光滑，白或暗红色，与邻近正常卵巢组织分界清楚，偶有包膜，肿瘤多位于卵巢髓质或卵巢门处。切面若为海绵状血管瘤则呈蜂窝状血管腔隙，其内充盈血液；若为海绵状毛细血管瘤则瘤内混杂面积不等囊、实区域；若为血管内皮瘤，则呈均质粉红色或棕色质韧组织，可伴局灶出血。

（2）镜下观察。均由衬覆单层内皮细胞大小不等的血管组成，管腔内充盈血细胞或呈部分血栓机化，瘤内有数量不等纤维组织间隔，常伴透明变性或出血灶。

（3）组化及免疫组化。测定Ⅷ因子相关抗原，CD34呈阳性表达。

2. 临床表现

血管瘤可发生于任何年龄，多见于婴儿及儿童期。常缺乏症状，偶因肿瘤扭转而引起急腹症，常伴发腹水。有报道1例患者因彩色多普勒超声图像显示，卵巢肿瘤具有极丰富而复杂的血管及明显的血流量，而获术前确诊。多数是手术或尸检中偶然发现的。

3. 合并症

患者可伴发全身血管瘤。除卵巢外，血管瘤可分布于皮肤、肾上腺、脾、脑、小肠、乙状结肠、女阴、卵管、阴道、子宫、直肠陷凹等。有2例合并血小板减少症。

4. 治疗及预后

行卵巢切除或附件切除术后多可获痊愈，合并全身性血管瘤病者，有1例死于子宫出血。

（八）血管内皮肉瘤

仅见零星报道。组织来源于卵巢原始间叶组织向血管分化，另有认为来源于卵巢生殖细胞单胚层高度特殊分化，以血管肉瘤成分占绝对优势。还有认为来源于子宫恶性米勒管源性肿瘤衍化。

1. 病理变化

（1）肉眼观察。肿瘤直径由数毫米到15 cm不等，绝大多数为单侧。剖面呈紫蓝色、质软或脆，实性区域呈蜂窝状，常伴有血液外溢。若起源于卵巢皮样囊肿则尚可伴发囊内皮脂物质及毛发。

（2）镜下观察。见肿瘤内为密集不规则的毛细血管腔隙，互相吻合，内衬未分化的血管内皮细胞，细胞不典型增生、核大、深染，呈单层灶状聚集，或乳头状排列，异型明显。

（3）电镜。最具有特征性的为Weibel-Palade小体。

（4）免疫组化测定。肿瘤内皮细胞的单克隆抗体以CD31、CD34、Ⅷ因子皆呈强阳性表达。梭形瘤细胞对HHF-35可呈阳性表达，提示其向平滑肌分化，其次测定肌动蛋白、波形蛋白、SMA也可呈阳性表达。唯EMA、CEA及AFP皆呈阴性。

2. 临床表现

血管内皮肉瘤发病年龄由19～77岁不等，多见于儿童期及青春早期。临床症状分别为腹痛腹内肿物，偶因肿瘤破裂可出现腹腔内出血急腹症症状。

3. 治疗

行全子宫及双侧附件切除术，必要时进行减瘤术，术后辅以化疗及放疗。

4. 预后

可迅速由血行转移。据文献报道，Ⅰ期以上患者均于术后18～30个月内死亡。

（九）淋巴管瘤

少见。自1908年Kroemer首次报道1例，迄今仅有10余例报道。有笔者认为不属于真正的肿瘤，而是淋巴管畸形，或为残余的中胚叶组织形成的瘤状结节。

1. 病理变化

（1）肉眼观察。肿瘤累及单或双侧卵巢，直径由4～15 cm不等，多数<6 cm，灰白色缺乏包膜，切面呈多发性大小不等囊腔、充盈淡黄色水样液体。

（2）镜下观察。由海绵状或微淋巴管组成，管壁衬覆扁平内皮细胞，管腔内可见数量不等淋巴细胞及嗜酸性液体，管腔之间被疏密不等纤维组织围绕。

（3）免疫组化。对Ⅷ因子相关抗原、CD31、CD34、波形蛋白及低分子量角蛋白（CAM5.2）皆呈阳性标记。

2. 临床表现

多数缺乏症状，而于手术或尸检中偶然发现。

（十）淋巴管肉瘤

于1943年由Rice首先报道，镜检显示大小不等腔隙，内衬扁平内皮细胞，有纺锤形细胞核，内皮细胞向管腔外增生，核染色质深，有分裂相及明显的水肿、出血、坏死。

（十一）骨瘤

罕见。起源于卵巢间质细胞，经骨化生而成。镜检可见肿瘤由致密的骨皮质细胞组成。

（十二）软骨肉瘤

非常罕见。Talerman 1981年曾报道1例卵巢纯软骨肉瘤，患者6 1岁，因盆腔肿物而手术。

1. 病理变化

（1）肉眼观察。卵巢肿物较大，呈灰白色结节，剖面呈软骨样透明状。

（2）镜下观察。瘤内含不同分化阶段的软骨细胞岛，细胞异型及核分裂相较明显，另有软骨化骨现象，未见其他成分，术后随访4年健在。

2. 治疗

卵巢软骨肉瘤应行全子宫双侧附件切除并大网膜切除术，必要时行区域性淋巴结清扫术。

3. 预后

卵巢软骨肉瘤预后不良。

（十三）神经纤维瘤

较少见。分两种：一种为全身性的神经纤维瘤，累及卵巢称雷克林豪森病；另一种为原发于卵巢的神经纤维瘤经超微结构研究及特殊染色证实肿瘤起源于卵巢内的神经节。

（十四）神经纤维肉瘤

罕见。镜检显示由长条形细胞组成。

（十五）神经鞘瘤

非常罕见。

1. 病理变化

（1）肉眼观察。均为单侧，左侧多见，肿瘤直径可达10 cm，表面光滑呈结节状，包膜不完整或缺如，切面灰白色，部分区域质韧或程度不等的黏液变性、囊性变及出血，若瘤体中央呈大面积坏死，可视为恶性变征象之一。

（2）镜下观察。良性神经鞘瘤由旋涡状排列的施万细胞组成，核呈栅栏状排列，形成Verocay体，组织形态同其他部位神经鞘瘤，常伴微囊区及黏液变性。恶性神经鞘瘤则往往缺乏Verocay体，胞质略丰富，部分瘤细胞密集区域呈上皮样细胞形态，该处瘤细胞呈片块状排列，多角形，核中度异型伴嗜酸性胞质，核常固缩或黏液变性，核分裂相>4/10 HP。

（3）免疫组化。良、恶性神经鞘瘤测定单克隆抗体S-100蛋白皆呈阳性表达而结蛋白、神经特异性烯醇酶则呈阴性。

2. 临床表现

恶性神经鞘瘤患者年龄30～71岁不等，主诉腹部膨隆伴程度不等疼痛或腹内肿物，消瘦或伴发腹水。

3. 预后

卵巢良性神经鞘瘤仅行单侧肿瘤切除即可治愈，如为恶性者虽经手术及化疗，预后仍不良。

（十六）脂肪瘤

1. 病理变化

非常少见。或是以脂肪为主的畸胎瘤，或是卵巢间质脂肪化生形成的成熟的脂肪细胞在局部聚积形成。镜下可见肿瘤为完全的成熟脂肪细胞组成，可见小血管。

2. 预后

卵巢脂肪瘤为良性肿瘤，切除后预后良好。

（十七）未分化肉瘤

少见。镜检显示高度未成熟发育的组织，核染色质深，细胞异型性明显，有较多巨细胞存在。诊断必须除外盆腔或其他部位的肉瘤转移。

（十八）恶性淋巴瘤

原发于卵巢的恶性淋巴瘤十分少见。女性一生均可发生此病，但多见于40岁前后中年人。

1. 病理变化

卵巢淋巴瘤可来源于卵巢门淋巴样组织，炎症浸润的淋巴细胞或畸胎瘤的淋巴样组织。组织学类型分四类：

（1）霍奇金病型。肿瘤细胞呈弥漫性分布于卵巢间质内，可见有特征性的Reed-Sternberg细胞。

（2）淋巴母细胞性淋巴瘤。由不成熟的淋巴母细胞组成，其间有单核细胞浸润。

（3）淋巴细胞性淋巴肉瘤。肿瘤细胞较淋巴母细胞小，瘤内也有单核细胞浸润。

（4）网织细胞肉瘤。细胞呈卵圆形、多边形，核染色深、异型性大，核分裂相多。

2. 临床表现

曾报道34例淋巴瘤或白血病表现为卵巢肿块的。分三组：

（1）急性发病组。急腹痛、腹胀，有时伴呕吐，也可有全身症状如发热或体重减轻。恶性淋巴瘤可有体重下降、虚弱、发烧三联症。

（2）慢性发病组逐渐发生的腹痛、腹胀，病程1～6个月不等。该组未见全身症状。

（3）妇科症状组。月经过多或闭经，除2个在术中偶然发现卵巢肿块外，所有患者均可摸到附件肿块。

3. 诊断

Fox&Langley提议原发性卵巢淋巴瘤的诊断标准如下：

（1）诊断卵巢淋巴瘤时，全身检查不能发现其他部位淋巴瘤的证据，假如播散发生在紧邻淋巴结或直接播散浸润紧邻结构，也可考虑为原发性。

（2）外周血和骨髓不含任何异常细胞。

（3）假如另外的淋巴瘤病变发生在远离卵巢部位，那么在出现卵巢和卵巢外病变之间至少已过去数月。

4. 预后

卵巢恶性淋巴瘤属高度恶性肿瘤。往往迅速、广泛转移，直接蔓延至阔韧带、子宫、输卵管，也可转移至主动脉旁淋巴结、肝、脾及骨髓，预后很差，患者常在一年内死亡。尽管手术治疗，甚至施行较为彻底的手术并给予化疗，也不能改变预后恶劣的后果。当肿瘤早期仅累及单侧卵巢或局部受累者则预后稍好，而肿瘤晚期，直径＞10 cm，双侧卵巢受累或广泛转移者预后很差。

六、卵巢类固醇细胞肿瘤

本类肿瘤首先由Barzilar称为脂质细胞瘤，瘤细胞呈多角形，胞质内富含类脂质，酷似黄体细胞、间质细胞及肾上腺皮质细胞。有学者认为本类肿瘤中有一些仅含少量脂质或不含脂质，且肿瘤分泌各种类固醇激素，临床上常有男性化，也可有女性化特征，称其为“卵巢类固醇细胞瘤”更合适。

本类肿瘤的分型有分歧，根据肿瘤组织来源分为三类：间质黄素瘤、间质细胞瘤、非特异性类固醇细胞瘤。本类肿瘤比较少见，曾报道类固醇细胞瘤占卵巢肿瘤0.1%。本类肿瘤中，凡瘤细胞有显著异型或核分裂相众多，肿瘤最大直径>8 cm以上者，有恶性可能。若瘤细胞有典型林克结晶者，多属良性。上述条件对判断肿瘤良恶性有参考价值。

（一）卵巢间质黄素瘤

卵巢间质黄素瘤约占本类肿瘤的25%，肿瘤来自黄素化的间质细胞。有学者认为卵巢受垂体释放的黄体生成素的持续刺激，促使间质黄素细胞增殖，并随年龄增长而显著，呈瘤样增生结节而形成卵巢间质黄素瘤。

1. 病理变化

（1）肉眼观察。肿瘤无包膜，直径0.25～2.9 cm不等，切面呈灰白色或黄棕色实性结节，多数为单侧性。性质为良性。

（2）镜下观察。肿瘤周围由卵巢间质包绕。瘤细胞呈圆形或多边形，多数核小、圆、居中央或略偏位，核膜略有皱褶，有单个明显的核仁。胞质丰富嗜伊红，有少量嗜酸颗粒，有脂质空泡。半数以上病例胞质内含不等量脂色素颗粒。90%以上病例同侧或对侧卵巢的间质卵泡膜细胞增生伴黄素化。

2. 临床表现

本病以中老年妇女为主。肿瘤分泌雌激素、雄激素和少量孕酮。60%患者有高雌激素血症引起的症状，如阴道不规则流血、子宫内膜增生过长、内膜息肉、子宫内膜高分化腺癌等。12%伴有男性化症状，其余可无任何内分泌异常。

3. 鉴别诊断

应与妊娠黄素瘤、卵巢门细胞增生、黄素卵泡膜细胞瘤鉴别。

4. 治疗

间质黄素瘤多为单侧性的良性肿瘤，可行单侧附件切除术。

（二）卵巢间质细胞瘤

卵巢间质细胞瘤，又称卵巢门细胞瘤，约占本类肿瘤的15%。有研究者认为几乎全部卵巢间质细胞来自卵巢门细胞。其组织学特征为瘤细胞内含林克结晶，少数间质细胞瘤位于卵巢门附近的卵巢间质内称为“非门细胞型间质细胞瘤”。

1. 病理变化

（1）肉眼观察。肿瘤无包膜，几乎都为单侧性实质性结节，直径1～15 cm不等，绝大多数小于5 cm。切面呈棕色、粉红色，伴有出血可形成囊腔。

（2）镜下观察。瘤细胞大圆形或多角形，半数以上病例胞质或胞核中可找到林克结晶，细胞排列成片、巢或索状。如果肿瘤位于卵巢门部而无林克结晶，诊断为“可能门细胞瘤”；具有门细胞瘤的特征而位于非门部，则命名为“非门细胞型间质细胞瘤”。

2. 临床表现

常见于绝经期妇女，62%患者表现为男性化症状，如面部多毛、痤疮，阴蒂肥大，月经少或闭经、不孕等。无林克结晶的间质细胞瘤可表现为高雌激素症状，如月经过多，绝经后阴道流血、子宫内膜增生过长等。生化检测血睾酮水平明显升高。

3. 鉴别诊断

应与卵巢门细胞增殖、支持间质细胞瘤鉴别。

4. 治疗

一般采取全子宫和双附件切除术。由于肿瘤呈良性，对年轻患者可行单侧附件切除术。

（三）卵巢非特异性类固醇细胞瘤

瘤细胞形态非特异，不能归入间质黄素细胞及间质细胞，但又具有本瘤共性，故列入非特异性类固醇细胞瘤，占类固醇细胞瘤60%。

1. 病理变化

（1）肉眼观察。肿瘤边界清，部分见完整包膜，呈分叶或结节状。94%为单侧性，6%为双侧性，平均直径8.5 cm，切面为黄色或橘黄色，实性，偶见出血坏死或囊性变。

（2）镜下观察。瘤细胞大圆形或多边形，胞质丰富嗜伊红，因含丰富脂质而呈空泡，疏松如海绵状。胞膜清晰，核仁明显，核常有轻微不典型，约25%具有中重度不典型，有核分裂相。瘤细胞排列成巢、索状，由丰富血管分隔为其特征。

该肿瘤40%为恶性。有报道称，如肿瘤为恶性则肿瘤直径常大于7 cm、核分裂相每10个高倍视野大于2个、细胞核有异型性、肿瘤常有出血坏死。

2. 临床表现

此类肿瘤发病平均年龄43岁，早于其他类固醇肿瘤。52%患者有男性化症状。8%有高雌激素表现。6%伴有库欣综合征（柯兴综合征），血浆皮质醇升高。25%无内分泌症状，在妇科检查或手术时发现。

3. 鉴别诊断

应与卵巢黄素化颗粒-卵泡膜细胞瘤、卵巢透明细胞癌鉴别。

4. 治疗

一般行患侧附件切除术或全子宫及双侧附件切除术。若疑及恶性肿瘤，需行瘤体缩减术，术后辅以放疗或化疗，化疗多用PVB方案（顺铂、长春新碱、博莱霉素）。良性者预后良好，恶性者因肿瘤病例少无明确生存率统计资料。

七、卵巢混合性生殖细胞-性索间质肿瘤

卵巢混合性生殖细胞-性索间质肿瘤，认为是卵巢管来源的良性肿瘤。1972年Telerman首次使用该命名并沿用至今。

（一）发病率

少见。由于原来命名不统一或对本病缺乏认识，真正的发病率尚不清楚。自1972年

以来，仅见病例报道10余例。

（二）病理变化

1. 肉眼观察

多数肿瘤具有完整包膜，呈圆形、分叶状或不规则结节等，直径2.5～30 cm、重量100～1 050 g。切面呈灰白或黄色，实性为主，质脆，伴有大小不等微囊，内含透明水样或轻度浑浊液，偶见出血，一般无钙化及坏死。

2. 镜下观察

见肿瘤由生殖细胞与由性索衍化的类似支持细胞及粒层细胞混合组成。分三型：①瘤细胞呈短梭形类似性索间质细胞，排列呈细长分支条索或宽柱，其间混杂单个或成堆生殖细胞，部分区域出现Call-Exner小体样结构，酷似粒层细胞瘤的组织形成。②由性索间质样瘤细胞呈岛状及实心管状结构，被细纤维组织分隔，其间混杂数量不等生殖细胞。③性索间质样细胞呈网状排列，可混杂单个或众多生殖细胞。

3. 免疫组化染色

细胞角蛋白、波形蛋白、胎盘碱性磷酸酶均阴性。

（三）临床表现

1. 年龄

自新生儿至67岁妇女均可发生，以婴儿及儿童最常见。

2. 肿块

逐渐增大的肿块，仅见1例双侧性，显示同样的组织病理类型。

3. 腹痛

肿瘤发生瘤蒂扭转而引起腹痛，并有急腹症的症状。

4. 内分泌紊乱

出现假性女性青春期性早熟表现，阴道不规则出血。乳腺发育、多毛、阴毛生长。

（四）诊断

1. 遗传学检查

多数女性为46、XX核型。有3例女性患者为46、XY核型。

2. 内分泌检查

个别病例可出现假性女性青春期性早熟表现：尿雌激素升高，阴道细胞涂片有雌激素影响。切除肿瘤后内分泌活动消退。

（五）鉴别诊断

1. 性腺母细胞瘤

性腺原基男性分化为性腺母细胞瘤，性腺原基女性分化为混合性生殖细胞-性索间质肿瘤。

本瘤与性腺母细胞瘤均以相同的两种成分组成，但不同点为本瘤排列方式不同于性腺母细胞瘤，缺乏间质透明样变、钙化或退变，以及缺乏性腺母细胞同心纹特征。本瘤比性腺母细胞瘤大。

2. 无性细胞瘤

无性细胞瘤病理的排列是以生殖细胞占优势，无性索间质成分，故能排除。

3. 性索间质肿瘤

性索间质肿瘤无生殖细胞成分，仅以性索间质成分占优势，向粒层细胞衍化时，颇似粒层细胞瘤，向支持细胞瘤衍化时颇似支持细胞，故可与本瘤鉴别。

4. 两性母细胞瘤

两性母细胞瘤内具备有Call-Exner小体作为粒层细胞的代表，有支持细胞组成小管作为支持细胞的代表，唯缺乏生殖细胞成分，可与本瘤鉴别。

（六）合并症

可合并无性细胞瘤，属于恶性混合性生殖细胞瘤，均发生在青春期以后。

（七）治疗

1. 单纯手术

如果为纯卵巢混合性生殖细胞-性索间质肿瘤，单纯切除肿瘤或一侧附件即可，不需要做进一步治疗，但要仔细检查腹腔及对侧并做活检，术后长期随访。

2. 手术加放射治疗及化学药物治疗

青春期后的患者应仔细检查并注意有无合并其他生殖细胞成分的肿瘤。如合并无性细胞瘤或其他恶性肿瘤应采取卵巢恶性肿瘤的治疗，无性细胞瘤采取放射治疗加手术治疗，如合并内胚窦瘤则应当手术加化学药物治疗，并长期随访。

（八）预后

总的来说，卵巢混合性生殖细胞-性索间质肿瘤预后良好。肿瘤可存在多年而不侵犯邻近器官或发生转移。切除后可长期无瘤生存。

八、卵巢转移性恶性肿瘤

卵巢转移性恶性肿瘤也称其继发性卵巢恶性肿瘤，凡原发肿瘤的瘤细胞经过淋巴道、血道或体腔侵入卵巢，形成与原发病灶相同病理特性的卵巢恶性肿瘤，称为卵巢转移性恶性肿瘤。

卵巢转移性恶性肿瘤并不罕见，占全部卵巢肿瘤的1%～3%，占卵巢恶性肿瘤的5%～10%，体内任何部位的原发性恶性肿瘤均可转移至卵巢。卵巢转移性恶性肿瘤最常见的原发部位为胃和肠道，其次依次为乳腺、除卵巢外的生殖道、泌尿道，其他如肝、胰、胆道也有报道，但罕见。白血病、淋巴瘤也可累及卵巢。

（一）常见的卵巢转移性恶性肿瘤

1. 库肯勃肿瘤

库肯勃肿瘤是最常见的卵巢转移性恶性肿瘤，是由Krukenberg在1896年首先报道而得名，占全部卵巢转移性恶性肿瘤30%～40%。原发病灶为胃癌占绝大多数，肠癌、乳腺癌、胆管癌也可引起库肯勃肿瘤，但罕见。

肿瘤为双侧性，中等大小，两侧形态相似，为肾形或结节状，实性，表面充血、光滑且有光泽，切面灰白、灰黄或灰红色，常见囊性变或出血灶。镜下表现以印戒细胞为特征，肿瘤呈圆形或肾形，内含黏液，将细胞核挤压至一边而呈新月状，故称印戒细胞，间质为梭形细胞，呈交叉排列。

2. 胃肠道为原发病灶的其他卵巢转移性恶性肿瘤

此种非库肯勃肿瘤的胃肠道来源的恶性肿瘤，其原发病灶基本为结肠，以种植、淋巴转移为主。肿瘤较大，直径常大于10 cm，单侧多见，实性，可有坏死或囊性变病灶。镜下肿瘤细胞可呈现多种形态，瘤细胞立方形或柱状，呈单层或复层排列且大小不等。也可排列成腺管状，或呈乳头状排列，形态不规则。核深染有分裂相。

3. 乳腺癌为原发病灶卵巢转移性恶性肿瘤

较多见，仅次于库肯勃肿瘤，双侧占60%，2%～10%乳腺癌预防性切除卵巢标本可见镜下转移灶。镜下特点：癌细胞呈条索状或管泡状排列，偶见印戒细胞或乳腺髓样癌，卵巢间质可见灶性黄素化间质细胞。

4. 生殖系统为原发病灶卵巢转移性恶性肿瘤

远较其他系统转移至卵巢为低，以直接蔓延为主，故肿瘤较固定，与周围脏器分界不清，也可经淋巴转移。子宫内膜癌、输卵管癌、宫颈癌、外阴癌均可为原发病灶。子宫内膜腺癌转移至卵巢需与原发性卵巢内膜样腺癌相鉴别：当子宫内膜腺癌病灶小于2 cm，没有浸润深肌层且无淋巴转移，可认为子宫内膜腺癌、卵巢内膜样腺癌均为原发病灶；当子宫内膜腺癌病灶大于2 cm，已浸润深肌层或分化差，则可认为子宫内膜腺癌转移至卵巢。

（二）临床表现

1. 原发肿瘤症状

原发肿瘤各有其特有的原发病灶症状。

2. 盆腔肿块

多为双侧性，多表面光滑、活动，少数也有单侧或较固定。

3. 腹水征

由淋巴引流障碍和转移瘤渗出所致，绝大多数为淡黄色，少数血性。

4. 腹痛

由于肿瘤向周围浸润或侵犯神经引起。

5.月经失调或绝经后阴道出血

部分卵巢转移瘤具有分泌激素功能所致。

6. 恶病质

出现卵巢转移性恶性肿瘤已是肿瘤晚期，故可表现消瘦、贫血面容等。

（三）诊断

卵巢转移性恶性肿瘤与早期原发性卵巢癌一样缺乏特异性症状，故术前诊断较困难，在库肯勃肿瘤中50%～70%无原发肿瘤症状，有相当比例患者同时发现原发及转移病灶，或在发现卵巢转移性恶性肿瘤后才找到原发病灶，但仍有极少数卵巢转移性恶性肿瘤甚至找不到原发病灶。

对双侧卵巢肿瘤且伴腹水患者有必要详细询问病史，做消化道钡剂检查、胃镜、结肠镜、乳房检查以排除卵巢转移性恶性肿瘤。

（四）治疗

由于卵巢转移性恶性肿瘤多为肿瘤晚期，故是否手术及手术范围必须根据每位患者的具体情况而定，当诊断不明确时，需要行剖腹探查以明确诊断，已知为卵巢转移性恶性肿瘤，除原发病灶为生殖系统肿瘤，无论采取什么治疗措施，极少获得长期生存，胃肠道肿瘤和乳腺癌患者，手术加化疗后生存时间介于4～10个月，极少超过两年，与非手术患者无明显差异。甚至有观点认为卵巢可起到肿瘤细胞储藏室作用，是一种临时保护性机制。如手术切除卵巢可促进肿瘤细胞向其他组织转移，加快死亡。对生殖系统来源的卵巢转移性恶性肿瘤由于肿瘤局限于盆腔，瘤体减灭术加术后辅助治疗（化疗或放疗）可显著改善预后。

化疗目前以铂类、5-Fu为主的联合化疗为首选。常用的有PMFC方案（铂类、5-Fu、MMC、环磷酰胺），近年来，大剂量甲酰四氢叶酸钙（CF）作为5-Fu的增效剂用于胃肠道肿瘤的化疗取得了明显效果，故加用甲酰四氢叶酸钙治疗卵巢转移性恶性肿瘤或许能延长患者的生存时间。

（五）预防

首先要做好原发肿瘤的预防和筛查，做到早期诊断、早期治疗，预防原发瘤进一步发展，出现远处转移。其次，对于女性胃肠道肿瘤、乳腺癌患者，应做常规妇科检查以排除卵巢转移性恶性肿瘤。最后，对于年龄较大接近绝经期的胃肠道肿瘤、乳腺癌患者可预防性切除卵巢。

第四节　外阴及阴道炎症

外阴及阴道炎症是妇科最常见疾病，女性一生中各时期均可发病。外阴阴道毗邻于尿道、肛门，局部潮湿，易受尿液、粪便污染健康女性生殖道的解剖特点、生理生化特点以及局部免疫系统，使阴道对病原体的入侵有自然防御功能。近年的研究认为，阴道微生态体系与女性生殖系统正常生理功能的维持和各种炎症的发生、发展，以及治疗转归均直接相关。生理情况下，阴道微生态系统处于生态平衡状态，当阴道的自然防御功能遭到破坏或机体免疫力下降，阴道微生态平衡破坏，则病原体易于侵入，导致阴道炎症。外阴及阴道炎临床上以白带的性状发生改变以及外阴瘙痒为主要临床特点，性交痛也较常见，感染累及尿道时，可有尿痛、尿急、尿频等症状。临床上分为单纯性外阴炎、毛囊炎、外阴脓疱病、外阴疖病、蜂窝组织炎及汗腺炎等。

一、单纯性外阴炎

（一）病因

单纯性外阴炎也称非特异性外阴炎。一般指物理、化学等刺激因素引起。如当宫颈或阴道炎症时，阴道分泌物流出刺激外阴可致外阴炎；经常受到经血、阴道分泌物、尿液、粪便刺激，如不注意保持外阴皮肤清洁容易引起外阴炎，其次糖尿病患者尿糖刺激、粪瘘患者粪便刺激，以及尿瘘患者尿液长期浸渍，也易导致外阴炎。此外，不透气的尼龙内裤、经期使用卫生巾导致局部透气性差，局部潮湿，均可引起。

（二）临床表现

炎症多发生在小阴唇内、外侧或大阴唇甚至整个外阴部。急性期主要表现外阴皮肤黏膜瘙痒、疼痛、烧灼感，在活动、性交、排尿、排便时加重。妇科检查可见外阴充血、肿胀、糜烂，常见抓痕，严重者可形成溃疡或湿疹。慢性炎症可使皮肤增厚、粗糙、皲裂，甚至苔藓样变。

（三）治疗

治疗原则：保持外阴局部清洁、干燥；局部可使用抗生素；重视消除病因。

（1）急性期避免性交，停用引起外阴皮肤刺激的药物，保持外阴清洁、干燥。

（2）局部治疗：可应用0.1%聚维酮碘液或1∶5 000高锰酸钾溶液坐浴，每日2次，每次15～30 min。坐浴后局部涂抗生素软膏或紫草油。也可选用中药水煎熏洗外阴部，每日1～2次。

（3）病因治疗：积极治疗宫颈炎、阴道炎。如发现糖尿病、尿瘘、粪瘘应及时治疗。

二、外阴毛囊炎

（一）病因

外阴毛囊炎为细菌侵犯毛囊及其所属皮脂腺引起的急性化脓性感染。常见致病菌为金黄色葡萄球菌、表皮葡萄球菌及白色葡萄球菌。搔抓、摩擦、高温、潮湿多汗为本病发生的诱因，手术前备皮损伤也可并发毛囊炎。

（二）临床表现

外阴皮肤毛囊口周围红肿、疼痛，毛囊口可见白色脓头，中央有毛发通过。脓头逐渐增大呈锥状脓疮，相邻的多个小脓疮融合成大脓疮，严重者伴外阴充血、水肿及明显疼痛。数日后结节中央组织坏死变软，出现黄色小脓栓，再过数日脓栓脱落，脓液排出，炎症逐渐消退，但常反复发作，可变成疖病。

（三）治疗

（1）保持外阴清洁、干燥，勤换内裤、勤洗外阴。

（2）局部治疗。病变早期可做局部热敷，也可用0.1%聚维酮碘液或1∶5 000高锰酸钾溶液坐浴。已有脓包形成者，可消毒后针刺挑破，脓液流出，局部涂上金霉素等抗生素软膏。

（3）全身治疗。病变较广泛时，可口服头孢类或大环内酯类抗生素。

三、外阴疖病

外阴疖病是外阴皮肤毛囊及皮脂腺周围的急性多发性脓肿，可反复发作。

（一）病因

主要由金黄色葡萄球菌，其次由白色葡萄球菌感染引起。潮湿多汗、外阴皮肤摩擦受损后容易发生。此外，贫血、糖尿病、慢性肾炎、长期应用糖皮质激素及免疫抑制剂、营养不良等患者易患本病。

（二）临床表现

多发生在大阴唇的外侧面。开始时毛囊口周围皮肤轻度充血肿痛、红点，逐渐形成增高于周围皮肤的紫红色硬结，皮肤表面紧张，有压痛，硬结边缘不清楚，常伴腹股沟淋巴结肿大，以后疖肿中央变软，表面皮肤变薄，并有波动感继而中央顶端出现黄白色点，不久溃破，脓液排出后疼痛减轻，红肿消失，逐渐愈合。多发性外阴疖病可引起患处疼痛剧烈而影响日常生活。

（三）治疗

（1）保持外阴清洁、干燥，勤换内裤，勤洗外阴。

（2）局部治疗：早期可用0.1%聚维酮碘液或1：5 000高锰酸钾溶液，坐浴后局部涂上抗生素软膏，以促使炎症消散或局限化，也可红外线照射、50%酒精湿敷减轻疼痛，促进炎症消散，促使疖肿软化。

（3）全身治疗。病变严重或有全身症状者应口服或肌内注射抗生素，必要时根据脓液培养及药敏选择药物。

（4）手术治疗。当疖肿变软，有波动感，已形成脓肿时应立即切开引流并局部换药，切口适当大以便脓液及坏死组织流出，切忌挤压以免引起血行扩散。

四、外阴急性蜂窝组织炎

（一）病因

外阴急性蜂窝组织炎为外阴皮下、筋膜下、肌间隙或深部蜂窝组织的一种急性弥漫性炎症。致病菌以A族B型溶血性链球菌为主，其次为金黄色葡萄球菌及厌氧菌。炎症多由于皮肤或软组织损伤，细菌入侵引起。少数也可由血行感染引起。

（二）临床表现

发病较急剧，常有畏寒、发热、头痛等前驱症状。急性外阴蜂窝组织炎特点是病变不易局限化，迅速扩散，与正常组织无明显界限。浅表的急性蜂窝组织炎局部明显红肿、剧痛，并向四周扩大形成红斑，病变有时可出现水疱甚至坏疽。深部的蜂窝组织炎局部红肿不明显，只有局部水肿和深部压痛，疼痛较轻，但病情较严重，有高热、寒战、头痛、全身乏力、白细胞计数升高，双侧腹股沟淋巴结肿大、压痛。

（三）治疗

（1）全身治疗。早期采用头孢类或青霉素类抗生素口服或静脉滴注，体温降至正常后仍需持续用药2周左右。如有过敏史者可使用红霉素类抗生素。

（2）局部治疗。可采用热敷或中药外敷，如不能控制应做广泛多处切开引流，切除坏死组织，伤口用3%过氧化氢溶液冲洗和湿敷。

五、外阴溃疡

（一）病因

外阴溃疡常见于中、青年妇女，按其病程可外为急性外阴溃疡与慢性外阴溃疡两种。溃疡可单独存在，也可以使多个溃疡融合而成一大溃疡，外阴溃疡多为外阴炎症引起，如非特异性外阴炎、单纯疱疹病毒感染、白塞病、外阴结核、梅毒性淋巴肉芽肿，约有1/3外阴癌在早期表现为溃疡。

（二）临床表现

外阴溃疡可见于外阴各个部位，以小阴唇和大阴唇内侧为多，其次为前庭黏膜及阴道口周围。

1. 急性外阴溃疡

（1）非特异性外阴炎：溃疡多发生于搔抓后，可伴有低热及乏力等症状，局部疼痛严重，溃疡表浅，数目较少，周围有明显炎症。

（2）疱疹病毒感染：起病急，接触单纯疱疹性病毒传染源后一般有2～7天的潜伏期后出现发热等不适，伴有腹股沟淋巴结肿大和疱疹。溃疡大小不等，底部灰黄，周围边际稍隆起，并高度充血及水肿，初起为多个疱疹，疱疹破溃后呈浅表的多发性溃疡，有剧痛，溃疡多累及小阴唇，尤其在其内侧面。溃疡常在1～2周内自然愈合，但易复发。

（3）白塞病：急性外阴溃疡常见于白塞病，因口腔、外阴及虹膜睫状体同时发生溃疡，故又称眼-口生殖器综合征。其病因不明确，病变主要为小动静脉炎。溃疡可广泛发生于外阴各部位，而以小阴唇内外侧及阴道前庭为多。起病急，常反复发作。临床上分为3型，可单独存在或混合发生，以坏疽型最严重。

坏疽型：多先有全身症状，如发热乏力等，病变部位红肿明显，溃疡边缘不整齐，有穿掘现象，局部疼痛重。溃疡表面附有多量脓液，或污黄至灰黑色的坏死伪膜，除去后可见基底不平。病变发展迅速，可形成巨大蚕食性溃疡，造成小阴唇缺损，外表类似外阴癌，但边缘及基底柔软，无浸润。

下俯型：较常见。一般症状轻，病程缓慢。溃疡数目较多、较浅。溃疡周围红肿，边缘不整齐，常在数周内愈合，但常在旧病灶痊愈阶段，其附近又有新溃疡出现。

粟粒型：溃疡如针头至米粒大小，数目多，痊愈快。自觉症状轻微。

性病：如梅毒、软下疳及性病性淋巴肉芽肿均可引起外阴溃疡。

2. 慢性外阴溃疡

（1）外阴结核：罕见，偶继发于严重的肺、胃肠道、内生殖器官、腹膜或骨结核。好发于阴唇或前庭黏膜，病变发展缓慢，初起常为一局限性小结节，不久即溃破为边缘软薄的浅溃疡，溃疡形状不规则，基底凹凸不平，覆以干酪样结构。病变无痛，但受尿液刺激或摩擦后可有剧痛。溃疡经久不愈，并可向周围扩展。

（2）外阴癌：外阴恶性肿瘤在早期可表现为丘疹、结节或小溃疡，病灶多位于大小阴唇、阴蒂和后联合等处，伴或不伴有外阴白色病变。癌性溃疡与结核性溃疡肉眼难以鉴别，需做活组织检查确诊。

对急性外阴溃疡的患者应注意检查全身皮肤、眼、口腔黏膜等处有无病变。诊断时要明确溃疡的大小、数目、形状、基底情况，有时溃疡表面覆以一些分泌物容易漏诊。故应细心认真查体，分泌物涂片培养，血清学检查或组织学病理有助于诊断。

（三）治疗

因病因往往不是很明确，故治疗上主要以对症治疗为主。

1. 全身治疗

注意休息及营养，补充大量B族维生素、维生素C；也可口服中药治疗。有继发感染时应考虑应用抗生素。

2. 局部治疗

应用0.1%聚维酮碘液或1：5 000高锰酸钾溶液坐浴。局部抗生素软膏涂抹。急性期可给以固醇类皮质激素局部应用缓解症状。注意保持外阴清洁干燥，减少摩擦。

3. 病因治疗

尽早明确病因，针对不同病因进行治疗。

六、外阴前庭炎综合征

外阴前庭炎综合征（vulvar vestibulitis syndrome，VVS）好发于性生活活跃的妇女，多数既往有反复细菌或尖锐湿疣感染史，1987年，Friedrich将该综合征定义为：①触摸外阴前庭部，或将阴茎插入阴道，或将栓剂送入阴道时，患者即感严重疼痛。②压迫外阴前庭部时，局部有压痛。③前庭部呈现出不同程度的红斑。

其特征是患者主诉当阴道撑开时，发生插入疼痛、不适，触诊时局部有红斑，用棉签轻轻压迫处女膜环上的腺体开口或阴道后系带时有点状疼痛。性交时疼痛异常，甚至在性交后24 h内都感到外阴部灼热疼痛，严重者根本不能有正常的性生活。一般而言，凡病变3个月之内者属急性，超过3个月者属慢性。

（一）病因

尚不清楚，可能为多因素的发病机制。

（1）继发于炎症的神经病变。普遍的理论是，VVS是一种涉及异常疼痛感知的神经性紊乱，可能与阴道前庭神经纤维致敏作用和维持疼痛回路的建立相关。

（2）感染生殖道：感染史是VVS的一个危险因素。早期病因假设集中在流行病学对外阴阴道假丝酵母菌病和生殖器HPV感染。一项关于VVS例的研究认为，80%有复发性念珠菌病史，最近的研究发现VVS风险与细菌性阴道病、念珠菌病史、盆腔炎、滴虫和外阴发育不良相关。

（3）物理因素。盆底肌功能障碍可能是VVS的一个因素。

（4）饮食。基于尿中草酸盐排泄引起的烧灼感和尿道口瘙痒，饮食可作为一个辅助因素。

（5）性心理功能障碍。多项研究已检测性心理因素有潜在致病作用，据文献研究表明，VVS妇女比健康妇女经历更大的心理困扰，性生活不满意。

（二）临床表现

严重性交疼痛，持续1～24 h，导致性交畏惧感。妇检外阴前庭部发红，压痛明显，疼痛可局限在前庭大腺或尿道旁腺开口处，多数累及整个前庭，甚至尿道口与阴蒂间也有压痛。

（三）治疗

干预措施包括缓解症状、生物反馈、公认的感染原因药物治疗，心理和支持疗法，手术切除受累的前庭组织。

（1）缓解症状。建议性交前10～15 min，局部麻醉以缓解性交疼痛。

（2）生物反馈。是一种很好的保守首选治疗方法。治疗包括借助家庭程序生物反馈辅助，使用便携式设备，盆底肌肉康复锻炼。

（3）抗真菌及抗感染。主要针对原发性疾病进行抗感染治疗或抗真菌治疗，特异性外阴炎如白色念珠菌，应给予抗真菌药物治疗。

（4）支持和多模式治疗。VVS综合治疗应该包括某些形式的支持治疗。最佳治疗必须解决性心理和生理方面的疾病。综合治疗包括物理治疗方案（生物反馈），疼痛管理以及心理支持，作为干预的主要形式。

（5）前庭切除术。依据前庭组织切除术后疗效的文献综述表明，手术是一种有效的治疗形式，60%～90%患者症状得以缓解，当其他治疗方式失败时，受累及前庭部分切除可缓解症状，但慢性顽固性病例仍存在。对这种复杂性疾病，需要更多的研究来阐明病因机制和制订循证基础的有效治疗方式。

七、外阴结核

（一）病因

外阴结核病在临床上非常少见，占1%～2%的生殖器结核，多数经血行传播而得，极少由性接触感染而致。

（二）临床表现

外阴结核好发于阴唇或前庭黏膜。分为溃疡及增生两型。病变发展较为缓慢，初期常为局限性小结节，不久溃破成浅表溃疡，形状不规则，溃疡基底部被干酪样物质覆盖。病变可扩散至会阴、尿道及肛门，并使阴唇变形。外阴及阴道结核均不引起疼痛，但遭受摩擦或尿液刺激则可发生剧痛。增生型外阴结核者外阴肥厚、肿大，似外阴象皮病，患者常主诉性交疼痛、小便困难。

（三）诊断

在身体其他部位有结核者，外阴部又发现经久不愈的慢性溃疡，应怀疑外阴结核，除根据病史及溃疡的特征外，主要靠分泌物涂片找结核杆菌，动物接种或进行活组织检查。另外PCR检测是皮肤结核诊断的有力工具，因为它是快速的、可靠的，敏感性高。少数结核性外阴溃疡病例，身体其他部位并无结核病灶，则须与一般性外阴溃疡、梅毒性溃疡、软性下疳、疱疹、坏疽性脓皮病、结节病、性病性淋巴肉芽肿、黑热病、深部真菌、外阴癌等相鉴别。

（四）治疗

确诊后，应立即进行全身及局部抗结核治疗及支持疗法，以增强抵抗力。局部应保持干燥、清洁，并注意防治混合感染。

八、外阴阴道假丝酵母菌病

因假丝酵母菌性阴道炎症多合并外阴炎，现称为外阴阴道假丝酵母菌病（vulvovaginal candidiasis，VVC），据统计，约75%妇女一生中曾患过此病，其中40%～50%的妇女经历第2次，有一小部分女性（6%～9%）遭受反复发作。

（一）病因

假丝酵母菌有许多种，外阴阴道假丝酵母菌病中，80%～90%病原体为白假丝酵母菌，10%～20%为光滑假丝酵母菌、近平滑假丝酵母菌、热带假丝酵母菌等，白假丝酵母菌为条件致病菌，呈卵圆形，由芽生孢子及细胞发芽伸长形成假菌丝，假菌丝与孢子相连形成分支或链状。白假丝酵母菌由酵母相转为菌丝相，从而具有致病性，假丝酵母菌通常是一种腐败物寄生菌，可生活在正常人体的皮肤、黏膜、消化道或其他脏器中，经常在阴道中存在而无症状。白带增多的非孕妇女中，约有30%在阴道内有此菌寄生。当阴道糖原增加、酸度升高时，或在机体抵抗力降低的情况下，便可成为致病的原因，长期应用广谱抗生素和肾上腺皮质激素，可使假丝酵母菌感染率大为增加。因为上述两种药物可导致机体内菌群失调，改变了阴道内微生物之间的相互制约关系，抗感染的能力下降。此外，维生素缺乏（复合维生素B）、严重的传染性疾病和其他消耗性疾病均可成为假丝酵母菌繁殖的有利条件。妊娠期阴道上皮细胞糖原含量增加，阴道酸性增强，加之孕妇的肾糖阈降低，常有营养性糖尿，小便中糖含量升高而促进假丝酵母菌的生长繁殖。

（二）传染途径

10%～20%的健康妇女阴道中就携带有假丝酵母菌，并且生活中有些特殊情况下可以诱发阴道假丝酵母菌感染，因此假丝酵母菌是一种条件致病菌。但很多时候也能够从外界感染而来。

（三）临床分类

VVC分为单纯性VVC和复杂性VVC。单纯性VVC是指发生于正常非孕宿主、散发的、由白假丝酵母菌引起的轻度VVC，复杂性VVC包括复发性VVC（RVVC）、重度VVC和妊娠VVC，非白假丝酵母菌所致的VVC或宿主为未控制的糖尿病、免疫功能低下者，RVVC是指妇女患VVC经过治疗后临床症状和体征消失，真菌检查阴性后又出现症状，且经真菌学证实的VVC发作一年内有症状4次或以上。复发原因不明，可能与宿主具有不良因素如妊娠、糖尿病、大剂量抗生素应用、免疫抑制剂应用、治疗不彻底、性伴侣未治疗或直肠假丝酵母菌感染等有关。VVC的临床表现按VVC评分标准划分为轻、中、重度。评分＞7分为重度VVC，＜7外为轻、中度VVC。

（四）临床表现

最常见的症状是白带增多，外阴及阴道内有烧灼感，伴有严重的瘙痒，甚至影响工作和睡眠。部分患者可伴有尿频、尿急、尿痛及性交痛等症状。典型患者妇科检查时可见白带呈豆腐渣样或凝乳状，白色稠厚，略带异味或白带夹有血丝，阴道黏膜充血、红肿，甚至溃疡形成。部分患者外阴因瘙痒或接触刺激出现抓痕、外阴呈地图样红斑。约10%患者携带有假丝酵母菌，而无自觉症状。

（五）诊断

典型病例诊断不困难，根据病史、诱发因素、症状、体征和实验室检查诊断较易。实验室取阴道分泌物涂片检查即可诊断。

1. 悬滴法

取阴道分泌物置于载玻片上，加1滴生理盐水或10%氢氧化钾，显微镜下检查找到芽孢及真菌菌丝，阳性检出率30%～60%。如阴道分泌物pH＞4.5，见多量白细胞，多为混合感染。

2. 染色法

取阴道分泌物用革兰染色，阳性检出率达80%。

3. 培养法

取分泌物接于培养基上，查出真菌可确诊，阳性率更高，但不常规应用。部分患者有典型的临床表现，而显微镜检查阴性或反复发作，如阴道分泌物pH＜4.5，未见大量白细胞、滴虫及线索细胞者，临床怀疑耐药菌株或非白假丝酵母菌感染时，采用培养法+药敏，可明显提高诊断准确性同时指导进一步敏感药物治疗。

（六）治疗

（1）去除诱因。仔细询问病史了解存在的诱因并及时消除，如停用广谱抗生素、雌激素、口服避孕药等。合并糖尿病者则同时积极予以治疗。停用紧身化纤内裤，使用棉质内裤，确诊患者的毛巾、内裤等衣物要隔离洗涤，使用开水热烫，以避免传播。真菌培养阳性但无症状者无须治疗。

（2）改变阴道酸碱度。真菌在pH 5.5～6.5环境下最适宜生长繁殖，因此可以改变阴道酸碱度形成不适宜其生长的环境。使用碱性溶液擦洗阴道或坐浴，不推荐阴道内冲洗。

1. 药物治疗

（1）咪唑类药物。①克霉唑：又称三苯甲咪唑，抗菌作用对白色念珠菌最敏感。普遍采用500 mg克霉唑的乳酸配方单剂量阴道给药，使用方便、疗效好，且孕妇也可使用。单纯性VVC患者首选阴道用药，推荐使用单剂量500 mg给药。另有克霉唑阴道栓100 mg/d，7天为一疗程；200 mg/d，3天为一疗程。②咪康唑：又称双氯苯咪唑。阴道栓剂200 mg/d，7天为一疗程或400 mg/d，3天一疗程治疗单纯性VVC。尚有1.2 g阴道栓剂单次给药疗效与上述方案相近。也有霜剂可用于外阴、尿道口、男性生殖器涂抹，以减轻瘙痒症状及小便疼痛。③布康唑：阴道栓5 g/d，3天为一疗程。体外抑菌试验表明对非白假丝酵母菌如光滑假丝酵母菌等，其抑菌作用比其他咪唑类强。④益康唑：抗菌谱广，对深部、浅部真菌均有效。50 mg阴道栓每日连续15天或150 mg/d 3天为一疗程。其治疗时患者阴道烧灼感较明显。⑤酮康唑：口服的广谱抗真菌药，200 mg每日一次口服，5天为一疗程。疗效与克霉唑等阴道给药相近。⑥噻康唑：2%阴道软膏单次给药，使用方便、不良反应小、疗效显著。

（2）三唑类药物。①伊曲康唑：抗真菌谱广，餐后口服生物利用度最高，吸收快，口服后3～4 h血药浓度达峰值。单纯性VVC患者可200 mg每日2次治疗1天或200 mg每日1次口服治疗3天，药物治疗浓度可持续3天。对于复发性外阴阴道假丝酵母菌病患者，主张伊曲康唑胶囊口服治疗。②氟康唑：是唯一获得FDA许可的治疗假丝酵母菌感染的口服药物。药物口服胶囊生物利用度高，在阴道组织、阴道分泌物中浓度可维持3天。对于单纯性VVC，氟康唑150 mg单剂量口服可获得满意治疗效果。无明显肝毒性，但需注意肾功能。③特康唑：只限于局部应用治疗，0.4%霜剂，5 g/d阴道内给药7天；0.8%霜剂，5 g/d阴道内给药3天；栓剂80 mg/d阴道内给药3天。

（3）多烯类。制霉菌素10万U/枚，每日阴道用药1枚，连续14天治疗单纯性VVC药物疗程长，使用频繁，患者往往顺应性差。

2. 单纯性及重度VVC

（1）单纯性VVC：首选阴道用药，短期局部用药（单次用药和1～3天的治疗方案）可有效治疗单纯性VVC，局部用药唑类药物比制霉菌素更有效，完成唑类药物治疗方案的患者中，80%～90%的患者症状缓解且阴道分泌物真菌培养结果阴性。不推荐性伴侣接受治疗。

（2）重度VVC：首选口服药物，症状严重者，局部应用低浓度糖皮质激素软膏或唑类霜剂。口服用药，伊曲康唑：200 mg，每天2次，共2天；氟康唑胶囊：150 mg，顿服，3天后重复1次；阴道用药，在治疗单纯性VVC方案基础上，延长疗程（局部使用唑类药物7～14天）。

（七）随访

对VVC在治疗结束后7～14天和下次月经后进行随访，两次阴道分泌物真菌学检查阴性为治愈。对RVVC在治疗结束后7～14天、1个月、3个月、6个月各随访1次。

（八）预防

对初次发生外阴阴道假丝酵母菌病者应彻底治疗：检查有无全身疾病如糖尿病等，及时发现并治疗；改善生活习惯如穿宽松、透气内裤，保持局部干燥及清洁；合理使用抗生素和激素类药物。可试使用含乳杆菌活菌的阴道栓调节阴道内菌群平衡。

九、滴虫性阴道炎

滴虫性阴道炎是由阴道毛滴虫引起的性传播疾病之一，常与其他性传播疾病同时存在，女性发病率为10%～25%。除了性交传播，经过公共卫生用具、浴室、衣物等可间接传染。

（一）病因

阴道毛滴虫适宜在25～40℃、pH 5.2～6.6的潮湿环境中生长，在pH 5以下或7.5以上的环境中生长受抑制。滴虫生活史简单，只有滋养体而无包囊期，滋养体生命力较强，能在3～5℃生活21天，在46℃生存20～60 min，在半干燥环境生存约10 h，在普通肥皂水中也能生存45～120 min。月经前后阴道内pH发生变化，月经后接近中性，隐藏在腺体和阴道皱襞中的滴虫常得以繁殖而引起炎症发作。

（二）临床表现

25%～50%患者感染初期无症状，称为带虫者。潜伏期为几天到4周。当滴虫消耗阴道细胞内糖原、改变阴道酸碱度、破坏其防御机制，在月经前后易引起阴道炎症。主要症状为阴道分泌物增多，多为稀薄、泡沫状，滴虫可无氧酵解碳水化合物，产生腐臭气味，故白带多有臭味，分泌物可为脓性或草绿色；可同时合并外阴瘙痒或疼痛、性交痛等，如合并尿路感染可有尿急、尿频、尿痛及血尿等症状。阴道检查可见阴道黏膜、宫颈阴道部明显充血，甚至宫颈有出血斑点，形成“草莓样”宫颈。阴道毛滴虫能吞噬精子并阻碍乳酸生成，影响精子在阴道内存活而导致不孕。

（三）诊断

根据病史、临床表现及分泌物观察可做出临床诊断。取阴道分泌物检查可确诊。取分泌物前24～48 h避免性交、阴道灌洗或局部用药；窥阴器不涂抹润滑剂；分泌物取出后应及时送检，冬天需注意保暖，以避免滴虫活动性下降后影响检查结果。

1. 悬滴法

取温生理盐水一滴于载玻片上，在阴道后穹隆处取分泌物少许混于生理盐水玻片上，立即在低倍显微镜下观察寻找滴虫。镜下可见波状运动的滴虫和增多的白细胞。敏感性为60%～70%。

2. 涂片染色法

将分泌物涂在玻璃片上，待自然干燥后用不同染液染色，不仅能看见滴虫，还能看到并存的假丝酵母菌甚至癌细胞等。

3. 培养法

对可疑患者，多次阴道分泌物镜下检查未检出滴虫者，可采用培养法。

（四）治疗

因滴虫阴道炎可同时合并尿道、尿道旁腺、前庭大腺滴虫感染，单纯局部用药不易彻底治愈，故需同时全身用药。

（1）全身用药。甲硝唑2 g单次口服或替硝唑2 g单次口服，或甲硝唑400 mg，每日2次，连服7日。口服药物的治愈率为90%～95%。单次服药方便，但因剂量大，可出现不良反应如胃肠道反应、头痛、皮疹等。甲硝唑用药期间及停药24 h内、替硝唑用药期间及停药72 h内禁止饮酒，哺乳期用药不宜哺乳。治疗失败者可采用甲硝唑2 g/d口服，连服3～5日。

（2）阴道局部用药。阴道局部药物治疗可较快缓解症状，但不易彻底消灭滴虫，停药后易复发。因滴虫适宜环境为pH 5.2～6.6，阴道用药前先使用1%乳酸或0.5%醋酸等酸性洗液清洗阴道改变阴道内酸碱度，同时可减少阴道内恶臭外泌物，再使用甲硝唑栓（阴道泡腾片）或替硝唑栓（阴道泡腾片）200 mg，每日1次，7天为一疗程。

（3）性伴侣的治疗。滴虫性阴道炎主要通过性交传播，故患者性伴侣多有滴虫感染，但可无症状，为避免双方重复感染，故性伴侣应同时治疗。

（4）滴虫性阴道炎。常在月经期后复发，可考虑下次月经干净后再巩固治疗一疗程。治疗后应在每次月经干净后复查分泌物，经连续检查3次阴性后方为治愈。

（5）顽固性滴虫性阴道炎。治疗后多次复查分泌物仍提示滴虫感染的顽固病例，可加大甲硝唑剂量及应用时间，1 g口服，每日2次，同时阴道内放置500 mg，每日2次，连续7～14天。部分滴虫对甲硝唑有耐药者，可选择康妇栓，每日1枚塞阴道，7～10天为一疗程；严重者，每日早晚各1次阴道塞康妇栓，7天为一疗程。

（五）预防

滴虫可通过性生活传播，且性伴侣多无症状。故应双方同时治疗，治疗期间禁止性生活。内衣裤、毛巾等应高温消毒或用消毒剂浸泡，避免重复感染。注意保持外阴清洁、干燥。注意消毒公共浴池、马桶、衣物等传播中介。

十、萎缩性阴道炎

萎缩性阴道炎是因体内雌激素水平下降，阴道黏膜萎缩、变薄，上皮细胞内糖原减少，阴道内pH增高，乳杆菌不再为优势菌，局部抵抗力减低，当受到刺激或被损伤时，其他致病菌入侵、繁殖引起炎症。

（一）病因

常见于绝经前后、药物或手术卵巢去势后妇女。常见病原体为需氧菌、厌氧菌二者的混合感染。

（二）临床表现

主要为外阴瘙痒、灼热不适伴阴道分泌物增多，阴道分泌物多稀薄呈水样，感染病原菌不同，也可呈泡沫样、脓性或血性。部分患者有下腹坠胀感，伴有尿急、尿频、尿痛等泌尿系统症状。部分患者仅有泌尿系统症状，曾以尿路感染治疗而效果不佳。

阴道检查可见阴道皱襞减少、消失，黏膜萎缩、变薄并有充血或点状出血，有时可见浅表溃疡。分泌物多呈水样，部分呈脓性有异味，如治疗不及时，阴道内溃疡面相互粘连，甚至阴道闭锁，分泌物引流不畅者可继发阴道或宫腔积脓。

（三）诊断

取阴道分泌物检查以排除滴虫、假丝酵母菌阴道炎。妇科检查见阴道黏膜红肿、溃疡形成或血性分泌物，但必须排除子宫恶性肿瘤、阴道癌等，常规行宫颈细胞学检查，必要时活检或行分段诊刮术。

（四）治疗

原则上为抑制细菌生长，应用雌激素，增强阴道抵抗力。

（1）保持外阴清洁、干燥。分泌物多时可用1%乳酸冲洗阴道。

（2）雌激素制剂全身给药。补佳乐每日0.5～1 mg口服，每1～2个月用地屈孕酮10 mg持续10天；克龄蒙每日1片（含戊酸雌二醇2 mg，醋酸环丙孕酮1 mg）；诺更宁（含雌二醇2 mg，醋酸炔诺酮1 mg）每日1片。如有乳癌及子宫内膜癌者慎用雌激素制剂。

（3）雌激素制剂。阴道局部给药0.5%己烯雌酚软膏或倍美力阴道软膏局部涂抹，0.5 g，每日1～2次，连用7天。

（4）抑制细菌生长。阴道局部给予抗生素，如甲硝唑200 mg或诺氟沙星100 mg，每日一次，连续7～10天。

（5）注意营养。给予高蛋白食物，增加B族维生素及维生素A，有助于阴道炎症的消退。

第五节　宫颈炎症及相关性改变

宫颈炎是妇科常见疾病之一。在正常情况下，宫颈具有黏膜免疫、体液免疫及细胞免疫等多种防御功能，是阻止阴道内病原菌侵入上生殖道的重要防线。宫颈容易受到性生活、分娩、经宫腔操作损伤、阴道炎等多种因素诱发炎症。宫颈炎症包括宫颈阴道部炎症及宫颈管黏膜炎症。临床多见的宫颈炎症是急性宫颈管黏膜炎症，若急性炎症未经及时诊治或病原体持续存在，可导致慢性宫颈炎症或上生殖道感染。

一、急性宫颈炎

急性宫颈炎多发生于感染性流产、产褥感染、宫颈急性损伤或阴道内异物并发感染。

（一）病因

急性宫颈炎多由性传播疾病的病原体如淋病奈瑟菌及沙眼衣原体感染所致，淋病奈瑟菌感染时约50%合并沙眼衣原体感染。葡萄球菌、链球菌、大肠埃希菌等较少见。此外也有病毒感染所致，如单纯疱疹病毒、人乳头瘤病毒、巨细胞病毒等。临床常见的急性宫颈炎为黏液脓性宫颈炎（mucopurulent cervicitis，MPC），其特点为宫颈管或宫颈管棉拭子标本上，肉眼可见脓性或黏液胀性分泌物；棉拭子擦拭宫颈管容易诱发宫颈管内出血。黏液脓性宫颈炎的病原体主要为淋病奈瑟菌及沙眼衣原体，但部分MPC的病原体不清。沙眼衣原体及淋病奈瑟菌均感染宫颈管柱状上皮，沿黏膜面扩散引起浅层感染，病变以宫颈管明显。

（二）病理

急性宫颈炎的病理变化可见宫颈红肿，宫颈管黏膜水肿，组织学表现见血管充血，宫颈黏膜及黏膜下组织、腺体周围见大量中性粒细胞浸润，腺腔内见脓性分泌物。

（三）临床表现

白带增多是急性宫颈炎最常见的、有时是唯一的症状，常呈脓性甚至脓血性白带。分泌物增多刺激外阴而伴有外阴瘙痒、灼热感，以及阴道不规则出血、性交后出血等。由于急性宫颈炎常与尿道炎、膀胱炎或急性子宫内膜炎等并存，可不同程度出现下腹部不适、腰骶部坠痛及尿急、尿频、尿痛等膀胱刺激症状。急性淋菌性宫颈炎时，可有不同程度的体温升高和白细胞增多；炎症向上蔓延可导致上生殖道感染，如急性子宫内膜炎、盆腔结缔组织炎。

妇科检查可见宫颈充血、水肿、黏膜外翻，宫颈有触痛、触之容易出血，可见脓性分泌物从宫颈管内流出。淋病奈瑟菌感染的宫颈炎，尿道、尿道旁腺、前庭大腺可同时感染，而见充血、水肿甚至脓性分泌物。沙眼衣原体性宫颈炎可无症状，或仅表现为宫颈分泌物增多，点滴状出血。妇科检查可见宫颈外口流出黏液脓性分泌物。

（四）诊断

根据病史、症状及妇科检查，诊断并不困难，但需明确病原体，应取宫颈管内分泌物做病原体检测，可选择革兰染色、分泌物培养+药物敏感试验、酶免疫法及核酸检测。革兰染色对检测沙眼衣原体敏感性不高；培养法是诊断淋病的金标准，但要求高且费时长，而衣原体培养其方法复杂，临床少用；酶免疫法及核酸检测对淋病奈瑟菌及衣原体感染的诊断敏感性及特异性高。

诊断黏液脓性宫颈炎：在擦去宫颈表面分泌物后，用小棉拭子插入宫颈管内取出，肉眼观察棉拭子上见白色或黄色黏液脓性分泌物，将分泌物涂片做革兰染色，如光镜下平均每个油镜中有10个以上或高倍视野有30个以上中性粒胞，即可诊断MPC。

诊断需注意是否合并上生殖道感染。

（五）治疗

急性宫颈炎治疗以全身治疗为主，需针对病原体使用有效抗生素。未获得病原体检测结果可根据经验性给药，对于有性传播疾病高危因素的年轻妇女，可给予阿奇霉素1 g单次口服或多西环素100 mg，每日2次口服，连续7天。

已知病原体者针对使用有效抗生素。

（1）急性淋病奈瑟菌性宫颈炎。原则是及时、足量、规范、彻底。常用药物：头孢曲松，125 mg单次肌内注射；或头孢克肟，400 mg单次口服；大观霉素，4 g单次肌内注射。因淋病奈瑟菌感染半数合并沙眼衣原体感染，故在治疗同时需联合抗衣原体感染的药物。

（2）沙眼衣原体性宫颈炎。四环素类、红霉素类及喹诺酮类常用药物。多西环素，100 mg口服，每日2次，连用7天。阿奇霉素，1 g单次口服；红霉素，500 mg，每日4次，连续7天（红霉素，250 mg，每日2次，连续14天）。氧氟沙星，300 mg口服，每日2次，连用7天；左氧氟沙星，500 mg，每日1次，连用7天。

（3）其他。一般化脓菌感染宫颈炎最好根据药敏试验进行抗生素的治疗。合并有阴道炎者如细菌性阴道病者需同时治疗。疾病反复发作者其性伴侣也需治疗。

二、宫颈炎症相关性改变

（一）宫颈柱状上皮异位

子宫颈上皮在女性一生中都在发生变化，青春期、妊娠期和绝经期尤为明显，并且受外源女性甾体激素的影响，受宫颈管和阴道内微环境及pH的影响。性生活特别是高危性行为女性中由原始柱状和早期或中期鳞状化生上皮构成的移行带的变化有相关性。随着循环中雌激素和孕激素水平升高，阴道微环境的酸性相对更强，造成宫颈外翻，暴露出宫颈管柱状上皮末端，导致翻转即原始柱状上皮暴露增加，此现象也称为“宫颈柱状上皮异位”。

1. 临床表现

常表现为白带增多，而分泌物增多可刺激外阴不适或瘙痒。若继发感染时白带可为黏稠的或脓性的，有时可带有血丝或少量血液，有时会出现接触性出血，也可出现下腹或腰背部下坠痛。

检查见宫颈表面呈红色黏膜状，是鳞状上皮脱落，为柱状上皮所代替，上皮下血管显露的结果。柱状上皮与鳞状上皮有清楚的界限，因非真正“糜烂”，可自行消失。临床常根据宫颈柱状上皮异位的面积将其分成轻、中、重度。凡异位面积小于子宫颈总面积1/3者为轻度，占1/3～1/2者为中度，超过1/2总面积者为重度。

2. 治疗

有症状的宫颈柱状上皮异位可行宫颈局部物理治疗。

常用的方法：

（1）电凝（灼）法。适用于宫颈柱状上皮异位面较大者。将电灼器接触糜烂面，均匀电灼，范围略超过糜烂面。电熨深度约0.2 cm，过深可致出血，愈合较慢；过浅影响疗效。深入宫颈管内0.5～1.0 cm，过深易导致宫颈管狭窄、粘连。电熨后创面喷洒呋喃西林粉或涂以金霉素甘油。术后阴道出血可用纱布填塞止血，24 h后取出。此法简便，治愈率达90%。

（2）冷冻疗法。是一种超低温治疗，利用制冷剂快速产生低温而使柱状上皮异位面冻结、坏死而脱落，创面修复而达到治疗目的。制冷源为液氮，快速降温为-196℃。治疗时根据糜烂情况选择适当探头。为提高疗效可采用冻溶冻法，即冷冻1 min，复温3 min、再冷冻1 min。其优点是操作简单，治愈率约80%。术后很少发生出血及宫颈管狭窄。缺点是术后阴道排液多。

（3）激光治疗。是一种高温治疗，温度可达700℃以上。主要使柱状上皮异位组织炭化、结痂，待痂脱落后，创面为新生的鳞状上皮覆盖达到修复治疗目的。一般采用二氧化碳激光器，其优点除热效应外，还有压力、光化学及电磁场效应，因而在治疗上有消炎（刺激机体产生较强的防御免疫功能）、止痛（使组织水肿消退，减少对神经末梢的化学性与机械性刺激）及促进组织修复（增强上皮细胞的合成代谢作用，促进上皮增生，加速创面修复），故治疗时间短，治愈率高。

（4）微波治疗。微波电极接触局部病变组织，快速产生高热效应，使得局部组织凝固、坏死，形成非炎性表浅溃疡，新生鳞状上皮覆盖溃疡面而达到治疗目的，且微波治疗可出现凝固性血栓形成而止血。此法出血少，治愈率约90%。

3. 持续性与复发性宫颈炎的治疗

研究者发现，有部分宫颈炎患者接受了针对沙眼衣原体或淋病奈瑟菌等病原体的药物治疗后，仍表现为持续性宫颈炎或复发性宫颈炎，对于这类宫颈炎目前还没有明确的定义。美国CDC指南认为：对持续性宫颈炎患者应再次评估，以确定是否重新感染性传播疾病。如果排除复发或再感染性传播疾病、患细菌性阴道病的可能性，且性伴侣已评估及治疗，则对持续性宫颈炎无肯定有效的治疗方法。对持续性宫颈炎进行重复或延长抗生素治疗是否有效，尚不清楚。因此，应进行随访，判断治疗效果，还应研究持续性宫颈炎病因，包括生殖道支原体的可能作用。

（二）宫颈息肉

宫颈息肉：可能是因炎症的长期刺激导致宫颈管黏膜局部增生，由于子宫具有排异作用，使增生的黏膜逐渐往宫颈口突出，形成宫颈息肉。镜下宫颈息肉表面覆盖一层柱状上皮，中心为结缔组织，伴充血、水肿及炎性细胞浸润。宫颈息肉极易复发，恶变率低。

1. 临床表现

常表现为白带增多或白带中带有血丝或少量血液，有时会出现接触性出血。也可无任何症状。

检查时见宫颈息肉为一个或多个，色红，呈舌状，直径一般为1 cm，质软而脆，触之易出血，其蒂细长，多附于宫颈外口。

2. 治疗

宫颈息肉应行息肉摘除术，术后标本常规送病理检查。

（三）宫颈腺囊肿

宫颈腺囊肿：子宫颈鳞状上皮化生过程中，使柱状上皮的腺口阻塞，或其他原因致腺口阻塞，而导致腺体内的分泌物不能外流而潴留于内，致腺腔扩张，形成大小不等的囊形肿物。其包含的黏液常清澈透明，也可能由于合并感染而呈浑浊脓性。腺囊肿一般小而分散，可突出于子宫颈表面。小的仅有小米粒大，大的可达玉米粒大，呈青白色，常见于表面光滑的子宫颈。

（四）宫颈肥大

宫颈肥大：可能由于炎症的长期刺激，宫颈组织反复发生充血、水肿，炎性细胞浸润及结缔组织增生，致使子宫颈肥大，严重者可较正常子宫颈增大1倍以上。目前对于宫颈肥大尚无具体数值标准，且随绝经后宫颈萎缩变小，故无须治疗。

第六节　绝经后生殖道良性疾病

一、绝经后生殖道异常出血

1. 良性疾病

激素治疗可以用于处理令人烦恼的围绝经期症状，在患者和医师定期评估治疗风险和获益后，推荐使用最低有效剂量激素治疗，在绝经期，接受激素治疗的妇女可能使用各种各样能够导致出血的激素治疗方法，由于无孕激素对抗的雌激素治疗方案可能导致子宫内膜增生，所以将各种孕激素治疗方法添加到典型的雌激素治疗中，这些方案可以是连续服用或在绝经后的1年内周期性服用，对于在使用激素治疗中出现的任何非预期的异常出血，建议进行子宫内膜取样活检。对于在撤退出血或突破性出血中的显著性改变（比如数月未出现撤退性出血，随后又再次发生出血或出血量显著增多），应当进行子宫内膜取样活检。

对于激素治疗来说，患者的依从性是一个重要的问题，非口服途径用药方式缓解了对口服激素治疗的挑战，无论是漏服还是未按医师所给的方式服药，都可能导致不规则出血或者点滴出血，尽管从本质上说是一种良性表现，但是常引起患者的不满。

在激素治疗过程中，患者最常主诉的问题主要包括阴道出血以及体重增加。连续服用小剂量复合药物的方案具有一定的优点，即对于多数妇女来说，在数月后出血将最终停止，但是在此期间仍可能出现不规则出血和不能预计的出血，而有一些妇女并不能忍受最初几个月的不规则出血。使用这种方案引起子宫内膜增生甚至肿瘤的危险性较低。

其他导致出血的良性病因还包括萎缩性阴道炎以及子宫内膜和宫颈息肉，都可以表现为性交后出血或者点滴出血。在绝经后经历出血的妇女可能会试图忽视疾病的严重程度，仅用“点滴出血”或者“粉红色或者褐色分泌物”来描述症状。但是任何出血或者点滴出血的症状都应当进行评估。未接受激素治疗的妇女，绝经后出现的任何出血症状（经典的定义为停经1年）都应当及时进行子宫内膜活检，进行评估。经阴道超声的研究发现内膜厚度小于4 mm，发生内膜恶性病变的风险相应较低，此时并不必须进行内膜活检。

服用三苯氧胺的妇女可以出现子宫内膜息肉或者其他疾病。这些息肉经常出现腺体的囊性扩张、腺体周围的基质浓聚以及被覆上皮鳞状上皮化生，这些息肉可以是良性的，但是必须与子宫内膜恶性疾病相鉴别，因为三苯氧胺同样可以引起子宫内膜恶性疾病。在育龄期，与服用三苯氧胺无关的子宫内膜息肉的发生率随着年龄的增加而增加，但是在随后的绝经期内，这类子宫内膜息肉的发生率继续升高至最高点还是降低，目前尚不明确，在绝经后，子宫内膜息肉恶性的可能性较大，高血压增加恶性疾病发生的风险性。

2. 肿瘤

一旦出现绝经后出血，必须除外子宫内膜、宫颈以及卵巢恶性肿瘤。一项序列研究发现有绝经后出血症状的患者中，约10%存在恶性肿瘤（内膜或宫颈），尽管巴氏涂片检查对于发现子宫内膜癌并不是一种敏感的诊断性试验，当出现绝经后出血，进行巴氏涂片检测是必须的。由于肿瘤坏死，在一些浸润性宫颈癌患者的巴氏涂片检查的结果可能是阴性的。

对于巴氏检查结果异常的患者，可以通过对肉眼可见的病变进行宫颈活检，或在阴道镜指引下进行活检来诊断宫颈恶性肿瘤，功能性卵巢肿瘤可以产生雌激素，从而导致子宫内膜增生或子宫内膜癌，可能引起出血。

3. 绝经后阴道异常出血的诊断

盆腔检查发现局部的病变以及巴氏涂片进行细胞学检查是寻找绝经后出血病因的第一步。盆腔超声学检查尤其是经阴道超声检查或者超声子宫造影，可以提示出血的原因，通过门诊活检、宫腔镜或进行的子宫内膜取样通常认为是基本的。经阴道超声测量子宫内膜厚度小于5 mm，提示子宫内膜癌的可能性不大，但是一些学者认为这样高估了诊断的准确性，所以建议将界值定为3 mm。

4. 绝经后阴道异常出血的处理

（1）良性疾病。当排除了其他导致异常出血的病因后，对于由于萎缩性阴道炎所引起的出血的处理，可以局部（阴道内）或者全身使用雌激素。这些治疗能够显著地提高患者的生活质量，但是必须个体化评估，综合考虑禁忌证和患者的意愿，阴道内使用乳膏、片剂或者环的患者，血清激素水平较低，宫颈息肉可以在门诊很容易地进行摘除。

（2）子宫内膜增生。由于描述子宫内膜增生的术语十分混乱，临床医师必须与病理科医师不断沟通，确保对病理诊断正确的理解。WHO将子宫内膜增生系统分类为单纯增生、复杂增生、单纯不典型增生和复杂不典型增生，40%～50%不典型增生的患者并发癌症。对于子宫内膜增生的处理基于对病变自身自然病程的认识。不伴有不典型性的内膜增生，疾病发生进展的可能性较低，而伴有不典型增生患者中约30%病变进展，推荐子宫全切术治疗绝经后妇女的子宫内膜不典型增生。对于子宫内膜不典型增生的患者，如果不宜手术，也可以使用孕激素治疗（口服、非胃肠途径或者宫内释放装置）。由于复发风险接近50%，所以这些患者应当从一开始每3个月进行一次子宫内膜活检，用于监测是否复发。

二、绝经后的盆腔包块

1. 鉴别诊断

卵巢包块：绝经后卵巢的体积变得更小。卵巢体积和年龄、月经状况、体重、身高及雌激素应用相关，体形肥胖或子宫大会增加触诊和评估卵巢大小的难度，尤其对于绝经后女性而言，阴道超声比临床体格检查更加准确。体重超重的绝经后女性，建议在年度盆腔检查中增加阴道超声检查，众所周知，卵巢癌的早期诊断很难，但是卵巢癌早期无症状的观念已被质疑。其症状可以包括背部疼痛、疲劳、腹胀、便秘、腹痛和泌尿症状；在卵巢恶性肿瘤患者中，这些症状可能是越来越严重，也可能是最近出现的，因此，对于有上述症状的女性存在发生卵巢肿物（不管是良性还是恶性）的可能性，初级医师是否应当对患者进行进一步的诊断性检查，目前存在争议。然而对于预测早期疾病而言，这些症状的阳性预测值并不高，可以看到在普通人群中，出现这些症状后，随即开始卵巢癌的评估，最终诊断卵巢癌的概率是1%，卵巢癌是主要发生在绝经后妇女中的种疾病，其发病率随着年龄的增加而增加，患者的平均年龄为56～60岁。

随着盆腔超声检查的应用不断增加，一个新的问题出现在绝经后的女性面前：发现了小的卵巢囊肿。如果这种小囊肿完全没有症状，进行超声检查的目的与发现盆腔病灶无关，对于这类患者，处理上更是令人棘手。目前建议对于无症状的、体积较小的（直径小于5～10 cm），单房的、囊壁薄并且CA125水平正常，这类囊肿为恶性的可能性相当的小，可以进行保守性的随诊，而不需手术，对于有强烈的卵巢癌、乳腺癌、子宫内膜癌或者结肠癌家族史的妇女，或者包块逐渐增大，这些患者有手术治疗的指征，增加彩色多普勒血流检查以及其他超声学的特征对于区分包块的良恶性可能会有所帮助，但是多普勒超声的作用仍然存在一定的争议。

子宫以及其他包块许多绝经后的女性并未接受规律的妇科检查，发现的盆腔包块可能是在先前的检查中未被发现并持续存在的子宫平滑肌瘤。卵巢囊肿有可能是暂时存在，这点已在前文提及，另外卵巢肿物和子宫肿物有时很难区分。有些妇女可能不记得以前曾被告知存在盆腔的包块。因此，回顾既往的病历记录可能有助于判断以往是否存在良性的盆腔包块。子宫平滑肌瘤是激素敏感的，典型的肌瘤在绝经后体积减小甚至自然消退。

2. 诊断

个人和家族的医疗史有助于发现卵巢癌的高危人群。一些遗传性家族性癌症综合征涉及卵巢肿瘤，但是，遗传性卵巢上皮性肿瘤的患者仅占全部病例的一小部分，90%～95%的卵巢癌为散发的，目前尚未证实有遗传危险对存在盆腔包块的绝经后妇女，CA125水平的测定可能有助于预测恶性情况，可以指导确定有关的处理方法、会诊或者转诊。目前，由患者和临床医师共同提出的一个高疑诊指数，成为发现早期卵巢癌的最好的方法。腹围增大、腹胀、疲劳、腹痛、消化不良、不能正常饮食、尿频、盆腔疼痛、便秘、后背痛、新出现的尿失禁或者无法解释的体重减轻等，出现这些症状都应当进行评估，应当考虑到有卵巢癌的可能。体格检查、经阴道超声检查以及CA125水平的测定是适当的。CA125水平在正常范围内，并不能排除卵巢癌可能；高达50%的早期卵巢恶性肿瘤以及20%～25%的晚期卵巢癌的CA125水平都可能是正常的。

3. 处理

随着不断改进的影像学技术的应用，对有良性可能的卵巢包块进行非手术治疗成为可能，可疑或持续存在的复合型包块需要手术评估。接受过专业培训，能够进行卵巢癌分期以及减灭手术的医师，比如妇科肿瘤医师，应当在具备必要的支持和会诊服务的医院内进行手术治疗，使患者获得最佳的预后，当发现了卵巢恶性肿瘤，恰当的手术不能由普通的妇产科医师进行，应请妇科肿瘤专科医师会诊。全面地手术分期有助于制订适合的治疗方法，获得最佳的预后。

三、绝经后的外阴疾病

绝经后的妇女解剖方面出现的改变包括大阴唇的萎缩以及小阴唇的不断突出。处女膜以及前庭的上皮变得很薄；由于缺乏雌激素的刺激，阴道细胞的成熟分化发生变化，因此变得很薄。尽管在大多数女性中，这些变化虽然仅导致很轻微的症状，但是尿道外尿痛、瘙痒、触痛、性交困难以及出血等症状都可能是由皮肤的皲裂和表皮脱皮引起的。由于存在VIN以及恶性肿瘤的发生风险，对于可疑病损必须进行外阴活检。

1. 外阴营养不良

许多外阴疾病最常见于绝经后妇女，主要的症状是瘙痒、外阴疼痛以及性交困难。过去有大量的术语被用于描述由于外阴上皮性生长疾病所引起的许多非特异性的大体的改变。这些术语包括黏膜白斑、硬化萎缩性苔藓、萎缩性或增生性外阴炎以及外阴干皱。2006年，外阴疾病研究国际学会推荐了一种基于组织学模式的外阴营养不良的外类方法，并列出了可能的临床诊断，它并不像以往依据临床形态学的分类，这个分类系统排除了瘤性和传染性的情况。该分类系统中描述的外阴病变包括特异性、变态反应性以及接触性皮炎、牛皮癣、慢性单纯性苔藓、硬化性苔藓、扁平苔藓、类天疱疮、口腔溃疡、白塞病和克罗恩病。

2. 硬化性苔藓

硬化性苔藓是最常见的外阴白色病变。硬化性苔藓可以出现在任何年龄段，但是最常见于绝经后的女性和青春期前的女孩，临床症状有瘙痒、性交困难以及灼烧感。硬化性苔藓的特征表现主要有不同程度的外阴萎缩，小阴唇缩小甚至消失，解剖标志的闭塞，大阴唇变薄有时候阴蒂包皮闭锁，这些都与皮下脂肪减少有关。外阴表皮苍白，有光泽和褶皱（描述为具有“卷烟纸”样的特征），经常出现皲裂和脱皮。病变多呈对称性分布，经常延伸至会阴及肛周区域。活检用于明确诊断。浸润癌与硬化性苔藓有关，但是这种显著的关联性并没有明确的因果关系。

治疗上主要是局部使用超效类固醇，比如0.05%的氯倍他索，大约93%的患者治疗效果满意。维持治疗常常十分重要，采用逐渐减量的方法，从局部使用超效类固醇过渡到中效，最终过渡到低效类固醇，能够有助于持续地缓解症状，尽管FDA发出警告，磷酸酶抑制剂这类药物可能有发生癌症的风险，因此建议避免长时间使用，但是对于局部使用类固醇无效的患者，局部使用磷酸酶抑制剂吡美莫司或他克莫司可能有效。

3. 外阴癌前病变

外阴鳞状细胞上皮内瘤变最常见于绝经后妇女，当然也可以出现在育龄妇女中。尽管可以描述为“肿块”，并且有时可能与尖锐湿疣相混淆，但瘙痒是最常见的症状。

最新术语描述了两种类型的VIN：一般类型的VIN是指典型的与HPV相关的VIN，包含了以前的疣状、基底细胞样和混合类型的VIN2或VIN3，以及分化型的VIN，病变表现为增厚和过度角化，并可能出现脱皮。病变可以散在分布，但也可以呈对称分布或者多灶性分布。大约1/3女性有HPV相关宫颈疾病或湿疣的病史，大多数VIN患者抽烟。活检对于确定诊断、排除恶性可能而言都是非常必要的。

四、尿道病变

尿道和阴道具有其同的胚胎来源，并且是类固醇激素依赖的组织。尿道肉阜以及尿道黏膜脱垂也可以作为外阴病变在其他年龄组患者中出现，但是最常见于老年妇女。两种疾病均可以通过局部或者全身使用雌激素制剂治疗。各种外阴皮肤病变，包括有脂溢性角化、草莓状血管瘤（老年性血管瘤），在衰老的皮肤上更常见。

五、绝经后阴道疾病

高达50%的绝经后妇女，萎缩性阴道炎伴有症状，临床表现包括尿道外尿痛瘙痒、触痛、性交困难以及出血，是由于皮肤皲裂或者溃疡引起的。另外，临床发现包括阴道黏膜外观发亮、平、薄，缺乏褶皱，对阴道分泌物的显微镜检查发现白细胞数量增加。局部或者全身使用雌激素是有效的治疗方法，可以有效地控制症状，通过治疗恢复正常的pH，局部雌激素治疗时全身吸收的剂量以及吸收率，随着萎缩程度的不同而不同。如果不希望使用雌激素或有使用禁忌，局部使用润肤剂也有一定疗效的。使用阴道润滑剂缓解绝经后女性性生活困难的症状普遍有效。

第七节　围绝经期保健和绝经后期保健

人的一生是一个循序渐进、不断发展变化的过程，历经五个主要时期：幼年期、青春期、生育期、围绝经期和老年期。围绝经期可大致分为绝经过渡期、绝经期和绝经后期。绝经过渡期指是从绝经前的生育期走向绝经的一段过渡时期，是从临床特征，内分泌学及生物学上开始出现绝经趋势（如月经周期紊乱等）直至最后1次月经的时期。绝经过渡期又分为绝经过渡期早期和绝经过渡期晚期。进入绝经过渡期早期的标志是40岁以上的妇女在10个月之内发生两次相邻月经周期长度的变化大于7天，进入绝经过渡期晚期的标志是月经周期长度超过原月经周期2倍。绝经后期指绝经1年以后至进入老年期的一段时期。从绝经过渡期开始到绝经期，又被定义为围绝经期，是女性卵巢功能从旺盛走向衰退的生理时期，是更年期中更值得关注的时期。在此时期，妇女的生理和心理将经历重大变化，保健的重点就在于帮助妇女实现平稳过渡，预防疾病的发生。根据第七次全国人口普查数据显示，我国60岁及以上的老年女性人口规模已超过1亿人。重视并做好围绝经期保健，是预防老年性疾病和提高生命质量的关键和基础，对个人、家庭和社会都有着十分重要的意义。

一、围绝经期妇女的生理特点

妇女围绝经期的生理变化，都与卵巢的衰老密切相关。卵巢的衰老主要表现在两个方面：①卵泡的减少，卵巢形态老化，体积缩小。②卵巢功能衰退。这使妇女在生理上发生一系列变化。

（一）内分泌的变化

1. 生殖激素

女性的生殖内分泌变化主要是卵巢和下丘脑垂体功能的改变。经历30多年的生育期，卵巢内的卵泡逐渐被消耗，卵巢的皮质变薄，卵泡稀少。绝经期妇女的卵巢中仅有少数卵泡，偶尔可能有卵泡生长和闭锁过程。卵巢不再能合成足够的雌激素，因此，下丘脑垂体激素明显上升，加强对卵巢的刺激。但卵巢对FSH已不能反应，没有卵泡能够发育成熟，雌激素维持于低水平状态，也不能合成孕激素和雄激素。

（1）雌激素：在绝经过渡期，与卵泡的减少和不规则发育相应，雌二醇水平急剧下降，直至绝经后1年，以后再缓慢下降至绝经后4年，此后维持在很低水平。绝经后妇女体内的雌激素主要是由雄烯二醇、睾酮等转化而来的雌酮，50岁以上妇女的转化率比年轻妇女高2～4倍，转化部位主要在脂肪与肌肉组织。绝经后雌酮水平亦下降，但比雌二醇轻。

（2）黄体酮：当卵巢开始衰退，卵泡发育程度不足，首先明显变化的是孕激素的相对不足：卵泡发育不充分的程度增强，以致无排卵，发生黄体酮绝对不足。绝经后黄体酮水平进一步降低，约为年轻妇女卵泡期的1/3。

（3）雄激素：绝经后雄烯二醇血中含量仅为育龄妇女的一半，主要来自肾上腺（85%），来自卵巢的只有15%睾酮在绝经后略有下降。

（4）垂体促性腺激素：围绝经期FSH和LH均有升高，以FSH值的升高较为明显，可为原来的10倍以上，LH值仅上升3倍。绝经2～3年内，FSH/LH达最高水平，以后随年龄增长逐渐下降，但仍在较高水平。

（5）抑制素：绝经后妇女血抑制素浓度下降，较雌二醇下降早且明显，可能成为反映卵巢功能衰退更敏感的标志。绝经后卵泡抑制素降低，而FSH升高。

2. 其他内分泌激素

（1）肾上腺皮质激素：氢化可的松及醛固酮的分泌在绝经前后不发生变化，可是肾上腺分泌的脱氢表雄酮及其硫酸盐在绝经后急剧下降。

（2）甲状腺：绝经后血总T4水平无改变；T3随年龄的增长而下降25%～40%，但并不存在甲减。

（3）甲状旁腺激素：随年龄增长而增加，有促进骨吸收，加速骨质消融的作用。

（4）降钙素：绝经后减少，其抑制骨消融的作用减弱，使骨质易丢失。

（5）β内啡肽：绝经后明显降低，导致潮热与情绪波动。

（6）胰岛B细胞：绝经影响胰岛B细胞功能，胰岛素分泌与糖耐量均有轻度降低。

（二）月经的改变

进入围绝经期后，随着卵巢功能的衰退，先是黄体功能不足，雌激素相对不足；随后雌激素下降，经常无排卵。因而绝经过渡期相应的临床表现，开始为月经周期缩短，一段时间后周期不规则，出血量时多时少，可2～3个月来潮1次或1个月来潮2次，持续2～3天或10多天。此时期的异常子宫出血属于绝经相关疾病。当卵巢分泌的性激素减少到不能促使子宫内膜生长时，子宫内膜菲薄，就表现为绝经。确认绝经是回顾性的，当月经停止12个月以后，才可以认为是真正绝经，1年前的那次月经才能够定义为最终月经。

绝经年龄可受遗传、营养、居住地区的海拔高度、婚姻等因素的影响。自然绝经的年龄一般在45～55岁。

个体差异较大。意大利、伊朗和斯洛文尼亚女性的平均绝经年龄为50～51岁，而在韩国和新加坡等亚洲地区，女性的平均绝经年龄为47～50岁。中国大陆城市女性自然绝经年龄为48.72岁，2010年上海地区调查1 510人，平均自然绝经年龄为48.9岁。

（三）生殖器官和泌尿生殖道萎缩

生殖器官由于缺乏雌激素而逐渐萎缩，大小阴唇萎缩。阴道黏膜变薄失去弹性，阴道穹隆狭窄变浅，宫颈及子宫体积萎缩。阴道上皮萎缩，分泌物减少，糖原消失，阴道酸度不足，可出现老年性阴道炎，同时宫颈管内膜萎缩，无黏液塞保护，子宫内膜变薄，可出现老年性子宫内膜炎，甚至形成宫腔积脓。骨盆底肌肉、韧带和筋膜也同时出现退化，可能导致子宫脱垂、膀胱膨出和直肠膨出。由于生殖道的萎缩，女性会发生性交痛，以致厌恶性生活。

泌尿道与生殖道有组织同源性，尿道黏膜萎缩，变薄，可能出现尿道黏膜脱垂。由于阴道的萎缩，使尿道与耻骨联合的角度从90°变为180°，开口接近阴道口，任何阴道操作或性行为可能增加对尿道的压力，而容易发生排尿不适、尿频和感染，单用抗感染治疗，效果不易巩固，常会反复发作。由于尿道位置和膀胱尿道后角发生改变，常常使小便不能控制，有溢尿现象，直立时更甚，称为压力性尿失禁。

（四）第二性征

由于雌激素的作用广泛，雌激素的下降还可以导致第二性征及其他方面的变化。妇女进入围绝经期，乳房松弛下垂，声音变得低沉；体型也发生变化，腰围增大，常呈向心性肥胖。

（五）心血管系统

雌激素水平降低，对心血管的保护作用消失，心血管的功能渐渐减退，自主神经系统功能不稳定，体温调节中枢受影响，对血压的反射性调整能力减退，也容易出现血压不稳定，容易出现体位性低血压，下蹲之后突然站立时，可出现头晕、眼前发黑，以至晕倒的现象。动脉血管壁出现脂质沉积，逐渐发生血管腔狭窄、动脉硬化，60岁以后冠心病、脑卒中的风险增加。

（六）呼吸、消化与代谢

人的肺泡和小支气管的口径随年龄的增长而扩大，同时肺血管数目又有所减少，均不利于气体交换。加之，肺泡间质纤维量增加，肺的可扩张能力下降，肺活量减少，最大通气量减小，都使呼吸功能低于年轻妇女。

消化和代谢率明显下降。进入50岁以后，因消化液的下降，其消化能力比年轻时下降2/3；基础代谢率30岁以后平均每年以0.5%的速度下降。由于代谢能力下降，胰岛素的分泌减少，2型糖尿病的发病危险升高。血脂的调节能力下降，如不注意控制饮食，易出现高血脂。高血糖和高血脂都是心血管疾病的危险因素。

骨代谢从35岁后开始进入负平衡，40岁即可出现骨量丢失，主要与雌激素水平下降有关。绝经后雌激素水平急剧下降，骨转换增加，骨吸收大于骨形成，其结果是骨量丢失。骨量减少的程度与雌激素在体内的水平有关，丢失的速度在绝经早期快于晚期，松质骨快于皮质骨。绝经后妇女骨质疏松的发病率明显高于男性，容易发生骨折及出现身材变矮，驼背、圆背等情况。

（七）神经系统

围绝经期妇女因处在一个分泌改变的转折期，由于多种内分泌的相互影响，而出现或轻或重的自主神经系统功能失调的现象。最明显的是潮热、出汗、心悸、晕眩等。会感到自胸部向颈部及面部扩散的阵阵热浪上升，同时上述部位皮肤有弥散性或片状发红，往往伴有出汗，出汗后热有皮肤散发后，又有畏寒感。有时单有热感而无潮热及出汗，白天黑夜任何时候都可能发生。每次持续数秒钟至数分钟不等。这是血管舒张和收缩失调的一系列表现。

自主神经系统功能失调的症状还可以表现为疲乏、注意力不集中、抑郁、紧张、情绪不稳、易激动、头昏、耳鸣、心悸、心慌等。这些表现因人而异、轻重不一、发作频率也不相同。

（八）其他

进入围绝经期，皮肤、毛发、眼、耳、鼻、齿等也开始出现相应的变化。

（1）皮肤。表皮细胞增殖减少，失去弹性，皮肤显得干燥、粗糙、多屑，甚至有瘙痒感。

（2）毛发。毛发由于髓质和角质的退化而变软，头发脱落和稀疏开始出现，而毛发颜色的变化尚不明显。常因雌激素水平降低而雄激素作用相对明显，出现雄性化特征，包括男性型双侧颞部脱发，下颌及上唇长出胡须。

（3）眼。由于晶状体弹性和睫状肌作用的逐渐减弱，屈光调节力降低，出现视物模糊的“老花眼”现象。

（4）耳。听力减退，在进入围绝经期后加速。随着年龄的增长，耳蜗中高调音频感受器功能首先减退，因此高音调比低音调听力减退更为明显。此外，进入围绝经期平衡功能也有所减退，尤其是乘飞机、轮船时容易发生晕眩。

（5）鼻。由于鼻黏膜变薄，腺体细胞退化，鼻腔易感干燥，亦易发生鼻出血。

（6）牙。围绝经期妇女牙齿开始松动。牙齿松动甚至脱落提示骨骼骨质的健康状况不佳，两者有明显的相关性。

二、围绝经期妇女的心理特点

神经系统和内分泌系统密切相关，相互影响，由于脑垂体与卵巢间的内分泌平衡失调，神经系统出现不稳定现象，使围绝经期妇女心理上发生一些变化。最大变化是感到自己从此衰老了，尤其是在这阶段常有生活和工作环境的改变，对思维、情绪的影响很大。可能产生悲观、忧郁、烦躁、失眠与神经质等表现，甚至出现情绪低落、性格及行为的改变。常见的心理特点有：

（一）情绪和性格

情绪不稳定的表现最多样化，典型的为易激动、激怒、紧张、焦虑、恐惧，还爱哭。年轻时健谈开朗，对环境适应能力强的妇女，到了围绝经期，有的沉默寡言，独自郁闷；有的絮絮叨叨，爱抱怨；有的感情丰富，易笑也易哭；有的心神不定，做事不顺就发火，烦躁；有的缺乏自信，无端的胆怯，害怕独自出门。在一些特殊情形如中年丧偶、子女远离、工作不称心、意外事故和生病等，可能诱发围绝经期抑郁症。雌激素可改善围绝经期妇女轻度抑郁症状，对伴有重度抑郁症状者需同时服用抗抑郁等精神类药物协同治疗。

（二）记忆和思维

记忆力常减弱，以近时记忆减退为特点；注意力也常不能集中，不易集中思想，有时思维不连贯或思维中断；有时做事也中断，不知该干什么。思维迟钝或喜欢灰色的回忆即回忆生活中一些不愉快的事。

（三）心理敏感性

对待事物可能变得多疑、猜忌，一点小事可以产生许多联想，甚至不着边际的猜想。比如身体不舒适时，会设想患了重病甚至绝症，增加焦虑或抑郁情绪。有的怕看病，怕听到心里害怕的结果；有的反复就诊，疑心医师对她隐瞒病情。在人际交流中也容易引起误会，影响社会适应能力。

（四）性心理障碍

许多围绝经期妇女在围绝经期遇到了月经紊乱、阴道炎、性交疼痛等麻烦，对性生活产生了消极心理，误认为女性的围绝经期就是性能力和性生活的中止期。有些妇女误将“绝经”与“绝欲”等同起来。这种心理障碍，压抑了自己性生理需求，加重了性功能障碍，不但使性生活过早终止，还容易造成夫妻间相互冷漠、疏远，妇女情绪变坏。

（五）认知能力

知觉迟钝，动作缓慢，认知能力减退，定向能力减退。老年性痴呆是老年期常见病。阿尔茨海默病（Alzheimer’s disease, AD）和血管性痴呆（vasular dementia, VD）是老年期痴呆中最常见的疾病。老年痴呆病是指在老年期发生的各种病因所致的痴呆症。痴呆可以由动脉粥样硬化、肿瘤或其他未知的原因造成。

上述种种围绝经期所可能出现的心理变化，并不会在一位围绝经期妇女的身上集中出现。正确认识围绝经期出现的生理与心理变化，不必惊恐不安。保持精神乐观和情绪稳定，是顺利度过周绝经期最重要的心理条件。

三、围绝经期的健康问题

绝经前后多数妇女开始出现雌激素缺乏相关症状。早期主要是血管舒缩症状、精神神经症状和躯体症状，绝经数年后逐渐出现泌尿生殖道萎缩性变化、代谢改变和心血管疾病、骨质疏松及认知功能下降等退行性改变。一般不很明显，经常能逐渐适应，不必做特殊的治疗。但有一些妇女由于种种因素，如健康情况不良、家庭或社会关系不很和谐、工作事业不很顺利，或经常独居而缺乏亲情的关怀，或因病做双侧卵巢切除或经受盆腔放射治疗而引起绝经等。以及某些不明的因素，所发生的症状比较明显，可能诱发各种健康问题，影响身心健康。常见的健康问题简述如下：

（一）绝经综合征

绝经综合征，指妇女绝经前后出现的一系列绝经相关症状，主要症状发生率前十位依次为失眠、骨关节痛、性欲下降、疲乏、潮热出汗、易激动、眩晕、抑郁、头痛、感觉异常。

这些症状中尤以自主神经功能失调的症状与精神神经方面的症状最为突出，因此这两类症状也是须做病因治疗与对症治疗的重点。据报道，日本川崎市北部3个病房50岁妇女的绝经综合症状中，潮热、疲劳、僵硬肩发病率分别为36.9%、64.7%、75.4%，这些数据与以往国内外的报道相接近。

总之，并不是所有的围绝经期妇女都出现症状，症状严重者也较少见。如能使妇女掌握围绝经期综合征的有关知识，给予心理卫生的指导，辅以一定的药物治疗，以乐观而积极的态度对待，可以使妇女顺利摆脱困扰，平稳渡过围绝经期。

（二）慢性疲劳和心理障碍

疲劳有两层含义，身体疲劳和心理疲劳。心理疲劳的大部分症状是通过身体疲劳表现出来，所以往往被人忽视。在围绝经期，心理疲劳的症状与围绝经期自主神经系统功能失调的表现有不少相似处，更易被忽视。心理疲劳会加重围绝经期心理变化引起的心理异常，会诱发心身疾病，如不及时消除，最后导致心理障碍如焦虑症和抑郁症。

（三）代谢综合征

代谢综合征，是指超重或肥胖、糖代谢异常或糖尿病、高血压与血脂紊乱之四项中具有任何三项的病症。妇女进入围绝经期后，如不注意根据自身生理变化的特点及时合理调整营养，培养良好的饮食习惯，不重视适当运动和进行体格锻炼，极容易发胖。代谢综合征的基本病因是胰岛素不敏感（即胰岛素抵抗）和高胰岛素血症，而肥胖、运动量减少以及体内雌激素缺乏也会引起或加重胰岛素不敏感和高胰岛素血症。近年来围绝经期妇女的代谢综合征的发病率有增高趋势，因而心血管病的发病率也增加。

（四）异常子宫出血

由于卵巢排卵功能逐渐丧失，体内雌激素水平不稳定又缺乏孕激素作用，使子宫内膜呈现各种类型的增生期或增生过长变化，以致引起不规则子宫出血，经期延长，经血量增多。不及时治疗还可导致贫血，影响健康。

（五）老年性阴道炎及尿路感染

体内雌激素水平的降低，阴道和尿道黏膜的防御能力减弱，很容易发生阴道炎及尿路感染，若仅采用一般消炎治疗，常会反复发作。治疗中应重视雌激素的补充，以改善黏膜情况，提高疗效，减少复发。

（六）肿瘤

围绝经期妇女有多种内分泌失调，且由于暴露于细菌病毒、污染的环境与致癌因素的接触时间较长，加上有的妇女有多坐少动、营养不平衡、吸烟及酗酒等不良生活习惯，因而是各种肿瘤的好发时期。生殖系统的良性肿瘤，常见者为子宫肌瘤与卵巢良性肿瘤，恶性肿随常见者为宫颈癌、子宫内膜癌与卵巢癌。近年来，乳腺癌的发病率有增多趋势。必须提离警惕，做到恶性肿瘤的“三早”，即早发现、早诊断、早治疗。

（七）骨质疏松症

骨质疏松症是绝经妇女容易发生的骨质代谢异常的疾病。雌激素减少，骨转换增加，骨吸收大于骨形成，因而骨量逐渐减少。本病的主要病理变化包括骨膜下皮质变薄，内层松质骨的骨小梁变细断裂，使骨小梁间的孔隙增多，以致骨骼变为疏松而容易发生骨折。如在跌跤或受外伤后常可引起股骨颈、腕骨或肱骨等部位骨折，或引起脊柱压缩性骨折。围绝经期妇女每年骨质的平均丢失率达1%～3%或更多，使骨折的发生率增加，骨折的并发症可危及生命，也是致残的重要原因之一。药物治疗能阻止骨质的进一步丢失，但不能使已断裂的骨小梁结构恢复正常，故预防比治疗更为重要。

（八）性功能障碍

由于生理上的变化和心理、社会因素的影响，很容易发生性功能障碍，多数以性欲减退为主。如围绝经期综合征的出现，往往使妇女不易控制自己的情绪，烦躁、易怒、神经过敏，加上潮热、出汗、失眠等症状，容易产生对性生活的厌恶，甚至反感，因而会抗拒丈夫的要求。再则由于阴道分泌减少，干涩不润滑，阴道炎等，会造成性交困难和疼痛，还会有出血或损伤，故而有抗拒、抵制等动作。此外，由于缺乏对性生活的科学理解，加上社会上错误观念的误导，误认为“绝经即绝欲”“老则无性”，谈性色变，把“性”认为是羞耻的事，有意识地避开或抑制性活动，久而久之造成性器官失用性萎缩，逐步趋向和加重性欲低下。其他因素如工作繁忙、疲劳影响精力和体力，婚姻关系不佳，夫妻经常冲突在心理上影响性功能。极少数妇女进入围绝经期后，身体健康，但担心自己变老，怕丧失性功能而出现“性紧迫感”，对性的要求增多而产生性欲亢进。

四、围绝经期保健要点

围绝经期保健应以促进围绝经期妇女身心健康为目标，使她们能顺利地度过这一“多事”的过渡时期。围绝经期保健的工作内容要针对围绝经期妇女的生理、心理、社会特点和围绝经期常见的健康问题，采取有效的防治措施和排除不良的社会、环境因素的干扰。主要是通过健康教育和咨询服务提高这一特殊人群的自我保健能力，包括建立健康的生活方式，定期监测自身健康状况和学会自我查病。正确、科学地使用激素治疗，不仅有利于缓解围绝经期各种症状，还能预防低雌激素相关疾病，也是围绝经期保健的主要内容之一。

随着社会的老龄化，围绝经期妇女的人数也相应增长，围绝经期保健的服务对象面广量大。妇幼保健机构及各级医院除开设围绝经期保健门诊以适应围绝经期妇女的保健需求外，还应重视深入社区，开展社区妇女围绝经期保健服务。

（一）建立健康的生活方式

由于在生活中会有各种有害的精神的或物质的因素危害人们的身心健康，建立健康的生活方式，远离这些有害的因素，就能维护健康。妇女到了围绝经期，更易受各种不良因素的影响，因此建立健康的生活方式更加重要，特别要注意以下七方面：

1. 合理调整营养和培养良好的饮食习惯

平衡饮食有利于代谢平衡，预防代谢综合征。妇女到了围绝经期，新陈代谢需求降低，雌激素水平下降对体内脂代谢、糖代谢等产生影响，饮食安排要注意低热能、低脂肪、低盐、低糖、多饮水，并注意增加钙的摄入量和补充抗氧化剂。主食要粗细搭配，副食荤素搭配。一日三餐定时，少吃零食。

2. 适当运动

保持生命活力有利于预防骨质疏松。坚持经常的体育锻炼，如户外散步、慢跑、打太极拳或做健身操，多接受阳光，以加快全身的血液循环，增强体质与增加机体合成维生素D的能力，每天0.5～1 h为宜。

3. 充分睡眠尽量做到起居有定时，劳逸要结合

尽量减少夜生活，早睡早起，保证较充足的睡眠，以加强身体的防病功能。围绝经期妇女更应避免经常睡得过晚，为了赶任务而开夜车，保证每晚睡眠7～8 h。

4. 维持心理平衡

围绝经期妇女容易焦虑、紧张，要注意劳逸结合，做到有张有弛；要学会正确对待各种矛盾冲突；要以乐观的态度对待身体上出现的暂时性的不适；自感烦躁、抑郁时，要进行自我调节、自我疏导。有明显的围绝经期综合征的症状与思想顾虑较多者，需接受心理卫生咨询，及早排除心理障碍。在业余多参加一些有益的社交活动，多接受新事物，多培养各方面的兴趣与爱好，有利于解除思想顾虑，树立自信心，提高生活质量。

5. 维持正常体重，保持正常体态

围绝经期妇女如热量摄入过多，脂肪沉积在腹部、腰臀部、背肩、臀部、乳房等处，形成“发福”体型。这样不仅使体态显得臃肿，行动迟缓，提早出现老态，而且脂肪在某些器官中堆积和能量过剩会造成器官功能及代谢障碍。

6. 注意个人卫生

特别是保持外阴清洁，勤换内裤，有利于预防老年性阴道炎及尿路感染。

7. 和谐性生活

围绝经期妇女常因生理上和心理上的性功能障碍，影响性生活，应及早就医，予以排除。

（二）自我监测

掌握健康的标准和常见病的早期症状，提高自我监测和自我查病能力，定期进行监测和记录，能及时发现自己身心健康的偏异和及早发现疾病，及早进行矫治，维护健康，这是自我保健的另一重要内容。围绝经期妇女自我监测的内容包括以下五方面：

1. 健康的自我评定

近年，世界卫生组织具体提出了身体健康和心理健康的衡量标准，即“五快”和“三良好”。“五快”即：食得快，指胃口好、吃得迅速、不挑食；便得快，指大小便轻松自如，感觉良好；睡得快，指入睡迅速，睡眠较深，醒后头脑清、精神爽；说得快，指说话流利，表达正确，合乎逻辑；走得快，指步伐轻快，转体敏捷，行动自如。“三良好”即：良好的个性，指性格温和，意志坚强，感情丰富，胸怀坦荡，心境达观；良好的处事能力，指沉浮自如，观察问题客观，有自控能力，能应付复杂环境，对事物的变迁保持良好的情绪，有知足感；良好的人际关系，指待人宽厚，珍惜友情，不吹毛求疵，不过分计较，能助人为乐，与人为善。

2. 定期测量体重和腰围

出现体重超过标准体重就应调整饮食，增加运动。不明原因的消瘦和体重减轻也必须引起重视。

3. 记录月经卡

围绝经期妇女无排卵的月经较多，经期、周期以及经血量都可能发生变化，按时做好记录，既可及时发现异常，又可作为医师诊治及用药的参考。

4. 围绝经期常见妇科病早期症状的识别

除了围绝经期综合征的症状外，白带异常、绝经后出血都是妇科病的症状，应及时诊治。妇女进入围绝经期后应主动地定期地参加妇科普查或1～2年做一次常规检查，包括宫颈细胞学检查，有利于早发现妇科疾病。

5. 乳房自我检查

自查方法：一望二触。望：在三个不同的姿势下观察皮肤、乳头、乳晕的任何外表改变。触：四指并拢伸平触摸，而不是用手指尖；以乳头为中心按外上、内上、内下及外下顺序轻轻移动抚摸；最后检查乳头、乳晕区。乳房组织应当是柔软、均匀的，如果扪及肿块，请尽快找医师进一步检查。

（三）激素治疗或激素补充治疗

激素治疗（hormone therapy，HT）或激素补充治疗（hormone replacement therapy，HRT），以往译作“激素替代治疗”，因避免可能发生的对雌、孕激素剂量完全代替卵巢所分泌激素的误解，目前多用“激素治疗”或“激素补充治疗”或“绝经相关激素治疗”（menopause related hormone therapy，MHT），主要指对卵巢功能衰退的妇女，在有适应证、无禁忌证的前提下，个体化给予低剂量的雌和（或）孕激素药物治疗。

有绝经相关症状、泌尿生殖道萎缩相关的问题、有骨质疏松症的危险因素（低骨量）及绝经后骨质疏松症的妇女适宜接受HT。以国际绝经协会（international menopause society，IMS）为代表的全球绝经协会，在2013年牵头完成《绝经激素治疗的全球共识声明》。中华医学会妇产科学分会绝经学组结合我国的具体情况，在我国2009版指南的基础上多次讨论修改，形成了《绝经期管理与激素补充治疗临床应用指南（2012版）》。以上都为卫生健康提供者和HRT使用者提供了治疗指南。

（1）获益。关于HT的利益/风险分析与讨论已经有70年历史，随着科学的发展与进步，目前国内外妇女健康研究领域的专家意见基本一致。针对利益/风险分析，已形成了日趋完善的临床应用指南。IMS2013《绝经激素治疗的全球共识声明》提出，总体上对于＜60岁或绝经10年内（窗口期）的女性，HT益处大于风险。具体来讲，对于任何年龄的女性，HT都是治疗绝经相关的血管舒缩症状最有效的方法；对于窗口期内有骨折高危因素的女性，HT可以恰当有效地预防骨质疏松相关性骨折；对于窗口内女性，单独应用雌激素可降低冠心病发病率和全因病死率，雌、孕激素联合可降低全因病死率，但对冠心病发病率的影响证据尚不足。但是，我国目前仅有约1%的绝经女性在接受HT，应当充分认识HT的益处，指导妇女正确使用，以提高我国妇女的健康水平。

（2）不良反应。口服HT增加静脉血栓栓塞和缺血性卒中的发生风险，但对于＜60岁的女性，绝对危险低，属于罕见级别；经皮途径风险较低。50岁以上女性HT相关的乳腺癌风险问题复杂且尚未明了。所增加的乳腺癌风险主要与配伍的孕激素有关，并与应用的持续时间有关。源于HT的乳腺癌发生风险很低，并且在停止用药后风险会下降。

（3）HT的适应证、禁忌证和慎用情况。

1）HT的适应证：①绝经相关症状（A级证据）：月经紊乱、潮热、多汗、睡眠障碍、疲倦、情绪障碍，如易激动、烦躁、焦虑、紧张或情绪低落等。②泌尿生殖道萎缩的相关症状（A级证据）：阴道干涩、疼痛、性交痛、反复发作的阴道炎、排尿困难、反复泌尿系统感染、夜尿多、尿频和尿急。③低骨量及骨质疏松症（A级证据）：包括有骨质疏松症的危险因素及绝经后骨质疏松症。

2）HT的禁忌证：已知或可疑妊娠；原因不明的阴道出血；已知或可疑患有乳腺癌：已知或可疑患有性激素依赖性恶性肿瘤；患有活动性静脉或动脉血栓栓塞性疾病（最近6个月内）；严重的肝、肾功能障碍；血卟啉病、耳硬化症；已知患有脑膜瘤（禁用孕激素）。

3）HT的慎用情况：慎用情况并非禁忌证，是可以应用HT的，但是在应用之前和应用过程中，应该咨询相应专业的医师，共同确定应用HT的时机和方式，同时采取比常规随诊更为严密的措施，监测病情的进展。包括子宫肌瘤、子宫内膜异位症、子宫内膜增生史、尚未控制的糖尿病及严重的高血压、有血栓形成倾向、胆囊疾病、癫痫、偏头痛、哮喘、高催乳素血症、系统性红斑狼疮、乳腺良性疾病、乳腺癌家族史。

（4）HT应用的治疗原则。绝经妇女HT的要点是早期应用，低剂量应用，规范应用，HT的个体化应用是获得最大利益和最低风险的关键。在预防窗口期的早期应用HT利益/风险比值最大。HT药物种类和给药途径的选择要考虑治疗目标、患者的偏好和安全问题，应当个性化。用药剂量应至最低且最有效的水平。对于卵巢功能低下的妇女，HT所用药物的剂量应大于正常年龄绝经的妇女。

1）规范化：应当按照HT临床应用指南，掌握适应证和禁忌证，做好应用HT前的评估、知情选择咨询与利弊分析、个体化用药与随访监测，以保证临床用药安全，保护更年期妇女的健康。

2）早启动："窗口期"理论。在HT领域中特指对绝经早期有症状的中年妇女进行HT会形成一个对骨骼、心血管和神经系统的长期保护作用的时间段。一般为绝经10年之内或60岁以前。此阶段由于雌激素水平降低时间尚短，在组织器官功能尚健全、骨质丢失尚少、血管内皮形态尚完整时应用HT具有预防绝经后骨质疏松和心血管保护作用。从预防窗口期开始治疗，在雌激素缺乏的时间尚短，出现绝经相关症状，但尚未导致疾病发生时启动应用，可以获得最大利益和最小风险。对于仅以预防骨折为目的、既往未用HT且年龄＞60岁的妇女，不推荐开始使用HT，这是因为50～59岁妇女应用HT心血管疾病风险降低，冠心病的风险为0.56，而70～79岁妇女应用HT，冠心病风险为1.04，提示在动脉内皮保持完整时应用HT具有心血管保护作用，老年妇女已经出现动脉粥样硬化、附壁血栓形成时应用HT无保护作用，反而有害。

3）个体化：HT需从女性生活质量、健康优先和个体风险因素等方面进行综合考虑（如年龄、绝经年限，以及静脉血栓、卒中、缺血性心脏病和乳腺癌的风险）：用药剂量和持续时间应该与治疗目标和安全性相一致，并应个体化。应每年对HT的治疗疗效进行利弊评估，逐步确定个体所需的最低有效剂量，与患者共同制订个体化的用药方案。

对于卵巢早衰的女性，推荐全身应用HT至少持续至自然绝经的平均年龄。对于仅有阴道干涩或性交不适症状的女性，首选局部的低剂量雌激素治疗。

4）药物与给药途径：HT主要是补充雌激素。单用雌激素的全身用药仅适用于已行子宫切除的女性，有子宫的女性应用HT时须加用孕激素。

雌激素的给药途径，口服比较方便，非口服途径如经皮肤、阴道给药避免肝脏首过效应，静脉血栓的风险可能低于口服给药。孕激素的给药途径也是口服为主。在雌激素持续用药的情况下，孕激素应持续或周期性添加，周期性添加者每月给予孕激素不短于10～14天；对使用含孕激素的宫内节育器或不添加孕激素的超低剂量ET的安全性，尚无充分资料证实。

（5）常用药物及用法。常用的药物以口服为主，雌激素类药物国产的有尼尔雌醇、戊酸雌二醇；进口的有结合雌激素、戊酸雌二醇。其中尼尔雌醇服用简便，而且经济。孕激素类药物常用的是国产的醋酸甲羟孕酮，进口的有环丙孕酮、地屈孕酮。其他非雌激素类的有7-甲基异炔诺酮。非口服的药物目前仅有阴道霜剂，有雌三醇软膏、结合雌激素，软膏、普罗雌烯阴道胶囊或乳膏、氯喹那多普罗雌烯阴道片。目前尚无足够证据表明，植物雌激素可以作为HT的替代物。

1）尼尔雌醇片：有1 mg与2 mg两种规格。每次2 mg口服，每2周一次。在有效控制症状后，可逐步减量到每次1 mg，每2周1次。

由于其对子宫内膜的促增殖作用较弱，不必每月加服孕激素保护子宫内膜。最好能够做到B超随访子宫内膜厚度，发现＞5 mm时可以考虑用孕激素，如在5 mm以内则每年用1次孕激素即可。如无B超随访条件，每3～6个月末加用一次孕激素，如无撤退性出血，改为每年1次。

2）戊酸雌二醇：每片1 mg，用法为每天1次，每次1片。

3）结合雌激素：有0.625 mg与0.3 mg两种规格。每天1次，每次1片。

4）甲羟孕酮：有2 mg与4 mg两种规格。与雌激素配伍使用。周期序贯法：无论21天、28天或更长时间的周期，都在周期的最后10天加服甲羟孕酮8 mg/d。连续联合法：与雌激素同步服用，每天2 mg。

5）复方制剂：戊酸雌二醇/雌二醇环丙孕酮片（由11片雌激素、10片雌孕激素组成），雌二醇/雌二醇地屈孕酮片（由14片雌激素和14片雌孕激素组成），为雌、孕激素复方制剂，供周期性序贯用药者选用。每天1片服用方便。

6）7-甲基异炔诺酮：每片2.5 mg，每天1次，每次1.25～2.5 mg。不必加用孕激素。适用于绝经后妇女。

（四）心理保健

围绝经期妇女的心理保健很重要，重视心理保健，维护心理健康有利于减轻围绝经期常出现的各种症状；如果经常处于焦虑与悲观的心态之中，则会加重这些症状并延迟其消退。围绝经期心理保健的方法有：

1. 保持良好的情绪

围绝经期妇女要战胜心理异常最重要的是学会调整情绪。运动是最有效的改变坏情绪的方法：聆听音乐也是已证实能改善情绪的方法。另外要学会转移注意力，学会幽默，善于从生活中揭示和升华其中的喜剧成分，淡化甚至驱除不利情绪，化消极为积极情绪。

2. 保持心理平衡

（1）要顺应变化的形势，适应环境，适应生活。

（2）要维持心理的适度紧张，对自己愿意做而又力所能及的事，争取多做，在生活中寻找乐趣。

（3）要做情绪的主人，学会摆脱消极情绪的纠缠，善于“转念冰解”。

（4）要学会积极暗示，遇事都往好处想，不自寻烦恼。

（5）要心胸宽阔，不要钻牛角尖，不可过分自重；尽量糊涂点，可减少很多不必要的忧虑。

（6）要保持与社会多接触，多参加同事亲朋聚会，不要把自己禁锢在家中。

（7）要使生活充满情趣，有节律、有兴趣。

（8）要克服自我中心，有话就讲出来，对别人多理解。

（9）要创造和睦家庭气氛，无论是儿女之间，还是儿媳、女婿之间都要公平，以礼相待，夫妻相亲相爱。

（10）要学会放松，以解身心疲劳。

（五）性保健

性生活是围绝经期妇女生命活动的一个组成部分。要通过各种健康形式向围绝经期妇女普及性知识，使她们了解这一时期的性生理、性心理、性功能变化，接受性技巧指导，扫除性心理障碍，及时对性功能障碍予以治疗。

（1）咨询疏导。夫妇共同咨询，分析可能产生的因素；畅言守密、解除顾虑，排除心理障碍；了解性生活不仅是性交，性敏感区的抚摸、亲吻、身体的接触等都属于性活动；随着年龄的增大，体力下降，有时不一定要求完成性交的全过程，以其他的性活动，通过夫妇间相互坦诚交换感受、相互支持提高兴趣，都会改进性功能。

（2）加强体格锻炼。围绝经期妇女尽可能进行适应自己的体格锻炼，每天除全身锻炼外，需要进行肛提肌运动每天2～3组，每组30次左右；调整生活规律；适当饮食调理，保持合理营养。

（3）积极治疗现有的疾病。

（4）药物治疗。针对性激素水平低下，可选用激素治疗。对于有性交困难或性唤起困难的绝经女性，可连续单独使用睾酮治疗或是联合HT。口服尼尔雌醇、替勃龙、雌激素软膏阴道给药等均可改善局部症状，也可在性交时外阴用少量润滑剂。性功能亢进者可适当应用孕激素。

（邵　雷）

参考文献

[1]潘天鹏，石津生，高和，等.中华老年医学[M].北京:华夏出版社，2010.

[2]李源．老年病学[M].2版.西安:第四军医大学出版社，2008.

[3]成蓓，曾尔亢.老年病学[M].2版.北京:科学出版社，2009.

[4]安毅，陈纪君，吕勇.动脉硬化与心脑血管病诊疗进展[M].北京:人民军医出版社，2010.

[5]边云飞.氧化应激与动脉粥样硬化[M].北京:军事医学科学出版社,2012.

[6]蔡海江.动脉粥样硬化基础与临床[M].南京:江苏科学技术出版社,1996.

[7]蔡永敏，曹金梅，徐学功.现代中西医临床内分泌病学[M].北京:中国中医药出版社，2001.

[8]梁荩忠，李秀钧.内分泌病诊疗手册[M].北京:人民卫生出版社，2002.

[9]刘力生，张维忠,郝建生，等.非洛地平缓释片在高血压治疗中的达标率和安全性研究[J].中华心血管病杂志，2004，32(4):291-294.

[10]南登崑，黄晓琳.实用康复医学[M].16版.北京:人民卫生出版社，2009.

[11]袁力.糖尿病护理与康复[M].广州:广东科技出版社，2003.

[12]董碧蓉.老年病学[M].成都:四川大学出版社，2009.

[13]徐祖豫.老年期与老年病的特点[J].中国康复理论与实践，2002，(8):449-451.